Urgências e Emergências Pediátricas

SÉRIE PEDIATRIA SOPERJ
Sociedade de Pediatria do Estado do Rio de Janeiro

Editores
Claudio Hoineff
Edson Ferreira Liberal
Marcio Moacyr Vasconcelos

Organizadores da Série
Adriana Rocha Brito
Joel Bressa da Cunha

Urgências e Emergências Pediátricas

Organizadores deste volume
Paula de Camargo Traldi
Adriana Rocha Brito
Joel Bressa da Cunha

SOPERJ
SOCIEDADE DE PEDIATRIA DO ESTADO DO RIO DE JANEIRO

manole
editora

Produção editorial: Flávia Pereira
Projeto gráfico: Departamento Editorial da Editora Manole
Diagramação: Luargraf Serviços Gráficos
Ilustrações: Luargraf Serviços Gráficos
Capa: Departamento de Arte da Editora Manole

CIP-BRASIL. CATALOGAÇÃO NA PUBLICAÇÃO
SINDICATO NACIONAL DOS EDITORES DE LIVROS, RJ

U71

Urgências e emergências pediátricas / editores Claudio Hoineff, Edson Ferreira Liberal, Marcio Moacyr Vasconcelos ; organizadores da série Adriana Rocha Brito, Joel Bressa da Cunha ; organizadores deste volume Paula de Camargo Traldi, Adriana Rocha Brito, Joel Bressa da Cunha. - 1. ed. - Santana de Parnaíba [SP] : Manole, 2023.
(Pediatria SOPERJ ; 5)

Inclui índice
ISBN 9788520465189

1. Emergências pediátricas. I. Hoineff, Claudio II. Liberal, Edson Ferreira. III. Vasconcelos, Marcio Moacir. IV. Brito, Adriana Rocha. V. Traldi, Paula de Camargo. VI. Série.

CDD: 618.920025
23-81951 CDU: 616-083.98-053.2

Meri Gleice Rodrigues de Souza - Bibliotecária - CRB-7/6439

12/01/2023 16/01/2023

Edição – 2023

Editora Manole Ltda.
Alameda América, 876
Tamboré – Santana de Parnaíba – SP – Brasil
CEP: 06543-315
Fone: (11) 4196-6000
www.manole.com.br | https://atendimento.manole.com.br/

Impresso no Brasil
Printed in Brazil

EDITORES

Claudio Hoineff
Título de Especialista em Pediatria pela Sociedade Brasileira de Pediatria (SBP). Título de especialista com Área de Atuação em Endocrinologia Pediátrica pela SBP. Pediatra e Endócrino pediatra do Instituto Estadual de Diabetes e Endocrinologia do Estado do Rio de Janeiro (IEDE). Professor do Curso de Pós-Graduação em Endocrinologia da PUC-RJ. Membro do Departamento Científico de Endocrinologia da Sociedade de Pediatria do Estado do Rio de Janeiro (SOPERJ). Membro da Diretoria Executiva da SBP. Presidente da SOPERJ.

Edson Ferreira Liberal
Professor de Pediatria da Escola de Medicina e Cirurgia da Universidade Federal do Estado do Rio de Janeiro (EMC-UNIRIO). Mestre em Pediatria pela Universidade Federal do Rio de Janeiro (UFRJ). Doutor em Pesquisa Clínica pela UFRJ. Vice-presidente da Sociedade Brasileira de Pediatria (SBP).

Marcio Moacyr Vasconcelos
Professor Associado de Pediatria da Universidade Federal Fluminense (UFF). *Fellow* em Neurologia Pediátrica pela George Washington University, EUA. Membro do Departamento Científico de Neurologia da Sociedade de Pediatria do Estado do Rio de Janeiro (SOPERJ) e da Sociedade Brasileira de Pediatria (SBP).

ORGANIZADORES DA SÉRIE

Adriana Rocha Brito
Neurologista Pediátrica pelo Instituto Fernandes Figueira (IFF) / Fundação Oswaldo Cruz (Fiocruz). Professora Associada de Pediatria da Universidade Federal Fluminense (UFF). Mestre em Saúde da Criança e do Adolescente e Doutora em Neurologia pela UFF. Membro do Departamento Científico (DC) de Prevenção e Enfrentamento das Causas Externas na Infância e Adolescência e do Grupo de Trabalho (GT) de Saúde Mental da Sociedade Brasileira de Pediatria (SBP). Diretora de Publicação, Membro do DC de Neurologia e do GT de Segurança e Prevenção da Violência da Sociedade de Pediatria do Estado do Rio de Janeiro (SOPERJ).

Joel Bressa da Cunha
Médico, com pós-graduação em Neonatologia pela Universidade de Tohoku, Japão. Secretário e ex-presidente do Departamento Científico (DC) de Saúde Escolar da Sociedade Brasileira de Pediatria (SBP). Adjunto da Diretoria de Publicação e Presidente do DC de Saúde Escolar da Sociedade de Pediatria do Estado do Rio de Janeiro (SOPERJ).

ORGANIZADORES DESTE VOLUME

Paula de Camargo Traldi
Pediatra com Área de Atuação em Urgências e Emergências Pediátricas pela Sociedade Brasileira de Pediatria (SBP). Mestre em Saúde Materno-Infantil pelo Instituto de Puericultura e Pediatria Martagão Gesteira (IPPMG) da Universidade Federal do Rio de Janeiro (UFRJ). Presidente do Departamento Científico (DC) de Emergência da Sociedade de Pediatria do Estado do Rio de Janeiro (SOPERJ). Membro do DC de Emergência da SBP.

Adriana Rocha Brito
Neurologista Pediátrica pelo Instituto Fernandes Figueira (IFF) / Fundação Oswaldo Cruz (Fiocruz). Professora Associada de Pediatria da Universidade Federal Fluminense (UFF). Mestre em Saúde da Criança e do Adolescente e Doutora em Neurologia pela UFF. Membro do Departamento Científico (DC) de Prevenção e Enfrentamento das Causas Externas na Infância e Adolescência e do Grupo de Trabalho (GT) de Saúde Mental da Sociedade Brasileira de Pediatria (SBP). Diretora de Publicação, Membro do DC de Neurologia e do GT de Segurança e Prevenção da Violência da Sociedade de Pediatria do Estado do Rio de Janeiro (SOPERJ).

Joel Bressa da Cunha
Médico, com pós-graduação em Neonatologia pela Universidade de Tohoku, Japão. Secretário e ex-presidente do Departamento Científico (DC) de Saúde Escolar da Sociedade Brasileira de Pediatria (SBP). Diretor Adjunto da Diretoria de Publicação e Presidente do DC de Saúde Escolar da Sociedade de Pediatria do Estado do Rio de Janeiro (SOPERJ).

AUTORES

Adriana Paiva de Mesquita
Alergista e Pneumologista Pediátrica do Hospital Municipal Jesus. Professora Auxiliar da Disciplina de Saúde da Criança e Adolescência do Instituto de Educação Médica - IDOMED. Membro do Departamento de Mídias da Associação Brasileira de Alergia e Imunologia (ASBAI). Membro dos Departamentos Científicos de Alergia e Imunologia, Doenças do Aparelho Respiratório e Ensino da Sociedade de Pediatria do Estado do Rio de Janeiro (SOPERJ).

Adriana Rocha Brito
Neurologista Pediátrica pelo Instituto Fernandes Figueira (IFF) / Fundação Oswaldo Cruz (Fiocruz). Professora Associada de Pediatria da Universidade Federal Fluminense (UFF). Mestre em Saúde da Criança e do Adolescente e Doutora em Neurologia pela UFF. Membro do Departamento Científico (DC) de Prevenção e Enfrentamento das Causas Externas na Infância e Adolescência e do Grupo de Trabalho (GT) de Saúde Mental da Sociedade Brasileira de Pediatria (SBP). Diretora de Publicação, Membro do DC de Neurologia e do GT de Segurança e Prevenção da Violência da Sociedade de Pediatria do Estado do Rio de Janeiro (SOPERJ).

Adriana Rodrigues Fonseca
Reumatologista Pediátrica. Professora Adjunta de Pediatria da Universidade Federal do Rio de Janeiro (UFRJ). Médica dos Serviços de Reumatologia e Emergência Pediátrica do Instituto de Puericultura e Pediatria Martagão Gesteira (IPPMG)/UFRJ. Mestre e Doutora em Medicina pela UFRJ (Área de Concentração em saúde da criança e do adolescente). Membro dos Departamentos Científicos de Reumatologia da Sociedade de Pediatria do Estado do Rio de Janeiro (SOPERJ) e da Sociedade Brasileira de Pediatria (SBP). Comissão de Reumatologia Pediátrica da Diretoria executiva da Sociedade de Reumatologia do RJ (SRRJ).

Ana Cristina Cisne Frota
Doutora em Doenças Infecciosas e Parasitárias (DIP) pela Universidade Federal do Rio de Janeiro (UFRJ). Infectologista Pediátrica do Serviço de DIP do Instituto de Puericultura e Pediatria Martagão Gesteira (IPPMG) - UFRJ. Membro dos Departamentos Científicos de Infectologia e de Imunizações da Sociedade de Pediatria do Estado do Rio de Janeiro (SOPERJ).

Ana Flávia Malheiros Torbey
Cardiologista Pediatra pelo Instituto Nacional de Cardiologia. Professora Adjunta IV do Departamento Materno-Infantil da Universidade Federal Fluminense (UFF). Mestre em Saúde da Criança e do Adolescente e Doutoranda em Ciências Cardiovasculares pela UFF. Presidente da Regional Leste Fluminense e membro do Departamento Científico de Cardiologia da Sociedade de Pediatria do Estado do Rio de Janeiro (SOPERJ).

Ana Luiza Moura Cêia
Gastroenterologista Pediátrica. Residência Médica em Gastroenterologia Pediátrica no Instituto de Puericultura e Pediatria Martagão Gesteira (IPPMG) / Universidade Federal do Rio de Janeiro (UFRJ).

Ana Tereza Antunes Monteiro de Souza
Mestranda em Medicina Tropical do Instituto Oswaldo Cruz (IOC) – FIOCRUZ. Especialista em Terapia Intensiva Pediátrica pela Associação de Medicina Intensiva Brasileira (AMIB). Médica da Rotina da UTI Pediátrica do Hospital Universitário Pedro Ernesto (HUPE). Cardiologista Pediátrica do HUPE e do Hospital Copa D'Or.

Andreia de Santana Silva Moreira
Neuropediatra. Professora Adjunta de Medicina do Centro Universitário Serra dos Órgãos. Doutora e Mestre em Saúde da Criança e do Adolescente pela Universidade Federal do Rio de Janeiro (UFRJ). Presidente do Departamento de Neurologia da Sociedade de Pediatria do Estado do Rio de Janeiro (SOPERJ).

Anna Tereza Miranda Soares de Moura
Pediatra. Professora Titular de Pediatria da Faculdade de Ciências Médicas da Universidade do Estado do Rio de Janeiro (FCM-UERJ). Mestre e Doutora em Saúde Coletiva pelo Instituto de Medicina Social (IMS-UERJ). Vice-presidente da Sociedade de Pediatria do Estado do Rio de Janeiro (SOPERJ) na gestão 2016-2018. Secretária Geral da SOPERJ na gestão 2019-2021.

Bruno Espírito Santo de Araújo
Intensivista Pediátrico. Chefe do CTI Pediátrico e Neonatal do Hospital Central da Polícia Militar (HCPM)/RJ. Médico tecnologista do CTI Pediátrico do INCA/HC1/RJ. Membro do Departamento Científico de Terapia Intensiva da Sociedade de Pediatria do Estado do Rio de Janeiro (SOPERJ). Mestre em ciências bionucleares pela Universidade do Estado do Rio de Janeiro (UERJ). Doutor em ciências médicas pelo instituto D'Or de Pesquisa e Ensino (IDOR).

Camila Ferrer Carvalho dos Santos
Pediatra pela Universidade Federal do Rio de Janeiro (UFRJ). Título de especialista pela Sociedade Brasileira de Cardiologia (SBC), Sociedade Brasileira de Pediatria (SBP) e Associação Médica Brasileira (AMB). Cardiologista Pediátrica pelo Instituto Nacional de Cardiologia (INC). Pós-graduação em Cardiologia e Ecocardiografia Fetal. Pediatra e Cardiologista Pediátrica do Hospital Barra D'Or.

Camila Macedo Botelho
Residente de Pediatria do Instituto de Puericultura e Pediatria Martagão Gesteira (IPPMG) da Universidade Federal do Rio de Janeiro (UFRJ). Médica no Serviço de Emergência Pediátrica do Hospital Barra D'Or.

Carla Cristiane Dall'Olio
Alergista Pediátrica. Pediatra do Instituto de Puericultura e Pediatria Martagão Gesteira (IPPMG) da Universidade Federal do Rio de Janeiro (UFRJ). Coordenadora Médica da Pediatria do Hospital Barra D'Or, RJ. Gestora em Saúde pelo Hospital Israelita Albert Einstein. Mestre em Saúde Materno-Infantil pela UFRJ. Membro do Departamento Científico de Emergência da Sociedade de Pediatria do Estado do Rio de Janeiro (SOPERJ).

Carlindo de Souza Machado e Silva Filho
Pediatra com área de atuação em Neonatologia e Terapia Intensiva Infantil. Professor Adjunto de Saúde da Criança e do Adolescente da Universidade Iguaçu (UNIG). Membro do Departamento Científico de Bioética da Sociedade Brasileira de Pediatria (SBP). Presidente da Regional Lagos da Sociedade de Pediatria do Estado do Rio de Janeiro (SOPERJ). Coordenador da UTI neonatal da Maternidade Municipal Mariana Bulhões. Membro Titular da Academia Brasileira de Medicina Militar. Membro Titular da Academia de Medicina do Estado do Rio de Janeiro.

Carolina Rodrigues Alves
Médica pela Universidade Federal do Rio de Janeiro (UFRJ). Pediatra pela Universidade Federal da Grande Dourados. Residente de Endocrinologia Pediátrica na Universidade do Estado do Rio de Janeiro (UERJ).

Cássia Freire Vaz
Gastroenterologista Pediátrica. Médica do Serviço de Pediatria do Hospital Universitário Gaffrée e Guinle / Universidade Federal do Estado do Rio de Janeiro (UNIRIO). Mestre em saúde materno-infantil pela Universidade Federal do Rio de Janeiro (UFRJ). Membro do Departamento Científico de Gastroenterologia da Sociedade de Pediatria do Estado do Rio de Janeiro (SOPERJ).

Charbell Miguel Haddad Kury
Infectologista Pediátrico. Título de Especialista em Pediatria, Infectologia e Neonatologia pela Sociedade Brasileira de Pediatria (SBP). Doutor e Mestre em Microbiologia e Parasitologia pela Universidade Federal Fluminense (UFF). Membro do Departamento Científico de Infectologia da Sociedade de Pediatria do Estado do Rio de Janeiro (SOPERJ). Professor Responsável de Bioquímica da Faculdade de Medicina de Campos (FMC). Responsável Técnico pelo CRIE do Norte Fluminense e da UTI neonatal da Santa Casa de Macaé-RJ.

Clarisse Pereira Dias Drumond Fortes
Neuropediatra (SBP/AMB). Doutora em Clínica Médica com ênfase em Saúde da Criança e do Adolescente pela Universidade Federal do Rio de Janeiro (UFRJ). Editora-chefe da Revista de Pediatria SOPERJ.

Cláudia Lopes Falconiere
Pediatria/Terapia intensiva pediátrica. Mestre em saúde da crianca e do adolescente. Professora da Faculdade de Medicina da Universidade do Grande Rio (UNIGRANRIO). Pós-graduacão em gestão em saúde. Coordenadora Médica do CTI Pediátrico do Hospital Municipalizado Adão Pereira Nunes. Pediatra intensivista do CTI do Hospital Federal dos Servidores do Estado. Membro do Departamento Científico de Terapia Intensiva e do Grupo de Trabalho de Segurança e Prevenção da Violência da Sociedade de Pediatria do Estado do Rio de Janeiro (SOPERJ).

Clemax Couto Sant'Anna
Pneumologista Pediátrico. Professor Titular do Departamento de Pediatria da Universidade Federal do Rio de Janeiro (UFRJ). Mestre em Pneumologia e Tisiologia e Doutor em Doenças Infecciosas e Parasitárias pela UFRJ. Membro do Departamento Científico (DC) de Pneumologia da Sociedade Brasileira de Pe-

diatria (SBP). Membro do DC de Doenças do Aparelho Respiratório da Sociedade de Pediatria do Estado do Rio de Janeiro (SOPERJ).

Deborah Barbosa da Silva Tonelli de Almeida
Pediatra com título de especialista em pediatria com área de atuação em Emergência Pediátrica pela Associação Médica Brasileira (AMB), Sociedade Brasileira de Pediatria (SBP) e Associação Brasileira de Medicina de Emergência (ABRAMEDE). Membro do Departamento Científico de Emergência da Sociedade de Pediatria do Estado do Rio de Janeiro (SOPERJ). Médica Rotina da Emergência Pediátrica do Hospital Barra D'Or.

Elisa Barroso de Aguiar
Infectologista Pediátrica. Professora Assistente de Pediatria da Universidade Federal do Rio de Janeiro (UFRJ). Mestre em Saúde da Criança e da Mulher pelo Instituto Nacional de Saúde da Mulher, da Criança e do Adolescente Fernandes Figueira.

Felipe Machado Moliterno
Professor Assistente de Pediatria da Faculdade de Medicina de Petrópolis – UNIFASE. Pediatra Rotina da Enfermaria do Hospital de Ensino Alcides Carneiro. Infectologista pediátrico IST/AIDS de Petrópolis. Infectologista pediátrico pelo Instituto Fernandes Figueira (IFF) – FIOCRUZ. Mestre em Medicina Tropical pelo IOC – FIOCRUZ. Presidente da Regional Serrana e membro do Departamento Científico de Infectologia da Sociedade de Pediatria do Estado do Rio de Janeiro (SOPERJ).

Fernanda Gomes Rychter
Médica residente de Pediatria do Instituto de Puericultura e Pediatria Martagão Gesteira (IPPMG) – Universidade Federal do Rio de Janeiro (UFRJ).

Flavia Aparecida Alves de Matos
Médica Intensivista Pediátrica pelo Instituto Fernandes Figueira (IFF) e pela Associação de Medicina Intensiva Brasileira (AMIB). Mestre em Saúde da Criança e da Mulher pela FIOCRUZ. Membro do Departamento Científico de Terapia Intensiva da Sociedade de Pediatria do Estado do Rio de Janeiro (SOPERJ).

Flavia Cotias Vasconcellos
Oncologista Pediátrica. Presidente do Departamento Científico de Oncohematologia e Medicina Transfusional da Sociedade de Pediatria do Estado do Rio de Janeiro (SOPERJ). Membro da Sociedade Brasileira de Oncologia Pediátrica (SOBOPE) e membro da Sociedade Internacional de Oncologia Pediátrica (SIOP).

Giuliana Pucarelli Lebreiro
Infectologista Pediátrica. Médica do Serviço de Doenças Infecciosas e Parasitárias do Instituto de Puericultura e Pediatria Martagão Gesteira (IPPMG) - Universidade Federal do Rio de Janeiro (UFRJ). Mestranda em Doenças Infecciosas e Parasitárias pela UFRJ.

Hana Moniz Perez
Pediatra. Endocrinologista Pediátrica e Emergencista Pediátrica. Residência de pediatria no Hospital Municipal Jesus (HMJ). Título de Especialista em Pediatria pela Sociedade Brasileira de Pediatria (SBP). Residência em Endocrinologia pediátrica no Hospital Federal Servidores do Estado (HFSE). Título de Especialista em Endocrinologia pediátrica pela Sociedade Brasileira de Endocrinologia e Metabologia (SBEM). Pós-Graduação em Emergência Pediátrica pelo Instituto Albert Einstein de Ensino e Pesquisa. Endocrinologista pediátrica dos Hospitais Copa D'Or, Jutta Batista e Gloria D'Or.

Hanna Diniz dos Santos Araújo
Pediatra pelo Hospital Universitário Pedro Ernesto (HUPE). Pós-graduada em Emergências Pediátricas pelo Instituto de Ensino Israelita de Ensino e Pesquisa – Albert Einstein/SP.

Igor Souza Ramos
Titulo de Especialista em Pediatria pela Sociedade Brasileira de Pediatria (SBP). Título de Especialista - Área de Atuação em Emergência Pediátrica pela SBP e Associação Brasileira de Medicina de Emergência (ABRAMEDE). Membro do Departamento Científico de Emergência da Sociedade de Pediatria do Estado do Rio de Janeiro (SOPERJ). Emergencista rotina do Hospital Vitória-UHG e emergencista do Hospital Pediátrico Jutta Batista - Rede D'Or.

Jaqueline Leal Santos Gouveia
Nefrologista Pediátrica. Secretária e membro do Departamento Científico de Nefrologia da Sociedade de Pediatria do Rio de Janeiro (SOPERJ).

Júlia Crossetti de Castro
Hematologista Pediátrica pelo Hospital Federal da Lagoa. Pós-graduada em emergências pediátricas pelo Instituto Israelita de Ensino e Pesquisa - Albert Einstein. Professora substituta da Universidade do Estado do Rio de Janeiro (UERJ).

Júlia Vicente Rente
Médica formada pela Universidade Federal do Rio de Janeiro (UFRJ). Pediatra pela Universidade Estadual do Rio de Janeiro (UERJ). Especialista em pediatria

pela Sociedade Brasileira de Pediatria (SBP). Pediatra do Departamento de Pediatria do Hospital Universitário Pedro Ernesto (HUPE). Pediatra do serviço de emergência pediátrica do Hospital Barra D'Or.

Juliany Lima Estefan
Médica dermatologista pela Universidade Federal do Rio de Janeiro (UFRJ). Título de especialista pela Sociedade Brasileira de Dermatologia (SBD) e Sociedade Brasileira de Pediatria (SBP). Mestre em medicina, área de concentração saúde da criança e do adolescente, UFRJ. Membro do Departamento de Dermatologia Pediátrica da Sociedade Brasileira de Dermatologia Regional Rio de Janeiro (SBDRJ) e da Sociedade de Pediatria do Estado do Rio de Janeiro (SOPERJ).

Katia Telles Nogueira
Pediatra. Especialista em Adolescentes pela Sociedade Brasileira de Pediatria (SBP) e Alergia e Imunologia pela Associação Brasileira de Alergia e Imunologia (ASBAI). Professora Adjunta de Emergências Pediátricas da Universidade do Estado do Rio de Janeiro (UERJ). Professora Assistente de Pediatria da Universidade Estácio - IDOMED. Doutora em Epidemiologia pelo Instituto de Medicina Social (UERJ). Membro dos Departamentos Científicos de Adolescência e Emergência da Sociedade de Pediatria do Estado do Rio de Janeiro (SOPERJ) e do Grupo de Trabalho de Drogas e Violência na Adolescência da SBP.

Latife Salomão Tyszler
Endocrinologia Pediátrica. Professora Colaboradora da Pontifícia Universidade Católica (PUC). Chefe do serviço de Endocrinologia Pediátrica do Instituto Estadual de Diabetes e Endocrinologia (IEDE) e presidente do Departamento Científico de Endocrinologia da Sociedade de Pediatria do Estado do Rio de Janeiro (SOPERJ).

Leila Freitas Xavier de Brito
Emergencista Pediátrica. Médica da Emergência Pediátrica do Hospital Glória D'Or e Unidade de Internação do Hospital Pasteur. Título em Emergências Pediátricas pela AMB. Membro do Departamento Científico de Emergência da Sociedade de Pediatria do Estado do Rio de Janeiro (SOPERJ).

Leonardo Rodrigues Campos
Reumatologista Pediátrico do Hospital Universitário Antônio Pedro (UFF). Doutorando em Medicina (Clínica Médica - Área de Concentração em Saúde da Criança e do Adolescente) pela Universidade Federal do Rio de Janeiro (UFRJ). Mestre em Saúde Materno-Infantil pelo Instituto de Puericultura e Pediatria Martagão Gesteira (IPPMG)/UFRJ. Pós-graduação em Excelência Operacional na Área da Saúde – Lean Six Sigma pelo Albert Einstein, Instituto Israelita de

Ensino e Pesquisa. MBA Executivo em Saúde pela FGV/RJ. Especialista em Reumatologia Pediátrica pela SBP/SBR/AMB. Presidente do Departamento Científico de Reumatologia da Sociedade de Pediatria do Estado do Rio de Janeiro (SOPERJ).

Lucas Berbert Pulcheri
Intensivista Pediátrico. Coordenador Médico do Setor de Pediatria do Hospital Niterói D'Or. Rotina Médico da UTI pediátrica do Hospital Universitário Pedro Ernesto (UERJ). Membro do Departamento Científico (DC) de Terapia Intensiva da Sociedade Brasileira de Pediatria (SBP). Membro dos DCs de Emergência e Terapia Intensiva da Sociedade de Pediatria do Estado do Rio de Janeiro (SOPERJ).

Lucas Garcia Marcelino
Médico residente em Pediatria Geral do Instituto de Puericultura e Pediatria Martagão Gesteira (IPPMG) da Universidade Federal do Rio de Janeiro (UFRJ).

Marcio Moacyr Vasconcelos
Professor Associado de Pediatria da Universidade Federal Fluminense (UFF). *Fellow* em Neurologia Pediátrica pela George Washington University, EUA. Membro do Departamento Científico de Neurologia da Sociedade de Pediatria do Estado do Rio de Janeiro (SOPERJ) e da Sociedade Brasileira de Pediatria (SBP).

Maria Cristina de Souza
Pediatra com pós-graduação em Emergência Pediátrica.

Maria de Fatima Bazhuni Pombo Sant'Anna
Pneumologista Pediátrica. Professora Titular de Pediatria da Universidade Federal Fluminense (UFF). Mestre em Pediatria pela UFF. Doutora em Doenças Infecciosas e Parasitárias pela Universidade Federal do Rio de Janeiro (UFRJ). Presidente do Departamento Científico (DC) de Pneumologia da Sociedade Brasileira de Pediatria (SBP). Segunda secretária e Membro do DC de Doenças do Aparelho Respiratório da Sociedade de Pediatria do Estado do Rio de Janeiro (SOPERJ).

Mariana Póvoa de Almeida Corrêa
Cardiologista Pediátrica. Cardiologista do Grupo BabyCor. Membro do Departamento Científico de Cardiologia da Sociedade de Pediatria do Estado do Rio de Janeiro (SOPERJ). Teaching Assistant do programa Principles and Practice of Clinical Research da Harvard T.H. Chan School of Public Health.

Marise Elia de Marsillac
Professora Adjunta de Pediatria da Universidade do Estado do Rio de Janeiro (UERJ). Gastroenterologista Pediátrica do Hospital Federal dos Servidores – RJ. Mestre em Pediatria e Doutora em Clínica Medica/Hepatologia pela Universidade Federal do Rio de Janeiro (UFRJ). Membro do Departamento Científico (DC) de Hepatologia da Sociedade Brasileira de Pediatria (SBP). Membro do DC de Gastroenterologia da Sociedade de Pediatria do Estado do Rio de Janeiro (SOPERJ).

Mayara dos Santos Raposo Vasti
Pediatra pela SBP/AMB. Pediatra do Hospital Universitário Pedro Ernesto (HUPE)/Universidade do Estado do Rio de Janeiro (UERJ). Pediatra do serviço de Emergência Pediátrica dos Hospitais Barra D'Or e Glória D'Or.

Michelle Corrêa Hygino
Pediatra geral. Professora em Saúde da Criança e do Adolescente em Medicina no Instituto de Educação Médica (IDOMED). Mestranda em Saúde Coletiva pelo IDOMED. Pediatra da emergência pediátrica dos Hospitais Barra D'Or e Caxias D'Or.

Natalia Cochrane Martins
Infectologista Pediátrica pelo Instituto da Saúde da Mulher, da Criança e do Adolescente Fernandes Figueira (IFF). Membro executor do Serviço de Controle de Infecção Hospitalar do Hospital Maternidade Alexander Fleming – SMS RJ.

Patricia Almeida Watson Varandas
Pediatra. Especialista em Pediatria pela SBP/AMB. Emergencista Pediátrica do Hospital Barra D'Or. Plantonista da Enfermaria Pediátrica do Hospital Municipal da Piedade.

Patricia Olga Souza Sergio
Hematologista Pediátrica. Especialista em hematologia e hemoterapia pediátrica pelo Instituto de Puericultura e Pediatria Martagão Gesteira (IPPMG)/Universidade Federal do Rio de Janeiro (UFRJ). Especialista em Pediatria pela Sociedade Brasileira de Pediatria (SBP). Chefe do Serviço de Medicina Transfusional IPPMG/UFRJ. Médica do Centro de Referência para doença Falciforme IPPMG/UFRJ. Membro e Secretária do Departamento Científico de Doenças de Oncohematologia e Medicina Transfusional da Sociedade de Pediatria do Estado do Rio de Janeiro (SOPERJ).

Paula de Camargo Traldi
Pediatra com Área de Atuação em Urgências e Emergências Pediátricas pela Sociedade Brasileira de Pediatria (SBP). Mestre em Saúde Materno-Infantil pelo Instituto de Puericultura e Pediatria Martagão Gesteira (IPPMG) da Universidade Federal do Rio de Janeiro (UFRJ). Presidente do Departamento Científico (DC) de Emergência da Sociedade de Pediatria do Estado do Rio de Janeiro (SOPERJ). Membro do DC de Emergência da SBP.

Paula Silva Ramos
Pediatra pelo Instituto de Puericultura e Pediatria Martagão Gesteira (IPPMG)/ Universidade Federal do Rio de Janeiro (UFRJ). Cursando a Residência Médica em Gastroenterologia Pediátrica pelo IPPMG/UFRJ.

Paula Trindade Oliveira Fraga
Pediatra certificada em Emergências Pediátricas pela Sociedade Brasileira de Pediatria (SBP) / Associação Brasileira de Medicina de Emergência (ABRAMEDE)/ Associação Médica Brasileira (AMB). Membro do Departamento Científico de Emergência da Sociedade de Pediatria do Estado do Rio de Janeiro (SOPERJ).

Paulo Ferrez Collett-Solberg
Professor Associado de Endocrinologia Pediátrica da Disciplina de Endocrinologia do Departamento de Medicina Interna da Faculdade de Ciências Médicas da Universidade do Estado do Rio de Janeiro (UERJ). Membro do Departamento Científico de Endocrinologia da Sociedade de Pediatria do Estado do Rio de Janeiro (SOPERJ).

Paulo Ivo Cortez de Araujo
Hematologista Pediátrico do centro de referência em capacitação de recursos humanos em Doença Falciforme do Instituto de Puericultura e Pediatria Martagão Gesteira da Universidade Federal do Rio de Janeiro (IPPMG/UFRJ). Membro do Departamento Científico de Hematologia e Medicina Transfusional da Sociedade Brasileira de Pediatria (SBP). Membro do Comitê técnico de Oncohematologia e Medicina Transfusional da Sociedade de Pediatria do Estado do Rio de Janeiro (SOPERJ). Diretor técnico do IPPMG/UFRJ.

Renata Carneiro da Cruz
Pediatra Geral pelo Hospital Universitário Pedro Ernesto (HUPE) da Universidade Estadual do Rio de Janeiro (UERJ). Intensivista Pediátrica pelo Instituto Nacional do Câncer (INCA). Mestre em Saúde Materno-Infantil pela Universidade Federal do Rio de Janeiro (UFRJ). Médica plantonista da Unidade de Terapia Intensiva do Instituto de Puericultura e Pediatria Martagão Gesteira (IPPMG) da UFRJ.

Ricardo Mannato Bolelli
Médico Residente do Instituto de Puericultura e Pediatria Martagão Gesteira (IPPMG) da Universidade Federal do Rio de Janeiro (UFRJ). Biomedical Sciences pela University of Westminter - Londres, Reino Unido. Médico da Emergência Pediátrica do Hospital Barra D'Or.

Roberto Santoro Almeida
Psiquiatra. Psicanalista. Coordenador do Grupo de Trabalho de Saúde Mental da Sociedade Brasileira de Pediatria (SBP). Chefe do Serviço de Saúde Mental do Hospital Municipal Jesus, Rio de Janeiro. Especialista em Psiquiatria pela Associação Brasileira de Psiquiatria (ABP) e pela Associação Médica Brasileira (AMB). Mestre em Psiquiatria pelo Instituto de Psiquiatria da Universidade Federal do Rio de Janeiro (UFRJ). Vice-presidente da Sociedade Psicanalítica do Rio de Janeiro (SPRJ). Membro do Departamento Científico de Saúde Mental da Sociedade de Pediatria do Estado do Rio de Janeiro (SOPERJ).

Rosana Andrade Flintz
Presidente do Departamento Científico de Terapia Intensiva da Sociedade de Pediatria do Estado do Rio de Janeiro (SOPERJ). Mestranda em Medicina Tropical do Instituto Oswaldo Cruz (IOC) – FIOCRUZ. Especialista em Terapia Intensiva Pediátrica pela Associação de Medicina Intensiva Brasileira (AMIB). Médica da Rotina da UTI Pediátrica do Hospital Universitário Pedro Ernesto (HUPE). Médica da Rotina do CTI Pediátrico do Hospital Estadual Adão Pereira Nunes (HEAPN).

Sandra Maria Epifânio Bastos Pinto
Presidente do Departamento Científico de Alergia e Imunologia da Sociedade de Pediatria do Estado do Rio de Janeiro (SOPERJ). Mestrado em Saúde da Criança e da Mulher pelo IFF/FIOCRUZ/RJ. Especialista em Alergia e Imunologia pela Associação Brasileira de Alergia e Imunologia (ASBAI) e Associação Médica Brasileira (AMB). Especialista em Pediatria pela Sociedade Brasileira de Pediatria (SBP). Membro do Departamento Científico de Alergia Alimentar ASBAI/RJ. Médica do Serviço de Alergia e Imunologia do IFF/FIOCRUZ/RJ.

Silvio da Rocha Carvalho
Professor de Gastroenterologia Pediátrica da Universidade Federal do Estado do Rio de Janeiro (UNIRIO). Chefe do Serviço de Gastroenterologia Pediátrica do Instituto de Puericultura e Pediatria Martagão Gesteira (IPPMG) da Universidade Federal do Rio de Janeiro (UFRJ). Presidente do Departamento de Gastroenterologia da Sociedade de Pediatria do Estado do Rio de Janeiro (SOPERJ). Membro do Grupo de Trabalho de Doença Inflamatória Intestinal da Sociedade

Brasileira de Pediatria (SBP). Coordenador do Exame para Obtenção de Título de Especialista em Gastroenterologia Pediátrica da SBP. Membro da Comissão de Gastropediatria do Grupo de Estudo de Doença Inflamatória Intestinal. Coordenador do Curso de Educação Médica Continuada em Pediatria da SOPERJ.

Tânia Petraglia
Presidente do Departamento Científico de Infectologia da Sociedade de Pediatria do Estado do Rio de Janeiro (SOPERJ). Membro do Departamento Científico de Imunizações da SOPERJ. Professora de Pediatria da Universidade Estácio de Sá – IDOMED. Titular da Academia de Medicina do Estado do Rio de Janeiro. Membro do Comitê Técnico Assessor de Imunizações do Ministério da Saúde e do Estado do Rio de Janeiro.

Thais Lira Cleto Yamane
Nefrologista Pediátrica. Médica do Serviço de Nefrologia do Hospital Universitário Pedro Ernesto (HUPE) da Universidade do Estado do Rio de Janeiro (UERJ). Coordenadora do Serviço de Transplante Renal Pediátrico do Hospital Estadual da Criança. Mestre em Medicina pelo Programa de Pós-Graduação em Ciências Médicas – UERJ. Presidente do Departamento Científico de Nefrologia da Sociedade de Pediatria do Estado do Rio de Janeiro (SOPERJ).

Thalita Fernandes de Abreu
Infectologista Pediátrica. Professora Adjunta do Departamento de Pediatria da Universidade Federal do Rio de Janeiro (UFRJ). Mestrado e Doutorado pelo Departamento de Doenças Infecciosas da UFRJ. Membro do Departamento Científico de Infectologia da Sociedade de Pediatria do Estado do Rio de Janeiro (SOPERJ).

Viviane Lanzelotte
Oftalmopediatra. Presidente do Grupo de Trabalho de Oftalmologia da Sociedade de Pediatria do Estado do Rio de Janeiro (SOPERJ). Mestre em Saúde Materno-Infantil pela Universidade Federal Fluminense (UFF). Coordenadora do Programa de Retinopatia da Prematuridade da SMS-RJ. Membro da Academia Americana de Oftalmologia.

Yasmin Peres Silva
Pediatra geral pelo Instituto de Puericultura e Pediatria Martagão Gesteira (IPPMG) da Universidade Federal do Rio de Janeiro (UFRJ). Residente de Alergia e Imunologia pelo IPPMG-UFRJ. Emergencista da Emergência Pediátrica do Hospital Barra D'Or.

SUMÁRIO

SEÇÃO IV EMERGÊNCIAS NEUROLÓGICAS

SEÇÃO V EMERGÊNCIAS GASTROINTESTINAIS

SEÇÃO VI EMERGÊNCIAS NEFROUROLÓGICAS

SEÇÃO VII EMERGÊNCIAS REUMATOLÓGICAS

SEÇÃO VIII EMERGÊNCIAS ONCO-HEMATOLÓGICAS

SEÇÃO IX EMERGÊNCIAS INFECCIOSAS

APRESENTAÇÃO

Caros Colegas Pediatras,

É com imensa satisfação que apresentamos a primeira edição do livro *Urgências e Emergências Pediátricas* da Série Pediatria SOPERJ, mantendo o compromisso de trazer obras atualizadas e de grande relevância para a prática pediátrica qualificada. Temos certeza de que este livro vai cair no gosto dos pediatras, emergencistas, residentes e alunos em formação e vai se juntar com sucesso aos demais volumes da Série. A atual Diretoria da SOPERJ renova o compromisso de ampliar a Série, encarando o desafio de manter sua qualidade em alto patamar.

Em tempos de mudanças rápidas e expressiva produção de conhecimento, é obrigatório manter-se atualizado e escolher as fontes adequadas de leitura. Todos os volumes da Série foram organizados pelos Departamentos Científicos ou Grupos de Trabalho da SOPERJ, contando com especialistas renomados nos temas abordados em cada capítulo. A cuidadosa revisão da literatura busca as melhores evidências científicas e as práticas mais atualizadas. O novo volume traz temas de Urgência e Emergência Pediátrica, em sessenta e um capítulos, que fornecem uma visão abrangente da especialidade.

A parceria com a Editora Manole proporciona avanços à publicação dos livros que representam a Série Pediatria SOPERJ, com cuidadosa diagramação, índice remissivo e outros detalhes editoriais que facilitarão sobremaneira a experiência da leitura. O conteúdo é apresentado de maneira agradável, com linguagem clara e organização de tópicos que permitem sua consulta fácil. Este é o décimo volume, revisado após intenso trabalho dos Autores, Organizadores e Editores. Essa conquista é resultado da iniciativa e dos esforços das Presidências e Diretorias da SOPERJ, desde o triênio que se iniciou em 2010.

Aos membros do Departamento Científico de Emergência, assim como aos autores membros de outros Departamentos Científicos e Grupos de Trabalho da SOPERJ e autores externos convidados, nossos agradecimentos pelo trabalho cuidadoso e dedicado. Também gostaríamos de mencionar a equipe da Editora Manole, que nos acompanhou com incentivo e profissionalismo exemplares.

Foi um prazer participar da construção coletiva desta obra, elaborada para ser fonte precisa e atualizada para os pediatras. Convidamos nossos colegas para esta leitura, na expectativa de que apresente temas, tão importantes quanto complexos, em linguagem acessível, possibilitando conhecimento de qualidade e de grande utilidade para o dia a dia do pediatra.

Tenham todos uma excelente leitura!

Adriana Rocha Brito e Joel Bressa da Cunha
Organizadores da Série Pediatria SOPERJ

PREFÁCIO

Parabéns aos organizadores da Série Pediatria SOPERJ, aos organizadores deste volume e editores, pela excelente iniciativa de lançar esta primeira edição do livro *Urgências e Emergências Pediátricas*. A temática é de extrema relevância, as seções estão organizadas em uma sequência lógica e abrangente, e o livro será com certeza fonte riquíssima de consulta para o pediatra e outros profissionais interessados na abordagem das principais urgências e emergências que acometem a criança e o adolescente.

Já no primeiro capítulo, o livro é inovador, ao destacar os aspectos éticos do atendimento pediátrico de emergência, tópico de alta demanda, mas com fontes dispersas, que foi simbolicamente sintetizado como marco inicial de tudo que vai ser discutido a seguir. A inclusão nesta primeira seção de um capítulo dedicado aos eventos inexplicados, breves e resolvidos (EIBR, ou BRUE, como conhecidos na sigla em língua inglesa) é outro destaque, que os organizadores souberam, com sua experiência didática, incluir junto aos tópicos gerais em emergências. A sequência de seções e capítulos é abrangente na abordagem clássica dos eventos por sistemas, e bastante atual, ao incluir temas como a Covid-19, a síndrome inflamatória multissistêmica, a recente "Monkeypox" e as tentativas de suicídio, realidade tristemente cada vez mais enfrentada pelos pediatras e equipe de saúde nas urgências e emergências.

A lista de autores e colaboradores é outro ponto forte deste volume. Todos têm reconhecida experiência nas áreas em que escrevem, representando o que há de melhor na pediatria do Rio de Janeiro. Por todos estes motivos, temos certeza do sucesso desta obra, que tem tudo para ter grande aceitação não apenas junto aos jovens profissionais que atuam em pediatria, mas também aos mais experientes, que buscam atualização e objetividade.

Arnaldo Prata Barbosa
Mestre em Pediatria pelo IPPMG-UFRJ
Doutor em Clínica Médica (Saúde da Criança e do Adolescente) pela UFRJ
Especialista em Medicina Intensiva pela AMIB e SBP
Professor Adjunto (aposentado), Departamento de Pediatria, Faculdade de Medicina da UFRJ
Pesquisador do Instituto D'Or de Pesquisa e Ensino (IDOR)
Ex-Presidente da SOPERJ

SEÇÃO I

TÓPICOS GERAIS EM EMERGÊNCIAS

1

ASPECTOS ÉTICOS NO ATENDIMENTO PEDIÁTRICO DE EMERGÊNCIA

Carlindo de Souza Machado e Silva Filho

OBJETIVO

✓ Discutir os principais problemas éticos com que os pediatras se defrontam em serviços de Urgência/Emergência.

DEFINIÇÕES[1]

Urgência é a ocorrência imprevista de agravo à saúde com ou sem risco potencial de vida (atualmente "risco de morte"), cujo portador necessita de assistência médica imediata.

Emergência é a constatação médica de condições de agravo à saúde que impliquem em risco iminente de vida (atualmente "risco de morte") ou sofrimento intenso, exigindo, portanto, tratamento médico imediato.

INTRODUÇÃO

Apesar da importância de todos os aspectos técnicos, éticos e morais envolvidos no atendimento ao paciente, temos que ter em mente que a principal causa de processo contra um médico, nas esferas ética, cível e penal, é a inexistência ou a quebra da relação médico-paciente.

Nesse sentido, é fundamental que o médico aja dentro dos princípios técnicos e éticos da profissão, respeitando, sempre que possível, a autonomia e os demais direitos do paciente.

RELAÇÃO COM PACIENTES E FAMILIARES

Como já mencionado, embora uma boa relação entre médicos e seus pacientes e familiares seja fundamental, o cuidado em estabelecê-la e mantê-la deve ser redobrado nos atendimentos em serviços de Urgência/Emergência, já que não costuma haver vínculo anterior entre ambos ou a possibilidade de escolha por parte de quem será atendido.

Nessa situação, as condições que podem prejudicar uma boa relação entre médico e paciente são: a sobrecarga de trabalho; número excessivo de pacientes; eventuais condições precárias de trabalho; formação profissional deficiente e excesso de carga horária.

Já no rol de situações que colaboram para uma relação saudável, podemos citar: a formação profissional adequada; o respeito ao paciente e aos seus direitos; um atendimento bem-feito; a elaboração de um prontuário detalhado e, sempre que seja possível, a obtenção do consentimento livre e esclarecido, por escrito, do paciente ou de seu representante legal. No caso de paciente menor de idade, buscar o consentimento de responsável e o assentimento do menor.

No **Código de Ética Médica**,[2] a **relação com pacientes e familiares** está contida no **capítulo V**, em 12 artigos, dos quais discutiremos apenas os pertinentes ao atendimento na Urgência/Emergência. Neles são estabelecidas **vedações** ao médico, as quais são descritas na sequência.

Artigo 31. "Desrespeitar o direito do paciente ou de seu representante legal de decidir livremente sobre a execução de práticas diagnósticas ou terapêuticas, salvo em caso de iminente risco de morte".

O médico deverá sempre respeitar a vontade de seu paciente, desde que este demonstre discernimento para compreender e enfrentar o problema. Caso o paciente não possua tal capacidade, a decisão deverá caber a seu responsável legal. Se houver um risco iminente de morte, a autonomia do paciente não prevalecerá, e sim a do médico, sendo assim uma relação de baixo envolvimento.

Artigo 32. "Deixar de usar todos os meios disponíveis de promoção de saúde e de prevenção, diagnóstico e tratamento de doenças, cientificamente reconhecidos e a seu alcance, em favor do paciente".

O médico deverá utilizar o melhor de seu conhecimento científico e os meios que dispuser naquela situação e naquele momento para oferecer o melhor atendimento possível ao paciente. Caso faltem recursos, o profissional deverá fazer constar em prontuário médico todas as limitações enfrentadas. Cabe salientar que a não utilização de meios de promoção de saúde e de prevenção de doenças, como as vacinas liberadas para uso, poderá caracterizar infração ao artigo.

Artigo 33. "Deixar de atender paciente que procure seus cuidados profissionais em casos de urgência ou emergência quando não houver outro médico ou serviço médico em condição de fazê-lo".

O médico pode recusar um atendimento, mesmo em situação de urgência ou de emergência, desde que haja outro médico presente e capacitado a fazê-lo. O médico poderá declarar-se impedido de realizar o atendimento por uma situação que prejudique uma boa relação com o paciente ou a sua atuação profissional. O envolvimento do médico com o paciente, por laços familiares ou de amizade, poderá prejudicar o pleno exercício de sua atividade profissional.

O **Código de Ética Médica**,[2] no **capítulo II - Direitos dos Médicos**, estabelece em seu **artigo IX** ser direito do médico: "Recusar-se a realizar atos médicos que, embora permitidos por lei, sejam contrários aos ditames de sua consciência". Entretanto, se houver risco iminente de morte e não havendo outro médico disponível e apto a fazer o atendimento, o médico terá que realizá-lo.

Artigo 34. "Deixar de informar ao paciente o diagnóstico, o prognóstico, os riscos e os objetivos do tratamento, salvo quando a comunicação direta possa lhe provocar dano, devendo, nesse caso, fazer a comunicação a seu representante legal".

Nem sempre isso é possível no atendimento a pacientes graves. Em casos de risco iminente de morte em um paciente que chega a uma unidade de Emergência, os procedimentos de reanimação serão iniciados imediatamente, sem a prévia autorização do paciente ou de seu representante legal.

Artigo 36. "Abandonar paciente sob seus cuidados. **§ 1°** Ocorrendo fatos que, a seu critério, prejudiquem o bom relacionamento com o paciente ou o pleno desempenho profissional, o médico tem o direito de renunciar ao atendimento, desde que comunique previamente ao paciente ou a seu representante legal, assegurando-se da continuidade dos cuidados e fornecendo todas as informações necessárias ao médico que o suceder".

O médico só poderá abandonar paciente sob a sua reponsabilidade por um motivo justo e desde que comunique a este ou ao seu representante a sua decisão, justificando-a e garantindo a continuidade do acompanhamento ao paciente até que seja efetivamente substituído.

Artigo 38. "Desrespeitar o pudor de qualquer pessoa sob seus cuidados profissionais".

Trata-se de situação delicada pelo caráter subjetivo e individual do que seja o desrespeito ao pudor. O ideal, embora difícil na Emergência, é que o atendimento seja feito sempre com respeito, clareza e na presença de uma testemunha.

Artigo 40. "Aproveitar-se de situações decorrentes da relação médico-paciente para obter vantagem física, emocional, financeira ou de qualquer outra natureza".

É fundamental que o médico não busque benefícios diretos ou indiretos. Por exemplo, sugerir a remoção de paciente de unidade pública para privada, alegando melhores condições de atendimento, principalmente, se for lucrar direta ou indiretamente com a mudança.

Artigo 41. "Abreviar a vida do paciente, ainda que a pedido deste ou de seu representante legal. **Parágrafo único.** Nos casos de doença incurável e terminal, deve o médico oferecer todos os cuidados paliativos disponíveis sem empreender ações diagnósticas ou terapêuticas inúteis ou obstinadas, levando sempre em consideração a vontade expressa do paciente ou, na sua impossibilidade, a de seu representante legal".

No Brasil a eutanásia não é permitida por lei e pelo **Código de Ética Médica**. O parágrafo único contempla a ortotanásia e desencoraja a distanásia, embora a sala de Emergência não seja o local ideal para tal decisão.

PRONTUÁRIO MÉDICO

Como médicos, quando nos defrontamos com um processo de qualquer natureza, para nossa defesa, nos valemos de provas testemunhais, periciais e documentais. A única que depende da nossa atuação é o prontuário médico (documental). O prontuário médico deve ser o mais claro e completo possível. Devemos fazer constar tudo o que foi feito e o que não pôde ser feito pelo paciente, detalhando os motivos.

Deve-se ressaltar que, embora fique sob a guarda do hospital, o prontuário pertence ao paciente ou, na impossibilidade, ao seu representante legal, que tem direito a acessá-lo se assim o desejar.

No **Código de Ética Médica**,[2] **Capítulo X - Documentos médicos**, o **artigo 88** determina ser vedado ao médico: "Negar ao paciente ou, na sua impossibilidade, a seu representante legal, acesso a seu prontuário, deixar de lhe fornecer cópia quando solicitada, bem como deixar de lhe dar explicações necessárias à sua compreensão, salvo quando ocasionarem riscos ao próprio paciente ou a terceiros".

O prontuário médico, conforme **Lei 13.787 de 27/12/2018**,[3] deve ser guardado pelo prazo de 20 anos a contar da última anotação, tanto para prontuário em papel quanto eletrônico. A **resolução do Conselho Federal de Medicina 1.821 de 2007**[4] determina o mesmo prazo.

O sigilo do prontuário médico é contemplado no mesmo **capítulo X**, em seu **artigo 85** que veda: "Permitir o manuseio e o conhecimento dos prontuários por pessoas não obrigadas ao sigilo profissional quando sob sua responsabilidade"; e ainda dispõe no **artigo 89**: "Liberar cópias do prontuário sob sua guarda exceto para atender a ordem judicial ou para sua própria defesa, assim como quando autorizado por escrito pelo paciente". **§ 1º** Quando requisitado judicialmente, o prontuário será encaminhado ao juízo requisitante. **§ 2º** Quando o prontuário for apresentado em sua própria defesa, o médico deverá solicitar que seja observado o sigilo profissional.

Emergências superlotadas e um número excessivo de pacientes não justificam a falta de um prontuário bem elaborado, completo e legível. Certa vez, ao questionar um médico sobre o que estaria escrito por ele em um prontuário, ouvi a seguinte resposta: "Quando escrevo só eu e Deus sabemos; uma semana depois, só Ele; um mês depois, nem Ele".

A letra do médico não precisa ser bonita, e sim legível. Eventuais erros decorrentes da impossibilidade de se entender o que foi escrito, em decorrência de uma letra ilegível, serão da responsabilidade de quem escreveu.

No mesmo capítulo, o **artigo 87** veda: "Deixar de elaborar prontuário legível para cada paciente. **§ 1º** O prontuário deve conter os dados clínicos necessários para a boa condução do caso, sendo preenchido, em cada avaliação, em ordem cronológica com data, hora, assinatura e número de registro do médico no Conselho Regional de Medicina. **§ 2º** O prontuário estará sob a guarda do médico ou da instituição que assiste o paciente".

Além de usar uma letra legível, não devemos nos valer de siglas e abreviaturas, pois dificultam a leitura por quem não é médico, como pacientes, juízes e até mesmo por médicos de outras especialidades. Lembro-me, quando era membro do Conselho Regional de Medicina do Estado do Rio de Janeiro, de um colega de outra especialidade ter me pedido para "traduzir" um prontuário presente em um processo que ele estava instruindo, no qual constava: "RN PMT por DHEG e DPP, CIUR, PIG, MBP, APGAR 3/5, VPP no TOT na SP, DMH, ECN, CIVD, HPP, IMV (20x6/30x/0,6)". "Traduzindo": recém-nascido prematuro por doença hipertensiva específica da gravidez e descolamento prematuro da placenta, crescimento intrauterino retardado, pequeno para a idade gestacional, muito baixo peso, escore de APGAR de 3 no primeiro minuto de vida e de 5 no quinto, ventilação com pressão positiva no tubo orotraqueal na sala de parto, doença de membrana hialina, enterocolite necrotizante, coagulação intravascular disseminada, hipertensão pulmonar persistente e ventilação mecânica invasiva com pressão de 20 x 6, 30 incursões respiratórias por minuto e fração inspirada de oxigênio de 60%.

Há um velho adágio jurídico que diz que: "*Quod non est in actis non est in mundo*", ou seja, "o que não está nos autos não aconteceu"; o que serve para reforçar a importância de um prontuário bem preenchido e inteligível, já que o que nele não consta, não aconteceu.

ATESTADO MÉDICO

Com certa frequência ouvimos médicos dizerem a pacientes que "Emergência não dá atestado!". Não é verdade essa afirmação, já que é obrigação do médico fornecer atestado ao paciente sempre que for solicitado. A única questão é que o atestado deverá contemplar o que o médico encontrou no exame do paciente, não a vontade do paciente.

O **artigo 91** do **capítulo X - Documentos médicos**, do **Código de Ética Médica** veda o seguinte: "Deixar de atestar atos executados no exercício profissional, quando solicitado pelo paciente ou por seu representante legal".

SIGILO PROFISSIONAL

O sigilo médico talvez seja o sigilo profissional mais apoiado e cobrado pela sociedade e é muito respeitado pelos médicos. Seria muito difícil praticar a Medicina se não houvesse respeito ao sigilo do paciente pela imensa maioria dos médicos. É um dos princípios éticos mais antigos da Medicina, presente no Juramento de Hipócrates.

Está contemplado na **Constituição Federal do Brasil**,[5] no **artigo V**, **caput**: "Todos são iguais perante a lei sem distinção de qualquer natureza, garantindo-se aos brasileiros e aos estrangeiros residentes no País a inviolabilidade do direito à vida, à liberdade, à segurança e à igualdade, nos seguintes termos: **X**- são invioláveis a intimidade, a vida privada, a honra e a imagem das pessoas, assegurado o direito à indenização pelo dano material ou moral decorrente de sua violação; ...".

A quebra do sigilo médico, além de delito ético, fere o **Código Civil**[6] brasileiro que teve seu **artigo 229** revogado **pela Lei 13.105**, de **16/03/2015**. No **artigo 48 caput** do Código, consta: "A testemunha não é obrigada a depor sobre fatos (...) inciso II – a cujo respeito, por estado ou profissão, deva guardar sigilo".

O **Código Penal**,[7] em seu **artigo 154**, pontua que: "Revelar, sem justa causa, segredo de que tenha ciência em razão de função, ministério, ofício ou profissão e cuja revelação possa causar dano a outrem. Pena de reclusão de 3 meses a 1 ano ou multa. **Parágrafo único**. Somente se procede mediante a representação."

O direito ao sigilo médico depende exclusivamente da capacidade de compreensão do paciente e sua quebra só se justifica na presença do dever legal, da autorização por escrito do paciente ou da justa causa. Sobre os dois primeiros não cabe discussão, já a justa causa é subjetiva e acontece quando o direito de terceiros ou o risco ao próprio paciente se sobrepõe ao direito do paciente.

O **Código de Ética Médica** garante o sigilo da criança e do adolescente no **artigo 74** do **capítulo IX** - **Sigilo profissional**, que cita ser vedado ao médico

"Revelar sigilo profissional relacionado a paciente criança ou adolescente, desde que estes tenham capacidade de discernimento, inclusive a seus pais ou representantes legais, salvo quando a não revelação possa acarretar dano ao paciente".

As condições de justa causa para a quebra do sigilo do paciente pediátrico são a gravidez; a violência de qualquer espécie, sofrida ou perpetrada; o abuso de drogas lícitas e/ou ilícitas, lembrando que o álcool e o tabaco são ilícitos para menores de 18 anos; qualquer doença grave; o tratamento de alta complexidade; a recusa de tratamento quando houver risco; o risco para si ou para terceiros, como o ideário suicida ou homicida. Devemos avisar o paciente da impossibilidade de mantermos o seu sigilo sempre que houver risco para ele ou para terceiros, e permitir que ele possa, se assim quiser, ser o responsável pela informação a seus pais ou responsáveis.

AUTONOMIA DO PACIENTE

Crianças e adolescentes têm a sua autonomia garantida tanto no Estatuto da Criança e do Adolescente quanto no Código de Ética Médica. O **artigo 17** do **Estatuto da Criança e do Adolescente**[8] estabelece que: "O direito ao respeito consiste na inviolabilidade da integridade física, psíquica e moral da criança e do adolescente, abrangendo a preservação da imagem, da identidade, da autonomia, dos valores, ideias e crenças, dos espaços e objetos pessoais"; e o **artigo 101, do capítulo XII - Ensino e Pesquisa Médica** do **Código de Ética Médica**[2] veda ao médico: "Deixar de obter do paciente ou de seu representante legal o termo de consentimento livre e esclarecido para a realização de pesquisa envolvendo seres humanos, após as devidas explicações sobre a natureza e as consequências da pesquisa. **§ 1º** No caso de o paciente participante de pesquisa ser criança, adolescente, pessoa com transtorno ou doença mental, em situação de diminuição de sua capacidade de discernir, além do consentimento de seu representante legal, é necessário seu assentimento livre e esclarecido na medida de sua compreensão". A literatura jurídica nos mostra que a autonomia do paciente pediátrico deva ser respeitada, devendo ser sempre considerado o estágio de desenvolvimento em que o paciente está.

Piaget[9] nos ensina que na idade escolar há a compreensão de boa parte dos atos e de suas consequências; que isso se completa na adolescência ao adquirirmos a capacidade de abstração; aos 15 anos estariam atingidas as competências necessárias ao exercício da autonomia.

Por óbvio, creio que as colocações de Piaget não signifiquem que apenas aos 15 anos haveria o direito à autonomia e acredito que as crianças e os adolescentes devam desfrutar a cada momento da autonomia compatível com a sua capacidade de discernimento e levando-se em consideração o risco envolvido em cada situação. Os pais precisam entender que, embora responsáveis por seus filhos, não são proprietários deles.

DIREITO DOS PACIENTES E DOS RESPONSÁVEIS LEGAIS À INFORMAÇÃO

Cada indivíduo, segundo sua capacidade de discernimento e independente da sua idade, tem o direito de ser informado sobre a sua condição, desde que o conhecimento não traga risco para ele e este esteja apto a exercer a sua autonomia. Se o paciente estiver impossibilitado de receber as informações, estas deverão ser repassadas ao seu responsável legal. Nos pacientes pediátricos, a capacidade de discernimento varia muito e não há como se falar em uma idade específica para seu pleno desenvolvimento. Em cada idade haverá um grau de discernimento que não será necessariamente igual para todos, variando de pessoa para pessoa.

Na Pediatria as informações devem ser prestadas ao paciente, dentro de sua capacidade de compreensão, assim como aos pais, exceto se o paciente apresentar capacidade de discernimento compatível com a compreensão do problema e solicite a manutenção do seu sigilo, embora esta situação seja muito incomum em se tratando de atendimento de Emergência. Do mesmo modo, todo paciente tem o direito de não querer ser informado de sua situação ou mesmo o de eleger alguém de sua confiança para receber as informações em seu lugar.

O **Estatuto da Criança e do Adolescente**[8] em seu **artigo 15** afirma que "A criança e o adolescente têm direito à liberdade, ao respeito e à dignidade como pessoas humanas em processo de desenvolvimento e como sujeitos de direitos civis, humanos e sociais garantidos na Constituição e nas leis".

Em relação a pacientes atendidos e/ou internados em Serviços de Emergência ou em Unidades fechadas (terapia intensiva ou semi-intensiva, de queimados, entre outros) é difícil a equipe estar sempre disponível para conversar e prestar informações aos familiares. Sendo assim, deverá haver um horário estabelecido pela rotina para a conversa com os pais, mesmo que ocasionalmente a presença de pacientes críticos descompensados possa impedir o cumprimento do previamente acordado.

RESPONSABILIDADE PROFISSIONAL

Analisemos o **capítulo III - Responsabilidade profissional**, do **Código de Ética Médica**. A maior preocupação do médico ao ser processado eticamente é ter o seu registro cassado. A maior probabilidade de cassação pelos Conselhos Regional e Federal de Medicina é o profissional causar um dano ao paciente ao agir com imperícia, imprudência ou negligência. O **artigo 1º** veda ao médico

"Causar dano ao paciente, por ação ou omissão, caracterizável como imperícia, imprudência ou negligência. **Parágrafo único**. A responsabilidade médica é sempre pessoal e não pode ser presumida".

Para o artigo ser violado, o médico tem que, por comissão ou omissão, causar um dano ao paciente, agindo com imperícia (ignorância, falta de habilidade ou inexperiência em assunto que deveria ser do conhecimento de quem precisa desempenhar determinada função), imprudência (imprevisão em relação às consequências de seus atos ou ações, quando devia ou podia prevê-las) e negligência (falta de diligência ao acompanhar um determinado ato).

Além da ação ou omissão do médico, de haver imperícia, imprudência ou negligência e de dano causado ao paciente, é necessário haver nexo de causa entre a ação e o dano decorrido. Como a responsabilidade médica é sempre pessoal e não pode ser presumida, será preciso que a conduta seja individualizada e que reste provada a culpa. De ressaltar que na Medicina a obrigação é de meio e não de fim, cabendo ao médico agir com zelo, atenção e diligência, porém o resultado, embora desejado, não pode ser prometido.

Ainda de acordo com o Código de Ética Médica, o **artigo 2º** veda: "Delegar a outros profissionais atos ou atribuições exclusivas da profissão médica". Desse modo, o médico não pode delegar a qualquer outro profissional qualquer procedimento que deva ser praticado apenas por médico. Se o resultado for adverso, o médico poderá responder pelo dano e, mesmo que corra tudo bem, poderá ser acusado pela delegação a profissional não habilitado.

O **artigo 3º** veda: "Deixar de assumir responsabilidade sobre procedimento médico que indicou ou do qual participou, mesmo quando vários médicos tenham assistido o paciente". A responsabilidade existirá em cada procedimento que o médico indicou ou participou. Havendo mais de um médico envolvido, cada um responderá no limite de sua atuação.

O **artigo 4º** veda: "Deixar de assumir a responsabilidade de qualquer ato profissional que tenha praticado ou indicado, ainda que solicitado ou consentido pelo paciente ou por seu representante legal". A responsabilidade do médico permanece, ainda que o ato tenha sido pedido ou consentido pelo paciente ou pelo seu representante legal. Esse fato não poderá ser usado para tentar eximir o profissional do ônus decorrente.

O **artigo 5º** veda: "Assumir responsabilidade por ato médico que não praticou ou do qual não participou". O médico não poderá, em quaisquer circunstâncias, assinar como participante de procedimento em que não esteve presente.

O **artigo 7º** veda: "Deixar de atender em setores de urgência e emergência, quando for de sua obrigação fazê-lo, mesmo respaldado por decisão majoritária da categoria". Mesmo em caso de paralisações justificadas da categoria médica, o atendimento à emergência deverá ser mantido.

O **artigo 9º** veda: "Deixar de comparecer a plantão em horário preestabelecido ou abandoná-lo sem a presença de substituto, salvo por justo impedimento". **Parágrafo único.** Na ausência de médico plantonista substituto, a direção técnica do estabelecimento de saúde deve providenciar a substituição.

O médico deverá comparecer ao plantão no horário estabelecido, salvo por motivo de força maior. O plantonista só deverá afastar-se do hospital, ao término do plantão, após a presença de seu substituto. O abandono do plantão é mais grave do que o atraso ou a falta do substituto. O médico que não foi substituído não precisará emendar um novo plantão, devendo a sua substituição ser garantida pelo diretor técnico do estabelecimento.

O **artigo 10** veda: "Acumpliciar-se com os que exercem ilegalmente a medicina ou com profissionais ou instituições médicas nas quais se pratiquem atos ilícitos".

Acadêmicos de medicina sem acompanhamento de médico durante todo o atendimento e médicos sem registro no Conselho Federal de sua jurisdição, se estiverem nessas condições, exercem ilegalmente a medicina.

O **artigo 19** veda: "Deixar de assegurar, quando investido em cargo ou função de direção, os direitos dos médicos e as demais condições adequadas para o desempenho ético-profissional da medicina". Os médicos em cargos de gestão deverão garantir aos médicos condições para que possam desempenhar adequadamente as suas funções.

A "ESCOLHA DE SOFIA" NA MEDICINA

A "Escolha de Sofia" é o título de um livro de William Styron, que deu origem a um filme homônimo, que conta a história de uma mulher que foi instada a escolher qual de seus dois filhos deveria ser levado à câmara de gás do campo de concentração de Auschwitz.

Usamos o título do livro, como analogia, quando nos deparamos com situações em que médicos de Unidades de Emergência ou de Terapia Intensiva precisam muitas vezes decidir, devido à falência do sistema de saúde, quem vive e quem morre (como aconteceu no Brasil durante o pico da pandemia da Covid-19).

Em nosso sistema de saúde, defrontamo-nos com situações que fazem com que tenhamos que conviver com a mistanásia (morte infeliz, do grego), que é a morte evitável ligada principalmente à falência do Estado, que se mostra incapaz de prover, sobretudo aos cidadãos menos favorecidos, o acesso a uma saúde de qualidade. Nesses cenários, enfrentamos a falta de: profissionais, leitos, equipamentos, insumos e medicamentos, o que acaba nos levando a um dilema que não deveria existir. Como e a quem escolher? O que chegou primeiro? O mais jovem? O mais grave? O com mais chance de sobrevivência?

Por certo o desejável seria que pudéssemos ofertar a todos os que procuram atendimento médico o melhor tratamento disponível, de forma equânime e justa. Como nem sempre isso nos é possível, deveríamos focar em criar protocolos apoiados na ciência, e não em agir com base em critérios pessoais, subjetivos e díspares do conhecimento médico atual.

COMO DAR A MÁ NOTÍCIA?

Má notícia é qualquer informação que envolva uma mudança drástica na perspectiva de futuro, em um sentido negativo.[10-12] Pode acontecer de uma mesma notícia, dada a diferentes pessoas, ser interpretada como boa por uma, e má por outra, a exemplo de uma gravidez desejada ou indesejada.

No Brasil, de modo geral, as faculdades e as residências médicas não preparam o egresso para essa situação, o que colabora para a dificuldade que boa parte dos médicos tem de comunicar uma má notícia.

Em levantamento feito nos Estados Unidos, com coordenadores de residências médicas em oncologia, nota-se que em 63% delas há alguma forma de treinamento em comunicação de más notícias, tendo que em 23% delas o período de treinamento foi considerado de moderado a extenso pelo coordenador.[13]

Podemos considerar má notícia, entre outras, a informação sobre morte, sequelas, doenças graves, doenças crônicas, doenças incuráveis, doenças terminais, seja por acometimento da própria pessoa ouvinte, seja por um ente querido.

Devemos ter em mente que a criança e o adolescente têm o direito de serem informados sobre a sua situação, desde que a informação não venha lhes causar dano.

O **artigo 34**, do **capítulo V - Relação com pacientes e familiares**, do **Código de Ética Médica** veda ao médico: "Deixar de informar ao paciente o diagnóstico, o prognóstico, os riscos e os objetivos do paciente, salvo quando a comunicação direta possa lhe causar dano, devendo, nesse caso, fazer a comunicação a seu representante legal".

Quando lidamos com um paciente pediátrico grave devemos tentar manter uma relação próxima com a família, facilitando a sua permanência junto ao paciente e mantê-la informada de forma clara, objetiva e verdadeira, dando as informações necessárias e pertinentes, sem oferecer falsas esperanças e sem retirar as porventura existentes. Mostrar-se disponível, mantendo pelo menos um canal de comunicação. Não exagere ou diminua a gravidade, fale sempre a verdade, mas omita o que for causar apenas mais dor, sem trazer qualquer benefício. Devemos estimular que o paciente e a família participem da tomada de decisões, mas respeitando e entendendo a vontade deles de não o fazer.

É necessário treino para dar a má notícia, e a comunicação dever ser feita, sempre que possível, pela pessoa mais capacitada e com uma boa relação com o paciente e a família. Avalie sempre se essa pessoa é mesmo você, antes de dar uma notícia difícil.

Podemos nos basear no protocolo SPIKES:[14] ***S**etting up* (preparar o encontro) / ***P**erception* (perceber o paciente) / ***I**nvitation* (convidar à conversa) / ***K**nowledge* (transmitir as informações) / ***E**motions* (emoções) / ***S**trategy* e ***S**ummary* (estratégia e resumo).

Para dar uma notícia ruim, procure buscar o momento mais adequado, preferindo um em que disponha de tempo para ouvir o outro, tirar as suas dúvidas e lhe oferecer conforto e apoio. Avalie antes o estado emocional do interlocutor e procure prepará-lo para a notícia. Repita a informação de forma clara e objetiva, quantas vezes forem necessárias para o completo entendimento. Seja empático, sem demonstrar culpa e ofereça uma esperança realista, sem minimizar o problema. Deixe claro que os cuidados continuarão e ofereça a possibilidade de apoio emocional aos pacientes e/ou aos familiares.

As dificuldades no momento de informar a morte costumam ser o medo da própria morte; o medo de causar dor e sofrimento; o medo de nos sentirmos culpados; o medo de sermos processados; a sensação de impotência ou fracasso.

Precisamos entender que a morte não é o oposto da vida, a morte é o oposto do nascimento. Ambos fazem parte da vida, o nascimento como o início e a morte como o fim. Precisamos nos preparar para esse momento e nos valer das palavras do Dr. Daniel Callahan:[15] "Não deveria a morte ser integrada nos objetivos da Medicina, como ponto final dos cuidados médicos e não considerada como falha da atuação médica?".

Se treinarmos e nos prepararmos, estaremos prontos para dar a má notícia, de maneira a ajudar as pessoas a passarem, da melhor maneira possível, pelo seu momento de dor; e isso é tão importante quanto a capacitação técnica que tivermos a oferecer.

REFERÊNCIAS BIBLIOGRÁFICAS

1. Conselho Federal de Medicina. Resolução CFM nº 1.451, de 10 de março de 1995. Brasília: Diário Oficial da União;1995. Disponível em: https://www.cremerj.org.br/resolucoes/exibe/resolucao/466. Acesso em: 26/01/2023.
2. Conselho Federal de Medicina. Código de Ética Médica: Resolução CFM nº 2.217, de 27 de setembro de 2018. Brasília: Diário Oficial da União; 2018.
3. Brasil. Lei 13.787, de 27 de dezembro de 2018. Dispõe sobre a digitalização e a utilização de sistemas informatizados para a guarda, o armazenamento e o manuseio de prontuário de paciente. Diário Oficial da União. 2018 dec 27;249(seção1):3. Disponível em: http://www.planalto.gov.br/ccivil_03/_ato2015-2018/2018/lei/L13787.htm. Acesso em: 26/01/2023.

4. Conselho Federal de Medicina. Resolução CFM nº 1.821, de 11 de julho de 2007. Brasília: Diário Oficial da União. 2007 nov 23;(seção1):252. Disponível em: https://www.cremerj.org.br/resolucoes/exibe/resolucao/414. Acesso em: 26/01/2023.
5. Brasil. [Constituição (1988)]. Constituição da República Federativa do Brasil [Internet]. Brasília, DF: Senado Federal; 2016. Disponível em: https://www2.senado.leg.br/bdsf/bitstream/handle/id/518231/CF88_Livro_EC91_2016.pdf. Acesso em: 26/01/2023.
6. Brasil. Lei nº 10.406, de 10 de janeiro de 2002. Institui o Código Civil. Diário Oficial da União. 2002 jan 11;(seção1):11-73. Disponível em: http://www.planalto.gov.br/ccivil_03/leis/2002/l10406compilada.htm. Acesso em: 26/01/2023.
7. Brasil. Lei nº 2.848, de 7 de dezembro de 1940. Institui o Código Civil. Diário Oficial da União. 1940 dec 31;(seção1). Disponível em: http://www.planalto.gov.br/ccivil_03/decreto-lei/del2848compilado.htm. Acesso em: 26/01/2023.
8. Brasil. Lei nº 8.069, de 13 de julho de 1990. Institui o Estatuto da criança e do adolescente. Diário Oficial da União. 1990 jul 16;(seção1).
9. Piaget J. O nascimento da inteligência na criança. Rio de Janeiro: Zahar; 1970.
10. Buckman R. Breaking bad news: a guide for health care professionals. Baltimore: Johns Hopkins University Press; 1992.
11. Ptacek JT, Eberhardt TL. Breaking bad news: a review of the literature. JAMA. 1996; 276(16):496-502.
12. Miranda J, Brody RV. Communicating bad news. Western Journal of Medicine. 1992;156(1):83-5.
13. Hebert HD, Butera JN, Castillo J, Mega AE. Are we training our fellows adequately in delivering bad news to patients? A survey of hematology/oncology program directors. J Palliat Med. 2009;12(12):1119-24.
14. Baile WF, Buckman R, Lenzi R, Glober G, Beale EA, Kudelka AP. SPIKES-A six-step protocol for delivering bad news: application to the patient with cancer. Oncologist. 2000;5(4):302-11.
15. Callahan D. The troubled dream of life: living with mortality. New York: Simon & Schuster;1993.

2

ABORDAGEM DO PACIENTE GRAVE NA EMERGÊNCIA

Paula de Camargo Traldi

OBJETIVOS

- ✓ Reconhecer as situações de urgência e emergência.
- ✓ Conhecer a abordagem sistemática de atendimento do paciente pediátrico com condições ameaçadoras à vida.
- ✓ Conhecer medidas terapêuticas iniciais baseadas em tipos de problemas.

INTRODUÇÃO

A maioria das mortes de crianças nas primeiras 24 horas da admissão hospitalar ocorre em decorrência de doenças tratáveis. O tratamento imediato e adequado reduz significativamente a morbimortalidade nas emergências pediátricas.[1,2] Assim, é fundamental que os profissionais de saúde estejam capacitados para reconhecer sinais e sintomas que indiquem condições ameaçadoras à vida.

A *American Heart Association* (AHA) preconiza a utilização do triângulo de avaliação pediátrica (TAP), seguido de um algoritmo de abordagem sistemática de atendimento da criança gravemente enferma, para que o comprometimento do nível de consciência, o desconforto respiratório, a insuficiência respiratória e/ou o choque sejam prontamente identificados e tratados.[3]

Nos serviços de emergência pediátrica, a estabilização do paciente baseada em solução de problemas e diagnósticos sindrômicos deve ser prioridade em detrimento do estabelecimento do diagnóstico etiológico.[4]

TRIÂNGULO DE AVALIAÇÃO PEDIÁTRICA

O TAP foi descrito no ano 2000 pela Academia Americana de Pediatria (AAP, do inglês *American Academy of Pediatrics*), como uma ferramenta de avaliação rápida, baseada na impressão visual e auditiva, obtida em 30 a 60 segundos de observação inicial do paciente. Não inclui anamnese ou exame físico e não se trata de uma ferramenta diagnóstica; seu objetivo é indicar se há urgência para intervenção e o tipo de problema (alteração do nível de consciência, desconforto/insuficiência respiratória e/ou choque).[3,4]

O TAP possui três componentes: aparência, respiração e cor. A aparência é o principal componente desse tripé, pois reflete a função do sistema nervoso central, perfusão cerebral, ventilação, oxigenação e circulação. Nesse item, devem ser avaliados tônus muscular, nível de consciência, grau de interatividade, consolabilidade, aparência e fala/choro.[3,4]

A avaliação visual e auditiva da respiração inclui a percepção de sinais de esforço/desconforto respiratório e/ou ruídos respiratórios anormais audíveis sem estetoscópio (gemido, estridor, sibilo).[3,4]

A cor indica a condição da circulação. Palidez, cianose e pele moteada (livedo reticular) sugerem perfusão tecidual e/ou oxigenação inadequadas. Pele ruborizada pode indicar febre ou choque hiperdinâmico. Lesões urticariformes, exantemas, petéquias ou púrpuras visíveis em áreas expostas também podem sugerir urgência.[3,4]

Qualquer anormalidade identificada na impressão inicial, em um ou mais componentes do TAP, indica a necessidade de realização do algoritmo de abordagem sistemática de atendimento da criança gravemente enferma, visando a avaliação e tratamento imediatos.[3,4]

Destaca-se que, caso o paciente se encontre inconsciente e irresponsivo, o profissional de saúde deve imediatamente checar a respiração e o pulso. Na ausência de respiração eficaz e pulso e em caso de parada cardiorrespiratória (PCR), o profissional deve chamar ajuda e iniciar a ressuscitação cardiopulmonar (RCP), seguindo algoritmos específicos descritos no Capítulo 3 deste livro. Na presença de pulso, o algoritmo de abordagem sistemática de avaliação, descrito a seguir, deverá ser iniciado.

ABORDAGEM SISTEMÁTICA DA CRIANÇA GRAVE

A abordagem sistemática da criança gravemente enferma, descrita no Manual de Suporte Avançado de Vida em Pediatria (*Pediatric Advanced Life Support* – PALS) da AHA, consiste em uma avaliação primária, conhecida como ABCDE, seguida de anamnese, exame físico específico e exames complementares.[4]

A sequência "avaliar, identificar, intervir" deve ser realizada continuamente durante a avaliação primária, até que o paciente se encontre estável clinicamente. O ABCDE inicia-se com a aferição de sinais vitais, seguida da avaliação, identificação e intervenção de cada componente:

- A: via aérea.
- B: respiração (*breath*).
- C: circulação.
- D: disfunção.
- E: exposição.

A: via aérea

Avaliar se a via aérea está pérvia e se há respiração espontânea. Observar se há movimento do tórax ou abdome, sons expiratórios e fluxo de ar através do nariz e/ou boca, buscando identificar sinais de obstrução como roncos, estridor e rouquidão.[3,5]

Crianças conscientes devem permanecer em posição de conforto.[3] Choro e irritabilidade podem intensificar quadros obstrutivos, como na laringite estridulosa aguda. Se necessário, em pacientes com rebaixamento do nível de consciência ou inconscientes, deve-se posicionar a cabeça de forma apropriada para a idade e/ou aspirar para manter as vias aéreas patentes. Lactentes menores de 2 anos devem ser posicionados com coxim sob os ombros e leve extensão da cabeça, mantendo o meato auditivo alinhado com a linha axilar anterior.[3] A extensão excessiva do pescoço ou a flexão causam obstrução de vias aéreas em lactentes, em função das seguintes características anatômicas: via aérea mais alta e anteriorizada, laringe mais complacente e em forma de funil, occipício mais proeminente e pescoço mais curto.[3,6] Crianças maiores de 2 anos devem ser posicionadas em "posição de cheirar", com elevação do queixo, e, se necessário, para alinhamento do meato com a linha axilar anterior, utilizar coxim abaixo da cabeça.[3]

Em caso de suspeita de trauma, deve-se manter a cabeça em posição neutra, estabilizada, com elevação da mandíbula, e colocar colar cervical.[5]

Verificar se a via aérea é sustentável, se há necessidade de dispositivos como cânula nasofaríngea e orofaríngea (indicada somente para pacientes inconscientes) ou se há indicação do estabelecimento de uma via aérea definitiva com máscara laríngea, tubo orotraqueal, entre outros. Pacientes com suspeita de obstrução de vias aéreas por aspiração de corpo estranho devem ser abordados conforme a avaliação:[3]

- Na presença de tosse espontânea e sons/voz, não intervir. Golpes nas costas nesse momento podem causar susto/suspiro/incoordenação e intensificar a obstrução. Portanto, deixar a criança tentar expelir espontaneamente, por meio da tosse, o corpo estranho.

- Na vigência de obstrução total, sem tosse eficaz ou emissão de sons, realizar cinco golpes nas costas alternados com 5 compressões torácicas se menor de 1 ano de idade ou compressões abdominais (manobra de Heimlich) se maiores de 1 ano. Essas manobras serão repetidas até que o paciente fique inconsciente.
- Em caso de pacientes inconscientes e sem respiração eficaz, chamar ajuda e iniciar RCP. A cada ciclo, antes de iniciar as ventilações, abrir a boca e procurar identificar objeto que possa ser removido sob visualização direta.

Avaliar, identificar a condição e definir a intervenção necessária.

B: respiração

Avaliar a frequência respiratória (FR), saturação, entrada de ar/expansão torácica, ausculta pulmonar, presença de cianose e/ou sinais de desconforto respiratório como batimentos de asa de nariz e retrações/tiragem (fúrcula, supraclavicular, intercostal e subcostal).[3] A FR deve ser aferida por no mínimo 30 segundos, e seus parâmetros de normalidade para cada faixa etária estão representados na Tabela 1.

Tabela 1 Valores normais de frequência respiratória por idade

Idade	Frequência respiratória (respirações por minuto)
< 1 ano	30-60
1 a 3 anos	24-40
4 a 5 anos	22-34
6 a 12 anos	18-30
13 a 18 anos	12-16

Fonte: Fonseca JG et al., 2013.[7]

A taquipneia, FR acima do limite superior de normalidade, pode estar ligada a problemas respiratórios, como obstrução de vias aéreas superiores ou inferiores ou doença pulmonar parenquimatosa, ou estar relacionada a outros fatores, como febre, dor, desidratação, sepse e acidose metabólica.[3]

A bradipneia, FR abaixo do limite inferior de normalidade, pode ocorrer em decorrência de lesão do sistema nervoso central, intoxicação exógena, fraqueza ou fadiga da musculatura respiratória, hipóxia e/ou choque graves.[3] Tanto a taquipneia quanto a bradipneia podem estar associadas ou não ao desconforto respiratório ou à insuficiência respiratória.

Após a avaliação, identificar se há desconforto respiratório ou insuficiência respiratória e se a origem é obstrução de vias aéreas superiores/inferiores, doença do tecido pulmonar ou distúrbio do controle da respiração (origem central).[3] O suporte respiratório será oferecido de acordo com a avaliação do A e B.

Pacientes inconscientes ou com rebaixamento importante do nível de consciência, com bradipneia, respiração irregular e/ou ineficaz (*gasping*) ou apneia têm risco iminente de PCR e devem receber ventilação com pressão positiva, bolsa-valva-máscara, preferencialmente com 100% de FiO_2. Nesse caso, realizar ventilações com duração de 1 segundo e frequência de 20 a 30 ventilações por minuto, proporcionando elevação visível do tórax. A cada 2 minutos, checar pulso, e, na ausência dele, iniciar RCP.

Pacientes com insuficiência respiratória têm indicação de via aérea definitiva (intubação orotraqueal, preferencialmente) e ventilação mecânica. Aqueles com desconforto respiratório e/ou hipoxemia ou choque podem receber inicialmente oxigenoterapia com dispositivos de alto fluxo, como máscara com reservatório não reinalante (FiO_2 > 60% e fluxo entre 10 e 15 L/min) ou cânula nasal de alto fluxo.[3] A ventilação não invasiva (pressão positiva com diversas interfaces) pode ser utilizada para pacientes com hipoxemia e desconforto respiratório moderado a grave, que apresentem ventilação espontânea, sem sinais de fadiga de musculatura acessória e/ou insuficiência respiratória.

O fluxo de oxigênio e a FiO_2 ofertados deverão ser reduzidos conforme a melhora clínica por meio da utilização de dispositivos de baixo fluxo (< 10 L/min), como máscara de Venturi ou de Hudson e cateter nasal tipo óculos, com o objetivo de evitar hiperóxia.

O tratamento medicamentoso do desconforto respiratório e da insuficiência respiratória dependerá do tipo de problema identificado, como obstrução de vias aéreas superiores causada por crupe/laringite estridulosa, em que pode ser necessário realizar epinefrina inalatória e o uso de corticosteroides (dexametasona, preferencialmente). Obstruções de vias aéreas inferiores podem necessitar de broncodilatadores inalatórios e/ou corticosteroides; doença pulmonar parenquimatosa (pneumonias), de antibioticoterapia.

C: circulação

Avaliar pulsos, frequência cardíaca (FC), ritmo cardíaco, ausculta, pressão arterial, perfusão periférica (tempo de enchimento capilar), coloração e temperatura da pele.

Pulsos finos, taquicardia sem febre, palidez cutânea e tempo de enchimento capilar prolongado (> 2 segundos) podem indicar desidratação e/ou choque, que se caracteriza por perfusão inadequada dos órgãos/tecidos.[3] A hipotensão ocorre em crianças com choque mais tardiamente do que em adultos e sinaliza maior gravidade.

A Tabela 2 apresenta as FC normais para cada faixa etária, de acordo com o estado, sono ou vigília, enquanto a Tabela 3 apresenta a definição de hipotensão, com base no percentil 5 de pressão sistólica, para cada faixa etária.

Tabela 2 Valores normais de frequência cardíaca por idade em repouso

Idade	Frequência cardíaca (batimentos por minuto) e faixa de normalidade (média)
1 a 6 meses	110-180 (145)
6 a 12 meses	110-170 (135)
1 a 3 anos	90-150 (120)
4 a 5 anos	65-135 (110)
6 a 8 anos	60-130 (100)
9 a 16 anos	60-110 (85)
> 16 anos	60-100 (80)

Fonte: adaptada de Custer JW et al., 2009.[8]

Tabela 3 Definição de hipotensão para cada faixa etária

Idade	Pressão arterial sistólica (mmHg) Percentil 5 (limite inferior de normalidade)
0 a 28 dias	< 60
1 a 12 meses	< 70
1 a 10 anos	70 + (idade em anos x 2) (estimativa da pressão sistólica - p5 para a idade)
> 10 anos	< 90

Fonte: *American Heart Association*, 2021.[3]

Em caso de suspeita de choque, é necessário identificar qual é o tipo: choque hipovolêmico, distributivo (séptico, anafilático ou neurogênico), cardiogênico ou obstrutivo (tamponamento cardíaco, pneumotórax hipertensivo, embolia pulmonar maciça). Seu tratamento visa melhorar a perfusão sistêmica e consiste em, após avaliação e intervenção de A (via aérea) e B (respiração), realizar monitorização cardíaca, obtenção de acesso vascular calibroso (um ou mais dependendo da gravidade), para infusão de etapas (uma a 3 etapas) de solução isotônica cristaloide, 10 a 20 mL/kg, em 5 a 20 minutos (em caso de choque cardiogênico, iniciar com alíquotas de 5 mL/kg).[3] A cada expansão volêmica realizada, reavaliar todos os parâmetros clínicos e buscar por sinais de sobrecarga, como crepitações pulmonares e hepatomegalia. Choques do tipo cardiogênico, neurogênico e séptico podem necessitar de tratamento com medicamentos vasopressores e/ou inotrópicos mais precocemente; antes de 1 hora do início do tratamento, partir de 20 a 40 mL/kg de expansão volumétrica. O choque anafilático deve ser tratado imediatamente com epinefrina intramuscular.

Pacientes com choque hipotensivo e insuficiência cardiopulmonar (insuficiência respiratória associada a choque) têm indicação de obtenção de via intraóssea, caso o acesso periférico não seja obtido imediatamente.[3]

O débito urinário deve ser quantificado com sonda vesical de demora na suspeita de choque, pois ele reflete a perfusão renal e ajuda a avaliar a resposta terapêutica.[3]

Bradicardia associada à hipóxia e/ou insuficiência respiratória (insuficiência cardiopulmonar) indica iminência de PCR.[3] Por outro lado, a bradicardia pode estar associada à intoxicação exógena, a arritmias, cardiopatias etc., sendo fundamental a avaliação com eletrocardiograma de 12 derivações e correlação com os demais achados. A urgência e o tipo de intervenção dependerão da estabilidade cardiovascular e do diagnóstico sindrômico.

A taquicardia sinusal é um dos sinais mais precoces de hipoperfusão tecidual e hipóxia, mas ocorre também na vigência de febre, dor, medicamentos etc.[5] Taquicardias acima de 180 em maiores de 2 anos e acima de 220 em menores de 2 anos devem ser avaliadas com eletrocardiograma de 12 derivações, para descartar taquicardias supraventriculares e ventriculares.

D: disfunção

Compreende a avaliação da função neurológica, por meio do nível de consciência, tônus muscular e resposta pupilar à luz.

Rebaixamento do nível de consciência e/ou sonolência excessiva podem indicar choque e/ou hipoxemia. Trauma, intoxicação exógena, hipoglicemia, pós-comicial/crise epiléptica, doenças do sistema nervoso central, entre outros, são outras possibilidades.

A escala AVDN ou AVDI (Alerta, responde à Voz, responde à Dor ou Não responde/Inconsciente) pode ser utilizada para avaliação e descrição rápida do estado neurológico. Pacientes vítimas de trauma devem ser avaliados preferencialmente pela escala de coma de Glasgow. Glasgow < 8 indica necessidade de proteção de via aérea com intubação orotraqueal e ventilação mecânica.

E: exposição

A exposição é essencial para a pesquisa de púrpuras, petéquias, hematomas, exantemas, entre outros, que podem indicar um diagnóstico definitivo e orientar o tratamento inicial. Nesse momento da avaliação, deve-se aferir a temperatura, caso não tenha sido realizada até então, e buscar pela normotermia.

AVALIAÇÃO SECUNDÁRIA E EXAMES COMPLEMENTARES

Iniciada a avaliação primária (ABCDE), uma anamnese objetiva deve ser realizada, e os métodos mnemônicos SAMPLE ou SPAM podem ser empregados para que informações essenciais sejam prontamente obtidas.[3]

- SAMPLE: Sinais e sintomas; Alergias; Medicamentos em uso; Passado médico, *Last meal* (última refeição); Eventos (eventos que levaram à doença atual).
- SPAM: Sinais e sintomas; Passado médico; Alergias e Medicamentos em uso.

Refeições recentes não contraindicam procedimentos de emergência, porém o histórico de últimas refeições pode sugerir hipoglicemia, broncoaspiração, orientar a infusão de volume etc.

A avaliação secundária também compreende exame físico específico e completo e é seguida pela realização de exames complementares disponíveis que possam orientar o tratamento e o diagnóstico. São exames úteis em emergências: gasometria arterial e/ou venosa, lactato, glicemia, hemograma completo, ureia, creatinina, sódio e potássio séricos, radiografia de tórax e eletrocardiograma. Outras avaliações diagnósticas podem ser necessárias, como urinálise, culturas, ecocardiograma, análise de líquor, tomografia computadorizada etc. Porém, a estabilidade clínica do paciente deve ser priorizada, e o tratamento de suporte e a antibioticoterapia não podem ser atrasados em prol da realização de exames complementares.

A reavaliação contínua é essencial para definir as intervenções até que o paciente atinja a estabilidade hemodinâmica e respiratória.

ORIENTAÇÕES AOS PAIS

Responsáveis devem ser orientados quanto à gravidade, às medidas terapêuticas e diagnósticas realizadas e aos próximos passos. Um responsável deve ser eleito como acompanhante principal, para facilitar a comunicação. O acolhimento e a participação no cuidado de familiares são elementos fundamentais em urgências e emergências. O cuidado compartilhado e centrado no paciente permite sempre melhores desfechos.

✓ CONCLUSÃO

A utilização do TAP e da abordagem sistemática de atendimento da criança gravemente enferma, preconizada pela AHA, auxilia na avaliação do estado fisiológico, no diagnóstico sindrômico e na instituição de tratamento inicial imediato, reduzindo a morbimortalidade pediátrica em situações de urgência e emergência. O médico emergencista deve estar treinado e atento para identificar condições ameaçadoras à vida e iniciar tratamento precoce visando à estabilização clínica do paciente.

REFERÊNCIAS BIBLIOGRÁFICAS

1. Hansoti B, Jenson A, Keefe D, Ramirez SS, Anest T, Twomey M, et al. Reliability and validity of pediatric triage tools evaluated in Low resource settings: a systematic review. BMC Pediatrics. 2017;17(1):37.
2. World Health Organization. Updated guideline: paediatric emergency triage, assessment and treatment: care of critically-ill children. Genebra: WHO; 2016.
3. American Heart Association. Manual de Suporte Avançado de Vida em Pediatria para Profissionais de Saúde. 2021.
4. Fernandez A, Benito J, Mintegi S. Is this child sick? Usefulness of the Pediatric Assessment Triangle in Emergency settings. J Pediatr (Rio J). 2017;93:60-7.
5. Corrales AY, Starr M. Assessment of the unwell child. Aust Fam Physician. 2010;39(5):270-5.
6. Avva U, Lata JM, Kiel J. Airway Management. In: StatPearls. Treasure Island: StatPearls Publishing; 2022.
7. Fonseca JG, Oliveira AMLS, Ferreira AR. Avaliação e manejo inicial da insuficiência respiratória aguda na criança. Rev Med Minas Gerais. 2013;23(2):196-203.
8. Custer JW, Rau RE. The Harriet Lane Handbook. 18.ed. Philadelphia: Elsevier Mosby; 2009.

3

RESSUSCITAÇÃO CARDIOPULMONAR

Renata Carneiro da Cruz

OBJETIVOS

✓ Apresentar as principais causas da parada cardiorrespiratória (PCR).
✓ Instruir quanto ao diagnóstico da PCR.
✓ Orientar a ressuscitação cardiopulmonar (RCP) de acordo com a faixa etária.
✓ Descrever como fazer os cuidados pós-parada cardiorrespiratória.

INTRODUÇÃO

No manejo de parada cardiorrespiratória (PCR), as vítimas são divididas em três grupos:

- Bebês, que são os menores de 1 ano de idade (excluindo os neonatos/menores de 28 dias);
- Crianças, que são as maiores de 1 ano de idade até antes da entrada na puberdade, a qual é definida para fins de ressuscitação cardiopulmonar (RCP) como presença de mamas nas meninas ou presença de pelos axilares nos meninos;
- Adultos, que são as vítimas que já entraram na puberdade, englobando a maior parte dos adolescentes.[1-3]

Existem dois tipos de cadeias de sobrevivência pediátrica na PCR: uma em ambiente extra-hospitalar e outra a nível intra-hospitalar, e ambas englobam seis elos. Na PCR extra-hospitalar, o primeiro elo envolve a prevenção por meio de, por exemplo, implementação de medidas de segurança que reduzem a chance de acidentes domésticos, afogamentos e traumas graves em acidentes de transporte.

Já o primeiro elo na PCR intra-hospitalar consiste na sua prevenção, promovendo tratamento adequado da doença em curso e o rápido reconhecimento da PCR. Os demais elos são comuns aos dois tipos de PCR, sendo eles: (2º) ativação da resposta de emergência; (3º) RCP de alta qualidade; (4º) RCP avançada; (5º) cuidados pós-PCR e (6º) recuperação.[1]

A base da RCP de alta qualidade envolve fazer compressões torácicas adequadas em frequência e profundidade, minimizar interrupções na RCP, permitir retorno total do tórax após cada compressão e evitar a hiperventilação.[1-4]

ASPECTOS EPIDEMIOLÓGICOS

Uma revisão publicada no Jornal de Pediatria em 2019, sobre epidemiologia da RCP pediátrica, demonstrou que a sobrevida na PCR extra-hospitalar é três vezes menor que a hospitalar.[5] As PCRs extra-hospitalares ocorrem principalmente em domicílios e em menores de 1 ano de idade, com sobrevida maior em PCR presenciada, aumento da idade, ritmo chocável, uso de desfibrilador externo automático (DEA), atendimento por serviço médico de emergência, RCP de alta qualidade e orientação de RCP via telefônica por atendente. Enquanto nas PCRs hospitalares, há maior incidência em menores de 1 ano e mortalidade crescente com a idade. Vítimas de PCR ainda têm prognóstico reservado, mas ocorreu elevação da sobrevida com bom prognóstico neurológico na PCR intra-hospitalar.[5]

Maiores taxas de retorno de circulação espontânea, sobrevivência e desfechos neurológicos favoráveis ocorrem nos pacientes que receberam RCP de alta qualidade.[1]

FISIOPATOLOGIA

As principais causas de PCR em bebês e crianças são as causas hipóxico-isquêmicas decorrentes de quadro de hipoxemia ou choque circulatório, que cursam com ritmo cardíaco de atividade elétrica sem pulso ou assistolia. Já a parada cardíaca primária por taquicardia ventricular sem pulso ou fibrilação ventricular causada principalmente por infarto agudo do miocárdio é a principal causa de PCR nos adultos.[1,3]

DIAGNÓSTICO DE PARADA CARDIORRESPIRATÓRIA

A PCR é diagnosticada diante de vítima irresponsiva a estímulos táteis e verbais, ausência de respiração/*gasping* e ausência de pulso central. Para firmar esse diagnóstico, deve-se primeiro chamar verbalmente a vítima ao mesmo tempo em que faz estímulo tátil no pé do bebê, ou nos ombros da criança ou adulto.

Se a vítima estiver irresponsiva, checar simultaneamente se há respiração, verificando se há expansão torácica, e se há pulso central em até 10 segundos, verificar o pulso braquial nos bebês e o pulso carotídeo em crianças e adultos.[1-4]

Ritmos cardíacos de parada cardiorrespiratória

Logo após o diagnóstico da PCR, deve-se, o quanto antes, monitorizar o paciente para verificar seu ritmo cardíaco, se é um ritmo chocável ou não. A maioria dos casos de PCR extra-hospitalar e intra-hospitalar cursa com ritmos não chocáveis: assistolia (ausência de atividade elétrica cardíaca caracterizada por traçado isoelétrico no eletrocardiograma) e atividade elétrica sem pulso (AESP - presença de atividade elétrica no eletrocardiograma na ausência de pulso palpável, que não caracterize taquicardia ventricular sem pulso ou fibrilação ventricular).[2]

As arritmias ventriculares como causa de PCR súbita compreendem 5 a 15% de todos os casos de PCR extra-hospitalar e intra-hospitalar, mas podem aparecer em até 27% das PCRs intra-hospitalares durante a RCP.[5] As arritmias ventriculares que causam PCR são:

- A taquicardia ventricular sem pulso (TVSP) – caracterizada por QRS alargado com mais de 0,09s (na prática arredondamos para mais de 3 quadradinhos), alta frequência cardíaca, com QRS monomórfico ou polimórfico (complexos QRS com diferentes formas e amplitudes). *Torsades de pointes* é um tipo de taquicardia ventricular polimórfica, que se caracteriza por complexos QRS com alternância de polaridade e amplitude, que pode evoluir rapidamente para PCR (ausência de pulso).
- A fibrilação ventricular (FV) – caracterizada por ritmo cardíaco anárquico, ou seja, sem organização alguma, incapaz de gerar pulso arterial.[2]

TRATAMENTO DE PARADA CARDIORRESPIRATÓRIA

Sequência de abordagem das vítimas de PCR fora do trauma

Desde 2010, as diretrizes da *American Heart Association* orientam sequência de abordagem CAB, na qual "C" significa Circulação, "A" significa Abertura das vias áreas e "B" significa Boa respiração.[1,6,7]

Algoritmo de tratamento

Conforme descrito na Figura 1, assim que a PCR for diagnosticada, chamar por ajuda, acionar resposta de emergência, iniciar RCP seguindo a sequência CAB e monitorizar o paciente para verificar se é um ritmo cardíaco chocável.

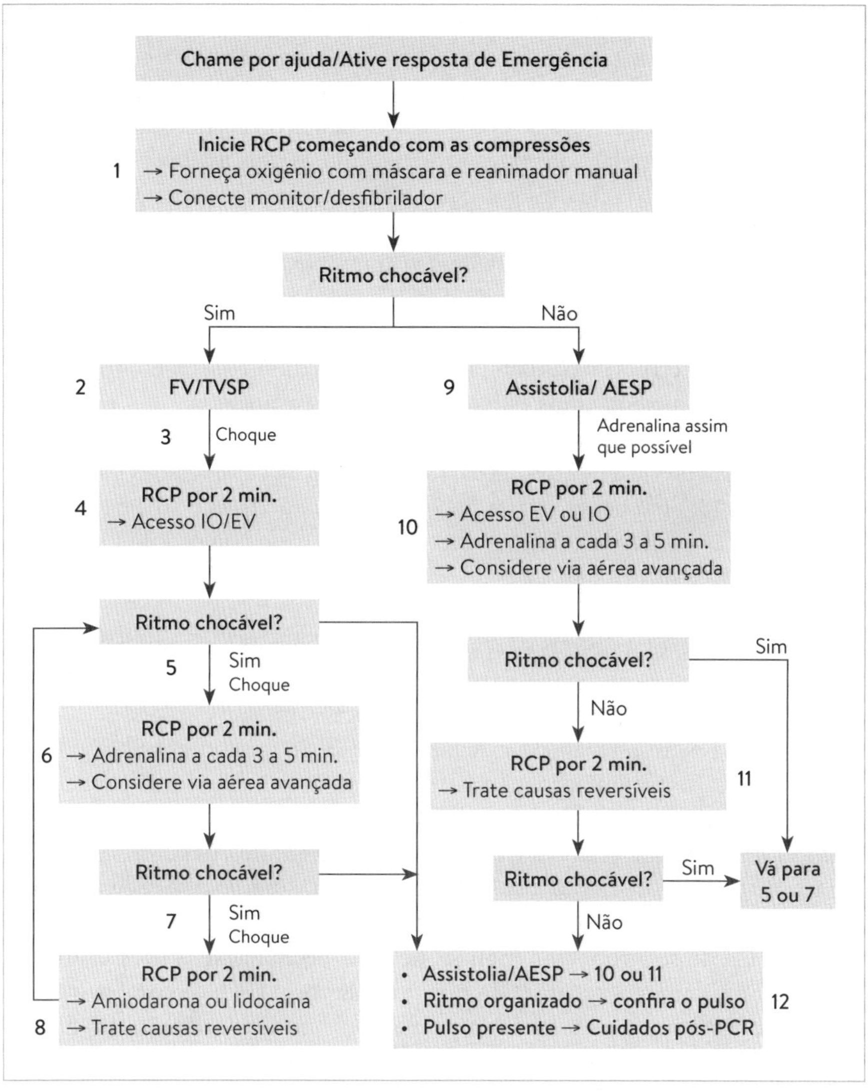

Figura 1 Abordagem parada cardiorrespiratória conforme diretrizes da *American Heart Association* de 2020 e 2022.
AESP: atividade elétrica sem pulso; EV: endovenoso; FV: fibrilação ventricular; IO: intraósseo; RCP: ressuscitação cardiopulmonar; TVSP: taquicardia ventricular sem pulso.
Fonte: adaptado de Topjian et al., 2020;[1] Wyckoff et al., 2022.[8]

Assim que possível, colocar o paciente sobre superfície firme ou colocar tábua de ressuscitação sob ele no leito.[1]

No "C" de Circulação, fazer compressões torácicas de alta qualidade com as seguintes características:[1-4]

1. Em crianças e adultos, posicionar a região tenar e hipotenar de uma das mãos do socorrista na metade inferior do esterno da vítima e a outra mão por cima dessa, entrelaçando seus dedos, mantendo os membros superiores estendidos; enquanto nos bebês, deve-se posicionar os dedos do socorrista logo abaixo da linha intermamilar sobre o esterno, usando os dois maiores dedos se for um único socorrista ou dois polegares a partir de dois socorristas.
2. Velocidade de 100-120/minuto.
3. Profundidade de um terço do diâmetro anteroposterior do tórax (cerca de 4 cm nos bebês, 5 cm nas crianças e de 5-6 cm nos adultos).
4. Permitir o retorno do tórax após cada compressão torácica.
5. Minimizar interrupção nas compressões (no máximo 10 segundos para fazer 2 ventilações quando ainda estiver sem via aérea avançada).
6. Trocar o socorrista compressor a cada 2 minutos, ou antes, se ele fadigar.
7. Na ausência de via aérea avançada, fazer relação de compressões para ventilações de 15:2 em bebês e crianças com dois socorristas e 30:2 em bebês e crianças com único socorrista realizando RCP e em adolescentes e adultos com um ou 2 socorristas.

No "A" de abertura de vias Aéreas, verificar se há corpo estranho, retirar se visível, fazer abertura de vias aéreas com elevação do ângulo da mandíbula e, na ausência de trauma, realizar a extensão da cabeça.[2,3]

No "B" de Boa respiração, deve-se fazer: ventilação com bolsa autoinsuflável-válvula-máscara (reanimador manual) com reservatório adequado para a faixa etária, acoplado à rede de oxigênio com fluxômetro a 10 L/minuto para bebês, 10 a 15 L/minuto para crianças e 15 L/minuto para adultos, para fornecer aproximadamente 100% de fração inspirada de oxigênio, duração de 1 segundo cada, com o objetivo de promover leve elevação torácica.

A válvula de segurança do manual deve ser fechada, se estiver usando o reanimador manual adequado. Não hiperventilar pelo risco de comprometer a sobrevida, uma vez que aumenta a pressão intratorácica, diminui o débito cardíaco, e aumenta risco de vômitos e broncoaspiração por hiperinsuflação gástrica. Assim que possível, considerar via aérea avançada, sendo a capnografia ou capnometria colorimétrica considerada o método padrão-ouro para confirmar adequado posicionamento do tubo endotraqueal. Uma vez que o paciente esteja intubado, fazer compressões torácicas continuamente e uma ventilação a cada 2-3 segundos (20 a 30 ventilações por minuto) em bebês e crianças, e uma ventilação a cada 6 segundos (10 ventilações por minuto) para adolescentes e adultos.[1,2]

Logo no início da ressuscitação, checar o ritmo cardíaco da vítima para verificar se é um ritmo chocável (TVSP ou FV) ou não chocável (assistolia ou AESP).

Diante de um ritmo chocável (FV ou TVSP), desfibrilar (choque não sincronizado) com as seguintes cargas de choque: 1º choque com 2 J/kg; 2º choque com 4 J/kg; próximos choques ≥ 4 J/kg (respeitando o máximo de 10 J/kg ou dose de adulto 120-200 joules no desfibrilador bifásico, conforme orientação do fabricante, ou 360 joules no desfibrilador monofásico).

As pás autoadesivas são mais indicadas para a aplicação do choque. Na indisponibilidade dessas, a utilização de gel condutor apropriado, entre a pele do paciente e as pás manuais, é obrigatória. As pás "adultas" (de 8-13 cm) devem ser usadas para pacientes com mais de 10 kg de peso corporal (a partir de 1 ano de idade), enquanto as pás "infantis" pequenas são usadas para pacientes com menos de 10 kg de peso corporal (abaixo de 1 ano de idade). Um espaço de pelo menos 3 centímetros entre as pás é recomendado, para evitar que o choque passe apenas superficialmente pela pele.[1,2,9]

Na indisponibilidade de desfibrilador manual, em ambientes extra-hospitalares, o uso do DEA é permitido no tratamento de ritmos chocáveis de bebês e crianças. Nessas situações, as pás infantis/atenuador de carga do DEA devem ser utilizados em pacientes menores de 8 anos. Na ausência de pás pediátricas/atenuador de carga, as pás adesivas convencionais do DEA podem ser aplicadas em bebês e crianças em PCR por FV/TVSP como última alternativa.[2,9]

O paciente deve estar seco e em local seco para evitar que o choque passe somente pela pele, secá-lo e/ou retirá-lo do local molhado se for necessário chocar. Antes de administrar o choque, falar e todos devem obedecer aos seguintes comandos: "Eu me afasto! Todos se afastam! Retire a fonte de oxigênio! Vou chocar!" É importante retirar a fonte de oxigênio para não acarretar explosão. Quem dá o choque é responsável por verificar se todos obedeceram aos comandos.

Fazer terapia medicamentosa conforme mostrado no Quadro 1.

Quadro 1 Terapia medicamentosa

Para todos	Para pacientes com ritmos chocáveis (FV ou TVSP) após o 3º choque
1. Adrenalina endovenosa/intraóssea (EV/IO) na dose 0,01 mg/kg/dose (0,1 mL/kg da solução de 1 mL de adrenalina 1 mg/mL + 9mL de soro fisiológico). Repetir a cada 3 a 5 minutos. Se não tiver conseguido obter acesso intravenoso ou intraósseo, fazer dose endotraqueal de 0,1 mg/kg (0,1 mL/kg da adrenalina pura de 1mg/mL).	1. Amiodarona via EV/IO em bolus na dose de 5 mg/kg (máximo de 300 mg/dose), podendo ser repetido até três vezes em caso de TVSP ou FV refratária (com máximo de 15 mg/kg/dia ou 2,2 g/dia em adolescentes); 2. Lidocaína via EV/IO na dose inicial de 1 mg/kg em bolus. Manutenção: 20 a 50 mcg/kg/min. Repetir bolus se a infusão tiver começado 15 minutos após o bolus inicial. 3. Sulfato de magnésio de 25 a 50 mg/kg IV/IO, máximo de 2 gramas, em caso de *Torsades de pointes* ou hipomagnesemia.

Fonte: adaptado de Topjian et al., 2020;[1] *American Heart Association*, 2021;[2] Wyckoff et al., 2022.[8]

É essencial pesquisar e tratar as causas reversíveis que são lembradas pelo método mnemônico dos 6Hs e 5Ts conforme mostradas no Quadro 2.

Quadro 2 Causas reversíveis de PCR e seus respectivos tratamentos

6 Hs	5 Ts
1. Hipotermia: aquecimento gradual. 2. Hipóxia: ventilação e pressão positiva com reanimador manual com reservatório e máscara acoplado à fonte de oxigênio que forneça FiO_2 semelhante a 100% (fluxômetro com 10 L de O_2/min para menores de 1 ano de idade e 15L de O_2/min para maiores de 1 ano de idade). 3. Hipoglicemia: 0,5 a 1g/kg de glicose (5-10 mL/kg de glicose a 10% em acesso venoso periférico ou 2-4 mL/kg de glicose a 25% em acesso venoso profundo ou IO). 4. Hipovolemia: bolus de 20 mL/kg de solução cristaloide. 5. Hipo/hipercalemia. a. Na hipocalemia, tratar hipocalemia. b. Na hipercalemia, fazer primeiro gluconato de cálcio a 10% 100 mg/kg (1 mL/kg) via EV diluído com 2 mL/kg de soro fisiológico e, se acidose metabólica importante com pH < 7,20 e bicarbonato sérico < 15 mEq/L, avaliar bicarbonato de sódio 1 mEq/mL na dose 1 mL/kg diluído para a mesma quantidade de água destilada. 6. H+ (acidose): tratar causa base. Não é indicado o uso rotineiro de bicarbonato de sódio na parada cardiorrespiratória.	1. Tóxico: tratar conforme quadro de intoxicação. 2. Trombose de coronária: avaliar trombólise, se houver supradesnivelamento de ST. 3. Tamponamento cardíaco: avaliar pericardiocentese de alívio. 4. Pneumotórax hipertensivo: toracocentese de alívio seguida de drenagem torácica definitiva em selo d`água. 5. Tromboembolismo pulmonar: avaliar trombólise.

Fonte: adaptado de Topjian et al., 2020;[1] *American Heart Association*, 2021;[2] Wyckoff et al., 2022.[8]

RCP DIANTE DE COVID-19 SUSPEITA OU CONFIRMADA

Antes de iniciar a RCP de paciente com Covid-19, suspeita ou confirmada, todos os profissionais de saúde envolvidos devem estar paramentados com equipamentos de proteção individual (EPIs), incluindo máscara N95 ou PFF2, gorro, capote, luvas cirúrgicas e proteção ocular (óculos de proteção ou *faceshield*), uma vez que é um procedimento gerador de aerossol. Todas as pessoas ou profissionais que não estiverem com os EPIs apropriados devem ser retiradas imediatamente do ambiente, mencionando a possibilidade de Covid-19. A diretriz de 2020 da *American Heart Association* para RCP na Covid-19, suspeita ou confirmada, recomendava intubação precoce, já a diretriz de 2022 recomenda que a decisão de intubação deve seguir as mesmas orientações das diretrizes de ressuscitação convencionais, levando em conta também a efetividade da ventilação com pressão positiva por bolsa autoinsuflável-válvula-filtro-máscara e a disponibilidade de profissional capacitado para intubação endotraqueal, pois a intubação por si só é um procedimento gerador de aerossol e não foi comprovado que sua execução, de forma precoce, gera mais benefício ou risco para o paciente.[10,11]

Outras recomendações na RCP para Covid-19 incluem: usar filtro HEPA entre a máscara e a bolsa autoinsuflável-válvula; o médico com maior experiência de intubação deve ser o escolhido para intubar o paciente; avaliar o uso de videolaringoscopia; evitar desconexões do circuito de ventilação; priorizar uso de tubo orotraqueal com *cuff* (balonete), para minimizar liberação de aerossol após a intubação; usar capnografia ou capnometria para confirmar adequado posicionamento do tubo endotraqueal.[10,11]

CUIDADOS NA SÍNDROME PÓS-PARADA CARDIORRESPIRATÓRIA

Após o retorno da circulação espontânea (RCE), que é definida por presença de pulso palpável com ritmo cardíaco, capaz de gerar perfusão orgânica, ocorre a síndrome pós-PCR. Essa síndrome engloba:[12]

1. Disfunção miocárdica: está relacionada ao tempo de ausência de fluxo sanguíneo na PCR e ao aumento da mortalidade pediátrica e de adultos mesmo após RCP efetiva. O pico da disfunção miocárdica ocorre com aproximadamente 8 horas do RCE, melhora com 24 horas e geralmente resolve em 48 a 72 horas. Parece decorrer da lesão por reperfusão, citocinas, uso de catecolaminas e choques elétricos recebidos. Ocorre em dois terços dos pacientes.
2. Lesão cerebral: decorrente da reperfusão, que promove lesão e morte neuronal por excitotoxicidade, acúmulo de cálcio e estresse oxidativo.
3. Resposta sistêmica à isquemia/reperfusão: é semelhante ao quadro de sepse com tempestade de citocinas, ativação da coagulação, inibição de vias de anticoagulação e presença de endotoxina. Também pode ocorrer hiperglicemia nas primeiras 12-18 horas devido ao estado de resistência insulínica relativa por aumento de cortisol e catecolaminas.
4. A fisiopatologia da causa precipitante da PCR.
5. Os cuidados dessa síndrome visam prevenir lesões, identificar disfunções e tratá-las. Existem fases após o RCE: fase 1 (imediata), de 0 a 20 minutos após o RCE; fase 2 (inicial), de 20 minutos a 12 horas; fase 3 (intermediária), de 12

a 72 horas; fase 4 (recuperação), de 72 horas até o 7º dia, podendo iniciar em tempo diferente conforme, por exemplo, a função cardiovascular do paciente e o uso de hipotermia terapêutica. A fase de reabilitação pode ocorrer concomitante à fase intermediária ou de recuperação.[12]

6. É fundamental monitorizar após o RCE: oximetria de pulso, pressão arterial, temperatura, débito urinário, reatividade pupilar e eletrocardiograma (com monitor cardíaco). Fazer avaliação complementar com exames laboratoriais (hemograma, gasometria arterial, proteína C reativa, função renal, eletrólitos, função hepática, transaminases e fosfatase alcalina), ecocardiograma. Avaliar necessidade de neuroimagem e eletroencefalograma. Deve-se visar a adequada perfusão orgânica, normocapnia (PaCO2 de 35-45 mmHg), oxigenação normal (saturação periférica de oxigênio de 94-99%), normoglicemia, tratamento de crises convulsivas, normotermia (36-37,5 °C) ou hipotermia terapêutica (32-34 °C).
7. Avaliar necessidade de ventilação mecânica invasiva, se o paciente ainda não estiver ventilado, e prescrição de aminas vasoativas, se houver choque. A atuação da equipe multidisciplinar é fundamental para o tratamento e a reabilitação do paciente.[12] A reabilitação engloba terapias motoras, fonoaudiológicas e/ou cognitivas conforme as disfunções que o paciente apresentar.

DESAFIOS ATUAIS

A RCP é sempre um desafio para cada profissional de saúde e para a equipe, pois é uma situação estressante que demanda integração, comunicação em circuito fechado e que cada integrante execute seu papel adequadamente, sempre se reportando ao líder da equipe. É fundamental que as instituições de saúde promovam treinamentos de simulação de RCP multidisciplinares regularmente em suas instituições, e que todos os pediatras busquem fazer de forma periódica cursos de Suporte Avançado de Vida em Pediatria. Também é importante que os pediatras façam treinamento de comunicação de notícias difíceis.

ORIENTAÇÕES AOS PAIS

É fundamental que os pais sejam acolhidos, informados sobre a ocorrência da PCR e que a RCP está sendo feita. Por vezes, os pais desejam ficar durante a ressuscitação. Idealmente, uma pessoa da equipe de saúde deve ficar junto com eles, explicando os procedimentos e esclarecendo suas dúvidas. A equipe deve ser sensível à presença dos familiares e ter cuidado com a comunicação realizada na frente da família. Deve-se levar em conta o espaço para acomodar os familiares.

✓ CONCLUSÃO

A abordagem ao paciente grave e a detecção de problemas com seu concomitante tratamento são essenciais para prevenir que os pacientes evoluam com PCR. Para obter sucesso na RCP, deve-se seguir o algoritmo de tratamento de PCR com enfoque em RCP de alta qualidade. Tratar PCR pediátrica é sempre um desafio individual e para a equipe, por isso é fundamental treinamento regular com simulação de RCP e de comunicação de notícias difíceis.

REFERÊNCIAS BIBLIOGRÁFICAS

1. Topjian AA, Raymond TT, Atkins D, Chan M, Duff JP, Joyner BL Jr., et al. Part 4: Pediatric basic and advanced life support: 2020 American Heart Association Guidelines for Cardiopulmonary Resuscitation and Emergency Cardiovascular Care. Circulation. 2020;142(16_suppl_2):S469-S523.
2. American Heart Association. Manual de suporte avançado de vida em pediatria para profissionais de saúde; 2021.
3. Quilici AP, Timerman B, Peixoto E, Gonzalez MM, Gianotto-Oliveira R. Suporte básico de vida no adulto. In: Timerman S, Bernoche C, dos Santos Filho RD, Malachias MVB, Coordinators. Atualização da Diretriz de Ressuscitação Cardiopulmonar e Cuidados Cardiovasculares de Emergência da Sociedade Brasileira de Cardiologia - 2019. Arq Bras Cardiol. 2019;113(3):449-663.
4. Ikari NM, Foronda G, Tanaka ACS. Suporte básico de vida em pediatria. In: Timerman S, Bernoche C, dos Santos Filho RD, Malachias MVB (Coord.). Atualização da Diretriz de Ressuscitação Cardiopulmonar e Cuidados Cardiovasculares de Emergência da Sociedade Brasileira de Cardiologia - 2019. Arq Bras Cardiol. 2019;113(3):449-663.
5. Shimoda-Sakano TM, Schvartsman C, Reis AG. Epidemiology of pediatric cardiopulmonary resuscitation. J Pediatr (Rio J). 2020;96(4):409-21.
6. Atkins DL, Berger S, Duff JP, Gonzales JC, Hunt EA, Joyner BL, et al. Part 11: pediatric basic life support and cardiopulmonary resuscitation quality. 2015 American Heart Association Guidelines Update for Cardiopulmonary Resuscitation and Emergency Cardiovascular Care. Circulation. 2015;132(18 Suppl 2):S519-25.
7. Berg MD, Schexnayder SM, Chameides L, Terry M, Donoghue A, Hickey RW, et al. Part 13: pediatric basic life support: 2010 American Heart Association Guidelines for Cardiopulmonary Resuscitation and Emergency Cardiovascular Care. Circulation. 2010;122(18 Suppl 3):S862-75.
8. Wyckoff MH, Greif R, Morley PT, Ng KC, Olasveengen TM, Singletary EM et al. 2022 International Consensus on Cardiopulmonary Resuscitation and Emergency Cardiovascular Care Science With Treatment Recommendations: Summary From the Basic Life Support; Advanced Life Support; Pediatric Life Support; Neonatal Life Support; Education, Implementation, and Teams; and First Aid Task Forces. Circulation. 2022;146(25):e483-e557.
9. Martins CSL, Lopes LNGD. Terapias elétricas: desfibrilação, cardioversão e marca-passo transcutâneo. Atualização da Diretriz de Ressuscitação Cardiopulmonar e Cuidados Cardiovasculares de Emergência da Sociedade Brasileira de Cardiologia – 2019. Arq Bras Cardiol. 2019;113(3):469-73.

10. Atkins DL, Sasson C, Hsu A, Aziz K, Becker LB, Berg RA, et al. 2022 Interim guidance to health care providers for basic and advanced cardiac life support in adults, children, and neonates with suspected or confirmed COVID-19: from the emergency cardiovascular care committee and get with the guidelines-resuscitation adult and pediatric task forces of the American Heart Association in collaboration with the American Academy of Pediatrics, American Association for Respiratory Care, the Society of Critical Care Anesthesiologists, and American Society of Anesthesiologists. Circ Cardiovasc Qual Outcomes. 2022;15(4):e008900.
11. Hsu A, Sasson C, Kudenchuk PJ, Atkins DL, Aziz K, Becker LB, et al. 2021 Interim guidance to health care providers for basic and advanced cardiac life support in adults, children, and neonates with suspected or confirmed COVID-19. Circ Cardiovasc Qual Outcomes. 2021; 14(10):e008396.
12. Topjian AA, de Caen A, Wainwright MS, Abella BS, Abend NS, Atkins DL et al. Pediatric post-cardiac arrest care: a scientific statement from the American Heart Association. Circulation. 2019;140(6):e194-e233.

4

SEQUÊNCIA RÁPIDA DE INTUBAÇÃO

Lucas Berbert Pulcheri

OBJETIVOS

- ✓ Saber listar os 7 "Ps" da sequência rápida de intubação.
- ✓ Entender a lógica para o uso e a escolha de um agente de indução (sedação, analgesia e paralisia).
- ✓ Identificar as indicações e contraindicações da sequência rápida de intubação.

INTRODUÇÃO

A sequência rápida de intubação (SRI) é uma técnica de intubação com o objetivo de proteger as vias aéreas por meio da intubação orotraqueal o mais rápido possível, garantindo uma via aérea segura, minimizando a tosse, o esforço respiratório e o vômito. Essa técnica é considerada o padrão ouro para o manejo de vias aéreas em emergências.

Vale destacar o papel da equipe multiprofissional na realização desse procedimento, para obter maior chance de sucesso. O objetivo da SRI é levar o paciente de seu nível inicial de consciência, ao entrar na emergência, para um estado inconsciente com paralisia, e realizar intubação traqueal sem intervenção de uma ventilação com pressão positiva (p. ex., bolsa-valva-máscara – BVM).[1,2] Como a maioria dos pacientes do pronto-socorro não está em jejum, esses pacientes têm um risco aumentado de broncoaspiração, se a ventilação com pressão positiva for realizada antes da obtenção de uma via aérea segura. A SRI aumenta a chance de intubação bem-sucedida por meio de bloqueio da musculatura, dando ao pediatra a capacidade de gerenciar a resposta fisiológica do corpo à laringoscopia.

É necessária uma abordagem simples e sistemática para a preparação e a execução do procedimento. Na maioria das situações, a SRI é realizada em menos de 10 minutos desde a decisão de intubar até a intubação bem-sucedida.

As intubações de emergência em crianças podem ser realizadas com ou sem sedação e paralisia. No entanto, até 80% são realizadas usando SRI.[3,4] A superioridade da SRI em relação à intubação sem sedação e paralisia foi demonstrada pela experiência clínica, além de várias pequenas séries retrospectivas e de grandes séries observacionais prospectivas.[3,5] Por exemplo, em um grande estudo multicêntrico de acompanhamento prospectivo com mais de mil intubações pediátricas, a SRI foi associada a uma taxa de sucesso significativamente maior (83%) do que a sedação sem paralisia (55%).[4]

A SRI pode ser realizada com segurança por pediatras de emergência treinados em manejo avançado de vias aéreas, incluindo o uso de medicamentos para sedação e bloqueio neuromuscular. Em pacientes em parada cardíaca ou já em coma profundo, a sedação e o bloqueio neuromuscular antes da intubação tornam-se desnecessários.[6]

Não há contraindicações absolutas à SRI. No entanto, como a sedação e a paralisia eliminam os reflexos protetores das vias aéreas e a respiração espontânea, a SRI deve ser ajustada para o paciente que necessite de ventilação com BVM e quando se julgue que a intubação pode ser mais difícil. Um plano alternativo é garantido para esses pacientes, que pode incluir dispositivos especiais para vias aéreas (p. ex., máscara laríngea), assistência subespecializada (p. ex., anestesiologistas ou intensivistas), se disponível, e/ou intubação com sedação, mas sem paralisia.

OS SETE “PS” DA SEQUÊNCIA RÁPIDA DE INTUBAÇÃO

A sequência de etapas na SRI é conhecida como os sete “Ps”:

- **Pré-oxigenação**.
- **Preparação**.
- Administração de medicamentos **pré-medicação** (opcional).
- **Paralisia** com indução.
- **Proteção e posicionamento** da via aérea.
- **Posicionamento do tubo orotraqueal** com confirmação
- **Manejo pós-intubação**.

Cada uma dessas etapas é discutida em detalhes a seguir.[5]

Pré-oxigenação

A pré-oxigenação com 100% de oxigênio inspirado deve começar assim que a necessidade de intubação endotraqueal se tornar aparente.[1]

Para pacientes com respiração espontânea, deve-se aplicar a máscara sem bolsa por pelo menos 3 minutos com oxigênio a 100%. Já em pacientes em insuficiência respiratória, pode-se avaliar a realização de ventilação BVM cuidadosamente com pequenos volumes correntes e oxigênio 100% em um fluxo > 7 L/minuto com o objetivo de atingir 100% ou a maior saturação de oxigênio possível, e preencher a capacidade pulmonar residual com oxigênio (tipicamente 1 a 2 minutos).[2]

A pré-oxigenação é particularmente importante para bebês e crianças, pois, comparados aos adultos, os pacientes jovens apresentam maior taxa de consumo de oxigênio com menor capacidade residual funcional e volume alveolar.[7,8] Consequentemente, a dessaturação ocorre muito mais rápido. Como exemplo, uma queda na saturação arterial de oxigênio para 80% pode ocorrer em uma criança de 10 kg pré-oxigenada, apneica e saudável em menos de 4 minutos, em comparação com mais de 8 minutos em um adulto saudável de 70 kg.[9]

Preparação

Na fase de preparação da SRI, um plano de tratamento para intubação deve ser desenvolvido rapidamente com base na condição clínica do paciente. Isso é feito enquanto o paciente está sendo pré-oxigenado.

Listas de verificação de intubação nas quais são incluídos itens relacionados à avaliação do paciente, equipamentos necessários e medicamentos como forma de reduzir os erros durante a SRI são muito importantes para a organização da equipe interprofissional que fará parte do procedimento (Quadro 1).

Uma rápida anamnese, bem como um exame físico direcionado, ajudam a identificar as condições que influenciam a escolha ideal de medicamentos para pré-medicação, sedação, paralisia e manejo pós-intubação, bem como um plano de ação, em caso de intubação malsucedida. Todos os equipamentos de monitoramento devem estar verificados e testados para a realização do procedimento.

Pré-medicação

Os medicamentos de pré-medicação são opcionais para pacientes selecionados e são usados com menos frequência do que no passado.

Apesar dessa tendência, certos medicamentos podem ser potencialmente benéficos como pré-medicação antes da SRI, como será visto a seguir.

Atropina

A atropina não é rotineiramente recomendada para pré-medicação antes da intubação endotraqueal, porém pode ser utilizada para pré-medicação durante

Quadro 1 Checklist para sequência rápida de intubação

1. Monitor multiparamétrico (FC, PA, SaO_2, capnógrafo – se disponível).
2. Fonte de oxigênio disponível.
3. Dispositivo BVM disponível (tamanho neonatal, pediátrico e adulto).
4. Tubos orotraqueais de tamanhos adequados com e sem balonete (tamanhos 3.0 a 8.0).
5. Guia para tubo (pediátrico e adulto).
6. Lâmina reta e curva de laringoscópio de vários tamanhos (00, 0, 1, 2, 3, 4 e 5).
7. Cabo de laringoscópio com lâmpada funcionante.
8. Cabo e lâmina de laringoscópio reserva.
9. Pinça de vias aéreas.
10. Cateter de aspiração conectado a aspirador portátil ou de parede, testado.
11. Seringa de 5 e 10 mL ou cuffômetro para testar o balonete do tubo e insuflá-lo após a intubação.
12. Fixação para o tubo preparada.
13. Dispositivos para imobilizar as mãos do paciente, se ele estiver acordado.
14. Coxim para colocar sob os ombros ou sob a cabeça, conforme a idade.
15. Material para acesso alternativo à via aérea em caso de falha na intubação (máscara laríngea e cricotireoidotomia).
16. Acesso venoso periférico.
17. Medicamentos disponíveis:
    - Pré-medicação: lidocaína, atropina.
    - Analgésicos: fentanil, morfina.
    - Sedativos: midazolam, cetamina, propofol e etomidato.
    - Bloqueadores neuromusculares: succinilcolina, rocurônio.

BVM: bolsa-valva-máscara; FC: frequência cardíaca; PA: pressão arterial; SaO_2: saturação arterial da oxiemoglobina.
Fonte: elaborado pelo autor.

SRI para lactentes menores de 1 ano de idade, devido a sua maior propensão a bradicardia induzida pelo reflexo vagal durante a laringoscopia. Embora faltem evidências, a atropina também pode ser benéfica para crianças com choque séptico ou hipovolemia em estágio avançado, pois previne a bradicardia instável progressiva ao neutralizar a bradicardia reflexa.[10]

Se usada, a dose de atropina para pré-medicação durante SRI é de 0,02 mg/kg (máximo de 1 mg) intravenosa (IV) sem dose mínima, de 1 a 2 minutos antes da intubação.

Lidocaína

A lidocaína pode atenuar a resposta adrenérgica durante a laringoscopia. O mecanismo de ação não é bem compreendido, mas é provável que esteja associado ao efeito anestésico no sistema nervoso, diminuindo a pressão intracraniana. Faltam evidências para mostrar que a lidocaína tem um efeito de neuroproteção em crianças com suspeita de aumento da pressão intracraniana que estão passando por SRI.[11]

Se usada, a dose de lidocaína para pré-medicação durante SRI é de 1 a 2 mg/kg IV, de 2 a 5 minutos antes da intubação.

Paralisia e sedação

Sedação (indução)

A sedação para SRI deve induzir a inconsciência rapidamente, além de ter uma ação de curta duração com efeitos colaterais mínimos.

Midazolam

O midazolam é um benzodiazepínico de ação rápida que se liga ao complexo receptor do ácido gama-aminobutírico A (GABAA) com potentes propriedades amnésicas e anticonvulsivantes. É o agente mais utilizado nas emergências e unidades de terapia intensiva (UTI) pediátricas. Os efeitos colaterais mais comuns do midazolam são depressão respiratória e hipotensão. Por esse motivo, os benzodiazepínicos devem ser usados com cautela em pacientes com comprometimento cardiovascular grave, como choque séptico ou politraumatismo.

A dose de midazolam utilizada para SRI é de 0,2 a 0,3 mg/kg IV, com tempo de ação de 2 a 3 minutos e duração de ação de aproximadamente 30 a 45 minutos, dependendo da dose. Essa dose é significativamente maior do que a normalmente usada para sedação em procedimentos mais simples.

Cetamina

A cetamina é um agente dissociativo amnésico. Induz "amnésia dissociativa", e alguns adolescentes descrevem como um sentimento em que a mente está "separada" do corpo. Geralmente é considerada o medicamento de escolha em crianças com choque séptico porque, diferentemente do etomidato, não causa supressão adrenocortical e, comparada a outras opções (p. ex., midazolam, propofol ou tiopental), não causa hipotensão. Efeitos colaterais comuns são a hipersalivação e o despertar consistindo em alucinações visuais e/ou auditivas. Laringoespasmo pode ocorrer, porém durante a SRI em que o paciente será paralisado esse efeito é pouco descrito.

A dose de cetamina utilizada na SRI é de 1 a 2 mg/kg IV, com tempo de ação de 45 a 60 segundos e duração de ação de 10 a 20 minutos, dependendo da dose.

Propofol

O propofol é um sedativo-hipnótico não barbitúrico altamente solúvel em gordura que se liga ao complexo receptor do GABAA, resultando em sedação (indução) e amnésia. Apresenta início muito rápido (10 a 20 segundos) e curta duração (10 a 15 minutos). Propofol é uma boa escolha para SRI em pacientes com estado de mal epiléptico e hemodinamicamente estáveis, pois a hipotensão é seu principal efeito colateral.

A dose inicial de propofol utilizada em crianças hemodinamicamente estáveis submetidas a SRI é de 1 a 1,5 mg/kg, com início de ação em 15 a 45 segundos e duração de ação de 5 a 10 minutos dependendo da dose.

Fentanil

O fentanil é um agonista opioide sintético de ação central que tem ação curta e rápida e nenhuma liberação histamínica.

O fentanil deve ser administrado lentamente por 30 a 60 segundos para evitar depressão respiratória, que poderia comprometer a pré-oxigenação. A rigidez da parede torácica com insuficiência ventilatória é uma complicação rara, que normalmente está associada a infusão rápida e a doses mais altas, mas tem sido relatada em doses tão baixas quanto 1 mcg/kg em recém-nascidos e lactentes.[12]

A dose recomendada de fentanil para sedação (indução) durante SRI varia de 1 a 5 mcg/kg. Para crianças que não estão em choque, a dose recomendada é de 3 mcg/kg (até 5 mcg/kg). Em crianças em choque, o clínico deve iniciar com 1 mcg/kg e titular até o efeito desejado, enquanto monitora o estado hemodinâmico.

Tiopental

O tiopental é um barbitúrico sem efeito analgésico e de início rápido (cerca de 10 a 20 segundos). Tem a vantagem de reduzir a pressão intracraniana. Não é mais um medicamento amplamente utilizado como agente de sedação (indução) para SRI. Seus efeitos colaterais são vasodilatação, depressão miocárdica, com consequente hipotensão, depressão respiratória e liberação histamínica.

A dose de tiopental utilizada na SRI é de 3 a 5 mg/kg IV, com tempo de efeito < 30 segundos e duração do efeito de 5 a 10 minutos, dependendo da dose.

Etomidato

O etomidato é um derivado imidazólico de ação ultracurta que fornece sedação confiável e indução durante a SRI sem comprometimento hemodinâmico significativo. É um agente de indução eficaz para a maioria das crianças submetidas a SRI, sendo particularmente útil em pacientes com choque hipovolêmico. Devido à ação de supressão adrenocortical, as recomendações de Suporte Avançado de Vida de 2010 fornecidas pela *American Heart Association* (AHA) e pelo *International Liaison Committee on Resuscitation* (Ilcor) sugerem que o etomidato não seja usado rotineiramente em crianças com choque séptico. É muito pouco utilizado na prática clínica no Brasil.

A dose de etomidato utilizada na SRI é de 0,3 mg/kg IV, com tempo de efeito de aproximadamente 15 a 45 segundos e duração do efeito nessa dose de 10 a 12 minutos.

Agentes paralisantes (bloqueadores neuromusculares)

Os agentes paralíticos ou bloqueadores neuromusculares (BNM) proporcionam relaxamento muscular completo, facilitando a intubação traqueal rápida. Eles não fornecem sedação, analgesia ou amnésia. Sua administração deve ser feita de 1 a 2 minutos após a sedação, ou seja, a 7 minutos total da SRI.

Os BNM atuam por meio da interrupção da transmissão entre o nervo somático e a fibra muscular, levando à paralisia e evitando ação da acetilcolina na junção neuromuscular. Os bloqueadores podem ser classificados como despolarizantes (succinilcolina) e não despolarizantes (rocurônio, vecurônio).

Os efeitos adversos podem ser divididos em três categorias principais:[10]

1. Efeitos causados pela despolarização.
2. Efeitos causados pela liberação de histamina.
3. Efeitos colinérgicos.

Succinilcolina

É um agente despolarizante clássico que atua como análogo da acetilcolina (ACh), estimulando todos os receptores colinérgicos no parassimpático e no simpático. A succinilcolina liga-se diretamente aos receptores pós-sinápticos da ACh na placa motora, causando estimulação contínua desses receptores. Esse efeito leva a fasciculações transitórias, comumente vistas em crianças maiores de 5 anos, seguidas de paralisia muscular.[2]

O surgimento de novos e mais seguros BNM, que apresentam potência semelhante, tornou a succinilcolina um medicamento menos indicado por vários autores.

Se a succinilcolina for empregada, seu uso deve ser cuidadosamente avaliado do ponto de vista das contraindicações absolutas e relativas (Quadro 2).

A dose de succinilcolina para lactentes e crianças menores de 2 anos de idade é de 2 mg/kg por via IV, maior do que a recomendada para crianças maiores e

Quadro 2 Contraindicações do uso da succinilcolina

Contraindicações absolutas	Contraindicações relativas
• Distrofias musculares. • Encefalopatia grave. • > 48 horas após queimaduras (risco maior de rabdomiólise), traumas múltiplos ou evento cerebral agudo (p. ex., AVC ou lesão da medula espinal). • Lesão extensa por esmagamento com rabdomiólise. • História de hipertermia maligna no paciente ou em parentes. • Hipercalemia grave.	• Aumento da pressão intracraniana. • Aumento da pressão intraocular. • Deficiência de pseudocolinesterase.

AVC: acidente vascular cerebral.
Fonte: Reis et al., 2006;[1] Bledsoe e Schexnayder, 2004.[5]

adolescentes. Isso ocorre porque a succinilcolina é rapidamente distribuída na água extracelular, e bebês e crianças pequenas têm um volume relativo maior de líquido extracelular. Para crianças maiores e adolescentes, a dose de succinilcolina é de 1 a 1,5 mg/kg. A succinilcolina tem um início de efeito rápido (30 a 60 segundos) e curta duração de ação (4 a 6 minutos).

Rocurônio

O rocurônio é um BNM não despolarizante que induz paralisia muscular por antagonismo competitivo no receptor colinérgico nicotínico. Na SRI, o rocurônio deve ser o medicamento de escolha, devido a seu rápido início de ação, curta duração e fácil preparo da dose solicitada (diferentemente de outros BNM, o rocurônio apresenta-se em solução e não requer diluição prévia).[13]

A dose de 1 mg/kg tem um início de ação rápido (30 a 60 segundos, IV), mas uma duração de ação significativamente maior do que a da succinilcolina (30 a 40 minutos). Preferencialmente, deve ser utilizado quando há disponibilidade do antídoto, sugamadex, para uso imediato.

Sugamadex é um novo agente que encapsula e se liga a moléculas de rocurônio e outros agentes bloqueadores neuromusculares esteroides (p. ex., atracúrio, vecurônio e pancurônio), revertendo rapidamente seus efeitos bloqueadores neuromusculares.[2]

A dose de 16 mg/kg pode reverter o bloqueio profundo induzido pelo rocurônio em 3 minutos. Arritmias cardíacas, incluindo bradicardia, podem ocorrer após a administração do sugamadex, logo, o uso de atropina, apesar de não recomendado, pode ser necessário.

Proteção e posicionamento

Abertura da via aérea

A língua é a causa comum de obstrução das vias aéreas no paciente em insuficiência respiratória. Como a língua está presa à mandíbula, as manobras manuais das vias aéreas, como inclinação da cabeça, elevação do queixo ou elevação da mandíbula (indicada em caso de suspeita de trauma cervical), podem ser tudo o que é necessário para abrir a via aérea (Figura 1 A, B e C). O posicionamento adequado alinha os eixos faríngeo, traqueal e oral, facilitando a intubação orotraqueal (Figura 1 D). Para crianças com suspeita de lesão da coluna cervical, o posicionamento deve ser realizado sem mover o pescoço. A estabilização manual em linha deve ser mantida.[14]

A proteção durante a SRI refere-se à proteção das vias aéreas, prevenindo a regurgitação do conteúdo gástrico e a aspiração e seguindo as precauções da coluna cervical, quando houver suspeita de trauma cervical.

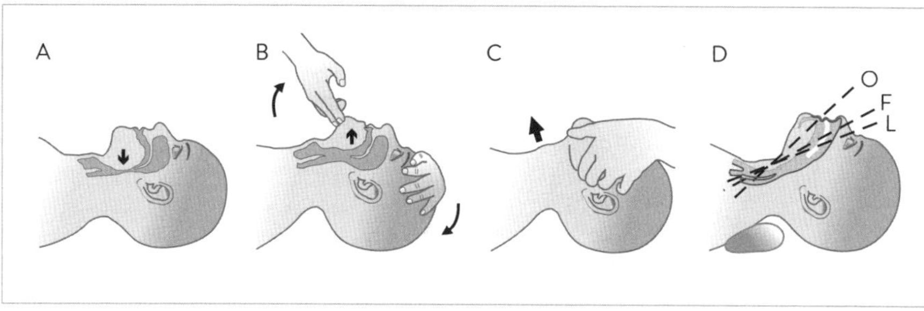

Figura 1 A, B, C e D: abertura de via aérea.
F: faríngeo; L: laríngeo; O: oral.
Fonte: imagens desenhadas pelo autor.

Todo esforço deve ser feito para evitar a ventilação BVM durante a SRI, devido ao risco aumentado de vômito e aspiração, que pode ocorrer com a distensão gástrica após o BVM. No entanto, em pacientes que não podem ser adequadamente pré-oxigenados, o BVM com oxigênio a 100% com pequenos volumes correntes e pressão cricoide é preferível, antes de intubar um paciente hipóxico.

A pressão cricoide (manobra de Sellick) envolve a pressão posterior aplicada à cartilagem cricoide com o polegar e o indicador para fechar o esôfago. Essa pressão pode ajudar a prevenir a insuflação gástrica durante a ventilação e é considerada opcional para esse fim. Se a pressão cricoide dificultar a ventilação devido à oclusão das vias aéreas, deve ser aliviada ou interrompida.

Posicionamento do tubo orotraqueal (intubação)

O início do bloqueio neuromuscular geralmente ocorre dentro de 30 a 60 segundos após a administração dos BNM. Uma vez que a criança se torna apneica, o relaxamento muscular pode ser confirmado pelo teste de queda da mandíbula. O relaxamento é adequado quando a mandíbula pode ser aberta facilmente.

É um procedimento que requer um pediatra bem treinado, uma vez que envolve manipulação habilidosa das vias aéreas, com risco potencial de agravamento ou desencadeamento de hipóxia. Danos à orofaringe podem ser minimizados pela exposição efetiva da glote. Após a colocação do tubo traqueal, a posição do tubo deve ser confirmada.

Manejo pós-intubação

Após realizada a fixação adequada do tubo orotraqueal, o posicionamento correto do tubo é verificado por meio da ausculta respiratória em ambos os lados do tórax, observando a subida e descida do tórax e a ausência de sons respiratórios sobre o estômago. A confirmação secundária é realizada pelo uso de um capnômetro colorimétrico ou capnógrafo; em seguida, deve-se confirmar a posição do tubo radiograficamente com uma radiografia de tórax.

A administração contínua de sedativos é imperativa no estágio pós-intubação. As considerações hemodinâmicas geralmente ditam quais agentes farmacológicos devem ser usados. Um benzodiazepínico (midazolam) é frequentemente usado em combinação com analgesia potente como opioide (fentanil ou morfina), e, em casos específicos, o bloqueio neuromuscular contínuo pode ser utilizado.

DESAFIOS ATUAIS

Durante a pandemia, vivemos momentos em que era comum pacientes pediátricos assintomáticos positivos para Covid-19 chegarem ao pronto-socorro com necessidade de SRI (p. ex., trauma, sepse), aumentando o risco de transmissão e do desenvolvimento da síndrome respiratória aguda grave (SARS-CoV-2) durante a laringoscopia, a intubação endotraqueal e outros procedimentos de manejo das vias aéreas. As técnicas de SRI devem ser aplicadas a todas as crianças e ser realizadas de forma organizada e correta, melhorando o atendimento ao paciente, minimizando o risco de infecção para os profissionais de saúde e reduzindo a propagação do vírus.

ORIENTAÇÕES AOS PAIS

Todo procedimento de SRI deve ser explicado aos pais, e, caso a criança esteja lúcida e acordada, recomenda-se que seja explicado para ela também. Quanto à permanência dos pais durante a realização do procedimento de intubação, a conduta mais utilizada é que eles se retirem do local após a indução, justificando-se a decisão em vista do fato de que sua participação em nada contribuiria para o sucesso do procedimento. Além disso, em momentos de condições clínicas adversas, a presença dos pais acarreta um fator de desvio da atenção que deveria ser direcionada ao paciente.

✓ CONCLUSÃO

A intubação em sequência rápida é uma abordagem de escolha para a maioria das intubações nas emergências pediátricas, pois está associada a alta taxa de sucesso e baixa incidência de efeitos adversos.

Embora possa ser tecnicamente difícil e psicologicamente desafiador, os pediatras emergencistas e as equipes interdisciplinares devem estar continuamente treinados, conhecendo as técnicas e alternativas corretas, o que facilita o processo.

REFERÊNCIAS BIBLIOGRÁFICAS

1. Reis AGAC, Carvalho M, Schvartsman C. Pediatric rapid sequence intubation: emergency department approach. Einstein (São Paulo). 2006;4(2):118-26.
2. Sukys GA, Schvartsman C, Reis AG. Avaliação da sequência rápida de intubação em pronto-socorro pediátrico. Jornal de Pediatria. 2011;87(4):343-9.
3. Sagarin MJ, Barton ED, Chng YM, Walls RM; National Emergency Airway Registry Investigators. Airway management by US and Canadian emergency medicine residents: a multicenter analysis of more than 6,000 endotracheal intubation attempts. Ann Emerg Med. 2005;46(4):328-36.
4. Pallin DJ, Dwyer RC, Walls RM, Brown CA 3rd; Near III Investigators. Techniques and trends, success rates, and adverse events in emergency department pediatric intubations: a report from the National Emergency Airway Registry. Ann Emerg Med. 2016;67(5):610-5.e1.
5. Bledsoe GH, Schexnayder SM. Pediatric rapid sequence intubation: a review. Pediatr Emerg Care. 2004;20(5):339-44.
6. Sagarin MJ, Chiang V, Sakles JC, Barton ED, Wolfe RE, Vissers RJ, et al.; National Emergency Airway Registry (Near) investigators. Rapid sequence intubation for pediatric emergency airway management. Pediatr Emerg Care. 2002;18(6):417-23.
7. Benumof JL, Dagg R, Benumof R. Critical hemoglobin desaturation will occur before return to an unparalyzed state following 1 mg/kg intravenous succinylcholine. Anesthesiology. 1997;87(4):979-82.
8. Walls RM. Approach to the pediatric airway. In: Walls RM, Murphy MF, Luten RC, Schneider RE (eds.). Manual of emergency airway management. Philadelphia: Lippincott Williams & Wilkins; 2004. p.212.
9. Patel R, Lenczyk M, Hannallah RS, McGill WA. Age and the onset of desaturation in apnoeic children. Can J Anaesth. 1994;41(9):771-4.
10. Jones P, Dauger S, Peters MJ. Bradycardia during critical care intubation: mechanisms, significance and atropine. Arch Dis Child. 2012;97(2):139-44.
11. Lev R, Rosen P. Prophylactic lidocaine use pre-intubation: a review. J Emerg Med. 1994;12(4):499-506.
12. Dewhirst E, Naguib A, Tobias JD. Chest wall rigidity in two infants after low-dose fentanyl administration. Pediatr Emerg Care. 2012;28(5):465-8.
13. Brandom BW, Fine GF. Neuromuscular blocking drugs in pediatric anesthesia. Anesthesiol Clin North Am. 2002;20(1):45-58.
14. American Heart Association. Web-based Integrated Guidelines for Cardiopulmonary and Emergency Cardiovascular Care – Parte 12. Pediatric advanced life support. Disponível em: https://www.ahajournals.org/doi/10.1161/CIR.0000000000000266. Acesso em: 05 fev. 2023.

5

PROCEDIMENTOS DE EMERGÊNCIA EM PEDIATRIA

Yasmin Peres Silva
Fernanda Gomes Rychter
Maria Cristina de Souza
Paula de Camargo Traldi

OBJETIVOS

- ✓ Conhecer as indicações e contraindicações dos principais procedimentos realizados em emergências.
- ✓ Descrever as técnicas para realização de punção suprapúbica, punção intraóssea, punção lombar, toracocentese e pericardiocentese.
- ✓ Identificar as complicações inerentes a cada procedimento.

INTRODUÇÃO

Em emergências é comum a realização de procedimentos invasivos que podem ser indicados para diagnosticar e/ou tratar uma condição clínica.

O médico emergencista deve dominar a técnica e rapidamente reconhecer as complicações de cada tipo de procedimento. Além de conhecimento teórico, o treinamento prático de habilidades técnicas é recomendado.

Este capítulo contém orientações básicas para a realização dos seguintes procedimentos: punção suprapúbica, punção intraóssea (IO), punção lombar, toracocentese, pericardiocentese e paracentese.

ANTISSEPSIA E ASSEPSIA

Todos os procedimentos descritos neste capítulo deverão ser realizados de maneira estéril. Assim, serão necessários equipamentos de proteção individual ([EPI] avental descartável, máscara cirúrgica, gorro, luvas estéreis e óculos de proteção), campo cirúrgico estéril, gazes esterilizadas, solução antisséptica (clorexidina alcoólica) e tubo estéril para coleta de material, se necessário.[1]

PUNÇÃO SUPRAPÚBICA

Indicações

A punção suprapúbica é indicada quando há necessidade de alívio vesical ou obtenção de urina com técnica estéril para realização de exames, usualmente aplicável em crianças de 2 meses a 2 anos de idade.[2,3] Outra indicação é a falha na cateterização uretral, por obstrução vesical ou pós-vesical, por exemplo, estenose uretral.[4] A utilização dessa técnica deverá ser evitada em pacientes com coagulopatias ou anormalidades do trato urinário.[1]

Contraindicações

A utilização dessa técnica deverá ser evitada em pacientes com distensão abdominal, obstrução intestinal, anomalias congênitas do trato genitourinário e gastrointestinal, além de coagulopatias e lesões de pele no local da punção.[1,4]

Técnica

1. Antissepsia e utilização de EPI: avental descartável, máscara cirúrgica, touca e luvas estéreis.[3]
2. Posicionamento do paciente: imobilização em posição supina, com flexão e rotação externa das pernas em direção ao quadril ("posição de rã"), de forma a estabilizar a pelve.
3. Assepsia da região suprapúbica com solução antisséptica (clorexidina alcoólica) e gaze esterilizada, além de aplicação de campo cirúrgico estéril.[4]
4. Anestesia local: pode ser realizada com lidocaína 2% sem vasoconstritor ou aplicação de anestésicos tópicos.
5. Como o procedimento estimula a micção em crianças, pode-se ocluir a abertura uretral imediatamente antes da inserção da agulha. Em meninos, comprime-se a uretra peniana e, em meninas, aplica-se pressão uretral no meato.[5]
6. Inserção da agulha (22 gauge, 2,5 cm), conectada a uma seringa, de forma perpendicular à pele, na linha média, cerca de 1 a 2 cm acima da sínfise púbica. A agulha deve ser introduzida sob pressão negativa, não mais que 2,5 cm, sendo aspirada durante o procedimento até a obtenção da urina. Após coleta de material, armazená-lo em tubo estéril.[1,5]

Complicações

São descritas como complicações a hematúria, geralmente microscópica, infecção, celulite, abscesso de parede abdominal anterior, perfuração intestinal quando há uma alça recobrindo a bexiga.[1,5]

O procedimento pode ser realizado guiado por ultrassonografia (USG), visando minimizar o risco de complicações.[6]

PUNÇÃO INTRAÓSSEA

Indicações

A punção IO é um método relativamente simples e eficaz para estabelecer acesso profundo de uma maneira rápida para administrar fluidos, medicações ou hemoderivados em emergências.[7] Sua utilização é recomendada na parada cardiorrespiratória, choque, queimaduras extensas ou outras situações ameaçadoras da vida, na ausência de acesso vascular central e/ou periférico.[1]

Contraindicações

A punção poderá ser contraindicada nas seguintes situações: fraturas ou lesões por esmagamento próximo ao local de acesso; condições de fragilidade óssea (ex.: osteogênese imperfeita, osteoporose, osteopenia, cisto ósseo); local do acesso infectado; mesmo local de tentativa anterior de acesso IO.[7]

Por outro lado, é importante ressaltar que, dependendo do tipo de dispositivo utilizado para a via IO, diversos são os locais de punção possíveis, fato que reduz a chance de contraindicação. Em caso de insucesso durante a punção IO, outro membro/osso poderá ser avaliado para canulação.

Locais de punção

- Tíbia proximal: 2 cm abaixo e 1 a 2 cm medial a tuberosidade da tíbia, em superfície plana.[1] Local de eleição para menores de 6 anos.
- Tíbia distal: 1 a 2 cm do maléolo medial.[1]
- Fêmur distal: 3 cm acima do côndilo lateral na linha média.[1]
- Espinha ilíaca anterossuperior.[7]

Materiais

Agulha IO (18 gauge preferencialmente), agulha de aspiração/punção de medula óssea ou dispositivo para punção IO números 16,18,20.

Técnica

1. Antissepsia e uso de EPI.
2. Antissepsia do local de punção e da área circundante.
3. Pacientes conscientes poderão receber anestesia local ou tópica com lidocaína.[1,7]
4. Puncionar com a agulha perpendicular ao osso. Inserir a agulha com movimento de meia torção até a redução súbita da resistência. Avançar através do periósteo e alcançar o espaço medular.[1,7]
5. Remover o mandril/estilete interno, conectar uma seringa e aspirar. A presença de sangue na seringa caracteriza sucesso no procedimento, mas por vezes não há saída de aspirado de medula óssea e, ainda assim, o posicionamento pode estar correto. O material aspirado pode ser utilizado para coleta de glicemia, bioquímica, gasometria, hematócrito, tipagem sanguínea e cultura.[1,7]
6. Infundir inicialmente 10 a 20 ml de solução cristaloide. A infusão deverá ocorrer sem bloqueios ou extravasamento. A presença de edema na parte posterior pode significar que a agulha transfixou a cortical posterior do osso.[1]
7. Fixar o acesso à pele do paciente colocando compressa de gaze bilateralmente à agulha para dar sustentação a ela e prender com esparadrapo. Alguns dispositivos vêm acompanhados de fixadores próprios. A fixação adequada é importante para evitar tração da agulha por equipos e extensores.

Complicações

Infiltração (extravasamento de fluidos); Infecção (osteomielite, celulite, abscesso e/ou sepse); Fraturas ósseas; Lesão da placa de crescimento ósseo; Síndrome compartimental; Embolia gordurosa (rara); Hematomas.[1,7]

PUNÇÃO LOMBAR

Indicações

A punção lombar é um procedimento utilizado para diagnóstico e tratamento de condições infecciosas, vasculares, hemorrágicas, autoimunes, reumatológicas e oncológicas do sistema nervoso central.

A coleta de amostra de líquido cefalorraquidiano (LCR), para análise celular, bioquímica, molecular, cultura, medida da pressão liquórica, dentre outras, é auxiliar no diagnóstico de patologias neurológicas.[8]

A punção lombar possibilita também o tratamento de doenças por meio de administração de fármacos por via intratecal (alívio da pressão intracraniana, aplicação de fármacos analgésicos para anestesia, aplicação de fármacos para outras situações, como quimioterápicos e antimicrobianos).[8]

Contraindicações

Absoluta: hipertensão intracraniana (HIC), em razão do risco de herniação. Alteração do nível de consciência (Escala de Coma de Glasgow <13), sinais neurológicos focais, papiledema, crise epiléptica focal, são sinais e sintomas que podem estar associado à HIC. Nesses casos, a tomografia computadorizada de crânio deve ser realizada previamente à punção.[1,8]

Contraindicações relativas: instabilidade hemodinâmica, plaquetopenia e coagulopatias.[1,8]

Materiais

Agulha espinhal de 22 gauge é a escolha em crianças menores de 12 anos. Caso não haja a agulha específica nos neonatos e lactentes, pode-se utilizar agulha estéril 0,7x25 mm, 22 gauge (agulha preta).

Frascos estéreis para coleta de LCR; seringas de 3 ml e 10 ml; agulha 40x12.

Técnica

1. Posicionar o paciente em decúbito lateral esquerdo. Paciente cooperativo para abraçar os joelhos e se curvar o máximo possível. Também é possível realizar o procedimento com o paciente sentado, com pescoço, quadris e joelhos flexionados.[1,8]
2. Avaliar o local da punção. Os terceiro e quarto espaços lombares são os de eleição (L3-L4 e L4-L5). Com o paciente já na posição desejada palpa-se a borda superior da crista ilíaca traçando uma linha imaginária dessa altura com o ponto que se une a linha média da coluna vertebral.[1,8]
3. Assepsia do local. Fazer higienização de área de pelo menos 10 cm de diâmetro, com gazes embebidas com clorexidina alcoólica e realizar movimentos circulares excêntricos, nunca retornando com a mesma gaze no local já passado.[8]
4. Anestesia local: Infiltrar o local da punção, bem como planos um pouco mais profundos, com lidocaína a 2% sem vasoconstritor ou utilizar anestésico tópico.[1,8]
5. Introduzir a agulha na linha média da coluna vertebral, com bisel paralelo ao eixo axial, visando lesar menos fibras na região correspondente à cauda equina, através do espaço correspondente à linha imaginária traçada na altura da crista ilíaca (L4–L5). Progredir lentamente, após a introdução na pele, até vencer uma delicada resistência, retirar o mandril e verificar a saída de LCR; caso não ocorra, girar a agulha lentamente; se essa tentativa falhar, reintroduzir o mandril, introduzir mais a agulha ou, eventualmente, retirá-la e tentar nova punção.[8]

6. Coletar o LCR nos tubos ou potes estéreis (geralmente, coleta-se 20 gotas de líquor em cada tubo para análise laboratorial).[8]
7. A medida da pressão liquórica só pode ser realizada com a colaboração do paciente, em decúbito lateral.[1]
8. No término do procedimento, o mandril é repassado na agulha e o conjunto é retirado em movimento único.[8]
9. Aplicar pressão local para evitar escape liquórico por 3 a 5 minutos e realizar curativo local.

Complicações

A cefaleia pós punção e dor no local da punção são as complicações mais frequentes. Outras complicações possíveis são: infecção, sangramento, hematoma, parestesias em regiões inervadas pela raiz acometida pela agulha, escape de LCR, início tardio de tumores epidermoides do saco tecal, hérnia cerebral; herniação transtentorial ou amigdaliana e consequente compressão bulbar, levando à insuficiência respiratória.[1,8]

TORACOCENTESE

Indicações

A punção torácica é habitualmente indicada para diagnóstico e tratamento de derrames pleurais: transudato, exsudato, empiema, hemotórax e quilotórax. Além disso, pode ser utilizada como tratamento de emergência / alívio de pneumotórax.[1,9]

Contraindicações

Contraindicações relativas: infecção de pele no local de punção, plaquetopenia e coagulopatias.[9]

A toracocentese deve ser considerada de risco em pacientes com antecedente de derrame pleural com pleurodese, cirurgia torácica de grande porte ou malformações graves no mesmo lado do tórax. Nesses casos, é indicada a avaliação prévia por exame de imagem como USG ou tomografia computadorizada de tórax.

Técnica

1. Sedação e analgesia, se necessário.[1,9]
2. Posicionar o paciente sentado, com o tórax ereto e a parte superior do corpo levemente inclinada para frente, com os braços apoiados sobre um anteparo estável. É importante que se assegure de que o anteparo não se desloque com

o peso e a pressão corporal durante o procedimento.[1,9] Caso não seja possível manter o paciente sentado, pode-se utilizar a posição de decúbito horizontal com o tronco levemente elevado e o braço ipsilateral ao derrame elevado acima da cabeça; a linha média posterior deve estar acessível para a inserção da agulha para punção lateral no triângulo de segurança.

3. Localizar o ponto de punção adequado: linha axilar posterior, cerca de 5 a 10 centímetros da coluna vertebral e 1 a 2 espaços intercostais abaixo da linha do derrame. Murmúrio vesicular diminuído ou ausente, macicez à percussão e hipersonoridade acima do derrame são sinais clínicos úteis na avaliação do derrame pleural. A USG de tórax pode ser utilizada para guiar a punção torácica, sobretudo em derrames loculados. De forma geral, a toracocentese pode ser realizada no sétimo espaço intercostal, sempre acima da nona costela para evitar lesões intra-abdominais.[1,9]
4. Degermação e assepsia do local de punção.
5. Administrar anestesia local com lidocaína 1 a 2% sem vasoconstritor ao longo do trajeto da punção. A punção para anestesia deve ser realizada de maneira similar à própria toracocentese, inserindo a agulha na borda superior da costela inferior no espaço intercostal escolhido para punção.[1,9]
6. Toracocentese com jelco adequado (18 a 22 gauge) ou agulha calibrosa conectados a seringa, progredindo lentamente, sob pressão negativa, até o retorno de líquido ou do ar. Neste momento, avançar com a porção plástica do jelco de modo a introduzi-lo no espaço pleural, sem a agulha. Ao retirar a agulha da porção plástica, tampar a extremidade com dedo, evitando a entrada de ar no espaço pleural.[1,9]
7. Acoplar uma seringa de 50 mL para coleta de material (análise de proteína, desidrogenase láctica, pH em seringa de gasometria, glicose, celularidade total com diferencial, bacterioscópico e cultura) e alívio.
8. Na toracocentese de alívio, após coleta de material para análise, pode-se acoplar equipo de soro ao jelco e posicionar a outra extremidade livre (após remoção da extremidade distal) em frasco coletor, de modo a esvaziar o maior volume com menor manipulação local.
9. Realizar curativo oclusivo após retirada do jelco.[9]
10. Após procedimento, realizar radiografia de tórax e/ou USG para afastar a possibilidade de um pneumotórax e de líquido residual e qualquer outra possível complicação.[9]

Complicações

As complicações mais frequentes são dor local e tosse. Outras complicações possíveis são: pneumotórax, hemotórax, lesão de víscera abdominal, lesão de feixe vascular intercostal, embolia gasosa, edema agudo de pulmão de reexpansão (pode ser evitado limitando as aspirações terapêuticas a menos de 1.500 mL).

PERICARDIOCENTESE

A pericardiocentese é um procedimento diagnóstico e terapêutico indicado quando há tamponamento cardíaco. Deve ser conhecido por todo emergencista, visto que a aspiração de pequena quantidade de líquido é capaz de restabelecer a hemodinâmica de um paciente.[10]

O tamponamento cardíaco pode ser identificado através da clínica, na presença da tríade de Beck, composta de hipofonese de bulhas, hipotensão e distensão venosa jugular, além de outros sinais e sintomas como agitação, dispneia e pulso paradoxal.[11,12] A ecocardiografia auxilia na identificação de líquidos pericárdicos e suas repercussões.[13]

Indicações

A pericardiocentese como procedimento terapêutico de emergência é indicada para tamponamento cardíaco com instabilidade hemodinâmica.[10] No entanto, também pode ser utilizada para coleta de líquido para pesquisa diagnóstica, na suspeita de pericardite purulenta ou tuberculosa e até mesmo para injeção local de medicamentos. Idealmente, a pericardiocentese deve ser realizada com monitorização hemodinâmica, ecocardiográfica e eletrocardiográfica em ambiente cirúrgico, devido aos riscos inerentes ao procedimento.[10,13]

Contraindicações

São contraindicações relativas: Hemopericárdio por trauma torácico, plaquetopenia (< 50.000) e coagulopatias, associação com dissecção de aorta ou ruptura miocárdica.[10,11]

Técnica

1. Sedação e analgesia, caso não haja contraindicação. Considerar suporte ventilatório. Monitorização cardíaca contínua.
2. Posicionamento do paciente: posição Trendelenburg a 30°.[10]
3. Assepsia: assepsia local com clorexidina ou iodopolividona em toda região à esquerda do apêndice xifoide e abaixo do quinto arco costal esquerdo.[10]
4. Anestesia: realizar botão anestésico com lidocaína 1% sem vasoconstritor.[10]
5. Realizar a punção guiada por ecocardiograma preferencialmente.[10,13]

6. Inserção da agulha: Inserir jelco 18 a 20 à esquerda do apêndice xifoide, 1 cm abaixo da última costela em ângulo de 45º com a pele, com a ponta da agulha apontada para o mamilo esquerdo ou para a ponta da escápula esquerda.[10]
7. Aspiração de líquido: introduzir a agulha em direção ao ombro esquerdo do paciente, sob pressão negativa até obter fluido pericárdico. Ao entrar no espaço pericárdico, clampear a agulha rente à pele para evitar penetração acidental. Conectar a seringa com o equipo de soro e retirar lentamente o líquido.[10]
8. Fazer curativo compressivo sobre o local após a retirada do cateter.[10]
9. Solicitar radiografia de tórax de controle e, idealmente, repetir o ecocardiograma para avaliar se houve alteração na quantidade de líquido e nos sinais de tamponamento.[10,13]

Complicações

As seguintes complicações são descritas: sangramentos, infecção, fístulas, embolia gasosa, punção de câmara cardíaca ou outros órgãos, arritmia, hemo ou pneumopericárdio, pneumotórax, hemotórax, derrame pleural, lesão diafragmática, laceração de coronária e parada cardíaca.[10]

PARACENTESE

Indicações

Punção percutânea intraperitoneal com fins diagnósticos e terapêuticos.

Contraindicações

Não há descrição de contraindicação absoluta para a realização de paracentese, porém alguns cuidados devem ser tomados: evitar áreas com cicatrizes e maior chance de aderências por cirurgias prévias; não puncionar áreas com sinais de infecção tecidual; não remover grande quantidade de líquido ascítico rapidamente, pelo risco de hipotensão; evitar realizar o procedimento em pacientes com bexiga cheia.

Técnica

1. Posicionamento: posição supina com elevação da cabeça de 30 a 45 graus ou decúbito lateral.[1,9]
2. Realizar sedação e anestesia local, se necessário.
3. Assepsia.

4. Local de punção: na linha média, 2 cm abaixo da cicatriz umbilical ou em flanco esquerdo, lateralmente ao músculo reto abdominal.[1,9]
5. Inserir um jelco (16 a 22 gauge) acoplado a seringa, realizando pressão negativa, em ângulo de 45 graus, tracionando a pele em direção caudal.
6. Manter somente a porção plástica do jelco, removendo a agulha, assim que aspirar líquido.
7. Aspirar lentamente até a quantidade desejada para amostras diagnósticas ou alívio terapêutico.

Complicações

São complicações possíveis: dor, infecção, sangramento.

ORIENTAÇÕES AOS PAIS

Os responsáveis pela criança devem ser devidamente orientados quanto aos procedimentos, indicações, riscos e benefícios, participando de todo o cuidado.

✓ CONCLUSÃO

Procedimentos de emergência possuem a função de diagnosticar e tratar condições clínicas que podem ser nocivas ao paciente em curto período. É necessário que todos os passos para a realização desses procedimentos sejam feitos com cuidado e seguindo a técnica correta.

O conhecimento teórico das indicações, contraindicações, técnicas e complicações dos procedimentos mais realizados em emergências são essenciais. Além disso, treinamentos práticos com manequins e simulações garantem maior expertise em habilidades técnicas.

A disponibilidade de USG *Point of Care*, de beira leito, em emergências, pode auxiliar na indicação correta e orientar alguns dos procedimentos descritos nesse capítulo.

REFERÊNCIAS BIBLIOGRÁFICAS

1. Custer JW. Procedures. In: Custer JW, Rau RE. The Harriet Lane Handbook. XVIII. ed. Philadelphia: Elsevier MOSBY; 2009. p.69-99.
2. Tosif S, Baker A, Oakley E, Donath S, Babl FE. Contamination rates of different urine collection methods for the diagnosis of urinary tract infections in young children: an observational cohort study. J Paediatr Child Health. 2012; 48(8):659-64.
3. Tobiansky R, Evans N. A randomized controlled trial of two methods for collection of sterile urine in neonates. J Paediatr Child Health. 1998; 34(5):460-2.

4. Cologna AJ. Cistostomia. Medicina (Ribeirão Preto). 2011; 44(1):57-62. Disponível em: https://www.revistas.usp.br/rmrp/article/view/47336. Acesso em 05 fev. 2023.
5. Bajaj L, Bothner J. Urine collection techniques in infants and children with suspected urinary tract infection. UpToDate. Última atualização em 28 de janeiro de 2022.
6. Gochman RF, Karasic RB, Heller MB. Use of portable ultrasound to assist urine collection by suprapubic aspiration. Ann Emerg Med. 1991; 20(6):631-5.
7. Schwartsman BGS, Maluf Jr.P, Carneiro-Sampaio M. Pediatria Instituto da Criança e do Adolescente Hospital das Clínicas. Terapia Intensiva. 2. ed. São Paulo: Manole; 2020.
8. Resende FBB, Soares AO, Durães MPS, Duarte MPR. Procedimento Operacional Padrão: Punção Lombar e Transfontanela. POP.UMI.005. EBSERH. 2021. Disponível em: https://www.gov.br/ebserh/pt-br/hospitais-universitarios/regiao-sudeste/hc-uftm/documentos/pops/puncao_lombar_e_transfontanelar-final.pdf. Acesso em: 05 fev. 2023.
9. Reis AG, Andrade APM, Mattar APL, Kamei FM, Castelo GB. Procedimentos de emergência em pediatria. In: Pediatria Instituto da Criança Hospital das Clínicas. Pronto Socorro. São Paulo: Manole; 2009.
10. Fitch MT, Nicks BA, Pariyadath M, McGinnis HD, Manthey DE. Videos in clinical medicine. Emergency pericardiocentesis. N Engl J Med. 2012; 366(12):e17.
11. Gandhi S, Schneider A, Mohiuddin S, Han H, Patel AR, Pandian NG et al. Has the clinical presentation and clinician's index of suspicion of cardiac tamponade changed over the past decade? Echocardiography. 2008; 25(3):237-41.
12. Borges JC, Dippo JC, Martins HS. Pericardites e tamponamento pericárdico. In: Martins HS, Brandão Neto RA, Scalabrini Neto A, Velasco IT. Emergências clínicas: abordagem prática. 7.ed. Barueri: Manole; 2012. p.671-9.
13. Salem K, Mulji A, Lonn E. Echocardiographically guided pericardiocentesis: the gold standard for the management of pericardial effusion and cardiac tamponade. Can J Cardiol 1999; 15(11):1251-5.

6

SEDAÇÃO E ANALGESIA

Paula Trindade Oliveira Fraga

OBJETIVOS

- ✓ Apresentar escalas de avaliação de dor e sedação no paciente pediátrico.
- ✓ Definir os tipos de sedação.
- ✓ Revisar os principais analgésicos e sedativos.
- ✓ Apresentar os efeitos adversos dos medicamentos em questão.

INTRODUÇÃO

A realização de procedimentos invasivos no pronto-socorro pediátrico para fins diagnósticos e terapêuticos é uma prática comum no dia a dia do médico emergencista. Esses procedimentos são, na sua maioria, dolorosos e incômodos para os pacientes, além de necessitarem de imobilização para que ocorram com êxito. A dor e a ansiedade geradas nestes momentos provocam consequências fisiológicas indesejadas que podem inclusive interferir na resposta ao tratamento, como aumento do tônus simpático e maior consumo de oxigênio.[1]

A analgesia e sedação adequadas devem fazer parte das prioridades no atendimento pediátrico, objetivando diminuir danos físicos e emocionais. No entanto, apesar de necessárias, elas podem ter efeitos adversos, e por isso devem ser realizadas em ambiente adequado e por profissionais capacitados.[1]

CONCEITOS BÁSICOS

Dor

Inicialmente descrita em 1979 e com definição atualizada no ano de 2020 pela Associação Internacional para Estudo da Dor (IASP, do inglês *International As-*

sociation for the Study of Pain), atualmente é descrita como "uma experiência sensitiva e emocional desagradável associada, ou semelhante àquela associada, a uma lesão tecidual real ou potencial".[2,3]

Vale ressaltar que o impacto e a percepção da dor também são influenciados pelo histórico individual de desenvolvimento, fatores ambientais e socioculturais do paciente. Desse modo, componentes emocionais, cognitivos e comportamentais também precisam ser reconhecidos nesse processo.[4]

Analgesia

Alívio da percepção da dor, sem que haja alteração intencional do nível de consciência.[5]

Sedação

Definida como uso de medicamentos para redução do medo e ansiedade, indução de sono e conforto, além de controle motor. A *American Society of Anesthesiologists* (ASA) propõe 4 graus de sedação: 1) Sedação mínima: estado induzido por medicamentos em que o paciente é capaz de responder a comandos verbais, preservando a função circulatória e respiratória, mas com algum comprometimento da cognição e coordenação. Geralmente esse nível de sedação não é adequado para realização de procedimentos em pediatria; 2) Sedação moderada (consciente): pacientes respondem intencionalmente a comandos verbais, com ou sem estimulação tátil leve. É importante lembrar que a resposta reflexa a um estímulo doloroso não é uma resposta intencional. A via aérea se mantém pérvia, com ventilação espontânea e a estabilidade cardiovascular geralmente é mantida; 3) Sedação profunda: pacientes não podem ser facilmente despertados, não atendendo a estímulos verbais e com perda dos reflexos protetores. A resposta a estímulos dolorosos profundos segue mantida. Geralmente apresentam estabilidade hemodinâmica, mas necessitam de suporte respiratório; 4) Anestesia: ocorre perda total da consciência, não havendo resposta mesmo a estímulos dolorosos profundos. Suporte ventilatório com pressão positiva é mandatório, já que há depressão respiratória e ausência de atividade neuromuscular. Pode haver também comprometimento das funções cardiovasculares.[6]

AVALIAÇÃO DA DOR

Existe uma série de fatores a ser analisada para determinar o nível de dor de uma criança. Para isso, algumas escalas de avaliação de dor foram validadas para o uso na pediatria, levando em consideração idade e grau cognitivo de cada um.

Em crianças com idade inferior a 2 anos, a avaliação de parâmetros fisiológicos, como aumento da frequência cardíaca e pressão arterial, dilatação pupilar, sudorese e vasoconstrição periférica, auxiliam na avaliação da dor.[7] Apesar disso, esses parâmetros não devem ser utilizados como único método, já que não são específicos e podem estar relacionados a outros aspectos. Como alternativa, em conjunto utiliza-se métodos de avaliação comportamental, com base na expressão facial, movimentos corporais e intensidade e qualidade do choro.

A escala FLACC (do inglês: *Face, Legs, Activity, Cry and Consolability*) é validada para crianças entre dois meses e sete anos e pontua cinco reações à dor em uma escala de 0 a 2, totalizando até 10 pontos (Quadro 1). A escala fornece uma estrutura simples para quantificar comportamentos de dor em crianças que podem não ser capazes de verbalizar a presença ou gravidade da dor. Pontuações de 1-3 significam dor leve; 4-6, dor moderada; e 7 ou mais, dor intensa.[8]

Quadro 1 Escala FLACC

Categorias	0	1	2
Face	Nenhuma expressão particular. Sorri.	Contraída, apresenta franzir de sobrancelhas esporádico. Mostra desinteresse e introversão.	Contraída, apresenta franzir de sobrancelhas frequente. Tremores no queixo, mandíbula cerrada.
Pernas	Posição normal, relaxada.	Inquietas, agitadas ou tensas.	Chutando ou esticadas.
Atividade	Quieta, posição normal. Move-se facilmente.	Tensa, contorcendo-se.	Curvada, rígida ou com movimentos bruscos.
Choro	Sem choro (acordada ou dormindo).	Resmungo ou choramingo.	Choro constante, gritos e soluços.
Consolabilidade	Satisfeita, relaxada.	Consolável com palavras ou toques. Possível de distrair.	Difícil de consolar, confortar ou distrair.

Fonte: Adaptado de Ramalho et al., 2017.[8]

O autorrelato é a forma mais simples e confiável de avaliar a intensidade da dor, apesar de ser restrito a crianças com possibilidade de comunicação verbal. De maneira geral, após os 7 anos de idade, já é possível utilizar a Escala Analógica Visual (EVA), a mesma utilizada em adultos (Figura 1).

AVALIAÇÃO DO NÍVEL DE SEDAÇÃO

A escala *Comfort Behaviour* tem sido utilizada para avaliar o nível de sedação e consciência em diversas unidades de terapia intensiva pediátrica, podendo tam-

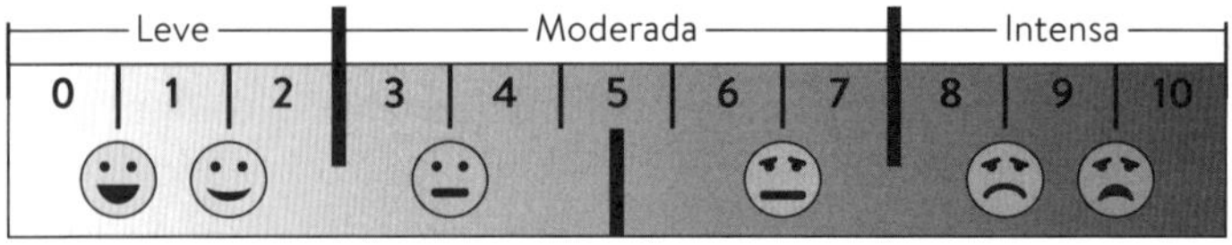

Figura 1 Escala Visual Analógica (EVA)
Fonte: adaptada de Oliveira, Roque e Maia (2019). In: Conrado MR, 2022.[9]

bém ser utilizada na emergência, apesar de menos eficiente neste ambiente. Ela analisa cinco variáveis comportamentais e três fisiológicas, atribuindo notas de 1 a 5, totalizando 8 a 40 pontos. Escores menores que 17 indicam sedação excessiva; entre 17 e 26, sedação adequada; e acima de 26, sedação insuficiente (Tabela 1).[5,6,8]

Tabela 1 Escala Comfort-B

Nível de consciência	
Sono profundo	1
Sono superficial	2
Letárgico	3
Acordado e alerta	4
Hiperalerta	5
Calma / Agitação	
Calma	1
Ansiedade leve	2
Ansioso	3
Muito ansioso	4
Amedrontado	5
Resposta respiratória (em ventilação mecânica)	
Ausência de tosse ou respiração espontânea	1
Respiração espontânea com pouca ou nenhuma resposta à ventilação	2
Tosse ou resistência ocasional ao ventilador	3
Respirações ativas contra o ventilador	4
Compete com o ventilador, tosse	5
Choro (se respiração espontânea)	
Respiração silenciosa	1
Resmungando/ choramingando	2
Reclamando (monotônico)	3
Choro	4
Gritando	5

(continua)

Tabela 1 Escala Comfort-B (*continuação*)

Movimento físico	
Ausência de movimento	1
Movimento leve ocasional	2
Movimento leve frequente	3
Movimento vigoroso de extremidades	4
Movimento vigoroso de tronco e cabeça	5
Tônus muscular	
Totalmente relaxado	1
Hipotônico	2
Tônus normal	3
Hipertônico com flexão dos dedos e artelhos	4
Rigidez extrema com flexão de dedos e artelhos	5
Tensão facial	
Totalmente relaxada	1
Tônus normal, sem tensão evidente	2
Tensão evidente em alguns músculos faciais	3
Tensão evidente em toda a face	4
Músculos faciais contorcidos	5

Fonte: adaptada de Lago, Piva e Garcia, 2014.[6]

ANALGESIA NA EMERGÊNCIA

O primeiro passo a ser instituído para o conforto e alívio da dor em pediatria são as medidas não farmacológicas. Permanência de pais e cuidadores na unidade, musicoterapia, controle da luz e ruídos, respeito ao ciclo sono-vigília, atividades lúdicas, enrolamento e sucção não nutritiva em bebês menores são alguns exemplos.[10] Além disso, analgesia e anestesia locais podem ser suficientes para alguns pacientes.

Os analgésicos sistêmicos mais utilizados na prática da pediatria serão apresentados a seguir, divididos em 2 grupos: analgésicos comuns e anti-inflamatórios não esteroidais (Quadro 2); e opioides. Preferencialmente os medicamentos devem ser administrados em ordem crescente de efeito e potência analgésica.

Analgésicos opioides

Morfina – fármaco padrão entre os opioides, de ação moderada, mas ainda assim adequado para dores moderadas a intensas. Pode ser administrado por via oral (VO), intravenosa (IV), intramuscular (IM), subcutânea (SC), epidural,

Quadro 2 Doses e peculiaridades dos analgésicos comuns e anti-inflamatórios não esteroidais mais utilizados em pediatria

Fármacos	Dose	Dose máxima	Intervalo	Peculiaridades
Paracetamol	15-20 mg/kg	90mg/kg/dia; 4000mg/dia	4 - 6 horas	Hepatotóxico. Ação antipirética dose dependente.
Dipirona	15-20 mg/kg	4000mg/dia	4 - 6 horas	Risco de agranulocitose, apesar de ocorrência ser raríssima. Uso off-label na dose de 25mg/kg/dose (equivalente a 1 gota por kg da solução oral 500mg/mL).
Ibuprofeno	5-10 mg/kg	40mg/kg; 2400mg/dia	6 - 8 horas	Ação anti-inflamatória e antitérmica. Pode causar irritação gástrica, broncoespasmo e lesão renal aguda.
Cetorolaco	0,5-1 mg/kg	15mg/dose; 60mg/dia	6 horas	Potente efeito anti-inflamatório. Pode causar lesão renal aguda, lesão de mucosa gastrointestinal e alteração na atividade plaquetária. Uso *off-label* em menores de 16 anos, a partir de 6 meses de vida. Não recomendado utilizar por mais de 2 dias.

Fonte: autoria própria, baseado em João PRD, 2017.[5]

nasal (VN) e retal (VR). Apresenta baixa solubilidade, o que explica a demora em alcançar seu efeito máximo no sistema nervoso central, cerca de 15 minutos.[4]

A administração IV da morfina deve ser guiada pela idade, peso e resposta à terapia, devendo a dose ser titulada conforme necessário. Causa vasodilatação e prurido em decorrência da liberação de histamina. Pode provocar hipotensão, depressão respiratória, broncoespasmo, retenção urinária e diminuição do esvaziamento gástrico.[4-6]

- Dose: 0,05-0,2 mg/kg, a cada 4-6 horas; ou em infusão contínua de 0,01 mg/kg/hora.

Fentanil – opioide semissintético com potência 100 vezes maior do que a morfina. Possui rápido início de ação, e mesmo em altas doses não se observa instabilidade cardiovascular significativa. Gera rápida tolerância e seu efeito adverso mais temido é a rigidez da parede torácica, relacionada a doses altas e à rápida infusão.[4-6,11]

- Dose: 1-3 mcg/kg, administrada lentamente, IV; infusão contínua de 1-5 mcg/kg/hora.

Tramadol – 10 a 15 vezes menos potente que a morfina, utilizado em dores moderadas. Tem início de ação em 20-30 minutos e duração de 3 a 7 horas. Também pode ser administrado por múltiplas vias: IV, VO, SC e IM.

Pode ocasionar tonturas e náuseas se infundido rapidamente. Raros efeitos hemodinâmicos.[4-6]

- Dose: 1-2 mg/kg/dose, podendo ser feito com intervalos de 4-6 horas.

SEDAÇÃO NA EMERGÊNCIA

A sedação em pediatria tem por objetivo controlar o comportamento e permitir a execução segura de um procedimento.[6] Para crianças cooperativas, modalidades não farmacológicas devem ser levadas em consideração, como presença dos pais, distração, uso de anestésicos tópicos e contenção física, pois podem reduzir a necessidade ou a profundidade da sedação farmacológica.

Crianças apresentam maior risco de complicações relacionadas à sedação, e isso se dá basicamente pela necessidade de graus mais profundos de sedação para realização dos procedimentos, além das características anatômicas e fisiológicas das crianças que as tornam mais suscetíveis à hipoxemia. Nesse sentido, é imprescindível que a equipe envolvida na administração de sedativos seja suficientemente treinada para prevenir e tratar os possíveis eventos adversos.

Os eventos adversos da via aérea, sistema cardiovascular e respiratório representam as principais causas de morbimortalidade associadas à sedoanalgesia na população pediátrica. Uma metanálise realizada em 2016, que incluiu 41 estudos com 13.883 procedimentos sob sedação em crianças, identificou como complicações mais frequentes: vômitos, agitação, hipóxia e apneia.[8] Com a utilização do mnemônico SAMPLE (Tabela 2) é possível lembrar os componentes essenciais do histórico médico do paciente que devem ser considerados no momento que antecede à sedação. Além disso, a monitorização completa, principalmente hemodinâmica, é mandatória.

Na sequência, são descritos os principais sedativos utilizados na emergência pediátrica.

Tabela 2 Mnemônico SAMPLE – Avaliação breve e sistemática do paciente gravemente enfermo ou que será submetido à sedação

Letra	Item avaliado
S	Sinais e sintomas do quadro atual
A	Alergias medicamentosas, alimentares ou látex
M	Medicamentos em uso
P	Passado médico – comorbidades, reações a fármacos
L	Líquidos e sólidos – tempo de jejum e tipo de alimento ingerido*
E	Eventos relacionados à sedação

*A partir de 2014, o *American College of Emergency Physicians* passou a recomendar que a sedação para procedimentos não deva ser adiada de acordo com tempo de jejum por não haver evidência de que esse tenha relação com a redução no risco de aspiração ou vômitos.[8]
Fonte: Adaptada de Ramalho et al., 2017.[8]

Midazolam

É o benzodiazepínico mais comumente utilizado, causa ansiólise, amnésia e sedação, além de ser anticonvulsivante.[10] Não tem efeito analgésico, por isso com frequência é associado a um opioide, geralmente Fentanil, na criança em ventilação mecânica. Pode ser utilizado VO, IM, VR, IV e transmucosa. Rápido início de ação, quatro vezes mais potente que o Diazepam. Pode gerar apneia e dessaturação, mas com efeito cardiovascular discreto. Gera tolerância pelo uso contínuo e pode causar abstinência após 3 dias de uso. Possui antagonista, o Flumazenil, que pode ser administrado na dose de 0,01 mg/kg, EV, e tem como efeito adverso crises convulsivas.[5,6]

- Dose: 0,1-0,4 mg/kg/dose. Máximo de 10 mg; e em infusão contínua 0,1-0,5 mg/kg/hora.

Diazepam

É o benzodiazepínico mais antigo e vem sendo substituído pelo Midazolam. Não deve ser feito IM devido à absorção errática e incompleta. Também tem ação anticonvulsivante. Administração IV pode causar flebite. Alivia rapidamente ansiedade.

- Dose: 0,05-0,2 mg/kg, IV, em bolus. Dose oral deve ser 2 a 3 vezes maior que a venosa.

Cetamina

Agente dissociativo que promove sedação, analgesia e amnésia, além de não interferir na função cardiorrespiratória, tônus muscular ou reflexos protetores.

Tem ação broncodilatadora e aumenta a frequência cardíaca, por liberar catecolaminas. Não causa aumento da pressão intracraniana. Por esses motivos é um excelente medicamento para sedação durante procedimentos na emergência, mesmo em pacientes em choque. Pode ser administrada IV, IM, VN ou VO. Se utilizada IV, tem início de ação em 1-2 minutos, e recuperação de 30-60 minutos. As reações adversas incluem náuseas, vômitos, alucinações, aumento da salivação e das secreções respiratórias, além de laringoespasmo e apneia.

- Dose: 1-2 mg/kg/dose para sedação; e 2-4 mg/kg/dose para analgesia. Pode ser utilizada em infusão contínua na dose de 10-40 mcg/kg/minuto, associada a outro medicamento com ação sedativa.

Dexmedetomidina

Fármaco agonista relativo seletivo alfa-adrenérgico que produz sedação consciente única e analgesia, sem depressão respiratória. Causa diminuição da frequência cardíaca, podendo ser usado em pacientes com comprometimento hemodinâmico com elevada taquicardia em decorrência do uso de aminas vasoativas. É uma boa alternativa de sedativo para realização de procedimentos radiológicos diagnósticos, punção de acessos centrais, broncoscopia, laringoscopia e no uso de ventilação não-invasiva.[12] Pode ser utilizado também em pacientes em uso de benzodiazepínicos e opioides em altas doses, com objetivo de iniciar desmame e consequentemente evitar delirium/abstinência.

- Dose: 0,3-1 mcg/kg/h, IV, em infusão contínua.

Apresentação disponível de 100 mcg/mL. Sugere-se que 1 ampola (2mL) seja diluída em 48 mL de soro fisiológico 0,9%, formando uma solução de 4 mcg/mL. A partir daí, calcula-se o mL/h para infusão.

Propofol

Agente anestésico de ação ultrarrápida, ocasionando sedação imediata. Pode gerar hipotensão passageira mesmo em pacientes estáveis hemodinamicamente, além de queda de saturação de oxigênio e apneia. Outra possível complicação é a Síndrome da infusão de Propofol, ainda de patogênese desconhecida, que gera bradicardia refratária aguda associada à acidose metabólica, rabdomiólise, mioglobinúria ou hepatomegalia. Sendo assim, seu uso na emergência deve ser cauteloso e limitado à sedação para procedimento de curta duração.[6,13]

- Dose: 1-2 mg/kg em bolus, seguida de doses intermitentes menores (0,5 mg/kg a cada 30 minutos, se houver sinais de diminuição do seu efeito).

DESAFIOS ATUAIS

Apenas em 2016, emergência e urgência pediátricas se tornaram uma área de atuação reconhecida pelas instituições médicas brasileiras. Porém, a especialização nesta área segue pouco estimulada ainda hoje, com pouca oferta de cursos de residência médica ou pós-graduação. Com isso, grande parte dos pediatras não possui formação específica e se sente insegura em lidar com crianças gravemente enfermas; ou ainda, em realizar procedimentos mais complexos na emergência, como aqueles que exigem sedação.

As complicações relacionadas à sedação, bem como a tolerância, dependência e abstinência provocadas por fármacos sedativos e alguns analgésicos não devem limitar seu uso na emergência.[7] Sempre que possível, esses medicamentos devem ser substituídos por outros que não possuem tais características. Além disso, é fundamental conhecer os efeitos adversos e o tratamento das complicações relacionadas à sedação para obter êxito no procedimento e garantir a segurança do paciente.

ORIENTAÇÕES AOS PAIS

É primordial esclarecer aos familiares da criança em atendimento sobre o quadro clínico atual, os procedimentos que venham a ser necessários e a necessidade do uso de sedativos, bem como suas possíveis complicações. O desconhecimento das patologias, a incerteza do desfecho clínico e, muitas vezes, a dificuldade de comunicação com a equipe médica, geram ansiedade também nos familiares. Por isso deve-se ter cuidado especial na atenção a essas famílias, por serem elas um elo entre a criança e a equipe médica.

✓ CONCLUSÃO

As experiências dolorosas e de ansiedade às quais as crianças atendidas na emergência são expostas devem ser valorizadas e tratadas, sempre que possível, de maneira antecipatória.[7] A correta indicação da sedação, o ambiente preparado adequadamente e o amplo conhecimento sobre os medicamentos citados neste capítulo e seus efeitos adversos trazem maior segurança e chance de êxito no procedimento.

Não há consenso em relação a qual fármaco é melhor para analgesia e sedação em crianças. A escolha deve partir da avaliação individual dos pacientes e suas patologias, além da expertise do profissional que acompanha o caso.[14]

REFERÊNCIAS BIBLIOGRÁFICAS

1. Mencía S, López-Herce J, Freddi N. Analgesia and sedation in children: practical approach for the most frequent situations. J Pediatr (Rio J). 2007;83(2 Suppl):S71-82.
2. Raja SN, Carr DB, Cohen M, Finnerup NB, Flor H, Gibson S, et al. The revised IASP definition of pain: concepts, challenges, and compromises. Pain. 2020;161(9):1976-82.
3. DeSantana JM, Perissinotti DM, Oliveira Junior JO, Correia LM, Oliveira CM, Fonseca PR. Definition of pain revised after four decades. BrJP. São Paulo. 2020;3(3):197-8.
4. Nair S, Neil MJE. Pediatric pain: physiology, assessment and pharmacology. Anaesthesia tutorial of the week 289. 2013. In: World Federation of Societies of Anaesthesiologists (WFSA) Disponível em: https://resources.wfsahq.org/atotw/paediatric-pain-physiology-assessment-and-pharmacology-anaesthesia-tutorial-of-the-week-289/. Acesso em: 05 fev. 2023.
5. João PRD. Sedação e analgesia no pronto-socorro. In: Simon Jr H, Pascolat G. Proemped – programa de atualização em emergência pediátrica. Ciclo 1 (v.1). Porto Alegre: Artmed Panamericana; 2017. 13-45 p.
6. Lago PM, Piva JP, Garcia PCR. Analgesia e Sedação em UTIP. In: Piva JP, Garcia PCR, organizators. Piva & Celiny: Medicina Intensiva em Pediatria. 2.ed. Rio de Janeiro: Revinter; 2014. 1103-26 p.
7. Lago PM, Piva JP, Garcia PCR, Sfoggia A, Knight G, Ramelet A, et al. Sedatives, analgesics, invasive procedures, intensive care unit. J Pediatr (Rio J). 2003;79(Supl.2):S223-30.
8. Ramalho CE, Bretas PM, Schvartsman C, Reis AG. Sedation and analgesia for procedures in the pediatric emergency room. J Pediatr (Rio J). 2017;93:2-18.
9. Oliveira, Roque e Maia (2019). Escala visual analógica. In: Conrado MR. Dimensões da dor. 2022 6 mai. In: Revista Afeto. Disponível em: https://www.revistaafeto.com.br/artigo/dimensoes-da-dor/. Acesso em: 05 fev. 2023.
10. Motta E, Luglio M, Delgado AF, Carvalho WB. Importance of the use of protocols for the management of analgesia and sedation in pediatric intensive care unit. Rev Assoc Med Bras. 2016;62(6):602-9.
11. Colleti Junior J, Araujo OR, Andrade AB, Carvalho WB. Práticas relacionadas à avaliação de sedação, analgesia e delirium entre pediatras intensivistas no Brasil. Einstein (São Paulo). 2020;18:eAO5168.
12. Reis F, Afonso J. Dexmedetomidina: papel atual em anestesia e cuidados intensivos. Rev Bras Anestesiol. 2012; 62(1):118-33.
13. Paul M. Propofol Infusion Syndrome. 2020. In: World Federation of Societies of Anaesthesiologists (WFSA) Disponível em: https://resources.wfsahq.org/atotw/propofol-infusion-syndrome/. Acesso em 05 fev. 2023.
14. Telechea H, Idiarte L, Pardo L, Mondada S, Silva A, Silveira L, et al. Evaluación del uso de sedación y analgesia en niños con asistencia ventilatoria mecánica. Arch Pediatr Urug. 2019; 90(1):6-11.

7

FLUIDOTERAPIA DE MANUTENÇÃO

Hanna Diniz dos Santos Araújo
Júlia Crossetti de Castro
Paula de Camargo Traldi

OBJETIVOS

- ✓ Compreender as indicações de fluidoterapia isotônica de manutenção.
- ✓ Orientar a prescrição de hidratação intravenosa de manutenção.

INTRODUÇÃO

A prescrição de hidratação intravenosa é uma prática diária no tratamento de crianças e adolescentes em ambiente intra-hospitalar, sendo indicada tanto para manutenção quanto para a reposição de fluidos, glicose e eletrólitos.[1,2]

O objetivo de uma hidratação de manutenção é a preservação do volume extracelular, evitando sobrecarga ou depleção volêmicas e distúrbios eletrolíticos.[3,4]

A osmolaridade plasmática é determinada pela concentração de solutos no plasma.[2] Em condições normais, os principais solutos circulantes são os sais de sódio (bicarbonato de sódio e cloreto de sódio), glicose, ureia. Aproximadamente 93% do conteúdo plasmático é aquoso, sendo a concentração de sódio nesta solução de 154 mEq/L e a osmolaridade de 308 mOsm/L, semelhante aos valores encontrados no cloreto de sódio 0,9%. As soluções isotônicas são definidas por apresentarem concentração de sódio entre 135 e 144 mEq/L, semelhante ao plasma, enquanto as soluções hipotônicas possuem uma concentração de sódio mais baixa que o plasma.[5]

Por décadas, a prescrição de fluidoterapia hipotônica em relação ao plasma aquoso foi utilizada de forma rotineira na faixa etária pediátrica, a despeito de poucos estudos na área. A fórmula de Holliday e Segar é utilizada desde 1957 para o cálculo do volume de líquido necessário para reposição volêmica diária e leva em consideração o gasto energético e o peso do paciente.[3,4] A recomendação para o aporte de sódio, potássio e cloreto utilizou como base a concentração desses eletrólitos nos leites humano e de vaca, estimando-se cerca de 3 mEq/100Kcal/dia de sódio e 2 mEq/100Kcal/dia de potássio e cloreto.[4] O resultado é um soro hipotônico em relação ao plasma, com concentração de sódio de 30 mEq/L, aumentando significativamente o risco de hiponatremia em crianças enfermas.[1,2]

A hiponatremia é a alteração eletrolítica mais comum em pacientes hospitalizados, acometendo cerca de 15-30% dessa população.[1,6] Seu mecanismo fisiopatológico envolve déficit de sódio ou excesso de água livre, seja por aumento da oferta ou por incapacidade de excreção dela.[1,5,6] A manifestação clínica varia de assintomática a quadros graves, podendo se apresentar com confusão mental, cefaleia, convulsões, coma ou até mesmo morte.[5] A hiponatremia grave é causa de injúria cerebral e deve ser evitada na prática clínica.

Em 2016, a Academia Americana de Pediatria (AAP, do inglês *American Academy of Pediatrics*) reuniu um grupo de especialistas e elaborou uma diretriz para hidratação venosa baseada em ensaios clínicos randomizados bem desenhados e revisões sistemáticas. Desde então, recomenda-se a prescrição de solução isotônica para pacientes pediátricos na faixa etária de 28 dias a 18 anos de idade, em detrimento do soro hipotônico.[5] Essa medida reduz a incidência de hiponatremia sem aumentar outros riscos, dentre eles a hipernatremia e acidose.[5,6]

Não foram contemplados nos estudos pacientes recém-nascidos ou maiores de 18 anos, portadores de doença hepática, cardiopatias congênitas ou adquiridas, câncer, disfunção renal, diabetes insipidus, diarreia profusa, queimaduras graves ou em pós-operatório de neurocirurgia.[5] Nesses casos, deve-se individualizar a prescrição conforme a patologia e faixa etária em questão.[3]

FISIOPATOLOGIA

A fluidoterapia isotônica reduz não só o risco de hiponatremia, mas também os de hipervolemia e de queda da osmolaridade. A retenção de água livre atrelada ao hormônio antidiurético (ADH, do inglês *antidiuretic hormone*) é maior com a oferta de soros hipotônicos e está relacionada ao aumento de mortalidade em pacientes graves.[4,6]

Diversos estudos demonstraram que a utilização de soluções isotônicas para hidratação de manutenção é segura e não aumentou os riscos de hipernatremia, flebite, hipertensão arterial ou acidose metabólica hiperclorêmica.[4]

Por outro lado, pacientes com comorbidades, como disfunção cardíaca, insuficiência hepática ou renal, podem evoluir com hipervolemia, com soros isotônicos, pelo excesso de água e sódio. Pacientes com hipermetabolismo, hiperventilação, aumento de perdas insensíveis, diarreia, entre outros, podem necessitar, além da fluidoterapia basal de manutenção, de reposição adicional de volume, água livre e/ou eletrólitos. Assim, a oferta hídrica e a tonicidade escolhidas devem levar em consideração as particularidades de cada caso.

INDICAÇÕES

A fluidoterapia de manutenção está indicada na emergência após a reposição volêmica (etapas rápidas de 10 a 20 mL/kg de solução cristaloide), quando o paciente já se encontra hidratado e/ou com choque resolvido, porém a oferta enteral adequada ainda não é possível.

Soros isotônicos devem ser a primeira escolha para hidratação intravenosa de manutenção.[1,4-6] Suas contraindicações são: recém-nascidos < 28 dias, pacientes neurocirúrgicos, oncológicos, com cardiopatias congênitas ou adquiridas, doença hepática, disfunção renal, diabetes insipidus, hipertensão arterial, queimaduras, diarreias volumosas, pacientes com natremia > 150 mEq/L ou > 18 anos de idade.

Pacientes pediátricos com necessidade de terapia intravenosa de reposição e manutenção devem ter gasometria, dosagem de glicemia e eletrólitos na admissão e após 12 a 24 horas. A liberação da dieta via enteral, a redução e suspensão da hidratação venosa devem ocorrer o mais precocemente possível.

PRESCRIÇÃO DA HIDRATAÇÃO VENOSA DE MANUTENÇÃO

Dentro do conceito de fluidoterapia isotônica, existem algumas formas de cálculo do volume das soluções que compõem a hidratação intravenosa de manutenção. A seguir será indicado o passo a passo, com exemplos, de como calcular e prescrever um soro isotônico:

1. Primeiro passo: definir a oferta hídrica diária do paciente — volume a ser ofertado em 24 horas.
   Utiliza-se a fórmula de Holliday-Segar para cálculo do volume a ser infundido em 24 horas (Tabela 1).[7]

Tabela 1 Reposição hídrica segundo fórmula de Holliday-Segar (cada 100 Kcal correspondem a 100 mL)

Peso	Volume em 24 h
< 10 kg	100 mL/kg
10-20 kg	1.000 mL + 50 mL/kg acima dos 10 kg
> 20 kg	1.500 mL + 20 mL/kg acima dos 20 kg Máximo 2.400 mL

Fonte: Holliday e Segar, 1957.[7]

O soro glicosado a 5% (SG5%) é o mais indicado para uso como solução de base, proporcionando uma oferta basal de glicose.
Ex.: Paciente de 12 kg: 10 × 100 mL + 2 × 50 mL = 1.100 mL de SG5% em 24 horas.

2. Segundo passo: definir o volume de SG5% por etapa.
Dividir o volume total pelo número de etapas em 24 horas.
Ex.: 4 etapas em 24 horas, prescrição a cada 6 horas.
Paciente de 12 kg = 1.100 mL de SG5% em 24 horas.
1.100 mL ÷ 4 = 275 mL de SG5% por etapa a cada 6 horas.

3. Terceiro passo: definir o volume de sódio da solução isotônica.
A. Cálculo baseado na concentração de sódio:
140 mEq ---------- 1.000 mL
X ------------------ 275 mL
X = mEq de sódio por etapa
X = 38,5 mEq
A solução de NaCl20%, comumente utilizada, contém 3,42 mEq/mL de sódio. Assim, o volume de NaCl20% será: 38,5 ÷ 3,42 = 11,26 mL de solução de NaCl20% por etapa.
B. Fórmula prática baseada na osmolaridade desejada:

$$\frac{(\text{Volume da etapa} \times \text{Osmolaridade desejada})}{\text{Osmolaridade de NaCl20\%}} = \text{volume de NaCl20\% da etapa}$$

Ex.: Paciente de 12 kg = 275mL de SG5% por etapa a cada 6 horas.
(275 mL × 300)/6845 = 12,05 mL de NaCl20%.
A osmolaridade desejada (300) é equivalente à osmolaridade plasmática. A osmolaridade da solução NaCl20% é 6845 mOsml/L. Assim, utilizando-se essa fórmula, a solução final, incluindo o volume da solução de cloreto de potássio, terá aproximadamente 140 mEq/L, valor dentro da faixa recomendada para hidratação isotônica (135 a 145 mEq/L de concentração de sódio).

4. Quarto passo: definir o volume de potássio para a etapa.
A solução deve conter 2 a 2,5 mEq/100 Kcal/dia de potássio ou concentração de 25 mEq/L.
A. Cálculo a partir de 2,5mEq/100Kcal/dia de potássio:
Ex.: Paciente de 12 kg = 1.100 mL de SG5% em 24 horas.
Peso "calórico" = volume final/100, uma vez que 100 Kcal demandam 100 mL de líquidos.[5,7]

2,5 mEq de potássio × 11 (peso calórico) = 27,5 mEq em 24 horas.
27,5 ÷ 4 (etapas) = 6,88 mEq de potássio por etapa.

- Utilizando-se da solução cloreto de potássio a 10% (KCl10% – 1,34 mEq/mL):
  6,88 mEq ÷ 1,34 = 5,13 mL de KCl10% por etapa.
- Utilizando-se da solução de cloreto de potássio a 19,1% (KCl19,1% – 2,56 mEq/mL):
  6,88 mEq ÷ 2,56 = 2,69 mL KCl19,1% por etapa.

B. Cálculo pela concentração de 25 mEq/L de potássio em 24 horas.
Ex.: Paciente de 12 kg = 1.100 mL de SG 5% em 24 horas. 1100 mL ÷ 4 = 275 mL de SG5% por etapa.
25 mEq ---------- 1.000 mL
X ------------------ 275 mL
X = mEq de potássio por etapa
X = 6,88 mEq por etapa
6,88 ÷ 1,34 = 5,13 mL de solução de KCl10% por etapa
Ou 6,88 ÷ 2,56 = 2,69mL de solução de KCl19,1% por etapa

5. Quinto passo: prescrição completa:
Ex.: Paciente de 12 kg = 1100 mL de SG5% em 24 horas.
1.100mL ÷ 4 = 275mL de SG5% por etapa
SG5% ------------ 275 mL
NaCl20% ------- 12 mL (aproximando)
KCl10% --------- 5 mL (aproximando)
Volume total da etapa = 292 mL em 6 horas
Velocidade de infusão = 48,67 mL/ hora

A recomendação da Sociedade Brasileira de Pediatria (SBP) para fluidoterapia isotônica propõe para cálculo os seguintes parâmetros: oferta hídrica 100 mL/Kcal, Sódio 136 mEq/L e Potássio 25 mEq/L.[4] Para uma criança de 10 kg o resultado seria a seguinte prescrição:

SG5% ----------1.000 mL
NaCl20% ----- 40 mL
KCl19,1% -----10 mL
Volume total 1.050 mL em 24 h.

No caso de solução de KCl a 10%, o volume equivalente seria aproximadamente 20 mL.

Para calcular o volume das soluções de sódio e potássio, também é possível calcular o volume da oferta hídrica diária (SG5%) pela fórmula de Holliday-Segar e usar regra de 3 simples para encontrar o volume das soluções de sódio e de potássio.

✓ CONCLUSÃO

Nos últimos vinte anos, evidências científicas apontam para o benefício da prescrição de soro de manutenção isotônico em detrimento de soluções hipotônicas. A AAP reitera essa recomendação e orienta em sua última diretriz de 2018 o uso rotineiro de soluções isotônicas para crianças e adolescentes entre 28 dias e 18 anos de idade, de forma a diminuir o risco de hiponatremia e suas complicações.[5]

REFERÊNCIAS BIBLIOGRÁFICAS

1. Wang J, Xu E, Xiao Y. Isotonic versus hypotonic maintenance IV fluids in hospitalized children: a meta-analysis. Pediatrics. 2014;133(1):105-13.
2. Somers MJ. Maintenance intravenous fluid therapy in children. UpToDate. Última atualização em 30 de agosto de 2021.
3. Zidoro EJS, Koliski A. Fluidoterapia de manutenção em crianças doentes: estado da arte. Resid Pediatr. 2019;9(3):347-54.
4. Sociedade de Pediatria de São Paulo. Departamento de Terapia Intensiva. Naspitz L, Souza RL, Hirschheimer MR. Recomendações para uso de fluidoterapia isotônica. Atualização de Condutas em Pediatria. Nº 78. Setembro 2016.
5. Feld LG, Neuspiel DR, Foster BA, Leu MG, Garber MD, Austin K, et al; Subcommittee on fluid and electrolyte therapy. Clinical Practice Guideline: Maintenance Intravenous Fluids in Children. Pediatrics. 2018;142(6):e20183083.
6. Alves JTL, Troster EJ, Oliveira CAC. Solução salina isotônica como fluidoterapia de manutenção intravenosa para prevenir hiponatremia adquirida em crianças hospitalizadas. J Pediatr (Rio J). 2011;87(6):478-86.
7. Holliday MA, Segar WE. The maintenance need for water in parenteral fluid therapy. Pediatrics.1957;19:823-32.

8

CHOQUE

Camila Ferrer Carvalho dos Santos
Camila Macedo Botelho
Ricardo Mannato Bolelli

OBJETIVOS

- ✓ Compreender a fisiopatologia do choque e determinar suas diferentes etiologias.
- ✓ Reconhecer os sinais clínicos precoces do choque.
- ✓ Orientar o tratamento precoce com estabilização e fluidoterapia.

INTRODUÇÃO

O choque é definido como um estado fisiológico de perfusão inadequada dos tecidos para atender às necessidades metabólicas e à oxigenação tecidual. Pode ser resultante de volume sanguíneo ou capacidade de transporte de oxigênio inadequados (choque hipovolêmico), má distribuição do volume (choque distributivo e séptico), obstrução do fluxo sanguíneo (choque obstrutivo) ou contratilidade cardíaca debilitada (choque cardiogênico). A identificação ágil do quadro clínico e o tratamento precoce na primeira hora após sua instalação são cruciais para prevenir a progressão e consequente prognóstico desfavorável.[1,2]

FISIOPATOLOGIA

A perfusão de oxigênio (O_2) adequada está diretamente relacionada à concentração arterial de O_2, que varia de acordo com a sua saturação arterial e a concentração de hemoglobina no sangue, e o débito cardíaco (produto do débito sistólico pela frequência cardíaca). O volume sistólico é a quantidade de sangue ejetada pelo coração a cada contração, sendo determinado pelo estiramento da fibra muscular antes do início da contração (pré-carga), a contratilidade cardíaca e a resistência sistêmica à ejeção do sangue do ventrículo (pós-carga). Em crianças mais novas, a função contrátil é reduzida por menor massa cardíaca, assim, o débito cardíaco é mais dependente de uma frequência cardíaca elevada, o que reduz a reserva cardíaca para situações de estresse. Dessa forma, quanto mais nova a criança, mais difícil é para o organismo sustentar uma perfusão tecidual adequada a partir da elevação do débito cardíaco.

Desse modo, é necessária a utilização de mecanismos compensatórios neuro-hormonais periféricos, com aumento da resistência vascular periférica (RVP) por vasoconstricção e redirecionamento do fluxo sanguíneo para órgãos mais nobres (cérebro, coração, pulmões, adrenais). Em fases iniciais, o choque pode estar compensado com esses mecanismos fisiológicos, mantendo uma pressão arterial adequada. No entanto, se não há intervenção nesse momento, a perpetuação do fator de estresse pode superar a capacidade de resposta do organismo e evoluir à descompensação do choque, com hipotensão sistólica e iminência de parada cardiorrespiratória (PCR).[1,3]

A depender do subtipo de choque, há diferenças consideráveis na fisiopatologia específica, bem como história clínica, exame físico e diagnóstico.

CHOQUE HIPOVOLÊMICO

O choque hipovolêmico tem como etiologia a diminuição do volume sanguíneo circulante, secundário à hemorragia, principalmente nos casos de trauma, ou por perda de fluidos (gastrointestinal, renal ou escape capilar). Portanto, enquadram-se como fontes de perda de volume que podem levar a este tipo de choque: diarreia e/ou vômito, hemorragia, diurese osmótica, extravasamento capilar (sepse, processos intra-abdominais com perdas para terceiro espaço, como pancreatite, intussuscepção, apendicite), ingestão inadequada de líquidos e aumento de perdas insensíveis (febre ou queimaduras). Em todo o mundo, o choque hipovolêmico por doença diarreica é uma das principais causas de morte entre crianças menores de cinco anos de idade e é especialmente prevalente em países subdesenvolvidos.[4]

Na anamnese pode-se identificar a origem da perda de volume, o que impacta diretamente no manejo do choque. A partir do exame físico e da avaliação inicial, também é possível definir a gravidade e classificação da perda volêmica, de acordo com o que é representado nos Quadros 1 e 2.[1]

Quadro 1 Classificação da gravidade da desidratação

Gravidade da desidratação	Perda de peso em bebês (mL/kg)	Perda de peso em adolescentes (mL/kg)	Sinais clínicos
Leve	5% (50)	3% (30)	Mucosas secas, oligúria
Moderada	10% (100)	5% a 6% (50-60)	Turgor alterado, fontanela funda, oligúria acentuada, taquicardia, taquipneia
Grave	15% (150)	7% a 9% (70-90)	Taquicardia acentuada, taquipneia, pulsos distais de fracos a ausentes, pressão de pulso estreita, anúria, hipotensão e alteração do estado mental

Fonte: adaptado de *American Heart Association*, 2021.[1]

Quadro 2 Classificação da perda volêmica hemorrágica

Classificação	Características
Classe I	Resulta de perda aguda de até 15% do volume sanguíneo. Pacientes geralmente respondem bem à reposição de líquidos cristaloides.
Classe II	Resulta de perda aguda de 15 a 30% do volume sanguíneo. As alterações fisiológicas incluem taquicardia leve e taquipneia, com enchimento capilar levemente retardado e diminuição do débito urinário. Os pacientes geralmente podem ser estabilizados com solução cristaloide, embora possam necessitar de hemoderivados.
Classe III	Resulta de perda aguda de 30 a 40% do volume sanguíneo. Estão presentes taquicardia, taquipneia, hipotensão, enchimento capilar retardado, estado mental alterado e oligúria. A ressuscitação com solução cristaloide imediata é necessária, porém a maioria dos pacientes também precisará de hemoderivados.
Classe IV	Resulta de perda aguda de 40% ou mais do volume sanguíneo. Os sinais de choque estão presentes e ameaçam a vida. Os pacientes geralmente estão frios e pálidos, com rebaixamento do sensório, taquipneia e taquicardia marcantes e anúria. As crianças devem receber rapidamente hemoderivados. A intervenção cirúrgica é frequentemente necessária para controlar a hemorragia.

Fonte: adaptado de *American Heart Association*, 2021.[1]

CHOQUE CARDIOGÊNICO

O choque cardiogênico ocorre por comprometimento da contratilidade miocárdica, levando à redução do débito cardíaco e, consequentemente, à hipoperfusão tecidual. Pode ter causa cardíaca ou não cardíaca, de origem congênita ou adquirida. Na faixa etária pediátrica, as possíveis causas são cardiopatias congênitas, cardiomiopatias, arritmias, miocardites, pós-operatórios de cirurgias cardíacas, distúrbios metabólicos, injúrias isquêmicas, intoxicação exógena, acidentes por animais peçonhentos e doença de Kawasaki grave.[1,2]

Quanto à fisiopatologia do choque cardiogênico, diante de redução de contratilidade miocárdica, nota-se a presença de sinais de hipoperfusão, tais como taquicardia, extremidades frias, hipotensão, alteração do nível de consciência, oligúria/anúria. Quando há pressão de enchimento ventricular esquerdo elevada, sinais de congestão como ortopneia, turgência jugular, hepatomegalia, anasarca, crepitação pulmonar e ritmo de galope cardíaco podem ser observados.[5]

Classifica-se o choque cardiogênico de acordo com sua fisiopatologia, como exposto no Quadro 3.[1]

Quadro 3 Fisiopatologia do choque cardiogênico

Tipo de choque cardiogênico	Fisiopatologia	Clínica
Frio e úmido	Redução da contratilidade miocárdica e pressão de enchimento ventricular esquerdo elevada (disfunção sistólica e diastólica)	Sinais de hipoperfusão e congestão
Frio e seco	Redução da contratilidade miocárdica e pressão de enchimento ventricular esquerdo baixa (disfunção sistólica)	Sinais de hipoperfusão
Quente e úmido	Contratilidade miocárdica normal e pressão de enchimento ventricular esquerdo elevada (disfunção diastólica)	Sinais de congestão

Fonte: adaptado de *American Heart Association*, 2021.[1]

CHOQUE OBSTRUTIVO

O choque obstrutivo resulta da obstrução mecânica do coração ou dos grandes vasos e, consequentemente, da redução do fluxo de saída de sangue do ventrículo, com queda crítica no suprimento global de O_2. Dessa forma, compreende-se como um quadro grave que pode evoluir rapidamente para PCR. Pode ocorrer por causas adquiridas, como tamponamento cardíaco, tromboembolismo pulmonar e pneumotórax hipertensivo, ou causas congênitas, como coarctação da aorta, interrupção de arco aórtico e estenose valvar aórtica grave.[3]

Além dos sinais clínicos habituais de choque já descritos, no pneumotórax hipertensivo, observam-se taquidispneia, redução do murmúrio vesicular e timpanismo à percussão no lado afetado. Mais tardiamente, podem ocorrer hipotensão, turgência jugular, desvio da traqueia para o lado não afetado e cianose. No tamponamento cardíaco, há turgência jugular, hipotensão e abafamento de bulhas (tríade de Beck), além de pressão de pulso convergente e pulso paradoxal. No tromboembolismo pulmonar, observa-se taquidispneia, dor torácica, hipotensão e cianose. Nas cardiopatias dependentes do canal arterial, recém-nascidos evoluem para choque após período de fechamento de canal arterial, com clínicas variáveis de acordo com a cardiopatia de base.[1]

CHOQUE DISTRIBUTIVO

O choque distributivo consiste em um estado clínico de vasodilatação periférica que leva à distribuição inadequada do volume e do fluxo sanguíneo para os tecidos. Este grupo inclui choque séptico, anafilático e neurogênico.[1,2]

O choque anafilático é caracterizado por uma resposta multissistêmica aguda causada por reação intensa a um medicamento, vacina, alimento, toxina, planta ou outro antígeno e se apresenta como estado de venodilatação, vasodilatação arterial e aumento da permeabilidade capilar, podendo ocorrer em questão de segundos a minutos após a exposição.[1]

O choque neurogênico se caracteriza pela perda generalizada de tônus vascular, mais frequentemente após uma lesão superior da coluna cervical. Normalmente, o sistema nervoso simpático aumenta a frequência cardíaca em resposta à hipotensão, no entanto, no choque neurogênico, a perda súbita dos sinais do sistema nervoso simpático para o músculo liso nas paredes vasculares resulta em vasodilatação descontrolada e incapacidade de elevar a frequência cardíaca em resposta à hipotensão. Por isso, o débito cardíaco e o fluxo sanguíneo para os tecidos diminuem.[1]

O choque séptico será mais detalhado no tópico a seguir.

CHOQUE SÉPTICO

O choque séptico é causa frequente de choque nas crianças e seu diagnóstico e tratamento precoces podem reduzir drasticamente a sua morbimortalidade. Ele é caracterizado como uma evolução clínica desfavorável de um quadro de sepse, definido como uma síndrome de resposta inflamatória sistêmica (SRIS) decorrente de uma infecção confirmada ou suspeita (Quadro 4).

A fisiopatologia de seu desenvolvimento envolve interações complexas entre o sistema imune do hospedeiro e o patógeno envolvido, usualmente bacteriano. Há modulação de resposta imune adaptativa, ativação do sistema complemento, produção excessiva de óxido nítrico e indução de mediadores pró-inflamatórios,

Quadro 4 Critérios diagnósticos de SRIS

Presença de dois ou mais critérios, sendo obrigatória presença de alteração na temperatura ou contagem leucocitária
1. Temperatura central > 38,5 °C ou < 36 °C
2. Taquicardia (maior que dois desvios-padrão do normal para idade) ou bradicardia em menores de 1 ano
3. Frequência respiratória aumentada (maior que dois desvios-padrão do normal para idade)
4. Leucocitose, leucopenia ou mais que 10% de leucócitos imaturos

Fonte: Goldstein et al., 2005.[7]

determinando uma má distribuição vascular com consequente redução da perfusão tecidual, disfunção endotelial e coagulopatias e depressão miocárdica.[6]

A sepse grave é definida por disfunção cardiovascular, síndrome do desconforto respiratório agudo ou duas ou mais disfunções orgânicas (Quadro 5). O choque séptico, por fim, não exige hipotensão para diagnóstico, uma vez que ela tende ser um achado tardio do choque descompensado, sendo definida pela manutenção de disfunção cardiovascular a despeito de administração de 40 mL/kg de solução salina isotônica em uma hora.[7,8] Diferentemente do que ocorreu com a atualização dos critérios diagnósticos de sepse e choque séptico em adultos com a Campanha Sobrevivendo a Sepse/Sepsis-3, ainda não há consenso sobre a validação dos critérios para a população pediátrica.[6]

Quadro 5 Critérios de disfunção orgânica

Critérios de disfunção orgânica
Disfunção cardiovascular: hipotensão (pressão arterial menor que o percentil 5 para idade), necessidade de droga vasoativa para manter pressão arterial normal ou dois dos seguintes itens: • Acidose metabólica inexplicada (déficit de base maior que 5 mEq/L) • Aumento do lactato arterial maior que duas vezes o limite da normalidade • Oligúria (débito urinário menor que 1 mL/kg/h) • Perfusão periférica lenta • Diferença entre temperatura axilar e central maior que 3 graus.
Disfunção respiratória: $PaO_2/FiO_2 < 300$, $PaCO_2 > 65$ mmHg ou 20 mmHg maior que o basal, necessidade de $FiO_2 > 50\%$ para manter saturação > 92% ou necessidade de ventilação mecânica invasiva.
Disfunção neurológica: Escala de Coma de Glasgow < 12 ou alteração mental aguda.
Disfunção hematológica: plaquetas < 80.000/microl, INR > 2.
Disfunção renal: elevação da creatinina em duas vezes o basal ou o esperado para idade
Disfunção hepática: bilirrubina total > 4 mg/dL ou alanina aminotransferase > 2 vezes o limite para idade

FiO_2: Fração Inspirada de Oxigênio; INR: Razão Normalizada Internacional; $PaCO_2$: Pressão Parcial de CO_2; PaO_2: Pressão Parcial de O_2.
Fonte: Goldstein et al., 2005.[7]

EXAMES COMPLEMENTARES

Podem ser solicitados exames complementares laboratoriais e radiológicos conforme a suspeita etiológica do choque (Quadros 6 e 7).

TRATAMENTO

O tratamento dos diferentes tipos de choque envolve medidas em comum que visam à estabilização inicial do paciente. O objetivo do tratamento é restabelecer

Quadro 6 Exames laboratoriais relevantes nos diferentes tipos de choque

Hemograma completo	Permite avaliação do grau de anemia no choque hipovolêmico hemorrágico, disfunção plaquetária e leucometria no choque séptico.
Tipagem sanguínea e prova cruzada	Necessário para transfusão sanguínea no choque hipovolêmico hemorrágico.
Eletrólitos e cálcio iônico	Distúrbios hidroeletrolíticos frequentemente acompanham os quadros de choque hipovolêmico e séptico. A hipocalcemia afeta a função miocárdica e o tônus vascular, devendo ser corrigida quando presente. Hipercalemia pode estar presente, secundária à disfunção renal e acidose.
Gasometria arterial	Acidose lática frequentemente está presente em decorrência da perfusão tecidual inadequada característica do choque.
Lactato sérico	Deve ser colhido de um vaso com fluxo livre em todos os casos de choque.
Bilirrubina total e alanina aminotransferase	Quando alteradas, podem indicar disfunção orgânica.
Ureia e creatinina	Quando alteradas, podem indicar hipovolemia importante ou disfunção orgânica.
Coagulograma	Alterações podem ser encontradas na coagulação intravascular disseminada (CIVD) ou disfunção orgânica.
Glicemia capilar	Pode ocorrer hipoglicemia por aumento da demanda metabólica ou hiperglicemia em resposta à situação de estresse no choque.
Proteína C-reativa e procalcitonina	Podem ser úteis no manejo dos quadros sépticos.
CKMB, troponina, NT ProBNP	Devem ser solicitados para avaliação inicial de lesão miocárdica no choque cardiogênico. Apenas dosagens seriadas de troponina e NT ProBNP são indicadas, já que o aumento de CKMB não está associado à piora da lesão miocárdica.
Hemocultura e Urinocultura	Solicitados nos quadros de rastreio infeccioso no choque séptico.

CKMB: Creatinoquinase fração MB; NT-ProBNP: fragmento N-terminal do peptídeo natriurético tipo B.
Fonte: adaptado de *American Heart Association*, 2021.[1]

Quadro 7 Outros exames relevantes para o auxílio e manejo dos pacientes com choque

Radiografia de tórax	No choque cardiogênico, pode-se observar aumento da área cardíaca ou congestão. No choque séptico, é possível visualizar foco infeccioso pulmonar. No choque obstrutivo, pode haver pneumotórax.
Eletrocardiograma	Pode evidenciar sinais de sobrecarga volêmica, isquemia, arritmias ou desordens de condução no choque cardiogênico.
Ecocardiograma	Importante no choque de origem cardiogênica, pois avalia grau de disfunção miocárdica e descarta doenças estruturais que podem não ter sido diagnosticadas anteriormente.

Fonte: adaptado de *American Heart Association*, 2021.[1]

de forma eficaz a perfusão e oxigenação tecidual, o que pode ser avaliado por meio de parâmetros clínico-laboratoriais, como a perfusão capilar menor ou igual a dois segundos, extremidades aquecidas, diurese maior que 1 mL/kg/h, nível de consciência normal, pressão arterial adequada para idade, normalização de níveis de lactato e da gasometria arterial.[7] O manejo inicial consiste nos princípios da ressuscitação, tais quais:

- Posicionamento e monitorização — colocar a criança na posição mais confortável para diminuir a ansiedade e a atividade, se estiver hemodinamicamente estável. Caso contrário, é importante manter o paciente em posição supina, com monitorização cardíaca e oximetria de pulso.[1,8]
- Manutenção da via aérea, oxigenação e ventilação — suplemento de O_2 e correto posicionamento da via aérea devem ser proporcionados a todos os pacientes com diagnóstico de choque. O dispositivo escolhido deve atender ao objetivo de corrigir a hipóxia, evitando a hiperóxia. Esta administração pode ser combinada com suporte ventilatório, em caso de esforço, insuficiência respiratória ou redução do nível de consciência, por meio de pressão positiva e não invasiva nas vias aéreas ou ventilação mecânica após intubação endotraqueal. Este último procedimento idealmente deve ser realizado após ressuscitação volêmica adequada e início da infusão de inotrópico, pois os sedativos e analgésicos utilizados na sequência rápida de intubação podem cursar com queda da pré-carga e instabilidade hemodinâmica.[1,8]
- Acesso vascular — obter acesso vascular para ressuscitação com fluidos e administração de medicamentos é uma das medidas mais importantes no choque. Em caso de choque compensado, tentativas iniciais de canulação venosa periférica são indicadas. No entanto, nos casos de choque hipotensivo ou falha na obtenção de acesso vascular periférico, deve-se priorizar a via intraóssea.[1]
- Ressuscitação com fluidos — de um modo geral, a administração de cristaloide isotônico (soro fisiológico 0,9% ou lactato de Ringer) deve ser feita em bolus durante 5 a 20 minutos no volume de 10 a 20 mL/kg para crianças, podendo repetir até 40 a 60 mL/kg, se necessário para normalização da perfusão, na ausência de sinais de congestão sistêmica, como hepatomegalia e crepitações pulmonares.

  No choque cardiogênico, realizar expansão de forma cuidadosa, com administração de 5-10 mL/Kg de solução cristaloide por vez, em pelo menos 10 a 20 minutos, devendo o paciente ser reavaliado após cada etapa. No choque hipovolêmico de origem hemorrágica, se a criança permanecer hemodinamicamente instável após 2 ou 3 bolus iniciais de cristaloide isotônico, deverão ser administrados concentrados de hemácias.[1,8,9]

- Tratamento medicamentoso e drogas vasoativas — agentes vasoativos são indicados quando o choque persiste, apesar de adequada ressuscitação com fluidos. O arsenal terapêutico inclui inotrópicos, vasopressores e vasodilatadores.[1]

Em caso de choque hipodinâmico com predomínio de baixo débito cardíaco, disfunção miocárdica e aumento da RVP, a dopamina (5-9 μg/kg/minuto) e a adrenalina em doses baixas (0,05-0,3 μg/kg/minuto) podem ser usadas como primeira linha no suporte inotrópico, com objetivo de melhorar contratilidade cardíaca e manter uma pressão arterial adequada para a idade (percentil 50). Se há persistência do choque hipodinâmico, a despeito de terapia inotrópica adequada, pode ser necessário uso de agentes vasodilatadores para reduzir a RVP e melhorar a perfusão periférica, como a milrinona e o nitroprussiato de sódio.[8,10]

Nos casos de choque hiperdinâmico com baixa RVP, com taquicardia, pulsos finos e extremidades aquecidas, o uso de vasopressores pode ser mais benéfico, como adrenalina em doses mais altas (maiores que 0,3 μg/kg/minuto), noradrenalina (maior que 0,2 μg/kg/minuto) ou dopamina em doses altas (maior que 10 μg/kg/minuto), com objetivo de restabelecer débito urinário e pressão arterial adequada. Como terapia de resgate no choque hiperdinâmico sem resposta aos vasopressores iniciais, pode ser utilizada vasopressina.[8,10]

Considerações específicas de tratamento para os subtipos de choque:

1. **Choque hipovolêmico tipo hemorrágico**: deve-se considerar transfusão de 10 mL/kg de concentrados de hemácias se manutenção da instabilidade hemodinâmica após a administração de 40 a 60 mL/kg de cristaloides isotônicos. Se for necessária a infusão contínua desses concentrados, deve-se considerar, também, a administração de plaquetas e plasma fresco congelado para evitar a coagulopatia associada a várias infusões de hemoderivados.[1]
2. **Choque distributivo tipo anafilático**: a epinefrina (1:1.000 = 1 mg/mL) na dose 0,01 mg/kg via intramuscular na região anterolateral da coxa é o tratamento de primeira linha da anafilaxia (dose máxima em adultos = 0,5 mg; dose máxima em crianças = 0,3 mg), podendo ser repetida a cada 5 a 15 minutos. Ao aumentar a RVP via receptores α-1 e aumentar o débito cardíaco via β-1, a epinefrina trata hipotensão, choque, urticária, angioedema e edema da mucosa das vias aéreas superiores. Por meio do efeito nos receptores β-2 adrenérgicos, trata também a broncoconstrição. A terapia adjuvante com anti-histamínico H1, como a difenidramina (50 mg/mL) 2 mg/kg via intravenosa, e corticoterapia, como a metilprednisolona 1-2 mg/kg/dia via intravenosa, deve ser implementada precocemente, mas não administrada

antes ou no lugar da epinefrina. A terapia broncodilatadora com salbutamol 100 mcg/jato deve ser administrada por via inalatória, diante de quadro de broncoespasmo, conforme a necessidade e na dose de acordo com o peso do paciente. Após a terapêutica inicial, é indicada a observação do paciente para a identificação e tratamento de sintomas de fase tardia, os quais podem ocorrer em 25-30% das crianças.[1,11]

3. **Choque distributivo tipo séptico**: a antibioticoterapia empírica deve ser instituída precocemente em até uma hora da suspeição clínica inicial, uma vez que atraso está associado a maior disfunção de órgãos e mortalidade. Inicialmente, é recomendado o uso de antibióticos de amplo espectro, baseados no foco de suspeição clínica, fatores de risco individuais dos pacientes, como doenças concomitantes, uso recente de antibióticos e colonização conhecida, e a epidemiologia local. Após identificação do patógeno e sua sensibilidade, deve-se descalonar a antibioticoterapia, considerando menor espectro necessário para tratamento, penetração no sítio envolvido e toxicidade. Outro aspecto importante é a identificação e correção de distúrbios metabólicos, como hipoglicemia e hipocalcemia. A hidrocortisona está indicada em dose de ataque (10m/kg) em caso de ressuscitação refratária a fluidoterapia e terapia vasopressora ou para crianças com choque séptico associado à exposição aguda ou crônica aos corticosteroides ou anormalidades na hipófise ou adrenal.[9,10]
4. **Choque cardiogênico**: avaliar necessidade de diuréticos e restrição hídrica, caso haja pressão arterial normal e/ou na presença de edema pulmonar. Inotrópicos como dobutamina e milrinona são indicados para melhora da contratilidade miocárdica e redução da RVP, respectivamente. Em casos refratários, o uso de levosimendan pode ser avaliado junto com especialista. Oxigenação por membrana extracorpórea pode ser necessária na falha de outras medidas terapêuticas.[1,5]
5. **Choque obstrutivo**: em caso de tromboembolismo pulmonar maciço, iniciar anticoagulação sob supervisão do especialista. No tamponamento cardíaco, considerar pericardiocentese e drenagem pericárdica. Se pneumotórax hipertensivo, descompressão com agulha e drenagem torácica. Nas cardiopatias dependentes do canal arterial, administração de prostaglandinas e tratamento específico com especialista.

Após o manejo clínico inicial de emergência, ainda pode ser necessária a continuidade do suporte hemodinâmico para estabelecer os objetivos do tratamento do choque. Nesse contexto, deve-se considerar a transferência para unidade de terapia intensiva e estabelecimento de medidas adicionais para monitoramento e avaliação hemodinâmica, como ultrassonografia e ecocardiograma à beira leito e pressão arterial invasiva, além de estabelecimento de um acesso venoso profundo para administração de medicamentos, avaliação da pressão venosa central e saturação venosa central de O_2.[1]

DESAFIOS ATUAIS

Os desafios consistem na elaboração de protocolos de triagem e manejo eficazes de atendimento no choque e seus respectivos subtipos nas emergências pediátricas, visando o diagnóstico e a intervenção precoces, de forma a evitar a instalação de quadro hipotensivo e disfunções orgânicas.

ORIENTAÇÕES AOS PAIS

O pediatra deve orientar às famílias, principalmente das crianças com fatores de risco, como malignidades, erros inatos da imunidade, transplantados ou com comorbidades respiratórias e cardíacas, a reconhecer os sintomas e sinais clínicos precoces que identifiquem o choque, tais quais redução da diurese, mucosas secas, extremidades frias, taquipneia, alterações do nível de consciência, para que haja encaminhamento imediato a um serviço de saúde próximo de sua localização.

✓ CONCLUSÃO

O manejo adequado do choque exige uma intervenção imediata após suspeição clínica, com estabilização, manejo de vias aéreas, fluidoterapia, início de drogas vasoativas quando necessário e instituição de terapia específica conforme a etiologia. Uma vez reconhecida a condição da criança, a intervenção imediata, conforme proposto no capítulo, auxilia na restauração da perfusão vascular, no suprimento de O_2 e no equilíbrio das necessidades metabólicas, essenciais para salvar a vida de uma criança em choque.

REFERÊNCIAS BIBLIOGRÁFICAS

1. American Heart Association. Manual de suporte avançado de vida em pediatria para profissionais de saúde; 2021.
2. Giorno EPC, Ferreira AVS. Choque. In: Schvartsman C, Reis AG, Farhat S. Pronto-socorro. Coleção pediatria do Instituto da Criança do HCFMUSP. 3.ed. Barueri: Manole; 2018. 31-44 p.
3. Turner DA, Cheifetz IM. Shock. In: Nelson W, Behrman R, Kliegman R, St. Geme J. Nelson textbook of pediatrics. 21.ed. Philadelphia: Elsevier; 2020. 2706-42 p.
4. Pomerantz WJ. Hypovolemic shock in children: initial evaluation and management. UpToDate. Última atualização em 28 de janeiro de 2022.

5. Brissaud O, Botte A, Cambonie G, Dauger S, de Saint Blanquat L, Durand P, et al. Experts' recommendations for the management of cardiogenic shock in children. Ann Intensive Care. 2016;6(1):14.
6. Kawasaki T. Update on pediatric sepsis: a review. J Intensive Care. 2017;5:47.
7. Goldstein B, Giroir B, Randolph A. International Consensus Conference on Pediatric Sepsis. International pediatric sepsis consensus conference: definitions for sepsis and organ dysfunction in pediatrics. Pediatr Crit Care Med. 2005;6(1):2-8.
8. Davis AL, Carcillo JA, Aneja RK, Deymann AJ, Lin JC, Nguyen TC, et al. American College of Critical Care Medicine Clinical Practice Parameters for Hemodynamic Support of Pediatric and Neonatal Septic Shock. Crit Care Med. 2017;45(6):1061-93. Erratum in: Crit Care Med. 2017;45(9):e993.
9. Weiss SL, Peters MJ, Alhazzani W, Agus MSD, Flori HR, Inwald DP, et al. Surviving sepsis campaign international guidelines for the management of septic shock and sepsis-associated organ dysfunction in children. Intensive Care Med. 2020;46(Suppl 1):10-67.
10. Hon KL, Leung KKY, Oberender F, Leung AK. Pediatrics: how to manage septic shock. Drugs Context. 2021;10:2021-1-5.
11. Shaker MS, Wallace DV, Golden DBK, Oppenheimer J, Bernstein JA, Campbell RL, et al. Anaphylaxis-a 2020 practice parameter update, systematic review, and Grading of Recommendations, Assessment, Development and Evaluation (GRADE) analysis. J Allergy Clin Immunol. 2020;145(4):1082-123.

9

EVENTO INEXPLICADO, BREVE E RESOLVIDO

Paula de Camargo Traldi

OBJETIVOS

- ✓ Conhecer as definições de ALTE e BRUE.
- ✓ Reconhecer e conduzir BRUE nos setores de emergência.
- ✓ Realizar a abordagem baseada em risco.

INTRODUÇÃO

Na Conferência sobre Apneia Infantil de 1986, do *National Institutes of Health* (NIH), foi criado o termo ALTE (*Apparent Life-Threatening Event* - Evento com aparente risco de morte), que ficou definido como um episódio caracterizado pela combinação de apneia, mudança de cor (geralmente cianose e/ou palidez, mas ocasionalmente pletora), mudança marcada no tônus muscular (geralmente hipotonia) e sufocação ou engasgos ou reflexo de vômito. Pais e cuidadores descrevem esses eventos como assustadores, com morte aparente do lactente.[1,2]

A conceituação de ALTE permitiu sua distinção da Síndrome de Morte Súbita do Lactente (SMSL), que se caracteriza pela morte inexplicada de lactente menor de 1 ano.[3] Apesar da descrição de morte aparente, a maioria dos eventos é de curta duração, e lactentes que aparentam estar bem, antes e depois do episódio, têm baixo risco de recorrência e de diagnóstico de doença subjacente grave.[2,4]

ALTE tem definição imprecisa, que engloba apresentações clínicas e enfermidades bastante distintas.[2] Assim, em 2016, foi publicada uma nova diretriz da Academia Americana de Pediatria, recomendando a substituição do termo ALTE por BRUE *(Brief Resolved Unexplained Event* - Evento inexplicado, breve e resolvido).[2] O novo termo deixa claro sua benignidade, transitoriedade e causa desconhecida, além de evitar a correlação com risco iminente de morte e SMSL.

BRUE é definido por: episódio breve (< 1 minuto, tipicamente < 20 a 30 segundos) e súbito, com resolução completa e espontânea, em lactentes menores de 1 ano, caracterizado por 1 ou mais dos seguintes sinais e sintomas:

1. Cianose e/ou palidez;
2. Alteração do padrão respiratório: apneia, bradipneia ou respiração irregular anormal;
3. Alteração de tônus: hipertonia ou hipotonia;
4. Alteração do nível de consciência/responsividade.

É importante destacar que BRUE é um diagnóstico de exclusão, sem etiologia definida, em que o lactente retorna ao seu estado de saúde habitual após o evento, com estado geral preservado, sinais vitais normais para faixa etária e exame físico sem alterações.

ASPECTOS EPIDEMIOLÓGICOS

A verdadeira incidência de ALTE é desconhecida, variando na dependência do método utilizado para identificar os eventos. São descritas incidências de 0,46 a 10,0 eventos por 1.000 nascidos vivos, correspondendo a 0,6 a 0,8% das visitas à emergência de crianças menores de 12 meses de idade.[5-7]

Diversos estudos sugerem que ALTE não é precursor de SMSL, embora haja evidência que um baixo número de lactentes com antecedente de ALTE morrem de SMSL (0 a 7%).[5] De forma geral, ALTE e SMSL têm epidemiologias distintas. Além disso, a disseminação de medidas para prevenção de SMSL (posição supina / decúbito dorsal para dormir, evitar hiperaquecimento, excesso de roupas e cobertas soltas, prevenção do tabagismo materno) reduziu significativamente sua incidência, mas não a de ALTE.[5,8] Um estudo demonstrou mortalidade, em 1 ano após ALTE, menor que 1%;[9] outro, mortalidade de 0,56% e taxa de readmissão em 30 dias de 2,5%.[10]

ALTE pode estar associado a uma variedade de doenças. Após anamnese detalhada, exame físico cuidadoso e exames complementares, é descrito que em mais de 50% dos casos será possível identificar uma causa. Refluxo gastroesofágico, alterações neurológicas, como crises convulsivas, e infecções respiratórias são as doenças subjacentes mais comuns. Diagnósticos menos frequentes são: obstrução das vias aéreas superiores, doenças cardíacas, anafilaxia, distúrbios metabólicos e infecções bacterianas (incluindo infecção do trato urinário), cada uma representando 0,5% a 3% da ALTE. Violência contra a criança, apesar de incomum (0,4% a 11% dos eventos), deve ser sempre lembrada como possível etiologia.[5] 12 a 14% dos lactentes com diagnóstico de ALTE apresentarão um novo evento e/ou necessidade de admissão hospitalar por doença subjacente.[2]

BRUE por definição é um evento sem etiologia identificada e fisiopatologia desconhecida, correspondendo, assim, a uma parcela do ALTE idiopático. A presença de sintomas, alterações de sinais vitais e do exame físico antes e após o episódio, indica a necessidade de investigação diagnóstica adicional e exclui o diagnóstico de BRUE.

PROPEDÊUTICA

A anamnese e o exame físico detalhados são fundamentais para a caracterização do evento, avaliação do risco de recorrência e de doenças subjacentes.[2] Sintomas como febre, coriza e tosse podem indicar a presença de infecções respiratórias; vômitos e engasgos, por sua vez, podem indicar doença do refluxo gastroesofágico; hipertonia, alteração neurológica. A descrição objetiva do episódio e a investigação de todos os sinais e sintomas que possam ter ocorrido antes e/ou depois são de extrema importância para a estratificação de risco e o diagnóstico assertivo.

Muitas vezes, para uma melhor caracterização do evento, é necessário tranquilizar responsáveis/cuidadores e, com o lactente já assistido, refazer as perguntas. É comum, por exemplo, cuidadores confundirem cianose (coloração pálida e azulada ou acinzentada) com pletora (coloração vermelho arroxeada, rubor), a qual é mais comum, porém não caracteriza BRUE e não indica risco de hipoxemia.

Anormalidades encontradas durante anamnese e/ou exame físico indicam investigação complementar direcionada para as hipóteses diagnósticas levantadas.

Anamnese

O Quadro 1 apresenta uma lista de aspectos que devem compor a anamnese do lactente com ALTE/BRUE.

Quadro 1 Anamnese - avaliação de ALTE/BRUE

História patológica da moléstia atual	História patológica pregressa e história familiar
• Quem presenciou o evento? • A história parece confiável? • Em que local ocorreu? • O lactente estava acordado ou dormindo? • Posição no momento do evento: supino, pronado, ereto, sentado, em movimento? • Alimentação no momento? Alguma coisa na boca? Disponibilidade de item para engasgar-se? Estava vomitando, cuspindo ou se engasgando no momento? • Havia objetos próximos que poderiam ocasionar sufocamento? • Imediatamente antes do episódio, ficou ativo, em movimento ou silencioso, flácido? • Estava consciente? Era capaz de fixar o olhar ou responder à voz? Parecia angustiado ou alarmado antes e/ou durante o evento? • O tônus muscular aumentou ou diminuiu? Movimentos repetitivos presentes? • Respiração: sim/não? Respiração difícil e/ou irregular? • Cor da pele e lábios: normal, pálida, vermelha e / ou cianótica? • Sangramento de nariz ou boca? • Quanto tempo durou o evento? • Resolveu-se espontaneamente ou foi realizada alguma manobra de reanimação? Qual manobra? • A recuperação foi abrupta ou gradual? • Antes de voltar ao normal, estava quieto, atordoado, agitado, irritável ou chorando? • Persistiu com alguma alteração após o evento?	• Idade gestacional, peso ao nascimento, história pré e perinatal. • Teste do pezinho normal? • Episódios anteriores de ALTE/BRUE? • Histórico de regurgitações, vômitos, doença do refluxo gastroesofágico? • Dificuldade de deglutição ou alimentação? • Ganho de peso e desenvolvimento adequados? • História de problemas respiratórios? • Visitas prévias à emergência? • Histórico recente de doença? • Cirurgias e/ou internações anteriores? • Histórico de imunizações. Imunização recente que pode estar relacionada ao evento? • Medicamento de uso regular ou recente. • História social: 1. Exposição a tabaco, outras drogas e substâncias tóxicas? 2. Exposição a adultos com histórico de doença mental ou abuso de substâncias? 3. Acesso a água potável? 4. Mudanças recentes, estressores ou conflitos familiares? 5. Desemprego? 6. Como a família gerencia situações adversas? Risco de maus tratos? 7. Acompanhamento pediátrico regular? • Investigar história familiar de: 1. Arritmias 2. Morte súbita, ALTE/BRUE 3. Crises convulsivas 4. Doenças genéticas/erros de metabolismo

Fonte: Tieder et al., 2016.[2]

Exame físico

O Quadro 2 apresenta uma lista de aspectos que devem ser avaliados no exame físico do lactente com ALTE/BRUE.

Quadro 2 Exame físico - avaliação de ALTE/BRUE

Exame físico	
• Aparência geral 1. Anormalidades craniofaciais (mandíbula, maxila, nasal)? 2. Resposta ao ambiente apropriada para a idade; interatividade adequada? • Crescimento: comprimento, peso, perímetro cefálico • Sinais vitais: temperatura, FC, FR, pressão arterial, saturação de oxigênio • Pele: coloração, perfusão, evidência de lesão (por exemplo, hematoma ou eritema) • Cabeça: formato, fontanelas, hematomas ou outras lesões • Olhos: resposta pupilar, nistagmo, hemorragia conjuntival ou retiniana • Orelhas: conduto e membranas timpânicas • Nariz e boca: congestão/coriza, sangramentos, lesões	• Pescoço: mobilidade • Tórax: inspeção, palpação de costelas, ausculta pulmonar e cardíaca • Abdome: flácido ou tenso? Distendido? Presença de visceromegalias? Massas palpáveis? • Períneo/genitália: lesões? Alteração anatômica? • Extremidades: hematomas, lesões, deformidades, dor à palpação ou mobilização de membros? • Neurológico: 1. Responsividade/nível de consciência 2. Tônus/força muscular 3. Sensibilidade 4. Reflexos 5. Simetria

FC: frequência cardíaca; FR: frequência respiratória.
Fonte: Tieder et al., 2016.[2]

ESTRATIFICAÇÃO DE RISCO

O risco de recorrência de ALTE, de desfechos adversos e de doenças subjacentes não diagnosticadas é, historicamente, difícil de se determinar. Porém, a revisão da literatura de ALTE permitiu o estabelecimento dos critérios diagnósticos de BRUE e sua estratificação em baixo e alto riscos, propostos em 2016 pelo *Guideline* da Academia Americana de Pediatria (AAP).[2]

São critérios de BRUE de baixo risco: eventos sem necessidade de manobras de reanimação, com recuperação completa e espontânea, em lactentes com idade > 60 dias ou prematuros nascidos com idade gestacional ≥ 32 semanas e idade gestacional corrigida ≥ 45 semanas no momento do episódio, com anamnese sem achados significativos, estado geral, exame físico e sinais vitais normais após BRUE.

Por outro lado, serão considerados BRUE de alto risco eventos com duração > 1 minuto, relato de necessidade de manobras de ressuscitação, episódio recorrente ou em lactentes menores de 2 meses ou com antecedente de prematuridade (idade gestacional < 32 semanas e idade gestacional corrigida < 45 semanas no momento do episódio). São considerados fatores de potencial gravidade: dificuldade de alimentação associada, baixo peso ao nascer, sintomas de infecções de vias aéreas e tabagismo materno.

DIAGNÓSTICO

O diagnóstico de BRUE é clínico e depende de anamnese e exame físico detalhados. Lactentes com diagnóstico de BRUE deverão ser estratificados em baixo ou alto risco. Pacientes com BRUE de baixo risco deverão permanecer em observação clínica, monitorizados por 1 a 4 horas, e realizar eletrocardiograma (ECG) com 12 derivações. A admissão hospitalar, para observação e investigação adicional, não será necessária, caso não sejam identificados sinais e sintomas de doença subjacente na anamnese, o exame físico e os sinais vitais se mantenham normais e o lactente tenha acompanhamento pediátrico regular com possibilidade de reavaliação ambulatorial em 24 horas. Nesses casos, não há indicação de realização de outros exames complementares como: hemograma, glicemia, urinálise, função renal ou hepática, gasometria arterial ou venosa, radiografia de tórax, tomografia computadorizada de crânio, ecocardiograma, eletroencefalograma, entre outros.[2,11]

Lactentes com eventos que se encaixam na definição de BRUE, que aparentam estar bem, sem alterações de exame físico após o episódio, mas não preenchem todos os critérios de BRUE de baixo risco, serão diagnosticados como BRUE de alto risco. Nesse caso, deverão ser admitidos em Unidade de Terapia Intensiva para monitorização e investigação complementar, de acordo com aspectos positivos da história clínica.

O *guideline* da AAP não faz nenhuma recomendação quanto aos exames complementares indicados na avaliação de BRUE de alto risco. Podem ser realizados, como investigação inicial na emergência, exames laboratoriais como hemograma, glicemia, lactato, gasometria, pesquisa de vírus respiratórios e coqueluche.

Pacientes com anamneses positiva, alteração de sinais vitais ou exame físico após o evento e/ou suspeita de doença subjacente, poderão ser diagnosticados como ALTE até que se tenha um diagnóstico definitivo.

Os diagnósticos diferenciais estão descritos no Quadro 3.

TRATAMENTO

Os principais pilares do seguimento de BRUE é a educação dos cuidadores e o acompanhamento do lactente após a alta.

Pacientes com um episódio de BRUE de baixo risco não necessitam, a princípio, de internação e investigação adicional. No entanto, a conduta deve ser decidida em conjunto com responsáveis, levando em consideração a estrutura familiar, a história social e o acesso a acompanhamento pediátrico regular e a serviços de emergência.

Quadro 3 Diagnósticos diferenciais de ALTE e BRUE

Diagnósticos diferenciais

- Gastrointestinal: aproximadamente 50%
  1. Doença do refluxo gastroesofágico
  2. Volvo gastrointestinal
  3. Intussuscepção intestinal
  4. Anormalidades de deglutição
  5. Gastroenterite aguda
  6. Hérnia encarcerada
- Neurológico: aproximadamente 30%
  1. Epilepsia
  2. Convulsão febril
  3. Malformações congênitas do SNC
  4. Hidrocefalia
  5. Infecção do SNC
  6. Hemorragias
  7. Apneia central
  8. Doenças neuromusculares
- Respiratório: aproximadamente 20%
  1. Infecção respiratória: bronquiolite, coqueluche, pneumonia, entre outros
  2. Apneia obstrutiva
  3. Laringotraqueomalácia
  4. Broncoaspiração
  5. Aspiração de corpo estranho
  6. Malformações de vias aéreas superiores
- Cardíaco: aproximadamente 5%
  1. Arritmias
  2. Intervalo QT prolongado
  3. Síndrome Wolff-Parkinson-White
  4. Miocardite
  5. Miocardiopatias
  6. Cardiopatias congênitas
- Anormalidades metabólicas: < 5%
  1. Erros de metabolismo
  2. Desordens endócrinas (hipoglicemia)
  3. Distúrbios de eletrólitos
- Violência contra crianças: < 5%
- Outros:
  1. Infecções (meningite, encefalite, infecção urinária, entre outros)/ sepse
  2. Medicamentos
  3. Alergia
  4. Anafilaxia
  5. Anemia
  6. Hipotermia

Fonte: Sodini et al., 2022.[5]

A admissão hospitalar para observação clínica e melhor avaliação da necessidade de investigação adicional pode estar indicada em situações em que não é possível realizar uma avaliação inicial detalhada (anamnese e exame físico completos) no setor de emergência, quando o seguimento ambulatorial com reavaliação em 24 horas não é garantido, quando a família não estiver de acordo e segura com a alta ou se houver suspeita de maus tratos ou insegurança social.

Lactentes com fatores de risco (idade < 2 meses, prematuridade), mais de um evento em 24 horas, que necessitaram de algum tipo de manobra de reanimação, que mantiveram alguma alteração de sinais vitais ou exame físico ou suspeita de doença subjacente, deverão ser admitidos para monitorização e investigação clínica. O tratamento será orientado de acordo com a hipótese diagnóstica.

DESAFIOS ATUAIS

Existe evidência científica para abordagem conservadora (alta domiciliar após observação de 1 a 4 horas, sem exames complementares, com reavaliação em 24 horas) para BRUE de baixo risco, porém, não há recomendação estabelecida de algoritmo para investigação de BRUE de alto risco.[2] Há necessidade de novos estudos de seguimento em longo prazo desses lactentes.

ORIENTAÇÕES AOS PAIS

Pediatras devem compartilhar informações para que pais e cuidadores entendam os episódios e possam identificar sinais, sintomas e fatores de risco que indiquem necessidade de reavaliação. As decisões como admissão hospitalar ou alta devem ser compartilhadas e individualizadas para cada núcleo familiar, levando em consideração as diferenças socioculturais. Lactentes com diagnóstico de BRUE de baixo risco que receberem alta de unidades de emergência/pronto atendimento deverão ter reavaliação programada para até 24 horas após a alta e deverão retornar à emergência em caso de aparecimento de novos sinais e sintomas ou na vigência de um novo episódio.

Cuidadores devem ser treinados em suporte básico de vida e manobras de ressuscitação cardiopulmonar pediátricas.[2]

✓ CONCLUSÃO

BRUE é um diagnóstico com definição precisa e de exclusão, com fisiopatologia e etiologia ainda desconhecidas. A estratificação de BRUE em baixo ou alto risco é essencial para definição do manejo. Até o momento, não há descrição em literatura de correlação de BRUE de baixo risco com a SMSL ou outras patologias.

Lactentes com diagnóstico de BRUE de baixo risco poderão receber alta domiciliar após período de observação de 1 a 4 horas, sem exames complementares além de ECG, caso permaneçam em bom estado geral, assintomáticos, sem alterações do exame físico e possuam seguimento ambulatorial (reavaliação preferencialmente em 24 horas).

A educação e engajamento da família, além de tomada de decisão compartilhada, são de importância fundamental para garantir o acompanhamento e a segurança do lactente.

REFERÊNCIAS BIBLIOGRÁFICAS

1. National Institutes of Health Consensus Development Conference on Infantile Apnea and Home Monitoring, Sept 29 to Oct 1, 1986. Pediatrics. 1987;79(2):292-9.
2. Tieder JS, Bonkowsky JL, Etzel RA, Franklin WH, Gremse DA, Herman B, et al. Subcommittee on apparent life-threatening events. Brief resolved unexplained events (formerly apparent life-threatening events) and evaluation of lower-risk infants. Pediatrics. 2016; 137(5):e20160590.

3. Hunt CE, Hauck FR. Sudden infant death syndrome. CAMJ. 2006;174 (13):1861-9.
4. McGovern MC, Smith MB. Causes of apparent life-threatening events in infants: a systematic review. Arch Dis Child. 2004;89(11):1043-8.
5. Sodini C, Paglialonga L, Antoniol G, Perrone S, Principi N, Esposito S. Home cardiorespiratory monitoring in infants at risk for Sudden Infant Death Syndrome (SIDS), Apparent Life-Threatening Event (ALTE) or Brief Resolved Unexplained Event (BRUE). Life. 2022;12(6):883.
6. Fu LY, Moon RY. Apparent Life-threatening Events (ALTEs) and the role of home monitors. Pediatr. Rev. 2007;28(6):203-8.
7. Fu LY, Moon RY. Apparent life-threatening events: an update. Pediatr Rev. 2012; 33(8):361-8; quiz 368-
8. American Academy of Pediatrics. AAP Task Force on Infant Positioning and SIDS. Positioning and sudden infant death syndrome (SIDS): Update. Pediatrics. 1996;98(6 Pt 1):1216-8.
9. Parker K, Pitetti R. Mortality and child abuse in children presenting with apparent life--threatening events. Pediatr Emerg Care. 2011;27(7):591-5.
10. Tieder JS, Cowan CA, Garrison MM, Christakis DA. Variation in inpatient resource utilization and management of apparent life-threatening events. J Pediatr. 2008;152(5):629-35, 635.e1-2.
11. Kondamudi NP, Virji M. Brief Resolved Unexplained Event. 2022 Aug 14. In: StatPearls [Internet]. Treasure Island (FL): StatPearls Publishing; 2022 Jan–.

SEÇÃO II

EMERGÊNCIAS CARDIOCIRCULATÓRIAS

10

SÍNCOPE

Mariana Póvoa de Almeida Corrêa
Ana Flávia Malheiros Torbey

OBJETIVOS

- ✓ Caracterizar o episódio de síncope e diferenciar de eventos confundidores.
- ✓ Conhecer as principais etiologias e a importância da epidemiologia no diagnóstico.
- ✓ Sistematizar a abordagem diagnóstica.
- ✓ Identificar os sinais de alerta para causa cardiogênica.
- ✓ Orientar seguimento ambulatorial do paciente e medidas de profilaxia.

INTRODUÇÃO

O conceito de síncope envolve a ocorrência de perda da consciência, de forma transitória e abrupta, com imediata perda da capacidade de manutenção do tônus postural, seguida de rápida recuperação espontânea. Esta perda de consciência ocorre após redução do fluxo cerebral, sendo frequentemente relacionada a sintomas específicos, conhecidos como pródromos.[1,2]

A ocorrência de perda da consciência é um fenômeno de difícil definição pelo público leigo, sobretudo para pacientes pediátricos. É fundamental que o médico seja capaz de definir de forma objetiva se houve ou não perda de consciência no relato dos pais e/ou pacientes. Para isto, deve-se definir perda de consciência como um estado cognitivo no qual o paciente não tem consciência de si mesmo ou da situação em que se encontra, ficando incapacitado de responder a qualquer estímulo, sempre associado à presença de amnésia deste momento.[1,2]

Por outro lado, os pródromos (apesar de não estarem obrigatoriamente presentes) são sintomas de fácil reconhecimento pelo público leigo, muitas vezes podem ser relatados inclusive por pacientes escolares. Entre os sintomas de pródromos, podemos destacar: sensações visuais (tunelização da visão, escurecimento, "teto preto"), vários graus de alteração de consciência, tontura (o que é diferente de vertigem e não constitui pródromos de síncope), "cabeça vazia" ou "cabeça leve", sensação de calor ou de umidade no corpo, náusea e dor abdominal.[1,3]

Esses sintomas de pródromos também podem ser reconhecidos na literatura com o termo'pré-síncope' ou 'quase síncope'. Vale ressaltar que a pré-síncope pode evoluir para síncope se o mecanismo que a desencadeou não for devidamente abortado.[1]

De maneira geral, por meio da história clínica, é quase sempre possível identificar circunstâncias e fatores desencadeantes, em geral, constituídos por diversos tipos de estresse físico e/ou emocional, tais como: calor, multidões, desidratação, infecções, flebotomia, dor, longos períodos sem comer, sono inadequado e até mesmo visão de sangue ou ferimentos.[3]

ASPECTOS EPIDEMIOLÓGICOS

Síncope é um evento relativamente comum na população em geral. É estimado que até os 18 anos de idade, cerca de 30 a 50% da população nesta faixa etária já apresentou pelo menos 1 episódio de síncope em algum momento da vida.[1] A incidência acumulada aos 60 anos de idade é de cerca de 30 a 40%, mostrando que a síncope possui impacto em termos de saúde pública.[3]

Na infância e adolescência, síncope é ainda uma causa relevante de procura por atendimento em departamentos de emergência, constituindo de 1 a 3% dos atendimentos realizados em emergências pediátricas.[1,3] Considera-se que o pico de incidência neste grupo etário ocorra na adolescência, contudo há outro pico menor entre 6 e 18 meses de vida, que se relaciona predominantemente com a síndrome da perda de fôlego.[3]

Ainda dentro dos aspectos epidemiológicos, vale destacar a epidemiologia da etiologia da síncope devido a seu impacto significativo na conduta diagnóstica e terapêutica. A principal causa de síncope na infância é de etiologia autonômica, sendo o principal tipo conhecido como síncope vasovagal (SVV), com mecanismo neuromediado. Na literatura médica, esta etiologia é encontrada como causa de síncope na infância em pelo menos 70% a 80% dos casos.[4]

A origem cardiogênica como causa de síncope, embora seja a que mais preocupa pais e profissionais da saúde, corresponde a apenas 2,9% dos casos na infância, podendo chegar, em alguns estudos, a no máximo 10% dos casos.[3,4] A etiologia neurológica aparece em seguida na análise de incidência das causas, correspondendo de 2,1 a 5% dos casos de síncope.[3,4] Embora alguns autores incluam a síndrome da perda de fôlego dentro dos fenômenos autonômicos, quando analisada separadamente, esta pode corresponder a 6,4% dos casos de síncope.[3]

Ao se olhar cuidadosamente para a epidemiologia que envolve a presença de pródromos, outros dados relevantes surgem. Em um estudo que relacionou as características clínicas com a etiologia da síncope na China, foi observado que 84,8% dos casos de síncope autonômica apresentaram pródromos.[5] Este mesmo estudo mostrou que apenas 40% dos pacientes com síncope de origem cardíaca apresentaram pródromos e menos de 20% dos pacientes com síncope de origem neurológica apresentaram algum tipo de sintoma previamente à perda de consciência.[5] Dos 100 pacientes que apresentaram pródromos, 85 tiveram a perda de consciência classificada como síncope autonômica.[5]

FISIOPATOLOGIA

A fisiopatologia da síncope está estritamente ligada à etiologia, mas, em suma, sempre ocorrerá perda de consciência pela redução relativa do fluxo sanguíneo cerebral. Entretanto, a causa desta redução do fluxo cerebral pode ser diversa, sempre acompanhando sua etiologia. Neste capítulo, será feita uma discussão breve da fisiopatologia envolvendo as causas cardiogênicas e do principal tipo de síncope: a SVV.

Na síncope de origem cardiogênica, a redução relativa do fluxo cerebral ocorre invariavelmente por um desequilíbrio entre o débito cardíaco e o fluxo de sangue para os tecidos do corpo. Por exemplo, nas doenças com obstrução da via de saída do ventrículo esquerdo há obstrução fixa. Contudo, quando há aumento da demanda metabólica dos tecidos, a obstrução não permite que ocorra um aumento do débito cardíaco que acompanhe o aumento da demanda metabólica do corpo, levando à hipoperfusão cerebral.[4] Por outro lado, na presença de taquiarritmias ou bradiarritmias, há redução efetiva do débito cardíaco (seja por redução do volume sistólico ou por redução da frequência cardíaca, ambos componentes do débito cardíaco), levando mais uma vez à hipoperfusão cerebral.[4]

A SVV possui uma fisiopatologia mais complexa e ainda com algumas lacunas, muito provavelmente por ter em sua base uma causa multifatorial, envolvendo, portanto, diversos mecanismos.[6] O ponto principal desta fisiopatologia está relacionado aos mecanismos autonômicos compensatórios que permitem a posição ortostática dos seres humanos.[6]

Desta forma, descompensações autonômicas irão levar à perda deste controle, com prejuízo ao retorno venoso para o coração e, por fim, à redução do fluxo cerebral.[6] A teoria clássica para explicar a SVV considera o mecanismo conhecido como Reflexo de Bezold-Jarisch como o ponto central do problema, envolvendo um coração que enche pouco (pela redução do retorno venoso) associado à hipercontratilidade do músculo cardíaco.[6] Contudo, utilizando dados hemodinâmicos durante exames de tilt-test, uma teoria mais complexa envolvendo 3 fases hemodinâmicas vem sendo desenhada.

Detalhes desta fisiopatologia vão além do escopo deste capítulo, mas vale ressaltar, em linhas gerais, que o fenômeno se inicia na população em geral com uma redução da pressão arterial, ocasionada, por exemplo, pela posição ortostática, e que é rapidamente compensada com aumento da frequência cardíaca e vasoconstrição.[6] Entretanto, em pacientes com tendência à SVV, observa-se exacerbação desta vasoconstrição, vasodilatação em leitos vasculares específicos e piora da taquicardia, com redução da pressão arterial, por redução significativa no volume sistólico do coração.[6] É neste momento que os sintomas de pródromos começam a acontecer.[6] O cenário em seguida apresentará diferenças significativas entre pacientes, mas de uma maneira geral, observa-se queda significativa da pressão arterial e/ou da frequência cardíaca, levando finalmente à hipoperfusão cerebral significativa.[6]

PROPEDÊUTICA

A base do diagnóstico etiológico de um episódio de síncope envolve necessariamente uma anamnese cuidadosa e um exame físico detalhado. Um estudo avaliou o impacto de diversas medidas educacionais em uma clínica cardiológica, sendo uma destas medidas o treinamento da equipe para começar a aplicar os recentes *guidelines* sobre o tema, pois estes buscam reduzir o uso de exames complementares desnecessários através de anamnese e exame físico adequados.[7] Tal pesquisa mostrou que a instituição destes *guidelines* na rotina de atendimento reduziu significativamente a solicitação de exames desnecessários, que só levam ao aumento do estresse para os familiares da criança, além do impacto financeiro destes exames para família e sistemas de saúde.[7]

Desta forma, quando se aborda um paciente pediátrico com síncope, a coleta da história do paciente e a realização do exame físico possuem grande diferencial na definição da conduta final, permitindo que o médico possa, de forma objetiva, afastar as causas ameaçadoras de vida.

Anamnese

A coleta adequada da história da doença atual é fundamental para a compreensão do episódio de síncope. É importante que, neste momento, o médico seja capaz de buscar: sinais e sintomas apresentados, definição de circunstâncias e gatilhos, tempo de perda de consciência e, não menos importante, a história colateral contada por aqueles que foram testemunhas do evento.

Ao definir sinais e sintomas, o médico deve procurar por pródromos (ver Quadro 1), visto que o relato de sintomas de pré-síncope aumenta a chance de estarmos diante de uma SVV. Outra preocupação na definição de sinais e sintomas deve ser sempre a procura por sinais de alerta que apontem para causa cardiogênica. A literatura médica sobre o assunto não apresenta ainda dados objetivos sobre se a presença de palpitação e dor torácica podem ser considerados preditivos de causa cardiogênica.[3] Na realidade, palpitação pode ser frequentemente vista em pacientes com SVV, o que é compatível com a fisiopatologia deste tipo de síncope.[3,6] Ainda assim, palpitação e dor torácica podem sim apontar para uma causa cardiogênica quando associadas a outros achados, seja na história, seja no exame físico, possuindo, portanto, grande relevância durante a coleta da história.

Quadro 1 Sinais e sintomas mais comuns de pródromos

Sintomas	Sinais
Tonteira/sensação de cabeça leve ou vazia	Palidez
Sensação de calor ou umidade	Confusão mental
Náusea e/ou dor abdominal	Irritabilidade
Alterações visuais (visão de manchas, tunelização da visão, "teto preto", escurecimento etc.)	Responsáveis relatam que paciente ficou "molinho" ou "como se fosse desmaiar"
Dispneia	Lábios ou extremidades "roxas"
Alterações auditivas (redução do volume, presença de apito)	Olhar "perdido"

Fonte: Sanatani et al., 2017;[3] Krishna e Kundue, 2020.[4]

As circunstâncias relatadas são fundamentais para a definição do tipo de síncope. A SVV frequentemente ocorre em circunstâncias de estresse físico, tais como: depleção do volume intravascular (seja por perda ou por baixa ingesta), calor excessivo, longos períodos em ortostase, mudança recente de posição supina para posição ortostática, longos períodos sem comer, sono inadequado, infecções e aglomerações.[3]

Quando se relaciona síncope com atividade física, o momento que a perda de consciência ocorre é fundamental para o diagnóstico. Aqueles pacientes que têm a perda de consciência ocorrendo no período médio de esforço, mesmo antes de ter a chance de interromper o exercício, é um importante fator de risco para causa cardíaca.[3] Por outro lado, síncope que ocorre imediatamente após a atividade física ser interrompida sugere origem autonômica.[3]

Da mesma forma, a presença de gatilhos pode fortemente sugerir a ocorrência de SVV. Existem alguns gatilhos clássicos para SVV que devem ser lembrados: coleta de sangue, presença de ferimento desfigurante ou com sangue, dores diversas, trauma, estresses emocionais variados, micção e defecação, ou até mesmo o ato de pentear o cabelo.[3] Sempre que presentes devem se somar a outros dados para caracterizar a SVV. Em contrapartida, alguns gatilhos podem sugerir causa cardíaca quando desencadeiam síncope. São eles: barulho alto, medo ou emoção extrema, contato com a água gelada de piscina ou do mar.[2]

A duração de um episódio de SVV costuma ser frequentemente inferior a 1 minuto, sendo pouco provável que se estenda por mais de 5 minutos.[3,5] As causas cardíacas também costumam levar a síncopes inferiores a 5 minutos, sendo os eventos prolongados (>5 minutos) geralmente relacionados a causas não cardíacas.[3,5] De forma interessante, foi visto que síncopes com duração acima de 5 minutos estão estreitamente relacionados a causas psiquiátricas, embora também possam ter o sistema nervoso central como causa.[3,5]

Deve-se valorizar o relato de testemunhas, sobretudo em casos com crianças pequenas. O relato dos pais sobre alteração do estado de consciência e palidez precedente à síncope pode ser fundamental para definir se houve a presença de pródromos.[3] Além disto, muitas vezes a duração da síncope e mesmo as manobras realizadas para recuperação também terão a história colateral como fonte.[3]

Por fim, não só a história da doença atual traz importantes dados, outros aspectos da história como uso de medicações, possibilidade de gravidez (em adolescentes meninas) e uso de drogas ilícitas também colaboram na compreensão da etiologia.[3] Além disto, a história patológica pregressa e mesmo a história familiar são fundamentais para a avaliação de risco.[1-3] Por exemplo, história pessoal ou familiar de epilepsia, história pessoal ou familiar de cardiopatia congênita, e mesmo história familiar de morte súbita antes dos 50 anos devem sinalizar alerta para causas não autonômicas, necessitando, portanto, de maiores investigações como veremos mais à frente.[1-3]

Exame físico

O exame físico de um paciente com síncope só possui valor quando apresenta alguma alteração que possa guiar a suspeita de causa não autonômica. Desta forma, a avaliação cardiovascular e neurológica pelo exame físico é mandatória. Outra avaliação interessante é da frequência cardíaca e da pressão arterial ao passar o paciente da posição supina para a posição ortostática. A variação de pressão arterial sistólica de pelo menos 20 mmHg e uma variação de pelo menos 10 mmHg na pressão arterial diastólica são sugestivos de hipotensão ortostática, contudo a não ocorrência desta variação não afasta mecanismo autonômico.[1]

Eletrocardiograma (ECG)

Embora a realização de ECG possa ser incluída na propedêutica da síncope por sua simplicidade, sua indicação na investigação de pacientes pediátricos com síncope não é um consenso, sobretudo no contexto de avaliação da criança ou adolescente em um departamento de Emergência.

Um estudo de custo-efetividade relacionado a exames complementares em paciente com síncope encontrou apenas 1 ECG (em 245 ECG realizados) que colaborou para o diagnóstico etiológico da síncope.[8] Este estudo, ao avaliar o custo financeiro e a efetividade dos exames em colaborar com o diagnóstico, demonstrou que o ECG foi o exame com pior custo-benefício, mesmo sendo um exame relativamente barato quando se pensa em custo individual.[8]

Por outro lado, um estudo avaliou um protocolo que incluiu anamnese, exame físico e ECG como meio de *screening* de pacientes com síncope.[9] Neste estudo, os autores encontraram uma sensibilidade de 96% para o uso deste protocolo e um valor preditivo negativo de 99%.[9] Entretanto, este trabalho foi realizado em uma população referenciada para médicos cardiopediatras, podendo representar um cenário não extrapolável para pacientes que procuram o departamento de Emergência para um atendimento inicial.

O Consenso Canadense de síncope em pediatria não indica rotineiramente a realização de ECG, considerando tanto o custo-efetividade deste exame como a chance de falso-positivo pela má interpretação deste exame no contexto do evento agudo.[3] Contudo, o mesmo consenso ressalta que o exame é indicado nas seguintes situações: quadro não compatível com SVV, ausência de pródromos, ocorrência no período médio de esforço, síncope que teve como gatilho barulho alto ou súbito, história familiar de morte súbita ou de doença cardíaca em indivíduos jovens, qualquer alteração ao exame físico cardiológico e medicação nova com potencial efeito colateral cardíaco.[3]

Apesar desta orientação no Consenso Canadense, é importante ressaltar que os *guidelines* de síncope da *American Heart Association* e da *European Society of Cardiology* indicam a realização rotineira de ECG em todos os pacientes pediátricos que apresentaram síncope.[1,2] Ainda assim, nenhum dos dois *guidelines* define em qual momento da investigação este ECG deve ser realizado.

Desta forma, na ausência dos critérios obrigatórios para solicitação de ECG definidos pelo Consenso Canadense (ver Quadro 2), é razoável que o médico da Emergência, que não se sinta apto para dar um laudo de ECG, opte por não realizar o exame, mas oriente os pais devidamente a procurar o pediatra da criança para definir se o exame deve ser realizado ambulatorialmente.

Quadro 2 Indicações absolutas para realização de ECG

- Ausência de pródromos
- Síncope no meio do esforço físico
- Síncope desencadeada por barulho alto ou súbito
- História familiar de morte súbita
- História pessoal de doença cardíaca
- Alteração cardíaca ao exame físico
- Medicações novas com possível efeito colateral cardíaco

Fonte: Sanatani et al., 2017.[3]

DIAGNÓSTICO

O diagnóstico etiológico da síncope é o ponto chave para se estabelecer a conduta. Este diagnóstico deve utilizar como base a anamnese e o exame físico, mantendo o foco sobretudo em identificar os sinais de alerta para síncope não autonômica (Quadro 3).

Quadro 3 Sinais de alerta para síncope não autonômica

- Ausência de pródromos
- Ocorrência no meio do esforço físico *
- Desencadeada por barulhos alto ou súbito
- Desencadeada por contato com água fria
- Movimentos tônico-clônicos precedendo
- Em posição supina
- Presença de doença cardíaca existente **
- História familiar de Morte Súbita (< 50 anos)
- Alteração no exame físico cardiológico ou neurológico

*Síncope imediatamente após o esforço sugere SVV; **incluindo Doença de Kawasaki
Fonte: Krishna e Kundue, 2020.[4]

O Consenso Canadense de síncope estabeleceu um fluxo que se baseia fielmente nesta base (de anamnese e exame físico), permitindo que o médico pediatra possa tomar decisões objetivas que o levarão até o diagnóstico mais provável.[3] Este fluxo será representado na figura 1 e, por colaborar na definição da etiologia da síncope, também permitirá o estabelecimento adequado da conduta a ser traçada.

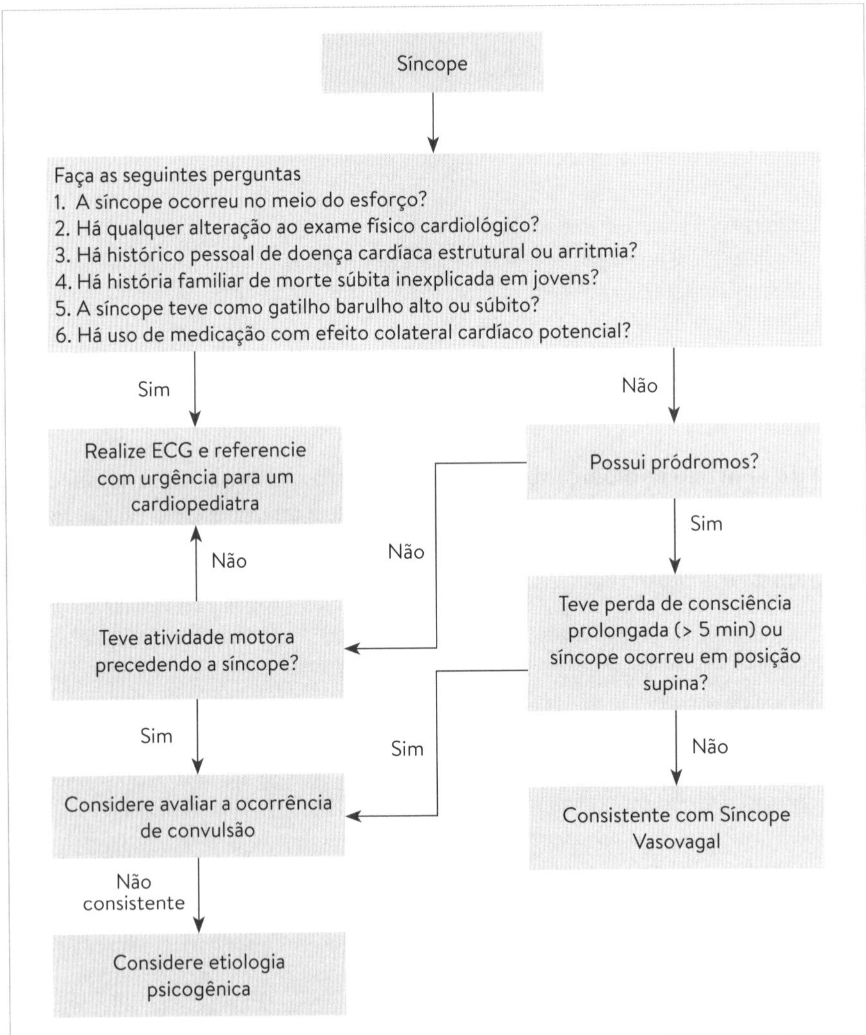

Figura 1 Conduta diagnóstica
Inspirado no fluxo proposto no documento conjunto da *Canadian Cardiovascular Society e Canadian Pediatric Cardiology Association*.[3]

TRATAMENTO

O paciente que teve um episódio de síncope não chegará à Emergência pediátrica ainda com perda de consciência devido à natureza transitória deste evento. Desta forma, o tratamento da síncope deve ser dividido em dois tipos de abordagem ao paciente: 1) Melhorar o volume intravascular através da orientação de ingesta de líquido por via oral, incluindo sais de reidratação e uso de líquidos isotônicos; 2) Ensinar ao paciente e à família o que fazer durante o episódio de síncope; 3) Orientar medidas de profilaxia dos episódios.

O aumento da ingestão de líquido deve ser uma orientação durante a alta da Emergência, pois permite evitar a ocorrência de novas síncopes e tende a restituir o volume circulante de sangue que frequentemente está reduzido, seja por situações de estresse físico, como uma infecção, seja por ingesta inadequada de líquidos (por exemplo, um adolescente que acorda e não faz refeição antes de ir para a escola), ou mesmo em situação de perdas (como em dias de calor, situação muito frequente no Brasil).[2,3,10]

O uso de bebidas isotônicas encontradas no comércio habitual pode ser incentivado para auxiliar o aumento da ingesta líquida global e como meio de prevenir novas síncopes.[11] Da mesma forma, os sais de reidratação oral, tão usados no manejo clínico da diarreia, devem ser utilizados como opção de tratamento de pacientes que procuraram a Emergência após um episódio de síncope.[3,12] Após o episódio, não é raro que o paciente apresente prostração, o que torna os sais de reidratação oral um forte aliado dos pediatras que realizam atendimento de Emergência.[3]

Embora a orientação de aumento da ingesta líquida no dia da síncope seja fundamental, não menos importante é a orientação de manter esta ingesta hídrica elevada como mecanismo de profilaxia no dia a dia do paciente. A orientação para adolescentes é de ingestão de 2 a 3 L de líquido por dia, enquanto para crianças, uma orientação aceitável é de pelo menos 50 mL/kg por dia.[3,10] O aumento da ingesta de sal também é eficaz, porém deve ser feita em casos selecionados e de forma cuidadosa.[1-3,10]

Além do aumento da ingesta hídrica, outras medidas educativas envolvem: manobras para aumento da resistência vascular periférica (como cruzar as pernas e apertar uma parte superior da perna contra outra ou contrair outros grandes grupos musculares), evitar circunstâncias e gatilhos para síncope, aumentar a atividade física e, sobretudo, educar família e paciente sobre os sinais de pródromos.[3,10,11] Compreender os pródromos é fundamental para realizar as manobras de aumento da resistência vascular periférica, mas também para permitir que o paciente se deite para evitar quedas que frequentemente levam a traumas.[10,11] Sem dúvida, a manobra mais eficaz para evitar a perda de consciência é o paciente se deitar com a cabeça lateralizada e, em seguida, alguém elevar as pernas do paciente acima do nível do tórax.[10,11] Esta mesma manobra deve ser orientada em caso de já ter ocorrido a perda de consciência, no intuito de acelerar a recuperação do paciente.[10,11]

O tratamento medicamentoso como profilaxia de síncope, como o uso de midodrina e fludrocortisona, é restrito a casos específicos de recorrência de episódios e que não responderam a medidas não medicamentosas, devendo ser iniciado apenas por um especialista (cardiopediatra ou neuropediatra), mas nunca em uma visita ao departamento de Emergência.[1,3]

DESAFIOS ATUAIS

O principal desafio em casos de síncope é convencer a família da não necessidade de exames complementares complexos. A perda de consciência é sempre um evento assustador para quem testemunha e sua relação com doenças cardiovasculares na fase adulta incentiva o receio por morte súbita, levando à pressão familiar por mais exames complementares desnecessários.

Contudo, devido à natureza benigna que se observa epidemiologicamente na síncope pediátrica, a presença de pródromos, uma coleta adequada da história e um exame físico detalhado são capazes de oferecer ao pediatra a segurança necessária.

ORIENTAÇÕES AOS PAIS

Após a definição etiológica, a orientação aos pais será um ponto fundamental do atendimento. No momento da alta, é importante que o pediatra passe com segurança as seguintes orientações:

- Aumentar a ingesta hídrica diária para 2-3 L por dia em adolescentes e pelo menos 50 mL/kg para crianças. Orientar uso de sais de reidratação oral no dia da síncope e, em quadros infecciosos, pedir a manutenção deste uso até a melhora completa.
- Observar sinais de pródromos que irão indicar a ocorrência de síncope se o mecanismo já iniciado não for interrompido.
- Explicar, tentando demonstrar, as manobras que podem ser feitas para profilaxia da perda de consciência.
- Evitar circunstâncias e gatilhos que possam levar à ocorrência da síncope.
- Reforçar a benignidade da SVV sempre que este for o diagnóstico etiológico considerado. Contudo, explicar que traumas relacionados a quedas podem ser fatais, devendo por isto ser estimuladas as orientações anteriores.

A grande maioria dos pacientes com SVV responde muito bem a estas estratégias de profilaxia.[3]

✓ CONCLUSÃO

O atendimento de pacientes que apresentaram síncope é bastante frequente na rotina diária de um departamento de Emergência. O ponto de maior cuidado é exatamente a avaliação de possível etiologia cardíaca ou neurológica, pois estes são os pacientes de maior risco de morte súbita. Entretanto, a propedêutica apresentada neste capítulo permitirá ao pediatra da Emergência tomar decisões seguras, utilizando o menor número possível de exames complementares, já que estes não estão à disposição da maioria das Emergências do nosso país.

A medicina baseada em evidências, aliada ao estado da arte propedêutica, permite que o pediatra tome a melhor decisão possível para cada paciente atendido com síncope, possibilitando o alcance de um cuidado seguro e de qualidade, que é o que a família da criança busca ao procurar um atendimento de Emergência.

REFERÊNCIAS BIBLIOGRÁFICAS

1. Shen W-K, Sheldon RS, Benditt DG, Cohen MI, Forman DE, Goldberger ZD, et al. 2017 ACC/AHA/HRS Guideline for the evaluation and management of patients with syncope. J Am Coll Cardiol. 2017; 70(5):e39-110.
2. Brignole M, Moya A, de Lange FJ, Deharo J-C, Elliott PM, Fanciulli A, et al. 2018 ESC Guidelines for the diagnosis and management of syncope. European Heart Journal. 2018; 39(21):1883-948.
3. Sanatani S, Chau V, Fournier A, Dixon A, Blondin R, Sheldon RS. Canadian Cardiovascular Society and Canadian Pediatric Cardiology Association position statement on the approach to syncope in the pediatric patient. Canadian Journal of Cardiology. 2017;33(2):189-98.
4. Krishna MR, Kundue MF. A clinical approach to syncope. Indian Journal of Practical Pediatrics. 2020;22(1):92-9.
5. Chen L, Zhang Q, Ingrid S, Chen J, Qin J, Du J. Aetiologic and clinical characteristics of syncope in Chinese children. Acta Paediatrica. 2007;96(10):1505-10.
6. Liao Y, Du J. Pathophysiology and individualized management of vasovagal syncope and postural tachycardia syndrome in children and adolescents: an update. Neuroscience Bulletin. 2020;36(6):667-81.
7. Winder MM, Marietta J, Kerr LM, Puchalski MD, Zhang C, Ware AL, et al. Reducing unnecessary diagnostic testing in pediatric syncope: a quality improvement initiative. Pediatric Cardiology. 2021;42(4):942-50.
8. Steinberg LA, Knilans TK. Syncope in children: diagnostic tests have a high cost and low yield. The Journal of Pediatrics. 2005;146(3):355-8.
9. Ritter S, Tani LY, Etheridge SP, Williams RV, Craig JE, Minich LL. What is the yield of screening echocardiography in pediatric syncope? Pediatrics. 2000;105(5):e58-8.
10. Brignole M, Moya A, de Lange FJ, Deharo J-C, Elliott PM, Fanciulli A, et al. Practical instructions for the 2018 ESC guidelines for the diagnosis and management of syncope. European Heart Journal. 2018;39(21):e43-80.
11. Aydin MA. Management and therapy of vasovagal syncope: a review. World Journal of Cardiology. 2010;2(10):308.
12. Wen C, Wang S, Zou R, Wang Y, Tan C, Xu Y, et al. Duration of treatment with oral rehydration salts for vasovagal syncope in children and adolescents. The Turkish Journal of Pediatrics. 2020;62(5):820.

11

DOR TORÁCICA

Ana Flávia Malheiros Torbey
Mariana Póvoa de Almeida Corrêa

OBJETIVOS

- ✓ Conhecer as principais causas de dor torácica na infância e adolescência.
- ✓ Identificar as causas cardíacas de dor torácica em crianças.
- ✓ Conhecer a abordagem da dor torácica e seu tratamento na emergência pediátrica.

INTRODUÇÃO

Dor torácica é uma queixa frequente, sendo a segunda causa de encaminhamento para o cardiologista pediátrico. Apesar de sua origem ser benigna na grande maioria das vezes, é motivo de preocupação para pais e responsáveis, já que a correlação com doenças cardiovasculares é comum devido à sua apresentação na população adulta. É fundamental que o pediatra que atua no cenário da Emergência esteja apto a realizar a abordagem adequada de crianças e adolescentes com esta queixa, a fim de definir a possível etiologia antes de submeter o paciente a exames complementares desnecessários.[1,2] Encaminhar ao cardiologista de maneira rotineira não é recomendado, já que pode aumentar a preocupação da família, além de culminar em uma investigação prolongada e com custo elevado.[2]

EPIDEMIOLOGIA

A dor torácica pode ocorrer em qualquer faixa etária, tanto em meninos quanto em meninas, com média de idade aos 13 anos. Cerca de 0,3 a 0,6% dos atendimentos realizados em emergências pediátricas correspondem a crianças ou adolescentes com dor precordial.[2-4] A etiologia envolve causas cardíacas e não cardíacas, e a idade é um fator importante na sua etiologia. Crianças mais jovens estão mais propensas a terem causas orgânicas, tais como broncoespasmo, pneumonia ou cardiopatia, enquanto entre os adolescentes as causas psicogênicas são 2,5 vezes mais comuns.[2,4]

As causas cardíacas para dor torácica são raras e, em um estudo realizado por Saleeb e colaboradores, foram avaliadas 3.700 crianças, em que se observou que apenas 1% dos pacientes atendidos com esta queixa no departamento de Emergência tinham etiologia cardíaca como causa da dor.[3,5]

ETIOLOGIA

A etiologia da dor torácica pode ser dividida em dois grupos principais: causas cardíacas e causas não cardíacas. As principais etiologias estão agrupadas no Quadro 1.

Quadro 1 Principais etiologias não cardíacas e cardíacas de dor torácica

Causas não cardíacas	
Musculoesquelética	Costocondrite Síndrome de Tietze Trauma Estiramento muscular Dor xifoide Dor da parede torácica idiopática
Respiratória	Asma Asma induzida pelo exercício Pneumonia Pleurisia Pneumotórax Tromboembolia pulmonar Crise torácica aguda
Gastrointestinal	Refluxo gastroesofágico Espasmo esofágico Úlcera péptica Esofagite Gastrite Colecistite
Onco-hematogênica	Crise álgica (anemia falciforme) Tumores ósseos Outros tumores
Psicogênica	Transtorno de pânico Transtorno de ansiedade

(continua)

Quadro 1 Principais etiologias não cardíacas e cardíacas de dor torácica (*continuação*)

Outras	Hiperventilação Condições relacionadas à mama Herpes Zoster Compressão neural
Causas cardiovasculares	
Alterações anatômicas	Estenose valvar aórtica Estenose supravalvar aórtica Membrana subaórtica Origem anômala da coronária esquerda a partir da artéria pulmonar, outras anomalias coronarianas e fístulas coronárias Doença de Kawasaki
Doença do miocárdio e pericárdio	Miocardiopatia hipertrófica Miocardiopatia dilatada Miocardiopatia não compactada Miocardiopatia arritmogênica Miocardiopatia restritiva Pericardite Miocardite
Arritmias	Taquicardia supraventricular Taquicardia ventricular

Fonte: Park e Salamat, 2021.[2]

Causas não cardíacas

Cerca de 56 a 86% das causas não cardíacas são identificáveis, destacando-se alterações no tórax e doenças respiratórias.[2]

- Musculoesquelética: é a principal causa identificável de dor torácica na pediatria, correspondendo de 15 a 31% dos casos.[6] Além do músculo, articulações, cartilagens, ligamentos e ossos podem estar envolvidos em sua etiologia.[3] A costocondrite é um dos principais exemplos deste grupo. Pode acometer uma ou mais articulações constocondrais, geralmente é unilateral e autolimitada, ocorre mais frequentemente em meninas e sua etiologia não é conhecida, porém geralmente é precedida por infecção respiratória ou atividade física; caracteriza-se por piorar com a respiração profunda, movimentos e a palpação.[2,3,6] A síndrome de Tietze é uma forma rara de costocondrite, localizada geralmente nas segunda ou terceira articulações costocondrais, associada a edema e hiperemia. Outras causas de dor de origem musculoesquelética que devem ser investigadas são: uso excessivo da musculatura da parede torácica (tosse, esportes, lutas, trauma torácico), dor neuropática e de origem cutânea (herpes zoster), escoliose ou deformidades ósseas.[2,4,6]
- Respiratória: representam cerca de 20% das causas de dor torácica na criança. O broncoespasmo está comumente relacionado à dor, e a asma induzida pelo

exercício ocorre em pelo menos 80% dos portadores de asma.[2,3] Pneumonia, derrame pleural e pneumotórax podem se apresentar com dor torácica, o tromboembolismo pulmonar é menos frequente em crianças, mas não deve ser descartado.[2,3]

- Gastrointestinal: a principal causa é o refluxo gastroesofágico, outras causas são gastrite, esofagite, úlcera, colecistite. Importante lembrar a possibilidade de ingestão de corpo estranho (moedas ou outros objetos) por crianças pequenas.[2-4]
- Psicogênica: deve ser considerada apenas após a exclusão das demais causas. Geralmente há fator desencadeante que pode ser observado no ambiente escolar ou familiar.[2,3]

Causas cardiovasculares

Apesar de serem raras (de 0 até 5%) na pediatria, devem ser suspeitadas prontamente pelo médico pediatra durante o atendimento de Emergência, já que são acompanhadas de morbidade importante, incluindo o risco de morte súbita (MS) em alguns casos específicos. As causas cardíacas podem ser divididas em alterações anatômicas, doenças do miocárdio e pericárdio e arritmias.[2-4]

Alterações anatômicas

- Obstrução da via de saída do ventrículo esquerdo (VE): a estenose aórtica pode ocorrer na valva, e ser supra ou subaórtica. A obstrução leva à redução do fluxo para as coronárias, alterando a perfusão miocárdica, causando isquemia. Pacientes com miocardiopatia hipertrófica também podem se apresentar com obstrução no trato de saída do VE. Nestes pacientes, há aumento da massa de VE, com aumento de consumo de oxigênio pelo miocárdio. Durante a atividade física, ocorre redução do fluxo coronário com aumento do consumo de oxigênio, o que pode levar a isquemias, arritmias e MS.[3,4]
- Doença coronariana: na pediatria, geralmente está relacionada à doença congênita, como na origem anômala da coronária esquerda ou adquirida após a doença de Kawasaki.[4] A origem anômala da coronária é uma causa comum de MS em atletas.[3] É importante destacar que alterações funcionais das coronárias também podem ocorrer devido a vasoespasmo, que pode acontecer durante o uso de cocaína ou anfetaminas.[3,4]
- O prolapso de valva mitral (PVM) pode levar à dor torácica em cerca de 20% dos pacientes, esta dor é vaga, não relacionada ao esforço físico e de curta duração, acredita-se que esteja relacionada a alterações nos músculos papilares. Também pode estar relacionada a arritmias supraventriculares que podem ocorrer no paciente com PVM. É mais comum em pacientes com Doença de Marfan.[2]

Doença do miocárdio e pericárdio

- Miocardite: inflamação do miocárdio que pode ter diferente etiologias. Na pediatria as causas virais são as mais comuns. A apresentação clínica com dor torácica simulando infarto agudo do miocárdio é mais comum nos maiores de 10 anos de idade. Com a pandemia do novo coronavírus, nos casos de síndrome inflamatória multissistêmica associados à agressão miocárdica, também há queixa de dor torácica.[7]
- Pericardite: a inflamação do pericárdio pode ter envolvimento viral, bacteriano ou reumatológico. O processo inflamatório pode estender-se ao miocárdio causando a miopericardite.[3]
- Miocardiopatias: os fenótipos de miocardiopatia dilatada e hipertrófica ou, menos frequentemente, as miocardiopatias restritivas, não compactadas ou arritmogênicas, podem estar associadas à dor torácica por isquemia, arritmia, relacionadas ou não à atividade física. Este grupo de pacientes está em maior risco de apresentação com MS.[2]

Arritmias

São causas cardíacas comuns de dor torácica na infância e adolescência. Crianças pequenas podem interpretar a palpitação como dor, além disso a elevação da frequência cardíaca reduz o tempo da diástole, causando baixo débito coronariano. As arritmias de origem supraventricular são mais prevalentes na pediatria. As de origem ventricular podem estar associadas a pior prognóstico, incluindo MS.[2,4,8]

PROPEDÊUTICA

Anamnese detalhada e o exame físico minucioso são capazes de realizar o diagnóstico etiológico, afastando a possibilidade de origem cardíaca ou direcionar à solicitação racional de exames complementares.[1,2]

Anamnese

Inicialmente deve-se caracterizar a dor: início, duração, localização no tórax, pontos de irradiação, intensidade, fatores que pioram ou aliviam e presença de sintomas associados. É importante definir as histórias patológicas pregressas e familiares, que podem trazer informações importantes acerca do quadro álgico.[2,4] O Quadro 2 mostra o que deve ser questionado na anamnese e a possível relação etiológica.

Quadro 2 Achados da anamnese no paciente pediátrico com dor torácica

Investigação	Observações
Quando a dor começou?	Dor de início agudo (< 48h), geralmente tem associação a causas orgânicas. Crianças pequenas devem ser pesquisadas quanto à possibilidade de ingestão de corpo estranho como moedas. Dor crônica pode estar relacionada à causa psicogênica ou idiopática. Entretanto, a costocondrite também pode se apresentar com dor crônica.
Qual a frequência da dor?	Pode ser recorrente ou o primeiro episódio.
Qual a localização?	Pedir para a criança apontar para o local da dor que pode estar localizada nos limites do precórdio ou não.
A dor tem irradiação?	Se há irradiação para o ombro esquerdo, deve-se pensar em pericardite, por outro lado, na colecistite a dor irradia para o ombro direito; se a irradiação ocorrer para regiões cervical, mentoniana e membros superiores, deve-se afastar isquemia miocárdica; a dissecção aórtica tem dor irradiada para a região interescapular.
Qual a característica da dor?	Se é aguda, sensação de pressão, de aperto e queimação. Em adultos, a dor em aperto caracteriza-se por ser de origem cardíaca; entretanto, não há certeza desta correlação em crianças. Geralmente é inespecífica, não auxiliando no diagnóstico.
Qual a duração da dor?	Segundos, minutos ou horas.
O que desencadeia a dor?	Atividade física pode estar relacionada à dor cardiogênica ou à asma induzida pelo exercício. Se relacionada à alimentação, a etiologia pode ser esofagite ou doença do refluxo gastroesofágico. Após trauma ou exercício físico de alta intensidade, relaciona-se a alterações musculoesqueléticas. Situações de estresse podem levar a causa psicogênica, após exclusão de outras etiologias.
O que melhora ou piora?	Se piora com movimento, respiração profunda ou tosse pode estar associada a alterações da parede torácica ou causas respiratórias. Dor que melhora ao sentar-se e inclinar-se para a frente pode ser causada por pericardite.

(continua)

Quadro 2 Achados da anamnese no paciente pediátrico com dor torácica (*continuação*)

Investigação	Observações
Há sintomas associados?	Se associada a palpitações ou síncope, as arritmias ou outras causas cardíacas devem ser investigadas. Sinais de infecção ou febre: deve-se investigar pneumonia, miocardite e pericardite. Presença de formigamento relaciona-se à hiperventilação.
Se machucou enquanto brincava ou praticava atividade física? Usou os braços excessivamente por qualquer motivo?	Associar à causa musculoesquelética.
Apresentou quadro infeccioso recente?	Doença viral prévia pode indicar pericardite ou miocardite.
Tem alguma condição médica conhecida (cardiopatia congênita ou adquirida, cirurgia cardíaca, infecção, asma, anemia falciforme, diabetes ou doença de Marfan, ou doença reumatológica)?	Associar à doença de base. Paciente com doença de Marfan tem risco aumentado de pneumotórax espontâneo e prolapso da valva mitral, além de aneurisma de aorta com ou sem dissecção. A doença de Kawasaki pode levar a alterações das coronárias. Pacientes com doença reumatológica podem apresentar pericardite.
Faz uso de medicamentos?	Medicação para asma pode indicar crise de broncoespasmo. Anticoncepcionais hormonais podem associar-se à doença tromboembólica e tromboembolismo pulmonar.
Fez ou faz uso de drogas ou cigarro?	Pesquisar uso de anfetaminas ou cocaína, que podem levar a vasoespasmo coronariano e isquemia miocárdica. Uso de cigarro pode indicar doença pulmonar.
Existe alguma doença na família? Existe uma história familiar de doença cardíaca, outras condições ou morte súbita?	Atentar para a possibilidade de miocardiopatias e arritmias hereditárias.

Fonte: Baseado em Park e Salamat, 2021;[2] Torbey e Souza, 2017.[4]

Exame físico

Diante de uma criança com dor precordial, é importante a realização de um exame físico completo, e não apenas a avaliação cardiovascular, já que a maioria das causas é de origem não cardiogênica.[4] Inicialmente faz-se a inspeção do paciente para avaliar seu estado geral, se há sinais de doença aguda com descompensação hemodinâmica ou sinais de ansiedade e estresse com hiperventilação.[2,9] Verificam-se os sinais vitais. Febre pode estar associada a quadro infeccioso como pneumonia, pericardite ou miocardite; taquicardia relaciona-se à insuficiência cardíaca compensada, enquanto alteração da perfusão está relacionada a baixo débito cardíaco e taquipneia à doença respiratória ou cardiovascular.[2,4]

É importante a avaliação dos dados antropométricos, crianças desnutridas ou com baixa estatura podem ser portadoras de doenças crônicas como colagenoses, doença renal ou cardiopatias congênitas. Por outro lado, pacientes com estatura elevada e envergadura maior que a estatura devem ser pesquisados quanto à síndrome de Marfan.

A inspeção do tórax deve ser realizada detalhadamente, com o paciente despido; em busca de deformidades como *pectus excavatum* ou *carinatum*, escoliose, abaulamentos, cicatrizes ou lesões decorrentes de trauma. O ictus cardíaco deve ser verificado quanto à sua localização (desvio para esquerda indica aumento de VE).[2,4,9] Após a inspeção, deve ser realizada a palpação de todos os espaços intercostais, articulações costocondrais e costelas. Além disso, a palpação das mamas em ambos os sexos deve ser feita. Se há reprodução da dor durante a palpação, direciona-se o raciocínio diagnóstico para etiologia musculoesquelética. Deve-se investigar se o precórdio é hiperdinâmico.

Alterações na ausculta respiratória podem sugerir asma ou pneumonia, enquanto a presença de ritmo cardíaco irregular, ausculta de sopro cardíaco, abafamento das bulhas ou atrito pericárdico indica origem cardiogênica. A presença de sopro cardíaco sistólico em região de foco aórtico que irradia para o pescoço sugere obstrução da via de saída do VE. É importante ressaltar que diante de uma ausculta cardíaca normal não se afasta doença cardiovascular.[1-4,10]

O exame do abdome deve ser realizado com cautela, já que pode haver dor referida de origem abdominal; hepatomegalia pode indicar congestão por insuficiência cardíaca.[10] As extremidades também devem ser avaliadas, presença de artrite ou artralgia pode indicar doença reumatológica.[3,4]

Exames complementares

Como comentado anteriormente, na maioria dos casos, a origem da dor torácica pode ser definida com anamnese e exame físico, entretanto, alguns casos necessitarão de exames complementares e a escolha destes exames dependerá dos achados na avaliação inicial do paciente (ver Quadro 3).[1-4,10]

Eletrocardiograma: mostra a presença de arritmias cardíacas, distúrbios da condução, sobrecarga cavitária e alterações na repolarização que podem sugerir doença estrutural (congênita ou adquirida), miocardite e pericardite.[3,4,9,10]

Quadro 3 Exames complementares na investigação do paciente com dor torácica

Exame	Quando solicitar
Radiografia de tórax	História de trauma Febre Tosse e dispneia Início agudo da dor Suspeita de aspiração de corpo estranho (moedas, baterias) Características da síndrome de Marfan Alteração na ausculta respiratória ou cardíaca
Eletrocardiograma (ECG)	Dor associada à atividade física Taquicardia/palpitações Síncope/tontura Alteração na ausculta cardíaca História de abuso de drogas (cocaína) Considerar em pacientes com febre História de doença de Kawasaki ou cirurgia cardíaca
Troponina	Suspeita de miocardite
Ecocardiograma (ECO)	Alteração na ausculta cardíaca História de cardiopatia Alteração da área cardíaca na radiografia de tórax Alteração no ECG
Holter 24 horas	Suspeita de arritmia Síncope inexplicada

Fonte: Torbey, 2017.[10]

Radiografia de tórax: demonstra alterações pulmonares (pneumonia, pneumotórax), alterações na área e/ou silhueta cardíaca e evidencia a presença de congestão pulmonar.[3,10]

Laboratório: a troponina elevada pode indicar inflamação ou isquemia. Leucograma alterado pode indicar infecção viral ou bacteriana.[9]

Ecocardiograma: faz o diagnóstico da lesão cardíaca estrutural, quantifica a função cardíaca e define se há derrame pericárdico.[1-4]

Muitas vezes, após o atendimento inicial em um departamento de emergência pediátrica, a investigação da etiologia da dor no peito pode continuar a nível ambulatorial. A criança deverá ser referida ao cardiologista pediatra apenas nas situações em que houver suspeita de etiologia cardiogênica (Quadro 4). Diante da suspeita da asma induzida pelo exercício, pode ser avaliada a solicitação da ergoespirometria; e na investigação de arritmias, o Holter de 24 horas pode ser útil.[2-4,9]

DIAGNÓSTICO

Baseia-se na anamnese e exame físico, exames complementares podem ser necessários em situações específicas. Ao se suspeitar de diagnóstico de doença cardiovascular, a avaliação pelo cardiologista pediatra deve ser solicitada.

Quadro 4 Quando encaminhar a criança com dor no peito ao cardiologista pediatra

Dor que é desencadeada ou piora com esforço físico
Dor acompanhada de palpitações, tonturas ou síncope
Dor do tipo anginosa
Alterações no exame físico cardiovascular: alterações do ritmo cardíaco, presença de sopro cardíaco, atrito pericárdico ou abafamento de bulhas
História familiar de miocardiopatia, arritmia ou morte súbita

Fonte: Park e Salamat, 2021;[2] Torbey e Souza, 2017.[4]

TRATAMENTO

O tratamento deverá ser direcionado à causa, a figura 1 auxilia na abordagem do paciente com queixa de dor torácica.

Se junto com a queixa de dor torácica, houver sinais que indiquem instabilidade hemodinâmica, o paciente deve ser monitorado, garantido acesso venoso e avaliar se há indicação de oxigenioterapia.

A costocondrite é autolimitada, os pacientes melhoram com o repouso, uso de compressas mornas e anti-inflamatórios não hormonais. Diante da suspeita de asma, o uso de broncodilatadores está indicado; por outro lado, se a causa sugere esofagite ou doença do refluxo gastroesofágico, indica-se o uso de protetores gástricos e medidas antirrefluxo.

DESAFIOS ATUAIS

O principal desafio diante de um paciente pediátrico com queixa de dor precordial é a realização do diagnóstico etiológico, sem solicitar exames complementares desnecessariamente, elevando os custos de uma investigação e aumentando a ansiedade e preocupação da criança e seus familiares, o que pode impactar de modo importante na qualidade de vida do paciente. Uma vez que causas cardiovasculares sejam excluídas, é necessário tranquilizar a família quanto à origem benigna da dor.[1-4,10]

ORIENTAÇÕES AOS PAIS

- Pais e responsáveis devem ser orientados que a grande maioria das causas de dor torácica é de origem não cardíaca e benigna.
- Pais de crianças com diagnóstico de cardiopatias, passado de cirurgia cardíaca ou história de doença de Kawasaki devem procurar avaliação diante de quadro de dor no peito.

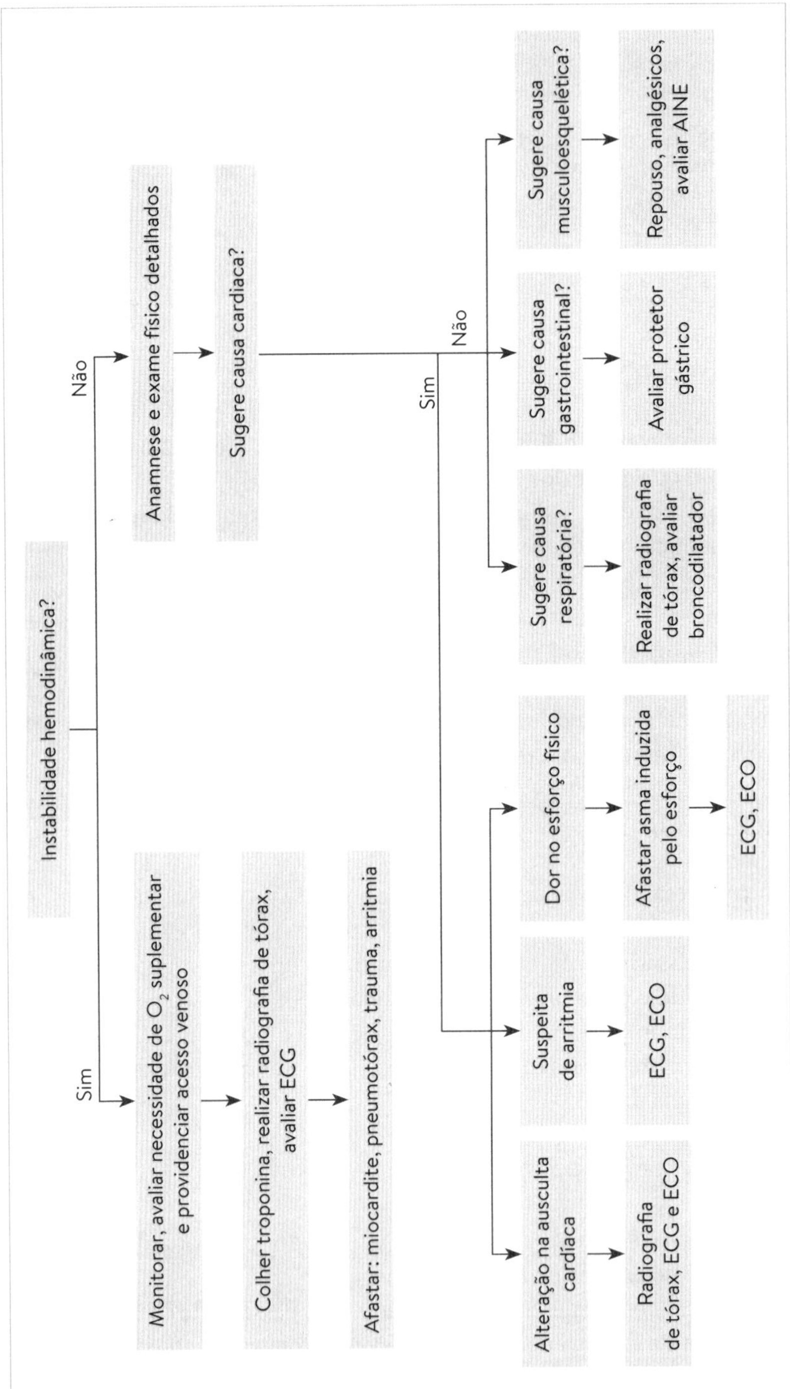

Figura 1 Abordagem do paciente com queixa de dor torácica
AINE: anti-inflamatório não esteroide; ECO: ecocardiograma; ECG: eletrocardiograma.
Fonte: Torbey, 2017.[10]

- Se a dor no peito for acompanhada de sintomas como taquicardia, tonturas ou síncope, o atendimento no departamento de Emergência deve ser realizado.
- Se houver história familiar de miocardiopatias, arritmias ou MS, a criança deve ser avaliada por cardiologista pediatra.

✓ CONCLUSÃO

Dor no peito em crianças e adolescentes é um motivo comum para avaliação no atendimento de emergências pediátricas. É necessário que pediatras estejam aptos a realizar a abordagem adequada destes pacientes. As etiologias são variadas e envolvem diferentes sistemas. Apesar de raras, as causas cardiovasculares devem ser reconhecidas quando presentes, pois estão associadas a maior morbidade como progressão para insuficiência cardíaca ou risco de MS. Anamnese e exame físico são capazes de identificar a maioria dos casos e direcionar à solicitação racional de exames complementares.[2-4,9,10]

REFERÊNCIAS BIBLIOGRÁFICAS

1. Carvalho MFC. Dor torácica. In: Loureiro TN, Silva AEA, organizators. Cardiologia Pediátrica. Série Pediatria SOPERJ. 2. ed. Barueri: Manole; 2019. 12-8 p.
2. Park MK, Salamat M. The child with chest pain. In: Park MK, Salamat M. Park´s Pediatric Cardiology for Practitioners. 7.ed. Philadelphia: Elsevier; 2021. p. 378-85.
3. Sumski CA, Goot BH. Evaluating chest pain and heart murmurs in pediatric and adolescent patients. Pediatr Clin North Am. 2020;67(5):783-99.
4. Torbey AFM, Souza ALG. Dor torácica em crianças e adolescentes: o que o pediatra necessita saber? Rev. Ped. SOPERJ. 2017;17(supl. 1):28-35.
5. Saleeb SF, Li WY, Warren SZ, Lock JE. Effectiveness of screening for life-threatening chest pain in children. Pediatrics. 2011;128(5):e1062-8.
6. Son MBF, Sundel RP. Musculoskeletal causes of chest pain. Pediatr Clin North Am. 2010;57(6):1385-95.
7. Montera MW, Marcondes-Braga FG, Simões MV, Moura LAZ, Fernandes F, Mangine S, et al. Diretriz de miocardites da Sociedade Brasileira de Cardiologia – 2022. Arq Bras Cardiol. 2022;119(1):143-211.
8. Thull-Freedman J. Evaluation of chest pain in the pediatric patient. Med Clin North Am. 2010;94(2):327-47.
9. Friedman KG, Alexander ME. Chest pain and syncope in children: a practical approach to the diagnosis of cardiac disease. J Pediatr. 2013;163(3):896-901.
10. Torbey AFM. Dor torácica. In: Vasconcelos MM, organizator. GPS Pediatria. Rio de Janeiro: Guanabara Koogan; 2017. 483-6 p.

12

ARRITMIAS

Mariana Póvoa de Almeida Corrêa
Ana Flávia Malheiros Torbey

OBJETIVOS

- ✓ Compreender a lógica da propedêutica que deve ser empregada no atendimento de pacientes com arritmia.
- ✓ Realizar o diagnóstico da taquiarritmia e da bradiarritmia de forma sistemática.
- ✓ Definir o tratamento básico e universal para qualquer paciente que se apresente com distúrbio do ritmo.

INTRODUÇÃO

As arritmias cardíacas envolvem um espectro amplo de apresentações, que podem incluir desde formas completamente benignas (como um ritmo irregular por extrassístole supraventricular) até a ocorrência de arritmias fatais, como as taquicardias ventriculares. Em geral, o que leva os pais de uma criança em arritmia a procurar um serviço de emergência são os sintomas consequentes de arritmias, sobretudo das taquiarritmias e bradiarritmias.

Neste capítulo, optou-se pela abordagem sistemática e objetiva apenas destes dois tipos de apresentações, exatamente por constituírem as principais causas de procura por emergência e que se associam a maior risco de morte ou comorbidades para o paciente.

Taquiarritmia se define pela presença de frequência cardíaca elevada para a idade associada a um ritmo não originário do nódulo sinusal.[1] A origem das taquiarritmias permite a sua classificação em dois tipos: taquicardia de origem supraventricular e taquicardia de origem ventricular.[2] A primeira ocorre com a origem sendo identificada em local acima do nódulo atrioventricular, mas que não inclua o nódulo sinusal.[1,2] Por outro lado, uma taquicardia de origem ventricular se inicia abaixo do nódulo atrioventricular, em qualquer local de ambos os ventrículos.[1,2]

Já as bradicardias constituem apenas alterações da frequência cardíaca, podendo o ritmo cardíaco ser de origem sinusal ou não.[2] Muitas vezes, mesmo frente a uma frequência cardíaca normal para o nódulo sinusal, pode ser encontrada uma situação de bradiarritmia pela presença de dificuldade na transmissão do estímulo do átrio para o ventrículo, constituindo os bloqueios atrioventriculares de graus diversos.[2]

O sintoma de arritmia mais específico que leva o paciente a procurar a emergência é a ocorrência de palpitação, sendo esta geralmente associada às taquiarritmias. Contudo, sintomas inespecíficos como "tonteira", cefaleia, sonolência, irritação, cansaço e síncope são frequentes e estão relacionados com as repercussões hemodinâmicas das arritmias.

ASPECTOS EPIDEMIOLÓGICOS

A ocorrência de arritmias na população pediátrica é um evento comum, porém com poucos dados brasileiros e sobretudo com poucos dados sobre o impacto dessas arritmias nos atendimentos de emergência. Além disto, os dados diferem de forma importante entre os pacientes com coração estruturalmente normal e com cardiopatias congênitas (corrigidas ou não).[3]

Em pacientes com coração estruturalmente normal, a avaliação de um extenso banco de dados inglês mostrou uma incidência de taquicardia por reentrada atrioventricular igual a 16,3/100 mil nascidos vivos, além de uma incidência de Flutter atrial de 2,1/100 mil nascidos vivos e incidência de bloqueio atrioventricular total de 2,1/100 mil nascidos vivos.[4] Um estudo japonês mostrou que a prevalência de arritmias aumenta para todos os distúrbios de ritmo conforme a idade dos pacientes avança. Esse mesmo estudo mostrou que a prevalência no sexo masculino era maior que a do sexo feminino, excetuando-se apenas situações de síndrome do QT longo e de extrassístoles de qualquer origem (nestas situações, o sexo feminino tem incidência preponderante).[5]

Vale ressaltar que as taquicardias ventriculares e as bradiarritmias como distúrbio de ritmo primário são raras em corações normais (excetua-se aqui a bradicardia sinusal transitória que ocorre em pacientes com deterioração clínica secundária a outras patologias, como insuficiência respiratória aguda).[3] Considerando, por exemplo, um estudo apenas com pacientes que apresentaram taquiarritmias, observa-se uma incidência de apenas 1,8% de origem ventricular.[3]

Já as bradicardias sinusais, também raras, possuem incidência de 0,025% (sendo bastante comum em atletas e de caráter benigno), enquanto o bloqueio atrioventricular completo, que possui maior impacto clínico na vida do paciente (não constituindo uma cardiopatia benigna), apresenta incidência ainda menor, como já apresentada anteriormente.[3]

Atenção importante deve ser dada à relação entre cardiopatia congênita e a ocorrência de arritmias. É possível observar maior prevalência de arritmias não só pela presença de alteração estrutural, mas também pela realização de cirurgias e até mesmo por alterações hemodinâmicas, como baixo fluxo, ou por hipóxia crônica.[3] O pediatra emergencista deve sempre estar atento ao histórico do paciente para auxiliar na compreensão da arritmia e na definição da melhor conduta para o caso.

FISIOPATOLOGIA

Taquiarritmias

As taquiarritmias podem ocorrer como consequência de 3 mecanismos fisiopatológicos: automatismo, atividade deflagrada e formação de circuito de reentrada.[6] Os detalhes dos mecanismos vão além dos objetivos deste capítulo, contudo uma informação relevante é a resposta ruim das arritmias de origem autonômica à cardioversão elétrica sincronizada.[7] Contudo, de maneira geral, o atendimento inicial ao paciente que se apresenta com taquiarritmia não difere entre as arritmias que se formam por mecanismos diferentes.

Ainda envolvendo a fisiopatologia das taquiarritmias, devemos destacar de forma substancial como o estímulo elétrico se propaga no coração e sua correlação eletrocardiográfica, o que permite inclusive proporcionar a principal classificação das taquiarritmias.

Habitualmente, o estímulo cardíaco nasce no nódulo sinoatrial, se propaga pelos átrios através de feixes de condução preferencial, alcançando então o nódulo atrioventricular.[8] Esta estrutura, por sua vez, irá conduzir o estímulo para os ventrículos, porém com um discreto atraso na condução, para permitir o acoplamento mecânico entre átrios e ventrículos.[8] Em seguida, o estímulo proveniente do nódulo atrioventricular irá ser conduzido para os miócitos cardíacos através de feixes especializados de condução (sistema His-Purkinje), que permitirá a despolarização maciça e simultânea dos miócitos.[8]

Este caminho de condução altamente eficiente gera no eletrocardiograma (ECG) a presença de complexo QRS estreito, geralmente com duração inferior a 0,08 segundos.[1] Por outro lado, se a condução fosse realizada miócito-a-miócito, este processo seria ineficiente e lento, gerando complexos QRS alargados.[1] Dessa forma, ao se observar no ECG um QRS estreito no contexto de uma taquiarritmia, pode-se deduzir que este estímulo passou pelo processo de condução especializado do sistema de His-Purkinje (Figura 1).[1] Logo, podemos dizer que a origem deste estímulo é acima do nódulo atrioventricular, ou seja, frente a uma taquiarritmia com QRS estreito, a origem desta taquiarritmia é supraventricular.[1,7]

Por outro lado, um QRS alargado no ECG sugere que a condução está ocorrendo miócito-a-miócito, fora do sistema de condução especializado (Figura 1),[1] sendo possível inferir que se trata de taquiarritmia de origem ventricular.[1,7] A exceção a isto são as taquiarritmias de origem supraventricular associadas à presença de condução aberrante pelo sistema de condução.[1,7] Nestas situações, encontra-se um QRS alargado, mas de origem supraventricular com condução aberrante.[1,7]

A compreensão destes conceitos facilita que o médico na emergência consiga conduzir o caso de forma segura e sistemática, permitindo a resolução da taquiarritmia por meio de um processo simples e eficiente, conforme se abordará mais a frente neste capítulo.

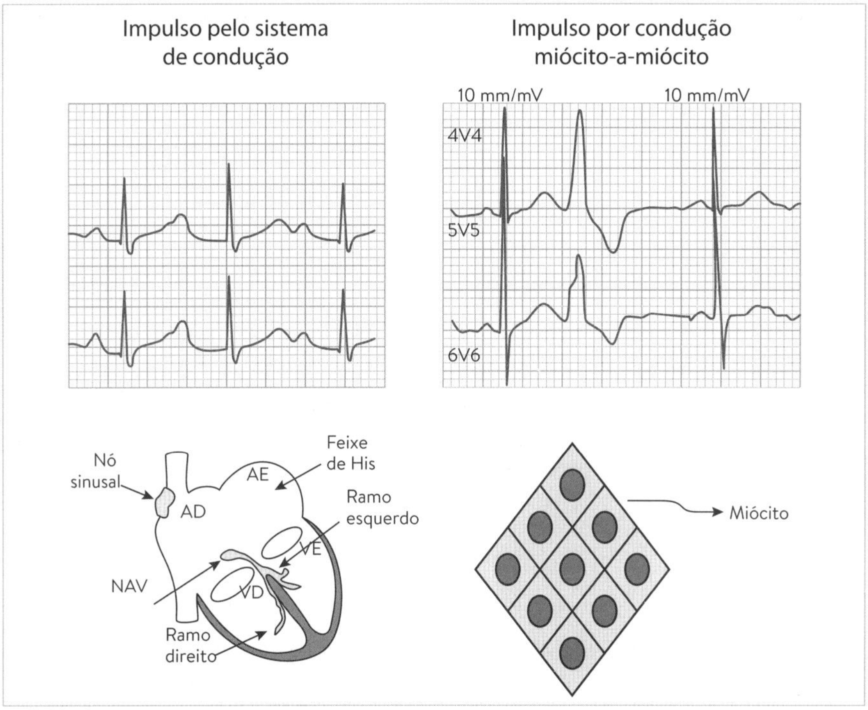

Figura 1 Relação entre a condução elétrica no coração e a duração do QRS
AD: átrio direito; AE: átrio esquerdo; NAV: nódulo atrioventricular; VD: ventrículo direito; VE: ventrículo esquerdo.
Fonte: adaptado de Souza e Póvoa, 2019.[1]

Bradiarritmias

As bradicardias ocorrem essencialmente por redução da frequência cardíaca no nódulo sinusal ou por alentecimento na condução do estímulo elétrico do átrio para o ventrículo. Desta forma, a compreensão da bradicardia no ECG necessita ir além da morfologia do QRS, sendo muito mais prioritária a adequada interpretação da onda P e sobretudo como esta se relaciona com o QRS.

Nas bradicardias sinusais, há redução no automatismo do nódulo sinusal que passa a disparar estímulos para o nódulo atrioventricular em uma frequência mais baixa.[2] Então, isto determina uma redução da frequência de contração ventricular e, portanto, caracteriza menor frequência cardíaca.[2] Podem ocorrer por distúrbio primário do nódulo sinusal, embora, mais frequentemente em crianças, as bradicardias sinusais ocorrem por distúrbios secundários, geralmente por deterioração do estado clínico, como na insuficiência respiratória e no choque.[2]

Por outro lado, o alentecimento da condução pelo nódulo atrioventricular pode ser de graus variados, ocorrendo desde um grau mais leve, caracterizando o bloqueio atrioventricular de primeiro grau, até o bloqueio total do nódulo atrioventricular, gerando dissociação atrioventricular completa.[2] Estes bloqueios atrioventriculares podem ocorrer como doença primária do coração, mas também como doença secundária a situações específicas, como intoxicação exógena e miocardite.[2]

PROPEDÊUTICA

Anamnese

Como as arritmias constituem uma situação em que a conduta deve ser imediata, podemos dividir aqui a história em dois momentos: antes e após a estabilização do paciente. O foco da anamnese previamente à estabilização deve ser em questões de segurança e de breve compreensão do quadro.

O médico deve estar preocupado neste momento inicial com as seguintes questões:

- Quando começou?
- O que o paciente estava fazendo quando iniciou o quadro?
- Há sintomas que indiquem comprometimento cardiopulmonar? (Alteração do nível de consciência e sintomas que indiquem hipotensão).
- Possui cardiopatia prévia/cirurgia cardíaca prévia?
- Alguma doença de base/uso de medicamento que predisponha a arritmia?
- Possui alergia medicamentosa?

Ainda assim, a obtenção destas respostas não deve atrasar as condutas imediatas.

Após a estabilização do paciente, deve ser colhida história clínica mais detalhada, focada na história da doença atual e história patológica pregressa, abordando doenças associadas e condições que possam predispor a recidiva do quadro. Além disso, a história familiar também deve ser destacada, em busca de miocardiopatias, arritmias e história de morte súbita. Aqui é importante lembrar como a história de cardiopatia congênita e a de cirurgia cardíaca prévia podem impactar a ocorrência de arritmias.[3]

Exame físico

O exame físico deve ser focado inicialmente na procura de sinais de comprometimento cardiopulmonar: alteração aguda do estado mental, sinais de choque (pulsos finos e perfusão periférica inadequada), hipotensão, sinais pulmonares de congestão cardíaca (estertores crepitantes bilaterais, hipotensão, desconforto respiratório).[9]

A utilização do acrônimo MOV (monitorização, oxigênio e veia) facilita este processo, pois a monitorização eletrocardiográfica e da saturação irá auxiliar nesta avaliação física inicial (Figuras 2 e 3). Desta forma, a devida monitorização e a busca no exame físico de sinais de comprometimento cardiopulmonar permitirão definir as primeiras condutas de uma abordagem sistemática.

Vale ressaltar neste ponto que, embora o paciente esteja monitorizado, durante todo o atendimento, o médico deve buscar reavaliar constantemente o estado hemodinâmico, visto que alterações no exame físico podem expressar deterioração do estado clínico e até mesmo evolução para parada cardiorrespiratória, mesmo quando estas não se apresentam ao monitor (por exemplo: atividade elétrica sem pulso e taquicardia ventricular (TV) sem pulso).[9]

Eletrocardiograma (ECG)

O ECG pode ser realizado somente com a monitorização do ritmo (o que não oferece detalhes suficientes para prognóstico, mas permite o adequado tratamento inicial) ou pode ser realizado com o aparelho clássico de 12 derivações.[7,9] Embora este último não seja necessário para o adequado atendimento inicial, ele pode oferecer ao paciente a oportunidade ímpar de ter o registro da arritmia, o que sempre permite acessar detalhes que facilitam a avaliação mais profunda dos mecanismos envolvidos e possíveis prognósticos pelo arritmologista futuramente.[7,9]

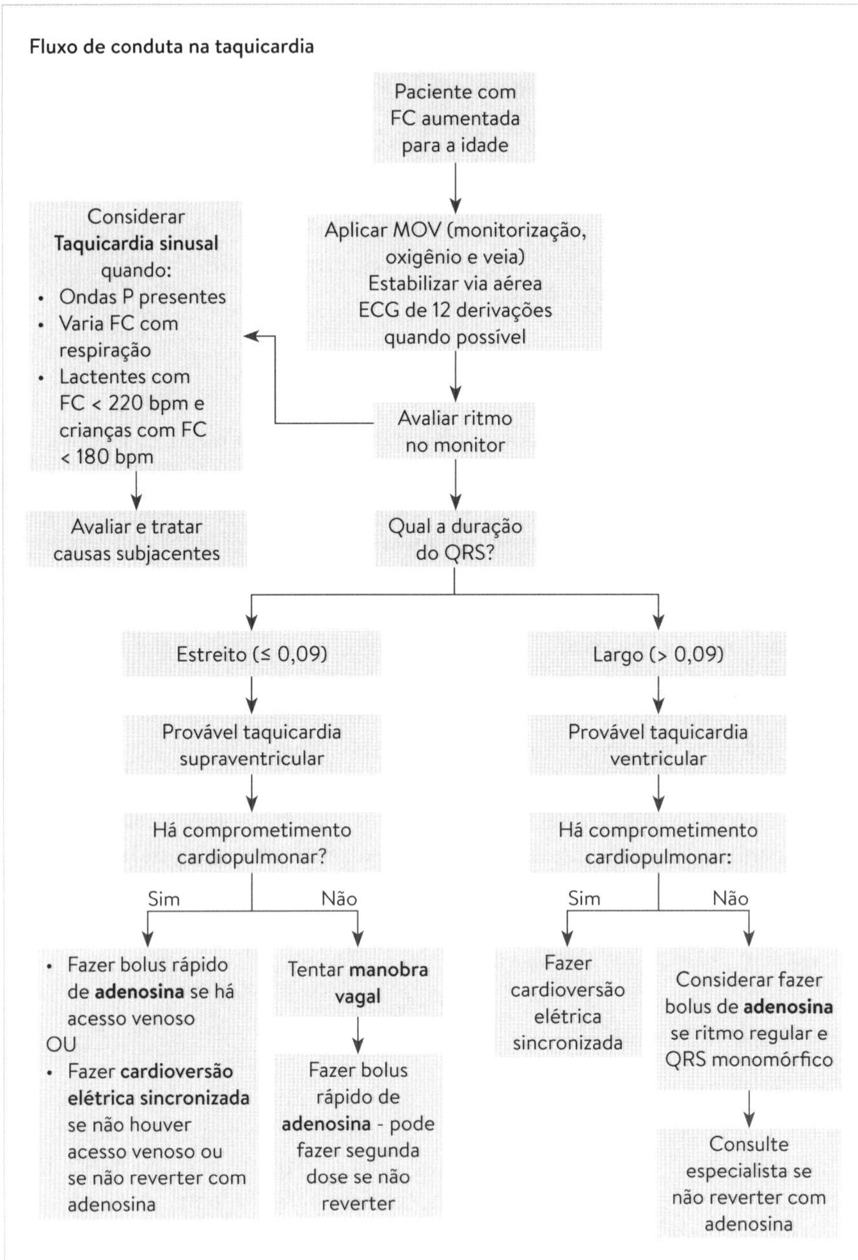

Figura 2 Fluxograma baseado nas orientações da *American Heart Association* de 2020 para abordagem de pacientes com taquicardia em situações de emergência.
Fonte: Topjian et al., 2020.[9]

Fluxo de conduta na bradicardia:

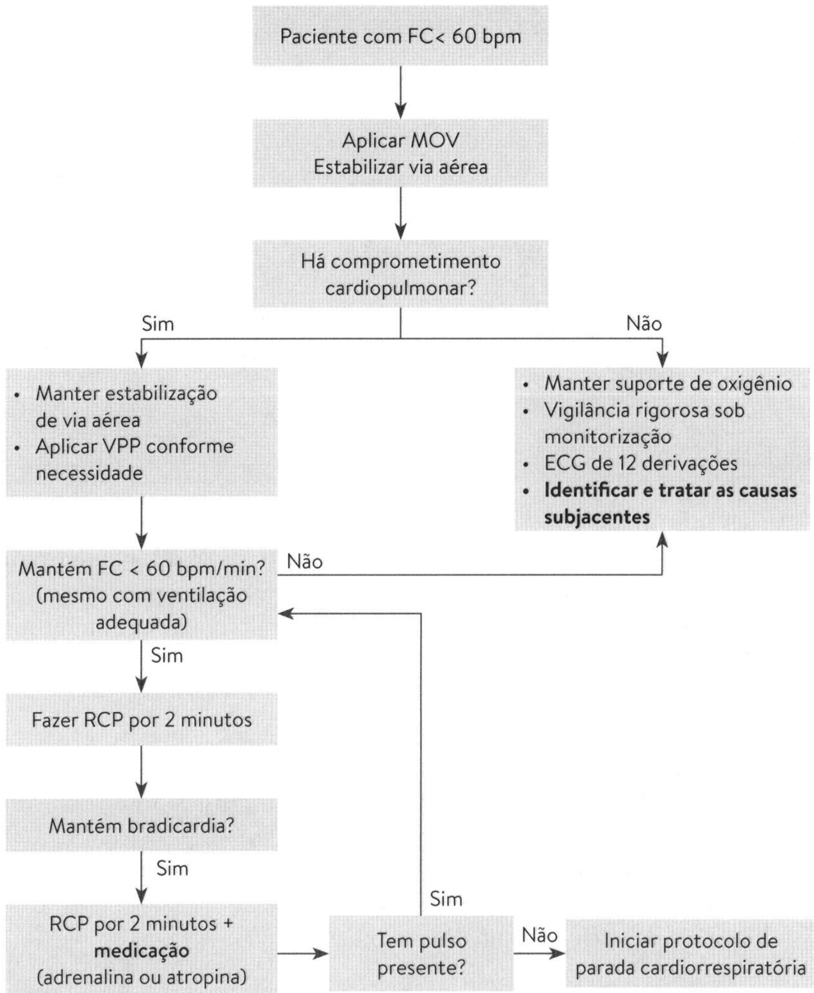

Figura 3 Fluxograma baseado nas orientações da *American Heart Association* de 2020 para abordagem de pacientes com bradicardia em situações de emergência.[9]
MOV: Monitorização, oxigênio e veia; RCP: Reanimação cardiopulmonar (compressão torácica e ventilação); VPP: Ventilação com pressão positiva.
Fonte: Topjian et al., 2020.[9]

Contudo, em nenhuma hipótese a realização do ECG de 12 derivações deve postergar a realização do tratamento específico para retirar o paciente da condição elétrica presente, pelo risco de deterioração clínica, caso a resolução da arritmia seja adiada.[7,9]

DIAGNÓSTICO

Através da propedêutica inicial já descrita, o diagnóstico de taquiarritmia ou bradiarritmia deve ser feito com o intuito de propiciar uma classificação inicial da arritmia, o que levará a uma adequada abordagem sistemática. Na realidade, há mais de uma década, a *American Heart Association* oferece uma abordagem sistemática simples através do protocolo de Suporte Avançado de Vida em Pediatria.[9]

Este protocolo permite que o médico na emergência seja capaz de usar dados simples que levarão a um diagnóstico primário, permitindo o tratamento da arritmia mesmo sem conhecimentos detalhados de eletrofisiologia.[9] Sem dúvida, através da frequência cardíaca, deve-se dividir os pacientes em dois grupos: taquicardia ou bradicardia.

Taquicardia

Ao ser informado que uma criança chegou à emergência em taquicardia, o médico deve imediatamente aplicar o acrônimo MOV, enquanto examina e realiza breve anamnese focada com os responsáveis pela criança (ver sessão de propedêutica). Ao ter o traçado eletrocardiográfico, seja pelo monitor ou pelo ECG de 12 derivações, o médico deve focar seus esforços nas seguintes análises:

1. Trata-se de uma taquicardia sinusal?
2. Há comprometimento cardiopulmonar?
3. O QRS é estreito ou alargado?
4. O ritmo é regular ou irregular?
5. Há presença clara de onda P? Esta onda P é normal?
6. A história é de início abrupto dos sintomas?

A primeira pergunta é fundamental porque a taquicardia sinusal (frequência cardíaca elevada como consequência de um acometimento sistêmico) não constitui uma taquiarritmia de fato e, portanto, não deve ser tratada com medicamentos que atuem no coração.[7,9] Na realidade, o foco deve ser tratar a causa de base (Figura 2).[9] Para se identificar uma taquicardia como sinusal, as seguintes características devem estar presentes: presença de onda P com características normais (sendo positiva em D1, D2 e aVF, porém negativa em aVR), intervalo RR que pode ser irregular (pela variação normal de disparo do nódulo sinusal com a respiração da criança), geralmente FC < 220 bpm em lactentes e FC < 180 bpm após a fase de lactente.[7,9]

Ao se definir que não se trata de uma taquicardia sinusal, o próximo passo é definir se há comprometimento cardiopulmonar, porque isto permitirá classificar a urgência da situação.[9] Neste momento, vale lembrar que a presença de comprometimento cardiopulmonar em um paciente com TV pode muito facilmente deteriorar para uma situação de parada cardiorrespiratória. Desta forma, a classificação do paciente como tendo comprometimento cardiopulmonar frente a uma taquiarritmia deve impor à situação um caráter de tratamento ainda mais imediato e uma preocupação adicional com a avaliação de evolução para parada cardiorrespiratória.[9]

Após a definição do estado hemodinâmico, o médico da emergência deve focar no traçado eletrocardiográfico.[9] Este é o momento de classificar o paciente em dois grupos possíveis: 1) Provável taquicardia supraventricular (TSV); 2) Provável TV.[9]

Esta diferenciação, como já falado na fisiopatologia, deve ser definida através da duração do QRS. Se o QRS é estreito ($\leq$ 0,09s), podemos deduzir que é uma provável TSV (ou seja, com origem acima do nódulo atrioventricular).[7,9] Por outro lado, se o QRS é alargado (> 0,09s), podemos inferir que é uma TV (Figura 2).[7,9]

Como as TSV e a taquicardia sinusal se apresentam com QRS estreito, vale utilizar algumas características para diferenciar ambas. Na realidade, as TSV irão se apresentar sem onda P (como na TSV paroxística) ou onda P anormal (como na taquicardia atrial).[7,9] Além disto, em geral, as TSV apresentam RR regular, que não varia com a respiração. O início abrupto das TSV também é um bom diferencial, assim como a frequência cardíaca encontrada (geralmente $\geq$ 220 bpm em lactentes e $\geq$ 180 bpm em crianças maiores).[7,9]

Embora existam vários subtipos de TSV (como TSV paroxística, taquicardia atrial, flutter, fibrilação atrial etc.) e de TV (taquicardia de trato de saída de ventrículo direito, TV fascicular, torsades de pointes etc.), esta classificação de subtipos é muito mais importante para o manejo clínico futuro do paciente por parte do especialista do que para o tratamento imediato no departamento de emergência.[7] Assim sendo, estes subtipos não serão o foco deste capítulo.

Bradicardia

O paciente pediátrico com bradicardia não terá, na maioria das vezes, um acometimento primário do coração. Na maioria dos casos, a bradicardia, sobretudo a de origem sinusal, ocorre como parte da deterioração clínica do paciente. Mais uma vez o acrônimo MOV deve ser utilizado para ajudar a conduzir o caso, sempre junto com breve história do quadro clínico e exame físico focado na presença de comprometimento cardiopulmonar.

Embora não seja decisivo para o tratamento determinar se há bloqueio atrioventricular, definir isto permite a utilização da atropina como medicamento de escolha (Figura 3), pois esta é recomendada para casos primários de bloqueio atrioventricular e para aumento do tônus vagal (que pode ocorrer com intoxicações exógenas e com ocorrência de manobra vagal, por exemplo, por tentativa de intubação orotraqueal).[9]

A bradicardia sinusal é de mais fácil determinação, pois neste caso se encontra onda P normal (positiva em D1, D2 e aVF, bem como negativa em aVR) e com intervalo PR normal (geralmente < 200 ms, sendo este intervalo medido do início da onda P até o início do QRS).[2,7] Por outro lado, a presença de bloqueio atrioventricular, por ter graus variados de gravidade, pode se apresentar eletrocardiograficamente de diversas maneiras.[2,7]

A relação entre onda P e QRS será decisiva para definição da existência de bloqueio atrioventricular. O bloqueio atrioventricular de primeiro grau se caracteriza apenas pelo alentecimento da condução elétrica do átrio para o ventrículo, o que é traduzido pelo prolongamento do intervalo PR, geralmente acima de 200 ms, porém sempre com onda P que conduz para um QRS (ou seja, com acoplamento atrioventricular).[2,7]

Por outro lado, quando há acoplamento entre a maioria das ondas P com seus respectivos QRS, mas se encontram ondas P bloqueadas, estamos frente a um bloqueio de segundo grau.[2,7] Vale ressaltar que estas ondas P acopladas ao QRS podem ter intervalo PR fixo (subtipo Mobitz II) ou variável (subtipo Mobitz I), sendo essa com progressivo alargamento do intervalo PR até ocorrer o bloqueio total.[2,7]

Por fim, quando se observa desacoplamento total entre ondas P e QRS (ou seja, não há estímulo atrial conduzindo para o ventrículo, com presença de ondas P e QRS que se relacionam de forma anárquica), define-se a presença de bloqueio atrioventricular total, também conhecido como de terceiro grau.[2,7]

Embora não seja importante que o médico da emergência seja capaz de reconhecer estes subtipos de bloqueio atrioventricular, é válido identificar se há a presença de bloqueio, porque este, de fato, pode interferir na orientação do tratamento da bradiarritmia (Figura 3).[9]

Como já citado, é valido ressaltar o foco na definição, se há comprometimento cardiopulmonar.[9] Isto é fundamental porque mais uma vez permite ao médico definir o grau de urgência de seus atos, tal como, sempre que possível, realizar um ECG de 12 derivações se não há comprometimento cardiopulmonar.[9] Caso contrário, a conduta deve ser guiada apenas pelo monitor eletrocardiográfico.

TRATAMENTO

Como já introduzido anteriormente, a abordagem sistemática orientada pela *American Heart Association* permite o adequado tratamento das taquiarritmias e das bradiarritmias na Emergência, mesmo sem bagagem teórica detalhada sobre o tema, porém compreendendo apenas os princípios básicos definidos no diagnóstico da doença.[9]

Taquiarritmias

A abordagem de todo paciente com taquiarritmia deve ser iniciada com suporte inicial que inclui o acrônimo MOV associado à estabilização da via aérea e ao auxílio à respiração sempre que necessário.[9] Este primeiro passo é fundamental para todo paciente grave, o que inclui os pacientes em taquiarritmia.

A definição de comprometimento cardiopulmonar determina a urgência de cada ação, uma vez que há o risco de rápida deterioração clínica em pacientes com tal comprometimento.[9]

No paciente com comprometimento cardiopulmonar, se for identificado um QRS estreito, define-se como provável TSV (Figura 2), devendo-se administrar adenosina imediatamente se houver acesso intravenoso ou intraósseo presente (dose 0,1 mg/kg em bolus rápido preferencialmente em acesso venoso próximo ao coração, com dose máxima de 6 mg).[7,9] Caso não haja acesso venoso, deve-se realizar cardioversão elétrica sincronizada imediata, com dose de 0,5-1 J/kg.[7,9]

Importante ressaltar que é fundamental tentar realizar sedoanalgesia antes da cardioversão elétrica sincronizada, mesmo que utilizando medicamentos por via intramuscular ou por via intranasal.[2] Este é um procedimento doloroso e assustador para a criança, devendo ser feita pelo menos a analgesia.[2]

Por outro lado, se for identificado QRS alargado em um paciente com comprometimento cardiopulmonar, deve-se considerar como provável TV.[7,9] Esta é uma situação que deve ligar o sinal de alerta para o médico emergencista, pois deve ser considerado como alta probabilidade de este paciente evoluir para parada cardiorrespiratória.[9] Sendo assim, a cardioversão elétrica deve ser realizada sem demora, independentemente da presença de acesso venoso.[9] Mesmo nesta situação, a analgesia deve ser feita.[2]

Quando o paciente chega à emergência sem sinais de comprometimento cardiopulmonar, o médico deve igualmente avaliar a duração do QRS.[9] Contudo, neste contexto, a abordagem terapêutica se modifica (Figura 2). Se houver um QRS estreito, considera-se como provável TSV e deve-se prosseguir para a tentativa de manobra vagal.[9] Esta, embora deva ser tentada, não deve atrasar a administração da adenosina.[9]

A manobra vagal em lactentes acaba muito restrita a utilização de gelo na face, mas com o cuidado de não obstruir via aérea, devendo-se, então, deixar boca e nariz livres.[1] A massagem do seio carotídeo é contraindicada em lactentes pelo risco de lesão de laringe.[1] Em crianças maiores, a massagem do seio carotídeo pode ser realizada, assim como o uso do gelo na face, além de outras manobras simples como soprar em um canudo ou contra a mão fechada.[1]

Ao se identificar que a manobra vagal não foi efetiva, não se deve insistir nela. Assim, o médico deve administrar prontamente a adenosina na mesma dose utilizada para pacientes com comprometimento cardiopulmonar.[9] Caso ainda assim não seja efetiva, é possível repetir a dose.[9]

Por outro lado, se o QRS for largo, define-se como provável TV (Figura 2).[9] Aqui vale lembrar que é possível tratar-se de uma TSV com condução aberrante.[7] Porém, como o tratamento não iria diferir entre os dois tipos de arritmia, considerar como provável TV é bastante razoável.

Outro ponto relevante é, frente a um QRS largo sem comprometimento cardiopulmonar, confirmar se o ritmo é regular e, sobretudo, com QRS monomórfico (ou seja, QRS sempre com a mesma morfologia/padrão).[9] Caso esses critérios se confirmem, deve-se tentar a administração de adenosina (nesse caso, não tentar manobra vagal antes).[9] Se não responder, é adequado consultar um especialista, seja um cardiopediatra ou arritmologista.[9] Caso o padrão da taquiarritmia seja de QRS largo, mas sem ritmo regular e/ou sem padrão monomórfico, mas mantendo estabilidade cardiopulmonar, é adequado consultar um especialista antes de administrar adenosina (Figura 2).[9]

É fundamental que, durante todo o fluxo de atendimento, estas crianças que se apresentam com taquiarritmia sejam constantemente reavaliadas hemodinamicamente. Frente a qualquer sinal de mudança clínica, deve-se seguir com mudança de abordagem também.

Após retorno para ritmo sinusal e frequência cardíaca normal, sempre deve ser avaliada com o especialista a necessidade de início de medicação antiarrítmica para prevenção de recidiva do quadro, assim como deve-se buscar estabilização hemodinâmica e monitorização do paciente após o episódio.

Bradiarritmia

A grande maioria dos pacientes que evolui com bradicardia apresenta, na realidade, bradicardia sinusal por deterioração clínica, como já mencionado algumas vezes neste capítulo. Imediatamente estes pacientes devem receber a abordagem com o acrônimo MOV e ter a avaliação se há comprometimento cardiopulmonar.

Quando não há comprometimento cardiopulmonar, deve-se oferecer suporte de oxigênio, manejo adequado de vias aéreas, tratar causas subjacentes e realizar o ECG de 12 derivações (Figura 3).[9] Lembrar que esta criança deve permanecer sob monitorização constante, com frequente reavaliação. A qualquer sinal de deterioração cardiopulmonar, o paciente deve imediatamente ter sua abordagem modificada.

Já o paciente que se apresenta inicialmente com comprometimento cardiopulmonar, deve ter via aérea garantida e devem ser realizadas ventilação com pressão positiva (VPP) e oferta de oxigênio[9]. Se a frequência cardíaca se mantiver abaixo de 60 bpm mesmo com ventilação adequada, iniciar manobras de reanimação cardiopulmonar (compressão torácica alternando com VPP).[9] Se ainda assim persistir a bradicardia com instabilidade hemodinâmica, manter reanimação cardiopulmonar, mas também administrar adrenalina ou atropina (esta última deve ser escolhida quando houver bloqueio atrioventricular primário ou aumento do tônus vagal).[9] A estas manobras sempre deve ser aliado o tratamento das causas subjacentes (Figura 3).[9]

A dose de adrenalina a ser administrada é de 0,01 mg/kg (0,1 mL/kg da solução diluída a 0,1 mg/mL).[9] A adrenalina pode ser repetida a cada 3-5 minutos, como ocorre na parada cardiorrespiratória.[9] Se for utilizada a atropina, a dose é de 0,02 mg/kg, sendo a dose mínima de 0,1 mg/dose, pelo risco de efeito paradoxal.[9]

Estes ciclos de reanimação cardiopulmonar devem durar 2 minutos, com a administração de fármacos em ciclos alternados, para facilitar a definição do intervalo da medicação.[9] Manter a avaliação clínica do paciente a cada 2 minutos.[9] Se em qualquer momento o paciente deixar de apresentar pulsos, tratar como parada cardiorrespiratória (Figura 3).[9]

Sobretudo em casos de bloqueio atrioventricular, é importante considerar o uso do marcapasso transcutâneo como possível ponte para um marcapasso transvenoso ou definitivo.[1] Em geral, os aparelhos de desfibrilação possuem a função marcapasso, que é utilizada com pás especiais adesivas.[1] Com o marcapasso conectado, o médico deve definir uma frequência cardíaca que irá garantir estabilidade hemodinâmica, também definindo a voltagem. Em geral, se titula a voltagem até que apareça no monitor espícula de marcapasso antes de todo QRS.

Após recuperação da frequência cardíaca (seja pelo uso do marcapasso ou por resposta a medicação), deve-se definir causa subjacente para tratamento e avaliar necessidade de suporte ventilatório e/ou hemodinâmico para evitar nova deterioração clínica e, consequentemente, da frequência cardíaca.[9]

DESAFIOS ATUAIS

O principal desafio é, sem dúvida, a sistematização do atendimento, que vai desde o reconhecimento da alteração da frequência cardíaca como uma arritmia até o tratamento efetivo da condição. A criança frequentemente se apresenta com alterações importantes da frequência cardíaca por choro, o que pode dificultar o reconhecimento da arritmia, por ser considerado evento normal. Desta forma, a sistematização do atendimento na emergência deve incluir esta diferenciação, aumentando a sensibilidade dos profissionais de saúde para identificarem os eventos de arritmias.

Além disso, a sistematização do atendimento deve necessariamente envolver toda a equipe da Emergência no treinamento destas situações. Isto permite que cada profissional exerça seu papel de forma automática. Por exemplo, em uma situação de TSV provável, enquanto o médico realiza a manobra vagal, a enfermagem pode já preparar a adenosina, enquanto outro profissional aproxima o "carrinho de parada", pois sabe que uma possível consequência da administração da adenosina é uma parada cardiorrespiratória.

Por fim, o temor que envolve o tema das arritmias, por sua dificuldade, também se torna um grande desafio. A abordagem sistemática do paciente com arritmia não envolve os conhecimentos complexos sobre arritmia. Considerando isso, somente o treinamento baseado em protocolo pode evitar que a dificuldade do tema atrapalhe a abordagem. Desta forma, a sistematização da avaliação, assim como do tratamento, permite que o tema seja simplificado, proporcionando de forma universal qualidade efetiva no atendimento de pacientes com arritmia.

ORIENTAÇÕES AOS PAIS

Devido à dificuldade de previsão de ocorrência de uma arritmia, as orientações devem ser dadas sempre em situações que o pediatra identifica como de maior risco, tais como: uso de medicamentos com potencial arritmogênico, ocorrência prévia de arritmias, presença de cardiopatias congênitas.

O foco das orientações neste caso deverá ser na identificação precoce. Este é um problema particularmente importante em crianças pequenas, que não expressam seus sintomas. Desta forma, o pediatra deve orientar que os pais fiquem atentos a: palidez, sonolência, irritação, choro inconsolável e até mesmo desconforto respiratório (quando ocorre congestão cardíaca).

Crianças maiores já costumam expressar sintomas, mesmo que de forma inespecífica. Podemos destacar "coração acelerado", "dor no peito", "palpitação", "cansaço" e "tonteira". Mesmo nestas crianças maiores, também pode-se encontrar palidez, sonolência e desconforto respiratório como possíveis sinais de arritmia.

Assim, os pais devem ser orientados a procurar atendimento em emergência caso apareçam esses sinais e sintomas, bem como que os responsáveis avisem logo na chegada sobre a possibilidade de arritmia, para que a triagem seja imediata na chegada do paciente ao hospital. Um instrumento que pode ajudar é a redação de uma carta pelo pediatra dirigida à emergência relatando maior risco de o paciente desenvolver arritmias.

Após o atendimento inicial da arritmia, como o paciente deverá permanecer em ambiente hospitalar sob monitorização, essas orientações relatadas deverão ser dadas apenas no momento da alta hospitalar.

✓ CONCLUSÃO

Em termos de proporção de atendimentos na emergência pediátrica, certamente as arritmias não ocupam posição de destaque. Contudo, devido à gravidade da situação, é fundamental que equipes que trabalham em emergências sejam frequentemente treinadas para garantir o adequado atendimento destes pacientes através de uma abordagem sistemática e focada em riscos.

Ao mesmo tempo, é importante termos em mente que os avanços médicos irão permitir que mais crianças com cardiopatias congênitas alcancem idades mais avançadas, assim como sobreviverão mais aos primeiros anos de vida, aumentando o número de crianças com cardiopatias (corrigidas ou não) durante a infância. Considerando a estreita relação entre arritmias e cardiopatias congênitas, tal fato certamente terá impacto na incidência deste tipo de atendimento, fazendo com que seja prioritária a educação continuada com foco nas arritmias.

REFERÊNCIAS BIBLIOGRÁFICAS

1. Souza ALAAG, Póvoa M. Taquiarritmia. In: Loureiro TN, Silva AEA, organizators. Cardiologia Pediátrica – Série SOPERJ. 2. ed. Barueri: Manole; 2019. 135-49 p.
2. Matsuno AK. Arritmias na criança. Medicina (Ribeirão Preto). 2012;45(2):214-22.
3. Magalhães LP, Guimarães ICB, Melo SL, Mateo EIP, Andalaft RB, Xavier LFR, et al. Diretrizes de arritmias cardíacas em crianças e cardiopatias congênitas SOBRAC e DCC - CP. Arq Bras Cardiol. 2016;107(1 Supl.3):1-58.
4. Turner CJ, Wren C. The epidemiology of arrhythmia in infants: a population-based study. Journal of Paediatrics and Child Health. 2013;49(4):278-81.
5. Niwa K, Warita N, Sunami Y, Shimura A, Tateno S, Sugita K. Prevalence of arrhythmias and conduction disturbances in large population-based samples of children. Cardiology in the Young. 2004;14(1):68-74.
6. Gaztañaga L, Marchlinski FE, Betensky BP. Mechanisms of cardiac arrhythmias. Revista Española de Cardiología (English Edition). 2012;65(2):174-85.
7. Andalaft RB. Arritmias cardíacas em crianças e adolescentes. In: Jatene IB, Freitas E, editors. Como tratar: cardiologia pediátrica; cardiogeriatria. v.4. Barueri: Manole; 2010. 114-58 p.
8. Wren C. Concise guide to pediatric arrhythmias. New Castle: John Wiley & Sons; 2012.
9. Topjian AA, Raymond TT, Atkins D, Chan M, Duff JP, Joyner BL, et al. Part 4: Pediatric basic and advanced life support: 2020 American Heart Association guidelines for cardiopulmonary resuscitation and emergency cardiovascular care. Circulation. 2020;42(16Suppl2).

13

INSUFICIÊNCIA CARDÍACA

Ana Flávia Malheiros Torbey
Mariana Póvoa de Almeida Corrêa

OBJETIVOS

- ✓ Identificar a criança com insuficiência cardíaca aguda e descompensada.
- ✓ Conhecer as principais causas de insuficiência cardíaca na infância.
- ✓ Entender a fisiopatologia da insuficiência cardíaca.
- ✓ Determinar o tratamento adequado.

INTRODUÇÃO

A insuficiência cardíaca (IC) é definida pela incapacidade do coração de suprir as demandas metabólicas dos tecidos, sendo incapaz de manter o débito pulmonar ou sistêmico; ou de receber o retorno venoso.[1] Na pediatria a IC pode resultar de uma variedade de malformações congênitas, miocardiopatias genéticas ou doença adquirida. A apresentação clínica é inespecífica e pode ser confundida com doenças comuns da infância, o que torna seu diagnóstico um desafio para pediatras.[2-4]

A IC descompensada é uma via final comum de diferentes patologias cardíacas, sejam congênitas ou adquiridas, com necessidade de internação em unidades de terapia intensiva e elevado risco de morte.[5]

ASPECTOS EPIDEMIOLÓGICOS

Apesar de a epidemiologia da IC ser muito bem caracterizada na população adulta, sua incidência e prevalência não são bem definidas entre crianças e adolescentes. Igualmente, etiologias que influenciam na prevalência e incidência variam de acordo com a faixa etária e região geográfica.[2]

As cardiopatias congênitas ocorrem em 0,8 a cada 100 nascimentos, enquanto as miocardiopatias têm uma incidência de 1 para cada 100.000 crianças ao ano, em países desenvolvidos.[1,3] Além disso, dados dos Estados Unidos indicam que a cada ano, entre 10.000 e 14.000 crianças são hospitalizadas com diagnóstico de IC.[1]

Como a IC pediátrica é uma condição incomum, geralmente o diagnóstico só é reconhecido quando a criança se apresenta em estado de descompensação grave. Menos de 50% das crianças com IC sintomática sobrevivem em um período de 5 anos, sem transplante cardíaco.[1] No estudo multicêntrico norte-americano *Pediatric Cardiac Critical Care* Consortium,[5] foi observado que as crianças com IC são pacientes mais graves, na comparação com adultos, com mais necessidade de infusão de medicação vasoativa e uso de ventilação mecânica, além de internação mais prolongada e risco de óbito elevado. Nesse trabalho, a IC aguda descompensada foi responsável por 6% das internações, com mortalidade em 1 a cada 5 crianças internadas. Os fatores de risco ao óbito foram: idade menor que 1 ano, necessidade de ventilação mecânica, uso de medicação vasoativa, taquicardia ventricular, parada cardíaca, uso de oxigenação por membrana extracorpórea (ECMO, do inglês *Extracorporeal Membrane Oxygenation*), presença de hipertensão pulmonar e insuficiência hepática.

FISIOPATOLOGIA

Diante da incapacidade de manter débito cardíaco (DC) adequado para as demandas metabólicas, respostas neuro-humorais ocorrem com ativação do sistema nervoso simpático e do sistema renina-angiotensina-aldosterona e consequente retenção de sódio e água, vasoconstrição periférica e aumento da frequência cardíaca. Há melhora inicial do DC, da pressão arterial e da perfusão de órgãos nobres, porém há aumento do consumo de oxigênio pelo miocárdio além de cardiotoxicidade, o que leva à disfunção cardíaca, piora do DC e da perfusão miocárdica e de outros tecidos, em um ciclo vicioso que leva ao choque cardiogênico, com hipoxemia tecidual, acidose e morte, se a causa da disfunção não for removida.[4,6,7]

ETIOLOGIA

Na infância, as causas de IC são complexas e variadas, envolvendo diferentes mecanismos fisiopatológicos básicos; sendo fundamental seu entendimento para que o tratamento adequado seja realizado.[7-9] O Quadro 1 apresenta as principais causas de IC na infância.

Quadro 1 Principais etiologias da insuficiência cardíaca na infância

Miocardiopatia primária	Miocardiopatia dilatada
	Miocardiopatia hipertrófica
	Miocardiopatia restritiva
	Miocardiopatia arritmogênica
	Miocardiopatia não compactada
Cardiopatias congênitas	Lesões com *shunt* esquerda-direita: comunicação interventricular, persistência do canal arterial, defeito do septo atrioventricular Lesões valvares (estenose aórtica, *cleft* mitral) Coarctação da aorta Cardiopatias complexas
Arritmias	Taquiarritmias, bradicardia (bloqueio atrioventricular total)
Isquemia	Doença de Kawasaki, origem anômala da coronária esquerda
Infecção	Febre reumática, miocardite, sepse
Toxinas	Quimioterapia (antraciclinas)
Outras	Anemia, distrofia muscular de Duchenne, colagenoses

Fonte: Herdy e Torbey, 2022.[10]

Cardiopatias congênitas: levam à IC devido à sobrecarga de volume, através dos *shunts* intracavitários como ocorre, por exemplo, na comunicação interventricular (CIV) ampla, persistência do canal arterial (PCA) ampla ou no defeito do septo atrioventricular total (DSAVT), que é muito comum na criança com trissomia do 21; ou por sobrecarga de pressão devido a lesões obstrutivas como na coarctação da aorta. As cardiopatias congênitas são causa importante de IC nos lactentes.[7,9] A disfunção miocárdica com IC também pode ocorrer após a correção cirúrgica de defeitos congênitos.[9]

Miocardiopatias: são doenças do músculo cardíaco que podem ter origem genética, adquirida ou estarem associadas a doenças sistêmicas. Neste grupo, a IC ocorre por disfunção sistólica ou diastólica do miocárdio.[7,8]

Cardiopatias adquiridas: a febre reumática ainda é uma causa importante no Brasil; a miocardite viral e a cardiotoxicidade após o tratamento oncológico também devem ser destacados.[3,8]

PROPEDÊUTICA

A avaliação semiótica da insuficiência cardíaca aguda ou descompensada é fundamental para que o paciente receba tratamento adequado e em tempo oportuno. Entretanto, a natureza heterogênea da IC na infância faz com que o diagnóstico precoce seja um desafio.[1,7] A história e o exame físico podem variar dependendo da faixa etária do paciente e da etiologia subjacente. É necessário elevado grau de suspeição clínica, pois muitas vezes a apresentação pode ser inespecífica e o diagnóstico ser confundido com outras condições comuns da infância como as doenças respiratórias, o que pode provocar que alguns pacientes entrem em choque cardiogênico no atendimento de emergência.[1]

Anamnese

A história pode variar dependendo da faixa etária ou da etiologia. É fundamental definir o momento do início dos sintomas: nos recém-nascidos, pode estar relacionado a causas não cardíacas como sepse, hipocalcemia ou hipoglicemia, tendo que as taquiarritmias fetais podem estar associadas à IC grave ao nascimento. Na primeira semana de vida, cardiopatias ducto dependentes são importantes.[7]

Em lactentes, a queixa de cansaço às mamadas e o ganho ponderal insatisfatório são frequentes. Em crianças maiores, o cansaço aos esforços também é comum, porém deve ser diferenciado de outras condições mais prevalentes como asma e falta de condicionamento físico. História do pré-natal (infecção congênita, mãe diabética, colagenoses), do nascimento (prematuridade, asfixia, suspeita de síndrome genética) e a familiar (história de morte súbita em menores de 50 anos, miocardiopatias) devem ser pesquisadas. O relato de dor abdominal é frequente entre crianças com quadro de IC aguda ou descompensada.

Outras condições que podem levar a quadro de IC aguda ou descompensada devem ser pesquisadas na revisão de sistemas, como infecção atual ou recente, anemia e alteração da função renal.

A gravidade da IC deve ser classificada de acordo com a Classe Funcional modificada de Ross para crianças com idade inferior a 6 anos ou a Classe funcional da *New York Heart Association* (NYHA), como descrito no Quadro 2.[3,7]

Quadro 2 Classe funcional da insuficiência cardíaca

Capacidade funcional (NYHA)		Classificação de Ross para crianças e lactentes	
Classe Funcional	Descrição	Classe Funcional	Descrição
I	Sem limites à atividade física, ausência de sintomas nas atividades físicas comuns	I	Sem limitação ou sintomas
II	Atividades físicas de rotina causam fadiga, palpitação ou dispneia. Confortável em repouso	II	Taquipneia leve ou sudorese às mamadas. Dispneia aos esforços nas crianças mais velhas, sem prejuízo ao ganho ponderal

(continua)

Quadro 2 Classe funcional da insuficiência cardíaca (*continuação*)

Capacidade funcional (NYHA)		Classificação de Ross para crianças e lactentes	
Classe Funcional	Descrição	Classe Funcional	Descrição
III	Atividades físicas menores que a de rotina causam fadiga, palpitações ou dispneia Confortável em repouso	III	Importante taquipneia ou sudorese às mamadas Prolongamento do período de amamentação Atraso do crescimento devido à IC
IV	Incapacidade de realizar qualquer atividade física sem desconforto, sintomas de IC em repouso Piora do desconforto se qualquer atividade física for realizada	IV	Sintomas em repouso com taquipneia, retrações, gemidos e sudorese

NYHA: New York Heart Association; IC: insuficiência cardíaca.
Fonte: Azeka et al., 2014;[3] Monda et al., 2021.[7]

Exame físico

No atendimento de emergência, deve-se determinar se o paciente está congesto e/ou com baixo débito cardíaco.[1,3]

No exame físico inicial, deve-se pesquisar por hepatomegalia, estertores subcrepitantes e edema periférico, além de definir o balanço hídrico do paciente, a fim de determinar se o paciente está congesto. Sinais de baixo DC podem ser observados através de alterações no nível de consciência (sonolência ou irritabilidade), palidez, pele fria, hipotensão arterial, alteração da perfusão capilar periférica, pulsos periféricos filiformes e com amplitude diminuída.

Na inspeção e palpação do precórdio, deve-se investigar o ictus cardíaco, se está propulsivo ou desviado para esquerda (sobrecarga/aumento de ventrículo esquerdo). A presença de ictus de ventrículo direito palpado na região anterior do tórax pode indicar hipertensão pulmonar. À ausculta cardíaca, observa-se o ritmo cardíaco (regular ou não), presença de extrassístoles, taquicardia ou bradicardia; a fonese das bulhas (normofonéticas, hipo ou hiperfonéticas) e presença de bulhas acessórias como B3 e B4, indicando ritmo cardíaco em galope. A presença de sopro cardíaco pode indicar doença estrutural como cardiopatia congênita, porém a ausência de sopro não afasta doença cardíaca.[10]

Exames complementares

Auxiliam no diagnóstico etiológico da IC, na estratificação da gravidade e no acompanhamento clínico. Devem ser solicitados com base na suspeita clínica. O Quadro 3 mostra os principais exames complementares a serem solicitados no paciente pediátrico com IC.

Quadro 3 Exames complementares no paciente com insuficiência cardíaca

Exame	Observações
Exames iniciais	
Radiografia de tórax	Mostra se há aumento da área cardíaca, congestão pulmonar ou sinais de pneumonia, que podem ser o fator de descompensação. Idealmente deve ser realizada com o paciente em pé e nas incidências póstero-anterior (PA) e perfil.
Hemograma completo	Pode mostrar anemia ou sugerir quadro infeccioso.
Biomarcadores: troponina e peptídeo natriurético (NT pró-BNP e pró-BNP)	A elevação da troponina pode estar presente em doença inflamatória como miocardite aguda, enquanto o peptídeo natriurético se eleva em quadros de IC descompensada.
Gasometria	Dosagem de lactato elevada está relacionada a alteração da perfusão tecidual. Alcalose metabólica pode estar associada à redução da volemia após o tratamento com diuréticos.
Eletrólitos	Dosagem de sódio, potássio, cálcio, magnésio e cloro.
Eletrocardiograma	Define se o ritmo é sinusal, se há presença de arritmias ou bloqueios e se há sinais sugestivos de sobrecarga cavitária. Alterações da repolarização podem caracterizar miocardite.
Ecocardiograma com Doppler colorido	Determina presença de lesão estrutural congênita ou adquirida, estuda morfologia e fluxos valvares, define presença de miocardiopatia (hipertrofia, dilatação, não compactação), estuda a anatomia das artérias coronárias. Quantifica a disfunção cardíaca através do cálculo da fração de ejeção e encurtamento. Evidencia se há sobrecarga de cavidades e presença de derrame pericárdico ou hipertensão pulmonar.
Exames após a estabilização do paciente	
Ressonância magnética cardíaca	É útil para caracterizar o tecido miocárdico, os critérios de Lake Louise auxiliam no diagnóstico de miocardite. A fibrose miocárdica detectada pelo realce tardio com gadolínio contribui para estratificação de risco do paciente.
Angiotomografia	Auxilia no estudo da anatomia de cardiopatias congênitas complexas, contribuindo para o planejamento cirúrgico.
Cateterismo cardíaco	A biópsia endomiocárdica é um procedimento invasivo e pode ser considerada para determinar a etiologia e orientar o manejo terapêutico em quadros clínicos selecionados, como em crianças com suspeita de miocardite. Também determina a resistência vascular pulmonar em pacientes com hipertensão pulmonar e é realizado nos pacientes que têm indicação de transplante cardíaco.

Fonte: adaptado de Kantor et al., 2013;[1] Monda et al., 2021.[7]

DIAGNÓSTICO

Assim que é definido o diagnóstico clínico de IC aguda ou descompensada, é importante classificar o paciente quanto ao grau de congestão e baixo débito (alteração da perfusão), o que pode ser realizado de maneira prática, utilizando-se o diagrama 2X2 ilustrado a seguir (Figura 1), o qual auxilia na escolha do tratamento.

Os pacientes que estão no grupo A são os com IC compensada. Se o paciente está congesto pode estar no grupo B (sem alteração da perfusão) ou no grupo D (com alteração da perfusão). Por outro lado, os pacientes que se encontram no grupo C são aqueles que têm baixo débito cardíaco, sem estarem congestos. Nesta classificação, os pacientes podem migrar de um grupo para o outro, e retornarem ao grupo A quando apresentarem resposta adequada ao tratamento.[1,3,10]

O diagnóstico etiológico da IC é fundamental para que o tratamento seja direcionado à causa.

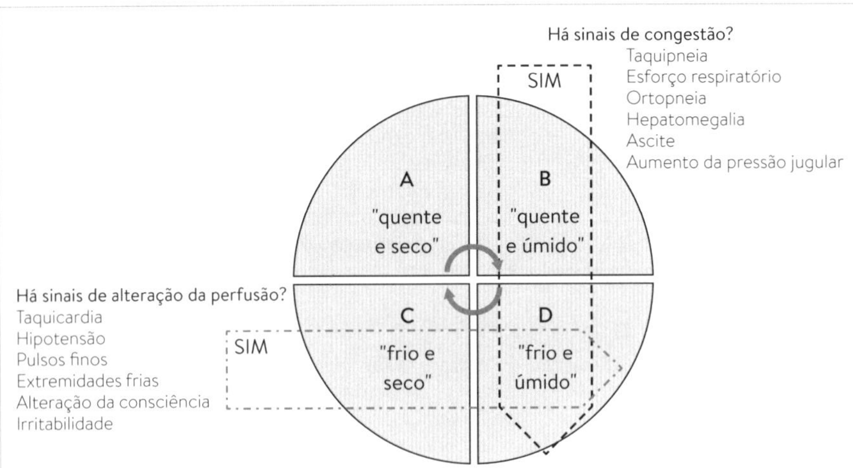

Figura 1 Classificação do paciente de acordo com presença de congestão e alteração da perfusão.
Fonte: adaptado de Kantor et al., 2013;[1] Azeka et al., 2014;[3] Herdy e Torbey, 2022.[10]

TRATAMENTO

O objetivo principal do tratamento é trazer o paciente ao estado euvolêmico com controle da pressão arterial e normalização da perfusão tecidual.[3] O tratamento inicial irá depender da etiologia e fisiopatologia subjacente e do estado clínico do paciente. Assim, é fundamental definir se o problema primário envolve sobrecarga de volume, disfunção ventricular ou alterações na pós-carga.[8] Este capítulo abordará apenas o tratamento da IC aguda/descompensada, o tratamento da IC crônica e seu acompanhamento ambulatorial não são escopo deste capítulo.

Na abordagem inicial do paciente na emergência, além do tratamento medicamentoso, uma série de medidas gerais para estabilizar o paciente são necessárias: controle da temperatura corporal, a fim de evitar hipo ou hipertermia; corrigir anemia; iniciar o tratamento para possíveis infecções; identificar e corrigir distúrbios hidroeletrolíticos e metabólicos; controle rigoroso do balanço hídrico com hidratação adequada; manter saturação de oxigênio adequada, lembrando que os pacientes com cardiopatias cianóticas apresentam níveis próprios de saturação de O_2.[9-11]

Tratando a congestão (aumento da pré-carga)

Diuréticos: recomendados para os pacientes que apresentam congestão (venosa ou pulmonar), os diuréticos de alça como a furosemida são os mais utilizados. Há aumento da excreção de sódio, levando à redução da pressão de enchimento do ventrículo esquerdo e melhora da congestão venosa.

Os diuréticos da classe dos tiazídicos podem ser associados para que o efeito do diurético de alça seja potencializado. A principal complicação do seu uso é a alteração de eletrólitos e alcalose metabólica, principalmente se administrado em infusão venosa ou em altas doses.[1,3,4,7,8]

Tratando a disfunção ventricular

Agentes inotrópicos: promovem a melhora do débito cardíaco e da perfusão, através da melhora da contratilidade miocárdica.[8]

Medicações catecolaminérgicas

- Dobutamina e dopamina: têm ação beta-agonista, atuam melhorando o encurtamento miocárdico e o débito cardíaco, porém aumentam a frequência cardíaca e o consumo de oxigênio no miocárdio, o que pode ser deletério para o paciente.[3,8] Em razão da elevação da pós-carga, proporcionada pela vasoconstrição, o uso da dopamina está contraindicado em pacientes com obstrução da via de saída do ventrículo esquerdo, além disso, dose superior a 5mg/kg/minuto eleva a pressão capilar pulmonar, devido ao efeito alfa-agonista.[4,9] Apesar do aumento do consumo de oxigênio no miocárdio, a dobutamina favorece o enchimento coronariano, podendo ser a primeira escolha em situações de baixo débito por disfunção miocárdica.[9]

- Adrenalina: seus benefícios variam conforme a dose. Doses baixas (< 0,3 mcg/kg/minuto) levam a uma redução da resistência vascular periférica (RVP), devido ao predomínio dos efeitos beta 2-adrenérgicos, redirecionando o fluxo sanguíneo e melhorando o DC.[11,12] Por outro lado, doses superiores a 0,1 mcg/kg/minuto elevam a RVP. O efeito beta-1 agonista está presente em todas as doses e atua melhorando a contratilidade miocárdica, recentemente alguns serviços têm preferido o uso da adrenalina como primeira escolha.[8] Entretanto, vasoconstrição periférica, isquemia, acidose e arritmias podem ocorrer com seu uso e esses efeitos devem ser monitorados.[3,8,9] Pode ser reservada a situações refratárias ao uso da dopamina.[9]

Inibidor da fosfodiesterase III

- Milrinona: é um inibidor da fosfodiesterase III e atua reduzindo a resistência vascular pulmonar e sistêmica, além de melhorar a contratilidade miocárdica, tem sido inotrópico de escolha em pacientes com IC aguda e baixo débito. Deve ser usada com cautela em pacientes hipotensos.[3,4]

Sensibilizador dos canais de cálcio

- Levosimendana: é um sensibilizador dos canais de cálcio que tem efeito inotrópico ao melhorar a força de contração miocárdica; ainda atua no músculo liso, promovendo vasodilatação.[3,8,9]

Melhorando a pós-carga

Agentes vasodilatadores: podem ser necessários para melhorar a função sistólica, principalmente em pacientes com hipertensão associada com o quadro de IC, como ocorre nos pacientes com insuficiência renal.[1] Nitroprussiato e nitroglicerina mostraram grande benefício ao reduzir a RVP e a pressão capilar pulmonar, com melhora do débito cardíaco, sem causar aumento do consumo de oxigênio pelo miocárdio.[8] A nesiritida é um análogo sintético do peptídeo natriurético com ação vasodilatadora e natriurética, melhora a diurese e possui ações anti-inflamatórias e antiarritmogênicas.[1,9]

Inibidores da Enzima Conversora de Angiotensina (ECA) e antagonistas dos receptores de angiotensina: atuam reduzindo a pós-carga por meio do bloqueio do sistema renina-angiotensina-aldosterona; além disso podem melhorar ou reduzir o remodelamento cardíaco. São usados principalmente nos pacientes com IC crônica e ambulatoriais.[3,4,7]

O Quadro 4 mostra os principais medicamentos usados na IC e sua dose terapêutica.

Quadro 4 Medicações usadas na insuficiência cardíaca

Medicação	Dose
Furosemida	EV 0,5-2 mg/kg/dose a cada 6-12 h VO 1-2 mg/kg/dose a cada 6-12 h IC 0,1-0,4 mg/kg/h
Hidroclorotiazida	1-4 mg/kg/dia a cada 12h, máximo 50 mg
Dobutamina	2-15 µg/kg/min
Adrenalina	Parada 10 µg/kg SC/EV/IM IC 0,1-1 µg/kg/min (titular o efeito)
Dopamina	IC 1-20 µg/kg/min
Milrinona	Ataque: 50 µg/kg, infusão por 15 minutos IC 0,25-0,75 µg/kg/min Dose máxima 1,1 mg/kg
Nitroprussiato de sódio	0,5-4 µg/kg/min Dose máxima Neonato 6 µg/kg/min; Crianças 12 µg/kg/min
Nesiritide	Dose de ataque: 1 µg/kg IC 0,01 µg/kg/min Aumentar 0,005 µg/kg/min a cada 3 h até máximo 0,03 µg/kg/min
Levosimendana	Dose de ataque: 12 µg/kg IC 0,05-0,1 µg/kg/min por 24-48 h
Enalapril	VO 0,05-0.25 mg/kg a cada 12 h
Captopril	0,3-2 mg/kg a cada 8 h

EV: endovenoso; IC: infusão contínua; IM: intramuscular; VO: via oral.
Fonte: Azeka et al., 2014;[3] e Monda et al., 2021;[7] Park e Salamat, 2021.[11]

SUPORTE MECÂNICO CIRCULATÓRIO (SMC)

Quando o tratamento convencional não demonstra o resultado esperado, outros métodos devem ser considerados para que o suporte miocárdico seja realizado e o débito cardíaco seja garantido.[4,7] O SMC consiste em uma terapia alternativa para os pacientes que estão aguardando o transplante cardíaco.[7]

A principal indicação para o SMC é a ponte para o transplante, mas também tem papel importante na ponte para a recuperação em 6% dos casos. A indicação do momento do início do SMC é fundamental e deve ser realizada naqueles pacientes com choque refratário ainda em estágios iniciais de lesão de órgão-alvo (sem disfunção), com melhor prognóstico neste grupo de pacientes, devendo ser contraindicada em pacientes com insuficiência irreversível de órgãos-alvo.[7]

Algumas questões a serem consideradas na escolha do tipo de SMC são: superfície corpórea do paciente, tempo estimado de uso e necessidade de suporte ventilatório. A ECMO é a terapia de escolha para os pacientes em colapso circulatório agudo ou necessidade de suporte pulmonar biventricular.

A ECMO também é a terapia de escolha no paciente com miocardite fulminante que não responde à terapia medicamentosa por um período inferior a 14 dias. Por outro lado, se o tempo de tratamento com SMC for superior a 14 dias, será necessário o uso do dispositivo de assistência ventricular, nesse caso, as principais indicações são as miocardiopatias ou cardiopatias congênitas refratárias ao tratamento.[3,7]

DESAFIOS ATUAIS

A IC é uma síndrome clínica complexa com etiologia e mecanismos fisiopatológicos heterogêneos. A apresentação clínica na infância muitas vezes ocorre com sintomas inespecíficos, o que pode levar a um diagnóstico inadequado, postergando o início do tratamento apropriado, levando ao choque cardiogênico. Assim, ainda é um grande desafio o diagnóstico e tratamento precoces deste grupo de pacientes, a fim de evitar um pior prognóstico.

Além disso, pacientes com diagnóstico de cardiopatia congênita, miocardiopatias ou cardiopatias adquiridas devem ter garantido o seu acompanhamento em centros de referências, sendo necessárias medidas de saúde pública e ações que permitam diagnóstico precoce, desde o pré-natal até o tratamento adequado das cardiopatias presentes na infância.

ORIENTAÇÕES AOS PAIS

Pais ou responsáveis devem ser orientados a reconhecerem sinais de descompensação de IC e necessidade de atendimento de urgência: piora da taquipneia, sinais de esforço respiratório, dificuldade de se alimentar, alteração da cor (palidez ou cianose), alterações do estado de consciência (irritabilidade, sonolência).

✓ CONCLUSÃO

A IC pediátrica é uma condição acompanhada de elevada morbidade e mortalidade, com mecanismos fisiopatológicos que variam de acordo com a etiologia. Os sinais e sintomas da IC na pediatria são inespecíficos e a apresentação clínica se modifica com a faixa etária do paciente. Assim, é necessário elevado grau de suspeição para que seu diagnóstico seja realizado precocemente e o tratamento instituído oportunamente, a fim de se evitar que o paciente evolua para complicações como acidose metabólica e choque cardiogênico. A abordagem precoce possibilita um melhor prognóstico neste grupo de pacientes.

REFERÊNCIAS BIBLIOGRÁFICAS

1. Kantor PF, Lougheed J, Dancea A, McGillion M, Barbosa N, Chan C, et al. Children's Heart Failure Study Group. Presentation, diagnosis, and medical management of heart failure in children: Canadian Cardiovascular Society guidelines. Can J Cardiol. 2013;29(12):1535-52.
2. Shaddy RE, George AT, Jaecklin T, Lochlainn EN, Thakur L, Agrawal R, et al. Systematic literature review on the incidence and prevalence of heart failure in children and adolescents. Pediatr Cardiol. 2018;39(3):415-36.
3. Azeka E, Jatene MB, Jatene IB, Horowitz ESK, Branco KC, Souza Neto JD, et al. I Diretriz Brasileira de Insuficiência Cardíaca e Transplante Cardíaco no feto, na criança e em adultos com cardiopatia congênita, da Sociedade Brasileira de Cardiologia. Arq Bras Cardiol. 2014;103(6Supl.2):1-126.
4. Watanabe K, Shih R. Update of pediatric heart failure. Pediatr Clin North Am. 2020;67(5):889-901.
5. Lasa JJ, Gaies M, Bush L, Zhang W, Banerjee M, Alten JA, et al. Epidemiology and outcomes of acute decompensated heart failure in children. Circ Heart Fail. 2020;13(4):e006101.
6. Leite MFMP, Torbey AFM. Choque cardiogênico. In: Vasconcelos MM, organizator. GPS Pediatria. Rio de Janeiro: Guanabara-Koogan; 2017. 548-52 p.
7. Monda E, Lioncino M, Pacileo R, Rubino M, Cirillo A, Fusco A, et al. Advanced heart failure in special population-pediatric age. Heart Fail Clin. 2021;17(4):673-83.
8. Del Castillo S, Shaddy RE, Kantor PF. Update on pediatric heart failure. Curr Opin Pediatr. 2019;31(5):598-603.
9. Souza ALAAG, Loureiro Talita. Insuficiência cardíaca. In: Loureiro TN, Silva AEA, organizators. Cardiologia Pediátrica – Série SOPERJ. 2. ed. Barueri: Manole; 2019. 31-44 p.
10. Herdy GVH, Torbey AFM. Insuficiência cardíaca na infância. In: Herdy GVH, organizator. Cardiologia Pediátrica: prática clínica. Rio de Janeiro: Editora Thieme Revinter; 2022. 249-56 p.
11. Park MK, Salamat M. Congestive heart failure. In: Park MK, Salamat M. Park´s Pediatric Cardiology for practitioners. 7.ed. Philadelphia: Elsevier; 2021. 346-56 p.
12. Davis AL, Carcillo JA, Aneja RK, Deymann AJ, Lin JC, Nguyen TC, et al. American College of Critical Care Medicine Clinical Practice Parameters for hemodynamic support of pediatric and neonatal septic shock. Crit Care Med. 2017;45(6):1061-93.

14

CRISE HIPERTENSIVA

Mariana Póvoa de Almeida Corrêa
Ana Flávia Malheiros Torbey

OBJETIVOS

- ✓ Reconhecer a emergência hipertensiva nos pacientes pediátricos.
- ✓ Identificar as principais causas de emergência hipertensiva entre crianças e adolescentes.
- ✓ Realizar a abordagem terapêutica adequada, protegendo contra lesão de órgãos-alvo.

INTRODUÇÃO

A crise hipertensiva é definida como episódio agudo de elevação da pressão arterial associada a risco iminente de lesão em órgãos-alvo, e geralmente os níveis tensionais ultrapassam o estágio 2 de hipertensão. A crise hipertensiva pode ser dividida em urgência hipertensiva, na qual não há sinais de lesão de órgão-alvo; e em emergência hipertensiva, em que sinais em órgãos-alvo estão presentes.[1]

A definição de hipertensão arterial sistêmica (HAS) na infância baseia-se nos níveis de pressão arterial sistólica e/ou diastólica iguais ou superiores ao Percentil 95 para sexo, idade e percentil da altura em três ou mais ocasiões diferentes. Esta definição baseia-se na publicação da última diretriz de HAS na infância e adolescência.[2,3]

EPIDEMIOLOGIA

A epidemiologia da crise hipertensiva na infância é difícil de determinar, devido à carência de publicações sobre o tema e às variações que existem nos critérios de diagnóstico.[1] Apesar do número crescente de crianças hipertensas, devido ao aumento da obesidade e do consumo de sal, a emergência hipertensiva é rara na infância e geralmente está associada a causas secundárias de hipertensão.[1,4-6]

Estudos retrospectivos apontam a presença de crise hipertensiva variando de 16 a 54% entre os pacientes que apresentam hipertensão durante o atendimento de emergência; por outro lado, a prevalência de crise hipertensiva na infância foi de 0,6% em estudo transversal unicêntrico realizado nos Estados Unidos.[1] A variação nesses dados aponta para a necessidade de novos estudos a fim de melhor determinar a epidemiologia da crise hipertensiva na infância e adolescência.

PROPEDÊUTICA

A avaliação inicial de uma criança com HAS baseia-se na coleta de uma anamnese objetiva, associada à obtenção dos sinais vitais (incluindo a pressão arterial) e exame físico minucioso. Essa abordagem inicial busca determinar: se a hipertensão é primária ou secundária (definir a etiologia); se há evidências de comprometimento de órgãos-alvo; e se há fatores de risco que possam levar a um pior prognóstico, caso a HAS não seja tratada adequadamente.[1,4,7]

Anamnese

Deve-se buscar o tempo de duração e o início da HAS, se há na história queixas que alertem para a possibilidade de comprometimento de órgãos-alvo como alterações visuais (diplopia, visão borrada), tontura, cefaleia, náusea e vômitos, alteração da consciência, crises convulsivas ou sinais neurológicos focais. Buscar possível história de doença renal (história de infecção do trato urinário, hematúria, proteinúria, edema ou cateterismo umbilical), doença cardiovascular (cansaço aos esforços, dor precordial, palpitações) outras doenças sistêmicas como as reumatológicas e endócrinas.[1,4,7]

Na história patológica pregressa, é importante buscar por história de doença renal, como infecção urinária de repetição, trauma, uso de medicações como anticoncepcional oral, de corticoesteroides ou uso de anabolizantes e de drogas ilícitas. A história familiar também é importante e pode auxiliar no diagnóstico etiológico da HAS.[1,4,7]

Exame físico

Deve-se avaliar o paciente quanto aos sinais de comprometimento dos órgãos vitais, e a definição dos níveis tensionais deve ser realizada pelo método auscultatório, utilizando-se as tabelas de percentil próprias para idade, sexo e estatura do paciente.[2,4] É importante destacar que a técnica correta e a escolha do manguito apropriado para o tamanho do braço do paciente são fundamentais para a definição adequada dos níveis tensionais (Quadro 1).[2]

Quadro 1 Passo a passo para a escolha do manguito adequado para o tamanho do braço do paciente

1	Medir a distância do acrômio ao olécrano
2	Identificar o ponto médio da distância entre o acrômio e o olécrano
3	Medir a circunferência do braço nesse ponto médio
4	Selecionar o manguito adequado para a medida, que deve cobrir 40% da largura e 80 a 100% do comprimento do braço do paciente

Fonte: baseado em Sociedade Brasileira de Pediatria, 2019.[2]

Deve-se buscar por sinais de insuficiência cardíaca como desvio do *ictus cordis*, presença de sopro cardíaco e ritmo de galope com presença de B3 e B4. Sinais de congestão podem ser observados pela presença de estertores pulmonares subcrepitantes, hepatomegalia e edema periférico. A congestão pode indicar insuficiência cardíaca ou insuficiência renal. A presença de sopro abdominal relaciona-se com estenose de artéria renal. A avaliação neurológica deve incluir o nível de consciência, avaliação dos reflexos e alterações motoras. O exame de fundo de olho é de grande auxílio, podendo revelar papiledema e hemorragia de retina.[1,4]

Exames complementares

Alguns testes de laboratório e imagem poderão auxiliar na definição de urgência e emergência hipertensiva durante o atendimento inicial na sala de emergência, entretanto, a realização de exames complementares não deve atrasar o início do tratamento, que tem por objetivo principal a redução dos níveis tensionais.[4]

Laboratório

Hemograma completo, bioquímica e exame de urina para pesquisa de proteinúria ou hematúria. A presença de anemia pode estar associada à doença renal crônica, síndrome hemolítico-urêmica e doenças autoimunes. A bioquímica deve estudar a função renal através dos níveis de ureia e creatinina.[1,4]

Radiografia de tórax

Pode mostrar sinais de congestão pulmonar e aumento da área cardíaca.[1,4]

Eletrocardiograma e ecocardiograma

Devem ser realizados no paciente com dor precordial e dispneia.[6] Porém, se mostram pouco sensíveis para definir o risco cardiovascular.[1]

Tomografia Computadorizada, Ressonância Magnética

Avaliam o grau de comprometimento neurológico, presença de sangramento ou síndrome PRES (do inglês: *posterior reversible encephalopathy syndrome*). A síndrome PRES é um quadro neurológico grave com alteração na substância branca da região occipitoparietal e pode se estender para os gânglios da base, cerebelo e tronco cerebral.[1]

DIAGNÓSTICO

Pacientes com crise hipertensiva atendidos na emergência devem passar por 3 processos de diagnóstico: 1) Diferenciação entre emergência e urgência hipertensiva; 2) Identificação de lesões de órgãos-alvo; 3) Suspeição de possíveis etiologias que possam direcionar o tratamento (quando o diagnóstico etiológico não existir previamente).

Embora a identificação de possíveis etiologias seja um passo importante no diagnóstico (visto que irá impactar no tratamento), vale ressaltar que o diagnóstico etiológico definitivo requer uma investigação mais profunda com exames complementares e sempre com a ajuda de especialistas. Desta forma, o diagnóstico etiológico definitivo não será o objetivo deste capítulo.

Diferenciação entre emergência e urgência hipertensiva

A crise hipertensiva pode ser dividida entre emergência hipertensiva e urgência hipertensiva. A diferença está na presença de sinais de lesão de órgão-alvo, o que é observado na emergência hipertensiva (Figura 1).[1] Esta diferenciação é importante porque pacientes com emergência hipertensiva possuem maior risco

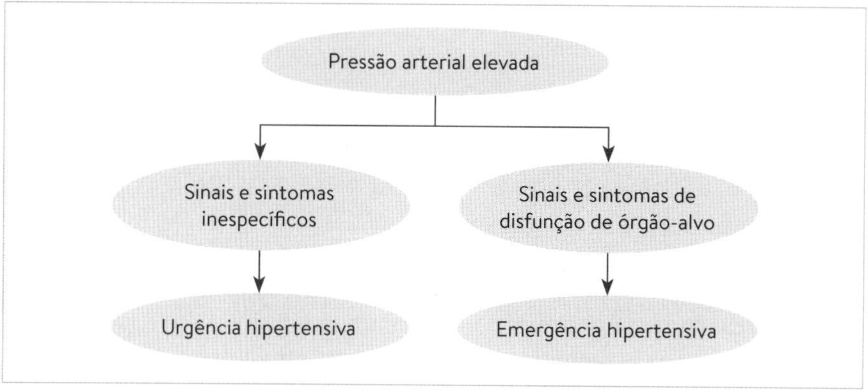

Figura 1 Classificação da crise hipertensiva em categorias.
Fonte: Raina et al., 2020.[1]

de evolução para danos permanentes a órgãos vitais se o tratamento adequado não for imediatamente iniciado.[1]

Em geral, as urgências hipertensivas apresentam sinais e sintomas pouco específicos, tais como cefaleia, náuseas, pouca aceitação alimentar, cansaço e tontura.[1] Por outro lado, as emergências hipertensivas apresentam sinais claros e objetivos de acometimento agudo dos seguintes sistemas: neurológico, cardíaco, visual e renal.[1] Estas alterações constituem as lesões agudas de órgãos-alvo e devem ser identificadas para implementação das condutas necessárias.

Identificação de lesões agudas de órgãos-alvo

A identificação de lesões agudas de órgãos-alvo é realizada por meio de propedêutica adequada, como pode ser observado no Quadro 2.

Quadro 2 Principais achados que sugerem lesões agudas em órgãos-alvo durante a emergência hipertensiva

Sistema	Achados
Sistema nervoso central	• Sinais de alteração do nível de consciência (irritabilidade ou sonolência) • Alterações visuais (diplopia, visão borrada ou amaurose) • Crises convulsivas • Sinais neurológicos focais • Tomografia computadorizada e ressonância magnética definem o grau de comprometimento do SNC
Sistema cardiovascular	• Ritmo cardíaco em galope • Estertores pulmonares subcrepitantes • Hepatomegalia • Radiografia de tórax com aumento da área cardíaca e sinais de congestão venosa pulmonar
Sistema renal	• Edema • Proteinúria • Elevação de ureia e creatinina
Sistema visual	• Alterações visuais (diplopia, visão borrada ou amaurose) • Fundoscopia: edema de papila e hemorragia de retina

Fonte: Raina et al., 2020.[1]

Suspeição de possíveis etiologias

O exame clínico do paciente apresentado em propedêutica deve sempre ser utilizado pelo pediatra para direcionar a conduta específica em relação ao paciente. Como será visto em tratamento, algumas etiologias possuem melhor resposta com medicações específicas. Desta forma, é fundamental que se tente buscar por estas possíveis etiologias.

A Figura 2 mostra como a junção de sinais e sintomas pode levar à identificação de possíveis causas. Vale observar que esta suspeição não requer exames complementares, mas também não deve ser encarada como causa definitiva, uma vez que esta dependerá de uma pesquisa mais acurada e completa.

TRATAMENTO

Devido à natureza epidemiológica rara da crise hipertensiva em crianças, existe uma escassez de dados na literatura, o que impede o embasamento científico para determinação de consensos no tratamento destes episódios.[4] Muitas condutas relacionadas ao tema são, na realidade, uma transposição dos conhecimentos relacionados aos adultos.[4] Desta forma, o tratamento desses pacientes será dividido em 3 tópicos essenciais: 1) princípios gerais do tratamento; 2) conhecimento dos principais medicamentos utilizados; 3) tratamentos específicos quando se conhece a causa da crise hipertensiva.

Princípios gerais do tratamento

Existem dois princípios fundamentais para o tratamento da crise hipertensiva. O primeiro é relacionado à via de administração do medicamento. Na realidade, o *Guideline* de Hipertensão Arterial Sistêmica da Academia Americana de Pediatria sugere que a terapia oral seja sempre tentada, se houver condições de aceitação por essa via e se ainda não tiverem ocorrido situações ameaçadoras de vida.[4] Por outro lado, a divisão da crise hipertensiva em urgência hipertensiva e emergência hipertensiva também pode ser bastante útil para se definir a via de administração. Em linhas gerais, pacientes com urgência hipertensiva poderiam ser tratados com medicação oral, visto que não há ainda sinais de lesão de órgãos-alvo.[8,9] Já aqueles pacientes com emergência hipertensiva, por já possuírem disfunção de órgãos, devem ser submetidos à terapia venosa, como pode ser visto no Figura 3.

O segundo princípio do tratamento da crise hipertensiva se baseia na fisiopatologia da hipertensão arterial crônica. O paciente hipertenso crônico naturalmente tem uma modificação no controle do fluxo cerebral, permitindo que, mesmo com níveis elevados, o cérebro seja protegido de um alto fluxo.[8]

Assim sendo, para um determinado nível elevado de pressão arterial, o paciente hipertenso crônico não terá o fluxo cerebral elevado, como pode ser visto na Figura 4.[8] Em uma situação de crise hipertensiva, se houver uma redução muito abrupta da pressão arterial, sem permitir que este mecanismo de controle de fluxo cerebral se ajuste, pode ocorrer decréscimo real do fluxo de sangue para o cérebro, levando a complicações neurológicas graves.[8,9]

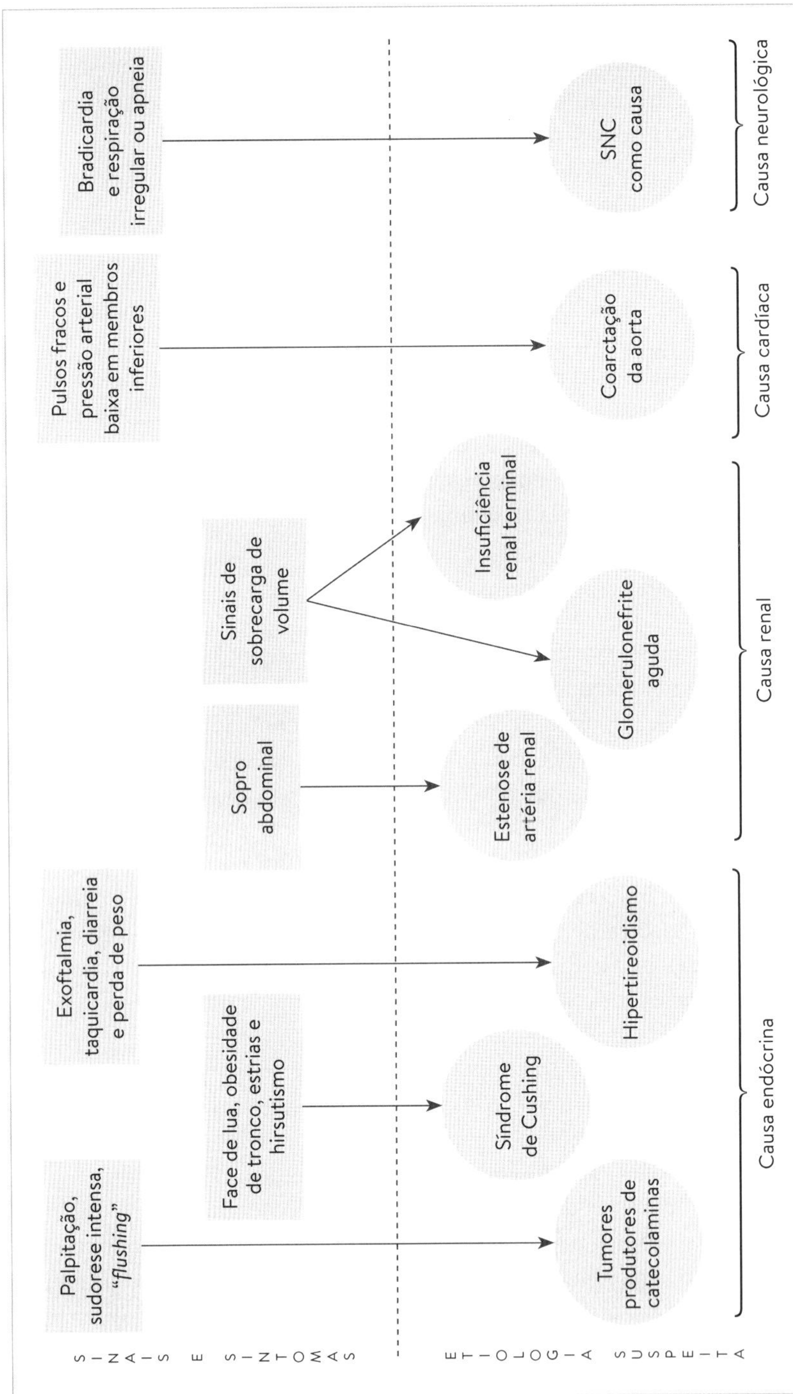

Figura 2 Suspeição de etiologia conforme sinais clínicos.
Fonte: baseado em Seeman et al., 2018.[8]

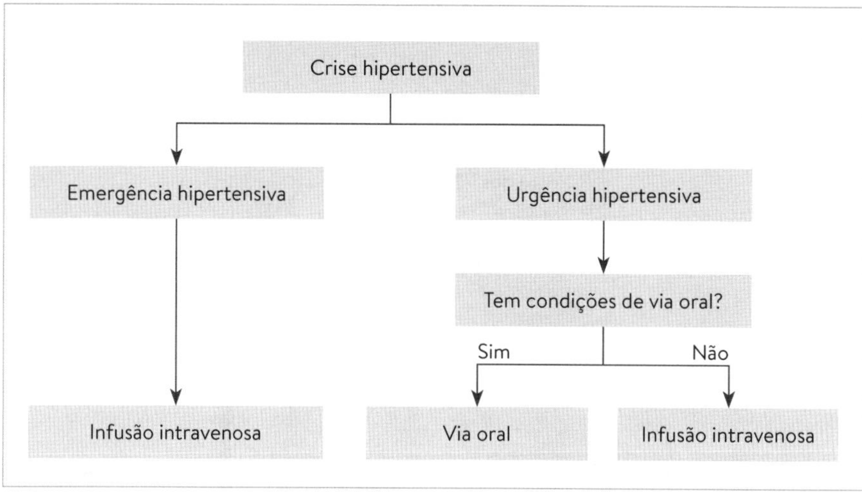

Figura 3 Escolha da via de administração de medicação.
Fonte: baseado em Seeman et al., 2018.[8]

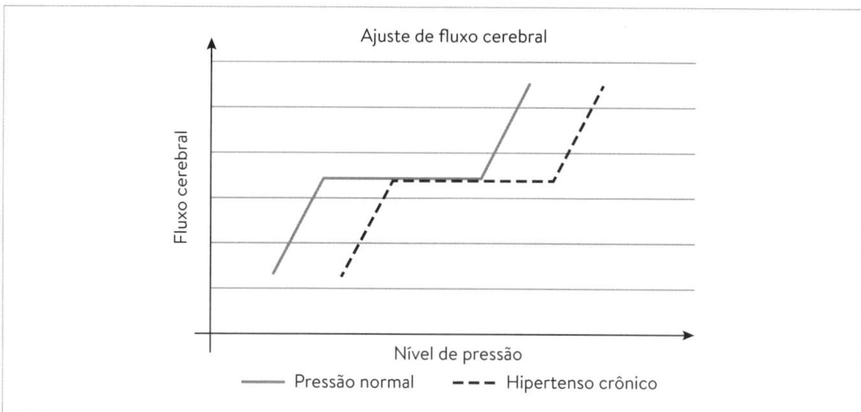

Figura 4 Relação do fluxo cerebral com o nível de pressão arterial em pacientes previamente hipertensos ou normotensos.
Fonte: baseado em Seeman et al., 2018.[8]

Por esse motivo, é fundamental que o alvo do tratamento não seja uma pressão arterial normal imediatamente.[1,8,9] O principal objetivo, então, deve ser reduzir os níveis pressóricos para próximo do nível de P95 esperado para a idade em 24h.[1,8,9] Níveis abaixo de P95 devem ser alcançados apenas entre 24-48h após o início do tratamento.[1,8,9]

Dentro das primeiras 24h, as primeiras horas devem comportar uma redução bastante lenta, objetivando-se alcançar apenas 25% da redução em 6-8h.[1,8] A isto se dá o nome de "Princípios/Regra dos Quartos", quando se deve alcançar um quarto da redução esperada em pelo menos um quarto de dia (alguns autores defendem que esta redução de 25% deva ser em pelo menos 8h).[1,8] A regra dos quartos está representada na Figura 5 e há um exemplo na Figura 6.[8]

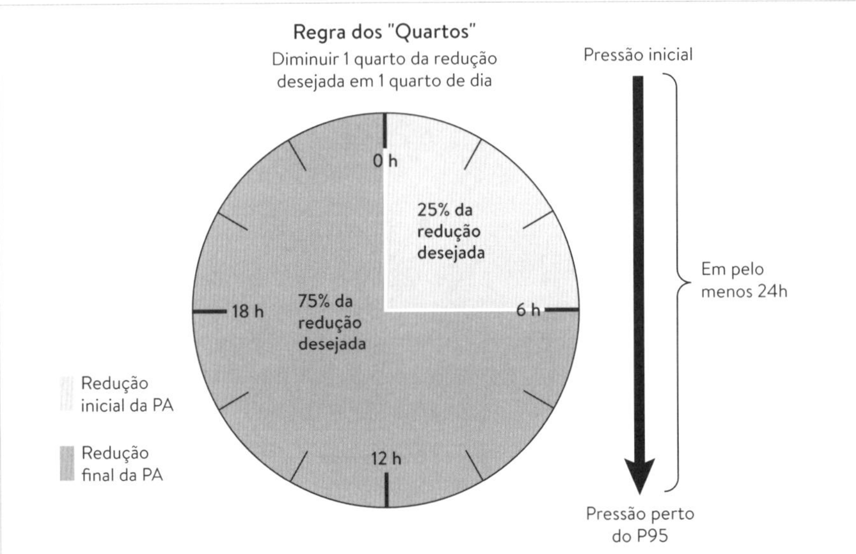

Figura 5 Representação gráfica da Regra dos "Quartos".
Fonte: baseado em Seeman et al., 2018.[8]

Exemplo de alvo de redução da pressão arterial

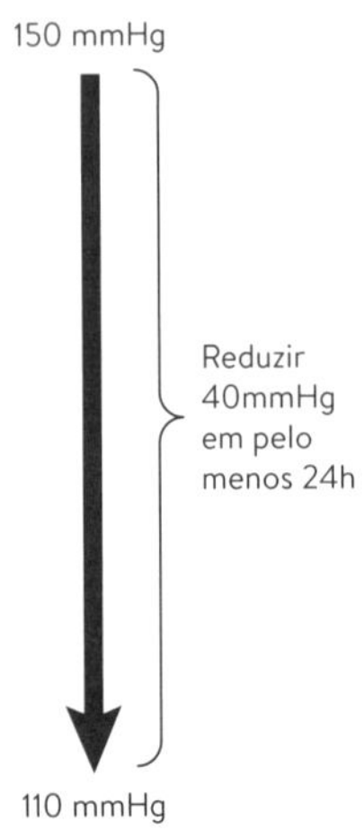

Lactente, masculino, 2 anos de idade, estatura no P25:
P95 → 105 mmHg
P95 + 12 mmHg → 117 mmHg

Tempo	Redução esperada na pressão	Pressão esperada no final do tempo previsto	Porcentagem da redução total
0-6h	10 mmHg	140 mmHg	25%
6-24h	30 mmHg	110 mmHg	75%

Figura 6 Exemplo prático da Regra dos "Quartos".
Fonte: baseado em Seeman et al., 2018.[8]

Conhecimento dos principais medicamentos utilizados

A escolha da terapia para crise hipertensiva deve levar em conta não só a via de administração, mas também a experiência do profissional e quais medicamentos estão disponíveis na farmácia do hospital. Para a redução da pressão arterial, podem ser usadas diversas classes de medicamentos, como beta-bloqueadores, alfa-bloqueadores, bloqueadores de canal de cálcio e diversos tipos de vasodilatadores.[1,8,9]

Muitas medicações possuem mais de um mecanismo de ação para redução da pressão arterial, assim como possuem amplo espectro de efeitos colaterais. Isto ressalta a importância de se individualizar cada escolha considerando os aspectos clínicos de cada paciente. Muitos pacientes com hipertensão secundária poderão inclusive ter terapias específicas levando-se em conta a etiologia da crise.

Considerando que não há consenso entre autores sobre qual é a melhor medicação para crise hipertensiva, ressaltamos na Tabela 1 apenas os medicamentos atualmente em uso no Brasil. Nesta tabela poderá ser encontrado o mecanismo de ação, a dose habitual, além das vantagens e desvantagens de cada uma.

Tratamentos específicos quando se conhece a causa da crise hipertensiva

Em geral, quando o paciente chega à emergência com crise hipertensiva por uma hipertensão secundária, apesar de poder haver sugestões no exame físico que ajudem no diagnóstico etiológico, este normalmente ainda não está fechado. Contudo, na suspeita ou na definição de algumas doenças, condutas medicamentosas específicas podem contribuir para um melhor tratamento e, por isto, iremos sinalizar algumas.

Glomerulonefrite: estes pacientes costumam ter maiores níveis pressóricos e maior risco de encefalopatia associado a uma origem mais aguda da hipertensão, o que permite um tratamento muito mais agressivo, sem respeitar as regras dos "quartos".

Lembrar que o nitroprussiato, pelo potencial de reduzir a perfusão cerebral, acaba não sendo a melhor escolha. Como há retenção de líquido e sódio nestes pacientes, eles se beneficiam muito de diuréticos. Por outro lado, vale lembrar também que os IECA devem ser evitados, pelo risco de os pacientes já estarem em insuficiência renal aguda.

Insuficiência renal aguda: crianças e adolescente com esta condição, como possuem retenção de líquido, se beneficiam de diuréticos, como a furosemida (considerada segura para estes casos).[1,8] Caso não haja resposta, a melhor opção passa a ser o tratamento dialítico precocemente. Mais uma vez é válido lembrar

Tabela 1 Medicamentos para uso em crise hipertensiva no Brasil

Medicamento	Via de administração	Mecanismo de ação	Dose	Intervalo	Vantagem	Desvantagem
Hidralazina	IV e VO	Vasodilatador arterial	IV: 0,2-0,6 mg/kg VO: 0,75 mg/kg/dose	4/4h IV 6/6h VO	Não atua na função cardíaca, inclusive reduzindo pós-carga. Pode também aumentar o fluxo renal.	Pode ocasionar lúpus-droga induzido, além de efeitos colaterais desagradáveis, tais como: taquicardia, retenção de fluido e cefaleia.
Esmolol	IV	Betabloqueador	100-500 mcg/kg/min (até 1000mcg/kg/min)	Infusão contínua	Possui uma ação muito curta, cessando o efeito pouco depois de interromper a administração.	Pode levar à bradicardia importante, além de broncoespasmo em pacientes com asma e descompensação da insuficiência cardíaca em pacientes com cardiopatia.
Nitroprussiato de sódio	IV	Vasodilatador potente (arterial e venoso)	0,5-10 mcg/kg/min	Infusão contínua	Potente vasodilatador com ação de início rápido. Reduz pré- e pós-carga, sendo bastante útil em pacientes com insuficiência cardíaca.	Pode aumentar o fluxo cerebral, levando à injúria. Administração prolongada ou em pacientes com disfunção renal ou hepática pode levar à intoxicação por cianeto, meta-hemoglobinemia e acidose metabólica láctica.
Furosemida	IV ou VO	Diurético de alça	0,5 a 5 mg/kg/dose	6/6h (de preferência)	Muito útil em paciente com sobrecarga de volume, sobretudo os pacientes com insuficiência renal crônica e com insuficiência cardíaca congestiva.	Pode levar à hipocalemia, hiperuricemia e pancreatite. É importante ficar atento a sinais de depleção de volume intravascular.

(continua)

Tabela 1 Medicamentos para uso em crise hipertensiva no Brasil (*continuação*)

Medicamento	Via de administração	Mecanismo de ação	Dose	Intervalo	Vantagem	Desvantagem
Metoprolol	IV ou VO	Betabloqueador	0,5 a 5 mcg/kg/min	Infusão contínua	Possui bom perfil de eficácia contra diversas etiologias de crise hipertensiva.	Pode levar à bradicardia (embora a redução da frequência cardíaca tenha se mostrado segura), a broncoespasmo em pacientes asmáticos e à descompensação da insuficiência cardíaca em pacientes cardiopatas.
Enalapril	VO (existem IV em outros países)	Inibidor da Enzima Conversora de Angiotensina (IECA)	0,08 mg/kg/dose a 0,6 mg/kg/dia	12/12h	Mecanismo de ação voltado para o sistema renina-angiotensina-aldosterona (SRAA), sendo renoprotetor, desde que não usado em insuficiência renal aguda.	Pode levar à hipercalemia e tosse seca. Não pode ser usado em pacientes com estenose de artéria renal bilateral ou unilateral de rim único. Evitar em recém-nascidos por terem SRAA exacerbado, podendo levar à hipotensão importante.
Captopril	VO	Inibidor da Enzima Conversora de Angiotensina (IECA)	0,5 mg/kg/dose a 6 mg/kg/dia	8/8h em crianças e adolescentes 6/6h em lactentes	Mecanismo de ação voltado para o sistema renina-angiotensina-aldosterona (SRAA), sendo renoprotetor, desde que não usado em insuficiência renal aguda.	Tempo de ação menor que do enalapril, ficando obsoleto. Pode levar à hipercalemia e tosse seca. Não pode ser usado em pacientes com estenose de artéria renal bilateral ou unilateral de rim único. Evitar em recém-nascidos por terem SRAA exacerbado, podendo levar à hipotensão importante.

(*continua*)

Tabela 1 Medicamentos para uso em crise hipertensiva no Brasil (*continuação*)

Medicamento	Via de administração	Mecanismo de ação	Dose	Intervalo	Vantagem	Desvantagem
Isradipine	VO	Bloqueador de canal de cálcio	0,05-0,1 mg/kg/dose até 5mg/dose	8/8h ou 12/12h	É seguro o uso em insuficiência renal, sendo uma boa escolha.	Pode levar à hipotensão importante e cefaleia.
Clonidina	VO	Antagonista alfa-central	0,05-0,1 mg/kg/dose	12/12h	É seguro o uso em insuficiência renal, sendo uma boa escolha.	Pode levar a sedação, sendo inclusive utilizado por anestesistas. Pode levar à hipertensão de rebote.
Minoxidil	VO	Vasodilatador arterial	0,1-0,2 mg/kg/dose	6/6h 8/8h	Bastante potente e de longa duração.	Pode levar à derrame pericárdico e hirsutismo.
Nifedipina	VO	Bloqueador de canal de cálcio	0,1-0,25 mg/kg/dose	12/12h 24/24h	É um vasodilatador muito potente e usado há muitos anos em pediatria.	Pode levar a uma redução imprevisível e abrupta da pressão arterial, inclusive levando à isquemia cerebral e ventricular. Este risco levou à interrupção do seu uso em crise hipertensiva em adultos, contudo ainda não existem estudos pediátricos que levem a esta conclusão.
Prazosina	VO	Alfa-bloqueador seletivo	0,02-0,04mg/kg/dose	8/8h	Possui importante ação vasodilatadora. É fundamental seu uso no feocromocitoma antes do início do betabloqueador.	Pode levar à taquicardia reflexa por vasodilatação. Pode ocasionar cefaleia e tontura como efeitos colaterais relevantes.

IV: intravenoso; VO: via oral.
Fontes: Raina et al., 2020;[1] Seeman et al., 2018;[8] Bertazza et al., 2022;[9] Barroso et al., 2021.[10]

que o uso de IECA deve ser evitado.[8] Já os bloqueadores de canal de cálcio podem ser usados com segurança.[1]

Hipertensão renovascular: nesta situação é importante avaliar se a estenose de artéria renal é unilateral ou bilateral.[1,8] Se for unilateral, os IECA são uma boa escolha, visto que o SRAA está estimulado nestas situações.[1,8] Contudo, se a estenose for bilateral (ou unilateral com rim único), os IECA ficam contraindicados.[1,8] Betabloqueadores podem ser uma opção interessante, por reduzirem em menor grau a liberação de renina.[1,8]

Feocromocitoma: embora raro, tem papel relevante como causa de crise hipertensiva na infância e adolescência.[1,8] É fundamental que não se inicie betabloqueadores antes de realizar o alfa-bloqueio com a Prazosina, uma vez que o uso do betabloqueador pode estimular de forma significativa a produção de substâncias alfa-adrenérgicas no corpo, com aumento substancial da pressão arterial.[1,8] Desta forma, deve ser introduzido o alfa-bloqueio inicialmente, para depois começar também o betabloqueador.[1,8] Outra opção de uso são os bloqueadores de canal de cálcio.[8]

Hipertireoidismo: há maior possibilidade de ocorrência na Doença de Graves, ocorrendo uma síndrome hipercinética com elevação não só da pressão arterial, mas também da frequência cardíaca. Desta forma, possui boa resposta ao uso do betabloqueador.[10]

Coarctação da aorta: o esmolol já se mostrou ser a medicação de melhor eficácia para pacientes com crise hipertensiva por coarctação da aorta, devendo inclusive ser usado de forma preferencial, mesmo quando há o nitroprussiato à disposição.[1,8] É importante lembrar que por haver obstrução parcial da aorta, na coarctação pode haver hipofluxo após a região estenótica.[8] Sendo assim, deve-se tomar cuidado para não reduzir abruptamente a pressão arterial, nem ter como objetivo valores normais de pressão arterial, para não levar à hipoperfusão dos órgãos que estão após a região de coarctação (geralmente órgãos abdominais e membros inferiores).[8]

DESAFIOS ATUAIS

O grande desafio neste tema envolve a prevenção da crise hipertensiva, uma vez que esta é prevenível quando o diagnóstico de hipertensão arterial sistêmica é feito de forma precoce, possibilitando o adequado tratamento. Em um estudo brasileiro, envolvendo mais de 1000 alunos do ensino fundamental e médio, foi observado que apenas 29% destes alunos haviam sido submetidos à aferição de pressão arterial em algum momento da vida, o que constitui uma porcentagem muito aquém da necessária.[11] Os autores deste estudo sugerem que a baixa adesão do profissional de saúde a esta técnica está relacionada à relativa baixa incidência de HAS nesta faixa etária, bem como à dificuldade de lidar com os diferentes tamanhos de manguitos e tabelas elaboradas para avaliação da pressão arterial.[11] Desta forma, o pediatra precisa compreender seu papel fundamental para a avaliação de HAS na infância e adolescência, visto que o diagnóstico precoce permitirá que não ocorram lesões de órgão-alvo, resultando em uma população mais saudável no futuro.

ORIENTAÇÕES AOS PAIS

Orientar os pais ou responsáveis sobre medidas que funcionem como profilaxia para o desenvolvimento de hipertensão arterial sistêmica é fundamental. Assim sendo, toda visita ao pediatra deve servir como oportunidade para orientar os pais sobre hábitos saudáveis, que incluem alimentação com menos produtos industrializados, mas também a realização de atividade física regular.

Contudo, considerando os pacientes que já são hipertensos, a profilaxia para a crise hipertensiva deverá envolver:

- Orientação sobre a possibilidade real de ocorrer uma crise hipertensiva, caso não ocorra adesão aos medicamentos orientados.
- Explicação sobre os riscos de uma crise hipertensiva como promotora de lesão de órgãos vitais importantes.
- Orientação ao procurarem emergência frente a situações de início súbito de alterações de níveis de consciência e outros sintomas neurológicos ou de lesões de órgãos-alvo, sempre orientando os responsáveis sobre a importância de informar já na triagem da emergência que o paciente é acompanhado por HAS.
- Promoção à realização de atividade física e alimentação saudável, sensibilizando os pais sobre a relação do sódio com a hipertensão arterial, sempre ensinando os responsáveis a fazerem a leitura das informações nutricionais presentes nos rótulos de alimentos.

✓ CONCLUSÃO

Embora a crise hipertensiva seja um evento relativamente raro no dia a dia dos atendimentos de emergência, as lesões de órgãos vitais que podem ocorrer por uma crise hipertensiva implicam na necessidade fundamental de se compreender o tratamento destes eventos. Considerando que um paciente pediátrico passará décadas convivendo com tais lesões, evitar que elas ocorram é uma missão que deve ser assumida pelo pediatra como essencial para o cumprimento de seu papel como agente promotor de saúde.

REFERÊNCIAS BIBLIOGRÁFICAS

1. Raina R, Mahajan Z, Sharma A, Chakraborty R, Mahajan S, Sethi SK, et al. Hypertensive crisis in pediatric patients: an overview. Front Pediatr. 2020;8:588911.
2. Sociedade Brasileira de Pediatria. Departamento Científico de Nefrologia. Manual de Orientação. Hipertensão arterial na infância e adolescência. 2019 Apr;2:1-25.
3. Flynn JT, Kaelber DC, Baker-Smith CM, Blowey D, Carroll AE, Daniels SR, et al. Subcommittee on screening and management of high blood pressure in children. Clinical Practice Guideline for Screening and Management of High Blood Pressure in Children and Adolescents. Pediatrics. 2017;140(3):e20171904.
4. Patel NH, Romero SK, Kaelber DC. Evaluation and management of pediatric hypertensive crises: hypertensive urgency and hypertensive emergencies. Open Access Emerg Med. 2012;4:85-92.
5. Wu HP, Yang WC, Wu YK, Zhao LL, Chen CY, Fu YC. Clinical significance of blood pressure ratios in hypertensive crisis in children. Arch Dis Child. 2012;97(3):200-5.
6. Yang WC, Lin MJ, Chen CY, Wu HP. Clinical overview of hypertensive crisis in children. World J Clin Cases. 2015;3(6):510-3.
7. Suresh S, Mahajan P, Kamat D. Emergency management of pediatric hypertension. Clin Pediatr (Phila). 2005;44(9):739-45.
8. Seeman T, Hamdani G, Mitsnefes M. Hypertensive crisis in children and adolescents. Pediatric Nephrology. 2018;34(12):2523-37.
9. Bertazza Partigiani N, Spagnol R, Di Michele L, Santini M, Grotto B, Sartori A, et al. Management of hypertensive crises in children: a review of the recent literature. Frontiers in Pediatrics. 2022;10.
10. Barroso WKS, Rodrigues CIS, Bortolotto LA, Mota-Gomes MA, Brandão AA, Feitosa AD de M, et al. Diretrizes Brasileiras de Hipertensão Arterial – 2020. Arq Bras Cardiol. 2021;116(3):516–658.
11. Silva MAM, Rivera IR, Souza MGB, Carvalho ACC. Medida da pressão arterial em crianças e adolescentes: recomendações das diretrizes de hipertensão arterial e prática médica atual. Arquivos Brasileiros de Cardiologia. 2007;88(4):491-5.

SEÇÃO III

EMERGÊNCIAS RESPIRATÓRIAS

15

INFECÇÕES DE VIAS AÉREAS SUPERIORES

Hanna Diniz dos Santos Araújo
Paula de Camargo Traldi

OBJETIVOS

- ✓ Reconhecer as infecções de vias aéreas superiores mais frequentes em pediatria.
- ✓ Realizar diagnóstico diferencial das infecções de vias aéreas superiores.
- ✓ Conduzir de forma adequada cada subtipo de infecção de vias aéreas superiores.

INTRODUÇÃO

As infecções de vias aéreas superiores (IVAS) são de alta incidência na faixa etária pediátrica e, portanto, são responsáveis por grande demanda de consultas em serviços de emergência. As IVAS constituem as infecções que acometem o nariz, os ouvidos, os seios paranasais, as tonsilas e a laringe.

As IVAS são consideradas doenças de alta morbidade e, devido a sua alta prevalência, têm importante impacto socioeconômico, gerando ausências escolares, absenteísmo de responsáveis, alto número de consultas em emergências e nos custos de tratamentos prescritos.[1]

Neste capítulo serão abordados o resfriado comum, a otite média aguda, a rinossinusite aguda, a faringotonsilite aguda, a crupe viral e a traqueíte bacteriana.

RESFRIADO COMUM

O resfriado comum é uma infecção viral aguda autolimitada que acomete as cavidades nasais, paranasais e a faringe, causando inflamação das mucosas. É bastante comum na faixa etária pediátrica, podendo ocorrer 7 a 12 episódios por ano em lactentes e pré-escolares.[2,3]

Ainda que possa ocorrer em qualquer época do ano, é mais prevalente nos meses de outono e inverno, e a população pediátrica mais suscetível a apresentar quadros repetidos são os lactentes e os pré-escolares frequentadores de berçários, creches e da pré-escola.

Etiologia

O agente etiológico mais comum é o rinovírus, correspondendo a mais de 50% dos episódios, tanto nas faixas etárias pediátricas como em adultos. Outros agentes etiológicos são: influenza, vírus sincicial respiratório (VSR), parainfluenza, adenovírus, coronavírus, SARS-CoV-2, enterovírus e tantos outros.[3,4]

Transmissão

A transmissão ocorre pelo contato com secreção respiratória, inalação de gotículas e aerossóis. Assim, realizar a higiene adequada de mãos e objetos e evitar contato próximo com pessoas sintomáticas tem importante papel na prevenção.[3]

Quadro clínico

O período entre a exposição ao vírus e o aparecimento dos primeiros sintomas é variável, podendo ser de 12 horas a 7 dias, mas na maioria dos casos fica entre 24 e 72 horas. A intensidade dos sintomas está relacionada com o processo inflamatório desencadeado e, dentre outros fatores, com a concentração de interleucina-8 na mucosa.[2,3]

Os sintomas mais comuns incluem coriza, obstrução nasal, tosse e febre, podendo levar a mialgia, cefaleia, inapetência, odinofagia, rouquidão e irritabilidade. O tempo de doença varia entre 7 e 14 dias, com pico entre o 2° e o 3° dia. Lactentes e pré-escolares têm sintomas mais intensos e prolongados do que crianças maiores e adolescentes.[2,3]

A presença de febre alta (> 39 °C), prostração, tosse intensa, sibilância, estertoração e/ou dispneia indica outros diagnósticos, como gripe, bronquiolite, pneumonia, amigdalite e corpo estranho.[3] Pacientes com sintomas persistentes (superior a 10 dias) ou que evoluírem com piora clínica deverão ser reavaliados em busca de diagnósticos diferenciais e/ou complicações bacterianas.

Diagnóstico

A anamnese e o exame físico são determinantes para o diagnóstico, que é realizado clinicamente.[2,3] Exames complementares só se fazem necessários na suspeita de infecção bacteriana secundária ou em casos de maior morbidade.[2]

Tratamento

Não há tratamento específico para o resfriado comum, portanto a abordagem consiste no suporte e no alívio dos sintomas.

Antitérmicos são indicados para a febre e o tratamento da dor, sendo o paracetamol e a dipirona opções seguras.[2] O ibuprofeno pode ser utilizado em crianças maiores de 6 meses.[3]

A higiene nasal com soro fisiológico, bem como o incentivo ao aumento da ingesta hídrica, estão indicados e ajudam a promover a fluidificação das secreções, facilitando sua expectoração e eliminação.

Apesar de serem prescritos com frequência na prática clínica, anti-histamínicos, expectorantes, antitussígenos ou descongestionantes nasais são contraindicados pela literatura, por sua eficácia não comprovada e pelo risco de efeitos adversos. Antibióticos não são recomendados, exceto nos casos de infecção bacteriana secundária, quando seu uso deve ser avaliado.[2]

Complicações

Na faixa etária pediátrica a complicação mais comum é a otite média aguda (OMA), que representa cerca de 20 a 30% dos casos e é mais comum em lactentes de 6 a 11 meses. Outras complicações possíveis são: crises de asma (50% das exacerbações são relacionadas a IVAS), sinusite bacteriana aguda e pneumonia.[3,4]

O acompanhamento ambulatorial e a orientação, no momento da alta, quanto à evolução natural da doença e aos sinais de alerta para retorno a emergência (p. ex., febre persistente, piora dos sintomas, otalgia, taquipneia ou dispneia) são fundamentais para o diagnóstico e o tratamento precoce das complicações.

OTITE MÉDIA AGUDA

A OMA é caracterizada pela inflamação da orelha média com efusão, associada ao início súbito de sintomas.[5] Trata-se de um dos diagnósticos mais frequentes em pediatria no mundo[6] e o principal motivo de prescrição de antibióticos para crianças nos EUA.[5] Até os 3 anos de idade, 60% das crianças terão um ou mais episódios de OMA,[7] e sua maior prevalência ocorre em lactentes de 6 a 24 meses.[8]

Os fatores de risco envolvidos são: idade (lactentes e pré-escolares), alterações anatômicas, uso continuado de chupetas, permanência em creches e escolas, IVAS de repetição, imunodeficiência e exposição ao tabagismo.[6,7] O principal fator protetivo é o aleitamento materno por pelo menos 3 meses, pois reduz a colonização por bactérias patogênicas da nasofaringe.[7]

Etiologia

Bactérias são os agentes etiológicos mais frequentemente isolados em culturas de aspirados da orelha média, na vigência de OMA, variando entre 70 e 92% dos casos, dependendo da literatura. Os vírus podem estar envolvidos isoladamente ou concomitantemente, sendo a coinfecção mais frequente.[8]

As principais bactérias encontradas são: *Streptococcus pneumoniae, Haemophilus influenzae* e *Moraxella catarrhalis*. A incidência de cada um desses patógenos e seu perfil de sensibilidade variam de acordo com a cobertura vacinal antipneumocócica.[4,9] Estudos demonstram que, após a introdução das vacinas antipneumocócicas 7, 10 e 13 valentes, houve redução progressiva da frequência do *Streptococcus pneumoniae* e aumento tanto de *Haemophilus influenzae* quanto de *Moraxella catarrhalis*, atualmente agentes mais frequentes em populações amplamente vacinadas.[5,10]

Dentre os agentes virais, rinovírus, VSR, influenza e adenovírus são os mais identificados.[4,9]

Quadro clínico

Os principais sintomas incluem: dor (otalgia), irritabilidade, choro intenso, anorexia, apatia e febre. Nos menores de 2 anos o quadro clínico é mais inespecífico e variável. Outro achado não tão comum, mas bastante sugestivo, é a otorreia.[5]

Diagnóstico

O diagnóstico é realizado clinicamente, por meio da presença de pelo menos um dos três critérios, listados a seguir:[5]

- Abaulamento moderado a intenso da membrana timpânica, sendo esse o achado mais sensível para o diagnóstico.
- Abaulamento leve de membrana timpânica associado a hiperemia intensa ou início súbito de otalgia (< 48 horas).
- Otorreia aguda originária da orelha média.

A diferenciação da hiperemia causada pela inflamação daquela que pode estar presente durante choro intenso e/ou febre é de extrema importância.[5,7] Pacientes sem efusão na orelha média não devem ser diagnosticados com OMA.[5]

Tratamento

A recomendação mais atual quanto ao tratamento de OMA é antibioticoterapia para todos os menores de 6 meses de idade, aqueles com sinais de doença grave (sinais de toxemia, febre alta ≥ 39 °C, otalgia muito intensa ou de duração maior que 48 horas), imunodeprimidos, portadores de anormalidades anatômicas ou implantes cocleares.[5]

Pacientes entre 6 meses e 2 anos de idade sem sinais de doença grave, mas com OMA bilateral, também têm indicação de início imediato de antibioticoterapia. Por outro lado, nessa faixa etária, aqueles com diagnóstico de OMA unilateral sem sinais de gravidade poderão receber conduta expectante, baseada em observação clínica, desde que a decisão seja compartilhada com a família e o acompanhamento seja garantido. Lactentes em observação que evoluírem com piora dos sinais e sintomas deverão ser reavaliados em até 48 a 72 horas para início de tratamento com antibiótico.[5]

Nas crianças com 2 anos ou mais, sem doença grave, com achado uni ou bilateral de OMA, também se pode optar pela prescrição do antibiótico ou pela observação clínica por 48 a 72 horas.[5]

Lactentes, crianças ou adolescentes com diagnóstico de OMA, independentemente da escolha com relação ao uso de antimicrobianos, devem receber prescrição de analgésicos para controle de sintomas (febre e otalgia), além de orientações quanto à evolução natural da doença e sinais de alerta, como piora/persistência da febre ou dor, má aceitação de antibiótico, aparecimento de prostração ou abaulamento retroauricular.

As recomendações quanto ao tratamento com antibióticos de OMA estão resumidas no Quadro 1.[5]

Quadro 1 Critérios para antibioticoterapia em otite média aguda

Idade	Sinais e sintomas	Lateralidade	Antibioticoterapia
< 6 meses	Doença leve ou grave	Uni ou bilateral	Sim
> 6 meses	Otalgia moderada a grave, ou otalgia > 48 horas, ou febre ≥ 39°C (doença grave)	Uni ou bilateral	Sim
6 meses a 2 anos	Otalgia leve, < 48 horas e febre < 39°C	Bilateral	Sim

(continua)

Quadro 1 Critérios para antibioticoterapia em otite média aguda (*continuação*)

Idade	Sinais e sintomas	Lateralidade	Antibioticoterapia
6 meses a 2 anos	Otalgia leve, < 48 horas e febre < 39°C	Unilateral	Antibioticoterapia ou observação com reavaliação em 48-72 horas
> 2 anos	Otalgia leve, < 48 horas e febre < 39°C	Uni ou bilateral	Antibioticoterapia ou observação com reavaliação em 48-72 horas

Fonte: Lieberthal et al., 2013.[5]

O antibiótico de escolha inicial permanece a amoxicilina, em dose habitual (45 mg/kg/dia), porém, com o aumento da cobertura vacinal para pneumococo, bactérias como *H. influenzae* e *M. catarrhalis*, produtores de betalactamases, *Staphylococcus aureus* e alguns anaeróbios tornaram-se mais frequentes. Na suspeita clínica, a adição do clavulanato é recomendada para aumentar o espectro antimicrobiano a esses germes. Em termos práticos, a utilização de amoxicilina associada ao clavulanato deve ser a primeira linha terapêutica quando houver história de uso de antibiótico nos últimos 30 dias, conjuntivite purulenta associada a OMA (usualmente associada a *H. influenzae*), OMA recorrente ou OMA prévia sem resposta a amoxicilina.[8]

As cefalosporinas de segunda geração, como a axetilcefuroxima, são uma boa opção à amoxicilina com clavulanato. Já a ceftriaxona, cefalosporina de terceira geração, está indicada em casos de falha terapêutica e/ou complicações.[5,7]

Os macrolídeos, azitromicina ou claritromicina, são a primeira escolha para pacientes alérgicos à penicilina e à cefalosporina.

O tempo de tratamento recomendado em menores de 2 anos é de no mínimo 10 dias; nos maiores de 2 anos pode variar entre 7 e 10 dias, dependendo da reavaliação clínica.[5]

Pacientes sem aceitação de antibiótico por via oral, sépticos ou com complicações serão tratados em ambiente hospitalar com antibioticoterapia parenteral inicial ou completa, dependendo da gravidade dos sintomas e da evolução clínica.

O Quadro 2 resume as opções antimicrobianas para tratamento da OMA.[5]

Quadro 2 Antibioticoterapia na otite média aguda

Antibiótico	Via	Dose	Tempo de tratamento
Amoxicilina	Oral	45-90 mg/kg/dia	10 dias
Axetilcefuroxima	Oral	30 mg/kg/dia	10 dias
Axetilcefuroxima	IV	150 mg/kg/dia	10 dias
Azitromicina	Oral	10-12 mg/kg/dia	3-5 dias

(continua)

Quadro 2 Antibioticoterapia na otite média aguda (*continuação*)

Antibiótico	Via	Dose	Tempo de tratamento
Claritromicina	Oral	15 mg/kg/dia	10 dias
Amoxicilina + clavulanato	Oral ou IV	45-90 mg/kg/dia	10 dias
Ceftriaxona	IM ou IV	50 mg/kg/dia	1-3 dias

IM: intramuscular; IV: intravenoso.
Fonte: Lieberthal et al., 2013.[5]

Complicações

As complicações mais comuns da OMA são:[8]

- Perda condutiva de audição: a efusão na orelha média, característica da OMA, pode persistir por semanas a meses até a total reabsorção. A otite média com efusão ou otite média secretora deve ser devidamente acompanhada para evitar perda auditiva significativa e/ou persistente.
- Perfuração da membrana timpânica: pacientes com infecções graves, diagnóstico tardio ou em conduta expectante têm maior risco de evoluir com perfuração, corroborando a importância do acompanhamento adequado.
- Mastoidite: muitos episódios de OMA são acompanhados de inflamação da mastoide por continuidade, mas raramente evoluem com mastoidite bacteriana. Os fatores de risco são: menores de 2 anos, OMA recorrente e quadros graves.
- Otite média supurativa crônica.

RINOSSINUSITE AGUDA

A rinossinusite é a inflamação das mucosas que acomete o nariz e um ou mais seios paranasais. Os seios etmoidais e maxilares são os mais acometidos e estão presentes desde o nascimento. A cavidade esfenoidal é aerada a partir de 5 anos, as frontais a partir dos 7 anos, completando seu desenvolvimento somente na adolescência e são acometidas com menor frequência.[11]

O quadro pode ter origem viral, que habitualmente apresenta resolução espontânea, ou bacteriana, geralmente uma infecção secundária a um processo infeccioso viral ou alérgico da mesma região.[12]

Estima-se que 5 a 10% das rinossinusites virais compliquem com infecção bacteriana secundária.[13] Os fatores de risco para infecção bacteriana são diversos, dentre eles as infecções virais de vias aéreas superiores de repetição, rinite alérgica, anormalidades anatômicas, hipertrofia de adenoide, tabagismo passivo, exposição ao ar seco, fumaça e/ou poluição.[13,14]

Etiologia

Vírus, como rinovírus, VSR e influenza, dentre outros, são os agentes etiológicos mais prevalentes das rinossinusites.

Os agentes etiológicos bacterianos mais frequentes são similares aos encontrados na OMA: *S. penumoniae* (aproximadamente 30% das sinusites bacterianas), *H. influenzae* (aproximadamente 20%) e *M. catarrhalis* (aproximadamente 20%).[9]

Quadro clínico

Os sintomas mais comuns são:[15]

- Coriza, que pode variar de hialina até purulenta.
- Obstrução/congestão nasal.
- Tosse produtiva e principalmente noturna.
- Cefaleia frontal.
- Febre.

O tempo de doença da rinossinusite viral, habitualmente, gira em torno de 5 a 10 dias, com melhora gradual dos sintomas. A sinusite bacteriana geralmente tem evolução mais prolongada, com manutenção dos sintomas por mais de 10 dias e/ou piora do quadro a partir do 6º ou 7º dia de IVAS.[12,15]

Na prática clínica, é muitas vezes difícil distinguir infecções virais das vias aéreas superiores da rinossinusite bacteriana, principalmente nos primeiros dias de doença. Geralmente se suspeita de rinossinusite bacteriana quando há história aguda de rinorreia purulenta e febre alta nos primeiros 3 a 4 dias de sintomas.[11,15]

Diagnóstico

O diagnóstico das rinossinusites é clínico. A história e o exame físico são fundamentais para a distinção entre quadros virais e bacterianos.

O *guideline* da Academia Americana de Pediatria estabelece três situações clínicas para diagnóstico presuntivo de sinusite bacteriana:[15]

1. História de sintomas persistentes: secreção nasal de qualquer característica e/ou tosse diurna por mais de 10 dias.
2. Piora após melhora inicial dos sintomas (secreção nasal, tosse e/ou febre), em geral no 6° ou 7° dia de doença.
3. Sintomas graves como febre ≥ 39 °C e secreção nasal purulenta, de início súbito, que persistem por mais de 3 dias ininterruptos.

Não é recomendada a realização de radiografia de seios da face, devido a sua baixa especificidade, podendo estar presentes alterações comuns a outros quadros, como o resfriado comum e a rinite alérgica.[12] A tomografia de seios da face só está indicada quando há suspeita de complicações, por exemplo, abscessos ou complicações orbitárias.[15]

Tratamento

O tratamento da rinossinusite bacteriana consiste em antibioticoterapia associada a terapias auxiliares. Higiene nasal com soluções salinas para fluidificação das secreções e analgésicos para controle de febre e/ou cefaleia estão indicados para alívio dos sintomas.[12,15] O uso de corticosteroides tópicos intranasais é seguro e pode ser benéfico, auxiliando no controle dos sintomas, porém ainda não há evidência suficiente na população pediátrica para torná-lo uma recomendação universal.[11,15] Anti-histamínicos associados ou não a descongestionantes não apresentam descrição de benefício até o momento.[15]

A antibioticoterapia deve ser direcionada aos principais agentes etiológicos: *S. penumoniae, H. influenzae* e *M. catarrhalis*. Assim, os mesmos esquemas propostos para OMA são recomendados para a sinusite bacteriana. Amoxicilina ou amoxicilina com clavulanato (dose de 45 mg/kg/dia de amoxicilina) são as escolhas de primeira linha. Pacientes que apresentarem falha terapêutica com 72 horas de amoxicilina, lactentes < 2 anos que frequentam creche e aqueles com história de uso de antibiótico ou hospitalização nos últimos 30 dias devem receber prescrição de dose alta de amoxicilina (90 mg/kg/dia) associada ao clavulanato. O tempo de tratamento deve ser de 10 a 14 dias, de acordo com a resolução dos sintomas.[15]

FARINGOTONSILITES AGUDAS

Faringotonsilites agudas se caracterizam pela inflamação da faringe e/ou tonsilas (amígdalas). Podem ter origem viral ou bacteriana, são mais frequentes em crianças e adolescentes entre 5 e 15 anos e se manifestam com odinofagia acompanhada de febre.[16,17]

Etiologia

Os agentes etiológicos mais comuns são virais. Rinovírus, coronavírus, influenza, parainfluenza, entre outros, podem causar inflamação das tonsilas em conjunto com as cavidades nasais e paranasais. *Epstein-Barr* vírus (EBV), adenovírus, citomegalovírus (CMV), enterovírus e herpes simples acometem diretamente a faringe e as tonsilas.[4]

Dos agentes bacterianos, o *Streptococcus pyogenes* (beta-hemolítico) do grupo A (GAS) é o mais frequente, responsável por 15 a 30% dos casos das tonsilites na faixa etária pediátrica.[9]

Quadro clínico

Clinicamente é difícil diferenciar os quadros bacterianos dos virais. No entanto, alguns sinais e sintomas são mais característicos da infecção estreptocócica: odinofagia de início súbito associada a febre, cefaleia, náuseas, vômitos e dor abdominal, tonsilas com sinais inflamatórios (hiperemia e hipertrofia) associados a exsudato, petéquias em palato, adenopatia cervical anterior, *rash* escarlatiniforme. A ausência de outros sinais e sintomas, muito frequentes em infecções virais, como coriza, congestão nasal, tosse, conjuntivite, estomatite ou diarreia, também corrobora a origem bacteriana da infecção.[18]

Diagnóstico

A *Infectious Disease Society of America* (IDSA) e a Sociedade Brasileira de Pediatria recomendam que o diagnóstico de tonsilite estreptocócica seja confirmado por técnicas microbiológicas (*swabs* de tonsilas), como o teste rápido ou a cultura de orofaringe, quando estiverem disponíveis.[18,19]

O teste rápido tem especificidade alta, em torno de 95%. No entanto, sua sensibilidade é variável entre 65 e 90%. Por essa razão, caso haja suspeita clínica de infecção por GAS e o teste seja negativo, a coleta de cultura de orofaringe deve ser realizada.[18,19]

A cultura de orofaringe é o padrão ouro para o diagnóstico da infecção estreptocócica, apresentando sensibilidade em torno de 95%. Porém, o tempo de semeadura de cerca de 24 horas acarreta uma leitura de resultado mais tardia, sua principal desvantagem.

É importante ressaltar que 5 a 21% das crianças entre 3 e 15 anos são portadoras de GAS.[20] O estado portador é mais frequente quanto menor a idade. Assim, com o objetivo de evitar diagnóstico incorreto de amigdalite estreptocócica em pacientes portadores com faringotonsilites agudas virais, é recomendado que o teste rápido seja realizado em pacientes com idade entre 3 e 15 anos e alta suspeição de infecção bacteriana. A presença de critérios de Centor (febre, exsudato tonsilar, adenopatia cervical anterior e ausência de tosse) pode ser utilizada para guiar a indicação do teste rápido.[16]

Exames laboratoriais, como hemograma e proteína C reativa, não estão indicados rotineiramente. Pacientes com suspeita de infecção por EBV devem realizar hemograma, dosagem de transaminases e sorologia para mononucleose.

Tratamento

O tratamento sintomático, com analgésicos e antitérmicos de uso oral, é essencial em todas as faringotonsilites.[18,20]

A antibioticoterapia de escolha, nas tonsilites por GAS, são a penicilina e seus derivados como a amoxicilina. Como segunda linha, estão indicados as cefalosporinas, os macrolídeos e a clindamicina.[18]

A infecção por GAS é, em geral, autolimitada, com melhora dos sintomas em 2 a 5 dias de doença, podendo se estender até 10 dias. Porém, há risco de complicações, e o período de transmissão pode se estender por até 7 dias após a resolução dos sintomas, facilitando a ocorrência de surtos. Assim, o tratamento precoce é recomendado visando à prevenção de complicações não supurativas, principalmente a febre reumática, complicações supurativas, bem como a prevenção da transmissão do GAS.[17]

A recorrência ocorre em quase 10% dos casos, e deve ser tratada com cefalosporinas ou clindamicina, que apresentam maior taxa de erradicação do GAS.[20]

O Quadro 3 resume as orientações quanto à terapia com antibióticos da tonsilite por GAS.[18]

Complicações

As complicações supurativas incluem:[20]

- Abcesso periamigdaliano ou retrofaríngeo.
- OMA e rinossinusite.
- Bacteremia.

Quadro 3 Antibioticoterapia na tonsilite por *Streptococcus pyogenes*

Antibiótico	Dose	Tempo De Tratamento
Penicilina G	< 27 kg: 600.000 unidades > 27 kg: 1.200.000 unidades	Dose única
Amoxicilina	50 mg/kg/dia 1x ao dia ou dividido em 2 tomadas	10 dias
Claritromicina	15 mg/kg/dia dividido em 2 tomadas	10 dias
Clindamicina	10-30 mg/kg/dia dividido em 3 ou 4 tomadas	10 dias
Axetilcefuroxima	30 mg/kg/dia dividido em 2 tomadas	10 dias
Cefadroxila	30 mg/kg/dia 1x ao dia	10 dias

Fonte: Randel, 2013.[18]

As complicações não supurativas (tardias) incluem:[20]

- Febre reumática.
- Glomerulonefrite pós-estreptocócica.

CRUPE

O crupe ou laringotraqueíte se caracteriza pela inflamação da laringe e traqueia e é a causa mais comum de obstrução das vias aéreas superiores na faixa etária pediátrica. A tosse de timbre típico, também nomeada de "ladrante", "estridulosa", de "foca" ou de "cachorro", é sua principal característica.[21]

É uma causa frequente de visitas às emergências, sendo mais comum nos meses de outono e inverno. A faixa etária mais acometida é a das crianças entre 3 meses e 3 anos de idade.[22]

Etiologia

O parainfluenza é o agente etiológico mais comum. Outros agentes virais são: VSR, influenza, coronavírus, entre outros. A Covid-19, particularmente após o surgimento da variante Ômicron, tem sido mais frequentemente relacionada ao crupe. A infecção bacteriana é rara e geralmente secundária, sendo os patógenos mais comuns *Mycoplasma pneumoniae, Staphylococcus aureus, Streptococcus pyogenes* e *Streptococcus pneumoniae.*[23]

Quadro clínico

Os sintomas iniciais são coriza e congestão nasal, que evoluem em até 48 horas com febre, rouquidão, tosse ladrante e/ou estridor, que pioram à noite.

O quadro costuma ter resolução gradual dentro de 3 dias a 1 semana.

Diagnóstico

O diagnóstico é clínico, baseado nos sintomas típicos como a tosse ladrante e o estridor. Exames laboratoriais ou de imagem não estão indicados.[22] Durante a avaliação e o exame físico a criança deve permanecer o mais tranquila e confortável possível, visto que agitação e choro podem intensificar os sintomas.

Os sintomas de gravidade, tais como o estridor em repouso, o esforço respiratório e a hipóxia, devem ser identificados precocemente.[24]

Tratamento

A terapia com corticosteroides é amplamente estudada e tem alta evidência de eficácia, principalmente na redução de gravidade e necessidade de internação. A rápida ação anti-inflamatória reduz o edema e melhora o influxo de ar da via aérea.[22]

A dexametasona é altamente recomendada devido a sua rápida ação, cerca de 30 minutos, além de seu efeito prolongado, maior que 48 horas, o que reduz a taxa de retorno dos pacientes ao serviço de saúde. A dose preconizada é de 0,15 a 0,6 mg/kg, máximo de 10 mg, em dose única, via oral, intramuscular ou parenteral, dependendo da gravidade da doença.[25,26,27]

Para crupe leve ou moderado a prednisona na dose de 1 mg/kg tem eficácia comparável à dexametasona. Deve ser usada de 3 a 5 dias, dependendo da melhora dos sintomas.

A nebulização com budesonida reduz a gravidade dos sintomas se utilizada em altas doses. Recomenda-se 2 mg/dose, 2 vezes ao dia, por 5 dias.[9]

A epinefrina inalatória tem efeito de melhora rápido e categórico dos sintomas do crupe. Por seu efeito ter duração aproximada de 2 horas, o paciente deverá permanecer na unidade de emergência por pelo menos 3 a 4 horas para a avaliação de possível efeito rebote dos sintomas, até que se evidencie o grau de resposta à corticoterapia e o controle dos sintomas.[26] A dose orientada é de 0,5 mL/kg com máxima de 5 mL, por vez, de adrenalina pura, em nebulização por 15 minutos. A dose poderá ser repetida dependendo da gravidade e da evolução dos sintomas.[9]

Nebulização com soro fisiológico, apesar de bastante utilizada, não tem eficácia comprovada e deve ser evitada, se a criança se tornar chorosa ou agitada durante a realização.

Os critérios para alta hospitalar incluem controle da crise de tosse ladrante, ausência de estridor em repouso, entrada de ar normalizada, nível de consciência preservado, oxigenação e frequência respiratória normais para a idade.

TRAQUEÍTE BACTERIANA

Atinge uma faixa etária mais tardia que o crupe, apresentando-se com sintomas mais graves. De origem primária ou complicação de um crupe viral, seu principal agente etiológico é o *Staphylococcus aureus*.[27]

A apresentação clínica se assemelha à do crupe viral, porém de aspecto mais grave, com febre mais elevada e toxemia. A progressão para insuficiência respiratória aguda pode ocorrer em menos de 24 horas. O diagnóstico de certeza é realizado por laringoscopia direta, com visualização de secreção purulenta em traqueia.

O tratamento envolve suporte em ambiente de unidade intensiva pediátrica, uma vez que a intubação quase sempre está indicada. Para antibioticoterapia venosa, a oxacilina ou a ceftriaxona são as opções de escolha. Na suspeita de resistência bacteriana, o tratamento com vancomicina está indicado.[4]

DESAFIOS ATUAIS

A pandemia de Covid-19 demonstrou que epidemias regionais podem, atualmente, rapidamente atingir todos os continentes. A sazonalidade dos vírus respiratórios também foi afetada no período da pandemia, o que tornou menos previsível o início dos períodos de maior prevalência de vírus como VSR e influenza. As mutações frequentes da Covid-19 e as coinfecções geram quadros clínicos bastante variados que na prática dificultam o diagnóstico clínico etiológico. Testes rápidos e painéis virais poderão ser cada vez mais úteis na orientação da terapêutica. Diante desse contexto, o pediatra tem alguns grandes desafios, como manter-se atualizado cientificamente, realizar diagnóstico diferencial assertivo, minimizar a realização de exames complementares e antibioticoterapia desnecessários.

ORIENTAÇÕES AOS PAIS

Os responsáveis deverão sempre ser orientados quanto à evolução natural das infecções de vias aéreas superiores e quanto aos sinais de alerta para reavaliação. O conhecimento e a tomada de decisão compartilhados aumentam a chance de sucesso terapêutico e permitem o diagnóstico precoce das complicações bacterianas.

✓ CONCLUSÃO

As infecções de vias aéreas superiores têm etiologia predominantemente viral e, de forma geral, evolução benigna com resolução espontânea. Emergencistas devem estar atentos aos sinais de infecção bacteriana, gravidade e complicações, para tratamento precoce com antimicrobianos. Atualmente, testes rápidos para detecção de vírus (influenza, VSR, Covid-19, entre outros) e bactérias (*S. pyogenes*) são úteis para confirmação diagnóstica e orientação terapêutica.

REFERÊNCIAS BIBLIOGRÁFICAS

1. Schappert SM, Rechtsteiner EA. Ambulatory medical care utilization estimates for 2007. Vital Health Stat 13. 2011;(169):1-38.

2. Fashner J, Ericson K, Werner S. Treatment of the common cold in children and adults. Am Fam Physician. 2012;86(2):153-9.
3. Pappas DE. The common cold in children. UpToDate. Última atualização em 25/04/2022.
4. Gilio AE, Grisi S, Bousso A, Paulis M. Urgências e emergências em pediatria geral: Hospital Universitário da Universidade de São Paulo. São Paulo: Atheneu; 2015.
5. Lieberthal AS, Carroll AE, Chonmaitree T, Ganiats TG, Hoberman A, Jackson MA, et al. The diagnosis and management of acute otitis media. Pediatrics. 2013;131(3):e964-99.
6. Linkhorn H, van der Meer G, Neeff M. Quando é seguro não tratar a otite média aguda com antibióticos? In: Sih T, Chinski A, Eavey R, Godinho R. XV Manual de Otorrinolaringologia Pediátrica da Iapo. São Paulo: Vida e Consciência; 2017. p.252-6.
7. Di Francesco RC, Moricz RD, Marone S. Otite média aguda em pediatria: diagnóstico e tratamento. Boletim da Sociedade de Pediatria de São Paulo. 2016 Jul; 3(ano 1):4-6.
8. Pelton SI, Tahtinen P. Acute otitis media in children: treatment. UpToDate. Última atualização em 03/10/2022.
9. Schvartsman BGS, Maluf Jr. P, Carneiro-Sampaio M. Pronto-socorro. Coleção Pediatria. Instituto da Criança HC – FMUSP. 3.ed. Barueri: Manole; 2018.
10. Kaur R, Morris M, Pichichero ME. Epidemiology of acute otitis media in the postpneumococcal conjugate vaccine era. Pediatrics. 2017;140(3):e20170181.
11. Baroody F, Sih T. Atualização em sinusite. In: Sih T, Chinski A, Eavey R, Godinho R. XIII Manual de Otorrinolaringologia Pediátrica da Iapo. São Paulo: Vida e Consciência; 2015. p.145-62.
12. Anselmo-Lima WT, Sakano E, Tamashiro E, Nunes AA, Fernandes AM, Pereira EA, et al. Rhinosinusitis: evidence and experience: a summary. Braz J Otorhinolaryngol. 2015;81(1):8-18.
13. Manning S, Neto LB. Rinossinusite aguda e crônica: uma perspectiva da otorrinopediatria. In: Sih T, Chinski A, Eavey R, Godinho R. X Manual de Otorrinolaringologia Pediátrica da Iapo. São Paulo: Vida e Consciência; 2012. p.182-95.
14. Wald ER. Acute bacterial rhinosinusitis in children. UpToDate. Última atualização em 10/10/2022.
15. Wald ER, Applegate KE, Bordley C, Darrow DH, Glode MP, Marcy SM, et al.; American Academy of Pediatrics. Clinical practice guideline for the diagnosis and management of acute bacterial sinusitis in children aged 1 to 18 years. Pediatrics. 2013;132(1):e262-80.
16. Hermanson A, Stjernquist-Desatnik A. Faringotonsilites: Novo "Guideline" na Suécia. In: Sih T, Chinski A, Eavey R, Godinho R. XIII Manual de Otorrinolaringologia Pediátrica da Iapo. São Paulo: Vida e Consciência; 2015. p.145-62.
17. Martin JM. Pharyngitis and streptococcal throat infections. Pediatr Ann. 2010;39(1):22-7.
18. Randel A. Infectious Disease Society of America. IDSA updates guideline for managing group A streptococcal pharyngitis. Am Fam Physician. 2013;88(5):338-40.
19. Carvalho CMN, Marques HHS. Recomendação do Departamento de Infectologia da Sociedade Brasileira de Pediatria para conduta de crianças e adolescentes com faringoamigdalites agudas. J. Pediatr (Rio). 2006;82(1):79-82.
20. Wald ER. Group A streptococcal tonsilopharyngitis in children and adolescentes. UpToDate. Última atualização em 01/02/2022.
21. Rosychuk RJ, Klassen TP, Metes D, Voaklander DC, Senthilselvan A, Rowe BH. Croup presentations to emergency departments in Alberta, Canada: a large population-based study. Pediatr Pulmonol. 2010;45(1):83-91.

22. Smith DK, McDermott AJ, Sullivan JF. Croup: diagnosis and management. Am Fam Physician. 2018;97(9):575-80.
23. Woods CR. Croup: clinical features, evaluation and diagnosis. UpToDate. Última atualização em 29/04/2022.
24. Farmer TL, Wohl DL. Diagnosis of recurrent intermittent airway obstruction ("recurrent croup") in children. Annals of Otology, Rhinology & Laryngology. 2001;110(7):600-5.
25. Geelhoed GC, Macdonald WB. Oral dexamethasone in the treatment of croup: 0.15 mg/kg versus 0.3 mg/kg versus 0.6 mg/kg. Pediatr Pulmonol. 1995;20(6):362-8.
26. Kawaguchi A, Joffe A. Evidence for clinicians: nebulized epinephrine for croup in children. Paediatr Child Health. 2015;20(1):19-20.
27. Hopkins A, Lahiri T, Salerno R, Heath B. Changing epidemiology of life-threatening upper airway infections: the reemergence of bacterial tracheitis. Pediatrics. 2006;118(4):1418-21.

16

BRONQUIOLITE VIRAL AGUDA

Carla Cristiane Dall'Olio
Deborah Barbosa da Silva Tonelli de Almeida
Michelle Corrêa Hygino

OBJETIVOS

- ✓ Realizar o diagnóstico da bronquiolite viral aguda.
- ✓ Identificar os critérios de gravidade e de internação.
- ✓ Orientar as famílias quanto aos sinais de alarme para reavaliação e retorno.

INTRODUÇÃO

A bronquiolite viral aguda (BVA) é resultante do processo inflamatório do bronquíolo terminal e é plural quanto aos agentes etiológicos potencialmente envolvidos e quanto aos sintomas por eles determinados.[1] Artigos e consensos europeus e australianos sugerem que o diagnóstico de BVA seja presumido em todo quadro agudo de taquidispneia em lactentes menores de 1 ano.[2] A nova proposta de definição sugere separar a BVA de acordo com a etiologia viral para que possam ser tomadas medidas de tratamento mais direcionado e seguimento ambulatorial após o evento agudo, uma vez que há risco de evolução e prognósticos distintos de acordo com o vírus determinante do quadro.[3]

A BVA é de fácil disseminação e tem caráter bimodal, inicialmente com sintomas de vias aéreas superiores por 2 a 4 dias, seguidos de 6 a 8 dias de acometimento das vias aéreas inferiores, os bronquíolos.[4]

Esse ciclo contribui para as altas taxas de retornos e superlotação das emergências, unidades de internação e unidade de terapia intensiva (UTI), nos meses de maio a agosto, compatível com a sazonalidade do vírus sincicial respiratório (VSR) no Brasil.[4] Trata-se da afecção mais comum das vias aéreas inferiores em lactentes, expressa por taquidispneia e ausculta pulmonar ruidosa, com ou sem sibilos. A hipoxemia pode estar ou não presente. Há uma relação direta entre a elevação da temperatura corporal ≥ 38,5 °C e a idade dos lactentes infectados, e a febre parece ser menos frequente e baixa na população mais acometida pela BVA, que são os lactentes menores de 6 meses.[5] Como a febre costuma ser um motivador de procura pelo atendimento médico, é importante compreendermos que sua ausência não exclui a presunção diagnóstica.[6]

É a maior causa de morbimortalidade nos lactentes hospitalizados menores de 6 meses, especialmente nos países em desenvolvimento, e o VSR é responsável por 18% das consultas em emergências envolvendo pacientes até os primeiros 5 anos de vida.[4,7]

ASPECTOS EPIDEMIOLÓGICOS

O agente etiológico mais frequente é VSR, que é responsável por 60 a 80% das infecções respiratórias agudas em lactentes menores de 1 ano. Até os 2 anos de idade, 95% dos lactentes já se infectaram com o VSR, mas menos da metade apresentou sintomas e cerca de 2 a 3% evoluem para internação hospitalar. Outros vírus também podem determinar a BVA, e o Rinovírus (RV) será o agente mais importante nos maiores de 1 ano, invertendo a prevalência com o VSR entre 1 e 2 anos de idade. De forma menos expressiva, em 3 a 5% dos casos podem estar envolvidos como agentes etiológicos os vírus Parainfluenza, Adenovírus, Influenza A e B, Metapneumovírus humano e a bactéria *Mycoplasma pneumoniae*.[1] As taxas de mortalidade em pacientes previamente hígidos variam de 0,5 a 1,5%, e, em pacientes com doenças de base, entre 3 e 4%.[8]

Segundo dados do Ministério da Saúde do Brasil, a média de permanência hospitalar para BVA não grave é de até 4 dias, o dobro de tempo referido no Reino Unido, de 2 dias, e dos EUA, com média de 2 a 3 dias.[4,7]

A infecção do lactente na faixa etária entre 1 e 6 meses pode levar à internação hospitalar em 10 a 15% dos casos; e, quando associada a fatores de risco como prematuridade, baixo peso ao nascer, ausência de amamentação materna ou presença de comorbidades dos aparelhos respiratório e/ou cardíaco, as taxas de internação podem chegar a 30%.[7]

A taxa de mortalidade no grupo de lactentes hospitalizados varia de 0,5 a 1,5% e aumenta para 3 a 4% em portadores de cardiopatias ou pneumopatias.[8]

Um estudo multicêntrico espanhol de 2021 avaliou o perfil atípico de atendimentos de BVA em 2020, quando foi observada redução dramática das internações por BVA e o quase desaparecimento de casos de VSR em hospitais espanhóis, coincidindo com o pico da pandemia de Covid-19. O agente etiológico predominante, encontrado nos grupos hospitalizados, foi o RV.[9]

FISIOPATOLOGIA

O VSR pertence ao gênero Pneumovírus, da família *Paramyxoviridae*, um vírus RNA de uma única cadeia com dois subtipos: A e B. São relatadas reinfecções graves, porém geralmente são leves.[1]

O RV pertence ao gênero Enterovírus, da família *Picornaviridae*; é um vírus RNA e possui três subgrupos: A, B e C. Sua lesão no pneumócito pode determinar sibilos expressivos, obstrução importante em vias aéreas inferiores (expressa pelos sibilos) e menos muco quando comparada à infecção pelo VSR.[1]

O ciclo da infecção por VSR se inicia com a inoculação viral por via inalatória na mucosa nasal ou pelo contato da secreção contendo as partículas virais, que são maiores que 5 micra de diâmetro e atravessam a barreira dessa mucosa. Após 4 a 6 dias de incubação, ocorre a replicação viral, determinando a congestão nasal e a coriza, que podem gerar a dificuldade em sugar. A febre pode não ocorrer em 50% dos casos. Entre o 6º e o 8º dia de doença, o vírus chega ao bronquíolo terminal, onde atua no epitélio ciliar do pneumócito alveolar e causa edema, produção de debris e muco. São esses subprodutos celulares residuais que causam a obstrução ao fluxo aéreo e determinam as alterações na ausculta pulmonar, que podem variar de sibilos (nem sempre presentes) à estertoração bolhosa e rude (muito frequente) e grau variável de taquidispneia.[1] A superfície do VSR contém duas importantes glicoproteínas, F e G, que fazem a ligação celular do vírus com a célula infectada. Quando a replicação viral ocorre, há um influxo de linfócitos por meio das células NK, CD4 e CD8 e granulócitos do hospedeiro para deter essa infecção em 2 a 3 dias. A regeneração do epitélio bronquiolar ocorre 3 a 4 dias após a resolução dos sintomas, no curso natural da BVA.[7]

Essa versatilidade na superfície do VSR colabora na dificuldade da criação de vacinas mais efetivas contra o vírus.[1]

O risco de apneia na BVA varia de 1 a 24%, e a literatura aponta dados tão díspares quanto a ocorrência desse evento, possivelmente pela dificuldade em identificá-lo nesse grupo de pacientes.[7]

PROPEDÊUTICA

Anamnese

Ouvir é uma arte médica, e, no diagnóstico da BVA, a anamnese é sua arma diagnóstica principal. Pergunte sobre a linha de tempo evolutiva e relate se houve ou não a clássica evolução da infecção de vias aéreas superiores (IVAS) por 2 a 4 dias (coriza, obstrução nasal, espirros) antes do acometimento em vias aéreas inferiores (tosse, taquipneia, dispneia), que persiste por mais 6 a 8 dias. Em média a BVA por VSR persiste por 15 a 21 dias. Contudo, havendo taquipneia aguda, sem relato de IVAS prévia, não se exclui o diagnóstico de BVA, que deve ser presumido em todo lactente com esse sinal clínico.

Exame físico

Avalie sinais vitais: temperatura, frequências cardíaca e respiratória, saturação periférica. É importante quantificar a diurese e avaliar o grau de hidratação e a habilidade de sugar, além do exame do aparelho respiratório.

Avaliando lactentes, questione sobre o número de fraldas trocadas e a salivação em cavidade oral. Identifique a capacidade dos cuidadores de manter cuidados domiciliares necessários (por risco social ou compreensão cognitiva dos responsáveis). Múltiplos retornos, sem alteração clínica ou gravidade, sugerem um frágil ambiente domiciliar de cuidado, e nesse cenário avalie a internação por inabilidade do cuidar.

DIAGNÓSTICO

O diagnóstico da BVA é clínico no lactente com quadro agudo de taquipneia e tosse, com ou sem sibilos. Pode não haver pródromos relatados de obstrução nasal, coriza e/ou febre.[4]

A BVA pode ter apresentação leve, moderada ou grave e traz elevado risco de apneia nos bebês menores de 3 meses. Não há uma padronização e há diversos escores de classificação de gravidade para o desconforto respiratório inerente a BVA e outras patologias respiratórias. Optou-se por utilizar os critérios clínicos para classificar a gravidade da BVA: recusa de dieta, elevação da frequência respiratória, tiragem subcostal, batimento de asa de nariz, diminuição da saturação de O_2 e alteração de comportamento, conforme descrito no Quadro 1.[10]

Quadro 1 Critérios clínicos de gravidade da BVA

Critérios	Leve	Moderada	Grave
Ingesta oral	Adequada	Reduzida	Não aceita
FR	Aumentada para a idade	Aumentada para a idade	> 70 irpm
Tiragem subcostal	Leve	Moderada	Grave
Batimento de asa de nariz	Ausente	Ausente	Presente
Saturação de O_2	> 92%	90-92%	< 90%
Comportamento	Normal	Irritado	Letárgico

BVA: bronquiolite viral aguda; FR: frequência respiratória; irpm: incursões respiratórias por minuto.
Fonte: Dall'Olio et al., 2018.[9]

Até o momento é difícil antecipar e estratificar quais pacientes afetados pela BVA exigirão internação na UTI. O escore Lusbro é uma ferramenta nova, que parece útil para prever a necessidade de internação e os pacientes que devem ter o suporte respiratório otimizado. O escore é realizado em lactentes menores de 6 meses por meio de ultrassonografia (USG) de tórax na admissão. Aguardamos a disseminação do uso do método, além da experiência do grupo europeu, para sua recomendação.[11]

A realização da radiografia de tórax deve ser desencorajada em quadros leves, pois a detecção de infiltrado ou atelectasias inerentes ao quadro pode suscitar tratamentos não pertinentes, como a prescrição inadequada de antibiótico, além de expor desnecessariamente o paciente à radiação, sem benefício do procedimento.[12]

É desejável realizar a identificação rápida do patógeno viral, VRS ou RV, na coleta de *swab* nasofaríngeo de acordo com a disponibilidade dos serviços.[12]

TRATAMENTO

O plano terapêutico da BVA mudou, e o tratamento utilizando corticoide, nebulização com adrenalina ou broncodilatadores foi revisado, sendo hoje proscrito na infecção pelo VSR, com nível A de evidência.[13] São mantidos como propostas de suporte o aporte hídrico, a oferta de oxigênio – quando houver hipoxemia –, a higiene gentil das narinas com aspiração e a lavagem nasal. Atualmente se recomenda o uso de terapia de suplementação de oxigênio de alto fluxo, denominado cateter nasal de alto fluxo (CNAF) ou *high-flow nasal cannula* (HFNC), para pacientes que necessitem de suporte ventilatório. A intubação orotraqueal (IOT) fica cada vez mais reservada para os casos graves não responsivos ao cateter de alto fluxo.[13]

Medidas terapêuticas e manejo atuais da BVA:

- **Higienização das narinas:** a lavagem nasal com solução fisiológica pode melhorar a obstrução nasal. A manutenção da via aérea livre é crucial nos lactentes jovens para o bom desempenho nas mamadas e para a ventilação eficiente.[12]
- **Acesso venoso e hidratação endovenosa**: a alimentação por sonda nasogástrica ou entérica é preferida quando o quadro moderado ou grave não permite a liberação da dieta oral, pelo risco de broncoaspiração. O suporte hídrico endovenoso está indicado somente para casos em que a via oral é desaconselhada pela taquidispneia e a solução isotônica é preferível, pois há risco de retenção hídrica pela liberação do hormônio antidiurético na BVA grave.[12]

- **Oxigenoterapia:** crianças saudáveis podem apresentar episódios transitórios de queda de saturação, e esses episódios não estão necessariamente associados às complicações respiratórias. Estudos observacionais sugerem que a oximetria de pulso contínua leva a maior tempo de internação hospitalar em bebês estáveis e pode levar a intervenções clínicas desnecessárias devido a leituras pouco fiéis. Faltam evidências de alta qualidade para definir a melhor estratégia de monitoramento da oximetria: intermitente ou contínua. Nos últimos anos, alterou-se o ponto de corte de saturação de oxigênio (Sat O_2) para iniciar sua suplementação. A recomendação da Academia Americana de Pediatria é indicar a suplementação de O_2 quando a Sat O_2 estiver abaixo de 90%; anteriormente era indicada quando menor que 96%. Na hipoxemia leve (92 a 94%) que requer FiO_2 baixo por até 30% está indicado o cateter nasal com 1 a 2 litros de O_2/minuto. Nos casos moderados (90 a 92%) e graves (< 90%), deve-se ofertar oxigênio por ventilação não invasiva (VNI – CNAF) ou IOT. O método de oferta de O_2 deve considerar os fatores de risco do paciente e os dispositivos disponíveis.[12,13]
- **Nebulização com broncodilatadores (B2):** embora os sibilos possam estar presentes, o broncoespasmo parece derivar da presença de debris e muco no bronquíolo, obstruindo sua luz, e por isso é pouco responsivo ao uso de B2.[8] Não há benefícios sobre o tempo de internação, melhora clínica ou prova de função pulmonar, quando comparado ao placebo. Os receptores para ação dos broncodilatadores são escassos nos menores de 3 meses, e a fisiopatologia da BVA tem uma desorganização epitelial intra-alveolar que recobre a mucosa com secreção mucoide muito espessa e obliterante, dificultando ainda mais a ação local do medicamento.[9] É dispensável a prescrição, com nível B de evidência, e o uso de broncodilatador pode causar taquicardia, tremores e gera custos. Contudo, alguns pacientes com história de atopia familiar podem responder ao broncodilatador quando o RV for o agente viral envolvido. No entanto, 80% dos casos são determinados por VSR e, portanto, não respondem ao broncodilatador.[3] Persistir sibilando é parte da fisiopatologia da BVA; somente sibilar não é um critério de internação, a menos que esteja associado a outros fatores de risco para doenças graves ou para apneia (menores de 3 meses). Se fez uso do B2 e os sibilos persistem, faz parte do quadro clínico. Não havendo taquipneia, o sibilo não é fator de pior prognóstico.[14] Se houver sibilo, faça prova terapêutica; se houver resposta com redução dos sibilos, mantenha, pois a prova terapêutica foi positiva; se não houver resposta, deve-se suspender o uso, pois isso é característica da BVA, e o medicamento não trará conforto ao paciente.
- **Nebulização com solução salina hipertônica a 3% (SSH):** a SSH promove a quebra nas pontes iônicas do muco, tornando-o mais fluido e facilitando sua remoção por meio da tosse. Propicia redução do *plugging* de secreção, melhora o *clearance* mucociliar e a hidratação da via aérea, do epitélio nasal até o

bronquíolo terminal. O uso da SSH antes da fisioterapia, nos casos leves, pode reduzir a evolução para internação em até 16% dos casos.[15] Não está indicado seu uso domiciliar, pois não há comercialização de SSH para esse fim, até o momento. Para prescrever SSH 3% em ambiente hospitalar, usa-se 2,5 mL de água destilada e 0,5 mL de NaCl20%, a cada 6 horas nos primeiros 3 dias e de 8 em 8 horas nos últimos 2 dias.[15]

- **Corticoides:** BVA não é asma, mesmo havendo sibilos em ambas as doenças. Não há indicação do uso de corticoide oral, venoso ou inalatório na BVA causada pelo VSR. Não há benefícios clínicos ou evidências científicas para essa conduta. A corticoterapia sistêmica tem ação anti-inflamatória, auxilia na redução do edema da mucosa respiratória e melhora a broncoconstrição, mas não muda o curso da doença e prolonga a viremia.[1] Na BVA por RV com história de atopia, poderia reduzir o risco de evolução para asma, mas ainda faltam estudos apoiando essa prática.[2]
- **Antibióticos:** o uso indiscriminado de antibiótico afeta o microbioma das vias aéreas e atua como mais um fator apontado para o agravamento da BVA. O uso de antibiótico não tem evidências qualificadas na BVA em virtude de sua patologia essencialmente viral. A prescrição de macrolídeos para tosse, que pode persistir por até 3 semanas após BVA, não tem suporte científico até o presente.[1]
- **Descongestionantes, anti-histamínicos e mucolíticos:** a prescrição de soluções orais descongestionantes, anti-histamínicos e mucolíticos como acetilcisteína não tem eficácia confirmada nos casos de BVA. Há risco de efeitos adversos, especialmente em menores de 6 meses, e essas prescrições não são apoiadas pelas evidências científicas.[15]
- **Ventilação não invasiva:** a escolha do método ventilatório mais adequado depende, além da gravidade clínica, da idade e da disponibilidade de material na unidade. Para lactentes jovens, o uso de pressão positiva contínua em vias aéreas (CPAP, do inglês *continuous positive airway pressure*) intranasal com pressões de 4 a 8 cmH_2O é uma opção para recrutamento alveolar e redução da resistência na via aérea, que pode melhorar a hematose alveolar e reduzir o esforço, especialmente nos menores de 2 meses. O tamanho da pronga nasal é um limitante de uso em lactentes maiores, assim como a presença de secreção nasal.[16] A terapia com CNAF é um modo de ventilação não invasivo que oferece oxigênio em alto fluxo aquecido e umidificado, com cânula nasal específica com diferentes tamanhos que são escolhidos conforme a idade do paciente. O manejo da CNAF é fácil, e a terapêutica é segura. Os estudos apontam que o uso do CNAF pode reduzir a taxa de intubação orotraqueal quando instalada precocemente já na emergência. Existem evidências de que há maior chance de sucesso de tratamento entre crianças tratadas com alto fluxo já na admissão hospitalar, reduzindo o desfecho de internação

em UTI.[13] Os atuais resultados multicêntricos sugerem que o uso de CNAF é seguro em ambientes emergenciais e agudos.[17]

- **Fisioterapia respiratória:** nos quadros leves, o uso da nebulização com SSH pura ou com salbutamol antes de manobras de fisioterapia tem mostrado alívio imediato dos sintomas, mas para pacientes graves as técnicas são diferentes no setor de terapia intensiva.

O fluxograma apresentado na Figura 1 sugere o tratamento na emergência.

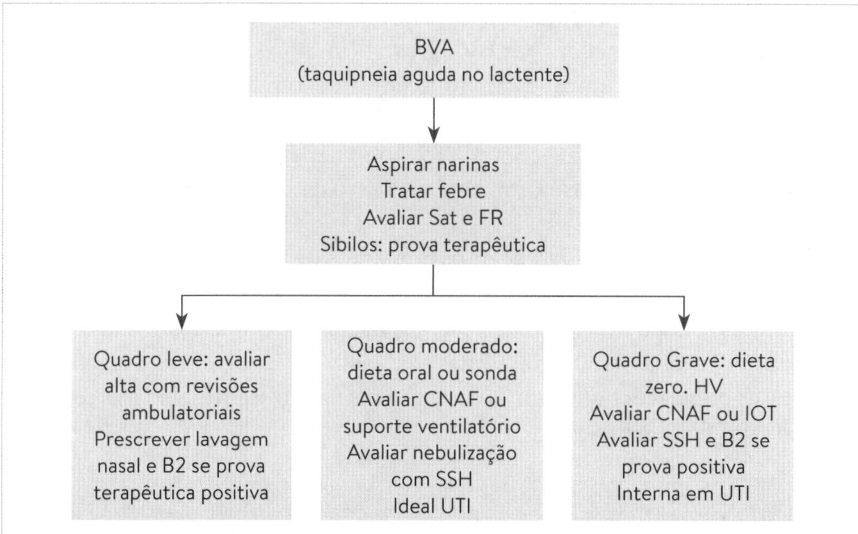

Figura 1 Sugestão de tratamento da bronquiolite na emergência.
B2: broncodilatador; BVA: bronquiolite viral aguda; CNAF: cateter nasal de alto fluxo; FR: frequência respiratória; HV: hidratação venosa; IOT: intubação orotraqueal; Sat: saturação de oxigênio; SSH: solução salina hipertônica; UTI: unidade de terapia intensiva.
Fonte: construção da autora Carla Dall'Olio, baseada em sua experiência profissional.

DESAFIOS ATUAIS

A USG de tórax se mostra como provável ferramenta para seguimento dos que evoluem com complicações, como suspeita de pneumonia secundária, para não expor a população de lactentes à radiação ionizante, contudo requer equipe apta e presente. Poderá vir a ser usada nos escores futuros precoces de prognóstico, quantificando o risco de uma futura internação em UTI.[11]

Um ponto inovador na visão da BVA é entender que há BVA diferentes, uma causada pelo VSR e outra pelo RV. Os desfechos e riscos futuros são de evolução de hiper-reatividade maior nos infectados por VSR e asma no grupo com RV.[1]

Com o advento de novas viroses, como o coronavírus, a partir de 2019, a identificação viral vem ganhando maior importância já na admissão dos pacientes,[2] e os testes moleculares deverão cada vez mais nortear a prática clínica pela importância diagnóstica e pelo prognóstico.

Palivizumabe deve ser incentivado e prescrito para os grupos de risco. A aplicação é intramuscular, mensal e deve ser iniciada no intervalo mínimo de 1 mês antes do período da sazonalidade do VSR, na dose de 15 mg/kg. Indica-se aos prematuros menores de 28 semanas e para menores de 32 semanas com comorbidades. Para os nascidos a termo, na presença de comorbidades: pneumopatias, neuropatias, cardiopatias e imunossupressões. Sua prescrição comprovadamente reduz as internações por BVA grave.[4] Um novo anticorpo monoclonal, nirsevimabe, em dose única, estará logo em uso, com até 71% de eficácia em evitar BVA grave nesse grupo.

Aguardamos que a vacina contra VSR possa ser em breve aprovada e administrada em gestantes e idosos, mudando o curso da história futura da BVA nos lactentes.[1,3,12]

Há outro desafio, que é gerenciar os aumentos de filas e a demanda de leitos de internação sazonais, nos períodos de outono e inverno. Os gestores precisam antecipar a discussão de planos de ação e equacionar o já esperado aumento da demanda por vagas e as múltiplas visitas aos setores de emergência, especialmente porque as populações utilizam as emergências para o seguimento e as revisões, gerando mais filas de espera.

ORIENTAÇÕES AOS PAIS

- Sinais de alarme para retorno: dificuldade em mamar, ausência de diurese por mais de 6 horas, piora da taquipneia, surgimento do esforço – batimento nasal, tiragem e gemidos.
- O surgimento de febre em menores de 3 meses deve ser valorizado e examinado.
- Evite apneia nos menores de 3 meses com orientações de posicionamento no leito.
- Os sintomas de tosse podem persistir por 21 dias; se nenhum sinal de alarme acompanhar, não é motivo para retorno.
- Sibilos são esperados, sua persistência não denota gravidade e não é um critério de internação, se isolado.
- Uso de máscaras e higiene de mãos previne a BVA e as viroses respiratórias; apoie essa prática.
- Não leve seu filho para creches e berçários na fase aguda (7 a 10 dias) de infecção, para não deflagrar surtos.

✓ CONCLUSÃO

A BVA não é asma, é um problema de saúde pública mundial sem expectativas de tratamentos curativos. Deve-se evitar a prescrição de boncodilatadores para pacientes sem indicação, como os não sibilantes ou para aqueles que não respondem à ação desse medicamento, pois sibilar é parte do processo. As diferenças epidemiológicas da BVA nos anos de pandemia (RV e Covid-19 causando poucas internações de BVA) e pré-pandemia (predomínio de VSR) nos levam a refletir e questionar sobre a ida à creche na idade de maior risco para BVA (em menores de 2 anos), o não uso de máscaras em pessoas com sintomas respiratórios e a incorreta higienização das mãos, apontando como fatores de risco e disseminadores do VSR em estudos futuros.[18] O uso do CNAF deve ser estimulado ainda nas emergências, com treinamento constante dos profissionais médicos, enfermagem e fisioterapeutas. O benefício da utilização desse recurso é maior do que o custo, nos casos moderados a graves, e devem ser estimulados pelos gestores.

REFERÊNCIAS BIBLIOGRÁFICAS

1. Jartti T, Smits HH, Bønnelykke K, Bircan O, Elenius V, Konradsen JR, et al.; EAACI Task Force on Clinical Practice Recommendations on Preschool Wheeze. Bronchiolitis needs a revisit: distinguishing between virus entities and their treatments. Allergy. 2019;74(1):40-52.
2. Xing Y, Proesmans M. New therapies for acute RSV infections: where are we? European Journal of Pediatrics. 2019;178(2):131-8.
3. Jartti T, Gern JE. Role of viral infections in the development and exacerbation of asthma in children. J Allergy Clin Immunol. 2017;140(4):895-906.
4. Sociedade Brasileira de Pediatria. Diretrizes para o manejo da infecção causada pelo vírus sincicial respiratório (VSR). 2017. Disponível em: https://www.sbp.com.br/fileadmin/user_upload/Diretrizes_manejo_infeccao_causada_VSR2017.pdf. Acesso em: 30 jan. 2023.
5. Kawakami C, Sato A, Sumita H, Isozaki A, Shimizu H, Kanetaka T, et al. Fever responses are enhanced with advancing age during respiratory syncytial virus infection among children under 24 months old. Tohoku J Exp Med. 2018;245(3):217-22.
6. Chang AB, Oppenheimer JJ, Rubin BK, Weinberger M, Irwin RS; Chest Expert Cough Panel. Chronic cough related to acute viral bronchiolitis in children: Chest Expert Panel Report. Chest. 2018;154(2):378-82.
7. Meissner HC. Viral bronchiolitis in children. N Engl J Med. 2016;374(1):62-72.
8. Wang ZY, Li XD, Sun AL, Fu XQ. Efficacy of 3% hypertonic saline in bronchiolitis: a meta-analysis. Exp Ther Med. 2019;18(2):1338-44.
9. Dall'Olio CC, Lessa M, Aurilio RB, March MFBP, Sant'anna CC. Bronquiolite viral aguda. In: Pastura G, Santos FN (orgs.). Pediatria no dia a dia. Rio de Janeiro: Rubio; 2018. p.339-42.
10. Bobillo-Perez S, Sorribes C, Gebellí P, Lledó N, Castilla M, Ramon M, et al. Lung ultrasound to predict pediatric intensive care admission in infants with bronchiolitis (Lusbro study). Eur J Pediatr. 2021;180(7):2065-72.

11. O'Brien S, Borland ML, Cotterell E, Armstrong D, Babl F, Bauert P, et al.; Paediatric Research in Emergency Departments International Collaborative (Predict) Network, Australasia. Australasian bronchiolitis guideline. J Paediatr Child Health. 2019;55(1):42-53.
12. Franklin D, Babl FE, Schlapbach LJ, Oakley E, Craig S, Neutze J, et al. A randomized trial of high-flow oxygen therapy in infants with bronchiolitis. N Engl J Med. 2018;378(12):1121-31.
13. Joseph MM, Edwards A. Acute bronchiolitis: assessment and management in the emergency department. Pediatr Emerg Med Pract. 2019;16(10):1-24.
14. Zhang L, Gunther CB, Franco OS, Klassen TP. Impact of hypertonic saline on hospitalization rate in infants with acute bronchiolitis: a meta-analysis. Pediatr Pulmonol. 2018;53(8):1089-95.
15. Slain KN, Shein SL, Rotta AT. The use of high-flow nasal cannula in the pediatric emergency department. J Pediatr (Rio J). 2017;93(Suppl 1):36-45.
16. Dafydd C, Saunders BJ, Kotecha SJ, Edwards MO. Efficacy and safety of high flow nasal oxygen for children with bronchiolitis: systematic review and meta-analysis. BMJ Open Respir Res. 2021;8(1):e000844.
17. Torres-Fernandez D, Casellas A, Mellado MJ, Calvo C, Bassat Q. Acute bronchiolitis and respiratory syncytial virus seasonal transmission during the Covid-19 pandemic in Spain: a national perspective from the pediatric Spanish Society (AEP). J Clin Virol. 2021;145:105027.

17

ASMA

Deborah Barbosa da Silva Tonelli de Almeida
Carla Cristiane Dall'Olio
Michelle Corrêa Hygino

OBJETIVOS

- ✓ Orientar a abordagem da crise asmática no setor de emergência pediátrica.
- ✓ Apresentar condutas para redução do tempo de permanência dos pacientes em setor de emergência.
- ✓ Reduzir a evolução para gravidade desses doentes na admissão e ter critérios seguros de alta hospitalar.

INTRODUÇÃO

A asma é uma doença heterogênea, geralmente caracterizada por inflamação crônica das vias aéreas. É definida pela história de sintomas respiratórios, como sibilos, falta de ar, aperto no peito e tosse, que variam ao longo do tempo e em intensidade, juntamente com limitação variável do fluxo aéreo expiratório.[1]

As variações do fluxo aéreo e da intensidade dos sintomas são frequentemente desencadeadas por fatores como exercício, exposição a alérgenos ou irritantes, mudança no clima ou infecções respiratórias virais.[1]

Crise asmática é uma exacerbação da doença, com aumento progressivo dos sintomas de sibilos, tosse (principalmente à noite e ao despertar), opressão torácica, falta de ar e diminuição progressiva da função pulmonar, além de letargia e alteração das atividades diárias, como alimentação.[2]

ASPECTOS EPIDEMIOLÓGICOS

A asma é a doença respiratória crônica mais comum da infância e uma das doenças crônicas mais comuns em todo o mundo, contribuindo significativamente para morbimortalidade. É considerada um problema de saúde pública mundial por conta do absenteísmo escolar e laboral e da necessidade de idas frequentes aos serviços de emergência e internações, além da maior necessidade de cuidados em saúde.[3]

FISIOPATOLOGIA

A doença é geralmente associada à hiper-responsividade das vias aéreas a estímulos diretos ou indiretos, à inflamação crônica das vias aéreas e à reversibilidade da obstrução brônquica.[3]

As exacerbações ou crises de asma ocorrem por broncoconstrição, pelo aumento de muco e pelo espessamento das paredes da via aérea. As crises podem acometer pacientes já com diagnóstico prévio de asma, como também, eventualmente, podem ser a primeira manifestação da doença. Podem ser desencadeadas por infecções virais, exposição a alérgenos (ácaros, fungos, polens, animais com pelos, alérgenos de baratas), mudanças climáticas, exposição ao tabaco ou a cheiros fortes, atividades físicas e fatores emocionais (estresse, ansiedade, depressão, choro e excesso de riso) e/ou quando há má adesão ao tratamento de controle.[1]

Os sintomas respiratórios superiores frequentemente precedem o início de uma exacerbação da asma, indicando o importante papel das infecções de via aérea superior virais na precipitação de exacerbações em muitas crianças com asma, embora não em todas.[2]

CRISE ASMÁTICA

Avaliação da gravidade

A gravidade da exacerbação de asma é determinada pela avaliação dos achados clínicos, classificada em leve, moderada ou grave (Quadro 1).[1] Tal avaliação é de extrema importância para a definição da abordagem terapêutica, assim como uma breve anamnese avaliando tempo de início da crise, medicações em uso atualmente e de controle (incluindo dose, dispositivos e padrão de adesão), fatores desencadeantes para exacerbação, sintomas de anafilaxia, presença de fatores de risco para asma fatal ou quase fatal (Quadro 2).[1]

A utilização de escores clínicos como o PRAM (*Pediatric Respiratory Assessment Measure*) e o PASS (*Pediatric Asthma Severity Score*) também tem se mostrado útil na avaliação das exacerbações de asma em lactentes e pré-escolares, possuindo propriedades discriminatórias da gravidade das exacerbações.[2]

A avaliação funcional do grau de limitação do fluxo de ar em crianças menores de 5 anos é difícil na prática clínica.[2] Saturação de oxigênio: deve ser moni-

Quadro 1 Classificação da crise de asma

Achados	Leve	Moderada	Grave
Estado mental	Normal	Normal ou agitado	Agitado ou confuso
Fala/choro	Frases completas	Frases incompletas/choro curto	Frases curtas, palavras/gemidos
Alimentação	Normal	Com dificuldade	Não se alimenta
Dispneia	Ausente ou leve	Moderada	Intensa
Uso de musculatura acessória	Ausente ou leve	Retrações subcostais ou de fúrcula acentuadas	Retrações intercostais acentuadas
Frequência respiratória	Taquipneia leve	Taquipneia	Taquipneia extrema
Ausculta (sibilos)	Final da expiração	Ao longo da expiração	Geralmente alto, durante a inspiração e a expiração
Cianose central	Ausente	Ausente	Geralmente presente
Frequência cardíaca	< 100 bpm (> 6 anos) < 120 bpm (4-5 anos) < 160 bpm (< 4 anos)	Entre limites	> 120 bpm (> 6anos) > 150 bpm (4-5 anos) > 180 bpm (< 4 anos)
Oximetria de pulso	> 95%	90-95%	< 90%
PFE (% do previsto)	> 50%	> 50%	≤ 50%
PaO_2 (em ar ambiente)	Normal	≥ 60 mmHg	< 60 mmHg
PCO_2	< 42 mmHg	< 42 mmHg	≥ 42 mmHg

bpm: batimentos por minuto; PaO_2: pressão parcial de oxigênio; PCO_2: pressão parcial de gás carbônico; PFE: pico de fluxo expiratório.
Fonte: Global Initiative for Asthma, 2022.[1]

Quadro 2 Fatores de risco para asma fatal ou quase fatal

- Histórico de asma quase fatal que necessitou de intubação orotraqueal e de ventilação mecânica.
- Hospitalização ou atendimento de emergência por asma nos últimos 12 meses.
- Uso atual ou interrupção recente de corticoide oral.
- Ausência de uso de corticoide inalatório.
- Uso excessivo de SABA, uso de mais de um frasco de salbutamol (ou equivalente) por mês.
- Má adesão ao tratamento com corticoide inalatório ou ao plano de ação.
- Doença psiquiátrica ou psicossocial.
- Alergia alimentar associada.
- Comorbidades como pneumonia, diabetes e arritmias.

SABA: beta-2 agonista de curta ação.
Fonte: Global Initiative for Asthma, 2022.[1]

torada de perto, preferencialmente por oximetria de pulso. Isso é especialmente útil em crianças que não conseguem realizar o pico de fluxo expiratório (PFE) ou *peak flow*.[1]

Sinais de insuficiência respiratória iminente são: saturação < 90%, cianose, incapacidade de manter esforço respiratório (exaustão), estado mental deprimido e acidose respiratória (gasometria venosa, arterial ou capilar).[4]

TRATAMENTO

A estratégia terapêutica na exacerbação da asma inclui broncodilatadores para o tratamento do broncoespasmo agudo e corticoides sistêmicos para tratamento da inflamação subjacente das vias aéreas, associados aos cuidados de suporte com oxigênio suplementar e fluidos, conforme a necessidade e gravidade do quadro.[1]

Oxigênio

Muitos pacientes com exacerbações moderadas a graves apresentam hipoxemia, sendo necessário o suporte de oxigênio, por cânula nasal ou máscara, para manter uma saturação entre 94 e 98%. Em exacerbações graves, a oxigenoterapia de baixo fluxo controlada usando oximetria de pulso para manter a saturação em 93 a 95% está associada a melhores resultados fisiológicos do que a oxigenoterapia de alta concentração (100%) (nível de evidência B).[1] Todos os medicamentos nebulizados também devem ser associados ao oxigênio, geralmente a uma taxa de fluxo de 6 a 8 L/minuto. Hipoxemia transitória devido à incompatibilidade ventilação/perfusão pode ocorrer durante o tratamento com beta-2 agonista adrenérgico de curta ação inalado (SABA, do inglês *Short Acting Beta-2 Agonist*).[3]

Terapia broncodilatadora inalatória

Os SABA são o tratamento padrão para exacerbações agudas de asma. Podem ser administrados por nebulização intermitente, contínua ou inalador dosimetrado pressurizado (cartucho pressurizado – pMDI) com ou sem espaçador.[3] Para a maioria das crianças, o meio de preferência é o espaçador, por ser mais eficiente e não disseminar aerossóis como o nebulizador, que contribui para disseminação de infecções virais respiratórias. O SABA de escolha no manejo da asma aguda é o salbutamol, na dose inicial de 2 inalações (100 mcg por inalação) ou equivalente, exceto na asma aguda grave, quando 6 inalações devem ser administradas. Crianças que recebem SABA por meio de pMDI com espaçador são menos propensas a ter taquicardia e hipóxia do que quando o mesmo medicamento é administrado por meio de um nebulizador.[4] Por nebulização, a dose recomendada é de 0,15 mg/kg (mínimo 2,5 e máximo 5g) de solução de salbutamol.[1] Ambos os métodos podem ser repetidos a cada 20 minutos na primeira hora. Conforme a resposta clínica, intervalos curtos entre 1 e 6 horas.[1] Para crianças com exacerbações moderadas a graves e uma resposta ruim ao SABA inicial, o brometo de ipratrópio nebulizado pode ser adicionado a cada 20 minutos por apenas 1 hora.[4]

Corticosteroides sistêmicos

Os corticosteroides sistêmicos, quando administrados de forma precoce (dentro de 1 hora), podem acelerar a resolução das crises, reduzir a necessidade de internação e prevenir recaídas. Correspondem a uma terapia bem estabelecida e são indicados para todas as crianças com exacerbação moderada a grave. Sua ação anti-inflamatória reduz o edema das vias aéreas e as secreções associadas às crises asmáticas.[4]

A via oral é a via de escolha por ser mais rápida, menos invasiva e tão eficaz quanto a via intravenosa. A via intravenosa deve ser preferida quando o paciente está muito dispneico para engolir, vomitando, ou quando necessita de ventilação não invasiva (VNI) ou intubação orotraqueal. A prednisolona é o corticoide de escolha, na dose de 1 a 2 mg/kg/dia via oral, ou metilprednisolona intravenoso na dose de 0,5 a 1 mg/kg/dose de 6 em 6 horas. Seus efeitos podem ser observados no período de 2 a 4 horas após a administração, independentemente da via.[1]

Corticosteroides inalatórios

Não há evidências suficientes para apoiar o uso de corticoide inalatório nas exacerbações de asma, como tratamento alternativo ou adicional ao corticoide sistêmico. Porém, crianças asmáticas que não recebem tratamento de controle poderão se beneficiar com o início do corticoide inalatório. Pacientes que já estejam em uso de corticoide inalatório devem continuar a receber a dose habitual de manutenção.[4]

Brometo de ipratrópio

É um agente anticolinérgico de baixo custo e seguro, que proporciona broncodilatação pelo relaxamento do músculo liso.[4]

Para crianças com exacerbações moderadas a graves com resposta insatisfatória ao SABA inicial, pode ser considerado adicionar 1 a 2 *puffs* de brometo de ipratrópio por pMDI e espaçador. Esse tratamento mostrou reduzir as internações hospitalares e melhorar a função pulmonar em crianças, além de reduzir o risco de náusea e tremores do salbutamol, quando administrados em associação.[1]

Sulfato de magnésio intravenoso

O sulfato de magnésio intravenoso é um tratamento seguro para asma aguda em crianças que não respondem ao tratamento inicial com SABA, brometo de ipratrópio e glicocorticoides (nível de evidência B). Dose de 40 a 50 mg/kg (máximo 2 g) intravenosa em 20 minutos.[4]

Salbutamol intravenoso

Considerar a adição precoce de uma única dose de salbutamol intravenoso (15 mcg/kg em 10 minutos) na exacerbação de asma grave em que a criança não respondeu à terapia inalatória inicial.[4]

Uma infusão intravenosa contínua de salbutamol deve ser considerada quando há incerteza sobre inalação confiável ou para asma refratária grave. Esta deve ser administrada em uma unidade de alta dependência com monitoramento contínuo de eletrocardiograma (ECG) e monitoramento de eletrólitos 2 vezes ao dia. Doses acima de 1 a 2 mcg/kg/min (200 mcg/mL de solução) devem ser administradas em unidade de terapia intensiva (UTI) pediátrica (até 5 mcg/kg/minuto). Os broncodilatadores nebulizados devem ser continuados enquanto o paciente estiver recebendo broncodilatadores intravenosos. Uma vez que o paciente esteja melhorando, a infusão intravenosa deve ser reduzida antes de reduzir a frequência de broncodilatadores nebulizados.[4]

Aminofilina e teofilina (não recomendado)

A aminofilina e a teofilina intravenosas não devem ser usadas no manejo das exacerbações da asma, devido à sua baixa eficácia, ao seu perfil de segurança e à sua maior eficácia e segurança relativa do SABA. Náuseas e/ou vômitos são mais comuns com aminofilina. O uso da aminofilina intravenosa está associada a efeitos colaterais graves e potencialmente fatais, particularmente em pacientes já tratados com teofilina de liberação sustentada.[1]

Heliox

Não há evidências para apoiar o uso de heliox para o tratamento da asma aguda na infância.[4]

Antibióticos (não recomendados)

As evidências não suportam o uso rotineiro de antibióticos no tratamento de exacerbações agudas de asma, a menos que haja forte evidência de infecção pulmonar (p. ex., evidência radiográfica de pneumonia).[1]

Ventilação não invasiva

Se a VNI for tentada, o paciente deve ser monitorado de perto. Não deve ser tentado em pacientes agitados, e os pacientes não devem ser sedados para receber VNI (nível de evidência D).[1]

Embora haja alguma evidência de que a VNI é segura e viável para uso nessa população, há poucas evidências de sua eficácia e evidências insuficientes para fundamentar uma recomendação.[5]

Cateter nasal de alto fluxo

O cateter nasal de alto fluxo (CNAF) é cada vez mais usado porque é bem tolerado especialmente em lactentes com bronquiolite. O cateter fornece gás umidificado e aquecido a uma taxa maior que o fluxo inspiratório. Reduz o espaço morto anatômico ao lavar a cavidade nasofaríngea e pode melhorar a depuração de gás carbônico.[6-9]

Na asma aguda grave, o CNAF parece ser um tratamento fisiologicamente favorável. Uma diminuição da frequência respiratória, como foi demonstrado em muitos estudos anteriores, pode permitir que os pacientes aumentem seu tempo expiratório, diminuindo assim a hiperinsuflação dinâmica. Em pacientes pediátricos com asma grave aguda, o CNAF provou melhorar a gravidade clínica de forma eficaz, em comparação com a oxigenoterapia convencional e a VNI.[7,8,10]

ATENDIMENTO NA EMERGÊNCIA

Pacientes que dão entrada no setor de emergência pediátrica com crise asmática deverão ser observados por pelo menos 1 hora após o início do tratamento inicial.[1]

A seguir são apresentadas as orientações sobre o seguimento do atendimento após as intervenções iniciais (Quadro 3).[1]

Orientações para alta

Caso a criança esteja estável e tenha condições de alta, os cuidadores devem receber um plano de ação por escrito e individualizado para dar continuidade ao

Quadro 3 Seguimento após tratamento inicial

Avaliação do paciente	Conduta
Se os sintomas persistirem após o broncodilatador inicial	• Mais 2-6 inalações de salbutamol (dependendo da gravidade) podem ser administradas 20 minutos após a primeira dose e repetidas em intervalos de 20 minutos durante 1 hora. • Considere adicionar 1-2 inalações de ipratrópio. • A falha de resposta em 1 hora, ou deterioração precoce, deve levar à internação urgente no hospital, adição de ipratrópio nebulizado e um curto curso de corticosteroides orais (nível de evidência D).
Se os sintomas melhorarem em 1 hora, mas ocorrerem em 3-4 horas	• A criança pode receber doses mais frequentes de broncodilatador (2-3 inalações a cada hora). e corticosteroides orais devem ser administrados. • A criança pode precisar permanecer na emergência.
Se os sintomas desaparecerem rapidamente após o broncodilatador inicial e não se repetirem por 1-2 horas	• Nenhum tratamento adicional pode ser necessário. • SABA adicional pode ser administrado a cada 3-4 horas (até um total de 10 inalações/24 horas) e, se os sintomas persistirem além de 1 dia, outros tratamentos, incluindo corticosteroides inalatórios e/ou orais, são indicados (nível de evidência D).

SABA: beta-2 agonista de curta ação.
Fonte: Global Initiative for Asthma, 2022.[1]

tratamento e devem receber encaminhamento para atendimento ambulatorial com seu médico assistente ou serviço especializado, além de receber orientações sobre o uso correto, a finalidade e possíveis efeitos colaterais dos medicamentos, assim como do espaçador.[1]

DESAFIOS ATUAIS

Dois grandes desafios da asma são a adesão ao tratamento e o controle da doença. Por ser uma doença crônica que necessita de medicação diária, em alguns casos, por mais de uma vez ao dia, a adesão é ruim, levando à dificuldade no controle da doença e na prevenção das exacerbações.

ORIENTAÇÕES AOS PAIS

Os cuidadores devem ser orientados quanto aos sinais de gravidade (piora da falta de ar, dificuldade de falar uma frase completa ou aumento do esforço respiratório) e sobre quando procurar atendimento emergencial, além de compreenderem a necessidade de acompanhamento com médico assistente no seguimento da crise asmática.[1]

✓ CONCLUSÃO

A abordagem ao paciente com crise asmática no setor de emergência pediátrica deve ser a mais breve possível, com a identificação do grau da exacerbação (leve, moderado ou grave), oferecendo suporte de oxigênio, corticoide, SABA e mantendo a via aérea pérvia. Caso o paciente não responda ao tratamento inicial, o médico deve saber avaliar as opções terapêuticas com corticoide inalatório, brometo de ipratrópio, sulfato de magnésio, salbutamol intravenoso, VNI e CNAF. A alta hospitalar deve ser avaliada de forma criteriosa, e o paciente deve receber plano terapêutico por escrito para continuidade segura do tratamento.

REFERÊNCIAS BIBLIOGRÁFICAS

1. Global Initiative for Asthma – GINA. Global strategy for asthma management and prevention. 2022. Disponível em: www.ginasthma.org. Acesso em: 30 jan. 2023.
2. Neto HJC, Sole D, Camargos P, Rosário NA, Sarinho EC, Chong-Silva DC, et al. Diretrizes da Associação Brasileira de Alergia e Imunologia e Sociedade Brasileira de Pediatria para sibilância e asma no pré-escolar. Arq Asma Alerg Imunol. 2018;2(2):163-208.
3. Guidacci M, Mendes J. Asma: livro eletrônico de referência. Associação Brasileira de Alergia e Imunologia. 2022.
4. British Thoracic Society. Sign 158. British guideline on the management of asthma. Edição revisada e publicada em julho de 2019.
5. Scarfone RJ. Acute asthma exacerbations in children younger than 12 years: emergency department management. UpToDate. Última atualização em 13 de junho de 2022.
6. Griffiths B, Ducharme FM. Combined inhaled anticholinergics and short-acting beta2--agonists for initial treatment of acute asthma in children. Cochrane Database Syst Rev. 2013 Aug 21;(8):CD000060.
7. Baudin F, Buisson A, Vanel B, Massenavette B, Pouyau R, Javouhey E. Nasal high flow in management of children with status asthmaticus: a retrospective observational study. Ann Intensive Care. 2017;7(1):55.
8. Ruangsomboon O, Limsuwat C, Praphruetkit N, Monsomboon A, Chakorn T. Nasal high--flow oxygen versus conventional oxygen therapy for acute severe asthma patients: a pilot randomized controlled trial. Acad Emerg Med. 2021;28(5):530-41.
9. David MMC, Gomes ELFD, Cavassin CLF, Luiz JG, Andrade MC, Costa D. Clinical impact of the high flow nasal cannula in the treatment of asthma crisis in children and adolescents: a pilot study. European Respiratory Journal. 2019;54:PA1228.
10. Ballestero Y, De Pedro J, Portillo N, Martinez-Mugica O, Arana-Arri E, Benito J. Pilot clinical trial of high-flow oxygen therapy in children with asthma in the emergency service. J Pediatr. 2018;194:204-210.e3.

18

PNEUMONIA AGUDA E SUAS COMPLICAÇÕES

Maria de Fatima Bazhuni Pombo Sant'Anna
Clemax Couto Sant'Anna

OBJETIVOS

- ✓ Reconhecer a gravidade das pneumonias adquiridas na comunidade e suas complicações na pediatria e indicar adequadamente o tratamento domiciliar ou hospitalar.
- ✓ Estabelecer o diagnóstico etiológico provável segundo as faixas etárias e os dados epidemiológicos disponíveis.
- ✓ Aplicar uma conduta terapêutica padronizada para pneumonias adquiridas na comunidade e suas complicações.

INTRODUÇÃO

Este capítulo trata das pneumonias agudas ou pneumonias adquiridas na comunidade (PAC) e suas complicações.

A PAC ocorre em crianças não hospitalizadas no último mês, não colonizadas por germes hospitalares e provenientes do meio domiciliar, escolar ou comunitário. É uma infecção do trato respiratório inferior com duração de até 7 dias e causa importante de morbimortalidade em crianças menores de 5 anos.[1]

Define-se como PAC complicada (PACC) quando o paciente apresenta derrame pleural (DP) parapneumônico, empiema pleural, pneumonia necrosante (PN) ou abscesso pulmonar.[2]

O DP parapneumônico é o acúmulo de líquido normal no espaço pleural, geralmente de origem infecciosa. O empiema pleural caracteriza-se por líquido purulento no espaço pleural. Geralmente corresponde à evolução do DP parapneumônico. A PN caracteriza-se por escavação no parênquima pulmonar, geralmente periférica e em um único lobo. As escavações podem coalescer, formando cavidades maiores, fístulas broncopleurais e pneumotórax. O abscesso pulmonar como complicação de PAC é raro. Trata-se da presença de nível hidroaéreo nos exames de imagem, sendo portanto um diagnóstico radiológico.[2,3]

ASPECTOS EPIDEMIOLÓGICOS

As PAC são a causa mais comum de morbidade e mortalidade em crianças menores de 5 anos em todo o mundo. No Brasil, em 2017, mais de 1 milhão de internações hospitalares ocorreram em crianças menores de 5 anos e cerca de 30% dos pacientes foram hospitalizados. As PAC correspondem a mais de 20% das complicações do período neonatal.[1,4]

Vários agentes etiológicos, principalmente vírus e bactérias, causam PAC. A verdadeira prevalência dos patógenos é incerta porque a etiologia microbiana é determinada com pouca frequência, pela dificuldade em diferenciar a infecção da colonização e pela falta de testes laboratoriais diagnósticos no dia a dia. O vírus sincicial respiratório (VSR) é o agente mais encontrado em menores de 5 anos. Dentre as bactérias, destacam-se *Streptococcus pneumoniae* (pneumococo), *Haemophilus influenzae* e *Staphylococcus aureus (S. aureus)*.[2] A partir da idade escolar pode ocorrer PAC por *Mycoplasma pneumoniae* e, particularmente em adolescentes, também por *Chlamydophila pneumoniae*.[1,4]

PROPEDÊUTICA

Anamnese e exame físico

A anamnese e a história clínica podem identificar queixas como tosse, dificuldade para respirar, febre, diminuição do apetite, coriza, dentre outras. Menores de 5 anos costumam ter pródromos virais. Acima dos 5 anos, as crianças podem apresentar sintomas e sinais como expectoração amarelada, dor torácica do tipo pleural e cansaço.

A taquipneia (aumento da frequência respiratória) deve ser valorizada para o diagnóstico de PAC na ausência de sibilância e estridor considerando os seguintes valores de incursões respiratórias por minuto (irpm) de acordo com a idade:[1] < 2 meses = 60 ou mais irpm; 2 meses a 1 ano ≥ 50 irpm; 1 a 4 anos ≥ 40 irpm.

Os sinais de gravidade nas PAC que indicam necessidade de internação são: saturação de oxigênio menor que 92%; gemência, retração subcostal, recusa à ingestão de líquidos ou ao aleitamento materno, abolição do murmúrio vesicular, com possibilidade ou confirmação radiológica de complicações, desnutrição grave, sonolência, rebaixamento do nível de consciência, hipotermia.[2,5]

Doenças associadas, tais como anemia falciforme, sepse, cardiopatia congênita cianótica e pericardite, dentre outras, são consideradas fatores de risco para gravidade das PAC.[1,5]

Pneumonia afebril do lactente é causada por *C. trachomatis, B. pertussis* ou *Ureaplasma urealyticum*; ocorre em lactentes jovens, com tosse persistente, seca e paroxística em geral há mais de 1 semana. Em escolares e adolescentes, pode-se suspeitar de PAC por *Mycoplasma pneumoniae* ou *Chlamydophila pneumoniae* quando há tosse por mais de 1 semana, com ou sem febre, sem expectoração, odinofagia e dores articulares eventuais. Casos graves cursam com manifestações sistêmicas variadas.[1,2,5]

DIAGNÓSTICO

O diagnóstico da PAC é eminentemente clínico, principalmente em crianças com menos de 5 anos. O exame radiológico fica reservado para casos graves (como DP e empiema) ou quando houver dúvida diagnóstica. Se não houver indicação de internação, a radiografia não é obrigatória, devido à baixa concordância entre os sinais clínicos e as alterações radiográficas. A radiografia em perfil geralmente não é necessária na PAC, e a imagem radiológica não permite identificar sua etiologia. No entanto, PAC de etiologia viral costuma mostrar imagem radiológica de padrão intersticial bilateral, com atelectasias e PAC bacteriana com padrão alveolar, com broncograma aéreo. A PAC complicada apresenta derrame pleural, hidropneumotórax ou abscesso pulmonar.[1-3]

A ultrassonografia de tórax (US) é particularmente útil nos pacientes com PAC e derrame pleural. Permite distinguir condensação de derrame e orienta o local de drenagem, bem como permite acompanhar a evolução do quadro, restringindo o uso de outros métodos de imagem.[1,3]

A tomografia computadorizada de tórax (TC) não tem indicação nas PAC. Em casos de PACC, o exame contrastado pode ser usado para diagnóstico e acompanhamento da necrose pulmonar (PN).[3,4]

O hemograma é pouco específico para o diagnóstico e pode ser útil na avaliação de pacientes internados.

Provas de atividade inflamatória, como velocidade de hemossedimentação (VHS), proteína C reativa (PCR) e procalcitonina (PCT), não diferenciam PAC viral de bacteriana de forma segura. A PCT e a PCR têm demonstrado algum valor na PAC bacteriana, mas ainda não foi estabelecido um ponto de corte clínico relevante para seu uso rotineiro. Durante o tratamento da PAC, a melhora dos valores desses testes pode ser um marcador de melhora, especialmente nos casos complicados.[3]

A pesquisa viral na secreção de nasofaringe, quando disponível, pode ser realizada especialmente em casos graves. A identificação por PCR-RT (p. ex., o painel viral Multiplex) de vírus como VSR, Influenza, SARS-CoV-2, adenovírus e outros podem facilitar o diagnóstico, evitando o uso excessivo de métodos de imagem e de antibióticos.[1]

A hemocultura pode ser exame útil em PAC grave quando a criança é internada. É um exame de baixa sensibilidade e é afetado pelo uso prévio de antibióticos. Nos casos de PAC com derrame pleural (moderado ou volumoso), está indicada a toracocentese para avaliação do aspecto, da bioquímica e da bacteriologia do líquido pleural. Aspecto turvo e purulento sugere empiema pleural, assim como pH baixo, proteínas elevadas (exsudado) e celularidade com predomínio de polimorfonucleares.[2,5-7]

TRATAMENTO DAS PAC

O fluxograma da Figura 1 descreve a conduta inicial em pacientes com quadro clínico sugestivo de PAC.

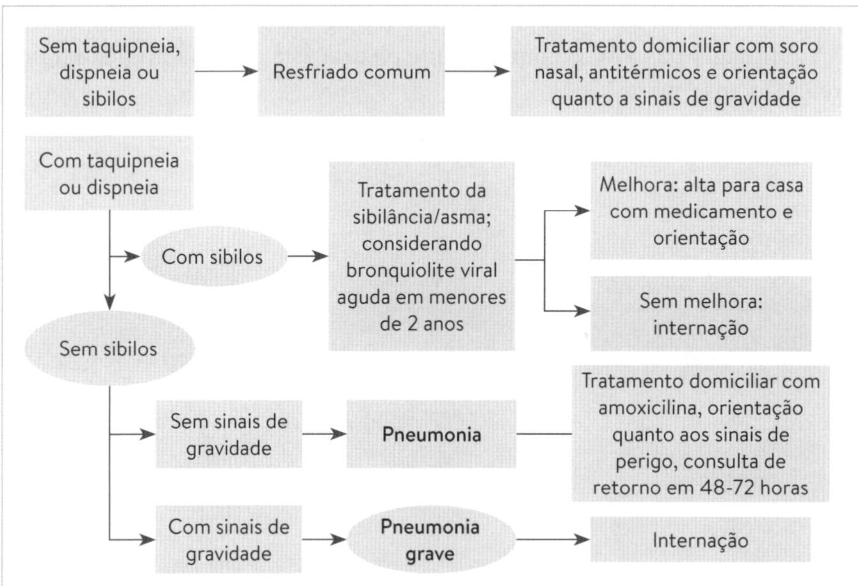

Figura 1 Crianças de 2 meses a 59 meses com queixas maternas de tosse e dificuldade para respirar com ou sem febre, coriza, obstrução nasal.
1. Sinais de gravidade: O_2 sat < 90%, cianose, retrações subcostais, dificuldade respiratória grave (batimento de asas do nariz ou gemência), recusa à ingestão de líquido, dificuldade para amamentação, vômitos incoercíveis, letargia, convulsões, doenças associadas: sepse, cardiopatia congênita cianótica, pericardite, outras.
2. Taquipneia é definida de acordo com a faixa etária: < 2 meses = 60 ou mais irpm; 2 meses a 1 ano ≥ 50 irpm; 1 a 4 anos ≥ 40 irpm.
O_2 sat: saturação de oxigênio.
Fonte: adaptada de Sociedade Brasileira de Pediatria, 2021.[1]

Crianças menores de 2 meses com tosse e dificuldade de respirar, que apresentam frequência respiratória igual ou maior que 60 irpm e/ou tiragem subcostal, são consideradas portadoras de pneumonia grave e devem ser internadas para tratamento com penicilina ou ampicilina mais aminoglicosídeo (gentamicina ou amicacina) por via venosa, em doses habituais. Esse grupo etário deve ser considerado com maior risco de evolução para óbito ou septicemia.

A dose da amoxicilina para uso domiciliar é de 50 mg/kg/dia de 8 em 8 ou 12 em 12 horas por 7 dias.[1]

Casos comprovados de alergia a antibióticos betalactâmicos podem ser tratados com macrolídeos: azitromicina (10 mg/kg/dia por 5 dias) ou claritromicina (7,5 mg/kg/dose por 7 dias).

Na suspeita de pneumonia afebril do lactente ou de PAC por *Mycoplasma* ou *Chlamydophila pneumoniae* também está indicado o uso do macrolídeo nas doses acima citadas.[8]

Pacientes com PAC grave e indicação de internação devem receber inicialmente antibiótico por via endovenosa: penicilina cristalina (150.000-200.000 UI/kg/dia de 6 em 6 horas) ou ampicilina (200 mg/kg/dia de 6 em 6 horas).

A abordagem da PACC com derrame pleural está descrita no fluxograma apresentado na Figura 2.

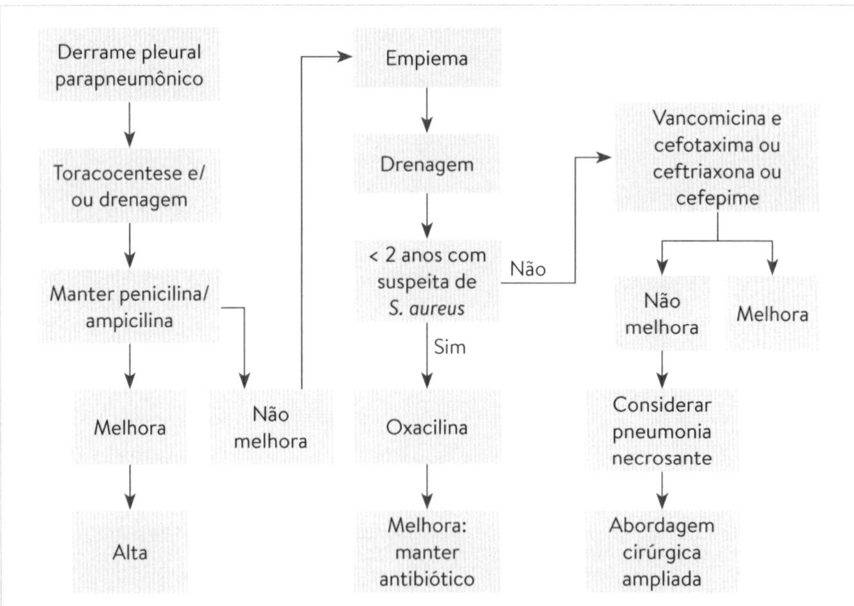

Figura 2 Conduta na pneumonia com derrame pleural.
Fonte: adaptada de Sociedade Brasileira de Pediatria, 2021.[2]

A PAC grave sem derrame pleural que não evolui bem nas 48 a 72 horas pode necessitar de troca de antibiótico, levando-se em consideração outros agentes etiológicos.[7,8] Indica-se cefuroxima ou amoxicilina + clavulanato ou amoxicilina + sulbactam; na suspeita de pneumonia atípica, macrolídeos.

Os antibióticos empregados no tratamento das PAC complicadas ou não estão descritos no Quadro 1.

Quadro 1 Doses de antibióticos para uso por via intravenosa para tratamento de PAC

Antibiótico	Dose	Intervalo da via IV
Ampicilina	150-200 mg/kg/dia	6/6 horas
Amicacina	15 mg/kg/dia	12/12 horas
Amoxicilina + clavulanato	50-90 mg/kg/dia de amoxicilina	8/8 horas
Amoxicilina + sulbactam	50 a 90 mg/kg/dia (máximo 2 g/dose)	8/8 horas
Azitromicina	10 mg/kg/dia	24/24 horas
Cefotaxima	100-200 mg/kg/dia	6/6 ou 8/8 horas
Ceftriaxona	100 mg/kg/dia	12/12 horas
Cefuroxima	100-150 mg/kg/dia	8/8 ou 12/12 horas
Cefepima	50 mg/kg/dose	8/8 horas
Clindamicina	30-40 mg/kg/dia	6/6 ou 8/8 horas
Claritromicina	15 mg/kg/dia	12/12 horas
Gentamicina	3 a 7,5 mg/kg/dia	8/8 horas
Penicilina cristalina	150.000-200.000 UI/kg/dia	4/4 ou 6/6 horas
Vancomicina	40-60 mg/kg/dia	6/6 horas
Metronidazol	7,5 mg/kg/dia ou 500 mg (em maiores de 12 anos)	8/8 horas

IV: intravenosa; PAC: pneumonia adquirida na comunidade.
Fonte: Sociedade Brasileira de Pediatria, 2021.[2]

DESAFIOS ATUAIS

Mesmo no século XXI, em que antibióticos estão disponíveis e existe o acesso a recursos de saúde, ainda ocorrem elevadas taxas de morbimortalidade na população pediátrica por PAC e suas complicações, principalmente em menores de 5 anos.[8,9] Por isso condutas padronizadas para diagnóstico, classificação da gravidade dos casos e tratamento devem ser valorizadas e difundidas.

ORIENTAÇÕES AOS PAIS

O reconhecimento de sinais e sintomas de PAC e suas complicações pelos pais e cuidadores é fundamental para a redução da mortalidade. O combate a fatores de risco como desnutrição, falta de imunização, desmame precoce e tabagismo passivo, dentre outros, deve fazer parte das orientações.

✓ CONCLUSÃO

As PAC e suas complicações são causas frequentes de consultas em serviços de emergência. Este capítulo visa enfatizar a importância dessa doença como causa de morbimortalidade em pediatria e propor uma abordagem padronizada baseada em dados epidemiológicos e em diretrizes nacionais e internacionais.

REFERÊNCIAS BIBLIOGRÁFICAS

1. Sociedade Brasileira de Pediatria. Departamento Científico de Pneumologia. Pneumonia adquirida na comunidade na infância. Documento Científico. N. 3. Julho de 2018. Disponível em: https://www.sbp.com.br/fileadmin/user_upload/Pneumologia_-_20981d-DC_-_Pneumonia_adquirida_na_comunidade-ok.pdf. Acesso em: 29 jan. 2023.
2. Sociedade Brasileira de Pediatria. Departamento Científico de Pneumologia. pneumonias adquiridas na comunidade complicadas. Documento Científico. N. 5. 19 de maio de 2021. Disponível em: https://www.sbp.com.br/fileadmin/user_upload/23053c-DC-Pneumonias_Adquiridas_Complicadas.pdf. Acesso em: 29 jan. 2023.
3. de Benedictis FM, Kerem E, Chang AB, Colin AA, Zar HJ, Bush A. Complicated pneumonia in children. Lancet. 2020;396(10253):786-98.
4. de Benedicts FM, Carloni I. Management of necrotizing pneumonia in children: time for a patient-oriented approach. Pediatr Pulmonol. 2019;54(9):1351-3.
5. Unicef. Pneumonia. 2021. Disponível em: https://data.unicef.org/topic/child-health/pneumonia/. Acesso em: 29 jan. 2023.
6. March MFBP, Galvão AN. Pneumonia adquirida na comunidade em crianças e vacinação antipneumocócica 10 valente: atualização. Revista de Pediatria Soperj. 2018;18(3):13-24.
7. Nascimento-Carvalho CM. Community-acquired pneumonia among children: the latest evidence for an updated management. J Pediatr (Rio J). 2020;96(Suppl 1):29-38.
8. Rodrigues JC, Silva Filho LVRF. Pneumonias agudas adquiridas na comunidade. In: Rodrigues JC, Adde FV, Silva Filho LVRF, Nakaie CMA. Doenças respiratórias. 3.ed. São Paulo: Manole; 2019. p.282-301.
9. Erlichman I, Breuer O, Shoseyov D, Cohen-Cymberknoh M, Koplewitz B, Averbuch D, et al. Complicated community acquired pneumonia in childhood: different types, clinical course, and outcome. Pediatr Pulmonol. 2017;52(2):247-54.

19

INSUFICIÊNCIA RESPIRATÓRIA

Lucas Berbert Pulcheri

OBJETIVOS

- ✓ Compreender as definições dos componentes fisiopatológicos da insuficiência respiratória.
- ✓ Compreender o motivo de as crianças serem mais suscetíveis à insuficiência respiratória.
- ✓ Ser capaz de diagnosticar a etiologia da insuficiência pulmonar com base em dados clínicos e gasométricos.
- ✓ Ter um conceito geral do manejo clínico de diferentes doenças respiratórias.

INTRODUÇÃO

A insuficiência respiratória é a incapacidade de o organismo atender às suas demandas metabólicas de captação de oxigênio, eliminação de dióxido de carbono (CO_2) e manutenção do equilíbrio ácido-base. Pode ser classificada em dois tipos: insuficiência respiratória hipoxêmica e insuficiência respiratória hipercápnica. Na insuficiência respiratória hipoxêmica, a pressão parcial arterial de oxigênio (PaO_2) diminui para menos de 60 mmHg, enquanto a pressão parcial arterial de dióxido de carbono ($PaCO_2$) é normal ou baixa. Na insuficiência respiratória hipercápnica, a $PaCO_2$ aumenta para mais de 50 mmHg. A insuficiência respiratória hipoxêmica ou hipercápnica pode ser aguda ou crônica. Na insuficiência respiratória hipercápnica aguda, o pH cai abaixo de 7,35, e, em pacientes com insuficiência respiratória crônica subjacente, a $PaCO_2$ aumenta em 20 mmHg a partir da linha de base.[1]

Tanto a insuficiência respiratória hipoxêmica aguda quanto a crônica não podem ser facilmente diferenciadas pela gasometria arterial. Marcadores clínicos, como policitemia, hipertensão pulmonar ou *cor pulmonale*, indicam hipoxemia crônica. A insuficiência respiratória aguda se desenvolve em minutos a horas, enquanto a insuficiência respiratória crônica se desenvolve em vários dias ou mais.

ASPECTOS EPIDEMIOLÓGICOS

As emergências respiratórias pediátricas são uma das causas mais comuns de hospitalização e óbito em crianças menores de 1 ano. A identificação rápida e precoce é essencial para evitar possível progressão para parada cardiorrespiratória.[2] As diferenças anatômicas entre adultos e crianças são mais evidentes nos menores de 2 anos. A via aérea de crianças com idade superior a 8 anos é anatomicamente semelhante à de um adulto (Quadro 1).[3]

Quadro 1 Diferenças anatômicas entre crianças e adultos

	Criança	Adulto
Cabeça	• Proporcionalmente maior em relação ao corpo. • Occipital proeminente. • Musculatura do pescoço pouco desenvolvida.	• Proporcional ao corpo. • Musculatura bem desenvolvida.
Nariz	• Cavidade nasal estreita. • Maior risco de obstrução (mais tecido mucoso e linfoide).	• Cavidade nasal ampla. • Menor risco de obstrução.
Faringe (língua e tonsilas)	• Língua grande e desproporcional em relação à cavidade oral. • Distância menor entre a língua e o palato duro (maior risco de obstrução por corpo estranho). • Amígdalas e adenoides aumentadas de tamanho.	• Língua proporcional em relação à cavidade oral. • Amigdalas e adenoides pequenas.
Laringe (epiglote, cartilagem tireoide e cricoide)	• Localizada acima da vértebra C5 e mais anterior ao pescoço. • Forma de "funil". • Epiglote maior, mais flexível em forma de "U", localizada verticalmente à abertura das cordas vocais. • A parte mais estreita da via aérea é localizada atrás da cartilagem cricoide (abaixo das cordas vocais).	• Localizada no lado oposto das vértebras C5 e C6. • Forma cilíndrica. • Epiglote pequena. • A parte mais estreita da via aérea é localizada atrás da cartilagem tireoide (na altura das cordas vocais).

(continua)

Quadro 1 Diferenças anatômicas entre crianças e adultos (*continuação*)

	Criança	Adulto
Traqueia	• Flexível. • Menor e mais curta. • Maior risco de deslocamento do tubo orotraqueal.	• Rígida. • Maior e mais longa.
Parede torácica e diafragma	• Fina e complacente. • Respiração abdominal. • Risco maior de distensão e compressão torácica.	• Rígida e menos complacente. • Respiração torácica.
Pulmão	• Menor quantidade de alvéolos. • Necessita de aumento da FR para aumentar o volume minuto. • Taxa metabólica maior. • Maior necessidade de oxigênio.	• Sustenta por períodos maiores uma FR mais elevada. • Taxa metabólica menor. • Menor necessidade de oxigênio.

FR: frequência respiratória.
Fonte: adaptado de Aehlert, 2018.[3]

FISIOPATOLOGIA

A respiração envolve os sistemas nervoso, cardiovascular, musculoesquelético e respiratório. As causas da insuficiência respiratória podem vir de qualquer um desses sistemase podem ser agrupadas com base nas condições subjacentes, como distúrbios pulmonares e das vias aéreas, insuficiência da bomba respiratória, insuficiência do centro respiratório e falha da demanda metabólica (Quadro 2).[4]

O controle respiratório normal é uma interação complexa entre sistema vascular, cérebro, pulmões e sistema respiratório. Os quimiorreceptores periféricos localizados na aorta e nos corpos carotídeos são sensíveis a PaO_2, $PaCO_2$ e pH. Uma diminuição na PaO_2, uma diminuição no pH ou um aumento no CO_2 resulta

Quadro 2 Causas de insuficiência respiratória

Distúrbios do parênquima pulmonar	• Bronquiolite. • Asma grave. • Aspiração. • Pneumonia. • Edema pulmonar. • Fibrose cística.
Via aérea	• Laringotraqueobroncomalácia. • Crupe. • Traqueíte. • Malformações vasculares (anel, arco aórtico do lado direito). • Estenose subglótica.

(continua)

Quadro 2 Causas de insuficiência respiratória (*continuação*)

Falha da bomba respiratória	• Distúrbios pulmonares restritivos (cifoescoliose). • Anormalidades da parede torácica: congênitas ou traumáticas (tórax instável). • Distúrbios neuromusculares (paralisia do nervo frênico, miopatias, distrofias musculares). • Distúrbios diafragmáticos (paralisia, hérnia diafragmática congênita). • Insuficiência do centro respiratório. • Lesões cerebrais (traumáticas). • Infecção do sistema nervoso central (ventilação mecânica controlada) ou encefalopatias hipóxico-isquêmicas. • *Overdose* de medicamentos ou efeitos adversos. • Doenças congênitas (leucomalácia) ou genéticas (síndrome de hipoventilação).
Falha em atender às necessidades metabólicas aumentadas	Choque séptico.

Fonte: adaptado de Vo e Kharasch, 2014.[4]

em um aumento automático da respiração. Os quimiorreceptores centrais são sensíveis ao pH do líquido cefalorraquidiano. Assim, o quimiorreceptor central pode detectar pequenas alterações no dióxido de carbono. As entradas dos quimiorreceptores periféricos e centrais são integradas no tronco cerebral. A ponte e a medula geram pulsos periódicos para desencadear a respiração. O córtex pode substituir esse mecanismo automático pelo esforço respiratório voluntário. O músculo primário para a inspiração é o diafragma, que é inervado pelos nervos frênicos que se originam das raízes nervosas espinhais C3 a C5. A estimulação do nervo frênico causa contração e achatamento do diafragma em forma de cúpula. Isso leva a um aumento do volume intratorácico e, consequentemente, à diminuição da pressão intratorácica. Um gradiente de pressão negativo é gerado entre os alvéolos e o ambiente externo, resultando em movimento de ar para os alvéolos.[1,4]

As raízes nervosas espinhais torácicas inervam os músculos intercostais externos para auxiliar na inspiração, puxando o tórax para cima e anteriormente. A expiração é um processo passivo durante a respiração tranquila, devido à retração elástica dos pulmões e da parede torácica. Durante o exercício ou em dificuldade respiratória, a expiração pode ser um processo ativo, assistido pelos músculos intercostais internos puxando a caixa torácica para dentro e para baixo, e a musculatura da parede abdominal contraindo.[4,5]

Prejuízos na oxigenação e na ventilação que levam à insuficiência respiratória são mais frequentes devido à alteração da relação entre a ventilação e a perfusão (V/Q). Embora a proporção ideal de ventilação/perfusão de 1:1 seja rara, na doença pulmonar aguda a incompatibilidade torna-se mais grave. Segmentos pulmonares ventilados, mas não perfundidos, são considerados espaço morto (V/Q aproxima-se do infinito). Exemplos de ventilação de espaço morto incluem espaço morto anatômico (grandes vias aéreas), embolia pulmonar, hipertensão pulmonar grave e asma grave. A depuração de CO_2 é prejudicada quando o espaço morto aumenta, resultando em hipercapnia. Áreas do pulmão com perfusão, mas sem ventilação, resultam na fisiologia do *shunt* (V/Q = 0). Na fisiologia do *shunt*, o sangue passa da artéria pulmonar para a veia pulmonar sem ser exposto a uma membrana alveolar aerada, resultando em hipoxemia. Exemplos de *shunt* são colapso pulmonar (pneumonia, atelectasias) e conexões arteriovenosas pulmonares.[4,5]

Em comparação com os adultos, nas crianças, principalmente nas menores de 2 anos, a doença apresenta maior risco de evoluir para insuficiência respiratória aguda devido ao menor diâmetro das vias aéreas infantis e à maior resistência ao fluxo. A resistência é inversamente proporcional à quarta potência do raio das vias aéreas; portanto, mesmo uma pequena alteração no raio pode causar um grande aumento na resistência das vias aéreas, resultando em uma redução severa no fluxo de ar. As vias aéreas pediátricas são pequenas e podem ser ainda mais estreitadas por secreções, edema ou broncoconstrição. Lactentes e pré-escolares também têm ventilação colateral subdesenvolvida (canais de Lambert e poros de Kohn) e um ângulo agudo do brônquio do lobo superior direito, predispondo à atelectasia. A parede torácica da criança é mais flexível, o que não favorece a respiração normal do ponto de vista mecânico. O diafragma da criança cansa mais rápido do que o do adulto por ter menos fibras musculares do tipo 1. Finalmente, em lactentes jovens, o controle central da respiração é imaturo e propenso a apneia e bradipneia.[4,5]

MANIFESTAÇÕES CLÍNICAS

A apresentação clínica da insuficiência respiratória depende da causa subjacente e dos níveis de hipoxemia e hipercapnia. Aumento do trabalho respiratório em lactentes e crianças: taquipneia, gemidos, abertura e retração do nariz.[4] Os sinais de aumento do trabalho respiratório são atenuados em pessoas com doença neuromuscular. Em vez disso, esses pacientes apresentam taquipneia e respiração superficial sem retrações (Quadro 3).

A insuficiência respiratória iminente pode se manifestar como dispneia, alterações de humor, desorientação, palidez ou fadiga. A hipercapnia aguda pode apresentar rubor, agitação, inquietação, cefaleia e taquicardia. Crianças com insuficiência respiratória crônica geralmente apresentam piora da hipercapnia e hipoxemia. A retenção crônica grave de dióxido de carbono causa diminuição da consciência ou coma e diminuição dos reflexos tendinosos. Cianose, policitemia, *cor pulmonale* e hipertensão pulmonar são complicações da hipoxemia crônica.[5]

Quadro 3 Manifestações clínicas

	Obstrução alta	Obstrução baixa	Doença do parênquima	Desordens do controle ventilatório
Frequência respiratória	Aumentada	Aumentada	Aumentada	Irregular
Trabalho respiratório	Aumentado	Aumentado	Aumentado	Variável
Via aérea/ ausculta respiratória	· Tosse · Balbuciar · Rouquidão · Batimento de asa de nariz · Ronco · Estridor	· Tempo expiratório prolongado · Sibilos expiratórios	· Tosse · Estertores · Gemência · Redução do murmúrio vesicular · Sibilos	Normal
Movimento respiratório	· Redução do movimento · Retração respiratória · Recolhimento torácico reduzido	· Uso de musculatura acessória · Redução do movimento · Retração respiratória	Redução do movimento	· Normal ou redução do movimento respiratório · Uso de musculatura acessória
Frequência cardíaca	Taquicardia (fase inicial) → bradicardia (fase terminal)			
Pele	Normal → palidez → cianose			
Estado mental	Alerta → irritado, inquieto → sonolento, letárgico → irresponsivo			

Fonte: adaptado de Aehlert, 2018.[3]

DIAGNÓSTICO

A avaliação inicial de uma criança com desconforto respiratório inclui história e exame físico direcionados, porém completos. Uma história completa direcionada à identificação de sinais e sintomas pode ajudar os médicos na etiologia subjacente da insuficiência respiratória aguda. Os dados laboratoriais iniciais incluem gasometria para avaliar o estado ácido-base, bem como oxigenação e ventilação. A gasometria arterial é preferida à gasometria venosa devido à capacidade de avaliar a oxigenação.[6]

A gasometria arterial mede com precisão a extensão da anormalidade das trocas gasosas e confirma o tipo e a cronicidade da insuficiência respiratória (Quadro 4).

O hemograma completo ajuda a avaliar causas como infecção, anemia ou policitemia. Além disso, culturas de secreções respiratórias, sanguíneas, urinárias e pleurais e reação em cadeia da polimerase podem ser realizadas quando indicadas para identificar a causa bacteriana específica. Testes de função renal

Quadro 4 Alteração gasométricas da insuficiência respiratória pediátrica

Insuficiência respiratória	pH	$PaCO_2$ (mmHg)	PaO_2 (mmHg)	HCO_3 (meq/L)
Aguda	↓	↑	↓	↓
Crônica	Normal ou levemente ↓	↑	↓	↑
Crônica agudizada	↓	↑	↓	↑ ou normal

HCO_3: bicarbonato de sódio; $PaCO_2$: pressão parcial arterial de dióxido de carbono; PaO_2: pressão parcial arterial de oxigênio.
Fonte: adaptado de Sociedade Brasileira de Pediatria, 2017.[7]

e hepática fornecem pistas sobre a causa ou identificam complicações associadas à insuficiência respiratória. Anormalidades eletrolíticas, como hipernatremia ou hiponatremia, podem causar convulsões, e a hipercalemia pode causar arritmia cardíaca.[4,5]

A radiografia de tórax frequentemente identificará a causa desencadeante da insuficiência respiratória, incluindo condições inflamatórias ou infecciosas, corpos estranhos radiopacos, atelectasias ou derrames. A radiografia de tórax também avalia patologia que precisa de intervenção emergente, como pneumotórax. Nem a radiografia de tórax nem os resultados da gasometria devem atrasar o manejo emergente de um paciente com deterioração aguda que requer intubação e ventilação mecânica.

As secreções respiratórias podem ser enviadas para exames microbiológicos, citológicos e histológicos. Uma variedade de métodos pode ser utilizada para obter amostras de secreções. A broncoscopia padrão ouro com lavado broncoalveolar (LBA) é o método mais invasivo, mas tem as vantagens de obter uma amostra pulmonar mais profunda e visualizar as vias aéreas. Se houver suspeita de fonte infecciosa de insuficiência respiratória, as secreções são enviadas para os seguintes exames laboratoriais: coloração de Gram, coloração de bacilo álcool-ácido resistente, contagem de células, cultura bacteriana (possivelmente também cultura fúngica e micobacteriana) e/ou viral. O LBA também pode diagnosticar hemorragia pulmonar, hemossiderose pulmonar e pneumonite aspirativa.

TRATAMENTO

O diagnóstico precoce, o monitoramento rigoroso e a intervenção oportuna são de extrema importância em um paciente que apresenta desconforto respiratório.[3,4] A principal causa de parada cardiorrespiratória em crianças é a insuficiência respiratória não reconhecida. As intervenções em um paciente com insuficiência respiratória variam de monitoramento rigoroso e oxigênio suplementar a suporte respiratório completo com ventilação mecânica. O passo inicial no tratamento de um paciente com insuficiência respiratória é seguir os conceitos aplicados no suporte avançado de vida em pediatria.[7]

Os casos leves de insuficiência respiratória exigem apenas monitoramento rigoroso e oxigênio suplementar, conforme necessário.

O sistema de fornecimento de oxigênio de baixo fluxo, como um cateter nasal ou máscara facial simples, fornece oxigênio a uma taxa de fluxo inferior ao fluxo inspiratório máximo do paciente. O oxigênio inspirado é diluído com ar ambiente, e a fração inspirada de oxigênio (FiO_2) que entra nas vias aéreas do paciente é afetada pelas relações entre o fluxo de oxigênio, o fluxo inspiratório e o padrão respiratório do paciente.[7]

O sistema de fornecimento de oxigênio de alto fluxo pode fornecer uma concentração de oxigênio específica entregue em taxas de fluxo que excedam a exigência de fluxo inspiratório do paciente, de modo que o padrão respiratório e o fluxo inspiratório do paciente não afetem a FiO_2.

Em casos em que o trabalho respiratório for inadequado, a respiração pode ser auxiliada (ou seja, ventilação com pressão positiva). A ventilação com bolsa-máscara é um dos vários métodos que podem ser utilizados para fornecer ventilação com pressão positiva.

O dispositivo de bolsa-máscara consiste em um saco autoinflável, uma entrada de oxigênio, uma válvula unidirecional, que evita que o ar exalado do paciente entre na bolsa, um adaptador que possa ser preso a uma máscara ou a uma via aérea avançada e máscara transparente.

A bolsa-máscara usada para ressuscitação não deve ter uma válvula de liberação de pressão (*pop-off*) ou uma válvula de escape que possa ser desativada durante a ressuscitação. Válvulas *pop-off* podem impedir a geração de volume corrente suficiente para superar o aumento da resistência das vias aéreas. Desativar a válvula de segurança ou usar uma máscara de bolsa sem válvula de alívio ajuda a garantir a entrega de volumes correntes adequados ao paciente durante a ressuscitação. Deve-se seguir as instruções do fabricante em relação à desativação das válvulas de escape.[8]

Outras formas de ventilação não invasiva (VNI) com geração de pressão positiva podem ser utilizadas, como cânula nasal de alto fluxo (CNAF) ou VNI propriamente dita (BiPAP, CPAP).

Hoje o CNAF já é um modo difundido de suporte respiratório em pacientes pediátricos. O ar fornecido pela cânula nasal em altos fluxos é aquecido e umidificado para evitar complicações e para conforto do paciente. A definição fisiológica de "alto fluxo" é uma taxa de fluxo maior que a ventilação minuto. A ventilação minuto é igual à frequência respiratória vezes o volume corrente. Com o alto fluxo ocorre uma redução do espaço morto, com aumento da oferta de oxigênio e diminuição do PCO_2 no alvéolo.[9]

A VNI é usada para tratar insuficiência respiratória aguda e crônica. Atualmente seu uso é comum, não apenas nas emergências e unidades de terapia intensiva (UTI), mas também, amplamente, nos domicílios. É adequada para pacientes cooperantes, bem como para aqueles com aumento do trabalho respiratório ou com fadiga muscular respiratória. Contraindicada em pacientes com estado mental alterado, instabilidade cardíaca e incapacidade de proteger as vias aéreas, devido à tosse ou fraqueza na deglutição. Seu uso em UTI pediátrica está associado a menores taxas de intubação.

Máscara CPAP e BiPAP são modalidades clássicas de VNI. O CPAP fornece uma única pressão ao longo do ciclo respiratório para manter a expansão pulmonar. Os pacientes podem respirar espontaneamente em torno da pressão do CPAP. BiPAP é um modo sincronizado de ventilação que fornece uma pressão inspiratória para auxiliar na ventilação, além da pressão expiratória final positiva contínua mais baixa. A pressão positiva pode ser fornecida por meio de uma variedade de interfaces (bocal, máscara facial oronasal, facial total ou máscara *helmet*). As complicações comuns da VNI incluem lesão cutânea por pressão facial por uso prolongado, mucosas secas, secreções espessas e risco de broncoaspiração devido à êmese.[2,6]

Certas populações de pacientes claramente se beneficiam da VNI para tentar evitar a intubação e a ventilação mecânica. Pacientes com asma são notoriamente difíceis de ventilar após a intubação, devido ao broncoespasmo persistente. Por outro lado, eles geralmente respondem bem ao BiPAP com diminuição do trabalho respiratório. O BiPAP também é útil em pacientes com fraqueza neuromuscular, pois auxilia tanto na inspiração quanto na manutenção do recrutamento pulmonar. O uso de modalidades de VNI tem se mostrado promissor na redução da incidência de intubação.

A intubação endotraqueal é frequentemente necessária na insuficiência respiratória aguda pediátrica. As indicações para intubação são: falha na oxigenação ou ventilação, apesar do suporte respiratório não invasivo, ou incapacidade do paciente de proteger sua via aérea. A intubação deve ser realizada por pediatra com experiência em manejo de vias aéreas pediátricas, ou na presença dele(a). A intubação é geralmente segura, mas há um risco de complicações graves, incluindo chance de parada cardíaca. Vias aéreas difíceis devem ser identificadas precocemente, incluindo anormalidades craniofaciais, dificuldade em abrir a boca, contraindicação para extensão do pescoço ou história prévia de intubação difícil.

A ventilação com pressão positiva ou ventilação mecânica é a forma mais comum de manejo da insuficiência respiratória aguda. O objetivo da ventilação mecânica é aliviar o desconforto respiratório, diminuindo o trabalho respiratório, melhorando as trocas gasosas pulmonares, revertendo a fadiga muscular e prevenindo complicações adicionais por trocas gasosas anormais. Existem vários tipos de ventiladores mecânicos que oferecem diferentes modos e recursos.[8,9]

1. Modo de ventilação mecânica controlada (CV): o ventilador fornece uma ventilação minuto predefinida (volume corrente e frequência respiratória predefinidos), e o paciente não pode acionar respirações adicionais acima do que está definido. Esse modo geralmente é usado apenas para pacientes paralisados, fortemente sedados, anestesiados ou em coma.
2. No modo de controlado assistido (AV): a ventilação minuto mínima é definida e o paciente pode acionar respirações adicionais. Se o paciente não conseguir acionar uma respiração dentro de um tempo selecionado, o ventilador fornece as respirações.
3. Modo de ventilação mandatória intermitente sincronizada (SIMV): permite que o paciente aumente a ventilação minuto pela frequência respiratória predefinida sincronizada com a respiração espontânea, em vez da respiração do ventilador iniciada pelo paciente, como no modo de controle assistido.
4. Modo de ventilação de suporte de pressão (PSV): o ventilador fornece um nível de suporte de pressão predefinido enquanto o paciente aciona cada respiração, porque não há ventilação por minuto predefinida. Além desses modos convencionais de ventilação, a ventilação de alta frequência é comumente utilizada, principalmente em neonatos prematuros.

As modalidades mais recentes incluem assistência ventilatória ajustada neuralmente, ventilação assistida proporcional e ventilação de alta frequência.[9]

Após assegurar a via aérea, escolher o ventilador correto e o modo a ser utilizado, deve ser feito o primeiro ajuste. É fundamental entender que esses ajustes consistem em uma sugestão. O médico deve ajustar o modo do ventilador e os parâmetros individuais, de acordo com as características de cada paciente e com a situação que levou à necessidade da assistência respiratória, além de contactar a equipe da UTI pediátrica ou transferir o paciente após estabilização do quadro.[2,10]

Ventiladores de volume limitado são geralmente usados para ventilar pacientes idosos ou crianças com peso superior a 10 kg, na grande maioria das vezes crianças sem patologias pulmonares (p. ex., trauma cranioencefálico). Ventiladores limitados por pressão são frequentemente usados em recém-nascidos e lactentes. Essa regra, no entanto, não é perfeita. As máquinas modernas são capazes de fornecer diferentes métodos de ventilação para todas as faixas etárias (Tabela 1).

Ajustes iniciais sugeridos para ventilação mecânica, de acordo com a faixa etária.

Tabela 1 Parâmetros iniciais de ventilação mecânica invasiva

Faixa etária	PIP	Peep	FR	TINSP	VT
Recém-nascidos (até 1 mês)	15-20	5	30-40	0,4-0,6	6-8
Lactentes (até 2 anos)	15-20	5	20-30	0,5-0,7	6-8
Pré-escolares (até 6 anos)	15-20	5	15-25	0,7-0,9	6-8
Escolares (até 10 anos)	15-20	5	12-20	0,8-1	6-8
Adolescentes (até 21 anos)	15-25	5	10-15	1-1,3	6-8
Adultos	20-25	5	8-10	1,2-1,5	6-10

FR: frequência respiratória (ipm); PIP: pressão inspiratória de pico (cmH_2O); Peep: pressão positiva expiratória final (cmH_2O); TINSP: tempo inspiratório (segundos); VT: volume corrente (mL/kg).
Fonte: adaptada de Carmona, 2012.[6]

Os parâmetros ventilatórios devem sempre ser ajustados de acordo com as necessidades do paciente, com base no exame clínico, no monitoramento e na análise da radiografia de tórax e da gasometria arterial.

Ao compreender os conceitos básicos da fisiologia respiratória e do treinamento adequado, um pediatra geral pode iniciar a ventilação mecânica em crianças de forma rápida e segura, principalmente em emergências, permitindo a estabilização da situação antes da transferência para a UTI pediátrica ou neonatal.

DESAFIOS ATUAIS

A educação continuada com regularidade no treinamento dos médicos pediatras que trabalham em emergência é algo em que todo serviço de pediatria deveria investir. Simulações realísticas no manejo da via aérea juntamente com monitoramento individualizado à beira do leito podem evitar complicações desses pacientes no dia a dia da emergência.

ORIENTAÇÕES AOS PAIS

Além das recomendações já tradicionais, como evitar a permanência em locais fechados, sem circulação de ar e com grandes aglomerações de pessoas, principalmente nos 2 primeiros anos de vida, manter a imunização sempre em dia, alimentação de qualidade, hábitos de higienização das mãos e estimulação a ingestão de líquidos, os pais devem estar sempre atentos a alterações do padrão respiratório normal. A importância da atenção dos pais e cuidadores das crianças pode modificar o desfecho da criança com insuficiência respiratória. Em caso de dúvida, sempre entrar em contato com o pediatra ou levar a criança à emergência.

✓ CONCLUSÃO

Com base em evidências na literatura médica, inúmeras doenças e condições podem prejudicar as trocas gasosas, resultando em falha no atendimento das demandas metabólicas do organismo, levando à insuficiência respiratória em pacientes pediátricos. As apresentações clínicas da insuficiência respiratória dependem da causa subjacente e do nível de hipoxemia e hipercapnia. O diagnóstico precoce, o monitoramento próximo e a intervenção oportuna são de extrema importância. As intervenções na emergência variam de métodos não invasivos, como monitoramento rigoroso e oxigênio suplementar, até suporte respiratório completo com ventilação mecânica.

REFERÊNCIAS BIBLIOGRÁFICAS

1. Luten R, Mick N. Differentiating aspects of pediatric airway. In: Walls R, Murphy M (eds.). Manual of emergency airway management. 4.ed. Philadelphia: Lippincott Willians & Wilkins; 2012. p.275-92.
2. Duff JP, Topjian AA, Berg MD, Chan M, Haskell SE, Joyner BL Jr, et al. 2019 American Heart Association focused update on pediatric advanced life support: an update to the American Heart Association guidelines for cardiopulmonary resuscitation and emergency cardiovascular care. Pediatrics. 2020;145(1):e20191361.
3. Aehlert B. Pediatric advanced life support study guide. 4.ed. Burlington, MA: Jones & Bartlett Learning; 2018.
4. Vo P, Kharasch VS. Respiratory failure. Pediatr Rev. 2014;35(11):476-84.
5. Friedman ML, Nitu ME. Acute respiratory failure in children. Pediatr Ann. 2018;47(7):e268-73.
6. Carmona F. Ventilação mecânica em crianças. Medicina (Ribeirão Preto). 2012;45(2):185-96
7. Sociedade Brasileira de Pediatria. Departamento Científico de Terapia Intensiva. Insuficiência respiratória aguda. N. 2. Maio de 2017.
8. Hammer J. Acute respiratory failure in children. Paediatr Respir Rev. 2013;14(2):64-9.
9. Milési C, Boubal M, Jacquot A, Baleine J, Durand S, Odena MP, et al. High-flow nasal cannula: recommendations for daily practice in pediatrics. Ann Intensive Care. 2014;4:29.
10. Piva JP, Garcia PC, Santana JC, Barreto SS. Insuficiência respiratória na criança. J Pediatr (Rio J). 1998;74(Suppl 1):S99-112.

SEÇÃO IV

EMERGÊNCIAS NEUROLÓGICAS

20

CRISE EPILÉPTICA

Adriana Rocha Brito
Marcio Moacyr Vasconcelos

OBJETIVOS

- ✓ Auxiliar o pediatra no reconhecimento e na propedêutica das crises epilépticas.
- ✓ Definir o estado de mal epiléptico e orientar as etapas do manejo clínico emergencial.
- ✓ Descrever as características da crise febril e a sua abordagem.
- ✓ Apresentar as indicações da investigação por exames complementares na emergência.

INTRODUÇÃO

Crise epiléptica é um dos motivos mais frequentes de visita às emergências pediátricas, além de uma cena que costuma ser assustadora e suscita muita angústia e preocupação nos pais e cuidadores.

Trata-se de um evento de caráter paroxístico e estereotipado e da expressão de anormalidade na função cortical cerebral, representada por descargas elétricas anormais e excessivas de um grupo de neurônios que geram manifestações clínicas súbitas, transitórias e involuntárias, como alteração ou perda da consciência, atividade motora anormal, distúrbios de comportamento, disfunção autonômica e sintomas sensoriais/sensitivos.[1-3]

O emergencista frequentemente é o profissional que recebe a criança ou o adolescente com história compatível ou mesmo em crise, sendo imprescindível estar capacitado para reconhecer suas variadas formas de apresentação, saber abordar as diversas causas e excluir os principais diagnósticos diferenciais, visando ao adequado manejo do paciente e orientação aos responsáveis.

A prioridade no atendimento da crise epiléptica na emergência pediátrica é cessar a crise e, em seguida, investigar e abordar a sua causa.[2,4]

CLASSIFICAÇÃO INTERNACIONAL DAS CRISES EPILÉPTICAS

A Liga Internacional contra a Epilepsia (ILAE, do inglês *International League Against Epilepsy*) publicou em 2017 a nova classificação das crises epilépticas com o objetivo de alcançar maior clareza na nomenclatura.[1] As crises são divididas em focais, generalizadas ou de início desconhecido, com subcategorias: motoras e não motoras; nas crises focais, também com alteração ou preservação do estado de consciência.[1] A Figura 1 apresenta a nova classificação, em sua versão expandida.

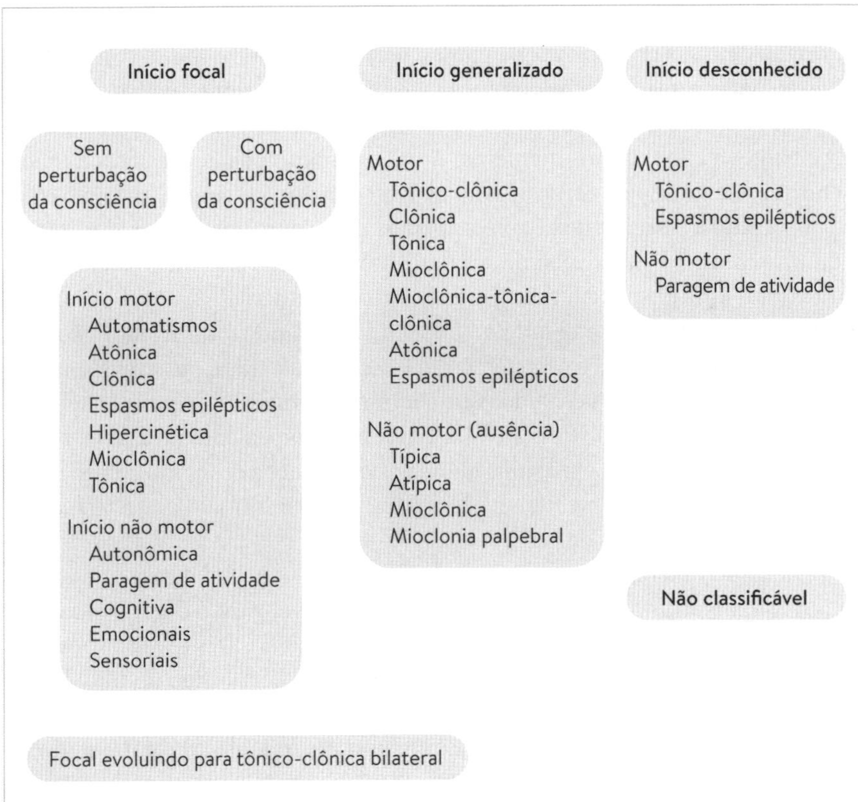
Início focal
Sem perturbação da consciência
Com perturbação da consciência
Início motor
Automatismos
Atônica
Clônica
Espasmos epilépticos
Hipercinética
Mioclônica
Tônica
Início não motor
Autonômica
Paragem de atividade
Cognitiva
Emocionais
Sensoriais
Focal evoluindo para tônico-clônica bilateral
Início generalizado
Motor
Tônico-clônica
Clônica
Tônica
Mioclônica
Mioclônica-tônica-clônica
Atônica
Espasmos epilépticos
Não motor (ausência)
Típica
Atípica
Mioclônica
Mioclonia palpebral
Início desconhecido
Motor
Tônico-clônica
Espasmos epilépticos
Não motor
Paragem de atividade
Não classificável

Figura 1 Versão expandida da classificação das crises epilépticas.
Fonte: Fisher RS et al., 2017.[1]

Nas crises focais sem perturbação da consciência, o paciente mantém a consciência preservada durante todo o episódio. Já na crise focal com perturbação da consciência, há alteração da consciência, podendo até dar a impressão de que a criança está alerta, mas sem conseguir se controlar, fazendo movimentos de forma automática, que podem se manifestar como movimentos de mastigação, andar sem rumo ou falar de modo incompreensível, até atos mais complexos destituídos de contexto. Não há lembrança do que aconteceu ao término da crise.[2] A classificação de uma crise pode parar em qualquer nível, podendo se designar "focal", sem outras considerações, ou caracterizar-se como "crise focal sensorial", "crise focal motora", "crise focal tônica", "crise focal com automatismos" ou qualquer outra combinação da lista.[1]

As crises generalizadas são caracterizadas por perda da consciência, sem recordação do episódio pelo paciente. A crise tônico-clônica generalizada consiste em contrações musculares mantidas (tônicas) em todo o corpo, seguida de contrações alternadas por um breve relaxamento, rítmicas e repetitivas (clônicas). A criança vira os olhos e pode apresentar salivação excessiva, respiração ofegante e urinar. Algumas crianças apresentam apenas crise tônica, sem o componente clônico e vice-versa. As crises atônicas são manifestadas por quedas, em que o corpo se encontra amolecido. Nas crises mioclônicas há contrações musculares semelhantes a choques nos membros. A crise denominada de ausência é tipicamente representada pela perda de contato com o meio. A criança fica com o olhar fixo associado a piscamentos e automatismos orais ou manuais, com duração de segundos, podendo ser difícil de ser percebida. Alguns pacientes inicialmente apresentam uma crise focal com generalização secundária.[2]

A crise é categorizada como não classificável quando a informação sobre o episódio é incompleta ou a caracterização é incomum e não é possível identificar o tipo.[1,3] A publicação ressalta ainda que o termo "convulsão" é popular e ambíguo, significando a presença de uma atividade motora vigorosa durante a crise, porém os autores sinalizam que, em alguns idiomas, convulsões e crises são consideradas sinônimos, e o componente motor não é claro, então informam que o termo não faz parte da classificação das crises de 2017.[1]

A ILAE definiu também três níveis de classificação. A classificação de acordo com o tipo de crise pode ser o nível máximo possível para o diagnóstico, mas sempre que possível deve ser buscado um diagnóstico nos três níveis. Após classificar o tipo de crise epiléptica, o passo seguinte é o diagnóstico do tipo de epilepsia, que inclui a epilepsia focal, a epilepsia generalizada, a epilepsia generalizada e focal combinada e também um grupo de epilepsia desconhecido. O terceiro nível é o da síndrome epiléptica, em que um diagnóstico sindrômico específico pode ser feito.[5] As síndromes epilépticas são caracterizadas pela presença de um ou mais tipos de crises obrigatórias com início em idades específicas associado a características eletroencefalográficas interictais e algumas vezes a outros achados, como alterações em exames de neuroimagem etc. O reconhecimento de uma síndrome epiléptica, quando presente, é importante porque direciona a melhor conduta e anuncia o prognóstico.[5]

A nova classificação incorpora a etiologia ao longo de cada estágio, destacando a necessidade de considerar a causa em cada etapa possível de diagnóstico, pois muitas vezes traz implicações significativas no tratamento. As causas podem ser estruturais, genéticas, infecciosas, metabólicas, de origem imunológica e desconhecidas, conforme o Quadro 1.[5]

Quadro 1 Etiologia das crises epilépticas

Estrutural	Pode ser adquirida (ex.: asfixia perinatal, acidente vascular, trauma, infecção), genética (ex.: malformações do desenvolvimento cortical) ou ambas (ex.: esclerose tuberosa), mas é a lesão estrutural que define a epileptogênese. Normalmente a alteração é visível em exame de neuroimagem.
Genética	Resultado direto de uma mutação genética conhecida ou presumida, de causa monogênica ou multifatorial, sendo frequente causa de encefalopatia epiléptica e do desenvolvimento (ex.: variante SCN1A, que causa desde epilepsias genéticas com crises febris plus [GEFS+] até um espectro mais grave da síndrome de Dravet).
Infecciosa	Epilepsia resultante de uma infecção conhecida, excluindo-se as crises sintomáticas agudas em meningite ou encefalite. Inclui também o desenvolvimento pós-infeccioso da epilepsia (ex.: HIV, neurocisticercose, tuberculose, *zika*, citomegalovírus, toxoplasmose, panencefalite esclerosante subaguda).
Metabólica	Resulta diretamente de um distúrbio metabólico conhecido ou presumido, no qual as crises são um sintoma central. Causas metabólicas referem-se a um defeito metabólico bem delineado com manifestações ou alterações bioquímicas em todo o corpo, como porfiria, uremia, aminoacidopatias ou convulsões dependentes de piridoxina. Em muitos casos, os distúrbios metabólicos terão um defeito genético.
Imunológica	Resulta diretamente de um distúrbio imunológico no qual as crises são um sintoma central. Deve haver evidência de inflamação do sistema nervoso central autoimune-mediada (ex.: encefalite antirreceptor NMDA e encefalite anti-LGI1).
Desconhecida	Quando não é possível fazer um diagnóstico etiológico específico.

Fonte: Scheffer IE et al., 2017.[5]

PROPEDÊUTICA

A anamnese detalhada e o exame físico completo são essenciais para a classificação e a diferenciação entre episódios paroxísticos epilépticos e manifestações paroxísticas de caráter não epiléptico,[1-3] embora algumas vezes seja necessário recorrer à investigação complementar através de exames. O Quadro 2 apresenta os principais eventos paroxísticos não epilépticos que compõem o diagnóstico diferencial com crise epiléptica.

Quadro 2 Distúrbios paroxísticos não epilépticos

Oxigenação cerebral diminuída	• Crise de perda de fôlego • Síncope • Enxaqueca
Distúrbios metabólicos	• Hipoglicemia • Hipocalcemia
Distúrbios do sono	• Terror noturno • Mioclonias noturnas benignas do sono • Pesadelos • Narcolepsia
Reação medicamentosa	• Metoclopramida • Bromoprida • Clorpromazina • Metilfenidato
Distúrbios do movimento	• Mioclonias benignas da infância • Vertigem paroxística benigna • *Spasmus nutans* • Tiques • Coreoatetose paroxística • Hiperecplexia (síndrome do sobressalto)
Refluxo gastroesofágico	• Síndrome de Sandifer
Manifestações psicológicas	• Pseudocrise (crise psicogênica) • Síndrome de Münchausen por procuração • Masturbação • Síndrome da hiperventilação • Ataque do pânico

Fonte: adaptado de Brito AR et al., 2017;[2] Pereira HVFS; Moreira ASS, 2020.[3]

O Quadro 3 traz um roteiro para obtenção da história clínica direcionada para a compreensão da crise epiléptica.

Quadro 3 Roteiro de anamnese dirigida para crianças e adolescentes que apresentaram evento paroxístico

Já apresentou alguma outra crise anteriormente?
O que o paciente estava fazendo imediatamente antes da crise?
Percebeu algum evento precipitante?
Havia queixa de desconforto epigástrico ou sensação de medo antes da crise (aura)?
Descrição do episódio: manteve a consciência preservada durante o episódio? Ficou irresponsivo? Desmaiou? Virou os olhos? Apresentou sialorreia? Vômitos? Ficou molinho? Endureceu alguma parte do corpo? Apresentou movimentos rítmicos e repetitivos dos membros? Movimentos semelhantes a choquinhos? Presença de cianose? Perdeu o controle dos esfíncteres? Quanto tempo durou a crise?

(continua)

Quadro 3 Roteiro de anamnese dirigida para crianças e adolescentes que apresentaram evento paroxístico (*continuação*)

Como ficou depois da crise (alguma anormalidade, sono, dor de cabeça, dor em outra parte do corpo)?
Apresentou febre em algum momento?
Teve alguma infecção recente?
Há história ou suspeita de intoxicação? Uso de drogas? Uso de álcool?
Trauma?
Existe queixa de cefaleia? Irritabilidade? Vômitos? Alteração do comportamento? Fraqueza nos membros?
Movimentos anormais?
História pregressa – houve alguma intercorrência pré-, peri ou pós-natal? Os marcos do desenvolvimento alcançados são compatíveis com a idade? Presença de doença neurológica prévia ou em investigação?
Se tiver diagnóstico prévio de epilepsia: é fundamental saber se as crises estavam controladas ou se vinham recorrendo com frequência e se faz uso regular do medicamento antiepiléptico.
Existe história familiar de epilepsia ou de crises febris?

Fonte: adaptado de Brito AR et al., 2017.[2]

O tipo de crise epiléptica somado a alterações no exame físico geral e/ou neurológico pode fornecer pistas ou mesmo indicar a causa do evento. O Quadro 4 orienta os tópicos do exame físico necessários para a avaliação.

Quadro 4 Tópicos do exame físico geral e neurológico para pacientes que tiveram um evento epiléptico

Avaliação imediata dos sinais vitais.
Avaliação do nível de consciência/exame do estado mental.
Medida do perímetro cefálico, estatura/altura e peso.
Abaulamento de fontanela?
Deve-se procurar por sinais de localização, como hemiparesia, hiper-reflexia, sinal de Babinski.
Avaliação dos sinais de irritação meníngea (presença de rigidez de nuca, do sinal de Kernig e do sinal de Brudzinski).
Sinais de hipertensão intracraniana?
Exame das pupilas e do fundo de olho.
Hiperventilação por 3 minutos.
Presença de hepatoesplenomegalia (doença metabólica/de armazenamento)?
Petéquias? Lesões herpéticas?
Manchas na pele sugestivas de doença neurocutânea? Presença de malformação congênita?
Parada unilateral do crescimento da unha do polegar, mão ou membro?

Fonte: Fonte: adaptado de Brito AR et al., 2017.[2]

Crise epiléptica em presença de febre

Na investigação de uma crise acompanhada por febre, devem ser consideradas três possibilidades: infecção de sistema nervoso central, estar diante de uma criança epiléptica na qual a crise é desencadeada pelo estresse da febre ou uma crise febril, devendo ser investigada a origem da febre através de um exame físico minucioso.

Infecção de sistema nervoso central é uma causa potencialmente grave, e a punção lombar com exame do líquido cefalorraquidiano é indicada em toda criança com crise epiléptica e febre que apresente sinais de irritação meníngea (rigidez de nuca, sinais de Kernig e de Brudzinski positivos) ou qualquer criança com história ou exame físico sugestivo de meningite ou infecção intracraniana.[3,6,7] Como os sinais de irritação meníngea geralmente estão ausentes abaixo de 1 ano e podem ser sutis em lactentes até 18 meses (nessa faixa etária, ficar atento a outros sinais e sintomas que alertam para a suspeita diagnóstica, tais como: febre, irritabilidade ou agitação, choro persistente, grito meníngeo [criança grita ao ser manipulada, especialmente quando se fletem as pernas para a troca de fralda] e recusa alimentar, acompanhada ou não de vômitos, convulsões e abaulamento da fontanela), deve ser realizada punção lombar se não tiver sido possível definir a causa da febre. Caso o paciente esteja instável, deve-se postergar a punção lombar e iniciar rapidamente a antibioticoterapia.[2]

A punção lombar pode ser uma opção em crianças que tenham entre 6 e 12 meses de idade que não tenham sido imunizadas adequada e comprovadamente para *Haemophilus influenzae* tipo B, *Streptococcus pneumoniae* e *Neisseria meningitidis* e/ou que estejam em tratamento com antibióticos, uma vez que estes podem mascarar os sinais e sintomas de meningites.[2,3,7]

Sugere-se a leitura do Capítulo 22 deste livro, que aborda em detalhes o tema meningites e meningoencefalites na infância e adolescência.

Crise febril

Crise febril é muito prevalente em crianças na faixa etária de risco, atingindo 2-5% delas, com taxa de recorrência de 30%. É definida como crise epiléptica em vigência de febre e classicamente associada à idade, acometendo crianças entre os 6 e 60 meses, sem história prévia de crise afebril e ausência de infecção do sistema nervoso central ou outra causa definida.[3,7]

As crises febris são classificadas em simples e complexas. São consideradas simples as crises tônico-clônicas generalizadas, com duração inferior a 15 minutos, que não recorrem em 24 horas e sem alteração ao exame neurológico. É comum história familiar de crise febril. As crises febris complexas são aquelas focais, de duração superior a 15 minutos, que recorrem em 24 horas e que apresentam déficit neurológico após a crise, sendo a paralisia de Todd um achado comum após crise focal.[3]

A avaliação clínica deve pesquisar a causa da febre através de um exame físico detalhado.[3,4,7] A crise febril simples em uma criança saudável tende a ser autolimitada com excelente prognóstico, não havendo indicação para a realização de exames neurológicos complementares, como eletroencefalograma e exames de imagem.[7]

1ª crise epiléptica afebril x epilepsia

Uma crise epiléptica é um evento. Epilepsia é uma doença associada a crises que recorrem espontaneamente. A epilepsia é caracterizada pela predisposição persistente em gerar crises epilépticas e pode ser definida pela ocorrência de duas crises não provocadas com um intervalo maior que 24 horas, ou uma crise epiléptica não provocada e a probabilidade de ocorrência de outras crises, similar ao risco geral de recorrência, ou ainda o diagnóstico de uma síndrome epiléptica.[3-5]

Um primeiro episódio epiléptico deve ser investigado especialmente na presença de anormalidades no exame neurológico. O exame de neuroimagem de caráter urgente é necessário diante da persistência de um estado mental alterado, anormalidade neurológica focal ou suspeita de sangramento intracraniano. Lactentes abaixo de 18 meses devem ser submetidas a exame de imagem urgente na presença de crises focais.[2] A tomografia computadorizada é preferida em situações suspeitas de processo intracraniano agudo, sangramento ou trauma. A ressonância magnética do encéfalo é o exame de escolha para visualização de anormalidades parenquimatosas. A investigação por neuroimagem jamais deve ser realizada antes da estabilização do paciente.[2]

É possível que a primeira crise seja o início de um quadro de epilepsia, especialmente na presença de alterações neurológicas prévias, como nos pacientes com encefalopatia crônica não progressiva. Esses casos deverão ser encaminhados para acompanhamento ambulatorial com neurologista infantil. Quando há diagnóstico prévio de epilepsia, e o paciente faz uso de medicamento anticonvulsivante, é fundamental o emergencista confirmar a adesão ao tratamento.

Estado de mal epiléptico

O estado de mal epiléptico é a emergência neurológica mais comum em crianças.[8] As estimativas entre os diversos estudos variam em relação à prevalência e mortalidade do estado de mal epiléptico na população pediátrica, mas uma revisão recente documentou que o estado de mal acomete entre 3 e 42 por 100 mil crianças/ano, apresentando uma taxa de mortalidade de 3%.[9]

A identificação da etiologia do estado de mal epiléptico é importante para seu manejo, sendo fundamental considerar ou excluir causas potencialmente tratáveis como uma infecção subjacente (particularmente meningite ou encefalite) ou causa metabólica – as mais comuns são hipoglicemia, hipocalcemia, hipo ou hipernatremia e hipóxia.[8] A causa mais comum de estado de mal epiléptico em pacientes com idade entre 1 mês e 18 anos é febril e geralmente durante uma doença febril, representando 33-35% de todos os casos pediátricos.[8]

A definição atual considera o estado de mal epiléptico uma condição decorrente da falha de mecanismos responsáveis pelo término da crise ou do início de processos que levam a crises anormalmente prolongadas (após o ponto de tempo t_1), e considerado um quadro com risco de consequências em longo prazo (após o momento de tempo t_2), que inclui alteração das redes neuronais, lesão neuronal e morte neuronal, dependendo do tipo e da duração das crises, embora o conhecimento ainda seja limitado para definir t_1 e t_2 com precisão.[10] Os prazos apresentados na Tabela 1 são orientações para fins práticos, sendo importante destacar que o momento do início do dano cerebral ou a alteração autoperpetuante das redes neuronais varia consideravelmente em diferentes circunstâncias clínicas.[10] O ponto de tempo t_1 marca o momento em que o tratamento medicamentoso deve ser iniciado, que é de 5 minutos para crises tônico-clônicas generalizadas e de 10 minutos para crises focais.

Tabela 1 Dimensões operacionais com t_1 indicando o momento em que o tratamento medicamentoso deve ser iniciado e t_2 indicando o momento em que existe o risco de consequências em longo prazo

Tipo de estado de mal epiléptico	t_1 – quando provavelmente a crise será prolongada	t_2 – quando pode ocasionar consequências em longo prazo
Estado epiléptico tônico-clônico	5 minutos	30 minutos
Estado epiléptico focal com alteração de consciência	10 minutos	> 60 minutos
Estado de mal de ausência	10 a 15 minutos	desconhecido

Fonte: Trinka E et al., 2015.[10]

O estado de mal epiléptico refratário, definido como aquele que não responde a medicamentos antiepilépticos de primeira e segunda linha usados de forma adequada, e o estado de mal epiléptico super-refratário, que ocorre quando a crise persiste por um período ≥ 24 horas após a administração da anestesia ou recorre após sua retirada, representam emergências neurológicas de altíssima morbidade e mortalidade.[8,11]

Crianças e adolescentes com estado de mal refratário sem causa aguda identificável ou causa estrutural, tóxica ou metabólica ativa são classificados como NORSE (*new-onset refractory status epilepticus*), uma apresentação clínica descrita em pacientes sem epilepsia ou um distúrbio neurológico preexistente relevante. FIRES (*febrile infection-related epilepsy syndrome*) é uma subcategoria de NORSE, cuja etiologia permanece desconhecida e que frequentemente acomete crianças em idade escolar previamente saudáveis. O diagnóstico requer a presença de doença febril prévia, com início entre 2 semanas e 24 horas antes do início do estado de mal, podendo ou não apresentar febre no início do quadro epiléptico.[11,12]

O estado de mal refratário e o super-refratário exigem internação em unidade de terapia intensiva e acompanhamento por especialista. A abordagem envolve investigação através de exames e manejo terapêutico que foge aos objetivos deste capítulo. As referências 11 e 12 abordam as recomendações atuais em detalhes.

TRATAMENTO

Muitas vezes a crise é autolimitada e cessa antes da chegada ao atendimento, mas naquelas recorrentes ou prolongadas o manejo deve ser rápido.

Recomendam-se estabilização do paciente, determinação do tempo de crise, dosar níveis de glicemia capilar, eletrólitos séricos – incluindo cálcio e magnésio (exames importantes para identificar uma etiologia potencialmente tratável e que possa estar contribuindo para manutenção do estado de mal)[8] e vigilância dos sinais vitais.

Na crise com duração acima de 5 minutos, deve-se iniciar medicamento anticonvulsivante,[13] pois o prognóstico piora com a duração da crise.[8,10] A taxa de mortalidade aumenta significativamente se o estado de mal se tornar refratário (15-20%) e pode atingir mais de 30% ou 60%.[8]

O tratamento de primeira linha consiste na administração de benzodiazepínicos.[6] No caso de ausência de acesso venoso, o midazolam pode ser administrado por via intranasal ou oral e o diazepam por via retal. Deve-se ter o cuidado de avaliar se foram administrados benzodiazepínicos antes da chegada à emergência, lembrando que o excesso dessa classe de medicamento pode produzir insuficiência respiratória.

Em relação aos medicamentos de segunda linha, levetiracetam ou valproato de sódio são preferidos à fenitoína por causa de sua facilidade de administração e ausência de efeitos colaterais adversos graves, incluindo arritmias cardíacas potencialmente fatais. O valproato de sódio deve ser usado com cautela em crianças com idade igual ou inferior a 3 anos devido ao raro risco de hepatotoxicidade e particularmente se houver um distúrbio mitocondrial subjacente.[8]

Os casos refratários deverão ser transferidos para unidade de terapia intensiva com monitorização eletroencefalográfica contínua. Pacientes tratados com infusões contínuas ou anestésicos requerem monitoramento intensivo, e a ventilação mecânica invasiva é necessária tanto para a proteção das vias aéreas como para a manutenção de oxigenação e ventilação adequadas.[2]

A Figura 2 apresenta o fluxograma sugerido para o manejo da crise epiléptica e do estado de mal epiléptico no setor de emergência pediátrica.

Tempo	Passo a passo das intervenções no setor de emergência pediátrica
Chegada à emergência – fase de estabilização	• Estabilização do paciente – ABCDE • Checar se é mesmo uma crise epiléptica e estimar o tempo de crise • Monitorar sinais vitais • Oxigenoterapia por máscara ou cateter nasal/avaliar necessidade de intubação • Avaliar glicemia e tratar se < 60 mg/dL • Acesso venoso e coleta de íons, hemograma, *screen* toxicológico (se apropriado), nível sérico anticonvulsivantes (se faz uso)
	↓ **Crise ≥ 5 minutos?** ↓
5- 20 minutos	**Escolher um entre os três medicamentos de primeira linha:** • Midazolam IM (0,2-0,3 mg/kg, máx. 10 mg, dose única) • Lorazepam IV (0,1 mg/kg/dose, máx. 4 mg/dose, até duas doses) • Diazepam IV (0,15-0,2 mg/kg/dose, máx. 10 mg/dose, até duas doses) **Se nenhuma das opções anteriores estiver disponível, escolher um:** • Fenobarbital IV (15 mg/kg/dose, dose única) • Diazepam retal (0,2-0,5 mg/kg, máx: 20 mg/dose, dose única) • Midazolam intranasal (0,2-0,3 mg/kg, máx. 10 mg) • Midazolam oral (0,2-0,3 mg/kg, máx. 10 mg)
	↓ **A crise persiste?** ↓
20-40 minutos	**Escolher um entre os três medicamentos de segunda linha:** • Fenitoína IV (20 mg/kg, máx. 1.500 mg, dose única = infundir lentamente, máx. 1 mg/kg/min) • Ácido valproico IV (40 mg/kg, máx. 3.000 mg/dose, dose única) – evitar em lactentes e contraindicado em suspeita de doença metabólica, hepática e trombocitopenia • Levetiracetam IV (30-60 mg/kg, máx. 4.500 mg/dose, dose única) **Se nenhuma das opções anteriores estiver disponível, escolher:** • Fenobarbital IV (15 mg/kg, dose única)
	↓ **A crise persiste?** ↓
40-60 minutos	**As escolhas incluem:** • Repetir terapia de segunda fase ou • Tiopental infusão contínua ou • Midazolam infusão contínua ou • Propofol infusão contínua ou • Cetamina infusão contínua ✓ A monitorização eletroencefalográfica contínua é necessária ✓ Intubação e ventilação

Figura 2 Fluxograma sugerido para o manejo da crise epiléptica e do estado de mal epiléptico.
Fonte: baseado em Pereira HVFS; Moreira ASS, 2020;[3] Zimmern V, Korff C, 2020;[6] Messahel S et al., 2022;[8] Glauser T et al., 2016;[13] Aulická S, 2022;[14] Resuscitation Council UK, 2022.[15]

DESAFIOS ATUAIS

A observação do episódio paroxístico é essencial para o seu esclarecimento diagnóstico e raramente é presenciado pelo emergencista, uma vez que a maioria das crises cessa antes da chegada à emergência. Outro desafio que gera dificuldades para o raciocínio diagnóstico é o fato de que muitas vezes é o responsável quem testemunha o episódio e, devido à aflição do momento, não consegue descrever em detalhes o que aconteceu. Um recurso muito útil atualmente é o uso habitual do celular, que pode registrar o episódio e facilitar a avaliação e a classificação do tipo de crise ou mesmo distinguir entre eventos paroxísticos epilépticos e manifestações não epilépticas.

ORIENTAÇÕES AOS PAIS

- Uma crise costuma ser um evento dramático para os pais, gerando angústia e insegurança, então é muito importante que o pediatra ampare os responsáveis, mantenham-nos informados e estejam disponíveis para esclarecer suas dúvidas.
- Entregar um resumo do atendimento, incluindo resultados de exames realizados e medicamentos feitos, sobretudo para os pacientes com necessidade de encaminhamento para o especialista.
- O uso de qualquer medicamento só deve ser feito com prescrição e acompanhamento médico para a segurança do paciente.
- Na alta, advertir os responsáveis sobre a possibilidade de recorrência da crise e instruí-los acerca dos cuidados necessários durante o episódio:
  - ✓ Orientar que procurem manter a calma, deitem a criança em decúbito lateral, para que a saliva ou vômito possa escorrer de sua boca e assim prevenir o risco de aspiração; oferecer proteção para a cabeça (apoiando-a sobre um travesseiro, por exemplo), afrouxar as roupas, especialmente em volta do pescoço; não introduzir nenhum objeto na boca (nem mesmo a mão para tentar puxar a língua) da criança e não oferecer líquidos nem medicamentos pela boca.
  - ✓ Caso seja crise febril, não dar banho gelado nem fazer compressas geladas ou com álcool. A água deve ser morna, com temperatura inferior à do corpo da criança, e o banho supervisionado em tempo integral.
  - ✓ Recomenda-se que a testemunha observe com atenção o que acontece durante o episódio e se possível filme a crise.
  - ✓ Caso o episódio não cesse em poucos minutos, a criança deve ser levada prontamente para atendimento em um serviço de emergência, lembrando que o tratamento com anticonvulsivante deve se iniciar se a crise ultrapassar 5 minutos.

✓ CONCLUSÃO

O setor de emergência pediátrica em geral é o local onde crianças e adolescentes com crises epilépticas recebem o primeiro atendimento. É essencial que o pediatra e a equipe de saúde estejam capacitados para o manejo rápido e adequado das crises e de suas causas agudas, e assim prevenir complicações e a evolução para o estado de mal epiléptico.

REFERÊNCIAS BIBLIOGRÁFICAS

1. Fisher RS, Cross JH, D'Souza C, French JA, Haut SR, Higurashi N, et al. Instruction manual for the ILAE 2017 operational classification of seizure types. Epilepsia. 2017;58(4):531-42.
2. Brito AR, Vasconcelos MM, Almeida SSA. Convulsões. Rev Ped SOPERJ. 2017;17(supl. 1):56-62.
3. Pereira HVFS, Moreira ASS, organizadores. Neurologia Pediátrica – Série Pediatria SOPERJ. 2.ed. Barueri: Manole; 2020.
4. Minardi C, Minacapelli R, Valastro P, Vasile F, Pitino S, Pavone P, et al. Epilepsy in Children: From Diagnosis to Treatment with Focus on Emergency. J Clin Med. 2019;8(1):39.
5. Scheffer IE, Berkovic S, Capovilla G, Connolly MB, French J, Guilhoto L et al. ILAE classification of the epilepsies: Position paper of the ILAE Commission for Classification and Terminology. Epilepsia. 2017;58(4):512-21.
6. Zimmern V, Korff C. Status Epilepticus in Children. J Clin Neurophysiol. 2020; 37(5):429-33.
7. American Academy of Pediatrics, Subcommittee on Febrile Seizures. Febrile seizures: guideline for the neurodiagnostic evaluation of the child with a simple febrile seizure. Pediatrics. 2011;127(2):389-94.
8. Messahel S, Bracken L, Appleton R. Optimal Management of Status Epilepticus in Children in the Emergency Setting: A Review of Recent Advances. Open Access Emerg Med. 2022;14:491-506.
9. Gurcharran K, Grinspan ZM. The burden of pediatric status epilepticus: epidemiology, morbidity, mortality, and costs. Seizure. 2018;68:3-8.
10. Trinka E, Cock H, Hesdorffer D, Rossetti AO, Scheffer IE, Shinnar S, et al. A definition and classification of status epilepticus – Report of the ILAE Task Force on Classification of Status Epilepticus. Epilepsia. 2015;56(10):1515-23.
11. Vasquez A, Farias-Moeller R, Tatum W. Pediatric refractory and super-refractory status epilepticus. Seizure. 2019;68:62-71.
12. Wickstrom R, Taraschenko O, Dilena R, Payne ET, Specchio N, Nabbout R, et al; International NORSE Consensus Group. International consensus recommendations for management of New Onset Refractory Status Epilepticus (NORSE) including Febrile Infection-Related Epilepsy Syndrome (FIRES): Summary and Clinical Tools. Epilepsia. 2022;63(11):2827-39.
13. Glauser T, Shinnar S, Gloss D, Alldredge B, Arya R, Bainbridge J, et al. Evidence-Based Guideline: Treatment of Convulsive Status Epilepticus in Children and Adults: Report of the Guideline Committee of the American Epilepsy Society. Epilepsy Curr. 2016;16(1):48-61.

14. Aulická Š. Current management of generalized convulsive status epilepticus in children. Children (Basel). 2022;9(10):1586.
15. Resuscitation Council UK. Paediatric emergency algorithms and resources. March 2022. Disponível em: https://www.resus.org.uk/sites/default/files/2022-03/RCUK%20Paediatric%20emergency%20algorithms%20and%20resources%20Mar%2022%20V1.pdf. Acesso em: 05 fev. 2023.

21

CEFALEIA

Adriana Rocha Brito

OBJETIVOS

- ✓ Descrever como conduzir a anamnese e o exame físico, a fim de diferenciar as cefaleias secundárias das primárias, e identificar causas que exigem atenção imediata.
- ✓ Orientar a abordagem e a terapêutica no setor de emergência pediátrica.
- ✓ Esclarecer sobre as indicações de neuroimagem e outros exames complementares.
- ✓ Identificar a necessidade de avaliação e/ou encaminhamento ao especialista.

INTRODUÇÃO

Cefaleia é uma queixa comum nos serviços de emergência pediátrica, podendo ser sintoma de um tipo de cefaleia primária, ser apenas mais uma manifestação de um quadro patológico simples, mas também ser sinal de uma doença grave que requer rápida intervenção.

É fundamental a diferenciação entre cefaleia primária – aquela em que a cefaleia constitui um diagnóstico em si – e cefaleia secundária – em que a dor é sintoma de uma doença subjacente. Nas cefaleias de causa secundária, frequentemente, a dor de cabeça é mais um dado integrante de um conjunto de sinais e sintomas, cuja abordagem deve ser direcionada para a patologia de base.[1,2]

A principal tarefa do emergencista será identificar ou excluir alterações sinalizadoras de condições que exigem investigação adicional e/ou que necessitam de tratamento médico imediato.[3] A história clínica pormenorizada associada a um exame físico cuidadoso e detalhado são ferramentas essenciais para o raciocínio diagnóstico e o manejo adequado.[1]

ASPECTOS EPIDEMIOLÓGICOS

Dados crescentes sugerem aumento da prevalência de cefaleia em crianças e adolescentes nos últimos anos, podendo se apresentar como uma condição incapacitante com comprometimento significativo na qualidade de vida e nas atividades do dia a dia,[1] embora provavelmente os números ainda sejam subestimados.[4] Estudos com adolescentes documentaram taxas de prevalência geral variando de 65-88%, e, quando analisada somente a cefaleia recorrente, encontraram-se valores entre 30% e 51%. As pesquisas envolvendo uma faixa etária mais ampla (escolares e adolescentes) identificaram a presença de cefaleia em cerca de 50-68% dos entrevistados, porém é importante mencionar que a comparação entre os diversos estudos epidemiológicos é limitada, devido a diferenças metodológicas.[4]

Nas emergências pediátricas, predominam as causas de etiologia secundária benignas (35,4-63,2%) e as cefaleias primárias (21,8-66,3%), especialmente enxaqueca e cefaleia tensional, enquanto as cefaleias secundárias potencialmente graves são menos frequentes (2-15,3%).[1] O Quadro 1 lista as principais causas de cefaleia na infância e adolescência, de acordo com o padrão temporal de apresentação.[1,4-7]

Quadro 1 Principais causas de cefaleia em crianças e adolescentes

Aguda	Aguda recorrente
• Sinusite. • Otite. • Infecção de sistema nervoso central. • Infecção sistêmica. • Pós-convulsão. • Hipertensão arterial. • Hipoglicemia. • Hidrocefalia. • Traumatismo. • Hemorragia intracraniana. • Trombose cerebral. • Primeira crise de enxaqueca. • Disfunção da derivação ventriculoperitoneal. • Uso de medicamento (metilfenidato, corticoide, contraceptivos orais...). • Abuso de substância (cocaína...). • Intoxicação (monóxido de carbono, chumbo...).	• Cefaleia tensional episódica. • Enxaqueca. • Cefaleia em salvas. • Síndromes episódicas. • Pós-convulsão. • Hipertensão arterial. • Feocromocitoma. • Cefaleia induzida por medicamentos. • Encefalopatia mitocondrial (MELAS, sigla em inglês para *mitochondrial, encephalopathy, lactic acidosis and stroke-like episodes).*

(continua)

Quadro 1 Principais causas de cefaleia em crianças e adolescentes (*continuação*)

Crônica não progressiva	Crônica progressiva
• Cefaleia tipo tensional crônica. • Cefaleia por uso excessivo de analgésico. • Contratura muscular. • Cefaleia pós-traumática. • Ansiedade. • Depressão. • Transtorno com sintomas somáticos.	• Tumor cerebral. • Pseudotumor cerebral. • Abscesso cerebral. • Hidrocefalia. • Hemorragia intracraniana. • Hipertensão intracraniana. • Vasculite. • Hematoma subdural.

Fonte: baseado em Raucci U et al., 2019;[1] Nieswand V et al., 2020;[4] Blume HK, 2017;[5] Papetti L et al., 2015;[6] Langdon R; DiSabella MT, 2017.[7]

PROPEDÊUTICA

O primeiro passo para um tratamento adequado é a realização do diagnóstico correto, que se dá a partir de dados semiológicos cuidadosamente obtidos.[2,7]

A anamnese deve ser a mais detalhada possível e incluir o relato da criança/do adolescente e do responsável/familiares. É fundamental esmiuçar as características do episódio de dor e conhecer seu padrão, mas também é necessário procurar, nos demais itens que constituem a anamnese, informações que possam indicar a suspeita de uma causa secundária para a cefaleia.[8]

Mesmo que o paciente pareça bem, é imprescindível que o exame físico seja completo. Um exame alterado pode apontar para a causa da cefaleia e definir a conduta pertinente. Apesar de serem observadas exceções, as cefaleias primárias costumam cursar com exame físico normal, enquanto as secundárias se associam a outros sinais e sintomas próprios da doença de base.[1,8]

O Quadro 2 apresenta os pontos que precisam ser abordados e/ou aprofundados para além das etapas clássicas da anamnese e do exame físico.[1,2,7] Não se deve esquecer de observar atentamente a dinâmica familiar.

Quadro 2 Roteiro de anamnese e exame físico direcionados

Anamnese
Tem diagnóstico prévio de algum tipo de cefaleia primária?
Tempo de início da queixa atual – quando foi o início da dor de cabeça?
Forma de início – abrupto ou gradual?
Forma de apresentação – natureza aguda, intermitente ou crônica?
Nos intervalos entre as crises, há algum sintoma residual?
Qualidade – tipo pontada, em aperto, em pressão, pulsátil?
Localização – holocraniana, hemicraniana, frontal, frontotemporal, parietal, occipital?
Intensidade – podem ser utilizadas escalas para avalição da dor em Pediatria, mas uma forma prática de avaliar a intensidade é a limitação das atividades cotidianas imposta pela dor.

(*continua*)

Quadro 2 Roteiro de anamnese e exame físico direcionados (*continuação*)

Anamnese
Duração e horário em que a dor se manifesta?
Se for recorrente – qual a frequência?
Há outros sintomas ou sinais associados ao quadro doloroso (febre, crise epiléptica, náuseas, vômitos, fotofobia, fonofobia, osmofobia, escotomas, alterações visuais, diplopia, fraqueza em alguma parte do corpo, ataxia etc.)? Sofreu algum trauma (craniano ou outro)?
Há fatores desencadeantes? Em quais situações a dor piora (fatores agravantes)?
Quais recursos são utilizados para a obtenção de alívio?
Há prejuízo da qualidade de vida? Como está a parte emocional?
Apresenta alguma doença crônica? Faz uso de medicação para tratamento de alguma condição?
Data da última menstruação nas pacientes mocinhas.
Uso de drogas ilícitas? Há possibilidade de intoxicação?
Uso de medicações analgésicas ou outras para tratamento da dor? Qual a frequência? Qual a eficácia?
Realização de exames prévios?
Outros membros da família têm dor de cabeça? Quais as características da dor?
Exame físico
Como está o estado geral? Nível de consciência? Presença de irritabilidade?
Dados antropométricos (incluindo medida do perímetro cefálico).
Sinais vitais (em particular, medida da pressão arterial e da temperatura corporal).
Pesquisa de sinais de irritação meníngea (rigidez de nuca, sinal de Kernig, sinal de Brudzinski).
Exantema? Petéquias? Equimoses?
Exame cuidadoso da pele à procura de sinais de doenças neurocutâneas.
Sinais de traumatismo craniano ou em outras partes do corpo?
Existem alterações no exame da cavidade oral, otoscopia, do aparelho respiratório?
Exame neurológico – avaliação do estado mental, exame motor, exame dos pares cranianos, exame da sensibilidade, avaliação da coordenação motora e observação da marcha.
Palpar a cabeça.
Ausculta do crânio.
Exame de fundo de olho – há papiledema?

Fonte: baseado em Raucci U et al., 2019;[1] Klein J; Koch T, 2020;[2] Langdon R; DiSabella MT, 2017.[7]

Exames complementares

Alguns dados obtidos na anamnese e/ou observados no exame físico alertam para a possibilidade de um quadro clínico de pior prognóstico, sendo considerados "sinais de alerta" para que se inicie investigação adicional (Quadro 3),[1,4,5,7,9] através da solicitação de exames apropriados à suspeita diagnóstica.[8] É importante citar que idade inferior a 5 anos se configura em sinal de alarme relativo.[1]

Quadro 3 Sinais de alerta que indicam investigação complementar da cefaleia

- Início recente, não migranosa e piora progressiva.
- Início súbito de dor intensa.
- Mudanças nas características da dor previamente apresentada em pacientes diagnosticados com cefaleia primária.
- Cefaleia presente ao acordar ou que desperta a criança à noite/madrugada.
- Cefaleia progressiva.
- Localização occipital.
- Presença de febre, trauma, crise convulsiva.
- População de alto risco (pacientes com anemia falciforme, malignidade, traumatismo cranioencefálico recente, derivação ventricular-peritoneal etc.)
- Exame neurológico anormal.

Fonte: baseado em Raucci U et al., 2019;[1] Nieswand V et al., 2020;[4] Blume HK, 2017;[5] Langdon R; DiSabella MT, 2017;[7] Yonker M, 2018.[9]

CEFALEIAS PRIMÁRIAS

A enxaqueca (ou migrânea) e a cefaleia do tipo tensional são as causas mais comuns de cefaleia primária na infância e adolescência.[3] O diagnóstico dessas condições é clínico e baseado nos critérios publicados pela *International Headache Society*, apresentados no Quadro 4.[10]

Quadro 4 Critérios diagnósticos para cefaleia tensional e enxaqueca sem aura em crianças e adolescentes

Cefaleia tipo tensional	Enxaqueca sem aura
A. Pelo menos 10 episódios de cefaleia. Se ocorrem em < 1 dia/mês em média (< 12 dias/ano) = episódica infrequente; se entre 1 e 14 dias/mês em média por > 3 meses (≥ 12 e < 180 dias/ano) = episódica frequente; e se ocorrem em média ≥ 15 dias/mês por > 3 meses (≥ 180 dias/ano) = crônica, preenchendo os critérios B-D B. Com duração de 30 minutos a 7 dias C. Pelo menos 2 das 4 características: 1. Localização bilateral 2. Em pressão ou aperto (não pulsátil) 3. Intensidade leve ou moderada 4. Não agravada pela atividade física de rotina, como caminhar ou subir escadas D. Ambos os seguintes: 1. Sem náuseas ou vômitos 2. Não mais do que um – fotofobia ou fonofobia	A. Pelo menos cinco ataques preenchendo os critérios B-D B. Ataques de cefaleia com duração de 2-72 horas (sem tratamento ou sem sucesso) C. Dor de cabeça com pelo menos 2 das 4 características: 1. Localização unilateral/podendo ser bilateral na faixa etária pediátrica 2. Qualidade pulsátil 3. Intensidade moderada ou grave 4. Agravada pela (ou evita) atividade física de rotina, como caminhar ou subir escadas D. Durante a dor de cabeça, pelo menos um dos seguintes: 1. Náuseas e/ou vômito 2. Fotofobia e fonofobia

Fonte: *International Headache Society*, 2018.[10]

As características que sugerem enxaqueca são: cefaleia recorrente, de caráter pulsátil (latejante), de média a forte intensidade (às vezes incapacitante), com duração entre 2 e 72 horas, uni ou bilateral (em menores de 18 anos é frequente ser bilateral; dor unilateral surge geralmente no final da adolescência ou início da vida adulta), habitualmente nas regiões frontotemporais. Outras manifestações incluem foto e fonofobia e náuseas e/ou vômitos. A atividade física exacerba a dor, e um ambiente escurecido livre de barulho e o sono aliviam o quadro. A presença de história familiar reforça a suspeita.[10]

Em alguns casos a cefaleia é precedida por sintomas neurológicos reversíveis, conhecidos como aura (fenômenos visuais, os mais frequentes; sensoriais; de fala e/ou linguagem; motor; de tronco cerebral; e retiniano), e que definem a enxaqueca com aura. Para o diagnóstico são necessárias no mínimo duas crises com aura e pelo menos três das seis características: um sintoma de aura se espalhando gradualmente em 5 ou mais minutos; dois ou mais sintomas de aura ocorrendo em sucessão; cada aura individual durando de 5 a 60 minutos; pelo menos um sintoma de aura unilateral; pelo menos um sintoma de aura positivo; e a aura ser acompanhada ou seguida dentro de 60 minutos por dor de cabeça.[10] Alguns casos podem despertar preocupação devido à existência de sintomas que podem sugerir alteração estrutural de sistema nervoso central, sendo prudente a avaliação por especialista e, se necessário, a realização de exames complementares.

A enxaqueca é considerada crônica na presença de 15 ou mais dias de cefaleia por mês, por mais de 3 meses, com manifestações clássicas de enxaqueca em pelo menos oito dias por mês.[10]

Cabe ainda mencionar algumas síndromes clínicas de ocorrência episódica, típicas da criança pequena, que podem estar associadas à enxaqueca e que costumam despertar preocupação nos pais e nos pediatras pela dificuldade da definição diagnóstica. São elas: o torcicolo paroxístico benigno, a síndrome dos vômitos cíclicos, a migrânea abdominal e a vertigem paroxística benigna, condições que nem sempre se acompanham por cefaleia, são de resolução espontânea e estão associadas a exames clínicos e de investigação normais.[10] Diante de tais quadros, vale lembrar que história de enxaqueca em familiares próximos é um forte indício para se considerar a possibilidade de síndrome episódica.[8]

A cefaleia tensional pode se apresentar de forma episódica ou crônica não progressiva. A dor é bilateral, não latejante, e muitos pacientes a descrevem como uma sensação de pressão ou aperto em volta da cabeça, podendo estar associada a fotofobia ou fonofobia (uma ou outra), sem relação com esforço físico. A intensidade é de leve a moderada e pode durar de 30 minutos a 7 dias. A presença de náuseas ou vômitos exclui esse diagnóstico.[10]

É sabido que a contratura das musculaturas pericraniana e cervical, provocadas por diferentes causas, produz cefaleia, portanto não se deve deixar de perguntar sobre o uso de penteados nos quais o cabelo da criança fica firmemente repuxado e enlaçado e também se carregam mochilas pesadas, pois em geral a correção desses hábitos costuma resolver a queixa.[8]

A cefaleia em salvas, classificada dentro das cefaleias trigeminoautonômicas, é incomum em crianças e se caracteriza por crises sucessivas de dor intensa de localização orbital, supraorbital e/ou temporal, unilateral, com duração de 15 minutos a 3 horas. Hiperemia conjuntival, lacrimejamento, congestão nasal, rinorreia, edema palpebral, sudorese frontal e facial, *flushing* frontal e facial, sensação de congestão na orelha, miose e ptose estão associados à dor, em diferentes combinações, mas sempre ipsilaterais. Predomina no sexo masculino.[10]

Outros tipos de cefaleia primária descritos na *International Headache Society*[10] são raras na infância e não serão comentadas.

CEFALEIAS SECUNDÁRIAS

Com relação às cefaleias secundárias, algumas condições benignas e doenças infecciosas simples são causas usuais de cefaleia, sem maiores repercussões, mas a dor também pode ser causada por patologias com potencial morbimortalidade, como tumores cerebrais, infecção de sistema nervoso central, hipertensão intracraniana idiopática, acidente vascular, traumatismo craniano etc.[1,9] Nos quadros de cefaleia secundária, em geral a cefaleia é mais um "participante" de um conjunto de sinais e sintomas, que apontam para a natureza do problema.[1,8]

A presença de dor de cabeça e febre acompanhadas por convulsão e/ou alteração do estado mental, rigidez de nuca e/ou alterações no exame neurológico levantam a suspeita de infecção do sistema nervoso central, reforçada pela presença de lesões cutâneas hemorrágicas. Há indicação de punção lombar e exame do líquor.[1,9] A tomografia computadorizada de crânio sem contraste deve ser obtida antes da punção lombar quando houver preocupação com efeito de massa ou hérnia. Em pacientes com cefaleia localizada associada à febre e alterações neurológicas focais, deve-se suspeitar de abscesso cerebral, principalmente em caso de histórico recente de infecção ou imunossupressão. Nas encefalites (viral, bacteriana e/ou autoimune), o sinal marcante é a cefaleia associada a uma variedade de sintomas psiquiátricos e comportamentais. Esses casos requerem avaliação por exame de imagem rapidamente.[1]

Cefaleia de início inferior há 1 mês associada a um padrão progressivo e sem característica migranosa indica a necessidade de neuroimagem precoce, mesmo na ausência de anormalidade no exame neurológico. Já as crianças e os adolescentes com uma primeira dor de cabeça consistente com enxaqueca e exame físico normal não devem ser submetidos a exame de imagem.[10]

Cefaleia de caráter progressivo acompanhada de vômito matinal, alteração visual, convulsão, agravamento da dor com atividade física ou com manobra de Valsalva, alteração cognitiva ou comportamental sugere aumento da pressão intracraniana e desperta preocupação com a possibilidade de tumor. Diante da suspeita de aumento de pressão intracraniana, há indicação de exame de imagem com urgência. Pseudotumor cerebral (hipertensão intracraniana idiopática) faz parte do diagnóstico diferencial.[3,9]

Hipertensão grave pode ocorrer em associação à cefaleia em pacientes com a síndrome de encefalopatia posterior reversível, conhecida como PRES (do inglês *posterior reversible encephalopathy syndrome*), representada por hipertensão, cefaleia, distúrbio visual e tipicamente convulsões. É necessário tratamento medicamentoso para controle das convulsões e da hipertensão arterial e avaliação urgente por meio de exames de imagem. Vale lembrar que cefaleia e hipertensão podem ser manifestações de feocromocitoma.[9]

O início repentino de dor muito forte e que atinge rapidamente seu pico de intensidade em cerca de 1 minuto, conhecido como cefaleia em trovoada, representa uma verdadeira urgência e pode estar associado a etiologias potencialmente graves e até fatais, sendo essencial a realização urgente de exame de imagem. Conforme a causa, o diagnóstico deve ser rápido e o tratamento imediato.[1,3,9]

Em uma situação aguda de cefaleia súbita e intensa, diante da suspeita de hemorragia subaracnóidea aguda, a tomografia computadorizada pode ser a melhor escolha de imagem, ao passo que, para crianças com sinais de hipertensão intracraniana ou com sinais neurológicos positivos ou cefaleia atribuída a trauma, a ressonância magnética é o método preferido.

Paciente com queixa de cefaleia e história prévia de traumatismo craniano costuma suscitar dúvida entre causa e efeito, mas, para o diagnóstico de cefaleia pós-traumática, os critérios diagnósticos demandam que a cefaleia se inicie dentro de 7 dias após o trauma ou após a recuperação da consciência ou no prazo de 7 dias após recuperação da capacidade de sentir e relatar dor. Durante os primeiros 3 meses do início, é considerado quadro agudo, mas, se persistir além desse período, é designado persistente e seu diagnóstico é amplamente dependente da estreita relação temporal entre o trauma e o início da dor de cabeça.[10] A cefaleia pós-traumática crônica tem características semelhantes às das cefaleias primárias, mimetizando a dor de cabeça tipo enxaqueca como a apresentação mais comum, seguida por cefaleia tensional.[10] No caso de a queixa surgir num curto espaço de tempo após o trauma craniano, é conveniente realizar neuroimagem visando afastar a presença de uma complicação tardia, como o hematoma subdural crônico, embora essa possibilidade seja remota, quando transcorrido mais de um mês do traumatismo, quando o paciente não apresentou complicações imediatas e recebeu alta hospitalar em boas condições neurológicas.[6]

É preciso também destacar a cefaleia por uso excessivo de analgésico, que, por definição, se manifesta em pelo menos 15 dias por mês em uma pessoa com diagnóstico prévio de cefaleia primária e que se desenvolve em consequência do consumo exagerado de analgésicos (em 10 ou mais ou 15 ou mais dias por mês, dependendo do remédio) por mais de 3 meses.[10,11] Geralmente o quadro se resolve após interrupção do uso excessivo do medicamento.[10]

Por fim, é importante mencionar que a cefaleia atribuída a erros de refração em geral é sintomática após tarefas visuais prolongadas e melhora substancialmente quando o esforço visual é interrompido.[10] Outra condição ocular de maior morbidade associada à cefaleia aguda ou crônica é o glaucoma. Dor ocular crônica e cegueira constituem o quadro final da sua evolução, e cefaleia aguda, localizada e de grande intensidade, compreende manifestação do glaucoma de ângulo fechado descompensado, que necessita de atendimento oftalmológico imediato.[10]

Algumas dessas condições comentadas são discutidas detalhadamente em outros capítulos deste livro.

TRATAMENTO

Tratamento sintomático da dor

Nas crises de enxaqueca, deve-se colocar o paciente em um ambiente escuro e silencioso onde ele possa repousar, pois o sono é, geralmente, o tratamento mais eficaz.[8] Para o tratamento agudo da enxaqueca, o ibuprofeno é considerado o medicamento inicial de escolha.[12] Se for ineficaz, podem ser tentados os triptanos orais, e, para adolescentes, também a combinação de sumatriptana e naproxeno sódico.[12-14]

Para o tratamento farmacológico da cefaleia do tipo tensional, o uso de analgésicos deve ser restrito às crises de dor mais intensas, pois o uso excessivo desses medicamentos pode piorar a frequência dos episódios dolorosos.[10] Ibuprofeno ou naproxeno (anti-inflamatórios não esteroides) podem ser úteis, mas também com o cuidado de uso eventual.[8]

A crise de cefaleia em salvas costuma responder à inalação de O_2 a 100%. Quando o resultado não for satisfatório, medicamentos usados para o tratamento de enxaqueca podem trazer alívio.[8]

O tratamento das cefaleias secundárias obviamente é direcionado para a doença de base e não será comentado neste capítulo.

Tratamento profilático

O tratamento preventivo da enxaqueca diz respeito à prescrição de medicamento para o paciente tomar todos os dias visando à redução da frequência e da intensidade da cefaleia, e deve ser considerado nos casos de dores frequentes (de acordo com o autor, as orientações variam de 2 a 4 dias/mês) e/ou incapacitantes e com prejuízo da qualidade de vida.[13-15] O Quadro 5 apresenta os medicamentos utilizados no tratamento abortivo da crise álgica e os indicados para tratamento profilático da enxaqueca, com suas respectivas doses terapêuticas.

Quadro 5 Tratamento farmacológico da enxaqueca

Tratamento	Medicamento	Dose
Crise aguda	Paracetamol	10-12,5 mg/kg até 4 x/dia; > 13 anos: 650-1.000 mg (máx.: 4 g/dia)
	Dipirona	Até 10 mg/kg/dose até 4 x/dia
	Ibuprofeno	10 mg/kg até 4 x/dia; > 12 anos: 400-600 mg (máx.: 2.400 mg/dia)
	Naproxeno	5-7 mg/kg até 3 x/dia; > 13 anos: 250-500 mg (máx.: 1.250 mg/dia)
	Sumatriptana	Nasal: 4-6 anos: 5 mg; 7-11 anos: 10 mg; > 12 anos: 20 mg SC: 0,06 mg/kg, idade > 12 anos: 6 mg Oral: 1 mg/kg, máx.: 50 mg/dia
Profilático	Propranolol	1-4 mg/kg/dia (dose inicial = 10 mg)
	Flunarizina	5-10 mg/dia
	Amitriptilina	10-75 mg/dia (dose inicial = 0,25-0,5mg/kg/dia – máx.: 10 mg)
	Divalproato de sódio	10-35 mg/kg/dia (dose inicial = 250 mg/dia)
	Topiramato	2-3 mg/kg/dia (dose inicial = 0,5-1 mg/kg/dia)
	Ciproeptadina	0,2-0,4 mg/kg/dia

Fonte: baseado em Klein J; Koch T, 2020;[2] Blume HK, 2017.[5]

A seguir é apresentada a Figura 1, com uma orientação para atendimento ao paciente pediátrico com queixa de cefaleia aguda no cenário de emergência, baseado no modelo proposto por Raucci e colaboradores.[1]

DESAFIOS ATUAIS

O diagnóstico da cefaleia muitas vezes depende da descrição correta das manifestações apresentadas, entre elas a especificação do sintoma "dor", e obter informações de uma criança é quase sempre desafiador por muitos detalhes – timidez, vocabulário limitado, embaraço em expressar o que sente, tendência

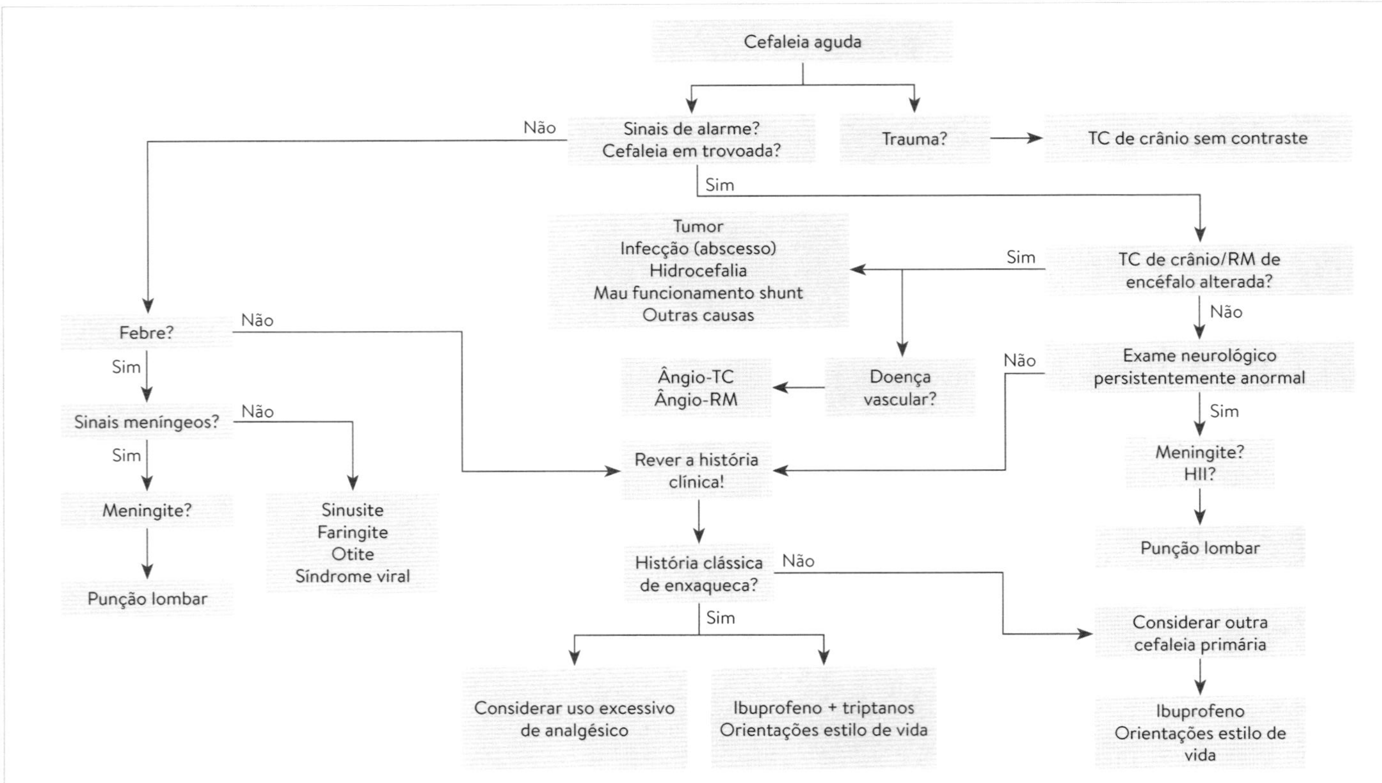

Figura 1 Sugestão para atendimento à criança/ao adolescente com queixa de cefaleia aguda no cenário da emergência pediátrica.
HII: hipertensão intracraniana idiopática; TC: tomografia computadorizada, RM: ressonância magnética.
Fonte: baseada no modelo proposto por Raucci U et al., 2019.[1]

materna/do responsável de responder pelo filho(a), não esperar referência aos sintomas subjetivos em crianças muito pequenas etc. –, que podem ser obstáculos para a perfeita caracterização do quadro clínico.[8]

Outro desafio diz respeito a mudanças no ritmo de vida contemporâneo, especialmente com a entrada da internet e a difusão das mídias sociais, e aumento expressivo dos casos de depressão e ansiedade na faixa etária pediátrica. As medidas não farmacológicas devem sempre ser lembradas na abordagem das cefaleias e costumam trazer bons resultados. Devem ser avaliados os hábitos de sono e alimentação e a presença de fatores estressores emocionais, que podem estar relacionados com a precipitação das crises de cefaleia.[14,15]

Os cuidadores devem ajudar seus filhos na administração do tempo e organização da rotina, ajudando-os a priorizar tarefas e estipulando horário regrado para o uso de telas. Devem ser priorizados hábitos saudáveis de vida[14] e, nos momentos de lazer, estimuladas todas as formas de contato com a natureza.

ORIENTAÇÕES AOS PAIS

- É preciso, em primeiro lugar, tranquilizar os pais/responsáveis após a exclusão de sinais de alarme para as causas preocupantes de dor na cabeça.
- Nos casos com indicação de investigação complementar, informar com clareza o que será feito e ficar disponível para esclarecer dúvidas.
- Na alta para casa, recomendar ao cuidador (e, sempre que possível, envolver o paciente na conversa) registrar futuros episódios de cefaleia, caso ocorram, descrevendo as características do episódio de dor e manifestações associadas (dando instruções acerca do preenchimento do diário da dor).
- Conversar sobre a importância da higiene do sono e da alimentação saudável, recomendar não pular refeições, incentivar a prática de atividade física e dar sugestões para o gerenciamento do estresse.
- Esclarecer sobre o uso excessivo de analgésicos e seus potenciais riscos.
- Como muitas vezes a presença de cefaleia desperta a preocupação nos pais/responsáveis em ser indício de uma patologia grave, é importante explicar os sinais de alerta para causas sintomáticas de cefaleia que exigem atendimento emergencial.
- Entregar um resumo do atendimento, incluindo resultados de exames realizados e medicações feitas na emergência, para os pacientes com necessidade de encaminhamento para o especialista.

✓ CONCLUSÃO

A cefaleia é uma das queixas mais frequentes em crianças e adolescentes, podendo ser apenas mais um sintoma de um quadro patológico simples, ser manifestação de um tipo de cefaleia primária, mas também pode ser sinal de uma doença grave que exige manejo rápido. A anamnese detalhada associada a um exame físico minucioso é fundamental para a avaliação da necessidade de investigação complementar através de exames, para o diagnóstico diferencial entre as diversas causas e a abordagem terapêutica adequada. Em alguns casos, é necessário o parecer/acompanhamento de um especialista, o qual sempre deve ser feito em tempo oportuno.

REFERÊNCIAS BIBLIOGRÁFICAS

1. Raucci U, Della Vecchia N, Ossella C, Paolino MC, Villa MP, Reale A, et al. Management of Childhood Headache in the Emergency Department. Review of the Literature. Front Neurol. 2019;10:886.
2. Klein J, Koch T. Headache in Children. Pediatr Rev. 2020;41(4):159-71.
3. Dalvi N, Sivaswamy L. Life-Threatening Headaches in Children: Clinical Approach and Therapeutic Options. Pediatr Ann. 2018;47(2):e74-e80.
4. Nieswand V, Richter M, Gossrau G. Epidemiology of Headache in Children and Adolescents-Another Type of Pandemia. Curr Pain Headache Rep. 2020;24(10):62.
5. Blume HK. Childhood headache: a brief review. Pediatr Ann. 2017;46(4):e155-65.
6. Papetti L, Capuano A, Tarantino S, Vigevano F, Valeriani M. Headache as an Emergency in Children and Adolescents. Curr Pain Headache Rep. 2015;19(3):3.
7. Langdon R, DiSabella MT. Pediatric Headache: An Overview. Curr Probl Pediatr Adolesc Health Care. 2017;47(3):44-65.
8. Fontenelle L, Brito AR. Cefaleias. In: Pereira HVFS, Moreira ASS. Neurologia Pediátrica – Série Pediatria SOPERJ. 2.ed. Barueri: Manole; 2020. p. 18-27.
9. Yonker M. Secondary Headaches in Children and Adolescents: What Not to Miss. Curr Neurol Neurosci Rep. 2018;18(9):61.
10. Headache Classification Committee of the International Headache Society (IHS) The International Classification of Headache Disorders, 3rd edition. Cephalalgia. 2018; 38(1):1-211.
11. Olesen J. International Classification of Headache Disorders. Lancet Neurol. 2018; 17(5):396-7.
12. Richer L, Billinghurst L, Linsdell MA, Russell K, Vandermeer B, Crumley ET, et al. Drugs for the acute treatment of migraine in children and adolescents. Cochrane Database Syst Rev. 2016;4(4):CD005220.
13. Khrizman M, Pakalnis A. Management of Pediatric Migraine: Current Therapies. Pediatr Ann. 2018;47(2):e55-e60.
14. Oskoui M, Pringsheim T, Holler-Managan Y, Potrebic S, Billinghurst L, Gloss D, et al. Practice guideline update summary: Acute treatment of migraine in children and adolescents: Report of the Guideline Development, Dissemination, and Implementation Subcommittee of the American Academy of Neurology and the American Headache Society. Neurology. 2019;93(11):487-99. Erratum in: Neurology. 2020; 94(1):50.
15. Sangermani R, Boncimino A. How to treat children with headache. Neurol Sci. 2018; 39(Suppl 1):S107-8.

22

MENINGITES E MENINGOENCEFALITES

Andreia de Santana Silva Moreira

OBJETIVOS

- ✓ Conceituar os termos meningites e meningoencefalites.
- ✓ Apresentar as principais etiologias das meningites e meningoencefalites infecciosas agudas.
- ✓ Descrever as manifestações clínicas, diagnóstico e tratamento das meningites e meningoencefalites bacterianas e virais.

INTRODUÇÃO

Infecções podem ocorrer em qualquer parte do neuroeixo. Quando localizadas nas meninges que recobrem o encéfalo e a medula espinhal, denominamos meningites; quando acometem o parênquima cerebral, denominamos encefalites. O termo meningoencefalites é utilizado para o concomitante acometimento das meninges e do parênquima cerebral.[1]

Qualquer micróbio – vírus, bactéria, fungo, parasita – é capaz de causar infecção no sistema nervoso. Em geral, vírus e bactérias têm um curso mais agudo, enquanto fungos, micobactérias e parasitas evoluem de forma mais insidiosa, com curso subagudo ou crônico. O envolvimento das meninges também pode ocorrer em doenças inflamatórias, imunomediadas, neoplasias e por medicamentos.[1]

Neste capítulo serão abordadas as meningites e meningoencefalites de curso agudo, ou seja, as bacterianas e as virais.

ETIOLOGIA

O Quadro 1 mostra os principais agentes etiológicos envolvidos nas meningites e meningoencefalites de curso agudo na infância.

Quadro 1 Agentes etiológicos das meningites e meningoencefalites agudas

Bacteriana	Viral
Período neonatal:	• Enterovírus.
• *Listeria monocytogenes.*	• Arbovírus.
• *Escherichia coli.*	• Herpes-vírus.
• *Streptococcus agalactie* (estreptococo do grupo B).	• HIV.
Após 1 mês de idade:	• Vírus da caxumba.
• *Streptococcus pneumoniae.*	• Vírus Epstein-Barr.
• *Neisseria meningitidis.*	• Citomegalovírus.
• *Haemophilus influenzae* (embora deva ser considerado, atualmente a infecção por esse agente etiológico é rara, devido à vacinação).	• Adenovírus.
	• Vírus do sarampo.
	• Arenavírus.
Derivação ventrículo-peritoneal:	
• *Staphylococcus aureus.*	
• *Staphylococcus epidermidis.*	
Neurocirurgia recente/nosocomial:	
• *Staphylococcus aureus.*	
• Bactérias Gram-negativas.	

Fontes: adaptado de Aksamit e Berkowitz, 2021;[1] Ministério da Saúde, 2021.[2]

MENINGITES BACTERIANAS

A meningite bacteriana aguda é considerada uma emergência infecciosa com incidência alta na infância. Apresenta altos índices de morbidade e mortalidade, podendo alcançar 100% de letalidade sem tratamento adequado. As complicações e sequelas podem acontecer, mesmo com um tratamento correto.[3]

A etiologia das meningites bacterianas agudas depende da idade da criança, de seu estado imune e da epidemiologia.[2,3] Os agentes etiológicos foram listados no Quadro 1.

Manifestações clínicas

O quadro clínico, em geral, é grave e se caracteriza por febre, cefaleia, náuseas, vômitos, rigidez de nuca, alteração do estado mental e sinais de irritação meníngea (Kernig e Brudzinski).

Sinal de Kernig: resposta em flexão da articulação do joelho, quando a coxa é colocada em certo grau de flexão, relativamente ao tronco.

Há duas formas de pesquisar esse sinal:

1. Paciente em decúbito dorsal: eleva-se o tronco, fletindo-o sobre a bacia; há flexão da perna sobre a coxa e desta sobre a bacia.
2. Paciente em decúbito dorsal: eleva-se o membro inferior em extensão, fletindo-o sobre a bacia; após pequena angulação, há flexão da perna sobre a coxa. Essa variante se denomina também manobra de Laségue.

Sinal de Brudzinski: flexão involuntária da perna sobre a coxa e desta sobre a bacia ao se tentar fletir a cabeça do paciente.

Em lactentes abaixo de 9 meses de idade, os sinais clássicos de irritação meníngea podem não estar presentes. Nesse grupo, outros sinais e sintomas permitem a suspeita diagnóstica, tais como febre, irritabilidade ou agitação, choro persistente, grito meníngeo (criança grita ao ser manipulada, principalmente quando se fletem as pernas para trocar a fralda) e recusa alimentar, acompanhada ou não de vômitos, convulsões e abaulamento da fontanela.[2]

Dependendo do grau de comprometimento encefálico (meningoencefalites), os achados neurológicos podem estar mais evidentes. Podem ser observados alterações do estado mental (irritabilidade, sonolência, letargia, confusão mental), convulsões, sinais de hipertensão intracraniana e sinais neurológicos focais (sinais motores como hemiplegia, paralisia de pares cranianos).[2,4]

Quando o agente etiológico é a *Neisseria meningitidis*, a apresentação clínica pode ser sob a forma de meningococcemia ou meningite (com ou sem meningococcemia). Os sinais cutâneos, tais como petéquias e púrpura, podem estar presentes. Em casos fulminantes, além dos sinais cutâneos, pode haver isquemia de membros, choque e até mesmo óbito.[2,5] Alguns sinais podem representar gravidade e devem ser valorizados. São eles: dor nas pernas, pés e mãos frios, coloração anormal da pele (palidez ou manchas).[5,6]

Diagnóstico

O exame do líquido cefalorraquidiano (LCR) é fundamental para o diagnóstico, mas não deve atrasar o início do tratamento. Na análise liquórica deverão ser analisados a celularidade (citometria e citologia), bioquímica (glicose e proteínas), Gram e cultura, pesquisa de antígenos e reação em cadeia de polimerase (PCR).[3]

Mesmo que não sejam identificadas alterações no Gram e cultura, os achados de pleocitose, às custas de polimorfonucleares, hipoglicorraquia e hiperproteinorraquia, são presumíveis de meningite bacteriana aguda.[3] O Quadro 2 apresenta as características do LCR normal e nos casos de meningite bacteriana.

Quadro 2 Alterações liquóricas nas meningites bacterianas agudas

Características	LCR normal	LCR na meningite bacteriana
Aspecto	Límpido	Turvo
Cor	Incolor, "água de rocha"	Branca-leitosa ou ligeiramente xantocrômica
Cloretos	680-750 mEq/L	Diminuídos
Glicose	45-100 mg/dL	Diminuída
Proteínas	15-50 mg/dL	Aumentadas
Leucócitos	0-5/mm^3	200 a milhares/mm^3

LCR: líquido cefalorraquidiano.
Fonte: adaptado de Ministério da Saúde, 2021.[2]

Uma causa importante de atraso no diagnóstico é a indicação de exames de imagem – tomografia computadorizada de crânio – antes da punção lombar. As situações a seguir contraindicam a punção lombar e impõem a necessidade de neuroimagem:[4]

- Coma.
- Papiledema.
- Sinais neurológicos focais (exceto paralisia do VI e VII pares cranianos).
- Traumatismo craniano ou neurocirurgia recente.
- História de hidrocefalia.
- *Shunt* liquórico.

Em crianças que necessitam de neuroimagem antes da punção lombar, deve-se colher hemocultura e iniciar antibioterapia empírica. A punção lombar deverá ser feita, o mais breve possível, após neuroimagem, desde que esta não mostre contraindicações.[4]

Além da análise do LCR, estão indicados os seguintes exames complementares:

- Hemoculturas: são positivas em 80 e 90% dos casos.
- Hemograma, bioquímica e proteína C reativa: podem ser úteis no diagnóstico de meningites bacterianas agudas.[3]

Diagnóstico diferencial

Os principais diagnósticos diferenciais são feitos com outros agentes etiológicos, como vírus, micobactérias e fungos. Doenças febris que cursam com exantema petequial devem ser lembradas, por exemplo, dengue, enteroviroses e rickettsioses. Outras doenças que cursam com sinais neurológicos devem ser consideradas: neoplasias, acidente vascular cerebral, encefalomielite disseminada aguda (ADEM).[3]

Tratamento

A terapia com antibióticos deve ser iniciada precocemente na suspeita de meningite bacteriana. Inicialmente a escolha do antibiótico será feita de forma empírica, e posteriormente poderá ser ajustado de acordo com os resultados da cultura do sangue e/ou do líquor.[1,2]

Terapia com antibióticos em menores de 2 meses de idade: nesta faixa etária, os antibióticos de escolha são ampicilina com cefalosporina de terceira geração (cefotaxima). Deve-se evitar a ceftriaxona, pois compete com a bilirrubina pela ligação com a proteína plasmática.[2]

Outro esquema utilizado nesse período é a associação de ampicilina com aminoglicosídeo (amicacina ou gentamicina). Uma alternativa à ampicilina é a penicilina. A justificativa para o emprego dessa associação é o espectro de ação de cada medicamento, além do sinergismo contra enterobactérias, que são frequentes nessa faixa etária (Quadro 3).[2]

Quadro 3 Dose preconizada de antibióticos em lactentes menores de 2 meses de idade com meningite bacteriana

Antibiótico	Idade	Dose diária (endovenosa)	Intervalo
Ampicilina	≤ 7 dias (peso < 2.000 g)	100 mg/kg/dia	12 em 12 horas
	≤ 7 dias (peso > 2.000 g)	150 mg/kg/dia	8 em 8 horas
	> 7dias (peso < 2.000 g)	150-200 mg/kg/dia	8 em 8 horas
	> 7 dias (peso > 2.000 g)	200-300 mg/kg/dia	6 em 6 horas
Penicilina cristalina	≤ 7 dias (peso < 2.000 g)	100.000 UI/kg/dia	12 em 12 horas
	≤ 7 dias (peso > 2.000 g)	150.000 UI/kg/dia	8 em 8 horas
	> 7dias (peso < 2.000 g)	150.000 UI kg/dia	8 em 8 horas
	> 7 dias (peso > 2.000 g)	200.000 UI kg/dia	6 em 6 horas
Cefotaxima	≤ 7 dias	100-150 mg/kg/dia	12 em 12 horas
	> 7 dias	200 mg/kg/dia	6 em 6 horas
Amicacina	≤ 7 dias (peso < 2000g)	15 mg/kg/dia	12 em 12 horas
	≤ 7 dias (peso > 2000g)	20 mg/kg/dia	12 em 12 horas
	> 7 dias	30 mg/kg/dia	8 em 8 horas
Gentamicina	≤ 7 dias (peso < 2.000 g)	5 mg/kg/dia	12 em 12 horas
	≤ 7 dias (peso > 2.000 g)	7,5 mg/kg/dia	12 em 12 horas
	> 7 dias	7,5 mg/kg/dia	8 em 8 horas

Fonte: Ministério da Saúde, 2021.[2]

Terapia com antibióticos para maiores de 2 meses de idade: o tratamento empírico com antibióticos para maiores de 2 meses de idade deve ser feito com cefalosporinas de terceira geração – cefotaxima ou ceftriaxona.[2]

O Quadro 4 apresenta a terapia antibiótica específica a ser utilizada quando o agente etiológico é identificado.

Quadro 4 Terapia antibiótica em crianças maiores de 2 meses de idade com meningite bacteriana

Agente Etiológico	Antibiótico	Dose Diária (Endovenosa)	Intervalo (Horas)	Duração (Dias)
Streptococcus pneumoniae • Sensível à penicilina	Penicilina G ou Ampicilina	200.000 a 400.000UI/Kg/dia 200 a 300mg/Kg/dia	4 em 4 6 em 6	10 a 14
• Resistência intermediária à penicilina	Ceftriaxona ou Cefotaxima	100mg/Kg/dia 200mg/Kg/dia	12 em 12 6 em 6	
• Resistência à penicilina e sensível à cefalosporina de 3ª geração	Ceftriaxona ou Cefotaxima	100mg/Kg/dia 200mg/Kg/dia	12 em 12 6 em 6	
• Resistência à penicilina e à cefalosporina de 3ª geração e sensível à rifampicina	Vancomicina + Cefalosporina de 3ª geração + Rifampicina	60mg/Kg/dia 100mg/Kg/dia 20mg/Kg/dia	6 em 6 12 em 12 12 em 12	
Neisseria meningitidis	Penicilina G ou Ampicilina ou Ceftriaxona	200.000 a 400.000 UI/Kg/dia 200 a 300 mg/Kg/dia 100mg/Kg/dia	4 em 4 6 em 6 12 em 12	5 a 7
Haemophilus influenzae	Ceftriaxona ou Cefotaxima	100mg/Kg/dia 200mg/Kg/dia	12 em 12 6 em 6	7 a 10
Outros bacilos Gram-negativos (*Escherichia coli, Klebsiella sp*)	Ceftriaxona ou Cefotaxima	100mg/Kg/dia 200mg/Kg/dia	12 em 12 6 em 6	21
Pseudomonas aeruginosa	Ceftazidima	150 a 200 mg/Kg/dia	8 em 8	21
Lysteria Monocytogenes	Ampicilina + Amicacina	200-300 mg/Kg/dia 30 mg/Kg/dia	6 em 6 12 em 12	21

Fonte: adaptado de Ministério da Saúde, 2021.[2]

A terapia de suporte é fundamental no tratamento de meningites bacterianas. A admissão em unidades de terapia intensiva (UTI) está indicada em crianças com instabilidade hemodinâmica (como no caso do choque séptico), significante comprometimento respiratório, crises convulsivas prolongadas ou recorrentes, depressão severa do estado mental, rápida deterioração do estado clínico ou complicações.[7]

Meningites bacterianas cursam com complicações, em especial o déficit auditivo e os déficits motores focais. Na tentativa de reduzir essas ocorrências, algumas medidas, como o uso da dexametasona, podem ser utilizadas. A indicação do uso de dexametasona em meningites bacterianas agudas deve ser individualizada. Em relação ao déficit auditivo, a melhor resposta conhecida é quando o agente causador é o *Haemophilus influenzae* tipo B. Em relação aos demais agentes, ainda há muita discussão na indicação. É um consenso que, quando administrada, deve ser feita antes ou ao mesmo tempo da primeira dose de antibiótico. A dose preconizada é de 0,15 mg/kg/dose a cada 6 horas, durante 2 a 4 dias.[8]

Quimioprofilaxia

A quimioprofilaxia deve ser administrada o mais rápido possível, pois é considerada uma forma eficaz e segura de evitar casos secundários.[2]

Na meningite meningocócica, a quimioprofilaxia deve ser feita com rifampicina em todos os contatos próximos. São considerados contatos próximos os moradores do mesmo domicílio, indivíduos que compartilham o mesmo dormitório, comunicantes de creches e escolas e pessoas expostas, de forma direta, às secreções do paciente. Todo paciente que não tiver sido tratado com ceftriaxona deverá, no momento da alta, receber o mesmo esquema indicado para os contatos próximos. De forma alternativa, outros medicamentos podem ser utilizados. São eles: ceftriaxona (acima de 12 anos) e ciprofloxacino (acima de 18 anos).[2]

Na meningite por *Haemophilus influenzae* recomenda-se a quimioprofilaxia para todos os contatos domiciliares, com pelo menos um contato com menor de 4 anos de idade que não esteja com a imunização completa anti-Hib; também será recomendada em contatos com crianças imunocomprometidas, independentemente do estado vacinal; e contatos de creche e escola maternal, independentemente da idade, quando dois ou mais casos ocorreram em 60 dias. O medicamento recomendado é a rifampicina.[9]

O Quadro 5 apresenta os medicamentos e doses recomendados para quimioprofilaxia nas meningites bacterianas.

Quadro 5 Quimioprofilaxia recomendada nas meningites bacterianas

Agente etiológico	Medicamento	Dose
Neisseria meningitidis	Rifampicina	Recém-nascido: 5 mg/kg/dose, 12/12 horas, por 2 dias. Maiores de 1 mês: 10 mg/kg/dia 12/12 horas, por 2 dias (dose máxima: 600 mg).
	Ceftriaxona	Até 15 anos: 125 mg, intramuscular, dose única. Acima de 15 anos: 250 mg, intramuscular, dose única.
	Ciprofloxacino	Acima de 18 anos: 500 mg, via oral, dose única.
Haemophilus influenzae	Rifampicina	Recém-nascido: 10 mg/kg/dia, dose única dia, por 4 dias. Maiores de 1 mês: 20 mg/kg/dia, dose única dia, por 4 dias.

Fonte: Dine e Moreira, 2021.[9]

Complicações

As meningites têm elevada morbimortalidade. As principais complicações observadas são: crises convulsivas, cefaleia, hipertensão intracraniana, edema cerebral, trombose de seio venoso, síndrome de secreção inapropriada de hormônio antidiurético, abcesso cerebral, efusão subdural, ventriculite, déficit auditivo, distúrbios cognitivos e déficits neurológicos focais.[2,9]

MENINGOENCEFALITES VIRAIS

Meningite viral, também denominada meningite asséptica, pode ser definida como uma doença febril com sinais e sintomas de irritação meníngea, sem outros sinais de comprometimento neurológico, sem que sejam encontradas bactérias no líquor.[10] No caso do envolvimento do parênquima cerebral – encefalites – são observados, além da febre, alteração do estado mental, convulsões e déficits neurológicos focais.[1]

Apesar de ser considerada rara, uma causa importante de encefalite em crianças, são os processos autoimunes, em que há uma resposta imune contra os autoantígenos neuronais, com produção de anticorpos. Na infância, a condição mais comum é a encefalite autoimune anti-NMDA (receptor N-metil-D-aspartato). Tal condição deve ser sempre aventada como diagnóstico diferencial em face da encefalite na infância, em especial nos casos em que o agente etiológico não é identificado.[9,11]

Etiologia

Os principais agentes etiológicos envolvidos nas meningoencefalites virais são os enterovírus. Esse grupo é composto por um grande número de vírus, sendo três tipos de poliovírus, 28 tipos de vírus Echo, 23 tipos do vírus Coxsackie A, seis do Coxsackie B e cinco outros enterovírus.[2] Além dos enterovírus, outros vírus são responsáveis por causar meningoencefalites e estão listados no Quadro 6.

Quadro 6 Principais agentes etiológicos das meningoencefalites virais

Vírus RNA	Vírus DNA
Enterovírus	Adenovírus
Arbovírus	Grupo do herpes-vírus
Vírus da caxumba	Varicela-zóster
Arenavírus (coriomeningite linfocitária)	Vírus Epstein-Barr
HIV1	Citomegalovírus
Vírus do sarampo	

Fonte: adaptado de Ministério da Saúde, 2021.[2]

Atualmente o SARS-CoV-2, responsável pela pandemia de Covid-19, também tem sido responsável por meningoencefalites virais.

Manifestações clínicas

As manifestações clínicas das meningoencefalites virais são semelhantes àquelas encontradas nas bacterianas, porém em geral são menos severas.[12]

Alguns vírus podem ter achados mais característicos, como no caso dos enterovírus, nos quais se observa que a febre está acompanhada de sintomas como anorexia, náuseas, vômitos, exantema, mialgia e sintomas respiratórios.[12]

Nas encefalites autoimunes são comuns os sintomas neuropsiquiátricos, tais como déficits de memória e cognição, psicose, convulsões, movimentos anormais ou coma.[12]

Diagnóstico

Diante das manifestações clínicas de febre associada com sinais e sintomas de irritação meníngea, o exame do LCR está indicado. O Quadro 7 apresenta as alterações liquóricas nas meningites virais.

Quadro 7 Alterações liquóricas nas meningites virais

Características	LCR normal	LCR na meningite viral
Aspecto	Límpido	Límpido
Cor	Incolor, "água de rocha"	Incolor ou opalescente
Cloretos	680-750 mEq/L	Normal
Glicose	45-100 mg/dL	Normal
Proteínas	15-50 mg/dL	Levemente aumentadas
Leucócitos	0-5/mm^3	5-500 leucócitos

LCR: líquido cefalorraquidiano.
Fonte: adaptado de Ministério da Saúde, 2021.[2]

O isolamento do agente etiológico viral é de extrema importância e pode ser feito por meio de isolamento viral em cultura celular: líquor ou fezes; PCR: líquor, soro e outras amostras.[2]

Neuroimagem não é utilizada de forma rotineira nas meningoencefalites virais. Está reservada para os casos de déficits neurológicos focais, alteração importante do estado mental e sinais de hipertensão intracraniana.[12]

Eletroencefalograma: a presença de descargas epileptiformes laterais periódicas, além de ondas lentas de alta voltagem, principalmente nos lobos temporais, é altamente sugestiva de meningoencefalite herpética.[9]

Tratamento

Com exceção da meningite por Herpes-vírus (tipo 1 e 2 e varicela-zóster), em que o aciclovir está recomendado, as demais meningoencefalites virais são tratadas de forma sintomática.

Dose de aciclovir:

- Neonatos: 60 mg/kg/dia endovenoso, divididos a cada 8 horas, por no mínimo 21 dias.
- Crianças de 3 meses a 11 anos de idade: 30 a 45 mg/kg/dia, endovenoso, divididos a cada 8 horas, por 14 a 21 dias.
- Adolescentes maiores de 12 anos de idade: 30 mg/kg/dia, endovenoso, divididos a cada 8 horas, por 14 a 21 dias.

Prognóstico

As meningites/meningoencefalites virais são muito prevalentes em todo o mundo, porém clinicamente são menos severas, com manifestações benignas e recuperação espontânea completa, quando comparadas com as meningites bacterianas. Os quadros mais graves e fatais, em geral, acontecem em neonatos, lactentes, além de crianças imunocomprometidas. As maiores complicações e desfechos neurológicos mais graves acontecem em infecções pelo Enterovírus 71 e 68. As complicações dependem do vírus envolvido, da idade e do estado imune da criança. Fatores como vacinação completa, diagnóstico correto e precoce e uso de agentes antivirais reduzem a morbidade e a mortalidade.[13]

ORIENTAÇÕES AOS PAIS

A vacinação completa é a melhor e mais segura forma de prevenção de meningites e meningoencefalites na infância. O surgimento de vacinas para os principais agentes envolvidos na gênese da doença mudou radicalmente os índices de ocorrência em nosso país. Hoje os três principais agentes envolvidos nas meningites bacterianas agudas – meningococo, pneumococo e *Haemophilus influenzae* – são imunopreveníveis com vacinas disponíveis pelo Sistema Único de Saúde (SUS). O mesmo acontece com alguns vírus responsáveis por infecções no sistema nervoso.

✓ CONCLUSÃO

Meningites e meningoencefalites são consideradas uma emergência infecciosa, e os profissionais devem sempre estar alertas para esses diagnósticos diante de síndromes febris agudas. O diagnóstico correto e precoce, assim como o tratamento eficaz, pode mudar o desfecho do quadro, visto que, apesar de toda evolução tecnológica e do uso de potentes agentes antimicrobianos, a morbidade e a mortalidade são elevadas.

REFERÊNCIAS BIBLIOGRÁFICAS

1. Aksamit AJ Jr, Berkowitz AL. Meningitis. Continuum (Minneap Minn). 2021;27(4):836-54.
2. Brasil. Ministério da Saúde. Secretaria de Vigilância em Saúde. Departamento de Articulação Estratégica de Vigilância em Saúde. Guia de Vigilância em Saúde. 5.ed. Brasília: Ministério da Saúde; 2021.
3. Sztajnbok DCN. Meningite bacteriana aguda. Revista de Pediatria Soperj. 2012;13(2):72-6.
4. Kaplan SL. Bacterial meningitis in children older than one month: clinical features and diagnosis. UpToDate. Última atualização em 1 de abril de 2022.
5. Motta F. Doença meningocócica: quadro clínico, diagnóstico e tratamento. Sociedade Brasileira de Pediatria. Fascículo 3. 2015.
6. Apicella M. Clinical manifestations of meningococcal infection. UpToDate. Última atualização em 4 de outubro de 2021.
7. Kaplan SL. Bacterial meningitis in children older than one month: treatment and prognosis. UpToDate. Última atualização em 1 de abril de 2022.
8. Kaplan SL. Bacterial meningitis in children: dexamethasone and other measures to prevent neurologic complications. UpToDate. Última atualização em 11 de maio de 2022.
9. Dine BASM, Moreira ASS. Meningoencefalites infecciosas agudas. In: Santos FN, Pastura G. Neuropediatria no dia a dia. Rio de Janeiro: Rubio; 2021. p.443-9.
10. Di Pentima CD. Viral meningitis in children: epidemiology, pathogenesis, and etiology. UpToDate. Última atualização em 21 de abril de 2021.
11. Oliveira RF, Martins MM. Encefalite autoimune. In: Santos FN, Pastura G. Neuropediatria no dia a dia. Rio de Janeiro: Rubio; 2021. p.455-9.
12. Di Pentima CD. Viral meningitis in children: clinical features and diagnosis. UpToDate. Última atualização em 19 de janeiro de 2021.
13. Al-Qahtani SM, Shati AA, Alqahtani YA, Ali AS. Etiology, clinical phenotypes, epidemiological correlates, laboratory biomarkers and diagnostic challenges of pediatric viral meningitis: descriptive review. Front Pediatr. 2022;10:923125.

23

DÉFICIT MOTOR AGUDO

Adriana Rocha Brito
Marcio Moacyr Vasconcelos

OBJETIVOS

- ✓ Apresentar as principais causas de fraqueza muscular aguda na faixa etária pediátrica.
- ✓ Identificar as manifestações que ocorrem em crianças e adolescentes com déficit motor agudo e auxiliar no reconhecimento do quadro clínico dos principais diagnósticos diferenciais.
- ✓ Orientar a abordagem no setor de emergência pediátrica.

INTRODUÇÃO

Fraqueza muscular de início agudo em crianças e adolescentes é uma condição que exige extrema atenção em busca de indícios na história clínica e nas alterações no exame físico, primordiais para elucidação do diagnóstico.[1-4]

O déficit motor pode se apresentar de forma localizada, como na paralisia facial e nas monoplegias, ou mais difusa, como nas paraplegias, hemiplegias ou tetraplegias.[1,3] É importante mencionar que será utilizado neste texto o termo plegia para representar fraqueza total e também a parcial,[3] mas, por definição exata, plegia significa perda total dos movimentos, ou seja, uma paralisia, e paresia representa redução de força com perda parcial dos movimentos. A determinação do grau de força muscular é obtida durante o exame neurológico formal.

De acordo com as manifestações clínicas apresentadas, é possível inferir a localização da alteração ou lesão no sistema nervoso, sendo fundamental destacar a importância do exame físico minucioso, que pode evidenciar outros déficits não informados ou percebidos pelo paciente e/ou seu responsável.[1,3]

A prioridade no Setor de Emergência Pediátrica deverá ser identificar em tempo oportuno condições que exigem tratamento imediato e/ou com risco de morte.

ASPECTOS EPIDEMIOLÓGICOS

A síndrome de Guillain-Barré é a causa mais comum de paralisia flácida aguda na infância e na adolescência, seguida pela mielite transversa, mas outros diagnósticos diferenciais devem ser pensados e considerados diante de um paciente com fraqueza muscular aguda.[1-5]

O Quadro 1 cita as principais causas de déficit motor agudo na faixa etária pediátrica.

Quadro 1 Principais etiologias de déficit motor agudo na infância e na adolescência

Déficit motor localizado	▪ Paralisia facial ▪ Lesão de sistema nervoso central (tumor, abscesso, hematoma) ▪ Acidente vascular ▪ Enxaqueca complicada ▪ Epilepsia (paralisia de Todd) ▪ Trauma ▪ Neuropatia ▪ Plexopatia ▪ Poliomielite ▪ Transtornos com sintomas somáticos
Déficit motor difuso	▪ Síndrome de Guillain-Barré ▪ Mielite transversa aguda ▪ Encefalomielite disseminada aguda (ADEM) ▪ Miastenia *Gravis* ▪ Acidente vascular encefálico ▪ Hemiplegia alternante da infância ▪ Paralisias periódicas ▪ Poliomielite e outras Enteroviroses ▪ Botulismo ▪ Infecção de sistema nervoso central ▪ Encefalite de tronco encefálico ▪ Miopatias inflamatórias associadas com infecções ▪ Mielinólise pontina e extrapontina ▪ Doença metabólica ▪ Transtornos com sintomas somáticos

Fonte: baseado em Vasconcelos et al, 2017;[1] Vasconcelos MM, 2018;[2] Piña-Garza e James, 2019;[3] Sociedade Brasileira de Pediatria, 2022.[5]

PROPEDÊUTICA

A história clínica pormenorizada associada a um exame físico completo e detalhado são elementos valiosos para o raciocínio diagnóstico e abordagem adequada do paciente.

O Quadro 2 apresenta um roteiro com informações relevantes que devem ser obtidas na chegada ao pronto atendimento. É importante a determinação do tempo de evolução, pois considera-se fraqueza de instalação aguda aquela que se manifesta em um período de horas a poucos dias.[2,6]

Quadro 2 Anamnese direcionada para a avaliação de paciente com déficit motor

Tem alguma doença ou transtorno diagnosticado previamente?
Apresenta alguma alteração em investigação? Atraso ou regressão do desenvolvimento?
Já apresentou fraqueza em alguma parte do corpo antes?
Quando começou, em que parte do corpo começou e como evoluiu cronologicamente?
Está piorando? Está melhorando? Continua igual? Houve progressão da fraqueza muscular (ascendente / descendente)?
O que o paciente estava fazendo quando a fraqueza apareceu?
Você percebe relação entre algum fator (algum acontecimento, horário, lugar, presença de alguma pessoa, imunização, alimento ou medicamento) e o aparecimento do déficit?
A fraqueza muscular piora com atividade e melhora com o descanso (presença de fadiga)?
Havia algum sintoma antes do aparecimento da fraqueza?
Há presença de dor, sensibilidade, dormência ou sensação anormal?
Presença de cefaleia?
Alterações visuais?
Alteração no exame do estado mental?
Percebeu alguma mudança no comportamento habitual?
Há mudança na micção e / ou na evacuação?
Já apresentou crise epiléptica?
Há sinais ou sintomas de infecção?
Sofreu algum trauma? Algum ferimento?
Exposição a algum agente tóxico? Picada de mosquito? Picada de carrapato?
Teve contato com alguém doente?
Faz uso de algum medicamento? Para tratar o quê?
Houve alguma situação estressante recentemente? Perda de pessoas com estreito vínculo afetivo? Problemas na escola? Dificuldades com colegas ou amigos?

Fonte: adaptado de Vasconcelos et al, 2017.[1]

Durante a avaliação, o pediatra deverá estar atento para a possibilidade de estar diante de um quadro de pseudoparalisia em alguns casos que se apresentam com queixa inicial de fraqueza. Nestes pacientes, o exame físico comprova a presença de força muscular preservada e a existência de outro fator que comprometa o desempenho da função motora como quadros álgicos.[1,3,5,6]

O Quadro 3 traz os itens que necessitam de especial atenção durante o exame do paciente com fraqueza muscular.

Quadro 3 Exame físico do paciente com déficit motor agudo

Ectoscopia
Avaliação dos sinais vitais
Exame do sistema cardiovascular, aparelho respiratório e abdome. Há sinais de insuficiência respiratória?
Há sinais de irritação meníngea (rigidez de nuca, presença dos sinais de Brudzinski e Kernig)?
Avaliação do crescimento (inclusive perímetro cefálico) e do desenvolvimento
Exame da pele – alguma alteração? Alguma mancha típica de síndrome neurocutânea?
Exame do estado mental - está alerta? Presença de irritabilidade? Como estão as habilidades comunicativas? Desorientação? Letárgico? Sonolento? Coma?
Exame dos nervos cranianos - Qual o tamanho das pupilas? São isocóricas? Fotorreagentes? Avaliar acuidade visual, mobilidade ocular extrínseca, fazer fundoscopia. Há fraqueza facial? Disfagia, disartria, disfonia? Alteração ao exame do palato e / ou da língua?
Exame motor – há atrofia muscular? Assimetria corporal? Avaliar tônus muscular, força muscular
Exame dos reflexos tendinosos profundos – há clônus? Avaliação do reflexo cutanêo-plantar – há presença do sinal de Babinski?
Exame sensitivo (avaliar também presença de nível sensitivo)
Coordenação motora
Exame da marcha / o paciente deve estar descalço

Fonte: adaptado de Vasconcelos et al, 2017.[1]

Com base nos achados semiológicos, pode-se inferir a localização anatômica da alteração ou lesão no sistema nervoso. A apresentação clínica varia de acordo com a topografia da área acometida. O Quadro 4 apresenta a correlação entre as características clínicas e o componente do sistema motor envolvido.

Quadro 4 Achados no exame neurológico e a localização da alteração no sistema nervoso

Topografia	Achados no exame neurológico
Neurônio motor superior (agressão ao parênquima cerebral ou em algum ponto da via piramidal)	▪ Fraqueza ▪ Espasticidade ▪ Fasciculação ausente ▪ Hiperreflexia profunda/clônus ▪ Sinal de Babinski
Neurônio motor inferior (ponta anterior da medula)	▪ Fraqueza mais pronunciada em relação à lesão no 1º neurônio motor / pode ser assimétrica/ atrofia muscular ▪ Tônus muscular normal ou diminuído ▪ Hipor-reflexia ou arreflexia ▪ Presença de fasciculações ▪ Reflexo cutâneo-plantar em flexão ou abolido

(continua)

Quadro 4 Achados no exame neurológico e a localização da alteração no sistema nervoso (*continuação*)

Topografia	Achados no exame neurológico
Nervo periférico	▪ Fraqueza simétrica distal ▪ Tônus muscular normal ou diminuído ▪ Fasciculação ausente ▪ Hiporreflexia ou arreflexia ▪ Alteração sensitiva
Junção neuromuscular	▪ Fraqueza (principalmente acometendo olhos, face e força proximal) ▪ Flutuação da força muscular com a atividade e o repouso ▪ Fatigabilidade ▪ Tônus muscular normal ▪ Fasciculação ausente ▪ Reflexos normais
Músculo	▪ Fraqueza simétrica – predomínio do déficit de força proximal ▪ Tônus muscular normal ou diminuído ▪ Fasciculação ausente ▪ Hiporreflexia se fraqueza significativa/reflexos profundos podem estar ausentes

Fonte: baseado em Piña-Garza JE, James KC, 2019;[3] Sociedade Brasileira de Pediatria, 2022;[5] Casella, 2018.[6]

Na maioria dos quadros citados haverá necessidade da realização de exames complementares para confirmação diagnóstica, que serão discutidos a seguir.

PRINCIPAIS CAUSAS DE DÉFICIT MOTOR AGUDO

Serão apresentadas as principais etiologias da fraqueza muscular de instalação aguda em pacientes pediátricos, especialmente aquelas que necessitam de tratamento precoce e cuja abordagem imediata está nas mãos do emergencista.

Síndrome de Guillain-Barré

É um distúrbio do sistema nervoso periférico que afeta todas as faixas etárias e se apresenta com fraqueza muscular simétrica ascendente rapidamente progressiva. A síndrome pode ser classificada em polirradiculoneuropatia desmielinizante inflamatória aguda, a forma clássica, em que há ataque imune contra a própria bainha de mielina, levando à inflamação e desmielinização de raízes e nervos periféricos, mas há casos resultantes de lesão axonal, como nas variantes neuropatia axonal motora aguda e neuropatia axonal motora e sensitiva aguda. Outro subtipo é a síndrome de Miller Fisher, representada por ataxia, arreflexia e oftalmoplegia, podendo apresentar mínima a nenhuma fraqueza.[1-4,7]

A síndrome de Guillain-Barré é frequentemente desencadeada por infecção recente, e aproximadamente 2/3 dos casos informam uma história de infecção respiratória ou gastrointestinal trivial (especialmente pelo *Campylobacter jejuni*, mas também pelo *Helicobacter pylori*, vírus zika, citomegalovírus, vírus *Epstein--Barr*, *Mycoplasma pneumoniae* etc.) cerca de 2 a 4 semanas antes do início da fraqueza. A síndrome também foi descrita após casos de imunização.[1-4]

O quadro clínico evolui em 2 a 4 semanas e é caracterizado por paralisia flácida ascendente com arreflexia até alcançar um platô, seguido de estabilização. Podem estar presentes ataxia, sintomas sensitivos (dor e disestesias muitas vezes precedem a fraqueza e frequentemente são sintomas ignorados), disfunção autonômica (hipotensão ortostática, hipertensão, taquicardia, sudorese, disfunção pupilar, gastrointestinal e incontinência urinária e fecal) e paralisias de nervos cranianos (disfagia, fraqueza da musculatura facial).[1-4]

O exame do líquido cefalorraquidiano (LCR) mostra dissociação albumino--citológica, ou seja, aumento de proteínas com contagem celular normal ou levemente aumentada. O aumento de proteínas deve surgir dentro de 3 semanas após o início da fraqueza. A eletroneuromiografia (ENMG) é importante para distinguir as variantes da síndrome e confirma a redução da velocidade de condução nos nervos motores, latências distais prolongadas e ondas F ausentes ou prolongadas e, nos casos de dano axonal, redução da amplitude do potencial de ação muscular composto. A ressonância magnética (RM) da coluna vertebral pode revelar captação anormal de contraste pelas raízes nervosas e afasta outros diagnósticos diferenciais.[1,2,4,7]

O tratamento inclui hospitalização, monitoração cardiorrespiratória (pela possibilidade de evolução para insuficiência respiratória de forma rápida), vigilância de manifestações de disfunção autonômica (que podem ser ameaçadoras à vida), analgesia em caso de dor e uso de imunoglobulina intravenosa (IGIV) na dose de 400 mg/kg/dia por 5 dias consecutivos, o que reduz a gravidade e a duração dos sintomas. Uma opção ao uso de IG é a realização de plasmaférese. E é importantíssimo destacar que, desde o início, o paciente deve receber atendimento fisioterápico e apoio psicológico. Corticosteroides não têm valor benéfico e são contraindicados na síndrome de Guillain-Barré.[2-4]

A recuperação se inicia geralmente entre 2 e 4 semanas após a estabilização do quadro e o prognóstico costuma ser excelente, com a maioria dos casos evoluindo com recuperação total, embora possa demorar semanas ou meses.[2-4]

Mielite transversa

É uma doença desmielinizante aguda da medula espinhal de etiologia autoimune e rápida evolução, podendo ocorrer em qualquer nível medular, e que resulta em paraplegia ou tetraplegia (déficit motor bilateral, inicialmente flácido e que pode ser assimétrico, evoluindo em alguns dias com hipertonia, exaltação de reflexos profundos e presença do sinal de Babinski), presença de nível sensitivo (mais frequente na região torácica) e disfunção autonômica (entre as alterações, perda do controle do intestino e da bexiga). A mielite atinge sua intensidade máxima em horas ou até 21 dias.[1,2,4,8]

A mielite pode estar associada a outras doenças como a neurite óptica (caracterizando a Doença de *Devic* ou neuromielite óptica), podendo se manifestar após infecção viral ou imunização (não há comprovação definitiva da relação causal) ou, ainda, não ser encontrada uma causa específica.[4] É fundamental afastar causas compressivas que possam explicar as manifestações clínicas.[1,8]

A inflamação é demonstrada pela presença de pleocitose, com predomínio de mononucleares, e aumento discreto de proteínas no exame de LCR. A RM com administração de gadolíneo é o exame de escolha para visualização da localização e extensão da desmielinização da medula espinhal.[1,3,8]

A avalição da acuidade visual é necessária para afastar neuromielite óptica, e em caso de suspeita deve ser solicitada a pesquisa de anticorpos antiaquaporina 4. A RM do encéfalo, incluindo avaliação das vias ópticas, é importante para excluir lesões desmielinizantes em outras localizações anatômicas.[2-4]

O tratamento deve ser iniciado com metilprednisolona, 30 mg/kg/dia (até no máximo 1 g) por via IV, por 3 a 5 dias. Considerar IGIV e plamaférese em caso de resposta clínica desfavorável.[2,3,8] Deve-se proceder ao cateterismo vesical intermitente e iniciar o quanto antes a reabilitação fisioterápica.[8]

Alguns pacientes apresentam incapacidade significativa em longo prazo, com cerca de 75% evoluindo com distúrbios sensitivos permanentes e 80% com dificuldades no controle urinário, sequela mais frequente.[3]

Encefalomielite Disseminada Aguda (ADEM, do inglês *Acute Disseminated Encephalomyelitis*)

É uma doença desmielinizante inflamatória que afeta a mielina do sistema nervoso central (SNC). Em 70-95% dos casos há história de infecção viral, bacteriana e, mais raramente, vacinação, cerca de 2 dias a 4 semanas antes do surgimento dos sinais e sintomas.[1,2]

O quadro clínico é caracterizado por manifestações multifocais, sendo as mais comuns: alteração do nível de consciência (que pode variar de letargia a coma), paralisias, inclusive de pares cranianos, sinais piramidais, ataxia, parestesias, convulsões e sintomas vesicais. Podem estar presentes cefaleia, febre, vômitos e meningismo.[1,2,8] A desmielinização cerebral pode seguir, preceder, ou ainda ocorrer junto com a mielite.[3]

Diante das manifestações clínicas, uma prioridade será descartar uma infecção bacteriana ou viral aguda do SNC, sendo necessário realizar a análise sorológica e LCR o mais rápido possível; inclusive os pacientes geralmente são tratados com antibióticos de amplo espectro e/ou medicamentos antivirais até que uma etiologia infecciosa seja excluída.[2] O exame do LCR pode estar normal ou apresentar pleocitose com predomínio de linfócitos e/ou níveis de proteína levemente aumentados.[2]

A RM mostra lesões hiperintensas multifocais, tipicamente grandes, bilaterais, mas assimétricas e mal delimitadas nas imagens ponderadas em T2 e FLAIR, envolvendo a substância branca subcortical e central, bem como a junção cortical da substância cinzenta-branca, cerebelo e tronco encefálico. A substância cinzenta do tálamo e dos núcleos da base está frequentemente envolvida.[2] Envolvimento da medula espinhal foi descrito em até um terço dos pacientes e realce pelo contraste em até 30%.[8]

O tratamento deve ser realizado precocemente com corticosteroides. Prescrever metilprednisolona 30 mg/kg/dia (máximo de 1g/dia) por 3 a 5 dias, seguida de 1-2 mg/kg/dia de prednisolona por 1-2 semanas com retirada em 2- 6 semanas. IGIV 2 g/kg dividido em 2 a 5 dias de tratamento representa a segunda linha de tratamento em casos resistentes. Fazer plasmaférese em casos fulminantes ou refratários após uso de corticoterapia e/ou imunoglobulina.[2,8]

O prognóstico costuma ser favorável com relatos de recuperação completa em 57-92% dos pacientes. A sequela mais frequente são os déficits motores focais persistentes.[8]

A desmielinização aguda do SNC pode representar uma doença como a ADEM, usualmente monofásica, mas pode também ser o primeiro ataque de uma doença multifásica, portanto é indispensável o acompanhamento estreito do paciente e, caso necessário, intervir precocemente para diminuir o risco de incapacidade em longo prazo.[2,8]

Miastenia *Gravis* juvenil

É uma doença autoimune que afeta a junção neuromuscular causando fraqueza muscular flutuante e fatigabilidade. É um distúrbio adquirido, que pode ocorrer em qualquer faixa etária, causado pela presença de autoanticorpos contra elementos da membrana pós-sináptica do músculo, sendo os mais frequentes os que bloqueam os receptores da acetilcolina (RACh).[2,5]

A produção de autoanticorpos na miastenia *gravis* juvenil é um processo dependente de células T, e acredita-se que o timo desempenhe um papel importante na desregulação da autotolerância e, consequentemente, na patogênese da miastenia.[9] Encontra-se timoma em 15% dos adultos e miastenia generalizada, porém em menos de 5% das crianças.[2,3] O ataque imunológico dependente de células T mediado por anticorpos resulta em dano da membrana pós-sináptica, redução da quantidade de receptores funcionantes e comprometimento da transmissão neuromuscular. Outro alvo da agressão autoimune descrito é a quinase muscular específica (MuSK), que desempenha um papel no agrupamento de AChRs na região da placa terminal e também na formação da placa terminal e sua manutenção. Anticorpos para MuSK são encontrados no soro de cerca de 1/3 dos pacientes que são RACh soronegativos.[2]

De acordo com a localização dos músculos afetados pode ser classificada em ocular e generalizada.[9] A miastenia ocular afeta primariamente ou exclusivamente os músculos oculares (embora os músculos da face e dos membros podem estar levemente envolvidos) causando ptose e diplopia, já na miastenia generalizada há fraqueza moderada a grave dos músculos bulbares, causando disfagia, disartria, disfonia etc., e da musculatura esquelética (especialmente musculatura proximal), mas fraqueza muscular localizada, principalmente da musculatura extraocular e/ou ptose predominam como manifestação inicial na maioria dos casos.[3,9] A fraqueza muscular é flutuante e tende a piorar ao longo do dia e com o exercício e melhora com o repouso.[5] Pode haver acometimento dos músculos respiratórios levando à insuficiência respiratória (crise miastênica), uma verdadeira emergência neurológica que requer tratamento imediato em ambiente de terapia intensiva com necessidade de assistência ventilatória.[2,5,6]

A mistenia *gravis* é uma doença tratável, com muitas modalidades de tratamento eficazes, portanto deve ser prontamente reconhecida e diagnosticada.[9] Para o diagnóstico podem ser realizados os seguintes exames:

- Teste com anticolinesterásico, que faz melhorar temporariamente a força muscular e deve ser realizado em ambiente adequado - com fonte de oxigênio, material para reanimação e uma seringa com sulfato de atropina 0,01 mg/kg preparado para ser fornecida IV, em caso de necessidade para minimizar os efeitos muscarínicos do anticolinesterásico. Monitorar sinais vitais até o fim do efeito farmacológico.[2]
  Teste: Aplicar neostigmina intramuscular 0,04 mg/kg e observar melhora da força muscular a partir de 10-15 minutos, atingindo resposta plena em 20 a 40 minutos. Diante de um resultado duvidoso ou teste negativo pode ser administrada uma segunda dose, igual a anterior, 4 horas após a primeira aplicação. Os principais efeitos colaterais são miose, lacrimejamento, salivação, bradicardia, aumento de secreções brônquicas, náuseas, vômitos, cólicas abdominais, diarreia.[2]
- Título de anti-RACh e, em caso negativo, solicitar anti-MuSK. Devem ser realizados testes sorológicos para doenças autoimunes e avaliação da tireoide.

- ENMG: demonstra diminuição da amplitude dos potenciais de ação motora à estimulação repetitiva do nervo, chamada de resposta decremental, que representa a fatigabilidade muscular.[5]
  O exame de fibra única do frontal e do orbicular do olho é muito sensível para o diagnóstico de miastenia.[3]
- Exame de imagem (RM é exame de escolha em crianças) para avaliar presença de hiperplasia de timo ou timoma.[5]

O tratamento clínico é realizado com os seguintes fármacos:

- Administração de piridostigmina (anticolinesterásico) – dose inicial de 3-4 mg/kg/dia dividida em 4 a 6 tomadas por dia é efetiva na maioria dos casos, com bom prognóstico.[2]
- A prednisona é usada como agente imunossupressor de 1ª escolha por se tratar de doença autoimune. Iniciar com 1,5 mg/kg/dia de prednisona (dose máxima 100 mg/dia). Quando o paciente estiver estável, passar a dar em dias alternados e iniciar a redução da dose em 10% por mês até a mínima dose que mantenha o paciente livre de sintomas. Monitorar efeitos colaterais.[2,3]
- Na crise miastênica ou nos casos refratários, a IGIV ou a plasmaférese podem ser benéficas.[3]

A timectomia deve ser oferecida para todos os pacientes pediátricos com início dos sintomas há menos de 3 anos, que apresentem quadro moderado a grave e tenham anticorpos positivos anti-RACh ou anti-MuSK.[2,5]

E por fim, é importantíssimo mencionar que alguns fatores podem desencadear ou piorar a miastenia e deverão ser evitados, são eles: cirurgia, gravidez, calor, estresse, infecções virais, e entre os medicamentos, antibióticos (aminoglicosídeos, fluoroquinolonas, tetraciclinas, sulfonamidas, penicilinas, nitrofurantoína etc.), magnésio e medicamentos contendo magnésio (por exemplo, laxantes, antiácidos), toxina botulínica, D-Penicilamina, medicamentos cardiovasculares (betabloqueadores, bloqueadores dos canais de cálcio etc.), fenitoína, anestésicos, bloqueadores neuromusculares, entre outros.[5,6,9]

Acidente vascular

Crianças e adolescentes com início agudo de déficit neurológico focal apresentando, por exemplo, hemiplegia, perda da sensibilidade em um dimídio corporal, ataxia, paralisia facial unilateral e/ou afasia devem ser investigados através de neuroimagem para avaliação de acidente vascular encefálico, uma emergência neurológica.[1,5]

Nos casos de infarto medular, o quadro clínico inclui sinais típicos de comprometimento de medula espinhal, como nível sensitivo, disfunção vesical e/ou intestinal e paraplegia ou tetraplegia.[1]

Os acidentes vasculares apresentam três mecanismos subjacentes: isquemia, trombose venosa cerebral e evento hemorrágico.[1]

É fundamental lembrar-se da síndrome do bebê sacudido, que acomete em geral crianças com menos de 2 anos e especialmente bebês ao redor dos 6 meses de vida, resultando em hemorragia intracraniana,[5] podendo levar a convulsões, alterações do estado mental e parada respiratória, e é classificado como violência contra criança, tema abordado no capítulo 60 deste livro. Deve ser realizada a fundoscopia durante o exame físico, sendo possível documentar hemorragias retinianas bilaterais na maioria dos casos.

A hospitalização é indicada para todos os casos comentados acima, assim como acompanhamento e abordagem por especialista.

Paralisias periódicas

São um grupo de distúrbios neuromusculares raros causados por disfunção nos canais iônicos dos músculos, geneticamente determinados e relacionados às mutações no gene SCN4A dos canais de sódio, gene CACNA1S dos canais de cálcio ou gene KCNJ2 dos canais de potássio. Causam ataques episódicos de fraqueza do músculo esquelético ou paralisia com início na 1ª ou 2ª década de vida, normalmente associados a mudanças no nível sérico de potássio.[1,2,6] São classificadas em paralisia periódica hipocalêmica, paralisia periódica hipercalêmica e síndrome de Andersen-Tawil. O diagnóstico é confirmado por testes genéticos.[10]

A síndrome de Andersen-Tawil é a única canalopatia que afeta outros sistemas além do músculo esquelético, ou seja, músculo cardíaco e desenvolvimento ósseo e é composta da tríade clássica de paralisia periódica, defeitos de condução cardíaca (arritmias associadas ao intervalo Q-T longo são ameaçadoras a vida) e características dismórficas.[3,10,11]

É importante procurar na história presença de fatores precipitantes. Na paralisia hipocalêmica, os gatilhos comumente relatados são: alimentação rica em carboidrato, repouso após exercício, *stress*; já na hipercalêmica: repouso após o exercício, jejum, ingestão de potássio, frio e *stress*.[1,6,10,11] Pode ser uma boa ideia preencher e manter um diário alimentar.

O tratamento consiste em medidas gerais, como monitorar níveis de potássio sérico e eletrocardiograma (ECG) durante os episódios de fraqueza, e identificar os fatores precipitantes e evitá-los. Exercícios leves e relaxamento muscular parecem minimizar futuros ataques.[10,11]

Pacientes com paralisia periódica hipocalêmica são os que mais frequentemente se apresentam nos serviços de emergência, devido à natureza prolongada de seus ataques. Diante de primeiro episódio de paralisia periódica hipocalêmica, o paciente deve ser investigado para causas secundárias de hipocalemia, principalmente tireotoxicose. Pacientes com baixo nível sérico de potássio necessitam de monitoramento por ECG, e diante de quaisquer alterações no ECG há indicação para usar uma reposição intravenosa de potássio em vez de oral.[11] A monitoração do ECG e do potássio sérico deve ser mantida durante a reposição e por várias horas após sua correção ao normal, porque durante um ataque o potássio é retido intracelularmente, mas o potássio corporal total não é realmente baixo. À medida que o ataque diminui, o potássio retorna ao soro, então esse precesso combinado à reposição exógena pode resultar em hipercalemia rebote e morte iatrogênica.[10,11]

Ataques leves ou breves quase nunca necessitam de medicação, apresentando resolução espontânea. Nas crises mais intensas de paralisia hipocalêmica administrar cloreto de potássio oral. O uso profilático contínuo de acetazolamida pode prevenir os ataques de paralisia hipo e hipercalêmica.[1,2,6,10]

Botulismo

O botulismo é uma doença rara causada pela toxina produzida pelo bacilo gram-positivo anaeróbio *Clostridium botulinum*, que chega às junções neuromusculares por via hematogênica e se liga de forma irreversível, produzindo um bloqueio pré-sináptico da liberação de acetilcolina e produzindo paralisia flácida aguda simétrica e descendente, que se inicia pelos músculos inervados pelos nervos cranianos e pode causar insuficiência respiratória. A toxina botulínica acomete apenas nervos motores, não havendo alteração do estado mental ou manifestações sensitivas. Constipação é frequentemente relatada como um sintoma precoce nos lactentes, seguida por múltiplas paralisias bulbares representadas por ptose, dificuldade alimentar, fraqueza facial, choro fraco, sucção débil. Pode haver fraqueza generalizada, hipotonia e hiporreflexia.[2,3,12]

São descritas as seguintes formas: botulismo intestinal (conhecido por botulismo infantil), que acomete com maior frequência os bebês com idade entre 3 e 26 semanas; o botulismo alimentar, a partir de alimentos contaminados; o botulismo por ferimentos, oriundo da contaminação de feridas; e raríssimos casos de botulismo acidental associado à administração terapêutica ou estética da toxina.[2,3,12]

Exames demonstram a presença da toxina no soro ou do micro-organismo ou da toxina nas fezes ou em feridas. Observa-se na ENMG que a estimulação repetitiva de baixa frequência produz um decremento, mas na estimulação de alta frequência há facilitação com aumento da amplitude dos potenciais de ação.[2,3]

O paciente deve ser internado e monitorado de perto, devido ao potencial para deterioração clínica rápida, com disfunção autonômica e insuficiência respiratória. O principal tratamento é de suporte. Nos casos com dificuldade alimentar instituir nutrição nasogástrica ou parenteral.[2,12]

A única terapia específica para o botulismo é a antitoxina botulínica que, administrada dentro dos 2 primeiros dias após o início dos sintomas (mas idealmente dentro de 24 horas), pode interromper a progressão da paralisia e prevenir o comprometimento respiratório em alguns pacientes, embora não pode reverter a paralisia já estabelecida. A administração da antitoxina deve ser supervisionada com cuidado pelo potencial de causar reações adversas graves, incluindo anafilaxia.[2,12]

Cabe ainda lembrar que a administração de aminoglicosídeos, tetraciclinas, magnésio, cálcio ou de bloqueador neuromuscular nestes pacientes pode potencializar o bloqueio neuromuscular e precipitar insuficiência respiratória.[2,12]

O prognóstico é bom, com recuperação completa (na ausência de complicações graves), porém pode demorar vários meses.[2]

Por fim, é importante destacar que é uma doença de notificação compulsória imediata – deve ser notificada em até 24 horas para que as ações de vigilância sejam realizadas em tempo oportuno.

Paralisia Facial

A paralisia facial pode resultar de um acometimento periférico ou de uma lesão central do nervo facial envolvendo o neurônio motor superior. A paralisia facial central se manifesta na parte inferior do rosto com preservação da mobilidade dos músculos da testa, em virtude da inervação bilateral da metade superior da face, ou seja, apenas o lado contralateral da face inferior é afetado, e está mais frequentemente associada à hemiparesia ipsilateral. Por outro lado, uma lesão no neurônio motor inferior resulta em fraqueza em toda a hemiface ipsilateral.[2,13]

As causas mais frequentes de paralisia facial periférica em crianças e adolescentes são a paralisia de Bell, responsável por 60 a 80% dos casos, doenças infecciosas (como a doença de Lyme, otite média aguda, síndrome de Ramsay-Hunt etc), patologias malignas, traumas e anomalias congênitas, então é preciso investigar essas possibilidades na anamnese e exame físico. A paralisia de Bell é a forma idiopática da paralisia facial periférica adquirida, sendo um diagnóstico de exclusão quando nenhuma outra causa é encontrada.[2,13] O desafio do emergencista será identificar os pacientes que necessitam de investigação complementar.

O diagnóstico de Paralisia de Bell pode ser estabelecido de forma confiável nos casos de paralisia facial periférica adquirida, de início agudo e isolada.[13] O tratamento da Paralisia de Bell envolve o uso de corticosteroides, caso a criança seja atendida em até 7 dias (idealmente em até 3 dias) do início da paralisia – a recomendação é iniciar prednisolona oral na dose de 1 a 2 mg/kg/dia (dose máxima de 60 mg) e usar por 5 a 7 dias.[13] Alguns autores preconizam associar aciclovir (30 mg/kg/dia) na suspeita de infecção viral. É fundamental a proteção da córnea, pelo risco de irritação e ulceração, com a administração de colírio lubrificante, preferencialmente a cada hora durante o dia, pomada lubrificante oftálmica e tampão durante o sono, além de proteção solar. Não há indicação de fisioterapia e o prognóstico costuma ser excelente, com taxa de recuperação espontânea chegando a 97%.[13]

Transtornos com sintomas somáticos

Problemas psicológicos ou relacionais podem se manifestar como queixas ou sintomas corporais, sem que se encontre justificativa orgânica para a presença da sintomatologia. Os quadros de conversão podem se apresentar por meio de sinais e sintomas motores e sensoriais semelhantes a paralisia, ataxia, afonia, convulsões, anestesia, cegueira, visão dupla, em geral representando simbolicamente um conflito psicológico inconsciente.[5]

As manifestações, nestes casos, caracteristicamente não respeitam a anatomia e a fisiologia, e nas paralisias por conversão, por exemplo, os reflexos são normais.[5,6]

É essencial o pediatra estar atento para este tipo de situação, especialmente quando o exame neurológico não for compatível com as manifestações apresentadas,[6] reconhecer o sofrimento psíquico subjacente e acolher crianças e adolescentes com perturbações conversivas, evitando procedimentos, exames e tratamentos desnecessários, assim como preparar cuidadosamente o paciente e a família para o encaminhamento a profissionais do campo da saúde mental.[5]

DESAFIOS ATUAIS

Embora alguns diagnósticos descritos sejam raros, a maioria deles apresenta manifestações graves, exigindo diagnóstico precoce e manejo imediato. A diferenciação entre as causas de fraqueza muscular aguda pode representar um desafio diagnóstico fora de centros especializados, pela necessidade, em algumas dessas condições, de exames complementares e avaliação e condução por especialista.

Outro desafio contemporâneo é o enfrentamento às baixas taxas de coberturas vacinais no Brasil, atualmente considerado um dos países com alto risco para a reintrodução da poliomielite – uma das causas de paralisia flácida aguda e erradicada há 30 anos do nosso meio.[14] Também é importante mencionar os quadros neurológicos descritos em pacientes pediátricos com infecção pelo SARS-CoV-2, sugerindo uma associação - foram relatados casos de síndromes desmielinizantes, entre elas a síndrome de Guillain-Barré e ADEM; encefalites, alterações cerebrovasculares, pseudotumor cerebral etc.[15] E, ainda, o papel das infecções como fator de risco para acidente vascular – um estudo documentou que o não cumprimento do calendário vacinal gerou um risco 8 vezes maior de acidente vascular na faixa etária pediátrica.[5] A imunização é uma das intervenções mais eficazes que existem, reduzindo a chance de surtos infecciosos, hospitalizações e sequelas, devendo ser aproveitados todos os contatos com os pacientes e seus responsáveis para orientações sobre vacinação e conscientização da sua importância para a saúde das crianças e adolescentes.[14]

ORIENTAÇÕES AOS PAIS

- Algumas situações podem evoluir com recuperação incompleta e apresentar comprometimentos em várias áreas, assim como intercorrências clínicas, com necessidade de encaminhamento para acompanhamento regular por neurologista pediátrico e reabilitação por equipe multidisciplinar.
- Entregar um resumo pormenorizado contendo tudo o que foi realizado, incluindo resultados dos exames e / ou informações sobre a resposta ao tratamento prescrito.
- Ficar atento à saúde emocional da criança / do adolescente.
- Manter o calendário vacinal em dia e, se necessário, atualizá-lo.

✓ CONCLUSÃO

Muitos quadros neurológicos podem se apresentar na infância e na adolescência com fraqueza muscular de instalação aguda, o que requer uma avaliação clínica cuidadosa e completa para estreitar o diagnóstico diferencial entre as diversas etiologias e indicar os exames complementares necessários, sendo fundamental ter em mente que algumas condições podem ser potencialmente devastadoras.

A história clínica detalhada associada a um exame físico e neurológico minuciosos é o primeiro passo para a obtenção de dados valiosos para o raciocínio diagnóstico, mostrando ser indispensável que o emergencista tenha intimidade com o exame neurológico, pois algumas causas de déficit motor agudo exigem abordagem imediata e o êxito do tratamento está diretamente relacionado ao reconhecimento diagnóstico preciso em tempo oportuno.

REFERÊNCIAS BIBLIOGRÁFICAS

1. Vasconcelos MM, Vasconcelos LG, Brito AR. Assessment of acute motor deficit in the pediatric emergency room. J Pediatr (Rio J). 2017; 93:26-35.
2. Vasconcelos MM (Org.). Guia Prático em Saúde – Pediatria. Rio de Janeiro: Guanabara Koogan; 2018.

3. Piña-Garza JE, James KC. Fenichel's Clinical Pediatric Neurology: A Signs and Symptoms Approach. 8.ed. Philadelphia: Elsevier; 2019.
4. Halfman C. Pediatric acute demyelinating syndromes: identification and management in the emergency department. Pediatr Emerg Med Pract. 2021; 18(3):1-16.
5. Sociedade Brasileira de Pediatria. Tratado de Pediatria. 5.ed. 2v. Barueri: Manole; 2022.
6. Casella EB. Déficit motor de instalação aguda. In: Schvartsman C, Reis AG, Farhat SCL (Coords.). Pronto-Socorro – Coleção pediatria do Instituto da Criança do HCFMUSP. Barueri: Manole; 2018. p.467-78.
7. Korinthenberg R, Trollmann R, Felderhoff-Müser U, Bernert G, Hackenberg A, Hufnagel M et al. Diagnosis and treatment of Guillain-Barré Syndrome in childhood and adolescence: An evidence-and consensus-based guideline. Eur J Paediatr Neurol. 2020; 25:5-16.
8. Kahn I. Acute Transverse Myelitis and Acute Disseminated Encephalomyelitis. Pediatr Rev. 2020; 41(7):313-20.
9. Ciafaloni E. Myasthenia Gravis and Congenital Myasthenic Syndromes. Continuum (Minneap Minn). 2019; 25(6):1767-84.
10. Statland JM, Fontaine B, Hanna MG, Johnson NE, Kissel JT, Sansone VA et al. Review of the Diagnosis and Treatment of Periodic Paralysis. Muscle Nerve. 2018; 57(4):522-s30.
11. Matthews E, Holmes S, Fialho D. Skeletal muscle channelopathies: a guide to diagnosis and management. Pract Neurol. 2021; 21(3):196-204.
12. Rao AK, Sobel J, Chatham-Stephens K, Luquez C. Clinical Guidelines for Diagnosis and Treatment of Botulism, 2021. MMWR Recomm Rep. 2021; 70(2):1-30.
13. Wohrer D, Moulding T, Titomanlio L, Lenglart L. Acute Facial Nerve Palsy in Children: Gold Standard Management. Children (Basel). 2022; 9(2):273.
14. Organização Mundial da Saúde. Organização Pan-Americana de Saúde. Vacina Mais enfatiza a importância da vacinação contra poliomielite no Brasil em novas peças de campanha. Publicado em 01/09/22. Disponível em: https://www.paho.org/pt/noticias/1-9-2022-vacina-mais-enfatiza-importancia-da-vacinacao-contra-poliomielite-no-brasil-em. Acesso em: 05 fev. 2023.
15. Fundação Oswaldo Cruz. Instituto Nacional de Saúde da Mulher, da Criança e do Adolescente Fernandes Figueira. Portal de Boas Práticas em Saúde da Mulher, da Criança e do Adolescente. COVID-19 na Criança: situações agudas e complicações neurológicas. Rio de Janeiro, 23 fev. 2022. Disponível em: https://portaldeboaspraticas.iff.fiocruz.br/atencao-crianca/covid-19-agudas-complicacoes-neurologicas-criancas/. Acesso em: 05 fev. 2023.

SEÇÃO V

EMERGÊNCIAS GASTROINTESTINAIS

24

DOR ABDOMINAL AGUDA

Igor Souza Ramos

OBJETIVOS

- ✓ Apresentar as principais causas de dor abdominal aguda atendidas em serviços de emergência, destacando as causas potencialmente graves.
- ✓ Orientar o diagnóstico e a abordagem terapêutica das principais patologias que cursam com dor abdominal.

INTRODUÇÃO

A dor abdominal é uma das queixas mais frequentes no atendimento pediátrico de emergência, sendo a maioria de casos funcional e benigna. Diversas outras condições estão relacionadas a acometimentos agudos potencialmente graves, podendo gerar complicações ou risco à vida em crianças e adolescentes. O desafio para o médico pediatra é identificar pacientes com causas graves de dor abdominal que requerem intervenção imediata e específica.[1]

CAUSAS

As principais causas de dor abdominal aguda, em crianças, por faixa etária, são:

- Recém-nascidos: aderências, enterocolite necrosante (NEC, do inglês *necrotizing enterocolitis*), má rotação intestinal, cólica, torção testicular.
- 1 mês a 2 anos: aderências, ingestão de corpos estranhos, síndrome hemolítico-urêmica, doença de Hirschsprung, hérnia encarcerada, trauma, gastroen-

terite, doença inflamatória intestinal, divertículo de Meckel, infecção do trato urinário (ITU).

- 2 a 5 anos: aderências, apendicite, ingestão de corpos estranhos, síndrome hemolítico-urêmica, intussuscepção, peritonite bacteriana primária, trauma, gastroenterite, faringite, constipação, vasculite por imunoglobulina A, doença inflamatória intestinal, divertículo de Meckel, ITU, torção ovariana, pancreatite, pneumonia.
- > 5 anos: aderências, apendicite, cetoacidose diabética, síndrome hemolítico-urêmica, miocardite, úlcera perfurada, peritonite bacteriana primária, trauma, constipação, gastroenterite, faringite, colecistite, colelitíase, vasculite por imunoglobulina A, doença inflamatória intestinal, divertículo de Meckel, torção ovariana, pancreatite, pneumonia, torção testicular, ITU, urolitíase.[1-3]

PROPEDÊUTICA

O principal objetivo da avaliação de crianças e adolescentes com dor abdominal é identificar condições potencialmente fatais que requerem intervenções imediatas. Outras causas são identificadas posteriormente, por meio da anamnese cuidadosa e do exame físico detalhado.

A anamnese deve incluir a idade do paciente, histórico de trauma, cirurgia abdominal prévia, febre, vômito, padrão dos sintomas, localização e caráter da dor abdominal.[1]

O exame físico deve incluir sinais vitais (frequência cardíaca, frequência respiratória, pressão arterial, temperatura corporal, oximetria de pulso), exame abdominal (inspeção, palpação, percussão, ausculta) e extra-abdominal, incluindo toque retal. O abdome deve ser examinado quando a criança estiver tranquila, cooperativa e em posição de conforto. No exame físico geral deve-se avaliar aparência, grau de hidratação, pele, ausculta cardíaca, ausculta respiratória, genitália e região inguinal.[1]

Exames complementares

Exames laboratoriais e de imagem devem ser realizados quando a história e/ou exame físico forem sugestivos de algum diagnóstico específico (como lesão intra-abdominal, apendicite, obstrução intestinal ou infecção). A escolha dos exames deve ser baseada na suspeita clínica.

- Hemograma completo: leucócitos aumentados podem sugerir infecção, como apendicite ou pneumonia lobar. Hematócrito seriado é útil para crianças e adolescentes com suspeita de sangramento. Anemia e plaquetopenia estão presentes na síndrome hemolítico-urêmica.

- Bioquímica: crianças e adolescentes com dor em abdome superior podem apresentar enzimas hepáticas e pancreáticas alteradas na hepatite e na pancreatite, respectivamente. Acidose metabólica é frequentemente observada na cetoacidose diabética, peritonite, desidratação. Glicemia aumentada também é observada na cetoacidose diabética.
- Elementos anormais e sedimentos na urina (hemácias, nitritos, esterase leucocitária, glicose, cetonas e proteína) devem ser obtidos para a maioria das crianças e adolescentes com dor abdominal. Hematúria pode estar presente na ITU, na urolitíase, na síndrome hemolítico-urêmica, no trauma ou em algumas nefropatias (IgA). Piúria pode ser observada na ITU ou na apendicite aguda (quando a inflamação irrita a parede da bexiga). Glicosúria ou cetonúria na cetoacidose diabética e proteinúria na síndrome nefrótica ou peritonite bacteriana.
- Teste rápido de antígeno estreptocócico (strepteste) pode ser útil na faringoamigdalite estreptocócica em crianças com dor abdominal associada a achados anormais na oroscopia. Testes de gravidez em suspeitas de gravidez precoce ou ectópica.
- Radiografias simples de abdome não são capazes de fornecer um diagnóstico específico para dor abdominal, mas fornecem indícios bastante úteis. Fecalito no quadrante inferior direito pode sugerir apendicite aguda. Distensão intestinal com nível hidroaéreo pode demonstrar obstrução intestinal. Aumento de resíduos fecais são frequentes na constipação intestinal. Radiografia de tórax é importante na suspeita de pneumonia lobar (pneumonia de base).
- Ultrassonografia (US) de abdome tem a vantagem de ser um exame de baixo custo, sem necessidade de sedação/anestesia geral e sem exposição à radiação, porém é um exame que depende da experiência do executor. Pode ser útil na identificação de colelitíase, torção testicular, torção ovariana, cisto ovariano, invaginação intestinal, apendicite aguda. Também é fundamental o FAST (do inglês *Focused Assessment with Sonography in Trauma*), exame realizado na urgência e emergência por uma equipe capacitada, permitindo um diagnóstico oportuno de hemorragia potencialmente fatal.
- Tomografia computadorizada (TC) pode ser realizada quando outros métodos alternativos forem inconclusivos, porém com a desvantagem de exposição à radiação. A tomografia com contraste é bastante útil quando há suspeita de uma grande quantidade de hipóteses diagnósticas, como apendicite, pancreatite, abscesso intra-abdominal, trauma ou massas intra-abdominais.
- Ressonância magnética (RM) vem sendo cada vez mais utilizada na avaliação de crianças com dor abdominal tendo a vantagem de não expor a criança à radiação ionizante. A necessidade de sedação e anestesia geral em crianças pequenas pode ser um fator limitante em algumas instituições.[1,3]

CAUSAS QUE AMEAÇAM A VIDA

Apendicite

Apendicite aguda é causada pela obstrução inespecífica do lúmen do apêndice (resíduos fecais, folículos linfoides, torção, alimentos não digeridos, parasitas etc.), causando dor e espessamento da parede. O crescimento bacteriano intraluminal promove invasão bacteriana na parede, inflamação, isquemia, gangrena e eventualmente perfuração. As bactérias mais comuns são da própria flora intestinal, podendo ser aeróbicas e anaeróbicas Gram-negativas (*Escherichia coli*, espécies de *Peptostreptococcus*, *Bacteroides fragilis* e pseudomonas).[2,4-7]

A apresentação clássica da apendicite inclui: anorexia, dor periumbilical (precoce), migração da dor para quadrante inferior direito, dor ao movimentar, vômitos, febre, sinais de irritação peritoneal.

- Sinal de Rovsing: dor no quadrante inferior direito ao palpar o quadrante inferior esquerdo.
- Sinal do obturador: dor na flexão e rotação interna do quadril direito, que é visto quando o apêndice inflamado está na pelve e causa irritação do músculo obturador.
- Sinal do iliopsoas: dor na extensão do quadril direito, que é encontrada na apendicite retrocecal.
- Sinal de Blumberg: provocada pela pressão constante da mão do examinador no quadrante inferior direito por 10 a 15 segundos, e em seguida liberação abrupta da pressão; um achado positivo consiste em aumento da dor com remoção da pressão.[2,4-7]

O Escore de Apendicite Pediátrica (PAS) é uma ferramenta que utiliza histórico, exame físico e resultados laboratoriais para categorizar o risco de apendicite em crianças e adolescentes com dor abdominal em uma escala de 10 pontos (Tabela 1):[8]

- Risco baixo, se PAS ≤ 2: pacientes nesta faixa podem ter alta para casa, desde que seus cuidadores sejam orientados a retorno para reavaliação, se persistência dos sintomas ou sintomas adicionais.
- Risco moderado, se PAS de 3 a 6: a abordagem não é clara e as opções incluem diagnóstico por imagem, avaliação com cirurgião, observação clínica no hospital ou combinação dessas abordagens, dependendo dos recursos locais. US de abdome é o exame de imagem inicial recomendado.

Risco alto, se PAS maior ou igual a 7: pacientes com essa pontuação necessitam de avaliação com cirurgião e/ou exames de imagem de urgência, dependendo das diretrizes locais.[8]

Tabela 1 Escore de Apendicite Pediátrica

Item	Pontuação
Anorexia	1
Náuseas e vômitos	1
Migração da dor	1
Febre > 38°C	1
Dor abdominal ao tossir, salto ou palpação	2
Dor no quadrante inferior direito	2
Contagem glóbulos brancos > 10.000 cél/microL	1
Neutrófilos > 7.500 cél/microL	1
Total	10 pontos

Fonte: Shawn e Wester, 2020.[8]

O manejo de crianças e adolescentes com apendicite confirmada inclui cuidados pré-operatórios e apendicectomia. Os principais aspectos do cuidado pré-operatório são fluidoterapia, analgesia e profilaxia antibiótica. As opções de antibióticos aceitáveis são: amoxicilina com clavulanato, ampicilina com sulbactam, ampicilina com gentamicina com metronizadol, clindamicina com amicacina, ciprofloxacino com metronidazol, ceftriaxona com metronidazol, piperacilina com tazobactam.[2,4,6,7]

Trauma

Os mecanismos associados ao trauma de abdome incluem acidentes automobilísticos, atropelamentos, quedas, acidentes domésticos e violência contra crianças e adolescentes. As manifestações clínicas incluem contusão abdominal, distensão abdominal, dor no ombro referida por irritação diafragmática, choque e parada cardiorrespiratória. Os órgãos mais acometidos no trauma abdominal contundente pediátrico são o fígado e o baço, seguidos por rins. O manejo inicial de crianças com suspeita de lesão intra-abdominal é baseado nas diretrizes do suporte avançado de vida em pediatria (PALS, do inglês *Pediatric Advanced Life Support*).

Crianças hemodinamicamente instáveis com suspeita de lesão intra-abdominal que não respondem a cristaloides e transfusões de sangue durante a estabilização necessitam de cirurgia de emergência, idealmente por um cirurgião pediátrico com experiência em trauma. Hemograma completo e prova cruzada devem ser colhidos de imediato, e a ultrassonografia pré-operatória (FAST) é útil para avaliação rápida e precoce. A TC abdominal e pélvica não deve atrasar o atendimento operacional em crianças hemodinamicamente instáveis.[1,2]

Intussuscepção

Refere-se à invaginação de uma parte do intestino em si mesma, sendo a causa mais comum de obstrução intestinal em bebês de 6 a 36 meses. A intussuscepção ileocólica envolve a junção ileocecal e é responsável por 90% de todos os casos. Aproximadamente 75% dos casos são idiopáticos, embora alguns desses episódios possam ser desencadeados por infecções virais. Os 25% dos casos restantes podem ser causados por condições patológicas, como o divertículo de Meckel. Clinicamente se apresenta como um quadro de dor abdominal súbita, vômitos e fezes sanguinolentas, alternando com períodos livres de dor. A tríade clássica de dor abdominal, massa palpável e fezes em geleia de morango é encontrada em 15% dos casos. À medida que os sintomas progridem, a letargia muitas vezes se desenvolve e pode ser profunda.

A US é o método de escolha para diagnosticar invaginação intestinal (sinal do alvo ou sinal da mola enrolada, que representa camadas do intestino dentro do próprio intestino). A redução não operatória pode ser guiada por ultrassom, podendo ser utilizados enemas pneumáticos ou hidrostáticos. O tratamento cirúrgico é indicado quando houver falha da redução não operatória ou em crianças gravemente doentes ou com suspeita de perfuração intestinal.[8]

Má rotação intestinal

Anomalias rotacionais do intestino são decorrentes de defeitos embrionários dos mecanismos de rotação e fixação do intestino primitivo. São frequentemente associadas a outras anomalias, como hérnia diafragmática congênita, defeitos da parede abdominal, anomalias cardíacas congênitas, atresias intestinais e esofágicas, divertículo de Meckel, malformações anorretais. O sintoma mais comum de má rotação intestinal são os vômitos, podendo ser biliosos ou não. Peritonite, choque e/ou hematoquezia representam sinais de isquemia intestinal grave.

US é o exame de imagem inicial de escolha, porém requer *expertise*. Radiografias com contraste do trato gastrointestinal superior ou enema baritado são úteis no diagnóstico, além da TC com contraste. A má rotação com volvo (interrupção do fluxo sanguíneo) é uma condição de risco de vida e requer avaliação e tratamento de emergência. Se houver sinais de descompensação sistêmica ou isquemia intestinal, o paciente deve ser rapidamente ressuscitado e encaminhado imediatamente para a cirurgia.[9]

Hérnia inguinal encarcerada

Hérnias inguinais em crianças são frequentes no primeiro ano de vida como massa inguinal intermitente e redutível. O diagnóstico pode ser feito pela presença de uma protuberância intermitente na virilha, que pode ser notada em momentos de aumento da pressão intra-abdominal, como choro. US pode ser útil quando o exame físico for inconclusivo.

Hérnias inguinais encarceradas requerem redução de emergência, podendo haver tentativa de redução manual quando não houver sinais de irritação peritoneal. Após a redução manual bem-sucedida, as crianças devem ser encaminhadas a um cirurgião pediátrico e a correção definitiva deve ser realizada o mais precocemente possível (até 5 dias). Quando há falha de redução manual, a redução cirúrgica de emergência se faz necessária.[10]

Aderências com obstrução intestinal

Crianças e adolescentes que passaram por cirurgias prévias podem apresentar obstrução intestinal como consequência de aderências. Dor abdominal e/ou vômitos podem estar presentes, assim como sinais graves de complicação como choque hipovolêmico e/ou sepse por lesão intestinal isquêmica.

De 1 a 5% das crianças e adolescentes submetidas a procedimentos cirúrgicos podem apresentar aderências em até 5 anos. Os fatores associados ao desenvolvimento de aderências incluem múltiplos procedimentos, peritonite e cirurgia envolvendo o íleo.[2]

Enterocolite necrosante

A NEC é uma das emergências gastrointestinais mais comuns no recém-nascido. Estima-se que ocorra em 1 a 3 por mil nascidos vivos. Mais de 90% dos casos ocorrem em bebês com baixo peso ao nascer (< 1.500 g), prematuros (< 32 semanas), e a incidência diminui com o aumento da idade gestacional. Bebês a termo que desenvolvem NEC geralmente têm uma doença preexistente, como doença cardíaca congênita ou sepse.

A NEC ocorre principalmente em bebês prematuros saudáveis que apresentam mudanças bruscas na tolerância alimentar (aumento de resíduos gástricos) com sinais sistêmicos inespecíficos (apneia, insuficiência respiratória, letargia ou distermias) e sinais abdominais (p. ex., distensão abdominal, retenção gástrica biliosa e/ou vômito, dor, sangramento retal e diarreia). O diagnóstico clínico baseia-se nos sinais e sintomas (distensão, vômitos biliosos, hematoquezia) e nos achados radiológicos como pneumatose intestinal ou pneumoperitônio.[1-3]

Úlcera perfurada

É mais comum em adultos, podendo estar presente em crianças e adolescentes que fazem uso crônico de AINE (anti-inflamatórios não esteroidais), corticosteroides ou grandes estresses. As manifestações clínicas incluem dor epigástrica, vômitos, hemorragia (hematêmese) e perfuração. Endoscopia digestiva alta confirma o diagnóstico, podendo estabelecer o tratamento.[1]

Gravidez ectópica

Deve ser pensada como causa de dor abdominal em meninas em idade reprodutiva, principalmente se apresentarem amenorreia e sangramento vaginal, com ou sem ruptura. Os fatores de risco incluem infecções sexualmente transmissíveis prévias e gravidez ectópica anterior. O diagnóstico pode ser confirmado por US e dosagem de beta hCG.[1]

Cetoacidose diabética

Complicação aguda e grave do diabetes, podendo evoluir rapidamente para coma e óbito. Os sintomas clássicos são poliuria, polidipsia, perda de peso e glicosúria, mas também pode apresentar dor abdominal e vômitos, especialmente em crianças pequenas.

Crianças e adolescentes em cetoacidose grave podem apresentar desidratação acentuada, respiração de Kussmaul e confusão mental. O diagnóstico se dá pela história clínica associada a exames laboratoriais (glicemia, gasometria, urinálise). O tratamento visa à correção da glicemia, da acidose e da desidratação.[1,3]

Síndrome hemolítico-urêmica

A síndrome hemolítico-urêmica (SHU) normalmente se desenvolve após uma infecção por *Eschericha coli* entero-hemorrágica produtora de shiga toxina ou *Shigella*. Também pode ser associada à infecção pneumocócica, ao HIV e a fatores genéticos. Características clínicas e laboratoriais da SHU incluem dor abdominal, diarreia com sangue, anemia hemolítica, trombocitopenia e lesão renal aguda manifestada por níveis elevados de ureia no sangue.[1,3]

Peritonite bacteriana primária

É uma complicação infecciosa rara, mas com risco de vida, geralmente causada por bactérias Gram-negativas (como *Eschericha coli*) ou *Streptococcus pneumoniae*.

Pode ocorrer em pacientes com síndrome nefrótica e ocasionalmente em outras condições que causam ascite, por exemplo, a cirrose hepática. O diagnóstico envolve suspeição clínica com confirmação laboratorial e imagem. O tratamento requer antibioticoterapia de amplo espectro e, em algumas situações, laparotomia.[1,3]

Miocardite

Miocardite pode causar dor abdominal como resultado de congestão hepática passiva por insuficiência cardíaca ou dor referida causada por pericardite. Taquicardia inexplicável em uma criança com dor abdominal pode ser um sinal de miocardite. O diagnóstico é feito pela história clínica associada a exames complementares (eletrocardiograma, enzimas cardíacas, radiografias e ecocardiograma). Biópsia cardíaca e RM podem confirmar o diagnóstico. O tratamento visa à estabilidade hemodinâmica e à adequada perfusão sistêmica.[1,3]

Doença de Hirschsprung

Também conhecida como megacólon congênito agangliônico, é caracterizada pela função motora ineficiente de um segmento intestinal, causando obstrução funcional. Na maioria das vezes, é diagnosticada no período neonatal, caracterizando sinais de obstrução intestinal distal: distensão abdominal, vômitos biliosos, ausência de eliminação de mecônio ou fezes. Os bebês afetados podem apresentar enterocolite e culminar com megacólon tóxico, quadro potencialmente fatal. O diagnóstico padrão ouro é a biópsia retal, porém manometria anorretal ou enema contrastado podem ser realizados como triagem. Pacientes com enterocolite requerem interrupção da ingestão oral, fluidoterapia, antibióticos intravenosos, incluindo cobertura para bactérias anaeróbicas e, em alguns casos, colostomia de emergência.[1-3]

Ingestão de ímãs

Ímãs de alta potência são frequentemente encontrados em eletrodomésticos e alguns brinquedos, representando sério risco à saúde se forem ingeridos. Dois ou mais ímãs ingeridos em momentos diferentes podem se atrair através das camadas do intestino, levando à necrose por pressão, fístula, perfuração, infecção ou obstrução. O diagnóstico é realizado por radiografias, e o tratamento depende da posição onde o objeto se encontra. Quando no esôfago ou estômago, pode ser removido por endoscopia digestiva. Ímãs no intestino em pacientes assintomáticos podem ser removidos por colonoscopia, se estiverem acessíveis.

Radiografias seriadas para avaliar a progressão do objeto ao longo do trato intestinal também são uma conduta aceitável. Pacientes sintomáticos ou com múltiplos ímãs que não progridem em radiografias seriadas devem ser submetidos à cirurgia de remoção.[1,3]

Divertículo de Meckel

O divertículo de Meckel é a anomalia congênita mais comum do trato gastrointestinal. Quando sintomático, pode manifestar-se com dor abdominal, sinais de hemorragia ou obstrução intestinal. O diagnóstico pode ser feito por arteriografia mesentérica, cintilografia ou TC com contraste. O tratamento é a ressecção cirúrgica.[1,2]

CAUSAS COM MENOR POTENCIAL DE GRAVIDADE

Constipação intestinal

A constipação intestinal é uma das causas mais comuns de dor abdominal em crianças atendidas em unidades de pronto atendimento. O diagnóstico é provável em crianças com pelo menos duas das seguintes características: menos de 3 evacuações por semana, incontinência fecal (geralmente relacionada à encoprese), fezes grandes palpáveis no reto ou no exame abdominal, postura retentiva ou defecação dolorosa. O toque retal é um exame importante para estabelecer o diagnóstico, assim como a radiografia de abdome. O tratamento da constipação intestinal no setor de emergência é baseado na idade da criança e no grau de impactação. Em bebês podemos utilizar supositórios de glicerina ou estímulo retal se houver fezes muito duras no reto. Em bebês com mais de 6 meses com prisão de ventre contínua ou recorrente apesar das intervenções dietéticas, podemos utilizar laxantes osmóticos como Polietilenoglicol 3350 sem eletrólitos (PEG 3350), lactulose ou sorbitol.

Crianças acima de 1 ano com constipação intestinal, dor durante a defecação, sangramento retal ou fissura anal, podemos utilizar o PEG com ou sem eletrólitos (PEG 3350) na dose recomendada de 0,4 g/kg/dia. Se a criança tiver impactação fecal, pode ser utilizada uma dose maior de PEG (1 a 1,5 g/kg/dia) por um período máximo de 6 dias consecutivos. Alternativamente, se o PEG não estiver disponível, o leite de magnésia ou lactulose podem ser consideradas alternativas seguras.[1,3]

Gastroenterite aguda

Síndrome clínica caracterizada pela alteração da consistência e aumento da frequência das fezes, podendo ser acompanhada de vômitos, febre, dor abdominal, hiporexia, cefaleia e mialgia. Os vírus são os agentes mais comuns, podendo ser rotavírus, norovírus, sapovírus, astrovírus, adenovírus, dentre outros. A transmissão se dá pela via fecal-oral, e a maioria das crianças maiores de 1 ano, imunocompetentes, não necessita de investigação laboratorial. Desidratação e distúrbios hidroeletrolíticos são complicações que podem ocorrer, principalmente em crianças menores de 2 anos. O diagnóstico é clínico, e o tratamento visa à correção e à manutenção da hidratação.[1,3]

Linfadenite mesentérica

Importante causa de dor abdominal em crianças e adolescentes, a linfadenite mesentérica é uma condição autolimitada, de característica inflamatória, acometendo linfonodos mesentéricos. As etiologias incluem gastroenterites virais e bacterianas, doenças inflamatórias intestinais, tuberculose e linfoma, porém a etiologia viral é a mais prevalente. O diagnóstico é feito por US de abdome, evidenciando linfonodos abdominais aumentados (maiores que 8 mm de diâmetro). A dor abdominal pode durar de 1 a 4 semanas, e o tratamento é realizado com analgesia e hidratação adequada. Crianças e adolescentes com sintomas prolongados, emagrecimento ou sintomas sistêmicos necessitam de investigação para doença inflamatória intestinal, malignidade ou tuberculose.[1,3]

Cólica infantil

É definida como choro sem motivo aparente em bebês saudáveis de até 3 meses com duração de pelo menos 3 horas por dia e ocorrência em pelo menos 3 dias por semana. Os critérios de Wessel ("regra de três") incluem: duração ≥ 3 horas por dia, ocorrência em ≥ 3 dias por semana e persistência por ≥ 3 semanas em bebês saudáveis e bem alimentados. Outras características podem estar presentes, como inconsolabilidade, hipertonia, paroxismo, rubor facial e choro qualitativamente diferente do choro normal (p. ex., mais alto, mais variável em tom, mais disfônico). A etiologia da cólica é desconhecida, mas pode estar relacionada a aspectos gastrointestinais, biológicos e psicossociais.

- Gastrointestinais: imaturidade gastrointestinal, hipermotilidade intestinal, intolerância à lactose e à proteína do leite de vaca, alterações da microflora fecal, técnicas erradas de amamentação.
- Biológicos: exposição ao fumo e nicotina, regulação motora imatura, aumento de serotonina, forma precoce de enxaqueca.
- Psicossociais: temperamento, variáveis parentais como ansiedade, tensão emocional, depressão.

Cólica em si não é prejudicial ao bebê, porém pode estar relacionada ao aumento do risco de depressão pós-parto e à interrupção precoce do aleitamento materno.[1,3]

Pneumonia

Crianças com pneumonias, principalmente nas bases pulmonares, podem apresentar dor abdominal. Outros sintomas podem estar presentes como tosse, febre, taquipneia, esforço respiratório. O diagnóstico é clínico e baseia-se na história e no exame físico. Radiografias podem ser úteis quando há dúvida no diagnóstico.[1,3]

Pancreatite

Pode causar dor abdominal aguda, especialmente no andar superior do abdome, com irradiação para o dorso. Náuseas, vômitos biliosos, febre e hiporexia são sintomas frequentes. As causas de pancreatite em crianças e adolescentes incluem trauma, infecção, anomalias estruturais e alguns medicamentos. O diagnóstico é estabelecido por exames laboratoriais (principalmente dosagem de enzimas pancreáticas) e exames de imagem (US, TC e RM). O tratamento é de suporte na maioria dos casos.[1,3]

Infecções do trato urinário

Febre e dor abdominal são os sintomas mais comuns em ITU em crianças de 2 a 5 anos. Vômitos e hiporexia podem estar presentes em bebês. Sintomas clássicos como disúria são encontrados em crianças maiores de 5 anos. O diagnóstico é estabelecido pela urocultura, e o tratamento se dá por antibioticoterapia.[1,3]

Torção testicular

Condição clínica aguda que pode ocasionar perda do testículo se o diagnóstico e o tratamento não forem realizados a tempo. Os pacientes apresentam dor testicular aguda, podendo irradiar para abdome e região inguinal. Náuseas e vômitos são sintomas comuns. Meninos com queixas de dor abdominal, náuseas ou vômitos precisam de exame físico completo, incluindo genitais. Ao exame físico, observa-se a bolsa escrotal endurecida, aumentada de volume, hiperemiada, com o testículo afetado um pouco mais elevado em relação ao outro. O reflexo cremastérico (elevação dos testículos após toque suave na face interna da coxa) está ausente em quase todos os casos de torção, e uma hidrocele reacional também pode estar presente. O diagnóstico pode ser clínico ou radiológico (US com Doppler) quando disponível. Avaliação de um cirurgião ou urologista deve ser imediata.[1,3]

Torção ovariana

Emergência cirúrgica ginecológica bastante comum, em que ocorre interrupção do fluxo sanguíneo no ovário em decorrência de rotação parcial ou completa. Clinicamente as meninas com torção de ovário apresentam dor aguda de moderada a forte intensidade em pelve e abdome inferior. Pode ser acompanhada de náuseas e vômitos, e a dor pode ser difusa ou localizada em um lado do abdome. Massa pélvica pode ser palpada no exame físico, e sinais de irritação peritoneal são sugestivos de necrose anexial. O diagnóstico presuntivo pode ser feito pelos dados clínicos e por avaliação radiológica (US com Doppler), enquanto o diagnóstico definitivo é feito pela visualização direta do ovário rotacionado no ato cirúrgico.[1,3]

Urolitíase

A maioria das crianças e adolescentes com cálculos renais ou no trato urinário apresenta dor abdominal, que pode ser acompanhada de hematúria, disúria e urgência miccional. O diagnóstico é feito pela visualização do cálculo por exames radiográficos, como US ou TC de abdome. O tratamento é baseado no controle da dor e antibióticos (se ITU associada). Cálculos ureterais < 5 mm de diâmetro podem ser eliminados espontaneamente, mesmo em crianças pequenas. Para outras situações, a avaliação de cirurgião ou urologista é recomendada.[1,3]

DESAFIOS ATUAIS

Crianças e adolescentes atendidos com dor abdominal aguda nos serviços de emergência devem passar por avaliação criteriosa do pediatra, que deve identificar os pacientes com causas graves que requeiram intervenção imediata e específica.

ORIENTAÇÕES AOS PAIS

Os pais devem ser orientados quanto ao fato de que a dor abdominal pode estar presente em diversas condições clínicas e devem ficar atentos à rotina da criança, bem como os sinais e sintomas associados. Em casos de dor abdominal aguda, de forte intensidade e refratária a analgesia comum, as crianças devem ser levadas ao serviço de emergência para serem avaliados.

Outros sinais de alerta e gravidade são: vômitos, hematêmeses, melenas, desidratação, taquicardia, desconforto respiratório, dor refratária a analgesia comum ou dor com piora progressiva.

✓ CONCLUSÃO

A dor abdominal é uma das queixas mais comuns na infância, o que gera muitos atendimentos nos serviços de emergência. Na maioria dos casos está relacionada a eventos benignos e autolimitados, porém causas potencialmente fatais que requerem tratamento urgente devem ser do conhecimento de profissionais que atendem crianças e adolescentes. A distinção entre causas clínicas e cirúrgicas deve ser guiada pelos sinais e sintomas, exame físico e exames laboratoriais.

REFERÊNCIAS BIBLIOGRÁFICAS

1. Baracat ECE, Reis MC. Abdome agudo. In: Sociedade Brasileira de Pediatria. Tratado de pediatria. 5.ed. Santana de Parnaíba: Manole; 2022. p.442-63.
2. Volpe F, Fachin C, Moraes I, Souza J, Souza Junior W, Soares F, et al. V. Abdome. In: Piçarro C (ed.). Fundamentos em cirurgia pediátrica. Santana de Parnaíba: Manole; 2021. p.265-374.
3. Peens-Hough H, Bagadia A. Appendicitis (acute). In: Kilborn T, Millar AJW, Daneman A (eds.). ABC of pediatric surgical imaging. Berlin: Springer; 2010. p.10-1.
4. Alexander A, Lameen H. Inguinal hernia. In: Kilborn T, Millar AJW, Daneman A (eds.). ABC of pediatric surgical imaging. Berlin: Springer; 2010. p.72-5.
5. Loveland J, Dekker G. Malrotation and volvulus. In: Kilborn T, Millar AJW, Daneman A (eds.). ABC of pediatric surgical imaging. Berlin: Springer; 2010. p.82-5.
6. Esposito C. Appendicitis. In: Sinha CK, Davenport M (eds.). Handbook of pediatric surgery. London: Springer; 2010. p. 83-8.
7. Wright T, Fallat M. Intussusception. In: Holcomb GW, Murphy JP, St Peter SD. Holcomb and Ashcraft's pediatric surgery. 7.ed. New York: Elsevier; 2020. p.621-8.
8. Shawn P, Wester T. Appendicitis. In: Holcomb GW, Murphy JP, St Peter SD. Holcomb and Ashcraft's pediatric surgery. 7.ed. New York: Elsevier; 2020. p.664-78.
9. Neuman MI. Causes of acute abdominal pain in children and adolescents. UpToDate. Última atualização em 8 de abril de 2022.
10. Brandt ML, Lopez ME. Acute appendicitis in children: Management. UpToDate. Última atualização em 21 de junho de 2022.

25 GASTROENTERITE AGUDA

Ana Luiza Moura Cêia

OBJETIVOS

- ✓ Orientar o pediatra sobre a prevenção, a identificação e o tratamento adequado dos quadros de diarreia aguda com desidratação.
- ✓ Alertar sobre o uso indiscriminado e inadequado de medicamentos no tratamento da diarreia aguda.
- ✓ Orientar as famílias assertivamente sobre a alimentação e a importância da terapia de reidratação oral.
- ✓ Promover medidas preventivas de higiene e vacinação.

INTRODUÇÃO

A diarreia aguda ainda é uma causa importante de morbimortalidade em crianças nos países em desenvolvimento,[1] além de uma causa importante de desnutrição. A Organização Mundial da Saúde (OMS) estima que, em 2003, 1,87 milhão de crianças menores de 5 anos morreram por diarreia.[2] Dentre essas, 8 em cada 10 eram menores de 2 anos.

No Brasil, observou-se uma importante redução da mortalidade infantil associada à diarreia aguda entre 1980 e 2005.[3] Tal melhora é atribuída não só à melhoria das condições de vida da população e ao acesso ao saneamento básico mas também à ampla divulgação entre os profissionais de saúde dos princípios fundamentais para o tratamento da diarreia aguda e da desidratação, da terapia de reidratação oral (TRO) e dos cuidados com a alimentação.

DEFINIÇÃO

A gastroenterite aguda é definida por uma alteração na consistência das fezes, que se tornam pastosas a líquidas e/ou por um aumento na frequência das evacuações (em geral, mais que 3 vezes em 24 horas), com ou sem vômitos e/ou febre[2,4] e/ou dor abdominal.[5] A duração média é de 7 dias, não devendo ultrapassar 14 dias, sendo a principal causa a infecção viral.

A consistência das fezes é mais importante que a frequência, pois evacuar fezes formadas várias vezes ao dia não deve ser considerado diarreia.

Em lactentes, é importante levar em consideração a variação na consistência das fezes em relação ao padrão habitual, relatado pelos cuidadores.

Então, a gastroenterite aguda apresenta as seguintes características: início abrupto, etiologia infecciosa presumível, autolimitada, com duração menor que 14 dias, com risco de desidratação pelo aumento do volume e/ou frequência das evacuações com perda de água e eletrólitos.

ETIOLOGIA

A gastroenterite aguda tem como causa principal as infecções, em geral, associadas a vírus, com característica autolimitada. As infecções associadas a bactérias ou parasitas ocorrem em menor proporção.

Na maior parte dos casos não é possível, ou necessário, identificar o agente causador do episódio diarreico. No entanto, é recomendado investigar a etiologia de quadros graves ou em pacientes hospitalizados.

Entre os agentes infecciosos mais comuns da gastroenterite aguda estão:[3,6,7]

- Vírus: rotavírus, coronavírus, adenovírus, norovírus e astrovírus.
- Bactérias: *Escherichia coli* (*E. coli*) enteropatogênica clássica, *E. coli* enterotoxigênica, *E. coli* entero-hemorrágica, *E. coli* enteroinvasiva, *E. coli* enteroagregativa, *Clostridioides difficille, Aeromonas, Pleisiomonas, Salmonella, Shigella, Campylobacter jejuni, Vibrio cholerae, Yersinia.*
- Parasitas: *Entamoeba histolytica, Giardia lamblia, Cryptosporidium, Isospora.*
- Fungos: *Candida albicans.*

Também é válido ter em mente diagnósticos diferenciais, como alergia à proteína do leite de vaca, apendicite aguda, deficiência de lactase, uso de laxantes ou antibióticos, intoxicação por metais pesados, além da invaginação intestinal em lactentes com diarreia aguda com sangue.[3]

ANAMNESE E EXAME FÍSICO

A OMS orienta que a anamnese das crianças com gastroenterite aguda inclua os seguintes tópicos: duração da diarreia, número de evacuações, número de vômitos, se presentes, se há presença de sangue nas fezes, outros sintomas associados, como febre, como era a alimentação antes do quadro e como está nesse momento, além da ingestão de líquidos. Também se deve questionar quanto ao uso de medicamentos e ao histórico de imunizações.

No Quadro 1 há uma sugestão de perguntas a serem realizadas na anamnese.

Quadro 1 Roteiro de tópicos a serem abordados na anamnese

- Há quantos dias a diarreia está presente?
- Qual a frequência das evacuações e a consistência das fezes?
- As fezes contêm sangue ou muco?
- Há febre associada?
- A criança apresenta outros sintomas, p. ex., vômitos ou dor abdominal?
- Houve história de viagem recente?
- Há outras pessoas em casa ou na escola com sintomas semelhantes?
- Houve alguma mudança na quantidade ou frequência da diurese?
- Qual o peso recente da criança?
- Como está a alimentação agora? Como era antes do quadro?
- Está em uso de alguma medicação?

Fonte: adaptado de Gershman, 2014.[8]

No exame físico é fundamental avaliar o estado de hidratação, o estado de alerta (ativo, irritável, letárgico), o estado nutricional, a capacidade de ingerir líquidos e a diurese, informações que, associadas à história clínica, são indispensáveis para definir a conduta adequada.

O percentual de perda de peso é considerado o melhor indicador da desidratação, além de útil para auxiliar em seu tratamento, com a estimativa do volume necessário para sua correção. Mesmo que não se conheça o peso anterior, é importante documentar o peso da criança no momento do atendimento, para avaliações futuras.

- Perda de 5% = desidratação leve – repor 50 mL/kg.
- Perda de 5 a 10% = desidratação moderada – repor de 50 a 100 mL/kg.
- Perda de mais que 10% = desidratação grave – repor mais que 100 mL/kg.

A estratégia recomendada pela OMS e também adotada pelo Ministério da Saúde (MS) para avaliar o estado de desidratação continua a ser utilizada[2,3,9] (Quadro 2).

Quadro 2 Avaliação do estado de desidratação

Observar	Plano A	Plano B	Plano C
Condição	Bem alerta	Irritado, intranquilo	Comatoso, hipotônico*
Olhos	Normais	Fundos	Muito fundos
Lágrimas	Presentes	Ausentes	Ausentes
Boca e língua	Úmidas	Secas	Muito secas
Sede	Bebe normalmente	Sedento, bebe rápido e avidamente	Bebe mal ou não é capaz de beber*
		Examinar	
Sinal da prega	Desaparece rapidamente	Desaparece lentamente	Desaparece muito lentamente (mais de 2 segundos)
Pulso	Cheio	Rápido, débil	Muito débil ou ausente*
Enchimento capilar	Normal (até 3 segundos)	Prejudicado (3-5 segundos)	Muito prejudicado (mais do que 5 segundos)*
Conclusão	Não tem desidratação	Se apresentar dois ou mais dos sinais descritos acima, existe desidratação	Se apresentar dois ou mais dos sinais acima, incluído pelo menos um dos assinalados com *, existe desidratação grave
Tratamento	Plano A Tratamento domiciliar	Plano B TRO no serviço de saúde	Plano C Terapia de reidratação parenteral

TRO: terapia de reidratação oral.
Fonte: adaptado de Ministério da Saúde.[9]

Como avaliar o tempo de enchimento capilar? A mão da criança deve ser mantida fechada e comprimida por 15 segundos. Ao abrir a mão da criança, observar o tempo no qual a coloração da mão volta ao normal.[3]

TRATAMENTO

Depois de estabelecido o diagnóstico e definida a presença ou não de desidratação da criança no momento do exame, o tratamento deve ser iniciado de acordo com três categorias, segundo a classificação de desidratação estabelecida.[2,3,7,9]

Se a criança tem um quadro de gastroenterite aguda, mas não apresenta sinais de desidratação ao exame, deve-se seguir o plano A. Caso a gastroenterite tenha gerado algum grau de desidratação, seguir o plano B. Já nos casos com desidratação grave, deve ser seguido o plano C.

Plano A: Tratamento de prevenção de desidratação em domicílio[9]

Nesse caso, a criança está com um quadro de gastroenterite aguda, sem sinais de desidratação e com condições de tratamento em domicílio seguindo estas recomendações (Quadro 3):

1. Oferecer ou ingerir mais líquidos que o habitual para prevenir a desidratação:
   - A criança deve tomar líquidos caseiros (soro caseiro, sucos não adoçados, sopas ou água de coco) ou solução de reidratação oral (SRO) após cada evacuação diarreica, nas seguintes quantidades:[2,9]
     - Menores de 1 ano: de 50 a 100 mL.
     - De 1 a 10 anos: de 100 a 200 mL.
     - Maiores de 10 anos: a quantidade que o paciente aceitar.
   - Não utilizar refrigerantes, sucos ou chás artificiais adoçados, café.[2]
     A TRO foi um grande marco na mortalidade pela gastroenterite aguda desde sua implementação e divulgação maciça entre os profissionais de saúde.
     Sua grande eficácia está vinculada aos mecanismos de absorção intestinal de água e eletrólitos, que fica muito prejudicada durante o quadro de diarreia. A via de transporte ativo de sódio-glicose-água pelo enterócito se mantém preservada durante a gastroenterite aguda, independentemente de sua etiologia e do dano causado ao enterócito.[3,10]
     Assim, aumentar o consumo de líquidos que combinem esses três componentes, especialmente a SRO, é muito efetivo na prevenção da desidratação pela diarreia.
2. Manter a alimentação habitual para prevenir a desnutrição:[9]
   - Continuar e incentivar o aleitamento materno.
     O leite materno é uma ótima forma de manter a hidratação de lactentes, e deve ser mantido e incentivado durante os episódios de diarreia.[2,4,9]
     Em lactentes em uso de fórmula infantil, não é recomendado diluir a preparação ou fazer uso de fórmula sem lactose para pacientes tratados em domicílio.[2-4]
   - Manter a alimentação habitual para as crianças e os adultos.
     Não é necessário manter a criança em jejum ou reduzir a quantidade de alimentos oferecida durante o quadro de diarreia aguda. A alimentação habitual deve ser recomendada, sendo uma oportunidade para corrigir erros alimentares, como o consumo de alimentos ultraprocessados e com alto teor de açúcar.
     Também é valido reforçar a importância de higienizar e cozinhar bem os alimentos oferecidos.

3. Se o paciente não melhorar em 2 dias ou se apresentar qualquer um dos sinais a seguir, levá-lo imediatamente ao serviço de saúde:[9]
   - Piora na diarreia.
   - Vômitos repetidos.
   - Muita sede.
   - Recusa de alimentos.
   - Sangue nas fezes.
   - Diminuição da diurese.
   - Piora do estado geral.
4. Orientar o paciente ou acompanhante para:[9]
   - Reconhecer os sinais de desidratação.
   - Preparar e administrar a SRO.
   - Praticar medidas de higiene pessoal e domiciliar (lavagem adequada das mãos, tratamento da água e higienização dos alimentos).
5. Administrar zinco 1 vez ao dia, durante 10 a 14 dias.

   O zinco, além de fazer parte da estrutura de várias enzimas, tem importante papel na função e no crescimento celular e também no sistema imunológico.[3]

   A OMS recomenda a reposição de zinco com o objetivo de reduzir a duração e a gravidade do episódio, bem como o risco de desidratação, da gastroenterite aguda.

   Ao continuar a suplementação por 10 a 14 dias, o zinco perdido durante a diarreia é totalmente reposto e o risco de a criança ter novos episódios de gastroenterite nos 2 a 3 meses seguintes diminui.[2,3,9] Dose recomendada:
   - Até 6 meses de idade: 10 mg/dia.
   - Maiores de 6 meses de idade: 20 mg/dia.

O efeito adverso mais indesejado do zinco é o vômito, que tende a acontecer uma única vez e nos 10 primeiros minutos após a dose. Não constitui em indicativo para suspender o uso.

Quadro 3 Orientações terapêuticas – Plano A

Plano A – Manter a hidratação e prevenir a desidratação
1. Oferecer mais líquidos que o habitual e prevenir a desidratação (reforço à TRO).
2. Manter o aleitamento materno e reforçar a alimentação saudável.
3. Orientar sinais de desidratação e alerta para retorno à emergência.
4. Orientar medidas de higiene.
5. Iniciar zinco por 10-14 dias.

TRO: terapia de reidratação oral.
Fonte: Ministério da Saúde.[9]

Plano B: Desidratação

Se a criança tem desidratação leve a moderada, é necessário indicar a reidratação na unidade de saúde sob supervisão até que o estado de hidratação seja restabelecido.

Durante o período da terapia de reidratação, é necessário manter o aleitamento materno e suspender outros alimentos. O jejum não deve ser mantido por tempo indeterminado, somente durante o período de reparação da desidratação.[2,4] Se possível, realizar o retorno da alimentação ainda na unidade e reforçar com os pais as medidas de higiene (Quadro 4).

1. Iniciar a administração da SRO:[3,9]
   - Estimativa inicial de 50 a 100 mL/kg de peso em 4 a 6 horas.
   - Pode variar conforme a aceitação e a sede do paciente.
   - Administrar SRO de forma contínua até que desapareçam os sinais de desidratação.
2. Reavaliação constante do paciente quanto ao estado de hidratação:[3,9]
   - Se os sinais de desidratação desaparecerem, seguir para o Plano A.
   - Caso a desidratação persista, pode-se utilizar a sonda nasogástrica para manter a oferta de líquidos.
   - Caso evolua para desidratação grave, seguir para o Plano C.

Importante: o paciente deverá permanecer na unidade de saúde até a reidratação completa e o reinício da alimentação.

Quadro 4 Plano B – Terapia de reidratação oral

Plano B – Reidratação oral
1. Administrar SRO na unidade de saúde, sob supervisão médica.
2. SRO: 50-100 mL/kg em 4-6 horas; se necessário, usar sonda nasogástrica.
3. Manter o aleitamento materno e suspender a alimentação.
4. Retornar à alimentação quando a criança estiver hidratada.

SRO: solução de reidratação oral.
Fonte: Ministério da Saúde.[9]

Plano C: Desidratação grave

A desidratação grave, constatada pela avaliação, com ou sem choque hipovolêmico, deve ser tratada em ambiente hospitalar por via parenteral, até que seja possível ingerir alimentos e água na quantidade adequada por via oral.

São indicações para iniciar a hidratação por via parenteral: choque, desidratação com alteração do nível de consciência, sintomas neurológicos (letargia ou convulsões), piora da desidratação quando realizada a TRO, vômitos persistentes (mesmo após o uso de sonda nasogástrica) ou biliosos, suspeita de condição cirúrgica, distensão abdominal e íleo paralítico.[3,4,7]

Idealmente, utilizar veia calibrosa e, em caso de choque hipovolêmico, dois acessos venosos. Considerar a possibilidade de acesso intraósseo se não for possível a via intravenosa.

O Quadro 5 apresenta a recomendação do Ministério da Saúde do Plano C, que é dividido em duas etapas em todas as faixas etárias: fase rápida (com recomendações específicas para menores de 5 anos) e fase de manutenção e reposição.

Quadro 5 Plano C – Tratamento da desidratação grave

<table>
<tr><th>Solução</th><th>Volume</th><th>Período</th></tr>
<tr><th colspan="3">Fase rápida – Menores de 5 anos</th></tr>
<tr><td rowspan="2">Soro fisiológico a 0,9%</td><td>• Iniciar com 20 mL/kg de peso.
• Repetir essa quantidade até que a criança esteja hidratada, reavaliando os sinais clínicos após cada fase de expansão administrada.</td><td rowspan="2">30 minutos</td></tr>
<tr><td>Para recém-nascidos e cardiopatas graves, começar com 10 mL/kg de peso.</td></tr>
<tr><th colspan="3">Fase rápida – Maiores de 5 anos</th></tr>
<tr><td>1º soro fisiológico a 0,9%</td><td>30 mL/kg</td><td>30 minutos</td></tr>
<tr><td>2º ringer lactato</td><td>70 mL/kg</td><td>2 horas e 30 minutos</td></tr>
<tr><th colspan="3">Fase de manutenção e reposição para todas as faixas etárias</th></tr>
<tr><td>Solução</td><td>Volume em 24 horas</td><td></td></tr>
<tr><td rowspan="3">Soro glicosado a 5% + soro fisiológico a 0,9% na proporção de 4:1 (manutenção)</td><td>Peso até 10 kg</td><td>100 mL/kg</td></tr>
<tr><td>Peso de 10-20 kg</td><td>1.000 mL + 50 mL/kg de peso que exceder 10 kg</td></tr>
<tr><td>Peso acima de 20 kg</td><td>1.500 mL + 20 mL/kg de peso que exceder 20 kg</td></tr>
<tr><td>Soro glicosado a 5% + soro fisiológico a 0,9% na proporção de 1:1 (reposição)</td><td colspan="2">• Iniciar com 50 mL/kg/dia
• Reavaliar essa quantidade de acordo com as perdas do paciente</td></tr>
<tr><td>KCl a 10%</td><td colspan="2">2 mL para cada 100 mL de solução da fase de manutenção</td></tr>
</table>

Fonte: Ministério da Saúde.[9]

A avaliação do paciente deve ser contínua, e, em caso de persistência da desidratação, deve-se aumentar a velocidade de infusão.

Tão logo o paciente seja capaz de beber líquidos, em geral 2 a 3 horas após o início da reidratação venosa, inicia-se a reidratação por via oral com a SRO, mantendo a hidratação venosa até que a criança consiga ingerir SRO em quantidade suficiente para se mater hidratada. Também é necessário retornar à alimentação assim que tolerado. O tempo mínimo de observação do paciente é de 6 horas na unidade de saúde após a hidratação ser restabelecida.[9]

Probióticos

Os probióticos são microrganismos vivos que, quando consumidos em quantidades adequadas, proporcionam efeito benéfico para a saúde do indivíduo e podem restaurar o equilíbrio da microbiota intestinal.

Não há demonstração de que os probióticos diminuam as perdas diarreicas. No entanto, há ensaios clínicos que demonstram uma redução de aproximadamente 24 horas na média de duração da diarreia aguda. Segundo a *European Society for Paediatric Gastroenterology Hepatology and Nutrition* (ESPGHAN), as cepas recomendadas como tratamento adjuvante à SRO são: *Lactobacillus GG*, *Saccharomyces boulardii* e *Lactobacillus reuteri*, com uso entre 5 e 7 dias.[4]

O uso de prebióticos e simbióticos não é recomendado.

Antibióticos

Os antibióticos não são recomendados na maior parte dos casos de gastroenterites agudas, pois os quadros são autolimitados e, em geral, causados por agentes virais. O uso de antibióticos na diarreia aguda está restrito aos pacientes que apresentam diarreia com sangue nas fezes (disenteria), principalmente se a criança apresenta febre e comprometimento do estado geral, na cólera, em imunossuprimidos, nos pacientes com anemia falciforme, nos portadores de prótese e nas crianças com sinais de disseminação bacteriana extraintestinal.

A principal hipótese de agente associado ao quadro de disenteria é a infecção por *Shigella*. Outros agentes que podem necessitar de antibióticos quando causam casos graves: *E. coli enteroinvasiva, Yersinia, Vibrio cholerae, Clostridioides difficille, Salmonella* não tifoide.

O MS[9] orienta a prescrição dos seguintes antibióticos nos quadros de disenteria.[3]

- Ciprofloxacino: 15 mg/kg a cada 12 horas, via oral, por 3 dias. Lembrando que não há solução oral disponível no Brasil.
- Ceftriaxona: 50 a 100 mg/kg, intramuscular, 1 vez ao dia, por 2 a 5 dias, como alternativa.

Já a ESPGHAN[4] recomenda o uso de azitromicina, 10 a 12 mg/kg no primeiro dia e 5 a 6 mg/kg por mais 4 dias, via oral, para o tratamento dos casos de diarreia por *Shigella*, o que pode ser uma alternativa ao esquema recomendado pelo MS.

O uso de sulfametoxazol-trimetoprim não é mais recomendado em vista da alta taxa de resistência ao medicamento nas amostras de *Shigella* testadas no Brasil.[3]

Quando a diarreia aguda é causada por giardíase ou amebíase comprovada, o tratamento deve ser feito com metronidazol (10 mg/kg/dose, 3 vezes ao dia, por 7 a 10 dias).[4]

Antieméticos

Habitualmente, quando ocorrem vômitos associados aos quadros de gastroenterite aguda, eles cessam com a reidratação. Se os vômitos são abundantes, há maior risco de desidratação, por isso os antieméticos devem ser usados em situações pontuais. A ESPGHAN sugere o uso de ondansetrona com o intuito de reduzir a frequência de vômitos, a necessidade de hidratação parenteral e de internação hospitalar.[4] A dose de ondansetrona é de 0,1 mg/kg (0,15 a 0,3 mg/kg), até o máximo de 4 mg por via oral ou intravenosa.

Racecadotrila

A racecadotrila é uma medicação antissecretória que atua na inibição da encefalinase, reduzindo a secreção intestinal de água e eletrólitos, que se encontra aumentada nos quadros de diarreia aguda. Tem função na redução das perdas diarreicas e na duração da diarreia aguda, podendo ser usada em algumas situações. É um medicamento seguro, que não interfere na motilidade intestinal.[4] A dose recomendada é de 1,5 mg/kg de peso corporal, 3 vezes ao dia, sendo contraindicada em menores de 3 meses.

Seu uso deve ser interrompido tão logo cesse a diarreia.[3,4]

DESAFIOS ATUAIS

- Avaliação das cepas de probióticos presentes no mercado para utilização adequada na prática clínica da diarreia aguda como coadjuvante.
- Reforço da importância da TRO na prevenção da desidratação grave.
- Trabalho de prevenção com estímulo ao aleitamento materno, imunização contra rotavírus e suplementação de vitamina A, quando recomendada.

ORIENTAÇÕES AOS PAIS

- Medidas preventivas de desidratação: aumentar a oferta de leite materno e água, não oferecer bebidas ricas em açúcar, como refrigerantes e bebidas adoçadas, manter uma alimentação saudável e oferecer soro de reidratação oral.

- Sinais de alerta de desidratação: choro sem lágrimas, irritabilidade ou sonolência, olhos fundos, boca ou língua secas, diminuição da diurese, recusa de líquidos e alimentos, vomitar tudo o que come ou bebe.
- O tempo de duração esperado da diarreia aguda é de até 14 dias, sendo necessária reavaliação caso persista além desse período.
- A suplementação de zinco tem como objetivo reduzir o tempo de duração do episódio atual e evitar recorrência, mas não exclui as medidas preventivas de desidratação nem interrompe o quadro diarreico rapidamente.

✓ CONCLUSÃO

A gastroenterite aguda é um quadro de início abrupto, etiologia infecciosa presumível, autolimitada, com duração menor que 14 dias, com risco de desidratação. É fundamental que o pediatra saiba identificar e abordar corretamente os sinais de desidratação de acordo com sua gravidade para indicação do tratamento adequado.

A principal forma de prevenir e tratar a desidratação é com o uso adequado do soro de reidratação oral. Logo, é papel do profissional estimular seu uso, associado a uma alimentação saudável, além de orientar a família quanto a sinais de alerta para desidratação.

Também é parte do tratamento a suplementação de zinco para reduzir a duração do episódio diarreico e evitar recorrência. Já o uso de antibiótico deve ser restrito a casos necessários, e a prescrição de determinados probióticos, antieméticos e racecadotrila deve ser parcimoniosa.

Sempre que possível, o profissional de saúde deve educar as famílias quanto à prevenção da gastroenterite aguda com aleitamento materno prolongado, higienização adequada de alimentos, lavagem das mãos, vacinação contra rotavírus e saneamento básico.

REFERÊNCIAS BIBLIOGRÁFICAS

1. World Health Organization. Ending preventable child deaths from pneumonia and diarrhoea by 2025. The integrated Global Action Plan for Pneumonia and Diarrhoea (GAPPD). 2013. Disponível em: https://www.who.int/publications/i/item/9789241505239. Acesso em: 30 jan. 2023.
2. World Health Organization. The treatment of diarrhoea: a manual for physicians and other senior health workers. 4.ed. 2005. Disponível em: https://www.who.int/publications/i/item/9241593180. Acesso em: 30 jan 2023.
3. Sociedade Brasileira de Pediatria. Departamento Científico de Gastroenterologia. Guia prático de atualização – Diarreia aguda: diagnóstico e tratamento. N. 1. Março de 2017.
4. Guarino A, Ashkenazi S, Gendrel D, Lo Vecchio A, Shamir R, Szajewska H; European Society for Pediatric Gastroenterology, Hepatology, and Nutrition; European Society for Pediatric Infectious Diseases. European Society for Pediatric Gastroenterology, Hepato-

logy, and Nutrition/European Society for Pediatric Infectious diseases evidence-based guidelines for the management of acute gastroenteritis in children in Europe: update 2014. J Pediatr Gastroenterol Nutr. 2014;59(1):132-52.

5. Hartman S, Brown E, Loomis E, Russell HA. Gastroenteritis in children. Am Fam Physician. 2019;99(3):159-65. Erratum in: Am Fam Physician. 2019 Jun 15;99(12):732.
6. Brasil. Ministério da Saúde. Monitorização das doenças diarreicas agudas – MDDA. Brasília; 2010.
7. Carvalho SR, Morais MB, Marques CDF, Silva LR. Diarreia aguda. In: Silva LR, Ferreira CT, Carvalho E. Manual de residência em gastroenterologia pediátrica. Barueri: Manole; 2018. p186-202.
8. Gershman G. Diarrhea. In: Berkowitz's – Pediatrics: a primary care approach. American Academy of Pediatrics. 5.ed. 2014. p.747-51.
9. Brasil. Ministério da Saúde. Manejo do paciente com diarreia. Disponível em: https://bvsms.saude.gov.br/bvs/cartazes/manejo_paciente_diarreia_cartaz.pdf. Acesso em: 30 jan 2023.
10. Wahbeh GT, Christie DL. Basic aspects of digestion and absorption. In: Wyllie R, Hyams JS, Kay M. Pediatric gastrointestinal and liver disease. 5.ed. Amsterdam: Elsevier; 2015. p.10-21.

26 HEPATITES AGUDAS

Marise Elia de Marsillac

OBJETIVOS

- ✓ Identificar os principais sinais e sintomas sugestivos de hepatite aguda.
- ✓ Diferenciar doença aguda de doença crônica.
- ✓ Solicitar exames para investigação inicial.
- ✓ Diferenciar atividade enzimática de atividade de síntese hepática.
- ✓ Avaliar se o quadro clínico tem tratamento expectante ou se há alguma intervenção necessária.
- ✓ Saber identificar os principais requisitos para encaminhar o paciente para um centro especializado.

INTRODUÇÃO

A hepatite é um processo inflamatório das células hepáticas em resposta à agressão por agentes infecciosos ou não infecciosos, como medicamentos, uso de nutrição parenteral, acúmulo de metabólitos tóxicos por erros inatos do metabolismo e autoimunidade, entre outros. O termo "hepatite" também é usado como sinônimo de "doença hepática". É denominada aguda quando o processo apresenta menos de 180 dias de evolução.

As lesões do hepatócito podem evoluir para regeneração e recuperação do tecido ou para morte celular por necrose maciça, sendo as principais complicações da hepatite aguda a evolução para insuficiência hepática aguda ou a cronificação.

A hepatite aguda, em geral, manifesta-se subitamente e tem involução espontânea em poucas semanas nas principais etiologias virais da infância, como hepatite A, citomegalovírus (CMV), vírus Epstein-Barr (EBV, do inglês *Epstein-Barr virus*) ou, se identificado, suspenso o agente causador (ex.: cogumelos selvagens, medicamentos, nutrição parenteral). A evolução é geralmente favorável.

A icterícia é o principal sinal de suspeita de alteração hepática em curso. O paciente também pode se apresentar assintomático ou com sintomatologia inespecífica, comum a vários quadros infecciosos, como febre, vômito, diarreia, sintomas respiratórios e dor abdominal. O diagnóstico de hepatite aguda está relacionado ao aumento das aminotransferases.

O achado incidental de aminotransferases elevadas durante exame laboratorial realizado com outro pretexto também leva à investigação das hepatites agudas. Apesar de a elevação poder ser idiopática e involuir sem diagnóstico conclusivo, há necessidade de acompanhamento.[1] Importante ressaltar que nem sempre a elevação recente de enzimas hepáticas estará relacionada a processos agudos. Em crianças e adultos, atualmente a principal causa de hipertransaminasemia está relacionada às complicações da obesidade, raramente identificada como morbidade na infância.[2] Alguns processos crônicos evoluem de forma silenciosa, podendo já ser crônico na primeira manifestação de sintomas, como na hepatite autoimune.

Reconhecer e acompanhar adequadamente o paciente pediátrico em processo hepático agudo é o objetivo deste capítulo.

As principais causas de hepatite estão descritas no Quadro 1.[3]

Quadro 1 Principais etiologias da hepatite aguda em pediatria

Infecciosas
• Hepatite A, B, C, D (coinfecção com vírus B), E. • Citomegalovírus. • Vírus Epstein-Barr.
Não infecciosas
• Metabólica/genética: tirosinemia, doença mitocondrial, alteração da oxidação dos ácidos graxos, deficiência de alfa-1-antitripsina, doença de Wilson. • Hepatite autoimune. • Hepatite induzida por medicamentos.

Fonte: adaptado de Clemente e Schwarz, 2011.[3]

FISIOPATOLOGIA

A agressão ao tecido hepático pode ser ocasionada por agentes infecciosos, medicamentos, plantas, nutrição parenteral, álcool, acúmulo de metabólitos ou de gordura, levando à destruição do hepatócito e à liberação das enzimas intracelulares aminotransferases na circulação sanguínea.

A alteração morfológica da hepatite aguda é semelhante nas hepatites de etiologia viral. Quando ocorrem inflamação e reação imunológica em resposta à agressão viral, há aumento de reagentes de fase aguda (proteína C reativa, hepcidina), e a erradicação viral pode ocorrer com o auxílio das células imunes adaptativas (linfócitos T CD4+ e CD8+).[4] As lesões do hepatócito por acúmulo de gordura e bilirrubina são potencialmente reversíveis.

A hepatite aguda tóxica pode ser causada por medicamentos, plantas ou substâncias absorvidas por via inalatória, por exemplo. A lesão poderá ocorrer por toxicidade direta e/ou por idiossincrasia, entre 4 e 90 dias após o início do medicamento. Quando a substância chega ao hepatócito por via sanguínea, pode haver destruição imediata da célula, ocorrendo em curto período de latência e dose-dependente. Já a reação idiossincrásica é imprevisível, podendo ocorrer em dose adequada e relacionada a mecanismo imunológico. Caso não ocorra recuperação da célula, a morte se dá por apoptose ou necrose. A apoptose é mais comum nos quadros virais, medicamentos e toxinas. Os corpúsculos de Councilman representam células apoptóticas pequenas e eosinofílicas.

Lesões causadas por hipóxia ou isquemia geralmente acarretam necrose. Esta se inicia habitualmente com perda de hepatócitos ao redor da veia centro-lobular (necrose confluente), progredindo para necrose entre a veia centro-lobular e espaços porta (necrose em ponte). Pode ocorrer colapso do lóbulo ou regeneração a partir dos hepatócitos remanescentes ao redor das áreas de necrose. As cicatrizes fibrosas após regeneração são mais frequentes em processos crônicos.[4]

A Figura 1 apresenta a evolução de uma lesão hepática.

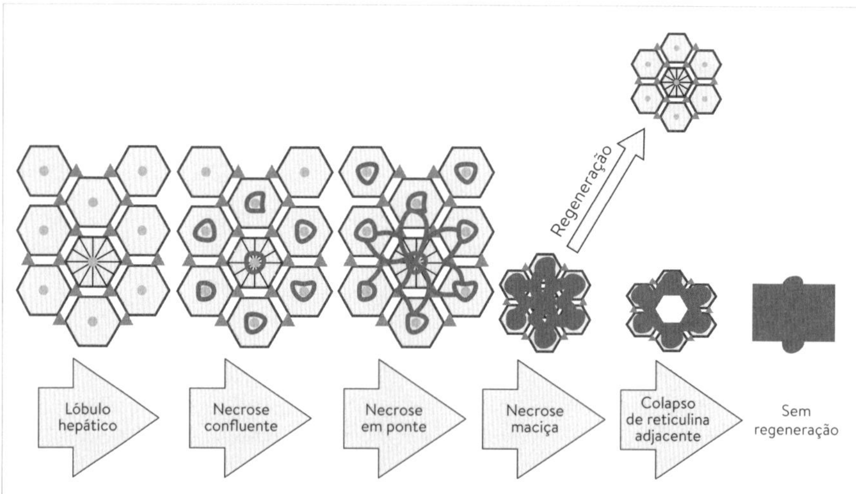

Figura 1 Evolução da lesão hepática.
Fonte: construção da autora baseada em Kumar, 2018[4].

ASPECTOS EPIDEMIOLÓGICOS

As estatísticas brasileiras publicadas sobre hepatites estão relacionadas principalmente às hepatites virais. Em pediatria, as causas virais agudas (hepatites A, E e B) ainda são um grande problema de saúde pública mundial. Em estudo publicado em 2016, das crianças atendidas em um hospital que apresentavam elevação de aminotransferases, 34% eram de causa infecciosa (principalmente hepatite A), 18,1% eram relacionadas a medicamentos e 11,1% associadas à doença hepática gordurosa não alcoólica. Aquelas sem diagnóstico etiológico habitualmente apresentavam evolução benigna e involução.[3]

Entre 1999 e 2020, foram notificados aproximadamente 690 mil casos de hepatite viral no Brasil. Desse total, 168.579 foram casos de hepatite A, sendo 52,8% em crianças entre 0 e 9 anos de idade. Apesar do número expressivo, a taxa geral de incidência de hepatite A no país reduziu entre 2010 e 2020 de 5,7 casos para 0,2 caso por 100 mil habitantes em 2020. Quanto à detecção da hepatite B, a taxa de detecção em menores de 20 anos foi inferior em todo o período em relação às demais faixas etárias, e, a partir de 2012, apresentou uma leve tendência de queda, chegando a 0,3 caso para cada 100 mil habitantes em 2020, em redução significativa. Em 2020, a taxa entre homens maiores de 20 anos era de 0,3 a 6,7 casos, e de mulheres, de 1 a 4,6 casos por 100 mil habitantes. Somente 15,5% dos casos de hepatite B foram da forma aguda, principalmente em menores de 14 anos. A principal forma clínica dos casos de hepatite C notificados no Sistema de Informação de Agravos de Notificação (Sinan) foi a crônica – 79,5% do total de casos, sendo, em 2020, registrados 4,4 casos por 100 mil habitantes no país, com taxa de detecção < 0,1 caso por 100 mil habitantes em menores de 14 anos.[5]

As Nações Unidas traçaram, por meio dos Objetivos de Desenvolvimento Sustentável, meta de erradicação da hepatite viral como problema de saúde pública. A meta inclui reduzir as novas infecções em 90% e a mortalidade atribuível às hepatites em 65% até 2030.[6]

Em 2022 foram emitidos alertas sobre o aparecimento de vários casos de hepatite aguda na Europa e nos Estados Unidos, não relacionados à exposição ambiental a agentes tóxicos, por exemplo, medicamentos, plantas, álcool, ou causados por nenhum dos vírus já habitualmente relacionados à hepatite aguda viral. Foi estabelecida a seguinte definição do caso suspeito dessa hepatite não A-E: idade ≤ 16 anos, elevação da aspartato aminotransferase (AST) ou da alanina aminotransferase (ALT) > 500 U/l, não detecção dos marcadores para vírus das hepatites A, B, C, D e E, com início em 2021/2022.[7,8]

Doenças já conhecidas e novas doenças causadoras de elevação de aminotransferases podem ser assintomáticas e/ou involuir espontaneamente, porém somente serão detectadas se houver suspeita mediante as alterações clínicas descritas. A principal complicação dos quadros agudos será evoluir para a forma fulminante e fatal ou para a cronicidade.

PROPEDÊUTICA

Anamnese

- Principais sinais e sintomas: prostração, inapetência, dor abdominal, dores no corpo, febre, diarreia, vômitos, icterícia, colúria e acolia.
- Tempo de evolução e intensidade de cada alteração relatada: evolução aguda ou crônica.
- Uso de medicamentos antes e durante o quadro atual: listar todos os que estão prescritos e avaliar um a um quanto à adequação da dose e aos efeitos colaterais. Avaliar o contato com produtos químicos nocivos (p. ex.: material de limpeza) no domicílio.
- Atividade física: avaliar se houve intensidade e frequência exageradas, principalmente em adolescentes.
- História epidemiológica: contato com casos semelhantes, viagens nacionais ou internacionais, ingestão de alimentos e água de procedência suspeita.
- História imunológica: avaliar a Caderneta da Criança. Se não disponível, resgatar a informação em prontuário médico ou escolar (cópia da caderneta de imunização é solicitada em matrícula escolar). No período neonatal, avaliar também a Caderneta da Gestante.
- História patológica pregressa: internação prévia ou aparecimento do quadro durante internação em curso. Alteração comportamental, confusão mental. Avaliar tratamentos anteriores, necessidade de hemotransfusão.
- História neonatal: peso, estatura, vitalidade, tempo de internação e alta, hipoglicemia neonatal.
- História do crescimento e desenvolvimento: avaliar os principais marcos do desenvolvimento, a curva de crescimento, presença de obesidade ou magreza.
- História nutricional: introdução e quais tipos de alimentos foram utilizados, se lactente; dieta recente e dieta atual em crianças maiores; uso e tipo de nutrição enteral e/ou parenteral; tempo de dieta zero; ganho ponderal exagerado ou perda ponderal.
- História gestacional: febre, uso de medicamentos, icterícia, gestações prévias, abortos, história de doença aloimune da gestação.
- História familiar: antecedentes de doença hepática na família, doenças reumatológicas, alteração de imunidade, consanguinidade, uso de álcool, esteatose hepática.

Exame físico

No exame físico, avaliar a presença de:

- Palidez cutâneo-mucosa (doenças hematológicas com hemólise).
- Icterícia conjuntival (primeiro sinal visível).
- Icterícia generalizada.
- Dor à palpação do hipocôndrio direito.
- Hepatomegalia.
- Esplenomegalia.
- Ascite.
- Adenomegalia generalizada.
- Alteração do nível de consciência ou do humor (encefalopatia nem sempre se apresenta de forma clássica em pediatria).

Investigação clínica

1. Ao avaliar uma criança no setor de emergência, quais são os sinais e sintomas que podem sugerir hepatite?
   O quadro clínico clássico pode incluir febre, astenia, dor abdominal, dor articular, mialgia, icterícia (pode estar ausente, principalmente em < 4 anos), colúria, acolia, além de hepatomegalia, esplenomegalia e/ou adenomegalia generalizada ao exame. No entanto, também pode se assemelhar à síndrome gripal, com congestão nasal, coriza, odinofagia, tosse, sibilância e/ou dispneia, dentre outras manifestações, gerando confusão no raciocínio diagnóstico.
   A presença de icterícia geralmente é o principal fio condutor. Quando não é identificada inicialmente, mas há suspeita, os exames laboratoriais com dosagem de aminotransferases nortearão o diagnóstico.
2. O caso parece agudo ou crônico?
   Na hepatite aguda, a história tem duração inferior a 6 meses. Sinais e sintomas com evolução superior a 6 meses ou evolução silenciosa sugerem hepatite crônica. Prurido, circulação colateral no abdome, hepatomegalia ou fígado reduzido com borda romba ou lobulada, ascite, história de hemorragia digestiva e esplenomegalia direcionam também para quadro crônico.
3. Existe história epidemiológica?
   Tentar identificar os mecanismos de transmissão. Indagar sobre:

A. Contato com doentes, história familiar, ingestão de água não tratada ou de procedência duvidosa, alimentos contaminados, infraestrutura sanitária, uso de medicamentos com dose e tempo de uso, exposição parenteral (transfusão, compartilhamento de agulhas, alicates, uso de nutrição parenteral, uso de terapia antimicrobiana venosa, p. ex.), transmissão vertical, transmissão sexual. Avaliar o contato com animais e a ingestão de produtos derivados de animais infectados. **Atenção:** pensar em hepatite medicamentosa se ocorrer hepatite após 15 dias ou colestase após 30 dias pós-suspensão do medicamento; se 8 dias após a suspensão ocorrer diminuição em mais de 50% dos níveis de ALT e/ou demorar até 6 meses para diminuir em 50% a fosfatase alcalina (FA) e a bilirrubina sérica.[4]

B. Doenças de base: doenças genéticas, obesidade.

4. Como confirmar a hepatite?

O aumento isolado do fígado não é patognomônico de hepatite. Então, relembrando a semiologia, o fígado, proporcionalmente ao tamanho do corpo, é maior em recém-nascidos, podendo ser palpável até 2 a 3 cm do rebordo costal direito (RCD) no primeiro ano de vida. Realizar a hepatimetria é mandatório, pois palpar a borda do fígado abaixo do RCD pode ser sinal de rebaixamento do diafragma por desconforto respiratório ou insuficiência cardíaca, por exemplo. Então, verificar se há outra queixa que justifique o achado no exame físico (Tabelas 1 e 2).

Tabela 1 Dimensões hepáticas em relação à faixa etária

Idade	Borda hepática palpável na linha hemiclavicular direita			
	< 1 cm	1-2 cm	2-3 cm	3-3,5 cm
Recém-nascido (%)	10	60	20	10
1-5 meses (%)	15	27	45	13
6-11 meses (%)	25	57	17	0
12-23 meses (%)	67	27	5	0
2-4 anos (%)	75	21	3	0
5-9 anos (%)	85	14	0	
10-16 anos (%)	95	5	0	

Fonte: adaptada de Bernard, 1997.[9]

Tabela 2 Valores médios da hepatimetria em Pediatria

Idade	Dimensões (cm)
Nascimento	5,6-5,9
2 meses	5
1 ano	6
2 anos	6,5
3 anos	7
4 anos	7,5
5 anos	8
12 anos	9

Fonte: adaptada de Naveh e Berant, 1984.[10]

Atenção: hepatimetria = distância entre limites superior e inferior do fígado.

Quando existe hepatomegalia, ela pode estar associada à inflamação aguda do tecido hepático, colestase, esteatose, fibrose, cirrose, doenças hematológicas, obstrução ao retorno venoso, por tumorações ou por doenças de depósito.

Investigação laboratorial

O fígado responde de forma semelhante a diversos tipos de inflamação. Mesmo quando muito agredido, pode manter sua função adequadamente. Sinais de falência hepática podem ser tardios.

Os exames iniciais incluem testes de atividade enzimática hepática: ALT, AST e desidrogenase lática (LDH); testes de atividade canalicular: FA, gamaglutamil transpeptidase (GGT), bilirrubina total (BBT) e frações direta (BBD) e indireta (BBI); e avaliação de síntese com albumina, fatores de coagulação, glicemia.

É importante identificar a origem das enzimas para definir se há predomínio de lesão hepatocelular ou lesão primária de ductos biliares e fluxo biliar.

As enzimas intracelulares aspartato aminotransferase (AST ou TGO) e alanina aminotransferase (ALT ou TGP) são responsáveis pela transferência de aminoácido, tendo como produto final glutamina e ácido oxalacético (AST) ou glutamina e ácido pirúvico, respectivamente (ALT). Estão presentes no fígado, mas se distribuem pelo corpo de forma diferente. A AST pode ser encontrada na mitocôndria e no citosol das células do fígado, hemácia, miocárdio, rins, pâncreas, baço, pulmões e músculos e tem vida média de 17 horas. A ALT está no citosol em todo o fígado e em menor quantidade no músculo, pâncreas, pulmões e baço e tem vida média maior de 45 horas. Na lesão hepática, a AST aumenta mais rápido e normaliza mais rápido.

Na rotina de avaliação da elevação em crianças sintomáticas ou diante do aumento inesperado de aminotransferases em pacientes assintomáticos, é indicada a repetição imediata da dosagem de AST e ALT, pois pode ter ocorrido erro laboratorial. Os níveis altos de aminotransferases também não refletem necessariamente o grau de necrose hepática.[11]

Os valores normais sugeridos para ALT em pediatria são mais baixos que aqueles utilizados em adultos. Entre 12 e 17 anos: meninos – 26 U/I e meninas 22 U/l. É considerada hipertransaminasemia se os valores forem 1,5 a 2 vezes acima do normal.[1,12-14] Em 2017, uma publicação de pesquisadores da Universidade de Leipzig (Alemanha) mostrou parâmetros para ALT conforme o sexo (Tabela 3).[15]

Avaliar lesão hepatocelular

Quando há necrose das células hepáticas, ocorre aumento de AST e ALT na circulação, com nível sérico ALT > AST.

Tabela 3 Valores de ALT em crianças conforme o sexo

	ALT (UI/l)	ALT percentil 97
Meninos	17-21	29-38
Meninas	14-20	24-32

ALT: alanina aminotransferase.
Fonte: adaptada de Bussler et al., 2018.[15]

Na lesão hepática aguda, o aumento é rápido e dramático. Na resolução, os níveis voltam a cair, voltando aos valores normais. Atenção redobrada à falsa ideia de resolução: quando há necrose maciça do fígado sem regeneração, há queda importante de AST e ALT por depleção ou ausência de células hepáticas: pensar em insuficiência hepática aguda (dosar também bilirrubina para melhor interpretação). Quadro de cirrose também pode apresentar AST e ALT normais.

A elevação de AST e ALT pode estar relacionada a enzimas musculares, sendo de grande importância dosar a creatinofosfoquinase (CPK) para diagnóstico diferencial. Crianças com excesso ponderal podem apresentar elevação de aminotransferases (por depósito de gordura no hepatócito, deflagrando resposta inflamatória esteato-hepatite não alcoólica).[16]

Avaliar colestase

Quando há redução ou parada do fluxo biliar, ocorre aumento das enzimas gamaglutamiltranspeptidase (GGT), FA, além do acúmulo de bilirrubina direta (BD) > 1 mg/dL.

Em pediatria, em virtude do fato de a história natural das doenças hepáticas ter baixa relação com o consumo de álcool e de medicamentos, a GGT tem importante valor diagnóstico, diferentemente do adulto, para o qual a FA é a principal enzima utilizada no raciocínio diagnóstico.

A GGT é enzima microssomal e pode ser encontrada nos hepatócitos e nos ductos biliares. Pode elevar-se após o uso de anticonvulsivantes por indução enzimática dos medicamentos e em neonatos normais, quando atinge 6 vezes o valor da GGT dos demais pacientes.[17] Já a FA também está relacionada à lesão do ducto biliar, porém está presente também nos ossos e eritrócitos. Assim, para maior confiabilidade, deve-se fracionar a dosagem em fração óssea e fração hepática. Crianças em fase de crescimento podem apresentar aumento da FA como fator de confusão ao diagnóstico. Quando há lesão colestática, também AST e ALT se elevam, porém o aumento da FA é superior ao das aminotransferases.

O aumento de bilirrubina direta relaciona-se a lesões tanto hepatocelulares quanto colestáticas. Em quadros de origem hepática, a ALT geralmente é maior que a AST. Quando há lesão tóxica por álcool, substância química ou medicamentos, por exemplo, o aumento de AST é maior que ALT (AST/ALT > 2). Na suspeita clínica de quadro agudo, além de definir se a forma apresentada de hepatite é colestática ou não colestática, as alterações laboratoriais hepáticas devem ser reavaliadas diariamente.[14]

Método relacionado ao fator R, que pode ser usado para diferenciar lesão hepatocelular de lesão colestática em "lesão hepática induzida por drogas" de uso lícito ou ilícito (Dili, do inglês *drug induced liver disease*), utiliza a FA como padrão (Quadro 2).

Quadro 2 Fator R e relação com o tipo de lesão hepática

Fator R R = (ALT / ULN ALT) / (FA / ULN FA)	Tipo de lesão
≥ 5	Lesão hepatocelular
> 2 a < 5	Padrão misto
≤ 2	Lesão colestática

ULN: limite superior da normalidade.
Fonte: adaptado de Bénichou, 1990.[18]

A função de síntese do fígado pode ser avaliada inicialmente pela dosagem de albumina sérica e avaliação da cascata de coagulação, pois muitos fatores são produzidos no fígado. O exame do tempo de atividade da protrombina (TAP) avalia a via extrínseca e a via comum da coagulação. Já o tempo de tromboplastina parcial (TTP) avalia a via intrínseca e a via comum. Pacientes com insuficiência hepática podem apresentar alteração do TAP por deficiência de vitamina pela diminuição de absorção pela colestase, assim como alteração do TAP e PTT por deficiência de síntese hepática dos fatores de coagulação.

A hepatite autoimune pode se apresentar como quadro agudo, com proteínas normais, globulina aumentada à custa de imunoglobulina G (IgG) e albumina sérica baixa. A dosagem de amônia está associada à função metabólica hepática. Nas hepatites agudas (virais ou tóxicas), os níveis de ALT são maiores que os de AST. Na lesão hepática crônica ocorre elevação lenta e níveis altos de AST e ALT, porém mais baixos do que os encontrados na evolução aguda.

Função de síntese alterada

- Se o tempo de protrombina está alargado, apesar do uso de vitamina K.
- Albumina sérica diminuída. A proteína sérica pode estar normal pelo aumento da gamaglobulina (inversão da relação albumina-globulina).

O ritmo de elevação das aminotransferases deve ser acompanhado diariamente até a definição do diagnóstico, assim como TAP e PTT. Essas avaliações permitiram, em 2022, o registro de casos de hepatite aguda na faixa etária pediátrica na Europa e nos EUA. Os casos de hepatite aguda apresentavam causa indeterminada, preferencialmente em crianças menores de 5 anos de idade, com ALT > 500 UI/mL, quadro clínico de icterícia, vômito, acolia ou hipocolia, diarreia e náusea, apresentação semelhante a diversas etiologias de hepatite aguda. Como o período relatado coincidiu com a época de pandemia de Covid-19 e isolamento social das crianças por período prolongado, foram investigadas as associações pertinentes, sendo identificado Adenovírus 41F no sangue total de parte dos pacientes, vírus que antes não era relacionado à hepatite grave. Algumas crianças também apresentavam RT-PCR para SARS-CoV-2 positivo. Houve indicação de transplante hepático entre 9 e 14% dos casos.[7,19] Apesar de novos casos de hepatite de origem desconhecida ainda serem identificados, houve declínio na sazonalidade do Adenovírus. Em estudo realizado na Grã-Bretanha, não foi identificada inclusão viral nas amostras de fígado obtidas dos pacientes estudados, deixando ainda o diagnóstico definitivo em suspenso.[19] O mecanismo patológico exato permanece desconhecido, no entanto as associações de vírus, o isolamento social da pandemia da Covid-19, deixando crianças sem contato com novos vírus por 2 anos, e a interação entre o sistema imune imaturo da criança e o fígado poderiam estar envolvidos nesses casos de hepatite sem causa definida.[7,19]

Quanto ao ritmo de alteração das aminotransferases, a classificação indica que, se for maior que 10 vezes o valor da normalidade de ALT, a elevação é considerada severa/grave. Se entre 5 e 10 vezes o valor normal, a elevação é considerada moderada. Entre 2 e 5 vezes o valor normal, é considerada leve. A abordagem diagnóstica pode ser realizada conforme a descrição a seguir.[20,21]

Ritmo de elevação das aminotransferases

Aminotransferases > 10 vezes o valor normal – aumento rápido e superior a 10 vezes o valor normal

Pensar em hepatite viral, hepatite autoimune, hepatite tóxica (paracetamol, isoniazida, halotano etc.), alteração vascular (doença veno-oclusiva, obstrução vascular aguda do fígado), litíase de vias biliares, rabdomiólise aguda, doença metabólica (doença de Wilson, frutosemia, galactosemia, déficit de oxidação de ácidos graxos, deficiência e ornitina carbamoiltransferase etc.), neoplasias e causas não identificadas.

Aminotransferases 5 a 10 vezes o valor normal – aumento moderado e persistente das transaminases

Pensar em hepatite viral, em causas não identificadas, doença de Addison, macrotransaminasemia, miopatias, obesidade, neoplasias, alteração autoimune (hepatite, colangite, doença celíaca), hepatite tóxica, doença metabólica (doença de Wilson, deficiência de alfa-1-antitripsina, glicogenose, mucopolissacaridose).

Aminotransferases 2 a 5 vezes o valor normal – aumento leve

Pensar em hepatite viral, hipertransaminasemia benigna, em causas não identificadas, miopatias, obesidade, neoplasias, uso de medicamentos, alteração autoimune (hepatite, colangite, doença celíaca), hepatite tóxica, doença metabólica (doença de Wilson, deficiência de alfa-1-antitripsina, glicogenose).

Exames que poderão ser solicitados na investigação de hepatite aguda

- Glicemia, AST, ALT, GGT, FA, BBT e frações, proteína total e frações, TAP, PTT, hemograma, velocidade de hemossedimentação (VHS), proteína C reativa.
- Lipídios séricos, triglicérides, colesterol total e frações.
- Anti-HAV IgM e IgG, anti-HBs, HBsAg, Anti-HBc total e anti-HBc IgM, anti-HCV, anti-HEV IgM e IgG.
- Anticitomegalovírus IgM e IgG, antivírus Epstein-Barr IgM e IgG, antitoxoplasmose IgM e IgG, VDRL, anti-HIV, RT-PCR SARS-CoV-2 (do inglês *reverse-transcriptase polymerase chain reaction – severe acute respiratory syndrome – coronavirus 2*), dengue IgM e IgG, anti-herpes simples IgM e IgG.
- Imunoglobulinas A e G sérica, fator antinuclear (FAN), antimúsculo liso (AML), antifração microssomal de fígado e rim (ALKM, do inglês *liver-kidney microsome antibodies*), antitransglutaminase tecidual IgA (ATT).
- *Screening* metabólico específico: ácidos orgânicos e aminoácidos urinários, ceruloplasmina, cobre sérico, alfa-1-antitripsina sérica.
- Painel respiratório completo: adenovírus, coronavírus 229E, coronavírus HKU1, coronavírus NL63, coronavírus OC43, metapneumovírus humano, rinovírus/enterovírus humano, influenza A, influenza A/H1, influenza A/H1-2009, influenza A/H3, influenza B, parainfluenza 1, parainfluenza 2, parainfluenza 3, parainfluenza 4, vírus sincicial respiratório A, vírus sincicial respiratório B, *Chlamydophila pneumoniae, Mycoplasma pneumoniae, Bordetella parapertussis* e *Bordetella pertussis.*
- Pesquisa de adenovírus no sangue total.
- RT-PCR SARS-CoV-2.
- Hemocultura, coprocultura, urinocultura.

Procedimentos diagnósticos de imagem a serem realizados durante a investigação inicial de quadro de hepatite aguda

- Ultrassonografia abdominal com Doppler de vasos da área hepática – avaliar loja hepática, fluxo sanguíneo, depósito de gordura no parênquima, presença de fígado reduzido ou aumentado de tamanho, lobulado, avaliação de esplenomegalia, adenomegalia intracavitária, identificação de massas tumorais, cistos.

- Tomografia computadorizada de abdome: não é exame de primeira linha e há exposição a radiação ionizante. Avalia hepatomegalia, linfadenomegalia, massas tumorais, traumas, estadiamento de neoplasias.
- Ressonância magnética de abdome: achados não específicos; usada na avaliação de cistos, neoplasias, alterações vasculares, condições infecciosas e inflamatórias. Caracteriza bem o contraste tecidual (partes moles), hepatomegalia, depósito de gordura.
- Colângio-pancreato-ressonância: avaliação de via biliar e do pâncreas.
- Biópsia hepática: em caso de diagnóstico etiológico indefinido, haverá necessidade de realização de biópsia hepática percutânea por agulha ou biópsia cirúrgica. O material obtido é padrão ouro para diagnóstico etiológico, porém é importante lembrar que a perda da função de síntese do parênquima hepático pode levar à deficiência de fatores de coagulação, sendo essa a principal dificuldade em realizar a biópsia no contexto de um quadro agudo, pelo risco de sangramento intracavitário.

TRATAMENTO

O tratamento da hepatite aguda em pediatria é relacionado ao acompanhamento da melhora da sintomatologia, pois a maioria dos diagnósticos engloba doenças agudas autolimitadas. Pacientes apresentando os quadros virais mais frequentes, como hepatite A, por CMV e por EBV, habitualmente têm melhora espontânea. As intervenções estão relacionadas à suspensão de medicamentos e dietas e à identificação de possíveis lesões musculares que possam estar relacionadas a alguma das etiologias. Após a retirada do insulto, o tecido hepático se regenera.

Em relação às hepatites virais agudas, o tratamento pode ser realizado na hepatite B se houver evolução para forma severa com análogo nucleosídeo ou nucleotídeo; na hepatite C aguda (raramente reconhecida), avaliar o uso de agentes antivirais de ação direta (DAA, do inglês *direct acting antivirus*), tratamentos novos que podem obter resposta virológica sustentada em 95% dos casos de hepatite C crônica, independentemente do genótipo e do grau de lesão hepática. A hepatite E é autolimitada, mas, quando em crianças com doença de base ou imunodeprimidas, avaliar usar ribavirina por 3 meses.[22]

Na hepatite por EBV em imunodeprimidos, reduzir a imunossupressão; na hepatite por CMV no período neonatal, usar ganciclovir. Alguns pacientes, no período neonatal, podem apresentar hepatite por sífilis tratada com o uso de penicilina injetável. Paciente com HIV positivo pode apresentar quadro de hepatite aguda por infecções associadas ou pelo uso da terapia antirretroviral, sendo importante avaliar a relação custo-benefício do uso dos medicamentos.

Algumas doenças metabólicas se apresentam com alteração de aminotransferases. A obesidade pode ser causa de depósito de gordura no fígado (doença hepática gordurosa não alcoólica), que reverte com a perda ponderal.[16]

Na hepatite autoimune com apresentação aguda está indicada imunossupressão após o diagnóstico definitivo.

Quanto à forma colestática de hepatite aguda, pela diminuição do fluxo biliar, há redução de absorção de vitaminas lipossolúveis no trato digestório. Assim, está indicada a suplementação de vitaminas A, D, E e K e de lipídios.

Os distúrbios da coagulação associados à deficiência de vitamina K alteram o TAP. A reposição adequada de vitamina K pode, então, corrigir o déficit de fator de coagulação vitamina K-dependente. Se não houver melhora, suspeitar de piora clínica com provável déficit da atividade de síntese hepática em curso.

Evitar o uso de paracetamol para medicar febre em pacientes com suspeita de hepatite aguda, até o diagnóstico etiológico.

COMPLICAÇÕES

A evolução clínica da hepatite aguda para necrose maciça do fígado leva à insuficiência hepática aguda. A evolução pode ser rápida, com intervalo entre instalação, recuperação ou transplante hepático de poucas horas ou dias.[23] Os critérios que definem a insuficiência hepática aguda em crianças estão listados no Quadro 3.

O aparecimento de insuficiência hepática aguda pode ocorrer em até 8 semanas do início do quadro, sendo classificada como hiperaguda (até 10 dias após o início), fulminante (10 a 30 dias) e subaguda (5 a 24 semanas após o início). A encefalopatia em crianças nem sempre está clinicamente aparente. A insuficiência hepática aguda requer reconhecimento e tratamento imediatos.[24]

Quadro 3 Critérios para insuficiência hepática aguda em crianças

1. Instalação aguda de doença hepática sem evidência de doença hepática crônica.
2. Evidência bioquímica de lesão hepática severa.
3. Distúrbio da coagulação sem correção após o uso de vitamina K:
   - Tempo de protrombina ≥ 15 segundos ou INR ≥ 1,5 com encefalopatia hepática evidente.
   - Tempo de protrombina ≥ 20 segundos ou INR > 2 com ou sem encefalopatia.

INR: *international normalized ratio*.
Fonte: adaptado de Squires et al., 2022.[23]

Reconhecer precocemente a evolução para insuficiência hepática aguda com alteração do nível de consciência e aumento da bilirrubina direta com queda dos níveis de aminotransferases (sinal da cruz) como sinal de gravidade de perda de tecido hepático sem recuperação da função de síntese. Os três critérios do Quadro 3 deverão estar presentes.

Encaminhar para centro transplantador crianças que apresentem os resultados de exame apresentados no Quadro 3.

Evolução para doença hepática crônica: distúrbios da coagulação, encefalopatia, hemorragia digestiva alta, desnutrição, prurido, varizes esofagianas, hipertensão portal, ascite, cirrose.

DESAFIOS ATUAIS

As vacinas atuais e, possivelmente, novas vacinas que surgirão nos próximos anos para proteção contra agentes causadores de hepatite são importantes para manter o controle do número de casos e, especialmente, de casos graves. No entanto, a adesão aos programas de imunização tem caído nos últimos anos. É imprescindível retomar as altas coberturas vacinais.

A automedicação e o uso inadequado de medicamentos são um problema a ser enfrentado. A identificação precoce de quadros relacionados a alguns alimentos e ao uso de medicamentos pode modificar a história natural das hepatites, e constitui importante desafio diagnóstico.

O pediatra deve estar alerta à possibilidade de hepatite sem icterícia e a queixas não habituais de quadro hepático.

Por fim, os recentes casos de hepatite grave em crianças, sem etiologia conhecida, dão visibilidade à necessidade de a comunidade científica estar sempre pronta a pesquisar e elucidar toda e qualquer ameaça à saúde das crianças.

ORIENTAÇÕES AOS PAIS

- Manter a vacinação das crianças em dia. Manter em dia a vacinação, não só das crianças mas de toda a família.
- Oferecer água tratada. Não ingerir alimentos de origem suspeita ou desconhecida.
- Utilizar rede de esgoto para eliminação de dejetos a fim de que não contaminem o solo, a água e alimentos.
- Se a criança apresentar quadro de sintomatologia inespecífica sem melhora após 48 horas, procurar atendimento médico.
- Se a criança apresentar icterícia, levar imediatamente ao médico.
- Alertar sobre o uso indevido de medicamentos.

✓ CONCLUSÃO

A hepatite aguda é uma inflamação do fígado causada por vários agentes, que pode ser detectada em exame laboratorial simples (dosagem de aminotransferases), quando suspeitada, mas que requer acompanhamento clínico e laboratorial regular até seu desfecho, quase sempre benigno e, em muitos casos, sem etiologia definida. O aumento de aminotransferases deve ser confirmado com novo exame, fazendo-se acompanhamento dos níveis até a resolução clínica ou, caso não ocorra melhora, para evitar pior desfecho clínico, possibilitando o encaminhamento imediato para centro de referência de transplante hepático infantil.

REFERÊNCIAS BIBLIOGRÁFICAS

1. Schwimmer JB, Dunn W, Norman GJ, Pardee PE, Middleton MS, Kerkar N, et al. Safety study: alanine aminotransferase cutoff values are set too high for reliable detection of pediatric chronic liver disease. Gastroenterology. 2010;138(4):1357-64, 1364.e1-2.
2. Morisco F, Pagliaro L, Caporaso N, Bianco E, Sagliocca L, Fargion S, et al. Consensus recommendations for managing asymptomatic persistent non-virus non-alcohol related elevation of aminotransferase levels: suggestions for diagnostic procedures and monitoring. Dig Liver Dis. 2008;40(7):585-98.
3. Clemente MG, Schwarz K. Hepatitis: general principles. Pediatr Rev. 2011;32(8):333-40.
4. Kumar V. Fígado e vias biliares. In: Kumar V, Abbas AK, Aster JC. Robbins patologia básica. 10.ed. Rio de Janeiro: Grupo GEN; 2018. p.636-50.
5. Brasil. Ministério da Saúde. Secretaria de Vigilância em Saúde. Departamento de Doenças de Condições Crônicas e Infecções Sexualmente Transmissíveis. Boletim epidemiológico de hepatites virais. Junho de 2022. Disponível em: https://www.gov.br/saude/pt-br/centrais-de-conteudo/publicacoes/boletins/epidemiologicos/especiais/2022/boletim-epidemiologico-de-hepatites-virais-2022-numero-especial. Acesso em: 30 jan. 2023.
6. World Healthy Organization. Hepatitis. Disponível em: https://www.who.int/health-topics/hepatitis#tab=tab_1. Acesso em: 30 jan. 2023.
7. Baker JM, Buchfellner M, Britt W, Sanchez V, Potter JL, Ingram LA, et al. Acute hepatitis and adenovirus infection among children – Alabama, October 2021-February 2022. MMWR Morb Mortal Wkly Rep. 2022;71(18):638-40.
8. de Kleine RH, Lexmond WS, Buescher G, Sturm E, Kelly D, Lohse AW, et al. Severe acute hepatitis and acute liver failure of unknown origin in children: a questionnaire-based study within 34 paediatric liver centres in 22 European countries and Israel, April 2022. Euro Surveill. 2022;27(19):2200369.
9. Bernard O. Conduite à tenir devant une hépatomégalie chez l'enfant. Réalités Pédiatriques. 1997;27:4-6.
10. Naveh Y, Berant M. Assessment of liver size in normal infants and children. J Pediatr Gastroenterol Nutr. 1984;3(3):346-8.
11. Porta G. Hepatopatia: avaliação laboratorial. In: Silva LR, Ferreira CT, Carvalho ED. Hepatologia em pediatria. São Paulo: Manole; 2012. p.70-9.
12. Pratt DS, Kaplan MM. Evaluation of abnormal liver-enzyme results in asymptomatic patients. N Engl J Med. 2000;342(17):1266-71.
13. Gopal DV, Rosen HR. Abnormal findings on liver function tests: interpreting results to narrow the diagnosis and establish a prognosis. Postgrad Med. 2000;107(2):100-14.
14. Vajro P, Maddaluno S, Veropalumbo C. Persistent hypertransaminasemia in asymptomatic children: a stepwise approach. World J Gastroenterol. 2013;19(18):2740-51.

15. Bussler S, Vogel M, Pietzner D, Harms K, Buzek T, Penke M, et al. New pediatric percentiles of liver enzyme serum levels (alanine aminotransferase, aspartate aminotransferase, γ-glutamyltransferase): effects of age, sex, body mass index, and pubertal stage. Hepatology. 2018;68(4):1319-30.
16. Vos MB, Abrams SH, Barlow SE, Caprio S, Daniels SR, Kohli R, et al. NASPGHAN clinical practice guideline for the diagnosis and treatment of nonalcoholic fatty liver disease in children: recommendations from the Expert Committee on NAFLD (ECON) and the North American Society of Pediatric Gastroenterology, Hepatology and Nutrition (NASPGHAN). J Pediatr Gastroenterol Nutr. 2017;64(2):319-34.
17. Maggiore G, Bernard O, Hadchouel M, Lemonnier A, Alagille D. Diagnostic value of serum gamma-glutamyl transpeptidase activity in liver diseases in children. J Pediatr Gastroenterol Nutr. 1991;12(1):21-6.
18. Bénichou C. Criteria of drug-induced liver disorders: report of an international consensus meeting. J Hepatol. 1990;11(2):272-6.
19. Kelgeri C, Couper M, Gupte GL, Brant A, Patel M, Johansen L, et al. Clinical spectrum of children with acute hepatitis of unknown cause. N Engl J Med. 2022;387:611-9.
20. Costaguta A, Álvarez F. El niño con hipertransaminasemia: ¿Cómo continuar? Arch Argent Pediatr. 2014;12(4):369-74.
21. Magen-Rimon R, Tal G, Kaplan M, Shaoul R. The significance of isolated aspartate aminotransferase elevation in healthy paediatric patients. Acta Paediatrica. 2022;111(3):675-9.
22. de Marsillac ME. Hepatites virais. In: Sociedade Brasileira de Pediatria. Tratado de pediatria. 5.ed. v.1. Santana de Parnaíba: Manole; 2022. p.1417-27.
23. Squires JE, Alonso EM, Ibrahim SH, Kasper V, Kehar M, Martinez M, et al. North American Society for Pediatric Gastroenterology, Hepatology, and Nutrition position paper on the diagnosis and management of pediatric acute liver failure. J Pediatr Gastroenterol Nutr. 2022;74(1):138-58.
24. Sociedade Brasileira de Pediatria. Departamento Científico de Hepatologia. insuficiência hepática aguda em crianças e adolescentes. Documento Científico. N. 2. Dezembro de 2018.

27

HEMORRAGIA DIGESTIVA

Paula Silva Ramos
Silvio da Rocha Carvalho

OBJETIVOS

- ✓ Diferenciar os tipos de hemorragia digestiva.
- ✓ Reconhecer os principais diagnósticos diferenciais de acordo com a idade do paciente.
- ✓ Realizar o diagnóstico baseado na clínica e em exames laboratoriais e de imagem, quando necessário.
- ✓ Conhecer o tratamento adequado a cada caso.

INTRODUÇÃO

A hemorragia digestiva representa um tema importante para o pediatra, pois pode acompanhar diversas enfermidades e ocorrer de forma súbita ou insidiosa, inclusive como uma emergência médica, podendo apresentar altos índices de morbidade, mortalidade e internações.[1,2]

É definida pela perda de sangue de qualquer localização do trato gastrointestinal (TGI). Pode ser classificada, quanto a sua localização, em hemorragia digestiva alta (HDA), que cursa com sangramento de origem acima do ângulo de Treitz (junção entre o duodeno e o jejuno), e hemorragia digestiva baixa (HDB), que apresenta sangramento abaixo do ângulo de Treitz.[1,2]

Quanto à sua forma de apresentação, pode ser classificada em hematêmese (vômitos com sangue vivo ou em "borra de café"), geralmente associada à HDA; melena (fezes enegrecidas com odor fétido característico), que frequentemente ocorre na HDA, mas, se o trânsito intestinal é lento, sua origem pode ser no intestino delgado ou no cólon proximal; hematoquezia ou enterorragia (fezes com sangue vivo ou vermelho escuro), geralmente encontrada na HDB, podendo ser proveniente de hemorragia alta, volumosa e com trânsito intestinal acelerado; e sangue oculto nas fezes (sangue nas fezes macroscopicamente imperceptível), que ocorre em sangramentos de pequena monta, geralmente do intestino delgado ou de segmentos altos.[1,3]

Em relação à HDA, pode ainda ser classificada, quanto à origem, em hemorragia digestiva varicosa (proveniente de varizes do esôfago, estômago ou duodeno) e hemorragia digestiva não varicosa, sendo essa classificação possível somente após a avaliação endoscópica, importante na definição da conduta e na avaliação do prognóstico.[3]

DIAGNÓSTICO DIFERENCIAL

Os diagnósticos diferenciais devem ser pensados de acordo com a idade do paciente, a provável localização do sangramento, sua forma de apresentação, a severidade e a presença de sinais e sintomas associados. Dessa forma, é possível separar as principais etiologias da hemorragia digestiva em crianças conforme a faixa etária, segundo o Quadro 1.[1,4,5]

Quadro 1 Principais etiologias de hemorragia digestiva em crianças conforme a faixa etária

Faixa etária	Etiologia
Recém-nascido	Ingestão de sangue materno, APLV, esofagite, coagulopatias, deficiência de vitamina K, duplicação intestinal, MAV, úlceras gastroduodenais, gastropatia erosiva, NEC, vólvulo intestinal, lesão anorretal, trauma.
1 mês a 2 anos	Úlceras gastroduodenais, MAV, APLV, gastropatia erosiva, divertículo de Meckel, duplicação intestinal, PTI, diarreia infecciosa, lesão anorretal, vólvulo intestinal, invaginação intestinal, pólipos, fissura anal, síndrome de Mallory-Weiss, ingestão cáustica ou de corpo estranho.
3-5 anos	Varizes esofagogástricas, MAV, úlceras gastroduodenais, síndrome de Mallory-Weiss, gastropatia erosiva, coagulopatias, divertículo de Meckel, Pólipos, diarreia infecciosa, hiperplasia nodular linfoide, DII, ingestão cáustica.
Acima de 5 anos	Varizes esofagogástricas, úlceras gastroduodenais, coagulopatias, gastropatia erosiva, divertículo de Meckel, MAV, pólipos, vasculite por imunoglobulina A, fissura anal, hemorroidas, diarreia infecciosa, colite pseudomembranosa, DII.

APLV: alergia à proteína do leite de vaca; DII: doença inflamatória intestinal; MAV: malformação arteriovenosa; NEC: enterocolite necrosante; PTI: púrpura trombocitopênica idiopática.
Fontes: Carvalho et al., 2000;[1] Perondi e Bello, 2018;[4] Riga et al., 2016.[5]

PROPEDÊUTICA

Anamnese

Inicialmente é importante confirmar a ocorrência do sangramento ao descartar episódios como deglutição de sangue materno, epistaxe, hemoptise, uso de medicamentos, substâncias ou alimentos que podem corar as fezes, como sais de ferro, bismuto, amoras, tomate, chocolate e beterraba.[1]

Na tentativa de chegar à elucidação diagnóstica do quadro, é importante coletar a anamnese com ênfase na ocorrência de sangramentos anteriores, histórico familiar de desordens sanguíneas, uso de medicamentos, início e duração da hemorragia, coloração do sangramento, história prévia de cirurgias ou cateterismo umbilical e outros sintomas associados, como dispepsia, dor abdominal, disfagia, perda de peso, crescimento inadequado, febre, fadiga, dor durante a evacuação, diarreia, constipação, icterícia e aparecimento de hematomas.[4]

Exame físico

Ao exame físico e para o manejo inicial, é importante avaliar rapidamente a permeabilidade das vias aéreas superiores, a existência de sangramento ativo e sua intensidade e o estado hemodinâmico do paciente, incluindo frequência cardíaca (FC), frequência respiratória, pressão arterial (PA), presença de hipotensão ortostática, tempo de enchimento capilar, pulsos periféricos e nível de consciência. É necessário obter acesso venoso calibroso, realizar ressuscitação volêmica e manter a avaliação do pulso e PA, já que a estimativa da perda sanguínea é obtida por meio desses dois últimos parâmetros, associados ao hematócrito. O melhor indicador do nível de perda de sangue é o aumento da FC em 20 batimentos por minuto ou a queda na PA sistólica em 10 mmHg ou mais ao passar o paciente da posição supina para a posição sentada.[1,2,6]

Ao realizar um exame físico minucioso, é possível obter mais detalhes sobre a etiologia da hemorragia. Dessa forma, é importante avaliar a orofaringe e a cavidade nasal para descartar sangramentos que não sejam do TGI, assim como a presença de aftas que poderiam estar presentes na doença de Crohn. Sinais como icterícia, hepatoesplenomegalia, ascite, circulação colateral ou telangiectasias geralmente estão associados a acometimento hepático e hipertensão portal. Sangramento de mucosas, petéquias, hematomas ou sangramentos em local de punção podem indicar a presença de plaquetopenia ou coagulopatias. O relato de epigastralgia e dor abdominal crônica pode estar associado à presença de úlceras gastroduodenais ou gastrite hemorrágica. Vômitos repetidos, que evoluem para vômitos hemorrágicos e dor abdominal, sugerem o diagnóstico de síndrome de Mallory-Weiss, enquanto a peristalse ausente ou reduzida pode induzir ao diagnóstico de patologias cirúrgicas. Ao exame retal, pode ser possível encontrar fissuras ou pólipos.[1,4]

DIAGNÓSTICO

O diagnóstico da hemorragia digestiva, em alguns casos, pode ser realizado somente por meio da anamnese adequada associada ao exame físico, porém pode ser necessária a avaliação mediante exames complementares ou endoscópicos para melhor elucidação.

Avaliação laboratorial

A análise laboratorial inicial é dirigida à avaliação da perda sanguínea e aos diagnósticos diferenciais, devendo incluir hemograma, coagulograma com tempo de atividade da protrombina (TAP) e tempo de tromboplastina parcial ativada (TTPA), enzimas hepáticas com transaminases, bilirrubina total e frações, fosfatase alcalina e gamaglutamiltransferase (GGT), proteína total e frações, glicemia, ureia nitrogenada (BUN, do inglês *Blood urea nitrogen*), ureia, creatinina e marcadores inflamatórios, proteína C reativa (PCR) e velocidade de hemossedimentação (VHS), além da tipagem sanguínea com prova cruzada, que será útil em caso de necessidade de transfusão sanguínea.[4,5]

No caso da HDB, podem ser utilizadas também as pesquisas fecais para parasitas, bacteriológicas para *Salmonella, Shigella*, toxinas A e B de *Clostridioides difficile, Yersinia, Campylobacter e Escherichia coli* e virológicas, como o citomegalovírus em pacientes imunodeprimidos.[2]

Em algumas ocasiões, a presença de anemia, leucopenia e trombocitopenia com hiperesplenismo se associa à hipertensão portal; o coagulograma é determinante para avaliar o diagnóstico diferencial de coagulação intravascular disseminada, deficiência de vitamina K e hepatopatias; as enzimas e provas de função hepática apresentam valor, principalmente na suspeita de varizes esofágicas e hepatopatia crônica; o aumento da BUN com níveis normais de creatinina ocorre na depleção de volemia e na absorção de proteínas, podendo indicar acúmulo de sangue no intestino delgado, enquanto sua diminuição associada à melena ou à hematoquezia é mais sugestiva de HDB.[4,5]

Avaliação endoscópica

Após a estabilização hemodinâmica e respiratória, no caso de uma HDA, o paciente pode ser avaliado via endoscopia digestiva alta (EDA), preferencialmente nas primeiras 12 a 24 horas do sangramento ou imediatamente, caso esteja apresentando hemorragia maciça com instabilidade hemodinâmica. A EDA atua no diagnóstico, prognóstico e tratamento. Suas principais indicações são: hemorragia persistente, suspeita de varizes esofágicas ou lesões potencialmente cirúrgicas e paciente instável hemodinamicamente ou com necessidade de hemotransfusões consecutivas. Deve ser realizada preferencialmente com o paciente sob sedação; considerar a intubação orotraqueal no momento do exame.[1,5]

A videocolonoscopia é indicada nos casos de HDB. Ela ajuda no estabelecimento do diagnóstico, na realização de biópsias e no tratamento de algumas lesões por meio da polipectomia ou da cauterização de zonas sangrantes. Usualmente não é realizada de urgência, sendo feita quando o paciente se encontra hemodinamicamente estável e sem alterações nos níveis de hemoglobina, plaqueta e tempo de coagulação.[5]

Outros métodos diagnósticos usuais são: radiografia de abdome para avaliar sinais de perfuração, presença de corpo estranho ou obstrução intestinal; ultrassonografia (USG) de abdome, com maior utilidade na doença hepática, hipertensão portal ou malformações vasculares; tomografia computadorizada (TC) ou angiotomografia computadorizada são reservadas para suspeitas de malformações vasculares ou massas tumorais ou inflamatórias; cintilografia abdominal com tecnécio 99 é o exame de escolha na avaliação do divertículo de Meckel, além da avaliação de sangramentos, pois detecta um volume acima de 0,1 mL por minuto; a angiografia necessita de um volume de sangramento acima de 0,5 mL por minuto, mas é utilizada para localização de sangramento obscuro que não foi possível identificar ou controlar via EDA ou colonoscopia e para embolização do vaso sangrante quando este for arterial; a cápsula endoscópica é o exame de eleição para avaliar sangramento digestivo no nível do intestino delgado; e a laparotomia exploradora é realizada somente em última instância.[1,2,5]

TRATAMENTO

Terapia inicial

As terapias iniciais de suporte incluem estabilização hemodinâmica, correção de transtornos de coagulação ou plaquetários, quando existirem, e transfusão de hemoderivados, quando necessário. Para a ressuscitação volêmica, deve haver preferencialmente dois acessos venosos de grosso calibre, para infusão de soluções cristaloides (soro fisiológico 0,9% ou ringer lactato) ou soluções coloides em casos reservados, como hemorragia maciça. Se o acesso vascular não for possível, é recomendada a realização de punção intraóssea.

O objetivo da ressuscitação volêmica inicial é restabelecer a estabilidade hemodinâmica do paciente, sendo administrada infusão rápida de 20 mL/kg de solução cristaloide, que pode ser repetida até 3 vezes. Caso o paciente mantenha sinais de perfusão tecidual inadequada, deve ser considerado o uso de hemoderivados para a reanimação. Pacientes com hemorragia maciça com instabilidade hemodinâmica ou outras comorbidades associadas podem se beneficiar de internação em unidade de terapia intensiva (UTI).[6,7]

Em pacientes instáveis, com hemorragia de grande monta e hemoglobina menor ou igual a 7 g/dL, pode ser realizada transfusão sanguínea com concentrado de hemácias na dose de 10 mL/kg. Nos pacientes que apresentarem trombocitopenia abaixo de 50 mil plaquetas, pode ser avaliada a transfusão de plaquetas na dose de 1 unidade para cada 10 kg de peso corporal.[3,8]

Avaliar o uso de vitamina K, via intravenosa, no quadro de hemorragia aguda, podendo ser administrada empiricamente, na dose de 1 a 2 mg/dose, mesmo se o resultado laboratorial da função de coagulação ainda estiver pendente. Se estiver estabelecido um quadro de coagulopatia com INR (*international normalized ratio*) > 1,5 ou alteração no TTPA, deve ser considerada a correção com plasma fresco congelado, na dose inicial de 10 mL/kg.[9]

Na suspeita de uma HDA, pode ser útil a passagem de uma sonda gástrica para avaliar o volume e a característica do sangramento, contabilizar as perdas e realizar a limpeza do conteúdo gástrico, facilitando a realização da endoscopia digestiva alta (EDA) e reduzindo o risco de broncoaspiração do conteúdo gástrico. A lavagem deve ser feita com solução salina em temperatura ambiente.[1,2]

Tratamento farmacológico

O tratamento farmacológico da hemorragia digestiva aguda geralmente pode associar três classes de medicamentos: os supressores de ácido, os fármacos vasoativos e os betabloqueadores não seletivos. Em relação aos supressores de ácido, os inibidores de bomba de prótons apresentam benefício no tratamento da HDA, sem diferenças entre os medicamentos disponíveis: esomeprazol, omeprazol, pantoprazol e lansoprazol. A dose recomendada de administração varia de 1 a 3 mg/kg/dia, de forma intravenosa, com infusão durante 1 hora, devendo ser administradas na fase aguda do quadro ou com alto risco de sangramento. Quando controlado o sangramento agudo, deve ser mantida a terapia por via oral, preferencialmente em doses divididas, durante 4 a 8 semanas, com avaliação ambulatorial.[3,9]

Para controle da HDA, agentes vasoativos, incluindo octreotide e somatostatina, são utilizados para sangramento de varizes e mucosa, além de usualmente serem utilizados como terapia adjunta para hemostasia na EDA. Essas medicações reduzem a pressão portal por reduzir o fluxo sanguíneo esplâncnico, ajudando a controlar o sangramento das varizes. O octreotide diminui o fluxo sanguíneo esplâncnico e tem ações farmacológicas semelhantes às do hormônio somatostatina. Apresenta poucos efeitos adversos, sendo os principais a hiperglicemia e a bradicardia, mas ainda é utilizado como o fármaco de escolha. A dose inicial preconizada do octreotide é de 1 a 2 mcg/kg (máximo 50 mcg) via intravenosa, em bolus, seguido de infusão contínua de 1 a 2 mcg/kg/hora, com dose máxima de 50 mcg/hora. A dose inicial pode ser repetida uma vez na primeira hora, caso necessário. A somatostatina deve ser utilizada na dose de 1 a 2 mcg/kg via intravenosa, seguida de infusão contínua de 1 a 2 mcg/kg/hora e titulada de acordo com a resposta clínica. Sua redução é feita em 50% a cada 12 horas e retirada quando atinge 25% da dose inicial.[2]

A profilaxia primária e secundária para o sangramento das varizes deve ser utilizada, pois o risco de ressangramento é alto e geralmente ocorre nas primeiras 6 semanas. A profilaxia combina a terapia farmacológica e a endoscópica, esta última por meio de escleroterapia e ligadura elástica, enquanto a farmacológica inclui os betabloqueadores não seletivos, como o propranolol, que reduz o débito cardíaco e o fluxo sanguíneo esplâncnico e portal, levando à redução da pressão portal. Sua dose varia de 0,5 a 2 mg/kg/dia, sendo dividida em 2 a 4 doses diárias, com o objetivo de reduzir a frequência cardíaca para 75% do normal para a idade. Suas contraindicações são os pacientes asmáticos, bradicárdicos ou com choque cardiogênico.[2,6]

O Quadro 2 demonstra as medicações utilizadas no tratamento farmacológico da hemorragia digestiva.[2,9]

No caso da terapia farmacológica da HDB, algumas etiologias têm tratamento específico, como o caso da colite infecciosa e da NEC, que são tratadas inicial-

Quadro 2 Tratamento farmacológico da hemorragia digestiva

Agente	Categoria	Dosagem
Esomeprazol, omeprazol, pantoprazol e lansoprazol	Supressores de ácido	1-3 mg/kg/dia IV (dose máxima 80 mg).
Octreotide	Vasoativo	1-2 mcg/kg IV in bolus (max: 50 mcg), seguido por 1-2 mcg/kg/hora em infusão contínua (máximo 50 mcg/hora). Após o controle do sangramento, reduzir a dose a 50% a cada 12 horas.
Somatostatina	Vasoativo	1-2 mcg/kg IV, seguido por 1-2 mcg/kg/hora em infusão contínua. Após o controle do sangramento, reduzir a dose a 50% a cada 12 horas.
Propranolol	Betabloqueador	0,5 a 2 mg/kg/dia VO.

IV: intravenoso; VO: via oral.
Fontes: Tortori, 2017;[2] Romano et al., 2017.[9]

mente com antibióticos. Os corticosteroides podem ser utilizados em alguns casos, como na vasculite por imunoglobulina A, na hiperplasia nodular linfoide com sangramento e na DII, sendo esta última também possivelmente controlada e tratada com aminossalicilatos, imunossupressores e imunobiológicos, adequados a cada caso.[3]

Terapia endoscópica

O objetivo da endoscopia terapêutica é interromper o sangramento e prevenir seu retorno, sendo realizada preferencialmente nas 24 horas iniciais do quadro.[10]

Na HDA varicosa, a terapia mecânica com ligadura elástica é mais utilizada, sendo a escleroterapia com oleato de etanolamina reservada aos pacientes em que não é possível utilizar a ligadura elástica, como nas crianças menores, em que o dispositivo utilizado prejudicaria a visão pelo endoscópio. O *shunt* portossistêmico intra-hepático transjugular (TIPS, do inglês *Transjugular Intrahepatic Portosystemic Shunt*) pode ser uma alternativa nos pacientes com hemorragia refratária ao tratamento clínico e endoscópico, pois reduz a pressão portal.[10,11]

No caso da HDA não varicosa, algumas técnicas endoscópicas podem ser usadas: terapia injetável com epinefrina e esclerosantes, *laser*, terapia ablativa com termocoagulação e eletrocoagulação mono e bipolar ou terapia mecânica com grampos hemostáticos, *hemoclips* ou ligadura elástica, que podem ser utilizadas isoladamente ou em combinação, desta última forma conferindo menor índice de ressangramento.[9,10]

Em casos extremos, o tratamento cirúrgico na HDA deve ser considerado quando a hemorragia for grave, sem resposta adequada às manobras de ressuscitação ou terapia endoscópica imediata ou após segunda hemostasia endoscópica e ainda quando há perfuração ou obstrução do órgão.[3]

Em relação à HDB, a colonoscopia pode ser utilizada para tratar lesões como pólipos, úlceras sangrantes, telangiectasias ou pequenos hemangiomas. Geralmente são utilizadas três técnicas terapêuticas na colonoscopia:[3]

1. Terapia medicamentosa com injeção de substância esclerosante.
2. Terapia térmica com energia bipolar.
3. Terapia mecânica com o uso de clipes.

As patologias com sinais sugestivos de abdome agudo, como dor localizada, distensão abdominal, massa palpável, equimoses ou sinais de irritação peritoneal, podem necessitar de exames de imagem para melhor elucidação e avaliação da equipe de cirurgia pediátrica. A terapêutica cirúrgica, para os casos de HDB, tem indicações específicas, como a ocasionada por divertículo de Meckel, a invaginação intestinal, que não responde à redução radiológica e às MAV, quando o tratamento endoscópico não é efetivo.[3,6]

DESAFIOS ATUAIS

Os maiores desafios do pediatra ao deparar-se com história e quadro clínico sugestivos de hemorragia digestiva são, inicialmente, classificar o quadro em leve ou potencialmente grave e ameaçador à vida, realizar o manejo adequado para estabilização do paciente e controlar hemorragias de grande monta quando já instaladas, utilizando procedimentos e medicações adequados a cada caso. É importante a atualização constante sobre a patologia e suas medidas terapêuticas específicas.

ORIENTAÇÕES AOS PAIS

A ocorrência de sangramentos do TGI sempre deve ser avaliada por um médico. Dessa forma é possível definir seu nível de gravidade, a necessidade de internação e de maior investigação para fins diagnósticos, além de estabelecer qual o melhor tratamento a ser realizado, adequado a cada caso.

✓ CONCLUSÃO

A hemorragia digestiva pode ter diversas apresentações e níveis de gravidade, baseados em sua localização, tipo de sangramento, severidade, idade do paciente e sinais e sintomas associados. Realizar anamnese e exame físico detalhados é importante para melhor elucidação diagnóstica do caso.

A estabilização inicial do paciente, associada à monitorização adequada e à avaliação constante do estado hemodinâmico, é imprescindível para definir o tratamento e o prognóstico do quadro.

Exames complementares, diagnósticos e terapêuticos, assim como as medicações específicas, estão disponíveis em nosso meio, e devem ser utilizados conforme sua indicação, para auxiliar no manejo clínico do paciente.

REFERÊNCIAS BIBLIOGRÁFICAS

1. Carvalho E, Nita MH, Paiva LMA, Silva AAR. Gastrointestinal bleeding. J Pediatr (Rio J). 2000;76(Suppl 2):S135-46.
2. Tortori C. Hemorragia digestiva em crianças: uma visão geral. Revista de Pediatria Soperj. 2017;17(1):72-84.
3. Vieira MC, Silva GS. Hemorragia digestiva Alta. In: Sadovsky ADI, Andrade VLA. Manual de terapêutica em gastrenterologia e hepatologia pediátrica. Rio de Janeiro: Rubio; 2022. p.429-36.

4. Perondi MBM, Bello FPS. Hemorragia digestiva. In: Schvartsman BGS, Maluf J, Paulo T, Carneiro-Sampaio M. Pronto-socorro (Coleção Pediatria do Instituto da Criança do HC-FMUSP). 3.ed. São Paulo: Manole; 2018. p.609-24.
5. Riga C, Villarruel J, Vinuesa F, González L, Rubin J, Ninomiya I. Consenso nacional de urgências endoscópicas en pediatria. Arch Argent Pediatr. 2016;115(1):1-26.
6. Boyle JT. Gastrointestinal bleeding in infants and children. Pediatrics in Review. 2008;29:39-52.
7. Garcia PCR, Piva JP, Branco RG, Cabral F. Fisiopatologia e tratamento inicial do choque. In: Piva JP, Garcia PCR. Medicina intensiva em pediatria. 2.ed. Rio de Janeiro: Revinter; 2015. p.109-31.
8. Owensby S, Taylor K, Wilkins T. Diagnosis and management of upper gastrointestinal bleeding in children. J Am Board Fam Med. 2015;28(1):134-45.
9. Romano C, Oliva S, Martellossi S, Miele E, Arrigo S, Graziani MG, et al. Pediatric gastrointestinal bleeding: perspectives from the Italian Society of Pediatric Gastroenterology. World J Gastroenterol. 2017;23(8):1328-37.
10. Lírio RA. Management of upper gastrointestinal bleeding in children: variceal and nonvariceal. Gastrointest Endoscopy Clin N Am. 2016;26(1):63-73.
11. Mileti E, Rosenthal P. Management of portal hypertension in children. Curr Gastroenterol Rep. 2011;13:10-6.

SEÇÃO VI

EMERGÊNCIAS NEFROUROLÓGICAS

28

INFECÇÃO DO TRATO URINÁRIO

Thais Lira Cleto Yamane

OBJETIVOS

✓ Definir infecção do trato urinário.
✓ Abordar os critérios diagnósticos e a investigação adicional.
✓ Orientar o tratamento empírico.

INTRODUÇÃO

A infecção do trato urinário (ITU) é definida como crescimento de bactéria em amostra de urina. Trata-se de uma das infecções bacterianas mais comuns na infância e que pode recorrer em 30% dos casos, especialmente nos primeiros 6 meses após o primeiro episódio.[1] A forma de apresentação clínica é muito variável, podendo ser assintomática, cursar com sintomas inespecíficos como febre e irritabilidade (principalmente em lactentes) ou sintomas específicos, como disúria e polaciúria em crianças maiores e adolescentes.

A ITU pode ocorrer em crianças com trato urinário normal, porém, especialmente no caso de recidivas, a possibilidade de anomalias congênitas do trato urinário e/ou disfunção do trato urinário inferior deve ser considerada. O diagnóstico correto e o tratamento precoce podem evitar complicações, como sepse de foco urinário e a formação de cicatrizes renais.

ASPECTOS EPIDEMIOLÓGICOS

A ITU é uma das infecções mais comuns na infância, com relato de prevalência de 8,4% em meninas e 1,7% em meninos até os 7 anos de idade.[2] Pode haver recorrência após o episódio inicial em 30% dos pacientes.[1] Lactentes do sexo masculino menores que 3 meses não circuncidados e meninas menores que 12 meses apresentam maior prevalência de ITU quando avaliadas em vigência de quadro febril.[3] O diagnóstico de refluxo vesicoureteral (RVU) é feito em 30% das crianças após o primeiro episódio de ITU.[4]

FISIOPATOLOGIA

O principal mecanismo de acesso de uropatógenos ao trato urinário é a via ascendente, embora em neonatos e lactentes jovens a ITU possa ocorrer a partir de disseminação hematogênica.[5] O trato urinário geralmente é estéril, com exceção da parte distal da uretra, que costuma ser colonizada por bactérias da microbiota intestinal. Fluxo unidirecional de urina, esvaziamento completo da bexiga, secreção de proteínas e peptídios antimicrobianos no fluxo urinário e a própria composição iônica da urina impedem a ascensão de micro-organismos na maioria dos casos. No entanto, alguns fatores de virulência relacionados aos uropatógenos (presença de fímbrias que se ligam a receptores no urotélio, hemolisinas, motilidade mediada por flagelos, lipopolissacarídeos, polissacarídeo capsular) e fatores ligados ao hospedeiro (defeitos genéticos na imunidade inata, presença de receptores para fímbrias, alterações estruturais ou funcionais do trato urinário inferior) permitem que algumas bactérias se anexem e invadam o urotélio da bexiga, ocasionando uma reação inflamatória local.[6,7] A partir da bexiga, esses uropatógenos podem ascender até a pelve e o parênquima renais, causando pielonefrite.

FATORES DE RISCO

A ITU se desenvolve a partir de um desequilíbrio entre fatores de virulência das bactérias e defesa do hospedeiro.[8] Alterações na resposta imunológica presentes, por exemplo, em neonatos e lactentes jovens, são fatores de risco para o desenvolvimento e maior gravidade de ITU. A colonização do prepúcio por uropatógenos em meninos não circuncidados também confere maior risco de ITU. As malformações congênitas do trato urinário e a disfunção vesical e intestinal podem prejudicar o esvaziamento da bexiga, permitindo a ascensão e proliferação de bactérias com consequente ITU.[8] Os principais fatores de risco para ITU estão descritos no Quadro 1.[9]

AGENTES ETIOLÓGICOS

O principal agente etiológico relacionado à ITU é a *Escherichia coli* uropatogênica (ECUP), responsável por 85-95% das ITU.[10] Outras bactérias Gram-ne-

Quadro 1 Fatores de risco para infecção do trato urinário

Alterações funcionais do trato urinário	• Disfunção vesical e intestinal • Bexiga neurogênica
Anormalidades estruturais do trato urinário	• Válvula de uretra posterior • Síndrome de Prune-Belly • Refluxo vesicoureteral • Estenose da junção ureteropélvica • Megaureter
Outros	• Neonatos • Meninos não circuncidados • Presença de cateter vesical • Uso de imunossupressão

Fonte: Millner R; Becknell B, 2019.[9]

gativas podem causar ITU, incluindo *Klebsiella*, *Pseudomonas*, *Proteus*, *Enterobacter* e *Citrobacter* spp. Bactérias Gram-positivas, como *Staphylococcus saprophyticus*, *Enterococcus* spp. e, raramente, *Staphylococcus aureus* também podem causar ITU.

CLASSIFICAÇÃO

A ITU pode ser classificada de acordo com sintomatologia, sítio, gravidade, presença de complicações e número de episódios. As classificações mais utilizadas são quanto ao sítio e à gravidade, pois serão utilizadas para orientar o tratamento inicial.[11] As classificações disponíveis para ITU estão descritas no Quadro 2.

Classificação pelo sítio da infecção

A ITU inferior (cistite) é uma inflamação restrita à bexiga. A sintomatologia costuma ser bem característica e inclui disúria, aumento da frequência das micções, urgeincontinência, hematúria, dor suprapúbica e urina de odor fétido. A ausência de febre é uma característica importante que ajuda a fazer o diagnóstico diferencial com pielonefrite.

A ITU superior (pielonefrite) é uma infecção piogênica do rim (pelve e parênquima). Os sintomas incluem febre, calafrios e dor no flanco e pode evoluir com sinais de toxemia e choque séptico, especialmente em neonatos e lactentes.

Classificação de acordo com a gravidade

Uma ITU é classificada como leve quando as crianças apresentam sintomas leves, sem comprometimento do estado geral, e são capazes de tomar líquidos e medicação por via oral. Isso geralmente acontece nas ITU inferiores. Se eles sofrem de sintomas mais graves, como queda do estado geral, febre alta e persistente, vômitos ou desidratação, a ITU é classificada como grave.

Classificação pela presença de sintomas

A presença de bactéria em cultura de urina (URC) sem sintomas associados é denominada bacteriúria assintomática. Ela ocorre por atenuação de bactérias uropatogênicas pelo hospedeiro ou colonização da bexiga por bactérias não virulentas que não ativam uma resposta inflamatória. Na maioria dos casos não requer tratamento antimicrobiano. A ITU sintomática é a que ocorre na presença de qualquer sintoma, podendo haver sintomas miccionais irritativos, dor suprapúbica, febre e mal-estar.

Quadro 2 Classificação de infecção do trato urinário

Sítio da infecção	Trato urinário inferior – cistite; trato urinário superior – pielonefrite
Gravidade	ITU leve – sintomas leves, boa aceitação oral; ITU grave – febre alta persistente, vômitos, desidratação
Episódio	Primeiro episódio; ITU de repetição; ITU em vigência de profilaxia
Sintomatologia	Bacteriúria assintomática; ITU sintomática
Complicações	ITU complicada – em pacientes com anomalias no trato urinário, imunossuprimidos, neonatos, presença de sinais de sepse, ausência de melhora após 48 horas de tratamento ITU não complicada – pacientes com trato urinário normal, imunocompetentes, idade acima de 28 dias, melhora nas primeiras 48 horas de tratamento

Fonte: 't Hoen LA et al., 2021.[11]

PROPEDÊUTICA

A suspeita de ITU em pacientes pediátricos ocorre principalmente quando há queixas específicas de alterações do trato urinário inferior (disúria, estrangúria, polaciúria) ou quando há febre sem foco definido. A anamnese adequada pode aumentar o índice de suspeição e indicar a coleta de urina.

Anamnese

Na anamnese dirigida, é muito importante questionar a presença de febre e sintomas constitucionais. O detalhamento do hábito urinário é fundamental para se identificar uma possível alteração funcional de trato urinário inferior: micções infrequentes, sensação de esvaziamento incompleto, jato urinário intermitente, tenesmo urinário e aumento de frequência de micções são alguns dos achados que podem estar associados à disfunção do trato urinário inferior. Constipação intestinal também é fator de risco para ITU e deve ser investigada. Dores abdominal e/ou lombar podem ocorrer na ITU. Alterações no aspecto ou odor da urina são alterações frequentemente relatadas pelas famílias e podem estar relacionadas.

Na história pregressa, é essencial perguntar sobre alteração conhecida em ultrassonografia (US) pré- ou pós-natal, além de cirurgias urológicas realizadas previamente. História familiar de ITU e outras alterações urinárias devem ser investigadas. Em adolescentes do sexo feminino, o início de atividade sexual pode estar relacionado à ITU.

Exame físico

O exame físico de pacientes com suspeita de ITU deve ser detalhado, visando afastar outros focos para febre, caso essa seja a principal queixa do paciente. Na palpação abdominal, atentar para a presença de globo vesical palpável, que pode acontecer em obstruções mecânicas (por exemplo, válvula de uretra posterior) ou funcionais (como bexiga neurogênica e síndrome de Hinman). A presença de fezes palpáveis pode ser sinal de constipação intestinal. A região lombossacra sempre deve ser avaliada, buscando algum estigma de disrafismo oculto (desvio de prega glútea, *dimple* sacral, pilificação anormal na região). O exame físico da genitália também deve ser realizado, com atenção à presença de sinequia de pequenos lábios em meninas e fimose em meninos. Balanopostite e vulvovaginite são diagnósticos diferenciais de ITU e podem ser identificados no exame físico.

DIAGNÓSTICO

O diagnóstico de ITU baseia-se no crescimento de bactéria em amostra de urina coletada por meio adequado. As diretrizes da *American Academy of Pediatrics* (AAP) definem ITU com base na URC e presença de piúria.[12] Dessa forma, a investigação inicial deve contemplar a coleta de urina para a análise de elementos anormais e sedimento (EAS ou urina tipo I) e URC. A bacterioscopia da urina é um exame com excelente acurácia para o diagnóstico de ITU e deve ser realizado sempre que possível.[13]

Como coletar amostra de urina

A coleta adequada de amostra urinária é fundamental para o diagnóstico de ITU. Em crianças continentes, a coleta de urina de jato médio após higienização da genitália é o método de escolha. Em crianças que ainda usam fraldas, os métodos de escolha são o cateterismo vesical ou a punção suprapúbica. A coleta por saco coletor, embora menos invasiva, tem risco de 50-60% de contaminação, devendo ser usada apenas como triagem para exclusão de diagnóstico de ITU. Em caso de urina alterada em amostra obtida por saco coletor, outro método de coleta deve ser utilizado para confirmação.[11,14]

Interpretação do EAS

Os elementos mais importantes do EAS para o diagnóstico de ITU são a piúria, pesquisa de nitrito e esterase leucocitária. Piúria é definida por contagem de leucócitos maior ou igual a 10/mm^3 em contagem automática de urina não centrifugada ou maior ou igual a 5 por campo de alta potência em urina centrifugada. Ela também pode ser detectada por meio de esterase leucocitária positiva em fita reagente urinária.[12] A fita reagente com nitrito positivo confirma a conversão de nitrato presente na urina em nitrito por bactérias Gram-negativas e tem alta especificidade (98%) para ITU.[15] Sua principal limitação é que essa conversão é feita apenas por bactérias Gram-negativas e demanda algum tempo para ser feita. Sendo assim, nas ITU por bactérias Gram-positivas e nos pacientes que esvaziam a bexiga com frequência, o resultado pode ser falso negativo. Nas crianças mais jovens, que esvaziam a bexiga em intervalos menores, a frequência de resultados falsos negativos é ainda maior.

Cultura de urina

A URC positiva é um achado fundamental para o diagnóstico de ITU. A contagem de colônias necessária para confirmar o diagnóstico varia de acordo com o tipo de coleta e instituição. Tipicamente o crescimento de 10^5 unidades formadoras de colônia (UFC) de um único uropatógeno por mililitro de urina confirma o diagnóstico.[8] A AAP recomenda usar um corte de 50.000 UFC/mL para amostras coletadas por cateterismo ou punção suprapúbica e a mesma contagem de colônias se a coleta for por jato médio e for identificada piúria no EAS.[12] A maioria das diretrizes, no entanto, aceita qualquer crescimento bacteriano como significativo nas amostras coletadas por punção suprapúbica.[11] O Quadro 3 informa os critérios para diagnóstico de ITU de acordo com o método de coleta da urina.

Quadro 3 Resultado de URC e diagnóstico de infecção do trato urinário

	Crescimento de patógeno único
Punção suprapúbica	Qualquer valor (AAP: >50.000 UFC/mL)
Cateterismo vesical	> 1.000-10.000 UFC/mL (AAP: > 50.000 UFC/mL)
Jato médio	> 100.000 UFC/mL (AAP: > 50.000 UFC/mL se piúria)

Fonte: 't Hoen LA et al., 2021;[11] Subcommittee on Urinary Tract Infection, 2016.[12]

Exames de imagem

As recomendações para investigação por imagem após um episódio de ITU vêm mudando nos últimos anos e permanecem controversas. A realização de US do aparelho urinário é recomendada após o primeiro episódio de ITU em crianças menores que 2 anos de idade.[12] É recomendado que seja feita após o episódio agudo, para evitar resultados falsos positivos relacionados à inflamação do urotélio. O objetivo desse exame é identificar alterações do trato urinário que possam justificar a ITU, como malformações, hidronefrose e alterações na bexiga. A US é recomendada na fase aguda em caso de falha no tratamento (que pode estar relacionada a complicações como formação de abscesso renal) ou em crianças com apresentação inicial grave.[8,9] Em crianças maiores, recomenda-se avaliação por imagem com US após o segundo episódio de ITU, embora o mesmo deva ser considerado após o primeiro episódio se houver suspeita de malformações e/ou de disfunção do trato urinário inferior.

Exames adicionais

Exames laboratoriais adicionais, como hemograma e proteína C reativa (PCR), não precisam ser solicitados rotineiramente, devendo ser reservados para casos mais graves que demandem internação.

TRATAMENTO

O tratamento da ITU deve ser guiado pela história clínica, resultado de exames iniciais e perfil de resistência de uropatógenos na comunidade onde a criança vive. Deve ser iniciado o mais precocemente possível e ajustado posteriormente de acordo com o antibiograma. Quando o tratamento é adequado, é esperado que a urina se torne estéril após 24 horas e o EAS esteja normal em 3-4 dias. Não existe diferença de eficácia entre o tratamento oral e parenteral, embora em crianças com elevado risco de complicações o tratamento parenteral seja recomendado.[8] A resposta ao tratamento deve ser avaliada em 36-48 horas, quando a criança deve ser reavaliada e exames de controle podem ser solicitados. As causas mais comuns de falha no tratamento incluem diagnóstico incorreto, resistência bacteriana, abscesso e malformações do trato urinário.[8]

Recomendações para tratamento empírico

O tratamento empírico deve ser eficaz contra os principais uropatógenos. É fundamental questionar sobre uso recente de antibióticos e, principalmente, sobre uso de profilaxia com antibióticos. Nesses casos, o risco de germe resistente aos antibióticos de primeira escolha é elevado, devendo ser iniciado tratamento com antibióticos de maior espectro.

O tempo de tratamento também é controverso, sendo recomendados de 7 a 14 dias de acordo com o quadro clínico do paciente.[12] Períodos mais curtos de tratamento, já recomendados para adultos com ITU afebril, ainda não têm eficácia comprovada em pacientes pediátricos. O Quadro 4 detalha as recomendações para tratamento empírico da AAP.

Quadro 4 Recomendações da *American Academy of Pediatrics* para tratamento empírico de infecção do trato urinário

	Tratamento oral
Amoxicilina-clavulanato	20-40 mg/kg/dia em 3 doses diárias
Sulfametoxazol-trimetoprima	6-12 mg/kg/dia trimetoprima/30-60 mg/kg/dia sulfametoxazol em 2 doses diárias
Cefixima	8 mg/kg/dia em 1 dose diária
Cefpodoxina	10 mg/kg/dia em 2 doses diárias
Cefprozila	30 mg/kg/dia em 2 doses diárias
Cefuroxima	20-30 mg/kg/dia em 2 doses diárias
Cefalexina	50-100 mg/kg/dia em 4 doses diárias
	Tratamento parenteral
Ceftriaxona	75 mg/kg/dia em 1 dose diária
Cefotaxima	150 mg/kg/dia em 3 a 4 doses diárias
Ceftazidima	100-150 mg/kg/dia em 3 doses diárias
Gentamicina	7,5 mg/kg/dia em 3 doses diárias
Tobramicina	5 mg/kg/dia em 3 doses diárias
Piperacilina	300 mg/kg/dia em 3 a 4 doses diárias

Fonte: Subcommittee on Urinary Tract Infection, 2016.[12]

Quando internar e iniciar tratamento parenteral

Embora não haja diferença em eficácia entre tratamento oral e parenteral, a internação e o início de tratamento parenteral devem ser considerados em algumas condições. Neonatos e lactentes menores que 3 meses apresentam maior risco de sepse de foco urinário, devendo sempre receber tratamento parenteral. Pacientes com quadro clínico/laboratorial de sepse, que apresentem falha no tratamento oral ou dificuldade de aceitação oral, imunossuprimidos, pacientes com malformação de trato urinário evoluindo com ITU febril e pacientes com diagnóstico de abscesso renal ou pionefrose também devem receber tratamento parenteral.[5,9,12] Esses pacientes podem ser reavaliados em 48 a 72 horas, e a transição para o tratamento oral pode ser considerada.

ORIENTAÇÕES AOS PAIS

A infecção urinária pode ser recorrente e necessitar investigação adicional. A identificação e o tratamento precoces podem evitar complicações como sepse de foco urinário e cicatrizes renais. É muito importante procurar atendimento em caso de febre e/ou sintomas urinários.

✓ CONCLUSÃO

A ITU é uma infecção muito comum em crianças e adolescentes, podendo ser consequência de alteração anatômica ou funcional do trato urinário. A abordagem correta é fundamental para evitar complicações.

REFERÊNCIAS BIBLIOGRÁFICAS

1. Nuutinen M, Uhari M. Recurrence and follow-up after urinary tract infection under the age of 1 year. Pediatr Nephrol. 2001;16(1):69-72.
2. Hellström A, Hanson E, Hansson S, Hjälmås K, Jodal U. Association between urinary symptoms at 7 years old and previous urinary tract infection. Arch Dis Child. 1991;66(2):232-4.
3. Shaikh N, Morone NE, Bost JE, Farrell MH. Prevalence of urinary tract infection in childhood: a meta-analysis. Pediatr Infect Dis J. 2008; 27(4):302-8.
4. Shaikh N, Craig JC, Rovers MM, Da Dalt L, Gardikis S, Hoberman A, et al. Identification of children and adolescents at risk for renal scarring after a first urinary tract infection: a meta-analysis with individual patient data. JAMA Pediatr. 2014;168(10):893-900.
5. Simões ESAC, Oliveira EA, Mak RH. Urinary tract infection in pediatrics: an overview. J Pediatr (Rio J). 2020;96 Suppl 1:65-79.
6. Spencer JD, Schwaderer AL, Becknell B, Watson J, Hains DS. The innate immune response during urinary tract infection and pyelonephritis. Pediatr Nephrol. 2014;29(7):1139-49.
7. Avner ED. Pediatric Nephrology. 7.ed. London: Springer Heidelberg New York Dordrecht London; 2016.
8. Tullus K, Shaikh N. Urinary tract infections in children. Lancet. 2020;395(10237):1659-68.
9. Millner R, Becknell B. Urinary tract infections. Pediatr Clin North Am. 2019;66(1):1-13.
10. Shaikh N, Shope TR, Hoberman A, Vigliotti A, Kurs-Lasky M, Martin JM. Association Between Uropathogen and Pyuria. Pediatrics. 2016;138(1):e20160087.
11. 't Hoen LA, Bogaert G, Radmayr C, Dogan HS, Nijman RJM, Quaedackers J, et al. Update of the EAU/ESPU guidelines on urinary tract infections in children. J Pediatr Urol. 2021;17(2):200-7.
12. Subcommittee on Urinary Tract Infection. Reaffirmation of AAP Clinical Practice Guideline: The Diagnosis and Management of the Initial Urinary Tract Infection in Febrile Infants and Young Children 2-24 Months of Age. Pediatrics. 2016;138(6):e20163026.
13. Okarska-Napierała M, Wasilewska A, Kuchar E. Urinary tract infection in children: diagnosis, treatment, imaging - Comparison of current guidelines. J Pediatr Urol. 2017;13(6):567-73.

14. Tosif S, Baker A, Oakley E, Donath S, Babl FE. Contamination rates of different urine collection methods for the diagnosis of urinary tract infections in young children: an observational cohort study. J Paediatr Child Health. 2012;48(8):659-64.
15. Williams GJ, Macaskill P, Chan SF, Turner RM, Hodson E, Craig JC. Absolute and relative accuracy of rapid urine tests for urinary tract infection in children: a meta-analysis. Lancet Infect Dis. 2010;10(4):240-50.

29

SÍNDROME NEFRÍTICA E SÍNDROME NEFRÓTICA

Thais Lira Cleto Yamane
Jaqueline Leal Santos Gouveia

OBJETIVOS

- ✓ Definir síndrome nefrítica e síndrome nefrótica.
- ✓ Orientar o diagnóstico diferencial.
- ✓ Descrever o tratamento inicial na emergência.

INTRODUÇÃO

A síndrome nefrítica e a síndrome nefrótica são duas manifestações de lesão glomerular que podem cursar com edema generalizado. Embora tenham o edema como manifestação comum, essas condições têm fisiopatologia e tratamento distintos. Estabelecer o diagnóstico diferencial na emergência é fundamental para o tratamento correto. Por ser a glomerulonefrite mais comum em crianças, a glomerulonefrite difusa aguda (GNDA) será abordada em maiores detalhes neste capítulo.

ASPECTOS EPIDEMIOLÓGICOS

A GNDA pós-estreptocócica é a glomerulonefrite mais comum em crianças em todo o mundo. É estimada uma ocorrência de mais de 450 mil casos por ano no mundo, a maioria crianças. A maior parte ocorre em países em desenvolvimento, onde infecções, como impetigo, são comuns. Nesses países, é relatada uma incidência anual de 9,3 casos por 100 mil pessoas.[1] Apesar de uma menor incidência em países desenvolvidos, a GNDA pós-estreptocócica ainda é a glomerulonefrite mais comum em crianças nos Estados Unidos.[1] Geralmente ocorre em crianças entre 4 e 12 anos de idade, raramente vista em indivíduos com menos de 2 anos ou mais de 18 anos de idade.[1]

A incidência da síndrome nefrótica varia de 1,15 a 16,9 casos por 100 mil crianças por ano, de acordo com a etnia e o país de origem.[2-4] A síndrome nefrótica idiopática é mais comum em crianças entre 2 e 7 anos de idade, particularmente naquelas com menos de 6 anos de idade.[5,6]

FISIOPATOLOGIA

Síndrome nefrítica

Embora a patogênese não seja totalmente compreendida, as evidências disponíveis sugerem que a maioria dos casos de glomerulonefrites se deve a uma resposta autoimune mediada por fatores genéticos a uma variedade de diferentes agentes etiológicos, incluindo agentes infecciosos.[7] A resposta imunológica, por sua vez, ativa vários processos biológicos (por exemplo, ativação do complemento, recrutamento de leucócitos e liberação de fatores de crescimento e citocinas) que resultam em inflamação e lesão glomerular.[7]

Síndrome nefrótica

No caso da síndrome nefrótica, a base da fisiopatologia consiste na alteração da arquitetura normal dos podócitos, que são células epiteliais polarizadas que, juntamente da membrana basal glomerular e do endotélio fenestrado, formam a barreira de filtração glomerular. Essa alteração pode ser mediada por mecanismos imunológicos ainda não esclarecidos ou por etiologia genética. O podócito e a barreira de filtração permitem que um ultrafiltrado quase completamente desprovido de proteína chegue ao espaço de Bowman e prossiga para o túbulo proximal. A consequência da alteração na barreira de filtração é a perda maciça de proteína, especialmente albumina, que ocasionará redução de pressão oncótica e edema generalizado.[6,8]

PROPEDÊUTICA

A síndrome nefrítica aguda em geral se apresenta como o início súbito de hematúria (macro ou microscópica) com proteinúria, diminuição da taxa de filtração glomerular e retenção de sódio e água, o que comumente resulta em pressão arterial elevada e edema. Em crianças, a causa mais comum de síndrome nefrítica aguda é a glomerulonefrite pós-estreptocócica.[1] Outras causas de síndrome nefrítica aguda incluem lúpus eritematoso sistêmico, nefropatia por IgA, vasculite por imunoglobulina A (no passado conhecida como púrpura de Henoch-Schönlein) e nefrite associada à endocardite bacteriana subaguda.[9,10] No caso da GNDA, a tríade clássica da nefrite (hematúria macroscópica, edema e hipertensão) se inicia após um período de latência da infecção por estreptococo de cepa nefritogênica, que pode variar de 1 a 2 semanas após a faringite e de 4 a 6 semanas após infecções de pele.[9] A hematúria é observada em praticamente todos os pacientes com GNDA pós-estreptocócica, mas apenas um terço deles costuma apresentar hematúria macroscópica. O edema é descrito como presente em 65% a 90% dos pacientes. Já a hipertensão é observada em 60% a 80% dos casos. A causa do edema e da hipertensão é o excesso de líquido e a retenção de sódio. Como não há perda maciça de proteínas na urina, ascite e edema pulmonar normalmente não estão presentes. O edema e a hipertensão costumam se resolver em 7 a 10 dias. Embora a hipertensão tenha curta duração, pode ser bastante grave, cursando com sintomas neurológicos, como cefaleia ou distúrbio visual, em até um terço dos pacientes com GNDA. Encefalopatia hipertensiva foi relatada em até 11% dos pacientes não tratados em países em desenvolvimento. A oligúria é observada em menos da metade dos pacientes.[1]

A síndrome nefrótica normalmente se apresenta com edema insidioso observado com maior frequência em região periorbitária. Episódio de infecção de vias aéreas superiores (IVAS) pode preceder o quadro e funcionar como gatilho. O edema geralmente é observado quando a criança acorda e pode se resolver ao longo do dia. Há progressão para edema de membros inferiores e ascite, podendo a criança se apresentar com edema generalizado na admissão.[8]

Anamnese

Na criança que se apresenta com edema, deve-se pesquisar a presença de comorbidades (cardiopatia, hepatopatia) e episódios prévios de edema que podem sugerir doença sistêmica não relacionada a alteração renal. Crianças com diagnóstico de síndrome nefrótica podem procurar a emergência nas recidivas. Deve-se pesquisar infecções prévias, especialmente faringites e piodermites que podem sugerir o diagnóstico de GNDA, e questionar sobre volume e aspecto da urina. Presença de espuma na urina ocorre em proteinúria maciça.

Exame físico

O exame físico deve ser completo, com aferição da pressão arterial em todos os casos e ausculta pulmonar com atenção para a possibilidade de derrame pleural. Deve-se, também, pesquisar ascite, observar sinais de congestão, alterações no exame neurológico e edema de genitália e avaliar a pele em busca de lesões ativas ou cicatriciais de impetigo. O exame da orofaringe serve para avaliar a presença de amigdalite.[9]

DIAGNÓSTICO

Para fazer o diagnóstico, além dos achados da anamnese e do exame físico, são necessários exames complementares. A urinálise (elementos anormais e sedimento, o EAS) é indispensável, uma vez que consegue detectar a presença de hematúria e proteinúria.

Os exames laboratoriais iniciais devem incluir urinálise com microscopia, hemograma, ionograma e função renal. A fita reagente urinária que comumente revela grandes quantidades de sangue, proteinúria e esterase leucocitária pode ser positiva na síndrome nefrítica aguda. Nessa condição, leucócitos e hemácias dismórficas podem estar presentes na microscopia de urina. A presença de cilindros hemáticos é patognomônica de doenças glomerulares. Se a suspeita for de GNDA pós-estreptocócica, também deverão ser dosados antiestreptolisina O (ASO) e/ou anti-DNAse B (para pesquisar infecção recente por estreptococos) e fator do complemento C3.[1] No caso de suspeita de síndrome nefrótica, além dos exames já citados é necessário dosar albumina sérica, lipidograma e, se possível, quantificar a proteinúria por meio da relação proteína/creatinina em amostra única de urina ou proteinúria em urina de 24 horas.[8]

O diagnóstico de síndrome nefrótica é feito na criança que se apresenta com edema associado à excreção de proteína > 40 mg/m^2 por hora ou relação proteína/creatinina na urina ≥ 2 ou > 3+ proteinúria na fita reagente com albumina sérica < 2,5 g/dL (25 g/L).[8]

A GNDA em geral é diagnosticada em criança que se apresenta com hematúria com ou sem cilindros hemáticos, graus variáveis de proteinúria, edema, oligúria e hipertensão que se iniciam algumas semanas após uma infecção, frequentemente estreptocócica. Caso a GNDA se dê após piodermite ou faringite, a documentação de infecção recente por estreptococo do grupo A pode ser feita por teste sorológico (ASO ou anti-DNAse B). A fração do complemento C3 baixa também corrobora o diagnóstico. Pode ocorrer hipercalemia. Os principais diagnósticos diferenciais de GNDA pós-estreptocócica que devem ser lembrados incluem nefropatia por IgA, glomerulonefrite membranoproliferativa, síndrome de Alport e outras glomerulonefrites pós-infecciosas.[1]

Exames de imagem são reservados para as suspeitas de complicações, como derrame pleural volumoso. As características da GNDA e da síndrome nefrótica, que auxiliam no diagnóstico diferencial, estão descritas no Quadro 1.

Quadro 1 Diagnóstico diferencial entre glomerulonefrite difusa aguda e síndrome nefrótica

Características	Glomerulonefrite difusa aguda	Síndrome nefrótica
Edema	Geralmente presente, sem ascite	Presente, generalizado, com ascite
Hipertensão	Presente	Ausente
Hematúria	Presente na maioria dos casos	Ausente
Proteinúria	Presente, não nefrótica (relação proteína/creatinina 0,2-2, podendo ser superior a 2 em alguns casos)	Proteinúria nefrótica (relação proteína/creatinina > 2)
Infecção	2-6 semanas antes do início do quadro, mais comuns piodermite ou faringite	Pode ser gatilho para início do quadro, especialmente infecção das vias aéreas superiores
Albumina sérica	Normal ou levemente reduzida	Reduzida
Colesterol sérico	Normal	Elevado
Complemento – C3	Reduzido	Normal
Ureia e creatinina	Podem estar elevadas	Normais

Fonte: VanDeVoorde RG, 2015;[1] Noone DF et al., 2018.[8]

TRATAMENTO

O correto diagnóstico diferencial é fundamental para o tratamento, uma vez que a fisiopatologia do edema é distinta entre as glomerulonefrites e a síndrome nefrótica. Na síndrome nefrítica há redução da taxa de filtração glomerular com retenção de sódio e água, e o paciente normalmente está hipervolêmico. Nesse caso, o tratamento consiste em restrição hídrica e de sódio, uso de diuréticos e, se hipertensão não responsiva aos diuréticos e/ou grave, anti-hipertensivos vasodilatadores. Pode ser necessária a antibioticoterapia para a erradicação da cepa nefritogênica, especialmente se o paciente apresenta piodermite na admissão.

No caso da síndrome nefrótica, o edema ocorre por redução da pressão oncótica secundária à hipoalbuminemia. Sendo assim, embora edemaciado, o paciente pode estar normo, hiper ou hipovolêmico. O uso de diuréticos e restrição hídrica no manejo da síndrome nefrótica deve ser criterioso, apenas para casos selecionados. A infusão de albumina deve ser reservada para casos de derrames cavitários importantes com repercussão e/ou edema grave e incapacitante. A base do tratamento é a corticoterapia com prednisona na dose de 60 mg/m^2/dia.[9,10]

De forma geral, tanto os pacientes com GNDA quanto os portadores de síndrome nefrótica podem ser manejados ambulatorialmente, desde que seja garantido o acompanhamento médico rigoroso. As indicações de internação hospitalar incluem oligoanúria, função renal alterada, hipercalemia, hipervolemia grave ou edema incapacitante, indicação de tratamento parenteral (infusão de albumina, por exemplo), impossibilidade de receber tratamento por via oral (vômitos, aceitação oral ruim, condições socioeconômicas), hipertensão arterial grave, sintomas neurológicos, indicação de terapia substitutiva renal, infecção grave com indicação de tratamento parenteral e derrame cavitário com repercussão (derrame pleural associado a insuficiência respiratória).

A abordagem inicial da síndrome nefrótica e da GNDA está descrita no Quadro 2.

Quadro 2 Abordagem inicial na emergência

Glomerulonefrite difusa aguda	Dieta	Restrição de sódio Restrição hídrica
	Diuréticos	Furosemida Hidroclorotiazida
	Anti-hipertensivos	Nifedipino/anlodipino Captopril/enalapril Hidralazina
Síndrome nefrótica	Dieta	Restrição de sódio Ingesta proteica 130-140% das necessidades diárias Restrição hídrica apenas se hiponatremia moderada a grave (Na < 125 mEq/L)
	Reposição volêmica	Albumina 20% (se hipovolemia e/ou edema incapacitante com derrames cavitários graves)
	Diuréticos	Furosemida Espironolactona Amilorida (usados apenas se edema incapacitante após correção da hipovolemia)
	Tratamento inicial da doença	Prednisona 60 mg/m^2/dia em tomada única pela manhã

Fonte: VanDeVoorde RG, 2015;[1] KDIGO, 2021;[9] Avner ED, 2016.[10]

Indicações de diálise

Terapia substitutiva renal não costuma ser necessária em casos de síndrome nefrótica, mas pode ser indicada nos casos de síndrome nefrítica nas seguintes situações:[1]

- Hipervolemia grave e refratária (edema pulmonar, falência cardíaca, hipertensão grave).
- Hipercalemia sem resposta ao tratamento clínico.
- Ureia > 180 mg/dL.

ORIENTAÇÕES AOS PAIS

Edema pode ser manifestação de doenças renais, hepáticas e cardiovasculares e deve ser investigado. Alterações no aspecto da urina devem ser sempre relatadas ao pediatra assistente, para que ele inicie a investigação. A GNDA não costuma ser recorrente, mas alterações como hipertensão, proteinúria e hematúria podem persistir em uma minoria dos casos. A síndrome nefrótica tende a recidivar, em especial durante infecções de vias aéreas superiores. Pacientes com diagnóstico de glomerulonefrites e síndrome nefrótica devem ter acompanhamento em conjunto com o pediatra e o nefrologista pediátrico.

✓ CONCLUSÃO

A GNDA e a síndrome nefrótica podem cursar com edema, mas têm fisiopatologias e tratamentos distintos. O diagnóstico diferencial correto é fundamental e permite a abordagem adequada. Outras causas de glomerulonefrites são menos comuns, mas devem ser consideradas em crianças que se apresentam com síndrome nefrítica. Todas as crianças com diagnóstico de glomerulonefrite e síndrome nefrótica devem ser encaminhadas para acompanhamento com o nefrologista pediátrico.

REFERÊNCIAS BIBLIOGRÁFICAS

1. VanDeVoorde RG 3rd. Acute poststreptococcal glomerulonephritis: the most common acute glomerulonephritis. Pediatr Rev. 2015;36(1):3-12; quiz 3.
2. Veltkamp F, Rensma LR, Bouts AHM; LEARNS consortium. Incidence and Relapse of Idiopathic Nephrotic Syndrome: Meta-analysis. Pediatrics. 2021;148(1):e2020029249.
3. Chanchlani R, Parekh RS. Ethnic Differences in Childhood Nephrotic Syndrome. Front Pediatr. 2016;4:39.
4. Banh TH, Hussain-Shamsy N, Patel V, Vasilevska-Ristovska J, Borges K, Sibbald C, et al. Ethnic Differences in Incidence and Outcomes of Childhood Nephrotic Syndrome. Clin J Am Soc Nephrol. 2016;11(10):1760-8.
5. El Bakkali L, Rodrigues Pereira R, Kuik DJ, Ket JC, van Wijk JA. Nephrotic syndrome in The Netherlands: a population-based cohort study and a review of the literature. Pediatr Nephrol. 2011;26(8):1241-6.
6. Geary DF, Schaefer F. Comprehensive Pediatric Nephrology. Philadelphia: Elsevier; 2008.
7. Couser WG. Pathogenesis and treatment of glomerulonephritis – an update. J Bras Nefrol. 2016;38(1):107-22.
8. Noone DG, Iijima K, Parekh R. Idiopathic nephrotic syndrome in children. Lancet. 2018; 392(10141):61-74.
9. Kidney Disease: Improving Global Outcomes (KDIGO) Glomerular Diseases Work Group. KDIGO 2021 Clinical Practice Guideline for the Management of Glomerular Diseases. Kidney Int. 2021;100(4S):S1-S276.
10. Avner ED. Pediatric Nephrology. 7.ed. London: Springer; 2016.

30

UROLITÍASE

Jaqueline Leal Santos Gouveia
Thais Lira Cleto Yamane

OBJETIVOS

- ✓ Descrever os principais sinais e sintomas da urolitíase em pacientes pediátricos.
- ✓ Orientar a abordagem inicial: diagnóstico e tratamento.

INTRODUÇÃO

Urolitíase consiste na formação de cálculos no sistema urinário. É determinada por um processo metabólico complexo e pode acometer pacientes de todas as idades, inclusive crianças. Sua sintomatologia depende da localização do cálculo no sistema urinário. Durante a abordagem de uma criança com dor abdominal na emergência, deve-se ter alto grau de suspeição clínica para fazer o diagnóstico, pois a cólica nefrética, tão bem descrita e comum nos adultos, não é o sintoma clássico na criança.[1]

ASPECTOS EPIDEMIOLÓGICOS

A incidência de urolitíase varia de acordo com regiões geográficas, pois o clima, a dieta e características genéticas podem determinar uma maior incidência.[2] Nas últimas décadas, observa-se uma maior prevalência na população pediátrica. Um estudo de base de dados de 42 hospitais nos Estados Unidos reportou uma incidência de 57 casos por 100 mil crianças em 2008 e um aumento anual ajustado de 10,6% na incidência de urolitíase.[2] Outro estudo observou ainda um aumento de incidência mais expressivo em adolescentes entre 15 e 19 anos quando comparados a outras faixas etárias.[3] Esse aumento no número de casos pode estar associado ao aumento de casos de sobrepeso e obesidade, maior ingesta calórica e de proteína animal e aumento da ingestão de sódio por crianças nas últimas décadas.[2,4-6]

FISIOPATOLOGIA

A urolitíase é o processo de formação de um corpo estranho sólido a partir da precipitação e agregação de constituintes da urina dentro do rim ou do trato urinário. A formação de pedras ocorre se a concentração de um soluto ultrapassa seu limite de solubilidade e é facilitada por sítios de agregação como placas Randall na superfície das papilas renais, bactérias ou detritos epiteliais na urina.[7] A formação de cálculos geralmente ocorre em três etapas:[8]

1. Solutos em concentração maior que sua solubilidade na urina.
2. Cristalização devido à presença desequilibrada de promotores e inibidores.
3. Agregação de cristais e crescimento do cálculo devido a anormalidades epiteliais.

Exemplos mais comuns de solutos formadores de cálculos incluem cálcio, oxalato, fosfato, ácido úrico e cistina. Os inibidores de formação de cálculos incluem citrato, magnésio, macromoléculas e pirofosfato.[8] Os cálculos formados podem migrar com o fluxo urinário através dos ureteres, bexiga e uretra. Durante essa passagem, podem causar obstrução do ureter, resultando em dor intensa.

FATORES DE RISCO

Condições em que há aumento da concentração de solutos formadores de cálculos e diminuição da atividade inibitória da urina, além de alterações anatômicas do trato urinário que prejudiquem o fluxo de urina, podem promover a formação de cálculos.[6] Os principais fatores de risco para urolitíase estão descritos no Quadro 1.

PROPEDÊUTICA

O diagnóstico de urolitíase pode ser um achado em exame de imagem do abdome realizado por outro motivo ou mediante sintomatologia aguda. No paciente adulto, a cólica nefrética – dor súbita, de forte intensidade, que irradia de acordo com a localização do cálculo no trato urinário – é a manifestação clínica

Quadro 1 Fatores de risco para urolitíase

Fatores dietéticos:[9] • Elevada ingestão de sódio. • Baixa ingesta hídrica. • Maior ingestão proteica.
Obesidade[9]
Alterações metabólicas determinadas por fatores genéticos:[9] • Hipercalciúria. • Hiperoxalúria. • Cistinúria. • Hipocitratúria.
Malformações do trato urinário, determinando estase e maior predisposição à infecção do trato urinário[9]
Uso de medicações litogênicas:[10] • Antibióticos (exemplos: sulfadiazina, ceftriaxona). • Inibidores da anidrase carbônica. • Cálcio e vitamina D em altas doses.
História familiar de urolitíase

Fonte: Ratkalkar VN; Kleinman JG, 2011;[9] Daudon M et al., 2018.[10]

mais importante. Na faixa etária pediátrica, no entanto, a cólica nefrética clássica é observada em apenas 10% a 14% dos casos.[1] O grau de suspeição clínica precisa ser maior, porque na maioria das vezes os sintomas e sinais são inespecíficos. Os sintomas mais prevalentes em crianças e adolescentes incluem dor abdominal mal caracterizada e hematúria macroscópica ou microscópica. Além destas, podem estar presentes sintomas sistêmicos (náuseas, vômitos e mal-estar), sintomas do trato urinário (dor suprapúbica, uretral, disúria, urgência, incontinência urinária), além de dor à punho-percussão lombar.[1] A presença de infecção do trato urinário associada à litíase pode ser um sinal de mau prognóstico, pois o cálculo pode estar determinando obstrução no trato urinário, sendo necessária a pronta identificação e tratamento específico.

INVESTIGAÇÃO NO QUADRO AGUDO

Na abordagem do paciente na emergência, inicialmente deve ser feita uma anamnese detalhada, buscando identificar principalmente o diagnóstico prévio e a história familiar de urolitíase, além de alterações na coloração da urina que podem ocorrer na hematúria. Em caso de dor, deve-se pesquisar se há irradiação. No exame físico, dor à punho-percussão lombar pode ser sinal de cálculo em vias urinárias. Após a anamnese inicial, alguns diagnósticos diferenciais com urolitíase devem ser afastados, como doença renal policística, síndrome hemolítico-urêmica, nefropatia por IgA, glomerulonefrites e infecção do trato urinário. Muitas dessas condições podem ser afastadas após exame de urina (elementos anormais e sedimento, o EAS). No entanto, para estabelecer o diagnóstico de urolitíase, é necessário exame de imagem. O Quadro 2 descreve os exames complementares necessários na abordagem do paciente na emergência.

Quadro 2 Exames complementares para investigação inicial de urolitíase

Exames laboratoriais	EAS Bacterioscopia da urina Cultura de urina Considerar hemograma, ureia, creatinina e proteína C reativa (PCR)
Exames de imagem	Radiografia simples de abdome Ultrassonografia de rins e vias urinárias Tomografia de abdome sem contraste

Fonte: EAU *Guidelines*, 2022.[11]

A tomografia computadorizada de abdome sem contraste é o padrão-ouro para diagnóstico de urolitíase, com elevadas sensibilidade e especificidade. Deve-se sempre considerar os efeitos da radiação, ajustando a dose pelo tamanho e peso do paciente. Excelente para o planejamento cirúrgico, determina o tamanho e a posição exata do cálculo.

A radiografia simples de abdome (sem preparo) tem baixa acurácia, porém na presença de cálculos radiopacos pode ajudar na localização.[1]

A ultrassonografia de rins e vias urinárias tem sensibilidade acima de 90%, com um método de baixo custo e sem irradiação. Na faixa etária pediátrica, pode ser usada para evitar exposição à radiação. Pode identificar hidronefrose secundária à obstrução do cálculo, quantificar o tamanho deste e principalmente sua localização no sistema urinário. Além disso, pode ser utilizada para acompanhar a migração do cálculo. Caso esse método não seja elucidativo, considerar a tomografia computadorizada.[1]

TRATAMENTO NA FASE AGUDA

O tratamento na fase aguda tem como principais objetivos: controle álgico, facilitação da descida, eliminação do cálculo, controle dos vômitos e manutenção do estado de hidratação. Deve-se considerar internação hospitalar para os pacientes com dor refratária às medicações orais, rim único, infecção urinária, obstrução urinária e vômitos incoercíveis.

Manejo da dor

Para analgesia inicial, os anti-inflamatórios não esteroidais (AINES) são os medicamentos de escolha, especialmente em pacientes com função renal normal.

Os opioides e antiespasmódicos também podem ser utilizados. O Quadro 3 lista os principais medicamentos utilizados no manejo agudo da dor relacionada à urolitíase.

Quadro 3 Analgesia na urolitíase

Anti-inflamatórios não esteroidais	Diclofenaco, ibuprofeno, nimesulida, cetorolaco
Opioides	Tramadol, morfina
Antiespasmódicos	Butilbrometo de escopolamina

Fonte: EAU *Guidelines*, 2022.[11]

Cuidados gerais

Além da analgesia, devem ser adotados outros cuidados, entre eles o uso de antieméticos em pacientes com náuseas e vômitos. Tratamento com bloqueadores de canais de cálcio ou bloqueadores alfa-adrenérgicos para auxiliar na eliminação do cálculo pode ser prescrito. Doxazosina e tansulosina têm eficácia e segurança confirmadas em crianças.[12] Esses medicamentos promovem a dilatação do ureter, facilitando a expulsão do cálculo. Esse método é mais eficaz para pedras menores que 5 mm e localizadas na porção distal do ureter.[12]

Após a comprovação de que não há obstrução completa do trato urinário e que o cálculo pode migrar, pode ser iniciada hidratação, que poderá ocorrer por via endovenosa ou oral, dependendo do estado clínico do paciente.

Indicações cirúrgicas no paciente agudo

Na maioria dos casos, a urolitíase será abordada de forma conservadora, com manejo clínico. As principais indicações de intervenção cirúrgica de urgência são:

- Cálculos com baixa probabilidade de passagem espontânea (cálculos maiores que 5 mm no ureter proximal e 7 mm no ureter distal, por exemplo).[11]
- Dor persistente apesar da medicação analgésica adequada.[11]
- Obstrução persistente, devido ao risco de degradação da função renal.[11,13]
- Insuficiência renal (insuficiência renal, obstrução bilateral ou em rim único).[11]
- Urossepse – nesses casos, o uso de antibioticoterapia apenas não é suficiente, devendo o paciente ser encaminhado para desobstrução cirúrgica de urgência.[14]

Quando indicados, os procedimentos urológicos de escolha em pacientes pediátricos são:[15]

- Litotripsia extracorpórea por ondas de choque (LECO) – procedimento de escolha, principalmente para cálculos na pelve ou ureter proximal, seguro

para as crianças com função renal normal. Deve-se considerar o uso de "duplo J", se o cálculo for maior que 2 cm.
- Nefrolitotomia percutânea: considerá-la para cálculos ureterais distais, sendo a ureteroscopia o método de escolha.
- Pielolitotomia laparoscópica e aberta são reservadas para casos muito raros, especialmente com patologias concomitantes.
- Litotripsia transuretral ou suprapúbica: reservada para cálculos vesicais.

TRATAMENTO APÓS A FASE AGUDA

O estudo metabólico é indicado após 30 dias da eliminação do cálculo espontaneamente ou por remoção cirúrgica. Esse paciente deve ser acompanhado por um nefrologista pediátrico, pois há risco de recorrência da litíase e de lesão renal.

DESAFIOS ATUAIS

No atendimento de urgência pediátrica, o grande desafio para o pediatra é ter alto grau de suspeição clínica a partir de uma anamnese e exame físico bem realizados para indicar exames direcionados para a hipótese principal. Como a litíase em pediatria não é comum e pode se manifestar de forma inespecífica, é preciso tê-la sempre como hipótese diante de uma dor abdominal.

ORIENTAÇÕES AOS PAIS

Diante de um diagnóstico de litíase renal:

- Observar sinais de alerta: dor intratável, vômitos incoercíveis, febre e/ou calafrio.
- Condição clínica recorrente; por isso, necessidade de seguimento com nefrologista/urologista pediátrico.
- Adequar dieta reduzindo a ingestão de sal e aumentando a hidratação.

✓ CONCLUSÃO

O diagnóstico da litíase renal sintomática em serviços de emergência e o manejo agudo adequado são importantes para evitar morbidade em longo prazo. Além disso, é necessário acompanhamento com nefrologista/urologista pediátrico para dar seguimento ao manejo agudo, investigar etiologia e evitar as recorrências.

REFERÊNCIAS BIBLIOGRÁFICAS

1. Miah T, Kamat D. Pediatric nephrolithiasis: a review. Pediatr Ann. 2017;46(6):e242-4.
2. Routh JC, Graham DA, Nelson CP. Epidemiological trends in pediatric urolithiasis at United States freestanding pediatric hospitals. J Urol. 2010;184(3):1100-4.
3. Tasian GE, Ross ME, Song L, Sas DJ, Keren R, Denburg MR, et al. Annual Incidence of Nephrolithiasis among Children and Adults in South Carolina from 1997 to 2012. Clin J Am Soc Nephrol. 2016;11(3):488-96.
4. Curhan GC, Willett WC, Rimm EB, Stampfer MJ. A prospective study of dietary calcium and other nutrients and the risk of symptomatic kidney stones. N Engl J Med. 1993;328(12):833-8.
5. Curhan GC, Willett WC, Rimm EB, Speizer FE, Stampfer MJ. Body size and risk of kidney stones. J Am Soc Nephrol. 1998;9(9):1645-52.
6. Sas DJ. Dietary risk factors for urinary stones in children. Curr Opin Pediatr. 2020;32(2):284-7.
7. Wiener SV, Ho SP, Stoller ML. Beginnings of nephrolithiasis: insights into the past, present and future of Randall's plaque formation research. Curr Opin Nephrol Hypertens. 2018;27(4):236-42.
8. Rodriguez Cuellar CI, Wang PZT, Freundlich M, Filler G. Educational review: role of the pediatric nephrologists in the work-up and management of kidney stones. Pediatr Nephrol. 2020;35(3):383-97.
9. Ratkalkar VN, Kleinman JG. Mechanisms of Stone Formation. Clin Rev Bone Miner Metab. 2011;9(3-4):187-97.
10. Daudon M, Frochot V, Bazin D, Jungers P. Drug-Induced Kidney Stones and Crystalline Nephropathy: Pathophysiology, Prevention and Treatment. Drugs. 2018;78(2):163-201.
11. EAU Guidelines. Edn. presented at the EAU Annual Congress Amsterdam 2022.
12. Velázquez N, Zapata D, Wang HH, Wiener JS, Lipkin ME, Routh JC. Medical expulsive therapy for pediatric urolithiasis: systematic review and meta-analysis. J Pediatr Urol. 2015;11(6):321-7.
13. Parvex P, Pippi-Salle JL, Goodyer PR. Rapid loss of renal parenchyma after acute obstruction. Pediatr Nephrol. 2001;16(12):1076-9.
14. Yoshimura K, Utsunomiya N, Ichioka K, Ueda N, Matsui Y, Terai A. Emergency drainage for urosepsis associated with upper urinary tract calculi. J Urol. 2005;173(2):458-62.
15. Landau EH. Modern Stone Management in Children. Eur Urol Suppl. 2015;14(1):12-9.

SEÇÃO VII

EMERGÊNCIAS REUMATOLÓGICAS

31

SÍNDROME INFLAMATÓRIA MULTISSISTÊMICA E DOENÇA DE KAWASAKI

Leonardo Rodrigues Campos
Adriana Rodrigues Fonseca

OBJETIVOS

- ✓ Conceituar a síndrome inflamatória multissistêmica pediátrica (SIM-P) e a doença de Kawasaki.
- ✓ Descrever as manifestações clínicas e os achados laboratoriais.
- ✓ Apresentar os critérios de definição de caso de SIM-P e os critérios diagnósticos da doença de Kawasaki.
- ✓ Orientar a abordagem terapêutica inicial e ressaltar a importância do acompanhamento regular.

INTRODUÇÃO

Em 1974, o Dr. Tomisaku Kawasaki publicou o primeiro relato em inglês de 50 pacientes descrevendo a doença de Kawasaki. Desde então, essa passou a ser a principal causa de cardiopatia adquirida na infância na América do Norte e no Japão.[1]

Embora vários agentes infecciosos (inclusive, o "antigo" coronavírus) tenham sido implicados com a doença, a causa ainda é desconhecida.[2]

Em abril de 2020, no auge da pandemia da Covid-19, o National Health System, da Inglaterra, publicou um "alerta" sobre uma nova apresentação clínica de Covid-19 em crianças, com possível associação temporal à infecção prévia pelo SARS-CoV-2, confirmada pela história de contato, sorologia ou detecção viral pela reação da transcriptase reversa seguida pela reação em cadeia da polimerase (RT-PCR).[3]

Foi descrita, então, a síndrome inflamatória multissistêmica pediátrica temporalmente associada ao SARS-CoV-2 (SIM-P), que possui características semelhantes às da doença de Kawasaki e de outras condições clínicas já conhecidas, como a síndrome do choque tóxico e a síndrome de ativação macrofágica. A SIM-P é uma doença sistêmica que pode acometer vários órgãos, incluindo coração, trato gastrointestinal, pele e olhos, da mesma forma que a doença de Kawasaki. Além disso, apresenta elevação de reagentes de fase aguda, embora ocorra mais comumente em escolares e adolescentes, ao contrário da doença de Kawasaki, que geralmente afeta os lactentes e pré-escolares. Atualmente, sabe-se que a SIM-P é uma síndrome de amplo espectro de gravidade, com casos leves até graves, que evoluem com choque. Além disso, as duas condições (SIM-P e doença de Kawasaki) compartilham características semelhantes, e, apesar de existir uma predileção por faixa etária, a distinção das entidades nem sempre é clara.[4,5]

ASPECTOS EPIDEMIOLÓGICOS

As crianças têm probabilidade muito menor de desenvolver doença grave pelo SARS-CoV-2 e a maioria cursa com quadro assintomático ou leve, geralmente com febre e tosse, podendo também apresentar sintomas gastrointestinais (diarreia, dor abdominal, náuseas e/ou vômitos), cardiovasculares e cutâneos com maior frequência.[6,7]

A SIM-P é uma complicação rara de Covid-19, ocorrendo em menos de 1% dos pacientes. Estudos regionais, como o realizado no estado de Nova Iorque, mostram uma incidência de 2 casos a cada 100 mil pacientes infectados pelo SARS-CoV-2. Nos Estados Unidos, a SIM-P é mais frequente em pacientes afrodescendentes e hispânicos.[8] Curiosamente, a população asiática raramente é acometida na SIM-P, diferentemente do observado na doença de Kawasaki, que possui maior incidência na população oriental.[9,10]

Do ponto de vista da faixa etária, a SIM-P geralmente afeta escolares e adolescentes e, na síndrome de Kawasaki, 80-90% dos casos ocorrem em crianças com menos de 5 anos (lactentes e pré-escolares), sendo rara nos menores de 12 meses e adolescentes. No entanto, é importante reforçar que ambas as condições podem ocorrer em diferentes faixas etárias, não sendo possível excluir o diagnóstico com base na idade de apresentação. SIM-P e doença de Kawasaki possuem predileção pelo sexo masculino.[8,10]

FISIOPATOLOGIA

A etiologia da síndrome de Kawasaki permanece desconhecida. É uma vasculite que afeta vasos de médio calibre (principalmente as artérias coronárias) decorrente da infiltração de células inflamatórias no endotélio, predispondo a alterações como dilatações e aneurismas, além do risco de desenvolvimento de trombose arterial.[10]

Devido à semelhança entre a doença de Kawasaki e outras doenças infecciosas, como a escarlatina, por exemplo, algumas teorias sugerem os agentes infecciosos como possíveis gatilhos. Esse conceito existe muito antes do surgimento da pandemia de Covid-19, e diversos vírus já foram relatados como possíveis desencadeadores. No entanto, nenhum estudo confirmou um vírus específico, toxina ou qualquer outro patógeno como responsável pelo desenvolvimento da doença. Uma teoria alternativa para explicar a ocorrência da doença é que a síndrome de Kawasaki seria uma via final comum de uma inflamação vascular imunomediada secundária a uma resposta a agentes infecciosos ou ambientais. Diversos polimorfismos genéticos já foram descritos em pacientes com a doença de Kawasaki, principalmente de descendência asiática, em que a incidência é maior.[10] Apesar das diferentes hipóteses, não há uma etiologia bem definida para a síndrome.

A fisiopatologia da SIM-P ainda não é bem definida. A doença parece ocorrer devido a uma resposta imune anormal do indivíduo após infecção pelo SARS-CoV-2, levando a um quadro inflamatório sistêmico, aparentemente sem relação com a cepa viral.[11]

Um estudo com número pequeno de pacientes mostrou que naqueles com SIM-P os anticorpos IgG tinham a capacidade *in vitro* de ativarem os monócitos. Além disso, foram observadas citopenia persistente (principalmente às custas de linfócitos T) e elevação de linfócitos T CD8+, achados não observados geralmente na infecção aguda pelo SARS-CoV-2.[12-15]

A maioria dos pacientes não apresenta detecção viral pelo RT-PCR durante a manifestação dos sintomas. Um estudo mostrou que 60% dos pacientes tinham sorologia positiva; 34% sorologia e RT-PCR positivos, e 5% todos os testes negativos. Dessa forma, a evidência de infecção prévia (por RT-PCR ou sorologia) não é mandatória, e a história epidemiológica deve ser sempre considerada.[16]

As duas condições (doença de Kawasaki e SIM-P) estão relacionadas a elevação de interleucina 1 (IL-1), interleucina 6 (IL-6) e interleucina 18 (IL-18), além do aumento do fator de necrose tumoral (TNF) e interferon gama (IFN-g), o que contribui para o aumento da cascata inflamatória.[4]

QUADRO CLÍNICO

Doença de Kawasaki

A história natural da síndrome de Kawasaki ocorre em três fases clínicas: aguda, subaguda e de convalescença.[17] A fase aguda dura de 1 a 2 semanas, quando ocorrem os principais sinais e sintomas que fazem parte dos critérios diagnósticos. A febre é alta e persistente (geralmente ≥ 39 °C), com duração média de 5 a 7 dias, sem melhora com antibióticos, podendo se tornar prolongada em alguns casos. O quadro inicial é inespecífico e pode lembrar uma infecção viral, já que os pacientes podem cursar com sintomas respiratórios (coriza, obstrução nasal e/ou tosse) e gastrointestinais (dor abdominal, vômitos, náuseas, diarreia e/ou distensão abdominal). Em alguns casos, observam-se artralgia (dor articular isolada) ou artrite de pequenas e grandes articulações ou miosite.[18]

Além da febre, que é mandatória para o diagnóstico, os principais sintomas na síndrome de Kawasaki são: (1) conjuntivite bilateral não purulenta (presente em cerca de 85% dos pacientes), que pode durar até 1 mês, acompanhada ou não de uveíte; (2) alterações da cavidade oral (em 90% dos casos) com diversas apresentações – secura, fissura e/ou vermelhidão labial, hiperemia de orofaringe e papilas linguais proeminentes ("língua em framboesa"); (3) exantema polimorfo (em 80-90% dos pacientes), geralmente eritematoso e maculopapular difuso, presente nos primeiros dias de doenças, com duração de 3 dias, em média; (4) linfonodomegalia cervical (50-75%), em geral unilateral, fibroelástica e em torno de 1,5 cm de diâmetro; (5) alterações nas extremidades (70-85%), podendo ocorrer eritema e/ou edema palmar e/ou plantar, evoluindo com descamação laminar na segunda semana de doença, que também pode ser observada na região perineal.[18]

Os pacientes com doença de Kawasaki não costumam apresentar úlceras orais, e o *rash* não é vesicular ou bolhoso. Caso essas alterações estejam presentes, é importante lembrar-se de outros diagnósticos diferenciais. A irritabilidade ou alteração do nível de consciência, apesar de não fazer parte dos critérios diagnósticos, é uma manifestação frequente na síndrome.[18]

Outras alterações raras também são descritas, como convulsão, ataxia, perda auditiva neurossensorial, paralisia facial periférica e secreção inapropriada de hormônio antidiurético (SIADH). As manifestações gastrointestinais podem variar de leves a graves, com evolução para insuficiência hepática, colestase e pancreatite. A hidropsia de vesícula biliar pode ser responsável pela dor abdominal em alguns pacientes, mas também pode ser um achado incidental. Em relação às manifestações geniturinárias, os pacientes podem cursar com uretrite, proteinúria e piúria estéril. Miosite e artrite de pequenas e grandes articulações podem ocorrer em 10% dos casos.[18]

A fase subaguda começa quando a febre, o *rash* e a linfonodomegalia apresentam resolução. Isso ocorre geralmente 1 ou 2 semanas depois do início da doença, porém os pacientes ainda podem apresentar irritabilidade, perda de apetite e conjuntivite. Essa fase dura, em média, 4 semanas. É possível observar descamação (periungueal e/ou perineal), trombocitose, formação de aneurismas coronarianos, com maior risco de morte súbita. Posteriormente, inicia-se a fase de convalescença, quando ocorrem a resolução dos sintomas clínicos e a queda dos marcadores inflamatórios, como a velocidade de hemossedimentação (VHS), durando em torno de 6 a 8 semanas após início do quadro febril.[18]

Do ponto de vista cardiovascular, a doença de Kawasaki pode comprometer todos os folhetos cardíacos, porém é rara a ocorrência de miocardite e choque cardiogênico, observada com maior frequência na SIM-P. As alterações cardíacas são variadas: taquicardia desproporcional à febre, miocardite, derrame pericárdico/pericardite, arritmias, valvulite, insuficiência cardíaca e alterações coronarianas. A ectasia e os aneurismas coronarianos, quando ocorrem, costumam surgir durante a fase subaguda da doença (após 10-14 dias do início da febre). A lesão arterial aneurismática é a lesão cardíaca mais comum, podendo evoluir com complicações como trombose e infarto agudo do miocárdio, durante o final da fase subaguda e a fase crônica. A ectasia e aneurismas de outros vasos de médio calibre, como de artérias celíaca, mesentérica, renal, femoral, ilíaca, braquial e axilar, também podem acontecer.[18,19]

Síndrome inflamatória multissistêmica

A SIM-P pode causar pericardite, valvulite e miocardite. Diferentemente da doença de Kawasaki, costuma acometer o miocárdio com maior frequência.[20] O acometimento do miocárdio na doença de Kawasaki é raro e descrito em pequenas séries de casos como "síndrome do choque do Kawasaki".[21]

Já na SIM-P, o acometimento cardíaco varia de subclínico (com alterações laboratoriais com aumento de troponina, pró-BNP e eletrocardiográficas) e clínico, com pacientes evoluindo para choque. Recentemente, estudos com ressonância cardíaca mostraram edema miocárdico em uma parcela significativa dos que apresentavam ecocardiograma normal.[22]

A SIM-P geralmente ocorre após 2 a 6 semanas da infecção ou história de contato com Covid-19, mas já foram relatados casos que surgiram após 6 semanas. É difícil estimar o intervalo, já que muitas vezes os pacientes pediátricos apresentam infecção assintomática.[23]

Os sintomas mais frequentes nos pacientes com SIM-P são: febre (100%) com duração média de 3-5 dias; gastrointestinais (60% dos casos) – dor abdominal, vômitos, diarreia, podendo mimetizar apendicite aguda; *rash* (45-76%); conjuntivite (30-81%); acometimento de mucosas (27-76%) – edema e/ou eritema labial e língua em framboesa; alterações neurocognitivas (29-58%) – cefaleia, letargia e confusão mental; sintomas respiratórios, sendo a tosse pouco frequente (21-65%); odinofagia (10-16%); mialgia (8-17%); edema de mãos e/ou pés (9-16%);

linfonodomegalia (6-16%). Sinais de disfunção miocárdica, observados no ecocardiograma, eletrocardiograma ou por meio do aumento de troponina e/ou peptídio natriurético cerebral (BNP), são observados em 51-90% dos pacientes com SIM-P, e a evolução para choque ocorre em uma parcela significativa (32-76%), quando comparado à doença de Kawasaki. Esses pacientes necessitam, com frequência, do uso de aminas vasoativas e suporte ventilatório. As arritmias podem ser observadas em 12% dos pacientes, reforçando a importância do eletrocardiograma na fase inicial da doença. A serosite é relativamente frequente (24-57% dos casos) e pode ocasionar derrame pleural, pericárdico e/ou ascite. A hepatite ou hepatomegalia ocorre em 5-21% dos pacientes, geralmente na fase aguda da doença. Existem diferentes definições de casos de SIM-P, o que reforça a ideia de que a síndrome é um espectro com uma gama ampla de sinais e/ou sintomas e gravidade variável.[24-33]

Em relação às alterações laboratoriais, as seguintes alterações podem ser encontradas nas duas condições, com frequência variável nos estudos: anemia, leucocitose com neutrofilia, trombocitose (a partir da 2ª semana), aumento da VHS, proteína C reativa (PCR), ferritina, D-dímero, lactato desidrogenase (LDH), fibrinogênio, transaminases e alterações do metabolismo lipídico (↑ triglicerídeos, ↑ LDL e ↓ HDL).[32,33] Na SIM-P, a elevação do BNP (73-90% dos casos) e da troponina (50-90%) são mais frequentes, já que é mais comum o acometimento miocárdico.[32] Na doença de Kawasaki, o aumento do BNP está relacionado à resistência ao tratamento com imunoglobulina.[34,35]

PROPEDÊUTICA

A SIM-P possui uma apresentação clínica bastante variável, o que pode dificultar o diagnóstico. O quadro clínico é semelhante ao da síndrome de Kawasaki e de diversas doenças, com graus variáveis de gravidade. A SIM-P compartilha as mesmas características da doença de Kawasaki, e, em alguns casos, é praticamente impossível distinguir as duas entidades clínicas. Pode se apresentar como um quadro febril inespecífico, como a síndrome de Kawasaki (na sua forma completa ou incompleta) ou ter a apresentação clássica com envolvimento gastrointestinal e cardíaco, com evolução para choque.[4]

Na prática, o importante é sempre entender quais sinais e sintomas estão presentes, avaliando a extensão do comprometimento de órgãos, por meio de anamnese e exame físico minuciosos, com a complementação dos exames laboratoriais e/ou de imagem. O grau de suspeição deve ser alto, já que o objetivo é prevenir a evolução com complicações graves, como o choque cardiogênico e o comprometimento coronariano.

A maior dificuldade é definir se o paciente apresenta ou não critérios diagnósticos para doença de Kawasaki ou SIM-P, já que isso implicaria tratamento imediato. De forma prática, pode-se imaginar um cenário comum na emergência pediátrica: um paciente com febre persistente sem foco aparente. Alguns dados clínicos e laboratoriais auxiliam no diagnóstico (Figura 1).

Os exames complementares ajudam na avaliação da extensão e da intensidade do comprometimento dos órgãos acometidos pelo processo inflamatório comum nas duas condições clínicas. Além disso, servem para auxiliar no diagnóstico diferencial com outras doenças infecciosas que podem mimetizar essas entidades. Com a evolução e melhor compreensão da apresentação da SIM-P, observam-se casos de pacientes com coinfecções virais ou, até mesmo, bacterianas, o que antes se acreditava impossível e era utilizado como critério de exclusão. De toda forma, é importante usar o seguinte raciocínio diagnóstico: se o agente infeccioso, por si só, justifica todo o quadro clínico e as manifestações laboratoriais do paciente, não há motivos para pensar que o paciente apresente a doença de Kawasaki ou SIM-P; por outro lado, se o agente não justificar todos os achados, ou se o paciente não responder ao tratamento inicial para a suposta infecção (por exemplo), o diagnóstico deverá ser revisto.[37-40]

Algumas doenças compartilham características clínicas e laboratoriais com a SIM-P e a doença de Kawasaki e, muitas vezes, são indistinguíveis na apresentação inicial. Na literatura, existem alguns relatos exemplificando quadros mimetizantes.[37,41] Por esse motivo, é muito importante que o paciente seja avaliado frequentemente e a condução diagnóstica e terapêutica seja feita com o auxílio dos outros especialistas, como reumatologista pediátrico, cardiologista e infectologista.

Utilizamos os marcadores inflamatórios de forma combinada, já que nem todos estão elevados na SIM-P/doença de Kawasaki de forma simultânea ou correlacionada, além de terem diferente cinética e influência com medicamentos, como a imunoglobulina, que pode aumentar a VHS.[42]

Dessa forma, o ideal é sempre solicitar todos os marcadores inflamatórios: PCR, VHS, LDH, ferritina, fibrinogênio e D-dímero. O D-dímero, em especial, foi motivo de muita discussão nos últimos anos, por ter sido associado inicialmente ao risco de trombose e usado como parâmetro para decisão na anticoagulação profilática.

O valor elevado do D-dímero provavelmente indica uma resposta inflamatória grave acompanhada de um estado hipercoagulável secundário. De fato, o D-dímero também é um marcador de deposição de fibrina pulmonar, tipicamente elevado em várias doenças pulmonares, como a síndrome do desconforto respiratório agudo (SDRA),[43] comumente observada na Covid-19 grave.

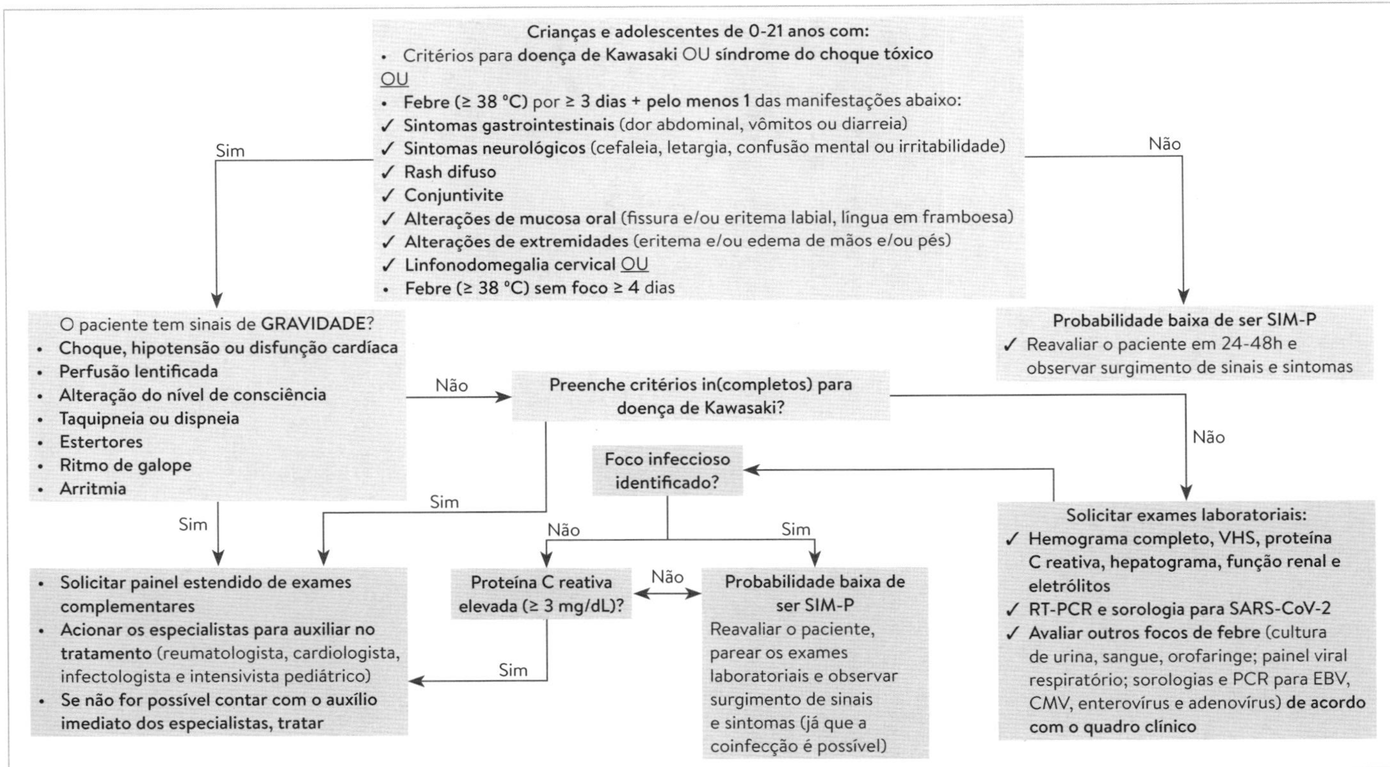

Figura 1 Abordagem diagnóstica do paciente com suspeita de doença de Kawasaki/síndrome inflamatória multissistêmica pediátrica.
EBV: Epstein-Barr vírus; CMV: citomegalovírus; PCR: reação em cadeia da polimerase; RT-PCR: reação da transcriptase reversa seguida pela reação em cadeia da polimerase; VHS: velocidade de hemossedimentação.
Adaptada de Son MB; Friedman K, 2022.[36]

A elevação do D-dímero acompanha outros marcadores inflamatórios, como a ferritina, IL-6, troponina I e LDH.[44] De forma geral, até o momento, não há evidências suficientes para indicar ou não anticoagulação profilática baseada em níveis de D-dímero em pacientes pediátricos. Uma recente revisão sistemática e metanálise não mostrou diferença na incidência de eventos tromboembólicos em pacientes pediátricos com infecção pelo Covid-19 e/ou SIM-P que fizeram uso da anticoagulação profilática.[45] Pode-se, sim, utilizar o D-dímero como um dos marcadores inflamatórios, associado aos classicamente reconhecidos. Na suspeita clínica de trombose, é necessária a investigação com métodos de imagem de acordo com o território acometido.

O painel estendido mencionado no fluxograma (Figura 1) inclui os seguintes exames complementares:

- Hemograma completo.
- Marcadores inflamatórios (VHS, PCR, LDH, D-dímero, procalcitonina e ferritina).
- Aspartato aminotransferase (AST), alanina aminotransferase (ALT), gama-glutamiltransferase (G-GT), fosfatase alcalina (FA), bilirrubinas total e frações (BT), proteínas totais e frações.
- Ureia, creatinina e elementos anormais e sedimentos da urina (EAS).
- Amilase, lipase e triglicerídeos.
- Tempo de atividade de protrombina (TAP), tempo de tromboplastina parcial (TTP) e fibrinogênio.
- Creatinoquinase (CK), creatinoquinase miocárdica (CKMB), troponina e o pró-BNP (peptídio natriurético tipo B).
- Culturas (sangue e urina).
- RT-PCR e sorologia para SARS-CoV-2.
- Sorologias virais (de acordo com a suspeita clínica/diagnóstico diferencial).
- Ecocardiograma bidimensional com Doppler.
- Eletrocardiograma.
- Ultrassonografia de abdome ou tomografia computadorizada (no caso de dor abdominal intensa).
- Radiografia de tórax ou tomografia de tórax.

Após anamnese, exame físico e resultado dos exames complementares, deve ser avaliado se o paciente preenche critérios para a doença de Kawasaki e/ou SIM-P. Os critérios utilizados para o diagnóstico dessas duas condições estão descritos nos Quadros 1, 2 e 3.

Quadro 1 Critérios diagnósticos de síndrome inflamatória multissistêmica pediátrica

Organização Mundial da Saúde (OMS)
Idade: 0-19 anos
Febre por ≥ 3 dias
+
Laboratório de inflamação (VHS, PCR ou procalcitonina)
+
Pelo menos duas das seguintes alterações: • *Rash* ou conjuntivite bilateral não purulenta ou sinais inflamatórios mucocutâneos (cavidade oral, em mãos ou pés). • Hipotensão ou choque. • Achados de disfunção miocárdica, pericardite, valvulite ou alterações coronarianas: ecocardiográficas ou elevação da troponina ou fragmento N-terminal pró-BNP (NT-pró-BNP). • Evidência de coagulopatia (TAP, TTP e D-dímero). • Sintomas gastrointestinais (diarreia, vômitos ou dor abdominal).
+
Sem outra causa microbiológica evidente de inflamação, incluindo sepse bacteriana, síndrome do choque tóxico estafilocócico e estreptocócico
+
Evidência de Covid-19 (RT-PCR, antígeno ou sorologia) ou contato provável com pacientes com Covid-19

Fonte: Son MB; Friedman K, 2022.[36]

Quadro 2 Definição de caso de SIM-P de acordo com o *Centers for Disease Control* (CDC, EUA) atualizada em 2023

Definição de caso: Paciente com idade <21 anos, doente, que preenche um dos seguintes critérios:
- **Confirmado:** critério clínico E laboratorial
- **Provável:** critério clínico E epidemiológico
- **Suspeito:** critério baseado em atestado de óbito

Critério clínico	Critério laboratorial para infecção pelo SARS-CoV-2	Critério epidemiológico	Critério baseado em atestado de óbito
Uma doença caracterizada por **TODOS** os seguintes achados na ausência de outro diagnóstico provável:[1] • **Febre documentada (≥38°C) ou subjetiva** • **Gravidade clínica com necessidade de hospitalização ou resultando em óbito** • **Evidência de inflamação sistêmica indicada por aumento da proteína C reativa ≥ 3 mg/dL (30mg/L)** • **Manifestações agudas envolvendo, pelo menos, 2 categorias abaixo:** 1. Fração de ejeção do ventrículo esquerdo <55% OU 2. Alteração coronariana (dilatação ou aneurisma) OU 3. Aumento de troponina • **Envolvimento mucocutâneo, caracterizado por:** 1. Rash OU 2. Inflamação da mucosa oral (eritema, edema ou fissura labial; língua em framboesa) OU 3. Conjuntivite / vermelhidão ocular OU 4. Alteração de extremidades (eritema ou edema de mãos ou pés) • **Choque**[2] • **Sintomas gastrointestinais caracterizados por:** 1. Dor abdominal OU 2. Vômitos OU 3. Diarreia	• Detecção do SARS-CoV-2 por RT-PCR[3] nos últimos 60 dias antes da hospitalização, durante a internação ou após óbito OU • Detecção do SARS-CoV-2 por teste de antígeno[3] nos últimos 60 dias antes da hospitalização, durante a internação ou após óbito OU • Detecção de anticorpos específicos[4] contra SARS-CoV-2 no soro, plasma ou sangue total associado à doença atual que resultou em hospitalização	• Contato próximo[5] com caso confirmado ou provável de Covid-19 nos últimos 60 dias antes da hospitalização	• Óbito relacionado à síndrome inflamatória multissistêmica como fator determinante ou contribuinte

Continua

Quadro 2 Definição de caso de SIM-P de acordo com o *Centers for Disease Control* (CDC, EUA) atualizada em 2023 *(continuação)*

Critério clínico	Critério laboratorial para infecção pelo SARS-CoV-2	Critério epidemiológico	Critério baseado em atestado de óbito
• **Manifestações hematológicas:** 1. Plaquetopenia ($<150.000/mm^3$) OU 2. Linfopenia absoluta (<1.000 células/mm^3)			

1. Se documentado pela equipe clínica, o diagnóstico final de Doença de Kawasaki deve ser considerado como um diagnóstico alternativo e não deve ser notificado como SIM-P.
2. A documentação clínica do choque atende a esse critério.
3. Resultados moleculares ou de antígenos positivos de testes autoadministrados usando kits de teste de venda livre atendem aos critérios laboratoriais.
4. Inclui um teste de sorologia positivo, independentemente do estado de vacinação Covid-19. A detecção de anticorpo anti-nucleocapsídeo é indicativa de infecção por SARS-CoV-2, enquanto o anticorpo anti-spike pode ser induzido pela vacinação com Covid-19 ou pela infecção por SARS-CoV-2.
5. O contato próximo é geralmente definido como estando dentro de 1,8 metros por pelo menos 15 minutos (cumulativo durante um período de 24 horas). No entanto, depende do nível de exposição e configuração; por exemplo, no cenário de um procedimento de geração de aerossol em ambientes de saúde sem equipamento de proteção individual (EPI) adequado, isso pode ser definido como qualquer duração.

Fonte: *Centers for Disease Control and Prevention*, 2023.[16]

Quadro 3 Critérios diagnósticos da doença de Kawasaki

Definição
• DK completa: febre inexplicada por ≥ 4 dias + 4/5 critérios clínicos. • DK incompleta: febre inexplicada por ≥ 5 dias + 2-3/5 critérios clínicos.
Critérios clínicos
1. Conjuntivite bilateral bulbar não exsudativa 2. Alterações de extremidades (eritema ou edema de mãos e/ou pés na fase aguda; descamação periungueal na fase convalescente) 3. Alterações de mucosa oral (eritema, fissura labial, hiperemia de orofaringe ou língua em framboesa) 4. Exantema polimorfo 5. Linfonodomegalia cervical (pelo menos um linfonodo > 1,5 cm de diâmetro)

Fonte: McCrindle BW et al., 2017.[18]

A síndrome do choque tóxico é um dos principais diagnósticos diferenciais com a SIM-P/doença de Kawasaki. Pode ser causada pelo estafilococo ou estreptococo e tem desfecho grave, se não for prontamente diagnosticada e tratada (Quadro 4).

Quadro 4 Critérios diagnósticos para a síndrome do choque tóxico

Estafilocócico
1. Febre ≥ 38,9 °C
2. Hipotensão (< 5° percentil para idade)
3. *Rash* difuso eritrodérmico/macular
4. Descamação (de 1 a 2 semanas após o início dos sintomas)
5. Envolvimento multissistêmico (≥ 3 órgãos/sistemas): • Gastrointestinal (vômitos ou diarreia – no início do quadro). • Muscular (mialgia intensa e/ou elevação de CK 2 vezes o limite superior da normalidade). • Mucosas (hiperemia de mucosas – vaginal, orofaringe ou conjuntival). • Renal (elevação da ureia e/ou creatinina 2 vezes o limite superior da normalidade). • Hepático (elevação da bilirrubina, AST ou ALT 2 vezes o limite superior da normalidade). • Hematológico (plaquetas ≤ 100.000/mm³). • Sistema nervoso central (desorientação, alteração do nível de consciência sem sinais focais).
6. Critérios laboratoriais (resultados negativos): • Hemocultura (exceto para *S. aureus*), cultura de orofaringe e líquor. • Sorologia para febre maculosa, leptospirose ou sarampo.
Classificação de caso: Provável: critérios laboratoriais + 4/5 critérios clínicos. Confirmado: critérios laboratoriais + 6/6 critérios clínicos.

Continua

Quadro 4 Critérios diagnósticos para a síndrome do choque tóxico *(continuação)*

Estreptocócico
1. Isolamento do estreptococo beta-hemolítico do grupo A: a. Sítio estéril (hemocultura, líquor, líquido peritoneal ou biópsia tecidual). b. Sítio não estéril (orofaringe, vagina ou secreções).
2. Sinais clínicos de gravidade: a. Hipotensão (< 5° percentil para idade). b. Duas ou mais alterações: 1. Renal (creatinina ≥ 2 vezes o limite superior da normalidade). 2. Coagulopatia (plaquetas ≤ 100.000/mm^3 ou evidências de coagulação intravascular disseminada). 3. Hepático (elevação da bilirrubina, AST ou ALT 2 vezes o limite superior da normalidade). 4. Síndrome do desconforto respiratório agudo. 5. *Rash* difuso eritematoso, macular, com evolução para descamação. 6. Necrose tecidual (fasciíte, miosite ou gangrena).
Classificação de caso: Provável: preenche 1b e 2(a/b) sem outra causa identificada. Confirmado: preenche 1a e 2(a e b).

Fonte: Wilkins AL et al., 2017.[46]

A solicitação de outros métodos diagnósticos é feita de acordo com as manifestações clínicas. Pacientes com sintomas respiratórios, por exemplo, devem ser submetidos a radiografia de tórax ou, em casos específicos, a tomografia de tórax. A realização de ultrassonografia ou tomografia de abdome deve ser feita nos quadros de dor abdominal intensa, principalmente quando há suspeita de apendicite aguda, já que a SIM-P pode mimetizar tal quadro.[4]

DIAGNÓSTICO DIFERENCIAL

O diagnóstico diferencial deve ser feito com todas as doenças febris agudas que cursam com manifestações clínicas semelhantes, com *rash* e acometimento de órgãos. Entre essas doenças, as infecções bacterianas (escarlatina, sepse, meningite, endocardite), virais (mononucleose, rubéola, sarampo, dengue, *chikungunya*, *zika*), farmacodermias e outras doenças autoimunes, como a poliarterite nodosa, a artrite idiopática juvenil sistêmica e o lúpus eritematoso sistêmico juvenil, por exemplo, devem ser consideradas.[37]

TRATAMENTO

Como atualmente é complexo distinguir os pacientes com SIM-P daqueles com a doença de Kawasaki, é importante que o manejo contemple essas duas condições clínicas, que compartilham características muito semelhantes. A seguir, a abordagem terapêutica em etapas é apresentada de forma resumida.

Avaliação da gravidade do paciente

São consideradas manifestações moderadas a graves qualquer uma das seguintes: alteração dos sinais vitais (taquicardia e/ou taquipneia); choque; insuficiência respiratória (necessidade de oxigenoterapia); evidência de comprometimento cardíaco (aumento de troponina e/ou BNP, disfunção ventricular, alterações coronarianas ou ecocardiográficas); manifestações da síndrome de Kawasaki; manifestações neurológicas (rebaixamento do nível de consciência, alterações no exame neurológico e/ou convulsões); dor abdominal intensa ou vômitos (com dificuldade de tolerar alimentação por via oral); evidências clínicas e/ou laboratoriais de desidratação; evidências laboratoriais de injúria aguda renal, hepática ou coagulopatia. Os pacientes com comorbidades (ex.: imunodeficiência, cardiopatias, doenças pulmonares) devem ser considerados de risco para evolução com complicações.[27]

Quando e onde internar o paciente?

De modo geral, os pacientes com suspeita de doença de Kawasaki ou SIM-P devem ser hospitalizados para a realização de exames complementares e início de tratamento precoce, quando indicado. Porém, em casos selecionados, em que os sintomas são frustros, existe dúvida em relação ao diagnóstico e há garantia de seguimento, o acompanhamento inicial pode ser feito da forma ambulatorial, desde que os exames sejam pareados e o paciente seja reavaliado pelo médico assistente diariamente. Quando hospitalizados, a internação em enfermaria ou unidade de terapia intensiva (UTI) é feita de acordo com a gravidade. Paciente com instabilidade hemodinâmica (choque ou arritmias), comprometimento respiratório ou qualquer manifestação grave deve ser internado na UTI. Casos moderados a graves devem ser, sempre que possível, internados na UTI para seguimento e monitoramento de possíveis complicações. A infusão de imunoglobulina requer monitorização frequente dos sinais vitais. Muitos hospitais preferem que os pacientes sejam internados na UTI para adequado monitoramento, porém é sabido que a realidade brasileira é a de escassez de leitos de UTI e isso não deve postergar o início do tratamento, desde que o paciente esteja adequadamente monitorizado durante toda a infusão.[47,48]

Medidas de controle de infecção hospitalar

O controle da disseminação da infecção pela Covid-19 é importante, ainda mais em ambiente hospitalar. Todo paciente hospitalizado com suspeita de SIM-P deve realizar teste de antígeno ou RT-PCR para Covid-19, seguindo as recomendações de testagem locais, definidas pela Comissão de Controle de Infecção Hospitalar (CCIH). Caso o teste seja positivo, deve permanecer em isolamento.[48]

Quem deve acompanhar o paciente?

A doença de Kawasaki e a SIM-P são doenças sistêmicas, com possibilidade de comprometimento de múltiplos órgãos. Diante disso, é importante que o acompanhamento do paciente seja multidisciplinar, envolvendo pediatra, reumatologista, cardiologista, infectologista, intensivista e hematologista, quando necessário.[48]

Rastreio e cobertura infecciosa

Não é incomum os pacientes com SIM-P ou doença de Kawasaki manifestarem sinais e/ou sintomas sugestivos de choque ou infecções bacterianas, como a síndrome do choque tóxico. É importante que as culturas sejam sempre realizadas, e na suspeita de infecção a terapia antimicrobiana ampla seja iniciada até que as culturas estejam negativas. Diversos esquemas antimicrobianos são sugeridos, como associação de vancomicina com ceftriaxona, mas a CCIH deve ser consultada.[48]

Manejo terapêutico

O tratamento será de acordo com o fenótipo (doença de Kawasaki ou SIM-P) e intensificado de acordo com os fatores de risco para resistência à imunoglobulina (no caso da doença de Kawasaki) ou de gravidade (no caso da SIM-P). A abordagem terapêutica resumida está descrita na Figura 2.

Os pacientes com choque devem ser tratados de acordo com os *guidelines* vigentes. Geralmente, nos casos refratários com necessidade de amina, o medicamento de escolha é a adrenalina ou noradrenalina. A adrenalina é a primeira escolha em pacientes com disfunção ventricular. Quando a disfunção é grave, a milrinona pode ser associada. Os pacientes com comprometimento cardíaco são aqueles que apresentam um dos seguintes critérios: elevação de troponina e/ou BNP; alterações no ecocardiograma e/ou eletrocardiograma. Estes devem ser tratados com terapia combinada de imunoglobulina e corticoide e devem ser monitorizados para arritmias cardíacas. Pacientes com disfunção ventricular grave podem necessitar de diuréticos e inotrópicos (como a milrinona, dopamina ou dobutamina), e casos graves podem precisar de circulação extracorpórea ou dispositivo de assistência ventricular externa.[48]

Todos os estudos publicados até o momento que avaliaram a terapia combinada de imunoglobulina com corticoide na SIM-P, no geral, mostraram bons resultados, com menor necessidade de escalonamento terapêutico, menor risco de recorrência

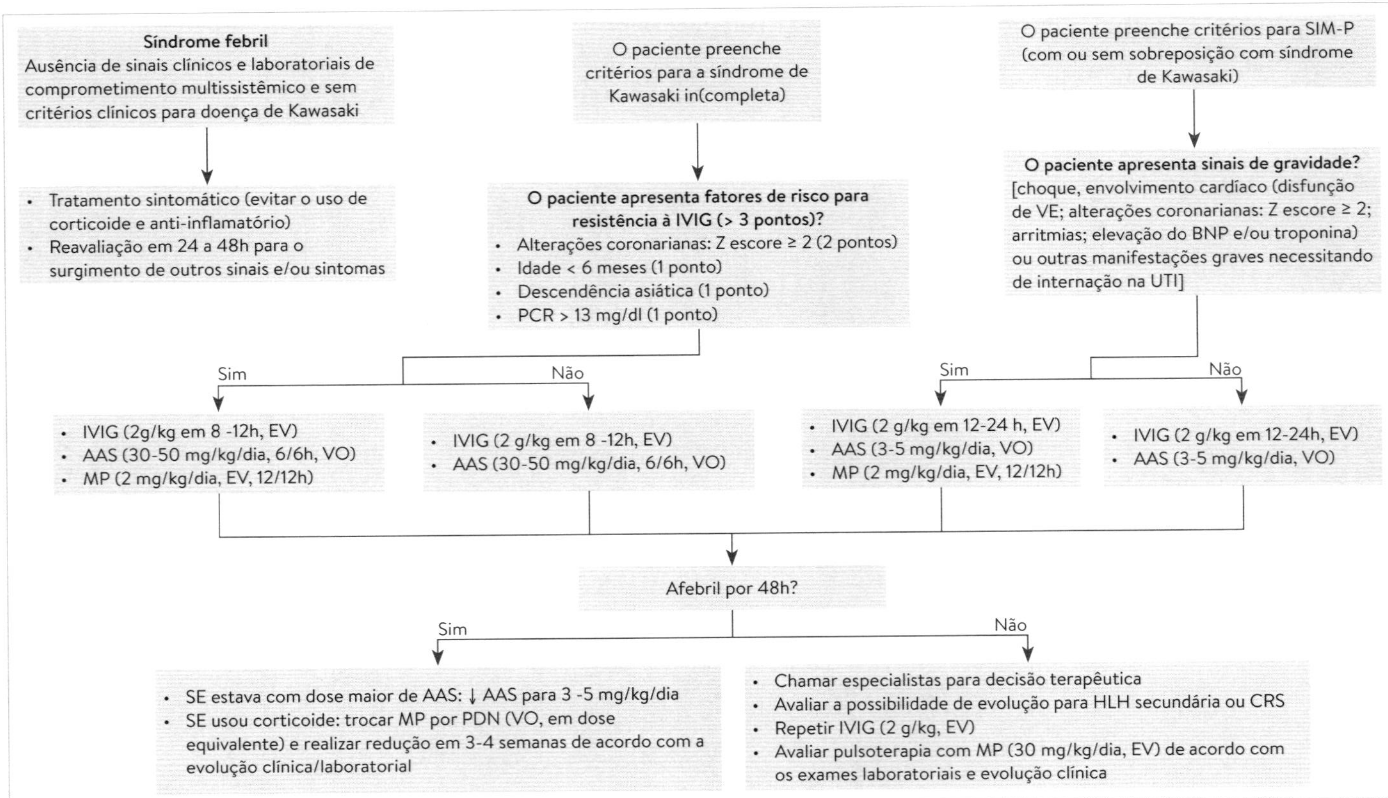

Figura 2 Fluxograma de tratamento dos pacientes com síndrome inflamatória multissistêmica pediátrica e doença de Kawasaki.
AAS: ácido acetilsalicílico; BNP: peptídio natriurético do tipo B; CRS: *cytokine release syndrome* (síndrome de tempestade de citocinas); EV: via endovenosa; HLH: linfo-histiocitose hemofagocítica; IVIG: imunoglobulina humana intravenosa; MP: metilprednisolona; PCR: reação em cadeia da polimerase; PDN: prednisona; UTI: unidade de terapia intensiva; VE: ventrículo esquerdo; VO: via oral.
Adaptada de Son MB; Friedman K, 2022.[48]

da febre, menor necessidade de suporte hemodinâmico e melhora da função ventricular. Não houve diferença em relação à mortalidade, devido ao número pequeno de pacientes que evoluíram para óbito em cada braço dos estudos, não permitindo chegar a conclusões.[49-52] Sempre que possível, o manejo desses pacientes deve ser auxiliado pelo reumatologista pediátrico, principalmente no caso de refratariedade.

A terapia antitrombótica engloba a antiagregação plaquetária (uso de ácido acetilsalicílico – AAS) e anticoagulação (profilática ou terapêutica). A antiagregação plaquetária visa prevenir a ocorrência de trombose arterial coronariana, já que a SIM-P, além da doença de Kawasaki, cursa com endotelite e, em alguns casos, trombocitose reacional, estando indicada em todos os pacientes, exceto naqueles com contraindicações.[18]

Alguns pacientes com SIM-P e doença de Kawasaki estão sob risco de desenvolvimento de fenômenos tromboembólicos, o que justificaria a anticoagulação profilática. São casos específicos, em que o risco *versus* benefício deve ser sempre avaliado individualmente, já que não há evidências suficientes para tornar essa abordagem rotineira. A anticoagulação profilática fora desse cenário ainda é um ponto que necessita de estudos, já que não existem evidências (ao contrário da população adulta) de que seu uso previna a ocorrência do tromboembolismo venoso (trombose venosa profunda e/ou embolia pulmonar) associada ao estado de hipercoagulabilidade da Covid-19. Adolescentes hospitalizados se aproximam das complicações dos adultos e, talvez, a anticoagulação profilática possa ter algum benefício. Outras estratégias não farmacológicas podem ser utilizadas para a prevenção do tromboembolismo venoso em pacientes hospitalizados, como a deambulação precoce (quando possível) e o uso de dispositivos de compressão pneumática.[48]

A anticoagulação plena está indicada nas seguintes situações: pacientes com eventos tromboembólicos, disfunção ventricular esquerda grave e aneurismas grandes ou gigantes (acima de 8 mm ou escore $Z \geq 10$).[18,48]

Como avaliar a resposta ao tratamento?

Espera-se que o paciente fique afebril de 24 a 36 horas após o término da imunoglobulina. Caso isso não aconteça, será necessária a intensificação do tratamento, e o reumatologista pediátrico deverá ser consultado. Os parâmetros inflamatórios devem ser avaliados diariamente.

Quando o paciente poderá receber alta?

Respeitar os seguintes parâmetros clínicos e laboratoriais:

- **Clínico:** estar afebril por mais de 48 horas, com melhora do estado geral e sem qualquer tipo de terapia de suporte; boa aceitação da dieta e dos medicamentos por via oral.
- **Laboratorial:** os marcadores inflamatórios devem estar em queda progressiva: PCR, ferritina e D-dímero. A VHS não deve ser utilizada como parâmetro, pois a imunoglobulina pode ocasionar sua elevação. O eletrocardiograma e a troponina devem estar normais e pró-BNP/BNP em queda. O AAS, na dose antiagregante plaquetária (3-5 mg/kg/dia), deverá ser mantido até reavaliação na 6ª-8ª semana de doença, até a normalização do número das plaquetas e PCR, com ecocardiograma de controle sem alterações coronarianas.

Como deve ser o seguimento ambulatorial?

A avaliação deve ser feita pelo pediatra e pelo reumatologista uma semana após a alta, com controle dos exames complementares. O ecocardiograma deve ser repetido semanalmente na presença de alterações cardíacas ou duas semanas após o último exame, na ausência de alterações prévias. Essas recomendações são baseadas na experiência dos autores e no compartilhamento de vivências adquiridas por vários colegas de diferentes especialidades.

PROGNÓSTICO

Na doença de Kawasaki, o prognóstico é determinado pelo comprometimento coronariano e de outros vasos. Para prevenir essas complicações, é importante a alta suspeita clínica para que o diagnóstico e tratamento sejam realizados durante a fase aguda da doença. Na presença de aneurismas em quaisquer das fases, estes devem ser classificados de acordo com seu tamanho, estratificando as possibilidades de complicações futuras, com melhor determinação do tratamento e acompanhamento a ser mantido, seja a manutenção de antiagregante plaquetário ou mesmo de anticoagulação. Utilizamos esses mesmos parâmetros para o seguimento dos pacientes com SIM-P que apresentam lesões coronarianas.[18,48]

Na SIM-P, a maioria dos pacientes com envolvimento cardíaco apresenta recuperação ao longo de 6 meses de seguimento. Alguns sintomas, como alterações gastrointestinais, disfonia, anosmia e disgeusia, podem persistir em uma parcela pequena de pacientes.[48]

Os óbitos na SIM-P e na doença de Kawasaki são raros, quando o tratamento é instituído de forma correta e precoce.[18,48] As vacinas de vírus vivos devem ser postergadas por 12 meses após uso da imunoglobulina, por interferir na resposta vacinal. As demais vacinas podem ser administradas nos intervalos preconizados.[18]

Em relação à vacinação de Covid-19, a recomendação atual proposta pelo *Centers for Disease Control and Prevention* (Estados Unidos) é que os pacientes com história prévia de SIM-P podem receber a vacina de Covid-19 desde que tenham se recuperado clinicamente (com função cardíaca normal) e a vacina seja aplicada após 90 dias do diagnóstico de SIM-P, considerando que os benefícios da vacinação para crianças e adolescentes com histórico de SIM-P (ou seja, um risco reduzido de doença grave pela Covid-19, incluindo potencial recorrência de SIM-P após reinfecção) superam o risco teórico de uma doença semelhante a SIM-P ou o risco de miocardite após a vacinação de Covid-19.[53]

DESAFIOS ATUAIS

A SIM-P e a doença de Kawasaki compartilham características clínicas e laboratoriais muito semelhantes, e a distinção das duas entidades é complexa. Enquanto a pandemia durar, será difícil conseguir individualizar essas duas condições. Todo tratamento empregado na SIM-P veio da experiência com doenças inflamatórias, em especial, a própria síndrome de Kawasaki. A sequela em longo prazo, além das manifestações cardiológicas, ainda precisa ser mais bem compreendida, já que a síndrome pós-Covid pediátrica também é multissistêmica e ainda desconhecida.

ORIENTAÇÕES AOS PAIS

É importante os pais buscarem atendimento para os seus filhos quando eles apresentarem febre persistente por mais de 24 horas com surgimento de outros sintomas (*rash*, alterações gastrointestinais, aumento dos linfonodos, irritabilidade, alteração nas extremidades ou mucosa oral) para avaliação médica, já que o prognóstico da SIM-P e da síndrome de Kawasaki estão relacionados ao tratamento precoce.

A vacina de Covid-19 deve ser encorajada, já que está relacionada a redução do risco de desenvolvimento de SIM-P. Um estudo recente sobre a vacina da Pfizer (Comirnaty®) em crianças e adolescentes mostrou que duas doses da vacina estão associadas a redução da probabilidade de SIM-P em crianças de 5 a 18 anos. A maioria dos pacientes hospitalizados com SIM-P no período não foi vacinada, o que reforça a importância dessa estratégia de prevenção.[54]

✓ CONCLUSÃO

A febre é um motivo frequente de visitas na emergência. O médico emergencista precisa estar treinado para o reconhecimento e diagnóstico diferencial das condições que cursam com febre e manifestações sistêmicas, como a doença de Kawasaki e a SIM-P. O conhecimento sobre a doença é fundamental para o diagnóstico e tratamento precoces, que possuem impacto direto no prognóstico do paciente. O trabalho em equipe com outros especialistas é fundamental, já que as duas condições são multissistêmicas. O reumatologista pediátrico, cardiologista, infectologista, intensivista e hematologista podem contribuir no manejo desses pacientes.

REFERÊNCIAS BIBLIOGRÁFICAS

1. Burns JC, Kushner HI, Bastian JF, Shike IH, Shimizu C, Matsubara T, et al. Kawasaki Disease: A Brief History. Pediatrics. 2000;106(2):E27.
2. Chang L, Lu C, Shao P, Lee P, Lin M, Fan T, et al. Viral infections associated with Kawasaki disease. J Formos Med Assoc. 2014;113(3):148-54.
3. Riphagen S, Gomez X, Gonzalez-Martinez C, Wilkinson N, Theocharis P. Hyperinflammatory shock in children during Covid-19 pandemic. Lancet. 2020;395(10237):1607-8.
4. Panigrahy N, Policarpio J, Ramanathan R. Multisystem inflammatory syndrome in children and SARS-CoV-2: A scoping review. J Pediatr Rehabil Med. 2020;13(3):301-16.
5. Feldstein LR, Rose EB, Horwitz SM, Collins JP, Newhams MM, Son MBF, et al. Multisystem Inflammatory Syndrome in U.S. Children and Adolescents. N Engl J Med. 2020;383(4):334-46.
6. Loke Y-H, Berul CI, Harahsheh AS. Multisystem inflammatory syndrome in children: Is there a linkage to Kawasaki disease? Trends Cardiovasc Med. 2020;30(7):389-96.
7. Fernández-Sarmiento J, Souza DD, Jabornisky R, Gonzalez GA, López M del PA, Palacio G. Paediatric inflammatory multisystem syndrome temporally associated with Covid-19 (PIMS-TS): a narrative review and the viewpoint of the Latin American Society of Pediatric Intensive Care (SLACIP) Sepsis Committee. BMJ Paediatrics Open. 2021;5(1):e000894.
8. Dufort EM, Koumans EH, Chow EJ, Rosenthal EM, Muse A, Rowlands J, et al.; New York State and Centers for Disease Control and Prevention Multisystem Inflammatory Syndrome in Children Investigation Team. Multisystem Inflammatory Syndrome in Children in New York State. N Engl J Med. 2020;383(4):347-58.
9. Li W, Tang Y, Shi Y, Chen Y, Liu E. Why multisystem inflammatory syndrome in children has been less commonly described in Asia? Transl Pediatr. 2020;9(6):873-5.
10. Rowley AH, Shulman ST. The Epidemiology and Pathogenesis of Kawasaki Disease. Front Pediatr. 2018;6:374.
11. Pang J, Boshier FAT, Alders N, Dixon G, Breuer J. SARS-CoV-2 Polymorphisms and Multisystem Inflammatory Syndrome in Children. Pediatrics. 2020;146(6):e2020019844.
12. Carter MJ, Fish M, Jennings A, Doores KJ, Wellman P, Seow J, et al. Peripheral immunophenotypes in children with multisystem inflammatory syndrome associated with SARS-CoV-2 infection. Nat Med. 2020;26(11):1701-7.
13. Lee PY, Day-Lewis M, Henderson LA, Friedman KG, Lo J, Roberts JE, et al. Distinct clinical and immunological features of SARS-CoV-2-induced multisystem inflammatory syndrome in children. J Clin Invest. 2020;130(11):5942-50.
14. Bartsch YC, Wang C, Zohar T, Fischinger S, Atyeo C, Burke JS, et al. Humoral signatures of protective and pathological SARS-CoV-2 infection in children. Nat Med. 2021;27(3):454-62.

15. Vella LA, Giles JR, Baxter AE, Oldridge DA, Diorio C, Kuri-Cervantes L, et al. Deep immune profiling of MIS-C demonstrates marked but transient immune activation compared to adult and pediatric Covid-19. Sci Immunol. 2021;6(57):eabf7570.
16. Centers for Disease Control and Prevention. 2023 Information for Healthcare Providers about Multisystem Inflammatory Syndrome in Children (MIS-C). Disponível em: https://www.cdc.gov/mis/mis-c/hcp_cstecdc/index.html. Acesso em: 17/01/2023.
17. Castro PA, Urbano LMF, Costa IMC. Doença de Kawasaki. Anais Brasileiros de Dermatologia. 2009; 84(4):317-31.
18. McCrindle BW, Rowley AH, Newburger JW, Burns JC, Bolger AF, Gewitz M, et al. Diagnosis, Treatment, and Long-Term Management of Kawasaki Disease: A Scientific Statement for Health Professionals from the American Heart Association. Circulation. 2017;135(17):e927-99.
19. Weiss PF. Pediatric Vasculitis. Pediatr Clin North Am. 2012;59(2):407-23.
20. Dolhnikoff M, Ferreira Ferranti J, de Almeida Monteiro RA, Duarte-Neto AN, Soares Gomes-Gouvêa M, Viu Degaspare N, et al. SARS-CoV-2 in cardiac tissue of a child with Covid-19-related multisystem inflammatory syndrome. Lancet Child Adolesc Health. 2020;4(10):790-4.
21. Taddio A, Rossi ED, Monasta L, Pastore S, Tommasini A, Lepore L, et al. Describing Kawasaki shock syndrome: results from a retrospective study and literature review. Clin Rheumatol. 2017;36(1):223-8.
22. Belhadjer Z, Méot M, Bajolle F, Khraiche D, Legendre A, Abakka S, et al. Acute Heart Failure in Multisystem Inflammatory Syndrome in Children in the Context of Global SARS-CoV-2 Pandemic. Circulation. 2020;142(5):429-36.
23. Cirks BT, Rowe SJ, Jiang SY, Brooks RM, Mulreany MP, Hoffner W, et al. Sixteen Weeks Later: Expanding the Risk Period for Multisystem Inflammatory Syndrome in Children. J Pediatric Infect Dis Soc. 2021;10(5):686-90.
24. Whittaker E, Bamford A, Kenny J, Kaforou M, Jones CE, Shah P, et al.; PIMS-TS Study Group and EUCLIDS and PERFORM Consortia. Clinical Characteristics of 58 Children With a Pediatric Inflammatory Multisystem Syndrome Temporally Associated With SARS-CoV-2. JAMA. 2020;324(3):259-69.
25. Feldstein LR, Rose EB, Horwitz SM, Collins JP, Newhams MM, Son MBF, et al.; Overcoming Covid-19 Investigators; CDC Covid-19 Response Team. Multisystem Inflammatory Syndrome in U.S. Children and Adolescents. N Engl J Med. 2020;383(4):334-46.
26. Dufort EM, Koumans EH, Chow EJ, Rosenthal EM, Muse A, Rowlands J, et al.; New York State and Centers for Disease Control and Prevention Multisystem Inflammatory Syndrome in Children Investigation Team. Multisystem Inflammatory Syndrome in Children in New York State. N Engl J Med. 2020;383(4):347-58.
27. Godfred-Cato S, Bryant B, Leung J, Oster ME, Conklin L, Abrams J, et al.; California MIS-C Response Team. Covid-19-Associated Multisystem Inflammatory Syndrome in Children - United States, March-July 2020. MMWR Morb Mortal Wkly Rep. 2020;69(32):1074-80.
28. Feldstein LR, Tenforde MW, Friedman KG, Newhams M, Rose EB, Dapul H, et al.; Overcoming Covid-19 Investigators. Characteristics and Outcomes of US Children and Adolescents With Multisystem Inflammatory Syndrome in Children (MIS-C) Compared With Severe Acute Covid-19. JAMA. 2021;325(11):1074-87.
29. Davies P, Evans C, Kanthimathinathan HK, Lillie J, Brierley J, Waters G, et al. Intensive care admissions of children with paediatric inflammatory multisystem syndrome tem-

porally associated with SARS-CoV-2 (PIMS-TS) in the UK: a multicentre observational study. Lancet Child Adolesc Health. 2020;4(9):669-77.

30. Kaushik A, Gupta S, Sood M, Sharma S, Verma S. A Systematic Review of Multisystem Inflammatory Syndrome in Children Associated With SARS-CoV-2 Infection. Pediatr Infect Dis J. 2020;39(11):e340-6.
31. Radia T, Williams N, Agrawal P, Harman K, Weale J, Cook J, et al. Multi-system inflammatory syndrome in children & adolescents (MIS-C): A systematic review of clinical features and presentation. Paediatr Respir Rev. 2021;38:51-7.
32. Ahmed M, Advani S, Moreira A, Zoretic S, Martinez J, Chorath K, et al. Multisystem inflammatory syndrome in children: A systematic review. EClinicalMedicine. 2020;26:100527.
33. Halepas S, Lee KC, Myers A, Yoon RK, Chung W, Peters SM. Oral manifestations of COVID-2019-related multisystem inflammatory syndrome in children: a review of 47 pediatric patients. J Am Dent Assoc. 2021;152(3):202-8.
34. Cho SY, Kim Y, Cha SH, Suh JT, Han MY, Lee HJ. Adjuvant laboratory marker of Kawasaki disease; NT-pro-BNP or hs-CRP? Ann Clin Lab Sci. 2011;41(4):360-3.
35. Lee SH, Song ES, Yoon S, Hong S, Cho HJ, Yang EM, et al. Usefulness of Age-Stratified N-Terminal Prohormone of Brain Natriuretic Peptide for Diagnosing Kawasaki Disease. Dis Markers. 2017;2017:6263121.
36. Son MB, Friedman K. Coronavirus disease 2019 (COVID-19): Multisystem inflammatory syndrome in children (MIS-C) clinical features, evaluation, and diagnosis. UpToDate. Última atualização em: 29/04/2022.
37. Saez-de-Ocariz M, Gámez-González LB, Rivas-Larrauri F, Castaño-Jaramillo LM, Toledo-Salinas C, Garrido-García LM, et al. Kawasaki disease mimickers. Pediatr Int. 2021;63(8):880-8.
38. Plebani A, Meini A, Cattalini M, Lougaris V, Bugatti A, Caccuri F, et al. Mycoplasma infection may complicate the clinical course of SARS-Co-V-2 associated Kawasaki-like disease in children. Clin Immunol. 2020;221:108613.
39. Jose PM, Paola ZS, Eduardo DG, Arturo SMO, Fernando BG. A case of coinfection of a pediatric patient with acute SARS-COV-2 with MIS-C and severe DENV-2 in Mexico: a case report. BMC Infect Dis. 2021;21(1):1072.
40. Scalisi M, Giordano S, Canduscio LA, Failla MC, Messina L, Sferrazza E, et al. MIS-C and co-infection with P. vivax and P. falciparum in a child: a clinical conundrum. Ital J Pediatr. 2022;48(1):130.
41. Domínguez-Rojas J, Atamari-Anahui N, Chonlon-Murillo K, Tello M, Coronado-Muñoz Á. Systemic lupus erythematosus complicated with macrophage activation syndrome mimicking Covid-19 multisystemic inflammatory syndrome in children. Bol Med Hosp Infant Mex. 2021;78(6):642-6.
42. Lee KY, Lee HS, Hong JH, Han JW, Lee JS, Whang KT. High-dose intravenous immunoglobulin downregulates the activated levels of inflammatory indices except erythrocyte sedimentation rate in acute stage of Kawasaki Disease. J Trop Pediatr. 2005;51(2):98-101.
43. Kamikura Y, Wada H, Sase T, Yamaguchi M, Kaneko T, Sakaguchi A, et al. Hemostatic abnormalities and leukocyte activation caused by infection in patients with malignant lymphoma during chemotherapy. Thromb Res. 2006;117(6):671-9.
44. Zhou F, Yu T, Du R, Fan G, Liu Y, Liu Z, et al. Clinical course and risk factors for mortality of adult inpatients with Covid-19 in Wuhan, China: a retrospective cohort study. Lancet. 2020;395(10229):1054-62.

45. Vitaliti G, Giacchi V, Sciacca M, Ruggieri M, Falsaperla R. Thrombotic events in children and adolescent patients with SARS-CoV-2 infection: a systematic review with meta-analysis on incidence and management. Expert Rev Hematol. 2022;15(7):635-43.
46. Wilkins AL, Steer AC, Smeesters PR, Curtis N. Toxic shock syndrome - the seven Rs of management and treatment. J Infect. 2017; 74 Suppl 1:S147-52.
47. Harwood R, Allin B, Jones CE, Whittaker E, Ramnarayan P, Ramanan AV, et al.; PIMS--TS National Consensus Management Study Group. A national consensus management pathway for paediatric inflammatory multisystem syndrome temporally associated with Covid-19 (PIMS-TS): results of a national Delphi process. Lancet Child Adolesc Health. 2021;5(2):133-41.
48. Son MB, Friedman K. Coronavirus disease 2019 (COVID-19): Multisystem inflammatory syndrome in children (MIS-C): management and outcome. Disponível em: UpToDate. Última atualização em: 29/06/2022.
49. Toubiana J, Poirault C, Corsia A, Bajolle F, Fourgeaud J, Angoulvant F, et al. Kawasaki-like multisystem inflammatory syndrome in children during the Covid-19 pandemic in Paris, France: prospective observational study. BMJ. 2020;369:m2094.
50. Ouldali N, Toubiana J, Antona D, Javouhey E, Madhi F, Lorrot M, et al.; French Covid-19 Paediatric Inflammation Consortium. Association of Intravenous Immunoglobulins Plus Methylprednisolone vs Immunoglobulins Alone With Course of Fever in Multisystem Inflammatory Syndrome in Children. JAMA. 2021;325(9):855-64.
51. Son MBF, Murray N, Friedman K, Young CC, Newhams MM, Feldstein LR, et al.; Overcoming Covid-19 Investigators. Multisystem Inflammatory Syndrome in Children - Initial Therapy and Outcomes. N Engl J Med. 2021;385(1):23-34.
52. McArdle AJ, Vito O, Patel H, Seaby EG, Shah P, Wilson C, et al.; BATS Consortium. Treatment of Multisystem Inflammatory Syndrome in Children. N Engl J Med. 2021;385(1):11-22.
53. Centers for Disease Control and Prevention. Use of Covid-19 Vaccines in the United States - Interim Clinical Considerations. Disponível em: https://www.cdc.gov/vaccines/covid-19/clinical-considerations/covid-19-vaccines-us.html. Acesso em: 06/12/2022.
54. Zambrano LD, Newhams MM, Olson SM, Halasa NB, Price AM, Orzel AO, et al.; Overcoming Covid-19 Investigators. BNT162b2 mRNA Vaccination Against Covid-19 is Associated with Decreased Likelihood of Multisystem Inflammatory Syndrome in U.S. Children Ages 5-18 Years. Clin Infect Dis. 2022:ciac637.

32

VASCULITE POR IMUNOGLOBULINA A

Adriana Rodrigues Fonseca
Leonardo Rodrigues Campos

OBJETIVOS

- ✓ Conceituar a vasculite por imunoglobulina A.
- ✓ Descrever as manifestações clínicas e os achados laboratoriais da vasculite por imunoglobulina A.
- ✓ Apresentar os critérios de classificação da vasculite por imunoglobulina A.
- ✓ Ressaltar a importância do acompanhamento regular.

INTRODUÇÃO

A vasculite por imunoglobulina A (IgAV), anteriormente denominada como púrpura de Henoch-Schönlein, é a vasculite primária mais frequente na infância.[1,2] É uma vasculite leucocitoclástica, não trombocitopênica, que acomete predominantemente vasos de pequeno calibre.[1,2]

ASPECTOS EPIDEMIOLÓGICOS

A IgAV pode ocorrer em qualquer idade, inclusive em adultos, no entanto predomina nos menores de 10 anos (90% de todos os casos), com pico de incidência entre 3 e 10 anos e discreto predomínio no sexo masculino (razão 1,5:1).[1-5] É descrita uma distribuição sazonal na IgAV, com maior incidência de casos no outono e no inverno, o que pode implicar papel para agentes desencadeantes ambientais, embora nenhum agente tenha sido isoladamente implicado, mas sendo proposta associação a infecções virais e bacterianas (vírus sincicial respiratório, *influenza*, parainfluenza, eritrovírus B19, herpes-vírus, *Streptococcus* beta-hemolítico, *Mycoplasma* spp., *Bartonella* spp.), picadas de inseto e medicamentos.[4,6]

FISIOPATOLOGIA

A fisiopatologia da IgAV não é totalmente esclarecida, no entanto, sabe-se que é multifatorial envolvendo fatores ambientais (infecções virais ou bacterianas, medicamentos, picadas de inseto), fatores genéticos poligênicos e epigenéticos, bem como fatores imunológicos. Acredita-se que a glicosilação anormal da subclasse IgA1 seja um fenômeno relevante, resultando em produção de autoanticorpos IgG, com formação de imunocomplexos patogênicos que se depositam na parede dos vasos e no mesângio com consequente ativação do sistema complemento e dano endotelial e glomerular.[4,6]

QUADRO CLÍNICO

O início é geralmente súbito e agudo, com as manifestações clínicas simultâneas ou seriadas, podendo haver febre baixa e queda do estado geral. O quadro clínico é caracterizado pela presença do envolvimento cutâneo, com púrpura palpável de predomínio nos membros inferiores sem plaquetopenia em pelo menos 95% dos casos, associado ao acometimento gastrointestinal, artrite ou artralgia agudas, e podendo ocorrer acometimento renal glomerular. Mais raramente, pode afetar os sistemas respiratório e nervoso.[1-5,7]

Manifestações cutâneas

Petéquias ou púrpuras palpáveis sem plaquetopenia, de predomínio nos membros inferiores e nádegas, são a manifestação inicial na maioria dos pacientes. Têm resolução em 2-4 semanas, habitualmente sem deixar lesões residuais, mas podendo recorrer sobretudo nos primeiros 6 meses.[1-5,7]

Até um terço dos pacientes apresenta envolvimento dos membros superiores e, menos comumente, do tronco, mas não isoladamente, sendo muito raro o envolvimento da face.[5] Pode haver edema subcutâneo principalmente em dorso de mãos e pés, ao redor dos olhos, fronte, couro cabeludo e escroto. Eventualmente pode se apresentar como exantema urticariforme ou evoluir com lesões necróticas ou bolhas hemorrágicas.[5]

Manifestações articulares

Cerca de 70% dos pacientes apresentam manifestações musculoesqueléticas com artralgia ou artrite agudas (duração de cerca de 2 semanas e resolução sem deixar sequelas), geralmente migratória, oligoarticular (até 4 articulações) e de grandes articulações periféricas dos membros inferiores.[1-5,7] As articulações dos pés e tornozelos são as mais comumente envolvidas, seguidas pelos joelhos, punhos e cotovelos[2]. O edema subcutâneo pode ser confundido com artrite. O envolvimento articular raramente pode preceder as alterações de pele.[1-5,7]

Manifestações gastrointestinais

O envolvimento do trato gastrointestinal (TGI) ocorre em até 75% dos pacientes. Os sintomas variam de náuseas, vômitos, diarreia e dor abdominal tipo cólica de intensidade variável a complicações graves em 10-20% dos casos, como hemorragia maciça, infarto intestinal, perfuração e intussuscepção intestinal.[1-5,7] As manifestações gastrointestinais podem preceder as manifestações cutâneas por alguns dias ou semanas, em 10% a 40% dos pacientes, o que frequentemente atrasa a suspeição diagnóstica de IgAV.[1-5,7]

Manifestações renais

O envolvimento renal é a manifestação mais grave da IgAV, observado em cerca de 20-55% dos pacientes, representando o principal determinante de morbimortalidade em longo prazo.[1-5,7] Na maioria dos casos se inicia entre 4 semanas e 6 meses de evolução da IgAV, apresentando-se como hematúria microscópica (mais comum) ou proteinúria, leves, autolimitadas, porém podem ocorrer síndromes nefrótica e nefrítica, hipertensão arterial ou injúria renal em até 10% dos casos.[8] Portanto, recomenda-se que o acometimento renal seja investigado em todos os casos de IgAV ao diagnóstico e durante o seguimento.[8,9]

Para crianças com envolvimento renal mínimo ou inexistente (pressão normal, sem proteinúria significativa ou apenas hematúria microscópica), é indicado acompanhamento semanal por 4 semanas, quinzenal no segundo mês, mensal por 6 meses e, depois, anualmente.[2]

Outras manifestações menos frequentes

Manifestações raras incluem pancreatite, colecistite, pneumonite intersticial, hemorragia pulmonar (mais frequente nos adultos), cardite, envolvimento ocular, cefaleia e vasculite do sistema nervoso central. A inflamação testicular (orquite) ocorre em até 35% dos meninos, apresentando-se com dor e edema, podendo simular um quadro de torção testicular. É sempre acompanhada de púrpura na bolsa escrotal.[7]

PROPEDÊUTICA

O diagnóstico da IgAV baseia-se no quadro clínico e nos achados histopatológicos, uma vez que não há alterações laboratoriais específicas da doença.[1,2] Sendo assim, são indispensáveis uma anamnese e um exame físico minuciosos.

Na suspeita clínica de IgAV, deve-se solicitar exames para auxiliar no diagnóstico e afastar diagnósticos diferenciais. O hemograma exibe uma contagem de plaquetas normal ou pouco aumentada e leucometria normal ou leucocitose neutrofílica discreta. Em casos de hemorragia digestiva, pode haver anemia normocrômica. Pode haver elevação discreta da velocidade de hemossedimentação (VHS) e da proteína C reativa (PCR).[1,2] Os testes de coagulação são normais, mas devem ser solicitados para afastar distúrbios de coagulação. Função renal, elementos anormais e sedimento urinário (EAS) e *spot* urinário devem ser realizados para pesquisar proteinúria, hematúria, cilindrúria e injúria renal. Autoanticorpos como anticorpo antinuclear (ANA), anticorpo anticitoplasma de neutrófilo (ANCA) e fator reumatoide geralmente estão ausentes. Os níveis de complemento habitualmente são normais ou pouco elevados. A IgA e a IgG séricas se encontram elevadas em até 1/3 dos casos durante a fase aguda da doença.[1,2] Nos casos de dor abdominal, a ultrassonografia de abdome auxilia na identificação de intussuscepção, assim como permite afastar outras causas de abdome agudo. A ultrassonografia da bolsa escrotal ajuda a descartar outras causas de escroto agudo, como a torção testicular.[1,2,9]

Em caso de manifestações de pele atípicas (extensas, difusas ou de distribuição atípica), torna-se necessária a biópsia de pele, com coloração específica por imunofluorescência (IF) para pesquisar os depósitos de IgA na parede dos vasos e excluir diagnósticos diferenciais. As características histológicas da IgAV são as de uma vasculite leucocitoclástica que afeta principalmente os pequenos vasos superficiais. As paredes dos vasos ficam espessadas, podem ter necrose e fibrina e são infiltradas por granulócitos, que em parte se degeneram e formam poeira nuclear (leucocitoclasia).[1,2,5,9]

Recomenda-se biópsia renal em caso de taxa de filtração glomerular estimada (TFGe) comprometida ou se houver proteinúria grave ou persistente. A histologia revela deposição de complexos de IgA no mesângio renal, acompanhada de proliferação mesangial leve a glomerulonefrite grave com formação crescente.[1,2,8,9]

Os critérios de classificação propostos pela EULAR/PRINTO/PRES (Quadro 1) foram validados em 2010, com sensibilidade de 100% e especificidade de 87%, quando aplicados em crianças.[10] Esses critérios têm base em achados clínicos auxiliados por alterações em alguns exames complementares.

Quadro 1 Critérios de classificação para a vasculite por IgA (IgAV) na infância, propostos por EULAR/PRINTO/PRES

Critério obrigatório: púrpura ou petéquias com predominância em membros inferiores
Pelo menos 1 dos 4 critérios a seguir:
1. Dor abdominal difusa com início agudo (pode incluir intussuscepção e sangramento gastrointestinal).
2. Histopatologia mostrando vasculite leucocitoclástica ou glomerulonefrite proliferativa, com depósitos predominantes de imunoglobulina A (IgA).
3. Artrite ou artralgia de início agudo.
4. Envolvimento renal na forma de proteinúria ou hematúria.

Fonte: Ozen S et al., 2019;[9] Ozen S et al., 2010.[10]

TRATAMENTO

A IgAV tende a ter curso autolimitado, necessitando apenas de tratamento ambulatorial, medidas de suporte como repouso, hidratação oral e analgésicos comuns. No entanto, em algumas situações está indicada a internação hospitalar, como: ingesta inadequada por via oral, dor abdominal incapacitante, hemorragia gastrointestinal, artrite incapacitante, injúria renal aguda, hipertensão arterial, síndrome nefrótica, manifestações respiratórias e alteração do nível de consciência.[9]

O edema de membros inferiores e do subcutâneo se resolve com repouso e elevação das áreas acometidas. Artrite e artralgia podem ser controladas com o uso de anti-inflamatórios não hormonais (AINH), como, por exemplo, o ibuprofeno e o naproxeno. Os AINH devem ser usados com cautela nos casos de nefrite e de acometimento gastrointestinal, mas podendo ser adotados se a função renal for normal e na ausência de sangramento gastrointestinal ativo.[9,11-13]

A corticoterapia sistêmica (prednisona/prednisolona 1-2 mg/kg/dia via oral [VO] ou metilprednisolona 10-30 mg/kg/dia via intravenosa [IV]) rotineira deve ser evitada, mas em algumas situações o seu uso está indicado: envolvimento gastrointestinal de maior gravidade (dor abdominal intensa e não tolerável, hemorragia, perfuração, intussuscepção), manifestações cutâneas graves (bolhas, necrose), orquite, vasculite cerebral, hemorragia pulmonar, síndrome nefrítica/nefrótica.[9,11-13]

Nos casos de proteinúria prolongada (> 3 meses de duração), recomenda-se o uso de inibidores da enzima conversora de angiotensina (IECA) ou de bloqueadores dos receptores de angiotensina (BRA), visando prevenir e/ou limitar lesão glomerular secundária.[9,11-13] Não é recomendada a corticoterapia ou medicamentos imunossupressores de forma profilática para prevenir o desenvolvimento de nefrite por IgAV.[9,11-13] Não há ensaios randomizados bem desenhados sobre o tratamento da nefrite por IgAV, mas as recomendações atuais, baseadas em consenso de especialistas, recomendam:

1. Corticoide oral para nefrite leve (função renal normal e proteinúria leve inferior a 2,5 g/24 horas).
2. Corticoide oral ou intravenoso associados a imunossupressores (azatioprina, micofenolato de mofetila, ciclofosfamida intravenosa) em caso de não resposta inicial para nefrite moderada (< 50% crescentes na biópsia renal e TFGe < 80 mL/min/1,73 m^2 ou proteinúria > 2,5 g/24 horas por mais de 4 semanas).
3. Pulsoterapia com corticoide e ciclofosfamida para indução de nefrite grave (> 50% crescentes na biópsia renal e TFGe < 80 mL/min/1,73 m^2 ou proteinúria > 2,5g/24 horas por mais de 4 semanas).[9,11-13]

PROGNÓSTICO

A IgAV é tipicamente uma vasculite de curso benigno e autolimitado com remissão espontânea em cerca de 4 semanas na maioria dos pacientes. Até 1/3 das crianças apresenta pelo menos um episódio de recorrência, que costuma ocorrer nos primeiros 6 meses, geralmente com púrpura e mais raramente dor abdominal, sendo cada vez mais leves e breves que o episódio anterior.[1,2]

Apesar do prognóstico favorável para a maioria dos pacientes pediátricos, é importante ter em mente que complicações agudas e crônicas são possíveis[5]. Entre as complicações agudas da IgAV, as mais frequentes são aquelas relacionadas ao sistema gastrointestinal, incluindo sangramento, intussuscepção e perfuração intestinal.[5] Já a principal complicação crônica e determinante de morbimortalidade é a insuficiência renal crônica, relatada em 1-15% das crianças com nefrite por IgAV.[5]

As alterações renais tendem a ser precoces, nos primeiros 3 meses, autolimitadas e caracterizadas por hematúria microscópica e/ou proteinúria leve transitórias. A maioria das crianças evolui com resolução completa em até 2 anos. No entanto, complicações como hipertensão arterial e doença renal crônica podem surgir em até 10 anos. Portanto, recomenda-se o monitoramento da pressão arterial, função renal, sedimento urinário e proteinúria, por pelo menos 12 meses após o episódio agudo, mesmo se a urina inicial estiver normal.[5,8] A questão de por quanto tempo se deve acompanhar as crianças com nefrite em remissão permanece sem resposta. Durante 23 anos de acompanhamento, um estudo demonstrou que 44% dos pacientes com nefrite inicial grave por IgAV e 13% daquelas com nefrite inicial leve evoluíram com função renal reduzida e/ou hipertensão. Outro estudo indicou que 70% das gestações em mulheres com nefrite por IgAV na infância se complicaram com hipertensão e/ou proteinúria. Esses dados exigem cautela e enfatizam a necessidade de seguimento prolongado mesmo em pacientes que entraram em remissão.[5]

DESAFIOS ATUAIS

Apesar de ser a vasculite primária mais comum na prática pediátrica, faltam estudos bem controlados sobre biomarcadores de atividade de doença e dano, melhor classificação histológica de nefrite a ser adotada, tempo mais adequado de seguimento e tratamento, sobretudo no que diz respeito ao acometimento renal.

ORIENTAÇÕES AOS PAIS

Os pais devem ser orientados e tranquilizados quanto ao caráter benigno e autolimitado da maioria dos casos. Deve ser esclarecida e reforçada a possibilidade de recorrência da púrpura e a necessidade de seguimento clínico e laboratorial periódico e prolongado para a detecção precoce de possíveis alterações renais.

✓ CONCLUSÃO

A IgAV é a vasculite sistêmica primária mais comum da infância e acomete predominantemente vasos de pequeno calibre. Pode ocorrer em qualquer idade, inclusive em adultos, no entanto é mais frequente entre 3 e 10 anos de idade, com discreto predomínio no sexo masculino.

O quadro clínico é caracterizado pela presença do envolvimento cutâneo com púrpura palpável com predomínio nos membros inferiores sem plaquetopenia em pelo menos 95% dos casos, associado ao acometimento gastrointestinal, artrite ou artralgia agudas, podendo ocorrer acometimento renal glomerular.

O diagnóstico da IgAV é baseado no quadro clínico e nos achados histopatológicos, uma vez que não há alterações laboratoriais específicas da doença.[1,2]

A IgAV é tipicamente uma vasculite de curso benigno e autolimitado, com remissão espontânea em cerca de 4 semanas na maioria dos pacientes, podendo haver recorrência da púrpura em cerca de 1/3 das crianças mais frequentemente nos primeiros 6 meses.[1,2] Apesar do prognóstico favorável para a maioria dos pacientes pediátricos, é importante ter em mente que complicações agudas (sangramento, intussuscepção e perfuração intestinal) e crônicas (insuficiência renal crônica em 1-15% dos pacientes) são possíveis.[5]

REFERÊNCIAS BIBLIOGRÁFICAS

1. Brogan P, Nott KA. Immune Complex Small-Vessel Vasculitis: IgA Vasculitis (Henoch--Schönlein) and Hypersensitivity Vasculitis. In: Petty RE, Laxer RM, Lindsley CB, Wedderburn LR, Mellins E, Fuhlbrigge R, editors. Textbook of pediatric rheumatology. 8.ed. Philadelphia: Elsevier, Inc; 2020. p. 456-66.
2. Vitor JMG. Vasculite mediada por imunoglobulina A. In: Fonseca AR, Rodrigues MCF, editores. Reumatologia Pediátrica. 1.ed. Rio de Janeiro: Manole; 2021. p. 217-24.
3. Nicoara O, Twombley K. Immunoglobulin A Nephropathy and Immunoglobulin A Vasculitis. Pediatr Clin North Am. 2019;66(1):101-10.
4. Oni L, Sampath S. Childhood IgA Vasculitis (Henoch Schonlein Purpura) - Advances and Knowledge Gaps. Front Pediatr. 2019;7(257):1-10.
5. Jelusic M, Sestan M, Giani T, Cimaz R. New insights and challenges associated with IgA vasculitis and IgA vasculitis with nephritis - Is it time to change the paradigm of the most common systemic vasculitis in childhood? Front Pediatr. 2022;10:853724.
6. Heineke MH, Ballering AV, Jamin A, Ben Mkaddem S, Monteiro RC, Van Egmond M. New insights in the pathogenesis of immunoglobulin A vasculitis (Henoch-Schönlein purpura). Autoimmun Rev. 2017;16(12):1246-53.
7. Du L, Wang P, Liu C, Li S, Yue S, Yang Y. Multisystemic manifestations of IgA vasculitis. Clin Rheumatol. 2021;40(1):43-52.
8. Buscatti IM, Casella BB, Aikawa NE, Watanabe A, Farhat SCL, Campos LMA, et al. Henoch-Schönlein purpura nephritis: initial risk factors and outcomes in a Latin American tertiary center. Clin Rheumatol. 2018;37(5):1319-24.
9. Ozen S, Marks SD, Brogan P, Groot N, de Graeff N, Avcin T, et al. European consensus--based recommendations for diagnosis and treatment of immunoglobulin A vasculitis—the SHARE initiative. Rheumatology (Oxford). 2019;58(9):1607-16.
10. Ozen S, Pistorio A, Iusan SM, Bakkaloglu A, Herlin T, Brik R, et al. EULAR/PRINTO/PRES criteria for Henoch-Schönlein purpura, childhood polyarteritis nodosa, childhood Wegener granulomatosis and childhood Takayasu arteritis: Ankara 2008. Part II: Final classification criteria. Ann Rheum Dis. 2010;69(5):798-806.
11. Ozen S. Recent advances in childhood vasculitis. Curr Opin Rheumatol. 2017;29(5):530-4.
12. Hastings MC, Rizk DV, Kyriluk K, Nelson R, Zahr RS, Novak J, et al. IgA vasculitis with nephritis: update with pathogenesis with clinical implications. Pediatr Nephrol. 2022;37(4):719-33.
13. Dedeoglu F, Kim S. IgA vasculitis (Henoch-Schönlein purpura): Management. UpToDate. Última atualização em abril de 2022.

33

ARTRITES AGUDAS

Adriana Rodrigues Fonseca
Leonardo Rodrigues Campos

OBJETIVOS

✓ Conceituar artrite aguda.
✓ Citar e descrever as principais causas de artrite aguda na faixa etária pediátrica.
✓ Descrever a abordagem diagnóstica e terapêutica da artrite séptica, artrites virais, febre reumática e artrite reativa.

INTRODUÇÃO

Na prática, os termos "artralgia" e "artrite" são frequentemente utilizados como sinônimos, o que não é correto. Artralgia significa dor articular isolada. Por outro lado, a artrite é caracterizada pela dor articular associada a sinais inflamatórios, como limitação de movimento, aumento de volume (edema), calor e/ou rubor.

A artrite pode ser classificada como aguda ou crônica (quando ultrapassa as 6 semanas) e ter várias causas (infecções, neoplasias, doenças reumatológicas e até mesmo metabólicas). A propedêutica adequada é fundamental para o diagnóstico e para o tratamento correto.[1]

É importante que medicamentos como anti-inflamatórios e corticosteroides não sejam utilizados nos pacientes com artrite sem diagnóstico estabelecido, já que muitas vezes mascaram os sintomas e prejudicam a investigação pelo reumatologista pediátrico.

Neste capítulo, será discutida a abordagem dos pacientes com artrite aguda, que frequentemente são atendidos pela primeira vez na emergência pediátrica, e serão apresentadas as principais causas: artrite séptica, febre reumática e artrite reativa.

ASPECTOS EPIDEMIOLÓGICOS

A artrite aguda pode acometer todas as faixas etárias pediátricas, do neonato ao adolescente, com etiologias variáveis de acordo com a idade. Não há um claro predomínio do sexo na maioria das causas, exceto pela artrite de causa infecciosa, habitualmente mais frequente em meninos.

FISIOPATOLOGIA

A fisiopatologia da artrite depende da sua etiologia. A dor articular pode ser originária da própria articulação, de estruturas adjacentes ou referida de outros locais. A cartilagem articular não possui terminações nervosas, ao contrário das demais estruturas, como a cápsula articular, periósteo, ligamentos, osso subcondral e sinóvia. Vários mecanismos podem causar dor articular, como entesite (inflamação do local onde ocorre a inserção dos ligamentos e tendões nos ossos), infecções e alterações mecânicas. Nas crianças, a deposição de cristais é rara e suscita a investigação de doenças metabólicas. É importante lembrar que o mesmo paciente pode ter vários mecanismos de dor articular.[1]

PROPEDÊUTICA

Na avaliação dos pacientes com dor articular, é importante estarmos atentos a alguns detalhes na anamnese que norteiam o diagnóstico (Quadro 1).[2]

O exame físico minucioso é fundamental para o diagnóstico correto. O exame osteoarticular deve ser completo, e uma ferramenta simples que pode ser utilizada pelo pediatra é o pGALS, que possui tradução para a língua portuguesa.[3]

Alguns sinais e sintomas sugerem doenças mais graves, como: dor noturna (principalmente quando é persistente/frequente e não responsiva a analgésicos comuns); mioglobinúria (urina escura, sugerindo rabdomiólise nos casos de miosite viral, que podem simular artrite pela intensidade da dor e dificuldade de movimentação do membro); dor óssea espontânea ou durante a palpação (intensa, fora das articulações – pode sugerir tumores ou leucemia); artrite aguda (se for monoarticular, sugere séptica e, quando é poliarticular e migratória, sugere FR – condições que necessitam de diagnóstico e tratamento imediato); alterações de comportamento (irritabilidade ou dificuldade para dormir – podem sugerir

Quadro 1 Elementos importantes na anamnese de pacientes com suspeita de artrite

Categoria	Detalhes
Número de articulações acometidas e sua localização	• Monoartrite (1 articulação). • Oligoartrite (até 4 articulações). • Poliartrite (5 ou mais articulações).
Características	• Intensidade. • Frequência. • Momento (matinal, durante o dia, à noite). • Duração (intermitente, contínua). • Sintomas (edema, eritema, alteração de temperatura). • Incapacidade funcional (dificuldade nas atividades diárias). • Perturbação do sono (exemplo: acorda à noite com dor). • Progressão (piora ou melhora).
Fatores precipitantes	• Trauma. • Doenças prévias (infecções, por exemplo). • Atividade (a dor é pior no final do dia, após uso da articulação ou durante período longo de inatividade – exemplo: sono; pior ao acordar).
Sintomas associados	• Estado geral (pode sugerir doenças mais graves, como infecções e neoplasias). • Febre. • *Rash*. • Perda ponderal. • Diarreia. • Dor abdominal. • Alterações oculares.
Padrão	• Aguda (< 6 semanas). • Crônica (> 6 semanas). • Rigidez matinal. • Migratória *versus* aditiva. • Recorrente.

Fonte: adaptado de Kimura Y; Southwood TR, 2022.[2]

doenças inflamatórias/sistêmicas, malignas ou, até mesmo, infecções); discrepância dos dados na anamnese e exame físico (desconfiar de maus-tratos, síndrome de amplificação dolorosa e fibromialgia).[4]

DIAGNÓSTICO DIFERENCIAL

Diversas condições pediátricas podem se manifestar com artrite aguda. Inicialmente é importante afastar causas infecciosas (tanto virais como bacterianas), doenças hematológicas (doença falciforme) e neoplásicas (sobretudo as leucoses), artrites reativas, sinovite transitória de quadril, além de doenças reumáticas que podem cursar com artrite, acometimentos cardíaco e neurológico (como lúpus e vasculites sistêmicas primárias).[5]

O acrônimo em inglês, **ARTHRITIS**, exemplifica os principais diagnósticos diferenciais de pacientes com dor articular (artralgia) com ou sem edema associado (artrite):[2]

- **A**vascular: necrose avascular da cabeça do fêmur, conhecida como doença de Legg-Calvé-Perthes, e as causas secundárias, como uso de corticosteroides. Nesse grupo, também estão incluídas as doenças epifisárias, como a epifisiólise.
- **R**eativa: inclui as artrites reativas e pós-infecciosas, como a FR.
- **T**rauma: o trauma acidental ou provocado pode estar associado a dor articular em pacientes com hipermobilidade articular, que podem ter microtraumas nas articulações, e também em pacientes com hemofilia, que podem desenvolver hemartrose, por exemplo.
- **H**ematológicas: doenças hematológicas como leucemia, hemofilias e hemoglobinopatias podem cursar com dor articular ou artrite.
- ***R**icketts*: esse grupo engloba as doenças metabólicas, como o raquitismo. Outras doenças raras, como as mucopolissacaridoses, podem cursar com alterações articulares.
- **I**nfecção: artrite séptica é o principal exemplo, e a osteomielite pode estar associada.
- **T**umores: desde os benignos (osteoma osteoide, cistos ósseos, sinovite vilonodular pigmentada) até os malignos (osteossarcoma, linfoma e neuroblastoma, por exemplo).
- **I**diopática: síndromes de dor regional complexa e fibromialgia podem cursar com dores articulares. A dor benigna idiopática dos membros é outro exemplo e costuma causar dores noturnas, que melhoram com massagem.
- **S**istêmico: doenças sistêmicas como lúpus eritematoso, doença de Kawasaki, osteomielite crônica não bacteriana (CNO/CRMO) podem cursar com artralgia e artrite.

A artrite idiopática juvenil não está incluída nessa lista por ser um diagnóstico de exclusão.[2]

Artralgia ou artrite aguda podem ser os sintomas iniciais em até 70% dos casos de leucemias agudas, com dor preferencialmente noturna, de forte intensidade e desproporcional ao edema articular, podendo haver adenopatia, hepatoesplenomegalia, anemia ou febre. Os tumores ósseos benignos ou malignos também podem se manifestar com dor óssea e articular, mas raramente cursam com artrite. A cardite deve ser diferenciada de endocardite bacteriana, miocardite viral, pericardite, artrite idiopática juvenil, lúpus eritematoso sistêmico e síndrome do anticorpo antifosfolípide. A coreia, sobretudo quando de características não habituais ou dimidiada, pode suscitar o diagnóstico com encefalite viral, encefalite autoimune, reações a medicamentos, neurolúpus, síndrome antifosfolípide e tumores.[6]

Na hipótese de artrite associada com neoplasias, podem ocorrer citopenias (anemia, leucopenia, neutropenia e/ou plaquetopenia), aumento de VHS ou PCR. Níveis aumentados de desidrogenase láctica (DHL) e ácido úrico também podem ser úteis no diagnóstico de neoplasias. O mielograma deve ser sempre realizado na dúvida diagnóstica com as leucemias e, em especial, quando o uso de corticosteroides for indicado. Eventualmente, alguns exames de imagem podem ser solicitados pelo reumatologista ou oncologista pediátrico, como tomografia por emissão de pósitrons e ressonância magnética (PET/RM), PET associada à tomografia computadorizada (PET/TC) ou ressonância magnética de corpo inteiro, como método de rastreamento de neoplasias.

QUADRO CLÍNICO

Artrite séptica

A artrite séptica é mais frequente na infância, acometendo geralmente crianças com menos de 5 anos de idade e com predileção pelo sexo masculino. Os recém-nascidos apresentam fatores de risco específicos, como prematuridade, cateterismo umbilical ou central, punções venosas, osteomielite e infecção perinatal. Em relação às crianças maiores, a maioria não apresenta comorbidades, porém pacientes com imunodeficiência, procedimento cirúrgico articular, hemoglobinopatia, artrite crônica (ex.: artrite idiopática juvenil – AIJ) e diabetes são grupos de risco. Pacientes em uso de imunossupressores podem apresentar artrite séptica por germes incomuns.[7]

A artrite séptica comumente decorre da disseminação hematogênica de patógenos, já que a membrana sinovial é altamente vascularizada e não possui membrana basal que impeça a passagem de micro-organismos para o espaço articular, quando estes circulam pelo sangue. A incidência maior de artrite séptica em lactentes se dá por conta da abundante rede de capilares que nutrem a metáfise e perfuram a placa epifisária, permitindo a extensão para o espaço articular, que perduram até, aproximadamente, os 18 meses de vida. A extensão direta de uma infecção adjacente de partes moles (celulite, abscesso), óssea (osteomielite) ou trauma penetrante corresponde somente a 15-20% dos casos, nos quais é possível observar a presença de mais de um patógeno, principalmente quando há procedimento cirúrgico prévio. Articulações como quadris, ombros, tornozelos e cotovelos possuem, em comum, o fato de que a cápsula articular está em contato íntimo com a metáfise óssea, local frequente de osteomielite, motivo pelo qual a artrite séptica dessas articulações pode ser secundária a osteomielite.[7]

O *Staphylococcus aureus* é o agente mais comum da artrite séptica, acometendo todas as faixas etárias. A *Kingella kingae* também é comumente observada em crianças menores e possui curso indolente.[7]

A artrite séptica geralmente acomete as articulações dos membros inferiores, como os quadris e joelhos. Menos de 10% dos casos possuem acometimento de mais de uma articulação e, quando ocorre, geralmente é nos recém-nascidos. As manifestações clínicas variam de acordo com a faixa etária, articulação acometida e tipo de patógeno. Os sintomas frequentes nos pacientes com artrite séptica incluem febre e artrite (dor articular e sinais inflamatórios, como limitação de movimento, edema, calor e/ou eritema). A maioria dos casos (80%) acomete uma única articulação, sendo mais frequente nos membros inferiores (joelhos e quadris) e raramente bilateral. O acometimento do cotovelo, punho e ombros ocorre em 25% dos casos. As articulações sacroilíacas raramente são afetadas e, quando acometidas, em geral são em pacientes acima de 10 anos. Os pacientes com AIJ que fazem uso de corticoide intra-articular podem apresentar artrite séptica por inoculação direta. Nos neonatos e lactentes menores de 3 meses, não é incomum o acometimento de mais de uma articulação ou patógeno. Nesse grupo etário, a osteomielite é mais comum e a artrite séptica também pode estar presente no contexto de sepse. Pseudoparalisia de membros e irritabilidade ao manuseio podem ser observadas. Nas crianças maiores, os sinais clínicos são mais evidentes, como a claudicação ou recusa para usar o membro acometido, por exemplo.[8]

A artrite séptica é considerada uma urgência médica, pelo risco potencial de dano articular irreversível, principalmente quando ocorre acometimento de ombro e quadril. O diagnóstico e tratamento precoce possuem impacto direto no prognóstico do paciente. Durante a avaliação do paciente com suspeita de artrite séptica, é importante avaliar os seguintes achados na história:[8]

- **Característica da dor:** na artrite séptica, a dor não costuma remitir; ela é contínua.
- **Trauma articular:** pode ser uma pista para inoculação direta de patógenos incomuns (exemplos: esporotricose, *Pasteurella*, anaeróbios).
- ***Rash* cutâneo:** pode ajudar a definir a etiologia (exemplos: *Neisseria gonorrhoeae*, *Neisseria meningitidis*, infecção pelo vírus da varicela).
- **Infecções de pele ou partes moles:** podem ser porta de entrada para determinados agentes, como o *Staphylococcus aureus* ou estreptococo do grupo A.
- **Uso recente de antibióticos:** pode modificar o curso dos sintomas, sugerir um quadro reativo pós-infeccioso e estar relacionado a reações imunológicas (exemplo: doença do soro) que cursam com artrite.

- **Infecção atual ou recente:** as artrites reativas podem ocorrer após infecções de vias aéreas superiores e gastrointestinais. Algumas infecções virais estão associadas a coinfecções bacterianas, como a varicela e o *Staphylococcus aureus*.
- **Menstruação recente:** a infecção gonocócica disseminada geralmente ocorre nos primeiros 7 dias do ciclo menstrual.
- **História epidemiológica:** viagens recentes e exposição a determinadas condições podem sugerir infecções por germes específicos (tuberculose, doença de Lyme – viagem para os Estados Unidos –, paracoccidioidomicose, hepatite B, histoplasmose e *chikungunya*).
- **Imunização:** verificar sempre se as vacinas estão atualizadas, já que a artrite por *Haemophilus influenzae* tipo B, *Streptococcus pneumoniae*, hepatite B, sarampo e caxumba podem ocorrer em pacientes não vacinados.
- **História familiar de doenças autoimunes:** podem ajudar nos possíveis diagnósticos diferenciais, como doenças reumáticas e a doença inflamatória intestinal, que também pode cursar com artrite.

Durante o exame físico, além de avaliar os sinais vitais e observar sinais de toxemia (que podem estar presentes em infecções por germes mais agressivos, como o *Staphylococcus aureus*), é importante observar se a criança está em posição antálgica (membro em semiflexão, por exemplo); se há edema ou eritema articular; se há dor e limitação de movimento no exame osteoarticular. Sempre realizar o exame físico completo, buscando focos possíveis de infecções (lesões cutâneas, por exemplo).[8] Do ponto de vista laboratorial, observamos as seguintes alterações.[8]

- **Hemograma completo:** pode ser observada leucocitose com neutrofilia.
- **Velocidade de hemossedimentação (VHS) e proteína C reativa (PCR):** quando normais, tornam o diagnóstico pouco provável; servem para acompanhamento da resposta ao tratamento.
- **Hemocultura:** pode estar positiva em até 40% dos pacientes (colher sempre 2 amostras para germes aeróbios ou 1 amostra para aeróbios + 1 para anaeróbios, em momentos diferentes e sítios de coleta diferentes).
- **Análise do líquido sinovial:** realizar coleta com seringa heparinizada e enviar para citologia, bacterioscopia (Gram), pesquisa de bacilo álcool-ácido-resistente (BAAR), pesquisa de fungos (micológico direto), culturas (aeróbios, anaeróbios e fungos) com antibiograma.

Com relação ao líquido sinovial, é possível encontrar os seguintes achados:[8]

- **Leucócitos:** geralmente > 50.000-100.000/mm^3.

- **Gram/cultura:** os germes podem ser identificados em até 60% dos casos; germes de crescimento lento (*Kingella kingae*, *Neisseria gonorrhoeae*) podem não ser identificados em exames de rotina (na suspeita desses agentes, o laboratório deve ser comunicado).
- **Reação em cadeia da polimerase para germes específicos (exemplos: *Neisseria gonorrhoeae, Borrelia burgdorferi*):** devem ser solicitados devido à dificuldade de crescimento em meios convencionais.
- A dosagem de proteína e glicose não acrescenta valor ao diagnóstico.
- Se houver suspeita de micobactéria ou fungo, a cultura deve ser feita em meio específico.

Com relação aos exames de imagem, algumas considerações são importantes.[8]

- **Radiografias:** sempre solicitar imagens dos dois lados da área acometida; agregam pouco valor na fase inicial – podem mostrar aumento do espaço articular e aumento de partes moles; na fase tardia (2-4 semanas), pode ser observada erosão epifisária ou metafisária, sugerindo osteomielite; quando o quadril é acometido, as incidências solicitadas devem ser em anteroposterior e Lowenstein.
- **Ultrassonografia:** útil para detectar derrame articular (principalmente no quadril) e guiar a aspiração. O achado de aumento de fluxo no Doppler pode sugerir infecção, mas sua ausência não exclui o diagnóstico.
- **Ressonância magnética:** requer sedação em crianças pequenas. Sensível para detectar derrames pequenos (principalmente no quadril), pode demonstrar alteração da intensidade de sinal da medular óssea, edema de partes moles e destruição de cartilagem. É útil em paciente que não melhora com a antibioticoterapia e quando há suspeita de complicação (abscesso ou osteomielite), auxiliando também na abordagem cirúrgica.
- **Tomografia computadorizada:** não utilizada rotineiramente na artrite séptica, a não ser em comprometimento de articulações de difícil acesso a outros métodos (ombro, quadril e sacroilíaca).
- **Cintilografia:** geralmente não é utilizada, exceto quando há suspeita de osteomielite. O achado característico na artrite séptica é a captação precoce em ambos os lados da articulação acometida; já na osteomielite, somente um lado costuma ter captação.

A história, o exame físico, os achados laboratoriais e de imagem podem diferenciar a artrite séptica de outras condições,[8] como:

- **Artrite viral:** causa dor e edema, mas raramente calor e eritema; acomete mais de uma articulação.

- **Artrite reativa:** geralmente acomete mais de uma articulação e costuma ter história prévia de infecção gastrointestinal, respiratória ou geniturinária.
- **Osteomielite:** quando não há acometimento da articulação, é possível realizar movimentação do membro, diferentemente da artrite séptica, onde a limitação de movimento é bem evidente. Pode estar associada à artrite séptica como complicação.
- **Celulite:** pode estar associada ou não à artrite séptica.
- **Piomiosite do obturador:** quando a localização é no quadril, é um diagnóstico diferencial importante, porém os exames de imagem auxiliam na diferenciação.

O tratamento da artrite séptica se baseia na drenagem articular e antibioticoterapia imediata. A forma de drenagem articular, seja artrotomia (geralmente utilizada no quadril, ombro, trauma penetrante, osteomielite concomitante e grandes quantidades de debris), artroscopia ou punção por agulha deve ser individualizada e avaliada pelo ortopedista pediátrico.[9]

A antibioticoterapia é necessária para esterilizar o líquido articular e deve ser feita, inicialmente, na forma intravenosa, após a coleta de culturas (sangue e líquido sinovial). O tratamento empírico consiste na cobertura para *Staphylococcus aureus*, o agente mais comum em todas as faixas etárias. A cobertura de outros patógenos, como Gram-negativos, deve ser avaliada em situações específicas. A escolha do antibiótico varia com o agente etiológico mais frequente ou guiado pela cultura, perfil de resistência antimicrobiano e disponibilidade local. Nos recém-nascidos, todo tratamento deve ser parenteral. Nas outras faixas etárias, o antibiótico poderá ser continuado por via oral desde que haja resposta clínica e laboratorial. A artrite séptica causada pelo *Staphylococcus aureus* geralmente é tratada por 3 semanas; para outros agentes e casos em que não há crescimento nas culturas, o tempo varia de 2-3 semanas. Os antibióticos poderão ser suspensos quando houver resposta clínica, laboratorial sustentada, com a normalização das provas de atividade inflamatória (VHS, PCR) e sem evidências radiológicas de osteomielite. Geralmente a resposta ao tratamento ocorre em 3 a 5 dias, com melhora da febre, mobilidade articular, contagem dos leucócitos, marcadores inflamatórios (PCR e VHS) e aspectos do líquido sinovial (caso seja avaliado).[9]

Os pacientes com artrite séptica que não respondem ao tratamento devem ser reavaliados. Pode ser necessária uma nova abordagem cirúrgica da articulação, além de mudança do esquema antimicrobiano.[9] Na alta, os pacientes devem ser reavaliados com intervalo de 1 semana e, posteriormente, a cada 2-3 semanas, com exame físico e exames laboratoriais (hemograma, PCR, VHS, função renal e hepatograma) para avaliar resposta ao tratamento e possíveis efeitos adversos relacionados à antibioticoterapia.[9]

O comprometimento da mobilidade articular é o maior impacto da artrite séptica na população pediátrica. Os fatores de pior prognóstico incluem: envolvimento do quadril ou ombro; osteomielite associada; duração prolongada dos sintomas antes do tratamento; idade menor que 1 ano.

Febre reumática

Apesar da incidência decrescente de febre reumática (FR), essa condição ainda é um importante problema de saúde pública, pois representa a principal causa de cardiopatia adquirida em adultos jovens nos países em desenvolvimento.[10]

É mais frequente entre 5 e 15 anos de idade. Na maioria das populações, a FR acomete igualmente ambos os sexos. No entanto, a sequela cardíaca é mais comum no sexo feminino, sobretudo em adolescentes e adultos.[11]

A FR resulta de uma interação complexa entre um hospedeiro geneticamente suscetível (polimorfismos em genes de citocinas inflamatórias e associações HLA), a virulência do estreptococo beta-hemolítico do grupo A e fatores ambientais predisponentes. A FR resulta de uma resposta autoimune humoral e celular à infecção pelo *Streptococcus* beta hemolítico do grupo A. Cerca de 0,3% a 3% dos pacientes com faringoamigdalite por essa bactéria podem desenvolver FR se não adequadamente tratados.[10]

A FR pode cursar com manifestações articulares, cardíacas, neurológicas e cutâneas. Não há achado patognomônico, portanto seu diagnóstico pode não ser inicialmente evidente e sua evolução ainda ser modificada pelo início precoce de anti-inflamatórios não esteroidais (AINE) ou corticoides. O diagnóstico é guiado por uma combinação de dados clínicos e laboratoriais, os critérios diagnósticos definidos por Jones, e posteriormente revisados em 1992, 2004 e 2015.[12]

Nesta revisão mais recente pela *American Heart Association*, os critérios passaram a ser avaliados conforme o risco da população para ter FR: em baixo, médio ou alto risco. Houve a inclusão da monoartrite aguda e poliartralgia aguda como critérios maiores e a monoartralgia aguda e elevação da VHS acima de 30 mm/1ª hora como critérios menores em populações de moderado e alto risco.[6]

O diagnóstico de FR se estabelece com a presença de dois critérios maiores ou um critério maior e dois menores, associados à infecção estreptocócica prévia, de acordo com os critérios de Jones (Quadro 2).[6]

O critério maior mais prevalente é a poliartrite migratória aguda de grandes articulações periféricas. Ocorre em 75-80% das crianças e tem como principais características o caráter incapacitante, migratório, de grandes articulações periféricas e a rápida resposta em 2-3 dias ao uso de AINE. Sendo assim, o uso precoce de AINE pode modificar o padrão de acometimento articular, dificultando o diagnóstico precoce. As articulações mais afetadas são os joelhos (75%),

Quadro 2 Critérios diagnósticos de Jones para febre reumática, da *American Heart Association*

Critérios de Jones revisados		
	Populações de baixo risco	Populações de risco moderado a alto
Critérios maiores		
Cardite	Cardite	Cardite
Poliartrite	Poliartrite (somente)	Monoartrite ou poliartrite ou poliartralgia
Coreia	Coreia	Coreia
Nódulos subcutâneos	Nódulos subcutâneos	Nódulos subcutâneos
Eritema marginado	Eritema marginado	Eritema marginado
Critérios menores		
Febre	Febre	Febre
Artralgia	Poliartralgia	Monoartralgia
Provas de atividade inflamatória elevadas	VHS ≥ 60 mm e/ou PCR ≥ 3,0 mg/dL	VHS ≥ 30 mm e/ou PCR ≥ 3,0 mg/dL
Aumento de PR no ECG	Aumento de PR no ECG	Aumento de PR no ECG
Evidências de estreptococcia recente		
• Cultura positiva da orofaringe para estreptococo beta-hemolítico do grupo A.		
• Títulos elevados de ASLO ou outro anticorpo estreptocócico, teste rápido para antígenos do estreptococo, escarlatina recente.		
• O diagnóstico será positivo para febre reumática se houver a presença de dois critérios maiores ou de um critério maior e dois menores, se acompanhados de evidência de infecção estreptocócica anterior.		

ECG: eletrocardiograma; ASLO: antiestreptolisina O.
Fonte: baseado em Gewitz MH et al., 2015.[6]

tornozelos (50%), cotovelos e punhos. No entanto, podem ser observadas formas atípicas, com monoartrite, poliartrite cumulativa em vez de migratória, acometimento de pequenas articulações, quadril ou coluna, ou uma resposta mais lenta aos AINEs, dificultando o diagnóstico e ampliando o diagnóstico diferencial.[10]

A cardite é a manifestação mais grave e ocorre em 50% das crianças. É a única manifestação capaz de levar a óbito durante a fase aguda, além de ter o potencial de evoluir com anormalidades estruturais e incapacidade funcional permanente. Complicações como insuficiência cardíaca, *flutter* e/ou fibrilação atrial, hipertensão pulmonar, acidente vascular encefálico, endocardite bacteriana e estenose mitral podem ocorrer na idade adulta. É predominantemente caracterizada por valvulite (insuficiência mitral, dupla lesão mitral e aórtica e menos frequentemente insuficiência aórtica). Pode haver pancardite com acometimento também do miocárdio e do pericárdio. A cardite pode ter desde um curso rapidamente letal, seja por ruptura de cordas tendíneas, perfuração de folhetos valvares ou insuficiência cardíaca congestiva, até uma evolução totalmente assintomática e sem sopros cardíacos à ausculta, mas com lesão valvar (cardite subclínica). A presença de cardite e sua evolução determinam a duração da profilaxia secundária de novos surtos de FR. Dessa forma, desde 2004 a Organização Mundial da Saúde recomenda a realização de ecocardiograma bidimensional em todos os pacientes com suspeita de FR, mesmo na ausência de sopro cardíaco. Em 2012 foram publicados novos critérios ecocardiográficos pela *World Heart Federation* que enfatizam a importância de programas de triagem da doença pelo ecocardiograma devido à existência de formas subclínicas.[6]

A coreia de Sydenham ocorre em 20-30% dos pacientes com FR. Caracteriza-se por movimentos involuntários do tronco, membros e face, que desaparecem durante o sono e podem exacerbar com estímulos luminosos, sonoros e estresse. Pode haver labilidade emocional, alterações na escrita e na fala e até dificuldade de deglutição nos casos mais graves. É uma manifestação de ocorrência tardia, quando muitas das manifestações e achados laboratoriais de FR já estão resolvidos, exceto pela cardite, que pode estar associada em até 30-40% dos casos.[11]

O eritema marginado e os nódulos subcutâneos são manifestações cutâneas com frequência abaixo de 10%, associadas à cardite. O eritema marginado consiste em lesões de centro mais claro e periferia eritematosa, não pruriginosas, evanescentes, de progressão centrífuga, principalmente no tronco e na região proximal dos membros. Já os nódulos subcutâneos são pequenos (0,5 a 2,0 cm de diâmetro), arredondados, indolores, localizados preferencialmente nas proeminências ósseas e faces articulares extensoras e fronte, tendo associação com cardite de maior gravidade.[11]

Os critérios menores são representados por artralgia, febre, elevação dos reagentes de fase aguda ou provas de atividade inflamatória (PCR, VHS e alfa-1-glicoproteína ácida – α1-GPA). Outros achados podem contribuir para o diagnóstico da doença, como a radiografia de tórax para avaliar cardiomegalia e congestão pulmonar; o ECG, que pode mostrar o prolongamento do intervalo PR, taquicardia sinusal, distúrbios de condução, alterações de ST-T e baixa voltagem do complexo QRS.[6]

Para comprovação da estreptococcia recente, devem ser solicitados a cultura de secreção de orofaringe ou o teste rápido de antígenos estreptocócicos, bem como a aferição seriada do anticorpo ASLO a cada 1-2 semanas, visando detectar sua curva de níveis ascendentes. A ASLO está elevada em 80% dos casos de FR; seus títulos começam a se elevar após 2-3 semanas da estreptococcia, atingindo níveis de platô entre 4 e 6 semanas.[6]

Uma vez feito o diagnóstico de FR, o tratamento envolve três fases: 1) profilaxia primária; 2) tratamento sintomático; 3) profilaxia secundária.[13] A profilaxia primária consiste no tratamento adequado da faringoamigdalite estreptocócica, com antibiótico adequado e por tempo correto, visando reduzir a exposição antigênica do paciente ao estreptococo, impedindo sua propagação e prevenindo complicações agudas.[10]

O antibiótico recomendado como primeira escolha é a penicilina G benzatina (600.000 UI abaixo de 20 kg a 1.200.000 UI acima de 20 kg) em dose única por via intramuscular (IM). Outras opções por via oral, como amoxicilina e penicilina V, requerem a administração regular por 10 dias, têm maior custo e dificuldade de adesão, com resultados menos satisfatórios. Nos pacientes com reação alérgica não imediata à penicilina, é recomendada uma cefalosporina de primeira geração por 10 dias e, nos casos de alergia imediata, azitromicina por 5 dias ou claritromicina por 10 dias.[13]

A internação deve ser considerada nos casos de artrite muito incapacitante, cardite e coreia. A hospitalização também é uma oportunidade para otimizar a investigação diagnóstica, iniciar mais precocemente o tratamento, educar os pacientes e familiares quanto aos riscos da doença e à necessidade de manter a profilaxia secundária regular após a alta. No que diz respeito ao tratamento da poliartrite, recomenda-se o uso de AINE, como o ibuprofeno 30-40 mg/kg/dia a cada 6-8 horas ou o naproxeno 15-20 mg/kg/dia a cada 12 horas, por 4 semanas.[10,13]

Para o tratamento da cardite, o medicamento de escolha é a prednisona em dose de 1 a 2 mg/kg/dia, mantida por 2 a 4 semanas, com redução de 20% da dose a cada semana, associada ao repouso e tratamento da insuficiência cardíaca, se presente, com diuréticos, restrição de fluidos e inibidores da enzima conversora de angiotensina.[10]

Os pacientes com coreia devem permanecer em ambiente tranquilo e em repouso. Os medicamentos mais frequentemente utilizados são o ácido valproico, a carbamazepina e o haloperidol (considerar risco de impregnação e discinesia tardia). A associação de prednisona 1 a 2 mg/kg/dia pode atenuar a intensidade e a duração da coreia.[13]

Para evitar novos surtos da doença naquele paciente já com diagnóstico de FR, deve ser instituída a profilaxia secundária com penicilina G benzatina a cada 21 dias. Há evidências robustas de que a profilaxia secundária reduz a gravidade da doença cardíaca crônica, prevenindo a progressão da doença ao evitar novos surtos de faringoamigdalite estreptocócica. A duração recomendada é até 21 anos ou até 5 anos após o último surto (o que durar mais) nos pacientes sem doença cardíaca; até 25 anos de idade ou 10 anos após o último surto (o que durar mais) nos pacientes com FR com cardite prévia resolvida ou residual leve. Já naqueles com lesão valvar residual moderada a grave, a profilaxia será mantida até a quarta década de vida ou por toda a vida. Nos pacientes alérgicos à penicilina, é recomendada a sulfadiazina na dose de 500 mg/dia até 30 kg e 1.000 mg/dia acima desse peso. Nos casos de alergia à penicilina e às sulfas, utiliza-se eritromicina em dose de 250 mg a cada 12 horas.[13]

A monitorização da resposta terapêutica deve ser realizada pela observação clínica, aferição seriada das provas de atividade inflamatória (VHS, PCR, α1-GPA), ecocardiograma e ECG, com periodicidade a depender da gravidade e evolução do quadro.[10]

Artrite reativa

A artrite reativa é definida como inflamação aguda e asséptica das articulações, após uma infecção extra-articular antecedente, habitualmente gastrointestinal ou geniturinária.[14]

A artrite reativa é rara em crianças, com maior frequência em meninos entre 8 e 12 anos, que tendem a ter a forma pós-disentérica (*Shigella*, *Salmonella*, *Yersinia* ou *Campylobacter*), enquanto adolescentes são mais propensos a desenvolver artrite reativa após uma infecção geniturinária (gonococo, *Chlamydia trachomatis*). Cerca de 10% dos pacientes não têm infecção sintomática anterior.[14]

Os sintomas da artrite reativa normalmente começam 1-4 semanas após a infecção precedente, com um quadro agudo de mal-estar, febre, perda ponderal, artralgia e mialgia. Segue-se a esse quadro geral a tríade sindrômica de artrite, conjuntivite e uretrite/cervicite.[2,5,14,15]

A artrite é geralmente aguda, incapacitante, com monoartrite ou oligoartrite assimétrica de grandes articulações dos membros inferiores (joelhos, tornozelos), cumulativa ou migratória. A presença de entesite, tarsite e tenossinovite deve suscitar a hipótese diagnóstica. Mais raramente, pode haver acometimento de quadril, coluna, pequenas articulações de pés e mãos. Também pode haver uveíte anterior aguda sintomática ou conjuntivite (2/3 dos casos à apresentação), além de lesões mucocutâneas (úlceras orais indolores, estomatite aftosa, eritema nodoso, balanite circinada e ceratoderma blenorrágico). As manifestações clínicas tendem a ser autolimitadas, com duração de até 3-6 meses.[2,14]

No início do curso da doença, pode haver anemia, leucocitose neutrofílica leve, trombocitose, hipergamaglobulinemia, elevação de VHS e PCR (correlação com atividade de doença) e piúria estéril.[15] Os exames indicados no caso de artrites reativas são hemoculturas, coprocultura (pesquisa de *Shigella*, *Salmonela*, *Yersinia*, *Campylobacter*, *Clostridium difficile*), culturas e técnicas de biologia molecular de secreção uretral/endocervical/anal/faríngea (gonococo, *Chlamydia trachomatis*), cultura e bacterioscopia pelo Gram no líquido sinovial, sorologias (*Salmonella*, *Yersinia* e *Campylobacter*) e pesquisa de HLA-B27, se disponível.[5,14]

A pesquisa para *Chlamydia trachomatis* também pode ser feita por captura híbrida (disponível no Sistema Único de Saúde) ou por testes de amplificação de ácido nucleico (NAAT), que podem ser usados para detecção de gonorreia.[15]

Uma vez realizado o diagnóstico de artrite reativa, os três objetivos primordiais no tratamento são: identificar e tratar prontamente a infecção desencadeante, tratar a artrite reativa e minimizar a incapacidade em casos crônicos.[15]

Há evidências de que o tratamento antimicrobiano da infecção desencadeante por *Chlamydia trachomatis* com rifampicina combinada à doxiciclina ou azitromicina, por 4-12 semanas, pode melhorar a artrite e aumentar as taxas de remissão. Por outro lado, não há evidências de que a antibioticoterapia para infecção entérica altere o curso da artrite reativa, pois os eventos patogênicos que conduzem à artrite parecem ocorrer precocemente no curso da infecção.[14]

Os AINE são a terapia de primeira linha para a artrite reativa, nas mesmas doses usadas para FR, até a remissão. O tratamento com corticoides orais deve ser considerado em caso de resposta inadequada aos AINE, nos casos de poliartrite ou entesite incapacitantes, podendo também ser administrado por infiltração intra-articular. Medidas não farmacológicas como repouso, calor local, palmilhas para entesite calcânea e do metatarso, alongamento, fortalecimento muscular, além de talas de repouso noturno, podem ser úteis.[14]

Em casos de artrite não responsiva a AINE ou corticoide, nos raros casos de artrite crônica ou na uveíte ou ceratoderma blenorrágico, podem ser indicados medicamentos modificadores da doença (DMARD), como sulfassalazina e metotrexato.[14,15]

O prognóstico da artrite reativa habitualmente é favorável, com evolução autolimitada e remissão completa em 3 a 5 meses. Uma parcela menor de pacientes pode evoluir com curso mais crônico, mantendo sintomas por mais de 6 meses.[15]

DESAFIOS ATUAIS

- Identificação e intervenção em fatores individuais (genéticos, imunológicos) relacionados à predisposição ao desenvolvimento de FR, artrite séptica e reativa.
- Aprimoramento da profilaxia primária de FR (tratamento adequado da faringoamigdalite estreptocócica) e a secundária, para evitar novos surtos da doença.
- Desenvolvimento de vacinas estreptocócicas visando à prevenção de FR.
- Estabelecimento do papel do tratamento antibiótico ao longo prazo para pacientes com artrite reativa.
- Educação quanto à prevenção de infecções sexualmente transmissíveis (IST) e rastreio precoce em pacientes sexualmente ativos com artrite reativa.

ORIENTAÇÕES AOS PAIS

- **Faringoamigdalite:** suspeitar em crianças entre 5 e 15 anos, em vigência de odinofagia, febre, adenomegalia dolorosa, exsudato em orofaringe, ausência de tosse. Na presença desses sintomas, a criança deve ter avaliação médica, pois o tratamento adequado é capaz de erradicar a infecção e prevenir a febre reumática.
- **FR:** é de extrema importância manter a profilaxia secundária adequada, preferencialmente com penicilina benzatina, para evitar novos surtos da doença e piora da lesão valvar.
- **Artrite:** toda criança ou adolescente com dor associada a limitação de movimento, calor, edema e/ou rubor deve ser avaliada imediatamente pelo pediatra, que fará a investigação inicial e contará com o auxílio de outros especialistas, como o ortopedista e o reumatologista pediátrico. O uso de anti-inflamatórios e corticosteroides deve ser sempre evitado, já que pode mascarar as manifestações e dificultar o diagnóstico e o tratamento precoce.

✓ CONCLUSÃO

Diversas condições pediátricas podem se manifestar com artrite aguda. Inicialmente, é importante afastar causas infecciosas (tanto virais como bacterianas), doenças hematológicas (doença falciforme) e neoplásicas (sobretudo as leucoses), artrites reativas, sinovite transitória de quadril, além de doenças reumáticas que podem cursar com artrite e acometimentos cardíaco e neurológico (como lúpus e vasculites sistêmicas primárias).

REFERÊNCIAS BIBLIOGRÁFICAS

1. Baer AN. The Approach to the Painful Joint. In Diamond HS (Ed.), Medscape. Atualizado em 10 de maio de 2021. Disponível em: https://emedicine.medscape.com/article/336054-overview#a4. Acesso em: 14/08/2022.
2. Kimura Y, Southwood TR. Evaluation of the child with joint pain and/or swelling. UpToDate. Última atualização em 05 de janeiro de 2021.
3. Pediatric Musculoskeletal Matters International. pGALS Translations - Portuguese. Disponível em: https://www.pmmonline.org/patient-information.aspx?id=1792. Acesso em: 14/08/2022.
4. Pediatric Musculoskeletal Matters International. Red Flags. Disponível em: https://www.pmmonline.org/page.aspx?id=341. Acesso em: 14/08/2022.
5. Weiss PF, Colbert RA. Reactive and post infectious arthritis. In: Robert Kliegman R, St. Geme J, editors. Nelson Textbook of Pediatrics. 21.ed. Philadelphia: Elsevier; 2019. p. 1272-3.
6. Gewitz MH, Baltimore RS, Tani LY, Sable CA, Shulman ST, Carapetis J, et al. American Heart Association Committee on Rheumatic Fever, Endocarditis and Kawasaki Disease

of the Council on Cardiovascular Disease in the Young. Revision of the Jones Criteria for the diagnosis of acute rheumatic fever in the era of Doppler echocardiography: a scientific statement from the American Heart Association. Circulation. 2015; 131(20):1806-18.

7. Krogstad PA. Bacterial arthritis: Epidemiology, pathogenesis, and microbiology in infants and children. UpToDate. Última atualização em: 08 de março de 2022.
8. Krogstad PA. Bacterial arthritis: Clinical features and diagnosis in infants and children. UpToDate. Última atualização em: 18 de setembro de 2020.
9. Krogstad PA. Bacterial arthritis: Treatment and outcome in infants and children. UpToDate. Última atualização em: 25 de maio de 2022.
10. Goldenzon AV, Rodrigues MCF. Febre reumática. In: Fonseca AR, Rodrigues MCF. Reumatologia pediátrica. Barueri: Manole; 2021. p. 88-97.
11. Carapetis JR, Beaton A, Cunningham MW, Guilherme L, Karthikeyan G, Mayosi BM, et al. Acute rheumatic fever and rheumatic heart disease. Nat Rev Dis Primers. 2016;2:15084.
12. Leal MTBC, Passos LSA, Guarçoni FV, Aguiar JMS, Silva RBRD, Paula TMN, et al. Rheumatic heart disease in the modern era: recent developments and current challenges. Rev Soc Bras Med Trop. 2019;52:e20180041.
13. Barbosa PJB, Müller RE, Latado AL, Achutti AC, Ramos AIO, Weksler C, et al. Diretrizes Brasileiras para Diagnóstico, Tratamento e Prevenção da Febre Reumática da Sociedade Brasileira de Cardiologia, da Sociedade Brasileira de Pediatria e da Sociedade Brasileira de Reumatologia. Arq Bras Cardiol. 2009;93(3 supl.4):1-18.
14. Alsaeid K, Uziel Y, Weiss PF. Reactive arthritis. In: Petty RE, Laxer RM, Lindsley CB, Wedderburn LR, Mellins E, Fuhlbrigge R. Textbook of pediatric rheumatology. 8.ed. Philadelphia: Elsevier; 2020. p. 613-30.
15. Goldenzon AV. Artrites reativas. In: Fonseca AR, Rodrigues MCF. Reumatologia pediátrica. Barueri: Manole; 2021. p. 98-106.

SEÇÃO VIII

EMERGÊNCIAS ONCO-HEMATOLÓGICAS

34

EVENTOS AGUDOS NA DOENÇA FALCIFORME

Paulo Ivo Cortez de Araujo

OBJETIVOS

- ✓ Identificar na criança/adolescente as principais emergências da doença falciforme.
- ✓ Reconhecer os fatores de risco e de gravidade de cada evento agudo na doença falciforme.
- ✓ Aprender a propedêutica adequada a ser realizada em cada evento agudo da doença falciforme.
- ✓ Apresentar as diretrizes terapêuticas adequadas para cada evento agudo em doença falciforme.

INTRODUÇÃO

A doença falciforme (DF) é uma das alterações genéticas mais frequentes no Brasil e constitui-se em um grupo de doenças genéticas caracterizadas pela predominância da hemoglobina (Hb) S nas hemácias, sendo a anemia falciforme (Hb SS) o genótipo mais frequente.

A gravidade clínica é variável, conforme o genótipo apresentado, mas as principais causas de morbimortalidade são resultado de infecções, agudização do processo hemolítico crônico e de vaso-oclusão aguda. Portanto, a correta abordagem propedêutica e terapêutica dos eventos agudos deve ser uma estratégia de redução de mortalidade na DF.[1]

EPIDEMIOLOGIA

Segundo estimativas da Organização Mundial da Saúde, a cada ano nascem no Brasil cerca de 2.500 crianças com DF. Vinte por cento delas não vão atingir 5 anos de idade, por complicações diretamente relacionadas à hemoglobinopatia.[1,2]

As crises álgicas são a principal causa de atendimento médico nos serviços de emergência. Cerca de 2/3 dos pacientes têm mais de três episódios dolorosos ao ano, com duração média de 5 a 7 dias.[2]

As infecções constituem a principal causa de óbito na DF na infância, e a crise de sequestro esplênico é a segunda causa de mortalidade, intimamente relacionada com a gravidade da crise e presteza e qualidade do atendimento efetuado.[2]

O diagnóstico precoce e a terapia adequada representam papel fundamental na redução da morbidade e mortalidade dessas crianças. Apesar de existirem vários centros de Hematologia e mesmo de Hematologia Pediátrica, a atenção médica secundária é rotineiramente realizada em serviços de emergência, sejam públicos ou privados. Cabe, portanto, aos pediatras e clínicos gerais a responsabilidade pelo diagnóstico e, frequentemente, pela conduta terapêutica durante os eventos agudos de DF. Consequentemente, é indispensável conhecer as principais manifestações clínicas de emergência da DF, seus fatores de risco e as medidas terapêuticas necessárias.[3,4]

FEBRE[4-6]

As infecções constituem a principal causa de morte nos pacientes com DF. O risco de septicemia e/ou meningite por *Streptococcus pneumoniae* ou *Haemophilus influenzae* chega a ser 600 vezes maior que nas outras crianças da mesma idade sem a doença de base. Pneumonias, infecções renais e osteomielites também ocorrem com frequência maior em crianças e adolescentes com DF. Os episódios de febre devem, portanto, ser usados como sinal de alerta e encarados como situações de risco, nas quais os procedimentos propedêuticos devem ser protocolares, acessíveis e a terapia deve ser imediata e eficaz.

As infecções estão relacionadas com a asplenia (funcional ou anatômica) e podem ser desde infecções leves a complicações graves como sepse e meningite. Os patógenos mais frequentes são *Streptococcus pneumoniae* (70% das infecções), *Haemoplilus influenzae*, *Escherichia coli*, *Staphylococcus aureus*, *Salmonella* e *Mycoplasma pneumoniae*. Recentemente, com a melhora das estratégias laboratoriais de diagnóstico etiológico, tem aumentado a importância dos vírus respiratórios.

Fatores de risco

- Menores de 5 anos com febre superior a 38,5 °C.

- Esplenectomizados de qualquer idade.
- Com sinais sistêmicos de toxemia.

Avaliação propedêutica

- Fazer anamnese e exame físico cuidadoso. Identificar sinais de gravidade como desconforto respiratório, esplenomegalia, icterícia, dor óssea, alterações hemodinâmicas etc.
- Realizar hemograma com reticulócitos, culturas, radiografia de tórax, oximetria de pulso, punção lombar, quando indicado, e avaliações especializadas conforme o quadro clínico (outros exames de imagem, pareceres da ortopedia, cirurgia etc.).
- Todos os pacientes com menos de 2 anos de idade e temperatura superior a 38,3 °C devem ser admitidos ao hospital e seguidos diariamente.

Conduta terapêutica

- Se a meningite não for suspeitada ou for descartada, iniciar cefuroxima ou amoxicilina com clavulanato. Iniciar o antibiótico já na sala de emergência.
- Se for suspeitada ou confirmada infecção de sistema nervoso central (SNC), iniciar ceftriaxona.
- Na possibilidade de osteomielite, aumentar a dose da cefuroxima para 150 mg/kg/dia.
- Os pacientes poderão receber alta após 72 horas com antibiótico oral se afebris, sem toxemia e com nível de Hb segura. Durante a hospitalização, fazer hemograma com contagem de reticulócitos no mínimo a cada 2 dias para avaliar a necessidade transfusional.

CRISE ÁLGICA[4,6-8]

A localização da dor pode variar conforme a idade. Nos lactentes ocorre mais em pequenas articulações das mãos e dos pés, nos pré-escolares na região abdominal e pequenas articulações e nos escolares e adolescentes nos ossos longos, como membros inferiores e superiores e grandes articulações. Podem ser multifocais, bilaterais, simétricas e recorrentes.

Fatores de risco

- Infecções.
- Desidratação.

- Exercícios físicos extenuantes.
- Estresse físico ou psicológico.
- Mudanças bruscas de temperatura.
- Menstruação.

Avaliação propedêutica

- Anamnese e exame físico minucioso – características da dor (utilizar a escala visual analógica – Figura 1), sinais vitais, estado de hidratação e equilíbrio hemodinâmico, *status* respiratório, evidências de infecção, esplenomegalia etc.
- Identificação da causa desencadeante da crise álgica para encurtar sua duração e gravidade.
- Laboratório e imagem – sempre realizar hemograma completo com contagem de reticulócitos, culturas na presença de febre, radiografia de tórax, oximetria de pulso ou gases sanguíneos independentemente de quadro respiratório. Se a dor for abdominal, realizar ultrassonografia abdominal e testes de função hepática.

Conduta terapêutica

- Acolhimento com reconhecimento da intensidade da dor.
- Reduzir o medo e a ansiedade – suporte psicológico.
- Estimular a ingestão oral de líquidos.
- Repouso relativo.

Diretrizes de analgesia domiciliar

- Hidratação oral.
- Analgésicos comuns (AC) – paracetamol ou dipirona em doses habituais e regulares, por via oral.

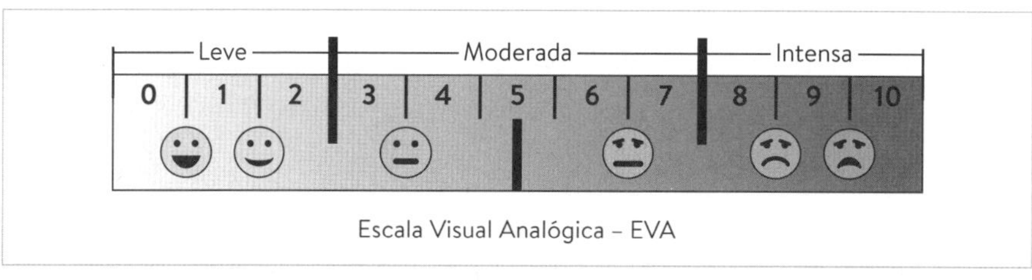

Figura 1 Escala visual analógica.
Fonte: adaptada de Oliveira, Roque e Maia (2019). In: Conrado MR, 2022.[9]

- Anti-inflamatórios não hormonais (AINH) – diclofenaco, ibuprofeno, cetoprofeno de forma regular.
- Analgésicos potentes (AP) – codeína, morfina.
- Dor graduada de 1 a 3: iniciar AC a cada 4 horas e suspender após 24 horas sem dor.
- Dor graduada de 3 a 6: iniciar AC a cada 4 horas + AINH a cada 8 horas; após 24 horas sem dor, suspender o AINH e manter o AC a cada 4 horas por mais 24 horas.
- Dor graduada de 6 a 10: iniciar AC a cada 4 horas + AP a cada 4 horas (intercalados) + AINH a cada 8 horas. Após 24 horas sem dor, suspender um medicamento a cada 24 horas.

Diretrizes para analgesia hospitalar

- Internação com hidratação e AP regulares utilizando opioides fortes – morfina ou metadona. Analgésicos de maior complexidade como cetamina, lidocaína e infusão contínua de morfina podem ser feitos em ambiente de terapia intensiva, pela possibilidade de depressão respiratória.
- Evitar o uso de meperidina, por sua baixa potência analgésica, pela frequência de efeitos colaterais e pela importância da dependência química.
- Devem ser mantidos os AC e AINH, de uso regular, porém por via parenteral.
- A hidratação parenteral deve ser feita com 3 litros por dia em adolescentes e 1,5 vez as necessidades hídricas diárias (NHD) em crianças.
- A reavaliação clínica deve ser frequente para ajustes de doses, intervalos e necessidade de novas medidas terapêuticas.
- A monitorização da oximetria de pulso contínua é recomendada para a detecção precoce do desenvolvimento da síndrome torácica aguda (STA).
- A fisioterapia respiratória profilática durante as crises álgicas pode evitar muitas vezes a evolução para a STA.

SEQUESTRO ESPLÊNICO[3-6,10,11]

É a segunda causa de óbito em crianças menores de 5 anos de idade. Consiste em queda intensa e abrupta da Hb com sinais de descompensação hemodinâmica, aumento súbito do baço e reticulocitose. Está frequentemente associada a episódios de infecção não diagnosticada. Nos homozigotos para Hb S (anemia falciforme), pode se iniciar a partir dos 5 meses de vida, sendo rara após os 2 anos. Nos portadores de outras síndromes falciformes (hemoglobinopatia SC, S betatalassemia), que permanecem com o baço aumentado, as crises podem ocorrer também após a infância. O baço aumenta rapidamente de volume, e ocorre queda súbita do nível de Hb, podendo provocar choque hipovolêmico e morte. Deve ser prontamente diagnosticada e tratada.

Avaliação propedêutica

- Palidez e aumento súbito do baço, com sinais de descompensação hemodinâmica grave, síndrome hipercinética e risco de morte súbita. Deve ser feito imediatamente hemograma com reticulócitos, cujo valor se encontra aumentado, traduzindo em medula óssea hígida e reacional.

Conduta terapêutica

- Internação imediata, avaliação de acesso venoso rápido, manutenção de vias aéreas e oxigenoterapia com suporte hemodinâmico.
- Transfusão de concentrado de hemácias fenotipadas e filtradas com urgência.
- Faz-se obrigatório avaliar a possibilidade de infecção associada e terapêutica conforme o protocolo de febre.
- Em pacientes que sofreram uma crise severa de sequestro, deve ser considerada a indicação de esplenectomia, uma vez que existe a possibilidade de recidiva.

SÍNDROME TORÁCICA AGUDA[4-7,10-12]

A STA é caracterizada pela tríade formada por sintoma ou sinal respiratório (taquipneia, tosse, tiragem, dispneia, dor torácica etc.), infiltrado novo em radiografia de tórax e hipoxemia. A fisiopatologia é multifatorial, integrada por infecção, embolia de medula óssea necrótica, vaso-oclusão pulmonar e sequestro pulmonar. Trata-se da principal causa de morte em adolescentes e adultos jovens.

Fatores de risco

- Evento febril.
- Crise álgica grave prévia com necessidade de internação.
- Pós-operatório imediato.

Avaliação propedêutica

- O quadro clínico apresenta sintomas e sinais respiratórios como dor torácica, tosse, dispneia, taquipneia, associados ou não a febre e hipoxemia.

- Deve ser feito hemograma completo com reticulócitos, culturas, oximetria de pulso e radiografia de tórax com infiltrado novo pulmonar.

Conduta terapêutica

- Internação em unidade de terapia intensiva.
- Antibioticoterapia endovenosa de amplo espectro – amoxicilina com clavulanato ou cefuroxima associada a um macrolídeo para cobrir germes atípicos.
- Suporte ventilatório com oxigenoterapia.
- Terapêutica transfusional (reduzir a quantidade de Hb S) imediata.
  - Se a Hb for muito baixa – transfusão simples.
  - Se a Hb não apresenta queda em relação à basal – exsanguineotransfusão parcial com o objetivo de atingir Hb S < 50%.
  - Usar sempre hemácias fenotipadas e filtradas.
- Analgesia potente com uso de opioides pode ser necessária.
- A hidratação venosa deve se restringir a 1,5 vez a NHD para evitar a congestão pulmonar.
- A fisioterapia respiratória é fundamental para prevenir atelectasias.

ACIDENTE VASCULAR CEREBRAL[4-6,10,11]

O acidente vascular cerebral é uma das crises vaso-oclusivas com altos índices de morbimortalidade na DF. Pode ser isquêmico ou hemorrágico. A obstrução de artérias cerebrais, provocando isquemia e infarto, ocorre em cerca de 10% dos pacientes com DF. Embora a recuperação possa ser completa em alguns casos, são frequentes dano intelectual, sequelas neurológicas graves e morte. A recidiva do acidente vascular cerebral provoca danos maiores e aumenta a mortalidade.

Avaliação propedêutica

- Sintomas neurológicos como hemiparesia, afasia ou disfasia, hemianestesia, deficiência do campo visual, paralisia de nervos cranianos, alterações da consciência, déficits neurológicos focais e convulsões.
- Avaliação neurológica especializada.
- Hemograma completo com reticulócitos, punção lombar para afastar infecção do SNC.
- Estudo de imagem para avaliar a extensão da isquemia ou hemorragia.

Conduta terapêutica

- Internação em unidade de terapia intensiva para suporte hemodinâmico e ventilatório se necessário.
- Exsanguineotransfusão parcial imediata, com o objetivo de diminuir o percentual de Hb S para menos de 30% e reduzir o avanço da isquemia e a possibilidade de sequelas definitivas. Usar sempre hemácias fenotipadas e filtradas.

CRISE APLÁSTICA[4-6,10,11]

As crises aplásticas não são muito frequentes e geralmente ocorrem após processos infecciosos, mesmo após infecções relativamente insignificantes. Crises aplásticas severas estão geralmente relacionadas com infecção pelo eritrovírus B19. Há relatos de crise aplástica por infecção pelo SARS-CoV-2. Consiste em queda intensa e abrupta da Hb com sinais de descompensação hemodinâmica, choque hipovolêmico e reticulocitopenia. São mais comuns nas crianças de 2 a 5 anos.

Avaliação propedêutica

- Palidez, febre e sinais de descompensação hemodinâmica grave com risco de morte súbita.
- Hemograma com reticulócitos, que se encontram diminuídos em virtude da parada da eritropoese pela ação do vírus infectante.

Conduta terapêutica

- Internação imediata com suporte hemodinâmico.
- Suporte de medicina transfusional com transfusões simples de hemácias fenotipadas e filtradas até a elevação dos reticulócitos.

PRIAPISMO[4-6,10,11,13]

Nos homens de 10 a 62 anos, 42% relatam pelo menos uma crise de priapismo. Em 46% desses pacientes ocorre disfunção sexual. Geralmente acomete pacientes na fase da adolescência. O priapismo é a ereção dolorosa do pênis, não relacionada com desejo ou atividade sexual, que pode ocorrer em episódios breves e recorrentes ou em episódios longos e duradouros, podendo causar impotência sexual. Pode acompanhar-se de dor abdominal e perineal, disúria ou retenção urinária. Por vezes há edema escrotal e aumento de próstata.

Avaliação propedêutica

- Acolher o paciente com o respeito da individualidade do adolescente.
- Avaliação especializada pelo urologista utilizando ambiente reservado.
- Hemograma completo com reticulócitos e monitorização da oximetria de pulso.

Conduta terapêutica

- Em crises muito recentes (menos de 3 horas), realizar exercícios leves como caminhada e ciclismo (no momento do início da crise), banhos mornos, hidratação abundante e analgesia potente com AC e AINH.
- Em crises mais longas, avaliar medidas anestésico-cirúrgicas como punção dos corpos cavernosos, esvaziamento cirúrgico e derivações feitas por profissional especializado. Esses procedimentos são de alta morbidade, podendo levar a deformidades penianas e impotência definitiva.
- Medicina transfusional com exsanguineotransfusão parcial ou transfusão simples de hemácias fenotipadas e filtradas na dependência da Hb basal.

ORIENTAÇÕES AOS PAIS

É muito importante o pediatra orientar os sinais de gravidade aos pais para que possam, de forma mais precoce e rápida, procurar os serviços de emergência para a abordagem médica e de enfermagem de forma consistente, precoce e eficaz. Assim, é possível contribuir para a queda da morbidade e da mortalidade na doença, tão dependente desse tipo de atenção.

✓ CONCLUSÃO

Todo paciente com DF submetido a um evento agudo deve ter seu atendimento normatizado e sistematizado. Inicialmente se deve abordar, acolher e confortar o paciente. Promover a avaliação inicial, identificando tecnicamente os problemas e a gravidade clínica, efetuar a intervenção médica de qualidade e não se esquecer de fornecer o apoio devido aos familiares que estejam em situação vulnerável e de risco.

REFERÊNCIAS BIBLIOGRÁFICAS

1. Brasil. Ministério da Saúde. Perfil das hemoglobinopatias: doença falciforme. Brasília, DF: Ministério da Saúde; 2021.

2. Brasil. Agência Nacional de Vigilância Sanitária. Manual de diagnóstico e tratamento de doenças falciformes. Brasília, DF: Anvisa; 2002.
3. Brasil. Ministério da Saúde. Secretaria de Atenção à Saúde. Departamento de Atenção Especializada. Manual de condutas básicas na doença falciforme. Brasília, DF: Editora do Ministério da Saúde; 2006.
4. Brasil. Ministério da Saúde. Secretaria de Atenção à Saúde. Departamento de Atenção Especializada. Manual de eventos agudos em doença falciforme. Brasília, DF: Editora do Ministério da Saúde; 2009.
5. Heeney MM, Well RE. Sickle cell disease. In: Nathan DJ, Orkin SH, editors. Nathan and Oski's Hematology and Oncology of Infancy and Childhood. 8.ed. Philadelphia: WB Saunders Company; 2015. p. 675-714.
6. National Institutes of Health. National Heart, Lung, and Blood Institute. Division of Blood Diseases and Resource. Evidence-Based Management of Sickle Cell Disease – Expert Panel Report – 2014.
7. Ballas SK. The acute painful episode. In: Ballas SK. Sickle cell pain. 2.ed. Washington: IASP; 2014. p. 75-139.
8. Ballas SK. Pharmacologic management of the patient with sickle cell pain. In: Ballas SK. Sickle cell pain. 2.ed. Washington: IASP; 2014. p. 331-89.
9. Oliveira, Roque e Maia (2019). Escala visual analogica. In: Conrado MR. Dimensoes da dor. 2022 6 mai. In: Revista Afeto. Disponivel em: https://www.revistaafeto.com.br/artigo/dimensoes-da-dor/. Acesso em: 05 fev. 2023.
10. Davis BA, Allard S, Qureshi A, Porter JB, Pancham S, Win N, et al; British Committee for Standards in Haematology. Guidelines on red cell transfusion in sickle cell disease. Part I: principles and laboratory aspects. Br J Haematol. 2017;176(2):179-91.
11. Davis BA, Allard S, Qureshi A, Porter JB, Pancham S, Win N, et al; British Society for Haematology. Guidelines on red cell transfusion in sickle cell disease Part II: indications for transfusion. Br J Haematol. 2017;176(2):192-209.
12. Ballas SK. Acute regional pain syndromes. In: Ballas SK. Sickle cell pain. 2.ed. Washington: IASP; 2014. p. 153-8.
13. Ballas SK. Acute regional pain syndromes. In: Ballas SK. Sickle cell pain. 2.ed. Washington: IASP; 2014. p. 171-7.

35

ABORDAGEM DA CRIANÇA COM SANGRAMENTO: TRANSFUSÕES NA EMERGÊNCIA

Patricia Olga Souza Sergio

OBJETIVOS

- ✓ Diferenciar os distúrbios hemorrágicos hereditários e adquiridos.
- ✓ Identificar a criança com sangramento clinicamente significativo.
- ✓ Indicar corretamente as transfusões de hemocomponentes.

INTRODUÇÃO

Na infância e na adolescência, o sangramento pode ser uma queixa recorrente e um desafio diagnóstico. A história clínica, incluindo a história familiar, o exame físico detalhado (tipo, localização, severidade e duração do sangramento) e o conhecimento da fisiologia e da patologia hemostática são fundamentais para um diagnóstico clínico e laboratorial e a conduta terapêutica.[1] A terapia transfusional, quando indicada, deve sempre considerar os riscos e benefícios e ser baseada na avaliação clínica sustentada por diretrizes clínicas, e não somente em resultados laboratoriais.

FISIOPATOLOGIA

A hemostasia é um processo complexo no qual, após a lesão do vaso sanguíneo, ocorre a formação de coágulo. Esse processo envolve três etapas:[2]

1. **Hemostasia primária:** imediatamente após a lesão vascular, caracterizada por vasoconstrição com exposição do colágeno subendotelial e ligação do fator de von

Willebrand, responsável pela ativação, adesão e agregação das plaquetas ao endotélio vascular, formando o tampão plaquetário com exposição de fosfolipídios em sua membrana, fundamentais para a formação de fatores de coagulação (hemostasia secundária). Doenças da hemostasia primária incluem anomalias vasculares, doença de von Willebrand, trombocitopenia e distúrbios da função plaquetária.[1]

2. **Hemostasia secundária:** ocorre a formação da fibrina através da cascata de coagulação, cujo modelo clássico é dividido em três vias – a via intrínseca, a extrínseca e a comum. A via intrínseca envolve os fatores VIII, IX, XI, XII, cininogênio e pré-calicreína. O fator VIII atua como um cofator para a ativação do fator X. A via extrínseca envolve o fator tecidual e o complexo fator VII que ativa o fator X. Ambas as vias convergem na via comum com geração de trombina e fibrina. Na descrição atual, a coagulação é iniciada após a lesão do endotélio vascular com exposição do fator tecidual que forma um complexo com o fator VII ativado, o qual ativa o fator IX e o fator X. O fator X ativado converte a protrombina (fator II) em trombina (fator II ativado). Na fase de amplificação, a trombina ativa plaquetas e o fator V, fator VIII e fator XI. O fator IX ativado se liga ao fator VIII ativado, ativando o fator X. O fator X ativado se liga ao fator V ativado, levando a um aumento da taxa de conversão da protrombina em trombina. A trombina formada ao final do processo tem a capacidade de converter o fibrinogênio em fibrina, que é estabilizada pelo fator XIII ativado, formando um coágulo estável, prevenindo a remoção precoce do coágulo.[3] Doenças como hemofilias A e B e deficiências de fatores de coagulação são exemplos de doenças da hemostasia secundária.[3]
3. **Hemostasia terciária:** fibrinólise. Os anticoagulantes endógenos inibem a coagulação e evitam a trombose. Os mais importantes envolvidos no processo são a proteína S, a proteína C e a antitrombina. Pacientes com deficiências de proteínas S e C e de antitrombina têm risco aumentado de complicações trombóticas. A fibrinólise é o processo no qual o coágulo de fibrina é decomposto em seus produtos de degradação. A plasmina é a enzima central do processo fibrolítico.[3] Distúrbios adquiridos da coagulação são relacionados à hemostasia terciária.

O desequilíbrio entre a formação do trombo e a fibrinólise acarreta as doenças hemorrágicas e trombóticas.[3]

ANOMALIAS VASCULARES

São várias as formas de anomalias vasculares, como telangiectasia hemorrágica hereditária, distúrbios do tecido conjuntivo (como a doença de Ehlers-Danlos) e vasculites de pequenos vasos.

Doença de Ehlers-Danlos[4]

Compreende um grupo de doenças do tecido conjuntivo cujas características clínicas são hipermobilidade articular, hiperextensibilidade da pele, cicatrização tardia de feridas com cicatriz atrófica e fragilidade generalizada do tecido conjuntivo com tendência a sangramentos. É possível ter gengivorragia, sangramento prolongado após extração dentária ou procedimentos cirúrgicos e menstruação prolongada. Hematomas são frequentes. Ruptura arterial com risco de complicações fatais é comum na doença de Ehlers-Danlos subvascularizada.[4]

DOENÇA DE VON WILLEBRAND

Distúrbio hemorrágico hereditário mais frequente, com incidência de 1%, causada pelo fator de von Willebrand deficiente, responsável pela adesão plaquetária ao vaso lesado e que estabiliza o fator VIII.[5] Os tipos são:

1. **Tipo 1:** relacionado à deficiência quantitativa parcial do fator, responsável por 70% dos casos, com sangramentos leves inespecíficos.
2. **Tipos 2:** 2A, 2B, 2M e 2N – relacionados à deficiência qualitativa do fator, responsáveis por 25% dos casos. Com quadro clínico variável, desde sangramentos cutâneo-mucosos leves, hematomas sem traumas, epistaxes e sangramentos prolongados após extração dentária.
3. **Tipo 3:** ausência total do fator de von Willebrand, com clínica mais grave, com hemorragias cutâneo-mucosas e sangramento prolongado após procedimentos cirúrgicos.

TROMBOCITOPENIAS

Definidas como contagem plaquetária inferior a 150×10^9/L, sendo que contagens plaquetárias iguais ou superiores a 50×10^9/L são consideradas hemostáticas. É importante determinar a causa da trombocitopenia para instituir a terapêutica necessária.

Trombocitopenia neonatal

Pode se desenvolver nas primeiras 72 horas após o nascimento (trombocitopenia precoce) ou após 72 horas de vida (trombocitopenia tardia).[6] São causas de trombocitopenia neonatal:[7]

1. Causas maternas: insuficiência placentária, trombocitopenia neonatal aloimune, trombocitopenia imune materna ou outra trombocitopenia imunomediada.
2. Asfixia neonatal, infecções congênitas, sepse neonatal.
3. Fototerapia, enterocolite necrosante, pós-exsanguineotransfusão, doença hemolítica do recém-nascido por incompatibilidade Rh.

Trombocitopenias em crianças

A causa mais comum de trombocitopenias em crianças é a púrpura trombocitopênica imune (PTI), um distúrbio imunomediado adquirido, caracterizado por trombocitopenia isolada, com contagem de plaquetas inferior a 100×10^9/L e ausência de qualquer outra causa inicial para a trombocitopenia. Normalmente tem evolução curta, de recuperação espontânea em dois terços dos pacientes em até 6 meses. Os sintomas são variados, com hematomas mínimos até sangramento clinicamente significativo (hemorragia extensa de pele e mucosa, sangramento gastrointestinal).[8] A trombocitopenia pode ocorrer também por destruição periférica das plaquetas como sequestros esplênicos.

Doenças da função plaquetária

A maioria dos distúrbios da função plaquetária é adquirida. A causa mais comum é a utilização de medicamentos, como anti-inflamatórios não esteroides, ácido valproico, aspirina e antibióticos beta-lactâmicos. Também pode ser resultado de complicações de doenças renais, hepáticas e malignas. Os distúrbios hereditários da função plaquetária são raros e heterogêneos.[1]

HEMOFILIAS A E B

São os distúrbios de coagulação hereditários mais comuns, por deficiência, respectivamente, do fator VIII e do fator IX da coagulação. Esses fatores são fundamentais para a formação de trombina necessária para a formação de coágulo estável de fibrina. A doença é ligada ao X, e a gravidade clínica da doença está relacionada ao nível de fatores VIII e IX. Níveis de fator inferior a 1% são relacionados à hemofilia grave, cujos episódios hemorrágicos costumam ser articulares e musculares, espontâneos ou após trauma leve. Entre 1% e 5% do nível de fator, hemofilias moderadas podem cursar com sangramentos moderados após trauma. Pacientes com hemofilia leve têm fator em torno de 6% a 40% de nível sérico, e os sangramentos não ocorrem espontaneamente.[3]

DISTÚRBIOS ADQUIRIDOS DA COAGULAÇÃO

São mais comuns que os distúrbios hereditários da coagulação na criança clinicamente enferma.[3]

Hemorragias na criança clinicamente enferma

Ocorrem como uma condição subjacente a uma doença preexistente ou pode ser o diagnóstico de admissão da criança no serviço de emergência. Pode levar a redução da oferta de oxigênio através de dois mecanismos: redução da quantidade de hemácias circulantes e diminuição do débito cardíaco por hipovolemia.[9] Trombocitopenia (contagem de plaquetas inferior a 100×10^9/L), ventilação mecânica, uso de antibióticos ou antiácidos estão associados a maior risco de sangramento.[9] Insuficiência renal aguda e hemodiálise, hemorragias digestivas e hemorragias do sistema nervoso central são manifestações hemorrágicas em crianças clinicamente enfermas.[9]

Deficiência de vitamina K

Distúrbio hemorrágico mais frequente na criança, que pode levar a choque hemorrágico com risco de óbito. A deficiência de vitamina K acarreta diminuição na produção dos fatores de coagulação II, VII, IX e X, os quais são dependentes da vitamina K, e das proteínas C e S, que são anticoagulantes naturais. O sangramento neonatal (neonatos têm concentrações mais reduzidas de fatores de coagulação pró-coagulantes dependentes de vitamina K e potencial reduzido de trombina),[9] a ingestão inadequada da vitamina K ou doenças relacionadas à má absorção da vitamina K, como atresia de vias biliares, fibrose cística e deficiência de alfa-1-antitripsina, são causas de sangramento por deficiência de vitamina K.[3]

Sepse e coagulação intravascular disseminada

Durante a sepse, ocorre o desenvolvimento de trombocitopenia, deficiência de fibrinogênio (fator I) e prolongamento do tempo de protrombina (PT, do inglês *prothrombin time*), podendo ocorrer ainda hemorragias em múltiplos sítios, como hemorragia pulmonar, petéquias e hematomas.[9] Sepse desencadeia coagulação intravascular disseminada (CIVD), na qual ocorre uma ativação sistêmica do sistema de coagulação sanguínea, resultando na produção e deposição de fibrina, formando trombos microvasculares e contribuindo para a falência de múltiplos órgãos. Ocorre um consumo de fatores de coagulação e plaquetas, que induz a um distúrbio hemorrágico grave. Doenças malignas também podem causar CIVD.[3]

Doenças onco-hematológicas

Abrangem disfunção da medula óssea, hemácias, leucócitos e plaquetas. As proteínas plasmáticas do sistema de coagulação também são afetadas. Durante sua terapêutica, podem ocorrer manifestações hemorrágicas por diminuição, consumo ou disfunção de um desses constituintes.[10]

PROPEDÊUTICA

A história médica da criança atendida com um quadro hemorrágico, incluindo história familiar detalhada, juntamente do exame clínico completo, são fundamentais para a investigação laboratorial adequada e terapêutica correta.

Anamnese

A história familiar da criança deve ser abrangente e incluir perguntas específicas, como sangramentos durante extração dentária, fluxos menstruais, familiares com necessidades de transfusão de sangue e duração desses sangramentos.[1] Uma história familiar positiva para distúrbios hemorrágicos pode ser crucial para o diagnóstico de distúrbios congênitos da coagulação, principalmente nas crianças menores que ainda não tiveram seu sistema hemostático desafiado.[3]

Na história médica da criança, é fundamental definir o início dos sintomas hemorrágicos, pois a idade da primeira manifestação hemorrágica pode diferenciar os distúrbios congênitos dos adquiridos. Distúrbios congênitos graves da coagulação se manifestam no início da vida, como sangramento do coto umbilical observado em pacientes com deficiência de fator XIII (80%), enquanto distúrbios leves podem se manifestar mais tardiamente.[3] É preciso questionar a família sobre história de trauma ou dificuldades de cicatrização.

O tipo e o padrão do sangramento também podem direcionar o raciocínio para distúrbios primários ou secundários da hemostasia. Petéquias, hematomas, hemorragia gengival e epistaxe são sugestivos de deficiências plaquetárias ou doença de von Willebrand. Hemorragias em articulações, tecidos moles ou musculares levam à suspeita clínica de deficiências de fatores de coagulação.[1] Deve-se caracterizar se o sangramento é espontâneo, repetitivo, agudo ou crônico.

O histórico de doenças preexistentes e tratamentos com medicamentos pode direcionar para a causa do sangramento. Pacientes com insuficiência renal crônica podem ter distúrbios da função plaquetária. Doenças onco-hematológicas podem apresentar distúrbios hemorrágicos por trombocitopenias ou CIVD. Crianças com lúpus eritematoso sistêmico podem apresentar sangramentos por vasculites. O uso de medicamentos como ácido valproico pode cursar com trombocitopenia e causar sangramentos.[1]

Exame físico

O exame físico da criança com sangramento direciona para o raciocínio diagnóstico. Petéquias, pequenas equimoses e sangramentos de mucosa sugerem trombocitopenia. Em casos de epistaxe, o exame nasal é importante para descartar trauma e escoriações. Hemorragias articulares ou musculares são incomuns na criança, mesmo na presença de trauma, e sugerem defeitos na hemostasia secundária. Hematomas grandes ou palpáveis também são raros, mesmo em grandes traumas, e precisam de investigação da hemostasia.[1] Observar a presença de esplenomegalia, hepatomegalia, linfonodomegalia nas crianças clinicamente enfermas. As alterações sistêmicas devem ser avaliadas, como alteração da frequência cardíaca, hipoxemia, alteração do sensório, choque hemorrágico, o que sugere comprometimento hemodinâmico e criança gravemente sintomática, com necessidade de terapia transfusional.

É importante lembrar que crianças com hematomas em locais incomuns do corpo, como abdome, dorso, nádegas e braços devem levar à suspeita de violência contra a criança, assim como hematomas em crianças que ainda não engatinham, o que leva à possibilidade de trauma não acidental.[1]

DIAGNÓSTICO

O diagnóstico é baseado na história clínica e no exame físico, que vão direcionar para a coleta de exames laboratoriais para a avaliação da hemostasia. Crianças com sangramentos clinicamente significativos, que podem causar danos irreparáveis à vida do paciente ou levar ao óbito, como sangramentos intracranianos, intra-articulares, retroperitoneal, intraocular, que resultam na queda da hemoglobina em torno de > 2 g/dL, são atendidas em serviços de emergência e avaliadas do ponto de vista hemodinâmico para a terapêutica transfusional.[11] Nos casos de sangramentos nos quais não há necessidade de intervenção médica na emergência, essa investigação de distúrbios hemostáticos primários ou secundários deve ser conduzida pelo especialista e pode ser realizada em nível ambulatorial.

Na avaliação inicial da criança com sangramento clinicamente significativo na emergência, deve-se solicitar hemograma completo, PT e tempo de tromboplastina parcial ativada (PTTA, do inglês *activated partial thromboplastin time*) e fibrinogênio. De acordo com os resultados obtidos e com a clínica da criança, instala-se a terapia transfusional adequada.

Hemograma completo

Essencial para avaliar o número de plaquetas e diagnosticar a trombocitopenia como causa do sangramento. A presença de anemia pode indicar perda sanguínea aguda (anemia normocítica e normocrômica) ou crônica (anemia microcítica e hipocrômica). Se a trombocitopenia for acompanhada de diminuição de outra linhagem celular, como leucopenia, pode indicar insuficiência medular.[1] Avalia a hemostasia primária.

Tempo de protrombina

O PT representa o tempo em segundos para a formação do coágulo. Avalia os fatores de coagulação vitamina K-dependentes: fator II, VII, IX e X e as vias extrínseca e comum da coagulação.[3]

Tempo de tromboplastina ativada

Avalia a via intrínseca e a comum da coagulação a partir da ativação do fator IX.[3]

Fibrinogênio

É o fator de coagulação mais abundante no plasma e o que diminui mais precocemente no cenário de hemorragias.

TRATAMENTO

A terapia transfusional é indicada nos casos de comprometimento hemodinâmico com avaliação criteriosa dos riscos e benefícios do ato transfusional.[12] Hemorragias agudas graves que podem levar ao choque hipovolêmico necessitam de intervenção rápida em virtude da alta morbimortalidade, relacionada diretamente à hipovolemia e à hipoxemia pela hipotensão arterial.

Concentrado de hemácias

Indicações:

1. Perda sanguínea de 15% a 20% da volemia estimada, com sintomas clínicos como palidez, taquicardia, hipotensão arterial e alteração do nível de consciência. Em casos de sangramento agudo, o hematócrito e a hemoglobina podem, inicialmente, não refletir o grau de sangramento desse paciente, e o que vai direcionar a transfusão é o quadro clínico da criança.
2. Hemoglobina ≤ 8 g/dL com sintomas de anemia em maiores de 4 meses de idade.
3. Hemoglobina ≤ 7 g/dL com sintomas de anemia em menores de 4 meses de idade.

Dose: de 10 a 15 mL/kg de peso, com tempo de infusão de 2 a 4 horas, com velocidade de infusão ajustada ao paciente.[12,13]

Concentrado de plaquetas

Indicações:

1. Contagem de plaquetas ≤ 100.000/mm^3 em casos de hemorragia intracraniana.
2. Contagem de plaquetas ≤ 50.000/mm^3 em caso de sangramento ativo.
3. Contagem de plaquetas normais (150-450.000/mm^3) em crianças com sangramento ativo com diagnóstico prévio de defeito qualitativo das plaquetas.

Dose: 1 unidade de concentrado de plaquetas/10 kg, com tempo de infusão de 30 minutos, respeitando a velocidade de infusão de 20 a 30 mL/kg/hora.[12,13]

Plasma fresco congelado

Indicações:

1. PT e/ou PTTA = 1,5 vez o valor do controle para a idade, em vigência de sangramento.
2. No paciente com diagnóstico de distúrbios congênitos da coagulação em vigência de sangramentos, quando o fator deficitário não estiver disponível.

Dose: 10 mL/kg com tempo de infusão de 2 horas. O intervalo entre as doses depende do fator a ser corrigido.[12,13]

Crioprecipitado

Indicações:

1. Em sangramentos ativos com dosagem de fibrinogênio < 200 mg/dL.
2. Na doença de von Willebrand e na deficiência de fator XIII com sangramentos ativos, na indisponibilidade dos fatores específicos.

Dose: 1 a 2 unidades/kg com tempo de infusão de até 2 horas.

ORIENTAÇÕES AOS PAIS

Durante a infância, as crianças colocam sua hemostasia à prova em várias ocasiões. Pequenas quedas, traumas ou acidentes acontecem com sangramentos discretos, que cessam rapidamente com medidas como compressão local ou compressas geladas na lesão. É importante atentar para sangramentos ou hematomas desproporcionais ao tipo de trauma, hemorragias em crianças pequenas e sangramentos espontâneos agudos ou repetitivos. É preciso procurar o serviço de assistência médica sempre que houver comprometimento do estado clínico da criança.

✓ CONCLUSÃO

A abordagem à criança com sangramento inclui uma história médica completa, exame físico detalhado, conhecimento da hemostasia e solicitação de exames laboratoriais específicos para diferenciar distúrbios hemorrágicos congênitos ou adquiridos. A terapia transfusional deve ser baseada em critérios clínicos definidos por diretrizes, e não somente em exames laboratoriais.

REFERÊNCIAS BIBLIOGRÁFICAS

1. van Ommen CH, Peters M. The bleeding child. Part I: primary hemostatic disorders. Eur J Pediatr. 2012;171(1):1-10.
2. Kriz N, Rinder CS, Rinder HM. Physiology of hemostasis: with relevance to current and future laboratory testing. Clin Lab Med. 2009;29(2):159-74, v.
3. van Herrewegen F, Meijers JC, Peters M, van Ommen CH. Clinical practice: the bleeding child. Part II: disorders of secondary hemostasis and fibrinolysis. Eur J Pediatr. 2012;171(2):207-14.
4. Malfait F, De Paepe A. Bleeding in the heritable connective tissue disorders: mechanisms, diagnosis and treatment. Blood Rev. 2009;23(5):191-7.
5. Bowman M, Hopman WM, Rapson D, Lillicrap D, Silva M, James P. A prospective evaluation of the prevalence of symptomatic von Willebrand disease (VWD) in a pediatric primary care population. Pediatr Blood Cancer. 2010;55(1):171-3.

6. Roberts I, Stanworth S, Murray NA. Thrombocytopenia in the neonate. Blood Rev. 2008;22(4):173-86.
7. Roberts I, Murray NA. Neonatal thrombocytopenia. Semin Fetal Neonatal Med. 2008;13(4):256-64.
8. Provan D, Stasi R, Newland AC, Blanchette VS, Bolton-Maggs P, Bussel JB, et al. International consensus report on the investigation and management of primary immune thrombocytopenia. Blood. 2010;115(2):168-86.
9. Aran AA, Karam O, Nellis ME. Bleeding in Critically Ill Children-Review of Literature, Knowledge Gaps, and Suggestions for Future Investigation. Front Pediatr. 2021;9:611680.
10. Nair PM, Rendo MJ, Reddoch-Cardenas KM, Burris JK, Meledeo MA, Cap AP. Recent advances in use of fresh frozen plasma, cryoprecipitate, immunoglobulins, and clotting factors for transfusion support in patients with hematologic disease. Semin Hematol. 2020;57(2):73-82.
11. Giordano P, Lassandro G. Bleeding management in pediatric patients. Ital J Pediatr. 2014;40(Suppl 1):A13.
12. Mo YD, Delaney M. Transfusion in pediatric patients: review of evidence-based guidelines. Clin Lab Med. 2021;41(1):1-14.
13. Brasil. Ministério da Saúde. Secretaria de Atenção à Saúde. Departamento de Atenção Especializada e Temática. Guia para uso de hemocomponentes. 2.ed. 1.reimpr. Brasília, DF: Ministério da Saúde; 2015.

36

NEUTROPENIA FEBRIL

Flavia Cotias Vasconcellos

OBJETIVOS

- ✓ Identificar o episódio de neutropenia febril na criança com câncer.
- ✓ Reconhecer os aspectos mais relevantes da história clínica e do exame físico.
- ✓ Reconhecer precocemente os sinais de gravidade.
- ✓ Saber quais exames complementares devem ser solicitados.
- ✓ Identificar o tratamento mais assertivo e o momento ideal de iniciá-lo.

INTRODUÇÃO

A febre ocorre em aproximadamente um terço dos episódios de neutropenia em crianças com câncer em quimioterapia. A infecção é uma das principais causas de morbidade e mortalidade em pacientes com câncer. A febre pode ser a primeira manifestação de uma infecção com risco de vida, particularmente durante os períodos de neutropenia.[1]

A neutropenia é definida como uma contagem absoluta de neutrófilos menor do que 500 células/μL ou uma contagem que deverá diminuir para < 500 células/μL durante as próximas 48 horas.[1] Em pacientes neutropênicos, no Brasil, a febre é definida como uma única temperatura axilar ≥ 37,8 °C. Entretanto, várias diretrizes propõem outras definições – por exemplo, uma única temperatura de 38,3 °C; ou uma aferição de 38 °C por mais de 1 hora; ou dois episódios de febre de mais de 38 °C em um período de 12 horas.[2-4]

ETIOLOGIA

A febre é muitas vezes o único sinal de infecção no paciente neutropênico. Entretanto, infecção grave também pode acontecer na ausência de febre ou neutropenia. Crianças que estão recebendo glicocorticoides podem apresentar pouca e intermitente elevação da temperatura. A infecção deve ser prontamente reconhecida e tratada em crianças com câncer submetidas a quimioterapia ou transplante de medula óssea.[5]

Em crianças com neutropenia febril, a taxa de infecção documentada varia entre 10% e 40%. A infecção documentada mais comum é a bacteriemia, responsável por aproximadamente 20% a 50% dos casos. Outros locais de infecção incluem o trato gastrointestinal (relacionado à mucosite oral ou intestinal), trato respiratório superior e inferior, trato urinário e pele e tecidos moles.[5]

PROPEDÊUTICA

A infecção é a maior causa de morbidade e mortalidade em pacientes com neutropenia febril. A avaliação rápida e completa é fundamental para que a terapia antimicrobiana empírica possa ser administrada prontamente. Estudos relatam que o atraso para o início da administração de antibióticos está associado ao maior risco de morte, maiores taxas de sepse e de internações em unidades de terapia intensiva em Pediatria. As diretrizes atuais recomendam doses iniciais de antibioticoterapia dentro de 60 minutos após a triagem.[6]

Aspectos relevantes da história clínica

- Questionar sinais ou sintomas de localização de infecção.
- Exposição a alguma infecção prévia.
- Infecção ou colonização recentemente documentada.
- Outras comorbidades, como diabetes, cirurgia recente, nefropatia, entre outras.
- Doença oncológica de base: leucemia mieloide aguda (LMA), linfoma de Burkitt, leucemia linfoide aguda (LLA), principalmente indução ou em lactentes.
- Pacientes submetidos a transplante de medula óssea (TMO).
- Quimioterapia utilizada: qual esquema, quando realizada.
- Estágio da doença: se em progressão, se tem comprometimento da medula óssea pela doença.
- Medicamentos em uso: corticoides, antibiótico profilático.
- Presença de dispositivos invasivos: cateteres vasculares (cateter venoso central – CVC –, cateter central de inserção periférica – CCIP), derivação ventriculoperitoneal, gastrostomia, cateter de Omaya.

Aspectos relevantes do exame físico

O exame físico deve ser prontamente realizado à procura de foco infeccioso. Em pacientes neutropênicos, muitas vezes os sinais inflamatórios são pouco evidentes e não devem ser menosprezados.

- Aferição de sinais vitais.
- Exame da pele à procura de lesões de continuidade, perfusão e exame do sítio de inserção de todos os dispositivos invasivos.
- Orofaringe, lesões de cavidade oral, avaliação da presença de mucosite, infecção da mucosa oral, estado geral da dentição.
- Aparelhos cardiovascular e respiratório.
- Abdome: avaliação da dor e da presença de massas ou visceromegalias.
- Períneo, particularmente região perianal e região dos lábios genitais.
- *Status* neurológico: alteração do nível de consciência e alteração de comportamento.

Exames laboratoriais mais importantes

Os exames complementares devem contemplar, no mínimo:

- Hemograma com contagem de diferencial de leucócitos.
- Eletrólitos, função renal, função hepática.
- Hemocultura periférica e de todas as vias dos dispositivos vasculares.
- Proteína C reativa (PCR), lactato.
- Exame de urina.
- Radiografia de tórax, conforme indicação.

A hemocultura deve ser coletada do CVC e da via periférica ao mesmo tempo, na admissão do paciente, imediatamente após avaliação médica inicial, junto da coleta de exames laboratoriais.[7] A cultura de sangue periférica e central ajuda a distinguir a verdadeira bacteriemia da infecção relacionada ao cateter e a orientar as decisões sobre a remoção do cateter. As culturas periféricas aumentam a identificação de bacteriemia verdadeira.[7]

A cultura de urina deve ser realizada quando a técnica asséptica para coleta de jato médio pode ser garantida. Não é recomendado cateterismo vesical para coleta de espécime. Em crianças com sintomas urinários, com história de infecção do trato urinário (ITU) e/ou anormalidades do trato urinário, deve sempre ser solicitada. A urinálise não deve ser usada para determinar a necessidade de cultura de urina. Piúria pode não ser encontrada em pacientes neutropênicos.[7]

A radiografia de tórax deve ser feita apenas em pacientes com sintomas respiratórios. Entretanto, o exame deve ser interpretado com cautela, pois o aparecimento de infiltrados pode estar prejudicado pela baixa contagem de neutrófilos.[7] Em crianças com sinais e sintomas respiratórios, deve-se solicitar painel viral respiratório incluindo SARS-CoV-2, conforme a epidemiologia do local.[8]

SITUAÇÕES ESPECIAIS

- **Em caso de sítio com drenagem purulenta:** solicitar cultura e Gram da secreção. Em pacientes com lesões de pele e tecidos moles, considerar aspiração e/ou biópsia para coloração microbiana, culturas e outros estudos microbiológicos para patógenos suspeitos, histologia e citologia.
- **Pacientes com dor abdominal e diarreia:** ultrassonografia e hemocultura para anaeróbio. Se apresentar três ou mais episódios diarreicos por dia, solicitar a pesquisa de *Clostridioides difficile* e outros enteropatógenos nas fezes.
- **Pacientes que apresentam o estado mental alterado ou sinais meníngeos:** solicitar a punção lombar; transfusão de plaquetas pode ser necessária antes da punção lombar em pacientes com plaquetopenia.

ESTRATIFICAÇÃO DE RISCO

As crianças com neutropenia febril devem ser estratificadas em baixo ou alto risco para infecção severa ou complicada, com base nos seguintes critérios: sinais e sintomas, contagem absoluta de neutrófilos, neoplasia de base, duração da neutropenia. Existem protocolos validados com as estratégias para estratificação de risco, contudo a avaliação desses estudos não permite que um único esquema de predição de baixo risco seja recomendado como mais eficiente que os demais, nem permite recomendar com segurança diferentes protocolos para predizer desfechos específicos. Dessa forma, cada centro deve levar em consideração suas variações regionais e temporais para escolher um protocolo validado como rotina.[1] De forma geral, as variáveis mais importantes a serem consideradas ao avaliar e realizar a classificação de risco de uma criança com neutropenia febril incluem:

- Alto risco:
  - Neutropenia prolongada por mais de 7 dias.
  - Evidência de insuficiência hepática (aumento das transaminases mais de cinco vezes o valor normal).
  - Evidência de insuficiência renal (*clearance* de creatinina < 30 mL/min).
  - Sinais de sepse, instabilidade hemodinâmica, mucosite oral ou gastrointestinal, sintomas gastrointestinais, como dor abdominal, náuseas, vômitos ou

diarreia, aparecimento de sintomas neurológicos ou alteração do nível de consciência, sinais de infecção do CVC, infiltrado pulmonar ou hipoxemia ou doença pulmonar crônica de base, foco identificado de infecção.
- Lactentes com LLA, pacientes com LMA, pacientes dentro de 30 dias do TMO.
- Leucócitos < 300 células/μL, neutrófilos < 100 células/μL, hemoglobina < 9 mg/dL, contagem de plaquetas < 50.000/μL, marcador de infecção (PCR) elevado.

- Baixo risco:
  - Neutropenia com esperada resolução em menos de 7 dias.
  - Funções hepática e renal estáveis.
  - Sem comorbidades.

TRATAMENTO

O tratamento deve ser iniciado o mais rápido possível, assim que as amostras de hemocultura forem coletadas e, confirmada a neutropenia, sempre em menos de 60 minutos. O início do antibiótico não deve ser atrasado enquanto se aguardam os resultados dos demais exames. Para que esse tempo possa ser assegurado, é importante entender os fluxos internos de cada serviço de emergência e envolver todo o setor para alcançar a meta, desde a admissão até o momento do início do antibiótico. Ao chegar um paciente com câncer em quimioterapia com febre, ele deve ser prontamente encaminhado da triagem para a avaliação médica, seguido pela coleta dos exames, conforme mencionado previamente, acionando-se o laboratório para recebimento da amostra, processamento do material, liberação de resultado e, por fim, a prescrição com administração da primeira dose do medicamento.[6]

Tratamento empírico para pacientes de alto risco

Para crianças de alto risco com febre e neutropenia induzida por quimioterapia que são clinicamente estáveis e nas quais não há suspeita de infecção resistente (por exemplo, *Staphylococcus aureus* resistente à meticilina [MRSA]), recomenda-se a monoterapia inicial de amplo espectro com uma cefalosporina de 4ª geração (por exemplo, cefepima), agente carbapenêmico (meropeném) ou antibiótico betalactâmico anti-*Pseudomonas* (piperacilina-tazobactam) para fornecer atividade contra os patógenos que estão associados a infecções graves ou com risco de vida em pacientes neutropênicos. A ceftazidima não é mais recomendada para monoterapia empírica em pacientes de alto risco devido ao aumento da resistência entre muitos patógenos Gram-negativos e atividade fraca contra *Streptococcus viridans*.[7]

A terapia combinada com um glicopeptídio (por exemplo, vancomicina) ou segundo agente contra Gram-negativo é reservada para crianças com instabilidade hemodinâmica, quando se suspeita de infecção por germe resistente, em centros com alta taxa de patógenos resistentes, ou em pacientes que fazem uso de citarabina em altas doses.[7]

Para crianças com sintomas gastrointestinais, como dor abdominal, dor retal, inflamação perineal ou sangue pelo reto, deve-se adicionar cobertura anaeróbica (por exemplo, metronidazol) se ainda não estiver recebendo antibióticos ativos contra anaeróbios (por exemplo, meropeném, piperacilina-tazobactam). Se houver suspeita de infecção por *Clostridioides difficile*, as modificações no regime empírico variam de acordo com o cenário clínico, e considera-se adicionar metronidazol ou vancomicina oral.[7]

Em pacientes com suspeita de infecção relacionada ao CVC que apresentam febre e calafrios com infusão através do cateter e/ou celulite ao redor do local de entrada ou saída do cateter, deve-se adicionar vancomicina à terapia anti-*Pseudomonas* de amplo espectro.

As crianças que apresentam sinais clínicos de infecção da pele ou tecidos moles em qualquer local, adicionar vancomicina, clindamicina ou linezolida.[7]

Tratamento empírico para pacientes de baixo risco

Crianças com neutropenia febril que apresentam baixo risco de infecção grave ou complicações devem ser hospitalizadas para monoterapia de amplo espectro com cefepima ou piperacilina-tazobactam.[7]

As decisões sobre terapia oral ambulatorial para crianças de baixo risco com febre e neutropenia induzida por quimioterapia são feitas caso a caso, e os estudos consideram o tratamento ambulatorial para alta precoce apenas após vigilância por 24 a 72 horas, em vez de terapia ambulatorial exclusiva.[7]

Avaliação do tratamento

Toda criança com neutropenia febril deve ser avaliada, no mínimo, uma vez ao dia, com hemograma diário durante a internação. Em pacientes que estão respondendo à antibioticoterapia empírica inicial, deve-se descontinuar a cobertura dupla para infecção Gram-negativa ou glicopeptídio empírico (se iniciado) após 24 a 72 horas, se não houver indicação microbiológica específica para continuar a terapia combinada.

Não se deve modificar o regime antibacteriano empírico inicial com base apenas na febre persistente em crianças clinicamente estáveis. Entretanto, em caso de febre persistente com piora clínica, se elas se tornam clinicamente instáveis, deve-se aumentar o regime antibacteriano empírico inicial para incluir cobertura para bactérias Gram-negativas, Gram-positivas e anaeróbicas resistentes.[7]

Em pacientes de alto risco que não respondem ao regime antimicrobiano de amplo espectro iniciado há mais de 96 horas, iniciar antifúngico empírico (caspofungina ou anfotericina lipossomal). Em pacientes de baixo risco, considerar não iniciar antifúngico.[7] Além disso, descontinuar antibióticos empíricos em pacientes com hemoculturas negativas em 48 horas, que estejam afebris por ao menos 24 horas e que tenham evidência de recuperação da medula óssea.[7]

DESAFIOS ATUAIS

Estudos devem avançar na padronização de condutas, como definição de febre. Trabalhos atuais sugerem a segurança de um limiar de febre mais alto em algumas populações de crianças com neutropenia em câncer. Mais pesquisas são necessárias para abordar questões-chave relacionadas, como as técnicas de medição, considerações de implementação e resultados de segurança nos resultados, em ambientes de cuidados oncológicos. Isso tem implicação direta na redução de internações e o impacto no uso de antibióticos por essa população.

ORIENTAÇÕES AOS PAIS

É de extrema importância orientar a família de que a ocorrência de febre durante o tratamento oncológico é uma emergência e este pode ser o único sinal de gravidade, com risco de vida para a criança. O tempo de chegada ao hospital é considerado um fator crítico para o êxito do tratamento. Antitérmico pode ser dado ao paciente ainda em casa, entretanto a redução da temperatura ou a cessão da febre não podem ser, em hipótese alguma, motivos para não comparecimento imediato à emergência, mesmo em crianças assintomáticas. A pronta admissão da criança seguida de avaliação criteriosa dos fatores de risco associados e início imediato do tratamento pode fazer a diferença no prognóstico, reduzir a morbimortalidade associada e indica melhor qualidade no atendimento do serviço de emergência.

✓ CONCLUSÃO

Neutropenia febril é a principal emergência no paciente pediátrico oncológico em quimioterapia. É responsável pela maior morbidade e mortalidade relacionada ao tratamento. O impacto no êxito do tratamento da criança está diretamente relacionado ao diagnóstico precoce e assertivo dessa intercorrência e às condutas prontamente executadas em todas as etapas do processo, por todos os envolvidos, até o início do antibiótico venoso em menos de 60 minutos.

REFERÊNCIAS BIBLIOGRÁFICAS

1. Janssens KP, Valete COS, Silva ARAD, Ferman SE. Evaluation of risk stratification strategies in pediatric patients with febrile neutropenia. J Pediatr (Rio J). 2021;97(3):302-8.
2. Sociedade de Pediatria de São Paulo. Departamento de Pediatria Ambulatorial. Fernandes TF (relator). Febre não é doença, é um sinal. Atualização de Condutas em Pediatria. Abril de 2019. Disponível em: https://www.spsp.org.br/site/asp/recomendacoes/Rec87_2.pdf. Acesso em: 16/07/2022.
3. Agyeman P, Kontny U, Nadal D, Leibundgut K, Niggli F, Simon A, et al. A prospective multicenter study of microbiologically defined infections in pediatric cancer patients with fever and neutropenia. Pediatr Infect Dis J. 2014;33(9):e219-25.
4. Mukkada S, Hakim H. Fever in neutropenia: time to re-evaluate an old paradigm? Lancet Child Adolesc Health. 2020;4(7):480-1.
5. Freifeld AG, Bow EJ, Sepkowitz KA, Boeckh MJ, Ito JI, Mullen CA, et al; Infectious Diseases Society of America. Clinical practice guideline for the use of antimicrobial agents in neutropenic patients with cancer: 2010 update by the infectious diseases society of america. Clin Infect Dis. 2011;52(4):e56-93.
6. Salstrom JL, Coughlin RL, Pool K, Bojan M, Mediavilla C, Schwent W, et al. Pediatric patients who receive antibiotics for fever and neutropenia in less than 60 min have decreased intensive care needs. Pediatr Blood Cancer. 2015;62(5):807-15.
7. Lehrnbecher T, Robinson P, Fisher B, Alexander S, Ammann RA, Beauchemin M, et al. Guideline for the Management of Fever and Neutropenia in Children With Cancer and Hematopoietic Stem-Cell Transplantation Recipients: 2017 Update. J Clin Oncol. 2017;35(18):2082-94.
8. Cerdeira Barreiro N, Santiago-García B, Casas I, Pozo F, Santos Sebastián M, Navarro M, et al. Detection of Respiratory Viruses in the Clinical Outcome of Children With Fever and Neutropenia. J Pediatr Infect Dis J. 2020;39(6):533-8.

SEÇÃO IX

EMERGÊNCIAS INFECCIOSAS

37

SEPSE E CHOQUE SÉPTICO

Bruno Espírito Santo de Araújo

OBJETIVOS

- ✓ Descrever a sepse pediátrica e o choque séptico pediátrico.
- ✓ Apresentar a abordagem e o tratamento do choque séptico na emergência pediátrica.

INTRODUÇÃO

Em pediatria, a sepse é uma das principais causas de busca pelos serviços de emergência e a principal causa de internação em unidade de terapia intensiva (UTI). A despeito das campanhas de abordagem sequenciadas e precoces da sepse (como "*surviving sepsis campaign*"), essa síndrome mantém índices de morte de até 8 a 9%,[1] nos pacientes previamente hígidos, e de até 26% naqueles com doenças crônicas, imunodeficientes e com doença oncológica.[2] Neste capítulo serão destacados o reconhecimento e a abordagem precoce da síndrome séptica na emergência, notadamente em sua primeira hora de abordagem.

A sepse pode ser definida como uma síndrome de resposta inflamatória sistêmica desencadeada por infecção. A partir de uma série de eventos pró-inflamatórios ocorridos após a exposição ao agente infeccioso, seja vírus, bactéria ou fungo, inicia-se uma cascata de produção de interleucinas pró-inflamatórias com ativação de inúmeros genes intracelulares e produção de proteínas, por exemplo, o fator nuclear NF kappa B e outras enzimas da membrana celular. Assim, o organismo invadido ativa genes para produção de proteínas de fase aguda como fator de necrose tumoral alfa (TNF-alfa), interleucina-6 (IL-6), interleucina-9 (IL-9) e outras que atuam em vários órgãos efetores supridos por tecido endotelial, tais como encéfalo, com desencadear de quadro de encefalopatia associada à sepse;[3] centro termorregulador hipotalâmico, com produção de febre e hipotermia; aparelho cardiovascular, com depressão miocárdica, vasodilatação e vasoconstrição; e aparelho renal, com clínica de insuficiência renal aguda, além de outros sistemas orgânicos do organismo. A sepse se mostra então como uma resposta inflamatória de ativação endotelial sistêmica, sem mecanismos contrainflamatórios eficazes.[4]

De acordo com os critérios de uma força-tarefa de especialistas reunidos para chegar a um consenso sobre as definições de sepse em pediatria,[5] definiu-se a sepse pela presença de pelo menos dois de quatro critérios clínico-laboratoriais associados à infecção, que são:

1. Febre (temperatura corporal > 38,5 °C) ou hipotermia (temperatura corporal < 36 °C).
2. Taquicardia (> 2 desvios-padrão [DP] para a idade).
3. Taquipneia (> 2 DP para a idade).
4. Hiperleucocitose, leucopenia (de acordo com a idade) ou aumento acima de 10% de neutrófilos imaturos.

Pelo menos um dos critérios deve ser febre ou alterações do leucograma.[6] A sepse grave, por sua vez, é a sepse associada a disfunção cardiovascular, síndrome do desconforto respiratório agudo (SDRA) ou duas das seguintes condições:[5-7]

- Disfunção neurológica na forma de coma: Escala de Coma de Glasgow (ECG) < 11, variação aguda no estado mental com queda do escore da ECG > 3 do valor basal.
- Disfunção renal com aumento da creatinina sérica maior que 2 vezes o limite superior para a idade ou aumento de 2 vezes da creatinina sérica basal.
- Disfunção hematológica com plaquetas < 80.000/mm^3 ou diminuição de 50% na contagem plaquetária do valor mais alto nos últimos 3 dias.
- Disfunção hepática com bilirrubina > 4 mg/dL ou transaminase glutâmico-oxalacética (TGO) 2 vezes acima do limite superior para a idade.

O evento culminante da sepse grave é o choque séptico, cujo diagnóstico de certeza é confirmado pela hipotensão. Importante destacar que o clínico não deve esperar a hipotensão para firmar o diagnóstico de choque séptico, já que sua presença é indicativa de efeito sistêmico tardio, de extrema gravidade fisiopatológica, e qualquer atraso na abordagem pode significar o óbito do paciente. Ver o Quadro 1 e a Tabela 1.

Quadro 1 Definição de sepse em pediatria de acordo com os critérios do Consenso Internacional de 2005

Sepse
Quadro de SRIS na presença de (ou como resultado de) infecção suspeita ou comprovada.

Infecção
Infecção suspeita (síndrome clínica associada com alta probabilidade de infecção) ou comprovada (mediante cultura positiva, identificação em exames microscópicos de tecidos ou testes de reação em cadeia de polimerase), causada por qualquer agente patogênico. Evidências de infecção incluem resultados positivos ao exame clínico, de imagem ou testes laboratoriais (p. ex., leucócitos em um fluido normalmente estéril do corpo, víscera perfurada, radiografia de tórax compatível com pneumonia, exantema petequial ou purpúrico ou púrpura fulminante).

SRIS
Dois ou mais dos seguintes parâmetros, **um dos quais deve ser alteração da temperatura ou do leucograma:**

- Temperatura central > 38,5°C ou < 36°C.
- Taquicardia, definida como uma frequência cardíaca média > 2 DP acima do normal para a idade, na ausência de estímulos externos; ou elevação persistente e inexplicável por outras causas por um período de 30 minutos a 4 horas OU, para crianças com < 1 ano de idade: bradicardia, definida como uma frequência cardíaca média abaixo do percentil 10 para a idade, na ausência de estímulo vagal externo, betabloqueador ou cardiopatia congênita; ou diminuição persistente inexplicável por um período > 30 minutos.
- Frequência respiratória média > 2 DP acima do normal para a idade, ou ventilação pulmonar mecânica indicada por um processo agudo não determinado por uma doença neuromuscular subjacente ou em consequência de anestesia geral.
- Leucometria aumentada ou diminuída para a idade (não secundária a quimioterapia – leucopenia induzida ou > 10% de neutrófilos imaturos).

Sepse grave
É a sepse associada à **disfunção cardiovascular** (PAS < P5% ou < 2 DP ou uso de aminas ou duas das seguintes: déficit de base > 5, lactato > 2xN, oligúria < 0,5 mL/kg/hora, enchimento capilar > 5 segundos, gap temp > 3°C), **SDRA** ou **duas das seguintes condições:**

- **Disfunção respiratória** (PaO_2/FiO_2 < 300 ou $PaCO_2$ > 65 ou > 20 mmHg acima do valor basal ou FiO_2 > 50% para SpO_2 > 92% ou ventilação mecânica invasiva ou VNI não eletiva).
- **Disfunção neurológica** na forma de coma – ECG < 11, variação aguda no estado mental com queda do escore da ECG > 3 do valor basal.
- **Disfunção renal** com aumento da creatinina sérica > 2 vezes o limite superior para a idade ou aumento de 2 vezes da creatinina sérica basal.
- **Disfunção hematológica** com plaquetas < 80.000/mm^3 ou diminuição de 50% na contagem plaquetária do valor mais alto nos últimos 3 dias.
- **Disfunção hepática** com bilirrubina > 4 mg/dL ou TGO 2 vezes acima do limite superior da idade.

DP: desvios-padrão; ECG: Escala de Coma de Glasgow; FiO_2: fração inspirada de oxigênio; $PaCO_2$: pressão parcial de CO_2; SDRA: síndrome do desconforto respiratório agudo; SpO_2: saturação de oxigênio; SRIS: síndrome de resposta inflamatória sistêmica; TGO: transaminase glutâmico-oxalacética; VNI: ventilação não invasiva.
Fonte: Goldstein et al., 2005.[5]

Tabela 1 Valores limítrofes (ponto de corte) para as variáveis utilizadas no diagnóstico da SIRS pediátrica

Idade	FC (bpm)*		FR (irpm)	PAS P5% (mmHg)	Leucócitos (/mm³)*
	Taquicardia	Bradicardia			
0 dia a 1 semana	> 180	< 100	> 50	< 59	> 34.000
1 semana a 1 mês	> 180	< 100	> 40	< 79	> 19.500 ou < 5.000
1 mês a 1 ano	> 180	< 90	> 34	< 75	> 17.500 ou < 5.000
> 1 a 5 anos	> 140	N/A	> 22	< 74	> 15.500 ou < 6.000
> 5 a 12 anos	> 130	N/A	> 18	< 83	> 13.500 ou < 4.500
> 12 a < 18 anos	> 110	N/A	> 14	< 90	> 11.000 ou < 4.500

* Os valores inferiores (FC, leucócitos) correspondem ao percentil 5%; os valores superiores correspondem ao percentil 95%.
bpm: batimentos por minuto; FC: frequência cardíaca; FR: frequência respiratória; irpm: incursões respiratórias por minuto; PAS: pressão arterial sistêmica.
Fonte: Goldstein et al., 2005.[5]

PROPEDÊUTICA

Aspectos de anamnese e diagnóstico

Uma anamnese direcionada e o exame clínico feito de forma rápida e objetiva ajudam a identificar a possível fonte de infecção e a estimar uma provável etiologia. Exemplificam as situações de hipoxemia com tosse e desconforto respiratório nas pneumonias graves; a presença de petéquias e lesões hemorrágicas nas púrpuras fulminantes (ex: meningococcemia); as lesões compatíveis com piodermites e abscessos cutâneos nas varicelas infectadas; bem como nos casos de sepse de foco abdominal, a presença de distensão e sinais de defesa peritoneal. Na sepse de foco urinário encontra-se história de disúria em escolares e adolescentes.

Dignas de nota são as mudanças hemodinâmicas que podem ser observadas na criança com clínica de choque séptico. Como já mencionado, a vasoconstrição periférica e o moteamento de pele aparecem mais comumente, embora em 25% dos casos se encontre vasodilatação, tal como visto em adolescentes e adultos. A bradicardia (frequência cardíaca – FC < 90) é um sinal de gravidade em lactentes, embora a taquicardia seja o achado clínico mais comum (FC > 160, em lactentes, e FC > 150, em crianças).

Esses achados clínicos relacionam-se ao diagnóstico de choque frio (vasoconstrição) e choque quente (vasodilatação). Tais características não se confirmam com procedimentos de aferição invasiva, com grandes discrepâncias entre os achados do médico e a monitorização hemodinâmica.[7] De qualquer maneira, é importante assegurar uma pressão de perfusão cerebral (PPC) que garanta um suprimento adequado de O_2 no nível tissular. A PPC tem estreita relação com o débito cardíaco (DC), em que DC = MAP (pressão arterial média) – PVC (pressão venosa central) / RVS (resistência vascular sistêmica). Esse mesmo princípio aplica-se nas medidas da perfusão da artéria renal (PAR), já que o rim recebe a maior contribuição do DC depois do cérebro. Assim, tem-se a PAR diretamente proporcional ao DC, e todo doente com choque séptico deve ter uma acurada monitorização de seu débito urinário por meio de cateterismo vesical e de medidas horárias da diurese.

Uma diurese adequada sinaliza um DC em recuperação. Assim que possível, mesmo na primeira hora recomenda-se a realização de ecocardiograma que informe sobre eventuais sobrecargas de volume, DC e fração de ejeção. O alvo será alcançar um índice cardíaco (IC) entre 3,3 e 6 L/minuto/m^2 de superfície corporal (SC), calculando: IC = DC / SC.

Um aspecto importantíssimo na apresentação clínica da sepse é a presença de sinais e sintomas de encefalopatia, ou seja, de encefalopatia associada à sepse (SAE). O diagnóstico de SAE apresenta-se nos casos de sepse sem foco definido em sistema nervoso central (SNC) como meningoencefalite, por exemplo.[8,9] Assim, uma criança que se apresenta com sinais de encefalopatia com foco séptico claramente definido extra-SNC, como uma pneumonia ou osteomielite, e que tem sintomas neurológicos, deve alertar o clínico sobre a possibilidade de estar diante de uma SAE. Essa condição se expressa por ampla variação do estado de consciência, desde discreta irritabilidade até o coma profundo. O fato é que a criança com sepse quase sempre apresenta alguma mudança comportamental que, quando associada à febre, deve servir como sinal de alerta para o médico.

Uma característica frequentemente encontrada na SAE é o *delirium* clínico, que tem como principal manifestação a perda da capacidade de fixar a atenção. Esse *delirium* poderá ser hipoativo, com a criança mais apática (maioria dos casos), ou hiperativo, com agitação e irritabilidade. Por vezes o paciente oscila, expressando períodos de irritabilidade e agitação com apatia (*delirium* misto).[2] Muitas vezes os sinais e sintomas da SAE precedem o choque e seu corolário de disfunção hemodinâmica.[2,8] Os pacientes com SAE têm prognóstico pior do que aqueles sem clínica de acometimento cognitivo, com maiores índices de mortalidade, maior tempo de internação e sequelas cognitivas e de *performance* intelectual de longo prazo após o evento séptico agudo.[2,8]

Recomenda-se a aplicação, na sala de emergência, de escalas para avaliação do estado de alerta do paciente séptico, como a Escala de Coma de Glasgow e ao menos uma escala de *delirium* de fácil aplicação, como a Escala Cornell, recentemente utilizada em grupos de pacientes pediátricos sépticos, sem doença em SNC.[9]

ABORDAGEM NA PRIMEIRA HORA DO CHOQUE

O novo consenso da força-tarefa de abordagem do choque séptico pediátrico traz como principal mudança a recomendação de construção de protocolos (em inglês, *bundles*) adaptados à realidade de cada serviço para aumento da eficácia na terapêutica,[5,7] que tem como foco seu tempo de implantação. Estamos diante de emergência clínica em que cada minuto é precioso e deve ser utilizado de maneira a aumentar a chance de sobrevida do paciente.[10,11]

Após o reconhecimento do choque e a possível identificação ou forte suspeita do agente etiológico, deve ser oferecido oxigênio suplementar (O_2) na forma de máscara com reservatório ou ventilação com pressão positiva por meio de pressão positiva contínua em via aérea (CPAP, abreviação de *continuous positive airway pressure*). A oferta de O_2 permite a diminuição do trabalho respiratório, e, no caso do CPAP, permite o aumento da capacidade pulmonar residual, o que por vezes previne a intubação traqueal. Segue-se a abordagem com a obtenção de acesso venoso, preferencialmente por via periférica, 2 acessos iniciais e do maior calibre possível para a idade (usar o "jelco"); nos casos de difícil acesso ou não obtenção do vaso em tempo hábil (aproximadamente 90 segundos), utiliza-se via intraóssea (IO).

Em nosso serviço dá-se preferência ao acesso IO na face tibial anterior, embora a literatura recomende também as superfícies cubitais e do fêmur. Não recomendamos a utilização de acessos venosos profundos de forma rotineira na abordagem inicial do choque na emergência pelo tempo demorado de obtenção, pela necessidade de profissional treinado e pelo risco de complicações (ex. pneumotórax). Nos casos em que há profissional treinado, a preferência será pelo acesso venoso femoral de mais fácil obtenção. Nas situações em que dispomos de ultrassom e de médico treinado na punção guiada, o acesso profundo poderá ser obtido nos casos que caminham para refratariedade à terapêutica com líquidos.

Após a canalização vascular ou IO, dosa-se a glicemia, e, se < 40 mg/dL, repor com *flush* de glicose a 10% – 2 mL/kg nos lactentes e pré-escolares ou 2 mL/kg de glicose a 25% nos escolares e adolescentes. Nas situações de cálcio iônico baixo (< 1), repor gluconato de cálcio 10% 1 mL/kg. Nesse momento se inicia a reposição volêmica na forma de alíquotas de 20 mL/kg de solução cristaloide (soro fisiológico ou ringer lactato) no período de 10 a 20 minutos.

Para conseguir a velocidade de infusão recomendada, devem ser utilizadas seringas de 20 mL preenchidas de solução cristaloide com aplicação de bolus ou *flushes* de infusão por profissional médico ou de enfermagem adequadamente treinado ou bombas infusoras com ajuste da velocidade. A infusão de cristaloides por via gravitacional é incapaz de atingir a velocidade de infusão adequada de líquidos no choque séptico.

De acordo com a última força-tarefa para abordagem do choque séptico em crianças, recomenda-se um volume final de até 60 mL/kg na primeira hora de abordagem do choque nos casos com hipotensão documentada.[7] Importante destacar que a reposição de líquidos de forma rápida (até 60 mL/kg na primeira hora) deverá ser feita nos pacientes com hipotensão arterial (PS < 50 mmHg em < 1 ano / PS < 60 mmHg entre 1 e 5 anos e PS < 70 mmHg em > 5 anos). Essa abordagem cuidadosa na reposição de líquido se deve ao fato de estudos recentes[7,9,12] terem demonstrado piora na mortalidade nas situações em que o líquido foi feito de forma indiscriminada com consequente sobrecarga volêmica.

Durante todo o período de ressuscitação volêmica devem ser observados sinais de resposta clínica, notadamente a busca de 5 objetivos, que são:

1. Pressão sistólica normal para a idade.
2. Recuperação do sensório.
3. Enchimento/perfusão capilar normal.
4. Débito urinário > 1 mL/kg/hora.
5. Normalização do lactato sérico.

O paciente será reexaminado várias vezes no curso da abordagem de reposição líquida, com atenção para o surgimento de qualquer sinal de sobrecarga de volume como aumento e rebaixamento do fígado, ausculta pulmonar com subcrepitantes, ritmo cardíaco em galope e cardiomegalia na radiografia de tórax. Caso o serviço disponha de profissional treinado no uso de ecocardiograma (ECO), a medida do enchimento da veia cava inferior poderá servir de parâmetro indicativo da suspensão da oferta de líquidos. Diante de qualquer desses achados a reposição volêmica será imediatamente suspensa e medidas de suporte inotrópico com aminas vasoativas e uso de diuréticos de alça (furosemida) devem ser implementadas.

Nessa primeira hora do choque, coletar culturas pertinentes ao caso (hemocultura, aspirado traqueal, urinocultura, líquor etc.), marcadores inflamatórios de fase aguda como proteína C reativa, hemograma, provas de função renal, hepática, coagulograma, íons e gasometria arterial. É fundamental que antibióticos com espectro de cobertura mais ampla possível para o caso sejam iniciados ainda na primeira hora terapêutica, pois o atraso no tratamento do agente infeccioso aumenta a cada hora em 8% o risco de morte nos casos de choque séptico.[6] Dessa forma, em hipótese alguma o paciente séptico deve ter o horário do antibiótico "aprazado" para esquemas de horário padronizados. Não se perde tempo em fazer o antibiótico, devendo o paciente deixar a sala de emergência para a UTI já com uma dose feita o mais rápido possível.[7]

Um aspecto importantíssimo na abordagem da sepse e do choque séptico consiste em buscar a fonte da infecção e drenar o foco. Essa situação vale para as drenagens de abscessos, derrames pleurais, retiradas e trocas de dispositivos como derivação ventriculoperitonial e retirada de acessos venosos em que há suspeita de serem o foco do choque.

Recomenda-se que o esquema antibiótico inicial contemple todos os agentes infecciosos possíveis na apresentação clínica do paciente. Nos casos de crianças previamente hígidas é indicado o início de uma cefalosporina de terceira geração ou quarta geração como ceftriaxona ou cefepime. Nas situações de forte suspeita de *Staphylococcus aureus* MRSA (resistente à meticilina), como nas pneumonias graves de comunidade (suspeitas de CA MRSA), acrescenta-se vancomicina ou linezolida. Nos casos de sepse de foco abdominal, associar clindamicina ou metronidazol. Naqueles doentes sépticos com neutropenia, além da cefalosporina de quarta geração (cefepime) ou carbapenem (p. ex., meropenem), fazer cobertura antifúngica como anfotericina B ou fluconazol. Nos pacientes com sepse de origem hospitalar, iniciar cefepime e vancomicina como abordagem na emergência. Nas situações de suspeita de encefalite com convulsões e alterações de comportamento, acrescentar também aciclovir, pela possibilidade de encefalite herpética. Com o resultado da cultura (habitualmente após 24 a 48 horas das coletas), o tratamento será direcionado de acordo com o agente isolado e o perfil de sensibilidade do antibiograma.

Nas situações de choque não responsivas a líquido em que o paciente persiste com distúrbio de perfusão ou hipotensão, recomenda-se a obtenção de acesso vascular profundo e pressão arterial média (PAM) invasiva.[5,7] Nesse ínterim, os medicamentos (aminas vasoativas) são feitos no acesso vascular periférico ou IO. Espera-se que nesse momento o doente já tenha sido transferido para UTI.

Sempre que possível, deve-se lançar mão de recursos tecnológicos como o ECO para melhor caracterizar o choque com medidas da fração de ejeção, débito cardíaco e índices de resistência e volume de cavas, já que a simples caracterização clínica do choque baseada no padrão da perfusão (choque quente – vasodilatado – ou choque frio – vasoconstrito) pode não traduzir a realidade hemodinâmica do doente.

As aminas são iniciadas de acordo com a clínica predominante e os achados do ECO (quando possível) nas situações em que não houve resposta a líquidos. Nessa primeira hora de abordagem usa-se preferencialmente adrenalina em doses beta-adrenérgicas (0,05 até 0,3 mcg/kg/minuto) nos casos de aumento da RVS e diminuição do DC (o paciente poderá apresentar-se com extremidades frias e moteamento cutâneo). Se houver hipotensão (comum nos pacientes vasodilatados com perfusão rápida – menor que 2 segundos), associa-se noradrenalina com dosagens iniciais de 0,1 a 0,5 mcg/kg/minuto. Nas situações de persistência da hipotensão, além de aumentar a dose da noradrenalina para doses mais alfa-adrenérgicas (0,6 até 1 mcg/kg/minuto), associar vasopressina em doses iniciais de 0,0005 até 0,002 U/kg/minuto.[13,14]

Habitualmente se chega à dose da noradrenalina até 1 mcg/kg/minuto antes de iniciar a vasopressina, porém, nas situações de hipotensão muito severa, essa associação poderá ser feita antes, quando se ultrapassa a dose de 0,7 mcg/kg/minuto de noradrenalina sem resposta na melhora da pressão sistólica.

Na ausência de resposta à adrenalina, na clínica de choque frio com paciente com extremidades geladas e moteamento cutâneo (DC baixo e aumento da RVS), utilizam-se inodilatadores como a milrinona ou vasodilatadores sistêmicos como nitroprussiato de sódio. Habitualmente, nessas situações se utiliza a milrinona nas doses entre 0,3 até 1 mcg/kg/minuto sem dose de ataque inicial. Além disso, muitas vezes se associa noradrenalina nas situações de hipotensão concomitante à clínica de choque frio.

Em relação à transfusão sanguínea, utilizamos o concentrado de hemácias em alíquotas de 10 mL/kg nas situações de hemoglobina menor que 7 g/dL nos doentes já estáveis ou nos casos de persistência de disfunção hemodinâmica com hemoglobina menor que 10 g/dL.[7]

Digna de destaque é a utilização da saturação de O_2 ($SATO_2$) venosa central como indicador de boa função miocárdica. Com a diminuição do débito cardíaco, ocorre aumento na extração de O_2 pelos tecidos e consequente diminuição da $SATO_2$. Valores de $SATO_2$ abaixo de 70% indicam grave disfunção miocárdica e são indicativos da necessidade de maior suporte inotrópico. Assim, após ser estabelecida uma adequada concentração de hemoglobina de 10 g/dL (mesmo que para tanto se recorra à hemotransfusão) busca-se uma $SATO_2$ de no mínimo 70%; caso a $SATO_2$ permaneça em valores baixos, utiliza-se adrenalina em doses beta-adrenérgicas (0,05 até 0,3 mcg/kg/minuto), ou inodilatadores como milrinona.

Para pacientes com disfunção tireoidiana documentada, deverá ser reposta a L-tiroxina via sonda nasogástrica nos casos de choque séptico. Usamos as dosagens sugeridas no artigo do Professor Piva[14] conforme as faixas etárias:

- 0 a 3 meses: 10 a 15 mcg/kg/dia.
- 3 a 12 meses: 6 a 10 mcg/kg/dia.
- 1 a 10 anos: 3 a 6 mcg/kg/dia.
- 10 a 16 anos: 2 a 4 mcg/kg/dia.

Ainda no manejo inicial do choque, vale considerar a elevada prevalência de insuficiência suprarrenal absoluta (como nos pacientes em uso crônico de corticoides e nas meningococcemias), e insuficiência adrenal relativa à sepse. Em ambas as situações o organismo é incapaz de fazer frente à demanda suprafisiológica da resposta adrenal, situação que perpetua o choque.

Nas situações de clínica de choque persistente em que é ultrapassada a dose de noradrenalina ou adrenalina > 0,7 mcg/kg/minuto ou nos casos de pacientes com risco de insuficiência adrenal como usuários crônicos de corticoides, fazemos reposição de hidrocortisona na dose de 100 a 150 mg/m^2 SC (superfície corpórea) ou 10 mg/kg feita ainda na primeira hora de terapêutica e manutenção de 150 mg/m^2 SC/dia de 6 em 6 horas. Espera-se que, nessa primeira hora de abordagem do choque séptico na emergência, o paciente esteja adequadamente oxigenado e ventilado, tenha recebido líquidos e aminas (caso necessário), antibióticos e, nos casos de refratariedade hemodinâmica, hidrocortisona.

Em todas as situações de choque séptico em que o doente permanece refratário a aminas vasoativas, procedemos à intubação orotraqueal e à obtenção de via aérea segura, mesmo que não esteja em insuficiência respiratória, com o objetivo de diminuir sua demanda metabólica e de garantir uma plena perfusão tissular (Figura 1).

DESAFIOS ATUAIS

Embora a mortalidade pelo choque séptico pediátrico tenha diminuído nas últimas décadas, ainda precisamos melhor compreender as particularidades da sepse em crianças, como o volume adequado de líquido a ser empregado, as melhores tecnologias de monitorização e medicamentos para um manejo hemodinâmico ótimo, a implantação de protocolos em tempo hábil pela urgência da situação e também as melhores abordagens para os pacientes de grupo de risco maior de morte, como os doentes com câncer e imunodeprimidos.

✓ CONCLUSÃO

Para que uma abordagem adequada seja realidade, é fundamental o treinamento periódico das equipes de médicos e enfermagem, por meio de simulações de situação de sepse grave e choque séptico em crianças e da construção de protocolos com atualizações frequentes baseados na literatura mais atual.

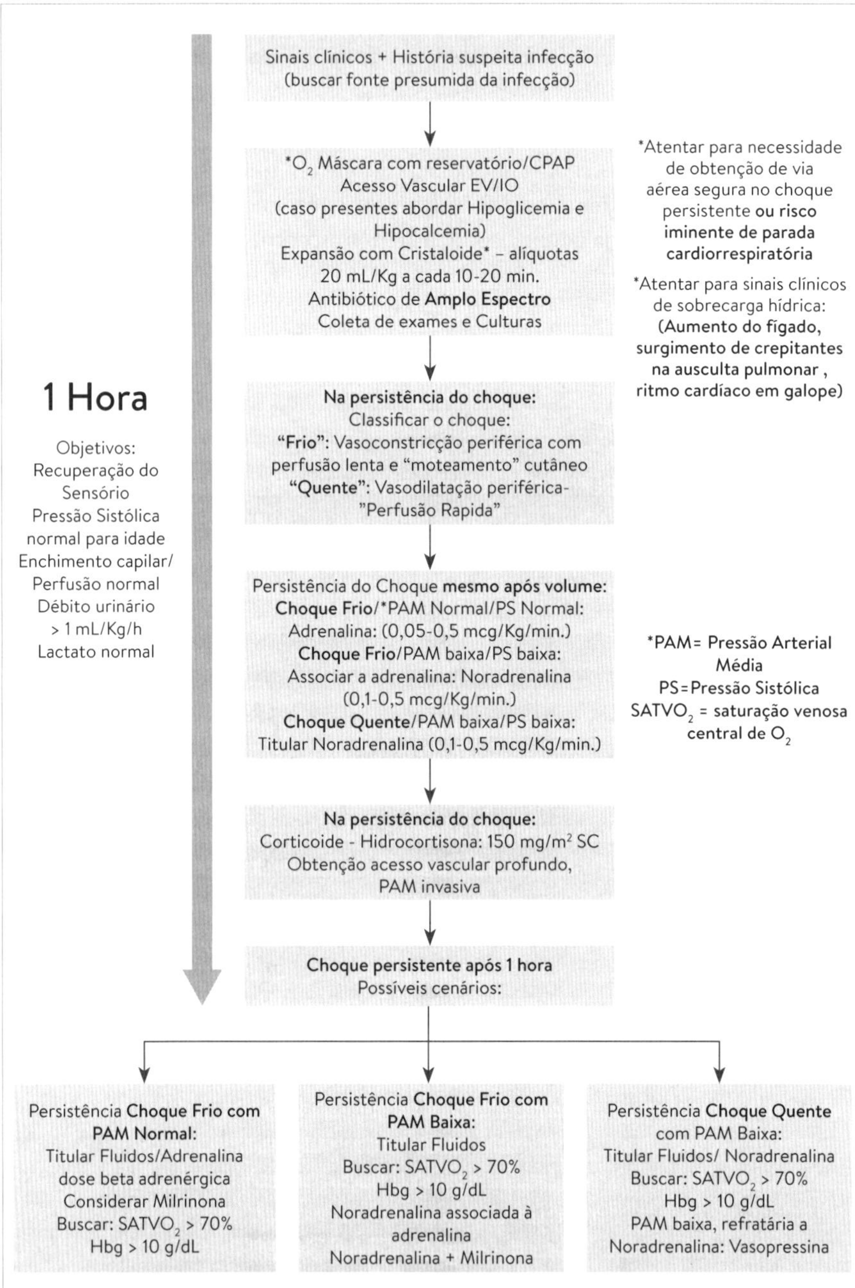

Figura 1 Abordagem do choque séptico - primeira hora.
Fonte: adaptado pelo autor a partir das referências e experiência dos serviços.

REFERÊNCIAS BIBLIOGRÁFICAS

1. Hartman ME, Linde-Zwirble WT, Angus DC, Watson RS. Trends in the epidemiology of pediatric severe sepsis. Pediatr Crit Care Med. 2013;14(7):686-93.
2. Rech L, Sousa ITE, Tonial CT, Piva JP. Epidemiology and outcomes of septic shock in children with complex chronic conditions in a developing country PICU. J Pediatr (Rio J). 2022;98(6):614-20.
3. Gofton TE, Young GB. Sepsis-associated encephalopathy. Nat Rev Neurol. 2012;8(10):557-66.
4. Armstrong BA, Betzold RD, May AK. Sepsis and septic shock strategies. Surg Clin N Am. 2017;97:1339-79.
5. Goldstein B, Giroir B, Randolph A; International Consensus Conference on Pediatric Sepsis. International pediatric sepsis consensus conference: definitions for sepsis and organ dysfunction in pediatrics. Pediatr Crit Care Med. 2005;6(1):2-8.
6. Dellinger RP, Levy MM, Rhodes A, Annane D, Gerlach H, Opal SM, et al.; Surviving Sepsis Campaign Guidelines Committee including the Pediatric Subgroup. Surviving sepsis campaign: international guidelines for management of severe sepsis and septic shock: 2012. Crit Care Med. 2013;41(2):580-637.
7. Weiss SL, Peters MJ, Alhazzani W, Agus MSD, Flori HR, Inwald DP, et al. Surviving sepsis campaign international guidelines for the management of septic shock and sepsis-associated organ dysfunction in children. Intensive Care Med. 2020;46(Suppl 1):10-67.
8. Cretin B, Collongues N, Philippi N, Blanc F. Encéphalopathie associée au sepsis, Revue Neurologique. 2011;167(3):195-204.
9. de Araújo BES, da Silva Fontana R, de Magalhães-Barbosa MC, Lima-Setta F, Paravidino VB, Riveiro PM, et al. Clinical features, electroencephalogram, and biomarkers in pediatric sepsis-associated encephalopathy. Sci Rep. 2022;12(1):10673.
10. Garcia PCR, Branco RG, Piva JP. Sepse na criança. In: Piva JP, Garcia PCR. medicina intensiva em pediatria. Rio de Janeiro: Revinter; 2005. p.65-86.
11. Ceneviva G, Paschall JA, Maffei F, Carcillo JA. Hemodynamic support in fluid-refractory pediatric septic shock. Pediatrics. 1998;102(2):e19.
12. Maitland K, Kiguli S, Opoka RO, Engoru C, Olupot-Olupot P, Akech SO, et a.l; Feast Trial Group. Mortality after fluid bolus in African children with severe infection. N Engl J Med. 2011;364(26):2483-95.
13. Almeida FJ, Alves MAJ. Reconhecimento precoce da sepse pediátrica. In: Marques SR, Berezin EN. Infectologia nas emergências pediátricas. São Paulo: Atheneu; 2018. p.75-90.
14. Garcia PCR, Tonial CT, Piva JP. Septic shock in pediatrics: the state-of-the-art. J Pediatr (Rio J). 2020;96(Suppl 1):87-98.

38

FEBRE SEM SINAIS LOCALIZATÓRIOS EM CRIANÇAS

Leila Freitas Xavier de Brito
Natalia Cochrane Martins

OBJETIVOS

- ✓ Atualizar a definição de febre sem sinais localizatórios (FSSL).
- ✓ Apresentar o manejo diagnóstico e terapêutico de acordo com a faixa etária.
- ✓ Descrever critérios para indicação de antibioticoterapia empírica em crianças com FSSL e risco de doença bacteriana grave.
- ✓ Enfatizar a importância da vacinação na abordagem da FSSL.

INTRODUÇÃO

Aproximadamente 25% de todas as consultas em pediatria nos serviços de emergência, consultórios ou ambulatórios se devem à febre como sintoma principal. Após história clínica e exame físico completos, na maioria dos casos de quadro febril, é possível identificar o foco e instituir as orientações terapêuticas adequadas, porém, em cerca de 20% dos casos, não há identificação do foco após a avaliação inicial.[1-3]

Febre é descrita como um aumento termorregulador da temperatura corporal acima do normal como resultado de uma resposta coordenada a uma patologia[4]. A febre sem sinais localizatórios (FSSL) é, por definição, aquela que dura menos de 7 dias, na qual, ao exame físico e anamnese detalhada, não se encontram quaisquer focos de doença, havendo, assim, necessidade, de acordo com a faixa etária, de investigação por meio de exames complementares, internação hospitalar ou apenas orientação para observação em nível ambulatorial, dependendo do quadro clínico. A maioria das crianças com FSSL tem doença infecciosa aguda autolimitada ou está em fase prodrômica de doença infecciosa benigna, porém um pequeno percentual corresponde a casos de doença bacteriana grave (DBG) ou potencialmente grave, que se define por ocorrência de infecção bacteriana em vários sítios, como: sangue, urina, líquido cefalorraquidiano, pulmão, pele, osteoarticular ou intestinal.[3,5,6] São consideradas DBGs as infecções do trato urinário (ITU), a bacteremia oculta (BO), a pneumonia e a meningite. A BO, por definição, é a presença de patógenos bacterianos encontrados em cultura de sangue em pacientes sem histórico, exames físicos ou laboratoriais sugestivos de infecção bacteriana.[5,6]

FISIOPATOLOGIA

A definição de temperatura corporal é algo delicado, pois, dependendo do sítio de aferição, ela pode variar em 1 °C ou mais, e essas variações regionais não possuem uma relação fixa umas com as outras. Além disso, mesmo em estado saudável, a temperatura corporal não é constante, e flutua de acordo com inúmeros fatores, como horário de aferição, atividade física, alimentação e fase de ciclo menstrual.[4] Os principais sítios de aferição de temperatura são: oral, retal, axilar e via membrana timpânica. Por conta da variação regional, cada uma dessas aferições apresenta seus níveis de normalidade. A via mais confiável para aferição de temperatura corporal é a retal, pois esta é a que mais se aproxima da temperatura interna corporal, sendo caracterizado como quadro febril quando acima de 38 °C. Essa via, porém, possui como desvantagem o desconforto causado ao paciente, e é contraindicada em pacientes com neutropenia, devido ao risco de doença invasiva causada por possível trauma em mucosa retal. A aferição por via axilar, apesar de menos confiável, é amplamente usada em nosso meio, sendo consideradas como febre temperaturas acima de 37,7 °C.[4,6,7]

Como definido anteriormente, a febre é tida como a elevação da temperatura corpórea em resposta a certos estímulos, dentre os quais é possível citar organismos patogênicos (bactérias, vírus ou fungos), fatores de ativação de reação inflamatória, autoanticorpos, imunocomplexos ou tumores. Esses estímulos, definidos como pirógenos exógenos, vão estimular a liberação de pirógenos endógenos na corrente sanguínea, que atuam via prostaglandinas no centro de termorregulação localizado no hipotálamo. Os pirógenos endógenos podem ser definidos como um grupo variado de proteínas produzidas pelo ser humano (interleucinas e citocinas), que compartilham entre si a propriedade de induzir febre.[4,6]

A febre pode causar alguns efeitos adversos no organismo, sendo o mais importante e mais preocupante a convulsão. Normalmente esse quadro vai ocorrer em crianças entre 6 e 30 meses de idade.[6,8] Alguns efeitos gerados pela febre, porém, podem ser tidos como benéficos ao organismo, por ajudarem na resposta imune do hospedeiro à infecção. São exemplos desses benefícios o aumento na migração de leucócitos, a produção de interferon e a transformação linfocitária e fagocitose. Além disso, a febre pode inibir o crescimento e sobrevivência de alguns agentes infecciosos.[4,6]

EPIDEMIOLOGIA

A real incidência de FSSL em crianças é difícil de ser mensurada. Sabe-se que pacientes entre 3 e 36 meses de idade são responsáveis por cerca de 50% dos atendimentos em Unidades de Pronto Atendimento, sendo que, destes, 15-25% correspondem à avaliação de quadros febris.[3,8] Dentro dos diagnósticos de FSSL, a presença de DBG em crianças abaixo de 3 meses gira entre 7 e 13%, estratificando-se da seguinte forma: de 0 a 29 dias, 13 a 20% dos casos correspondem à DBG; entre 30 e 59 dias, a incidência gira em torno de 11%; enquanto de 60 a 90 dias, 7%. Quando avaliada em pacientes entre 3 e 36 meses, essa taxa cai para cerca de 2%. A partir desses dados, pode-se concluir que quanto menor a idade, maior a incidência de DBG.[3,5,7,8]

Em relação à etiopatogenia, os germes causadores de DBG vão variar conforme a faixa etária. Assim sendo, em neonatos, os principais germes relacionados serão germes associados à sepse neonatal, dentre os quais destacam-se a *Escherichia coli* e os estreptococos do grupo B de Lancefield (GBS, do inglês *Group B Streptococcus)*. No entanto, também podem ocorrer infecções causadas por germes adquiridos na comunidade, como o *Streptococcus pneumoniae*, a *Salmonella* spp. e a *Neisseria meningitidis*.[6,8]

Infecções causadas pelo *Haemophilus influenzae* tipo b (Hib), que correspondiam a cerca de 19% das hemoculturas positivas antes da vacinação universal, diminuíram de forma drástica, chegando a apresentar taxas de 0% de positividade em alguns estudos.[6,9] Atualmente, o *Streptococcus pneumoniae* se torna o patógeno predominante. Entretanto, é importante ressaltar que, mesmo sendo o principal patógeno de DBG em crianças de 3 a 36 meses, a sua incidência também teve uma queda importante nas hemoculturas positivas após a introdução da vacina antipneumocócica no calendário de imunizações infantil.[6]

A infecção do trato urináro (ITU) é a principal causa de DBG, sendo responsável por uma quantidade significativa de casos de bacteremia. Cerca de 70% dos lactentes febris com ITU terão sinais de pielonefrite. Dentre os principais agentes causadores, encontram-se a *Escherichia coli*, a *Klebsiella* spp. e outras enterobactérias.[9-11]

Em pacientes não vacinados contra o pneumococo, 7% das crianças menores de 2 anos, febris, sem nenhum sintoma respiratório associado, vão apresentar pneumonia, porém alguns estudos apontam que esse valor pode chegar a 26%.[3,7]

PROPEDÊUTICA

Para a abordagem dos pacientes com FSSL, faz-se necessária a utilização dos critérios de Rochester, que procuram separar os lactentes abaixo de 3 meses em dois grupos: alto e baixo risco para DBG.[6] Para ser considerado de baixo risco, o lactente deverá preencher todos os critérios. O não preenchimento de apenas um dos critérios já caracteriza o lactente como de alto risco.[6,12] Os critérios são classificados como clínicos ou laboratoriais. São eles:

- Critérios clínicos: previamente saudável; nascido a termo e sem complicações durante hospitalização no berçário ou alojamento conjunto; sem aparência tóxica e sem evidência de infecção bacteriana ao exame; sem doença crônica.
- Critérios laboratoriais: contagem de leucócitos entre 5.000 e 15.000/mm^3; contagem absoluta de bastonetes abaixo de 1.500/mm^3; microscopia de sedimento urinário com contagem menor ou igual a 10 leucócitos/campo.

Nos pacientes com estado geral preservado, a abordagem de FSSL deve ser realizada de acordo com a faixa etária.[13,14] Em caso de comprometimento do estado geral, todos os pacientes, independentemente da faixa etária, deverão ser submetidos à coleta de hemograma, hemocultura, exame de urina tipo 1 ou Elementos Anormais do Sedimento (EAS), urinocultura, análise liquórica e radiografia de tórax, além de haver indicação de internação com antibioticoterapia empírica intravenosa.[3,8,13-15]

Entre 0 e 28 dias de vida

Todos os neonatos com quadro febril deverão ser submetidos à investigação laboratorial completa (hemograma, hemocultura, EAS, urinocultura, análise liquórica completa e radiografia de tórax), além de haver indicação de internação em Unidade Neonatal com monitorização, por serem imunoimaturos e terem exame físico inespecífico, existindo, assim, um maior risco de DBG (sepse precoce ou tardia). Todos deverão receber antibioticoterapia empírica intravenosa até o resultado de todas as culturas. Esta deve ser direcionada aos germes mais prevalentes nesta faixa etária (Gram-negativos e GBS), vide Figura 1.[3,7,13]

Entre 29 e 90 dias de vida

Nesta faixa etária, também há risco de DBG, e se a queixa for febre maior ou igual a 38 °C com exame físico sem foco infeccioso, recomenda-se coleta de hemograma, hemocultura, EAS e urinocultura. Em pacientes com alto

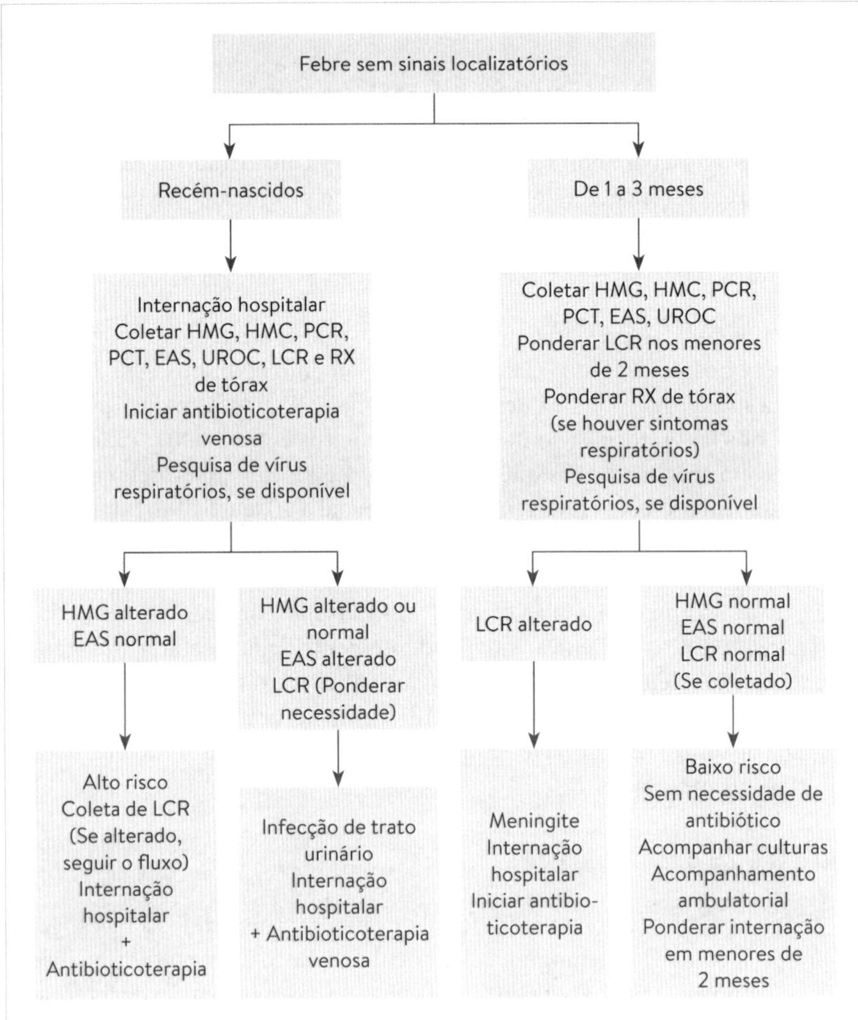

Figura 1 Febre sem sinais localizatórios em crianças de 0 a 3 meses.
HMC: hemocultura; HMG: hemograma completo; ITU: infecção do trato urinário; PCR: proteína C reativa; PCT: procalcitonina; RX de tórax: radiografia de tórax; UROC: urinocultura.
Fontes: Finkel, et al., 2021[1]; Simon Junior e Santos, 2018[3].

risco para DBG, deve ser incluído no *screening* análise liquórica e radiografia de tórax.[7]

A indicação de internação e antibioticoterapia empírica intravenosa ocorrerá apenas nos pacientes considerados como alto risco pelos critérios de Rochester.[6,8,12] Para os pacientes de baixo risco deverá ser feita observação e avaliação diária. Vide Figura 1.

Entre 3 e 36 meses de vida

Nesses casos, a propedêutica será baseada na temperatura. Em pacientes com temperatura acima de 39 °C, deve-se coletar, primeiramente, EAS e urinocultura. Caso o EAS apresente menos de 100.000 leucócitos/mL, deve-se coletar hemograma. Caso este exame apresente menos de 20.000 leucócitos/mL ou menos de 10.000 neutrófilos/mL, deverá ser realizada reavaliação diária do paciente. Caso esses parâmetros estejam alterados, o paciente deverá ser submetido à coleta de hemocultura e radiografia de tórax. Caso a radiografia seja normal, considera-se baixo o risco de BO, e a conduta será tomada de acordo com o *status* vacinal para Hib, pneumococo e meningococo. Caso a vacinação esteja incompleta, deverá ser iniciada antibioticoterapia empírica, com reavaliação diária até o resultado de culturas. Em caso de vacinação completa, o paciente poderá ser mantido sem antibiótico, com reavaliação clínica diária. Caso, durante o *screening*, o paciente apresente algum dos exames (EAS ou radiografia de tórax) alterado, deve-se iniciar antibioticoterapia empírica com cobertura para os principais germes de cada sítio. Vide Figura 2.[3,5,6]

DESAFIOS ATUAIS

Um dos desafios do pediatra emergencista frente à FSSL, principalmente nos lactentes maiores de 60 dias, é distinguir infecções bacterianas e virais[1,3] e avaliar a necessidade de antibioticoterapia para aquelas que podem evoluir para DBG. Embora existam testes para detecção viral rápida, que podem auxiliar no diagnóstico e na terapêutica adequada, existem algumas considerações:[1,3]

- Resultado de culturas e sorologias com resultados demorados.
- Se o teste para patógeno viral for positivo, não afasta coinfecção bacteriana.
- *Swabs* nasais ou de lavados nasais, cujo resultado seja positivo, podem ser por um agente "colonizador" e não infecção primária.

Outro desafio importante é adaptar a conduta ao perfil de seus profissionais e de clientela. Por exemplo, a disponibilidade de retorno para nova avaliação em 18 a 24 h depende da condição sociocultural da família, e se o serviço tem ambulatórios ou pediatras assistentes para este fim.[1,3,6]

ORIENTAÇÕES AOS PAIS

É muito importante explicar aos pais, principalmente àqueles que farão acompanhamento ambulatorial, por escrito, que o menor foi diagnosticado com FSSL,

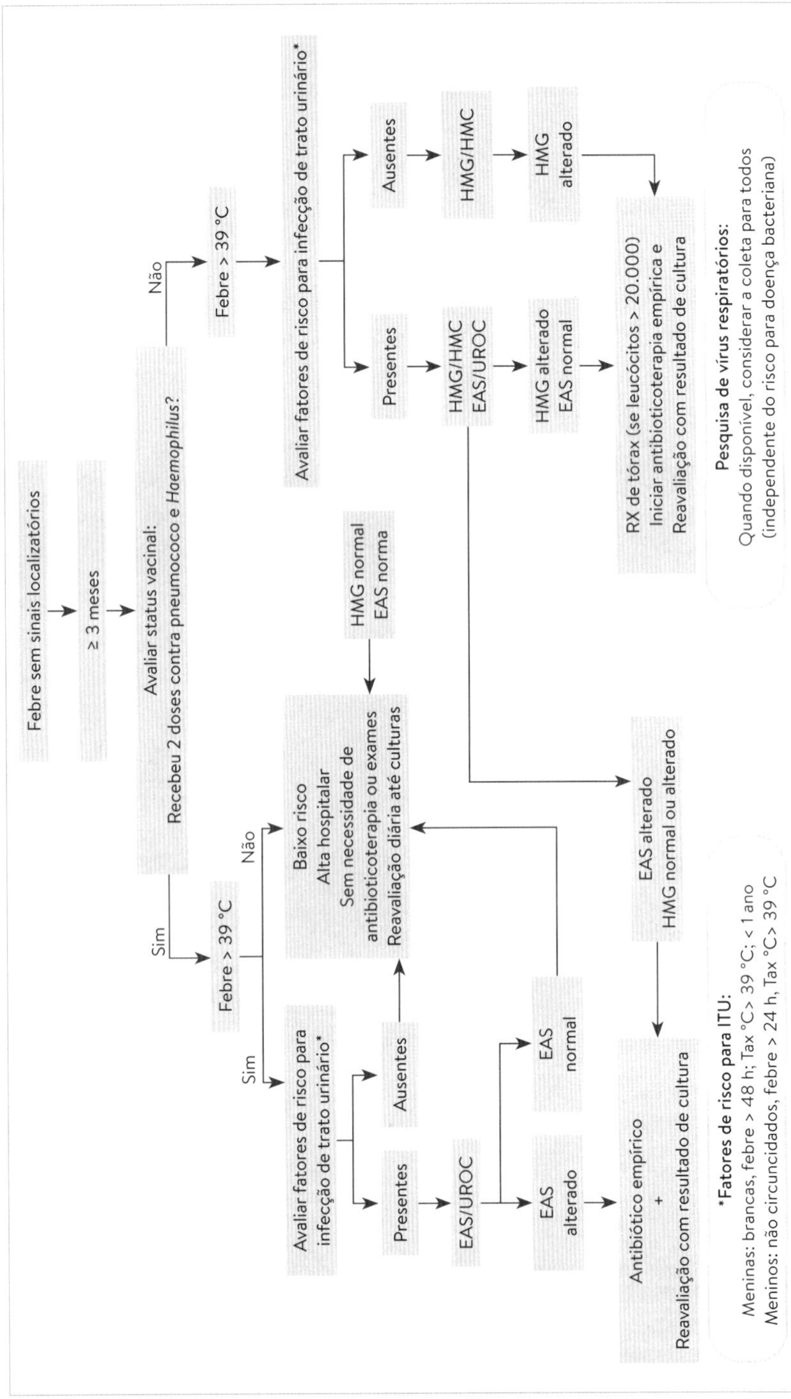

Figura 2 Febre sem sinais localizatórios em crianças acima de 3 meses.
HMG: hemograma completo; PCR: proteína C reativa; HMC: hemocultura; UROC: urinocultura; ITU: infecção do trato urinário; RX de tórax: radiografia de tórax.
Fontes: Finkel, et al, 2021;[1] Simon Junior e Santos, 2018.[3]

e que, após atendimento e coleta de exames, não foi possível identificar a causa da febre. Acrescentar que o menor deverá ser acompanhado clinicamente, de preferência a cada 18 a 24 horas, para nova avaliação clínica e para saber do resultado de culturas ou sorologias realizadas no serviço. É importante ressaltar a necessidade de retorno imediato à emergência pediátrica caso surjam sinais de alerta, tais como: prostração, recusa alimentar, irritabilidade, diminuição da diurese, vômitos, tosse ou dificuldade para respirar, assim como aparecimento de "manchas no corpo".[1,6]

Cabe lembrar que o seguimento ambulatorial, quando indicado, só poderá ser realizado se houver garantia desse seguimento.[1,3,6]

✓ CONCLUSÃO

A FSSL dura menos de 7 dias e a abordagem da criança com FSSL varia com estado vacinal, idade, presença de comorbidades, histórico, exame físico detalhado e interpretação de achados em exames complementares.

A dificuldade ao se deparar com diagnóstico de FSSL é diferenciar casos benignos (muitas vezes autolimitados) daqueles que, se não houver intervenção terapêutica correta, apresentam risco de evoluir para quadro infeccioso grave com alta morbimortalidade. A avaliação clínica cuidadosa e a reavaliação dessas crianças em 18 a 24 horas, quando não há necessidade de internar, são de extrema importância e devem ser sempre realizadas, obtendo êxito no custo e benefício no manejo desses pacientes.

REFERÊNCIAS BIBLIOGRÁFICAS

1. Finkel L, Ospina-Jimenez C, Byers M, Eilbert W. Fever Without Source in Unvaccinated Children Aged 3 to 24 Months: What Workup Is Recommended? Pediatr Emerg Care. 2021;37(12):e882-5.
2. Buendía JA, Guerrero Patiño D. Cost-effectiveness of procalcitonin for detection of serious bacterial infections in children presenting with fever without source. BMC Pediatr. 2022;22(1):226.
3. Simon Junior H, Santos E. Febre sem sinais localizatórios. In: Schwartzman C, Reis AG, Farhat SCL. Pediatria- Instituto da Criança Hospital das Clínicas: Pronto Socorro. 3.ed. Barueri: Manole; 2018. p. 523-40.
4. Ward MA. Fever: Pathogenesis and Treatment. In Feigin and Cherry's Textbook of Pediatric Infectious Diseases. 8.ed. v.1. Philadelphia: Elsevier; 2018. p. 83-7.
5. Palazzi DL. Fever Without Source and Fever of Unknown Origin. In Feigin and Cherry's Textbook of Pediatric Infectious Diseases. 8.ed. v.1. Philadelphia: Elsevier; 2018. p. 837-47.
6. Aronson PL, McCulloh RJ, Tieder JS, Nigrovic LE, Leazer RC, Alpern ER, et al; Febrile Young Infant Research Collaborative. Application of the Rochester Criteria to Identify Febrile Infants With Bacteremia and Meningitis. Pediatr Emerg Care. 2019;35(1):22-7.

7. American Academy of Pediatrics. Pantell RH, Roberts KB, Adams WG, Dreyer BP, Kuppermann N, O'Leary ST, Okechukwu K, Woods CR Jr; Subcommittee on Febrile Infants. Evaluation and Management of Well-Appearing Febrile Infants 8 to 60 Days Old. Pediatrics. 2021;148(2):e2021052228.
8. Hamiel U, Bahat H, Kozer E, Hamiel Y, Ziv-Baran T, Goldman M. Diagnostic markers of acute infections in infants aged 1 week to 3 months: a retrospective cohort study. BMJ Open. 2018;8(1):e018092.
9. Wilkinson M, Bulloch B, Smith M. Prevalence of occult bacteremia in children aged 3 to 36 months presenting to the emergency department with fever in the postpneumococcal conjugate vaccine era. Acad Emerg Med. 2009;16(3):220-5.
10. American Academy of Pediatrics. Subcommittee on Urinary Tract Infection, Steering Committee on Quality Improvement and Management, Roberts KB. Urinary tract infection: clinical practice guideline for the diagnosis and management of the initial UTI in febrile infants and children 2 to 24 months. Pediatrics. 2011;128(3):595-610.
11. Watt K, Waddle E, Jhaveri R. Changing epidemiology of serious bacterial infections in febrile infants without localizing signs. PLoS One. 2010;5(8):e12448.
12. Tan E, Braithwaite I, McKinlay CJD, Dalziel SR. Comparison of Acetaminophen (Paracetamol) With Ibuprofen for Treatment of Fever or Pain in Children Younger Than 2 Years: A Systematic Review and Meta-analysis. JAMA Netw Open. 2020;3(10):e2022398.
13. DonaireGarcia A, Burke B, Latifi SQ, Agarwal HS. Fever without a source in children with congenital heart disease. Cardiol Young. 2020;30(9):1353-5.
14. Esposito S, Rinaldi VE, Argentiero A, Farinelli E, Cofini M, D'Alonzo R, et al. Approach to Neonates and Young Infants with Fever without a Source Who Are at Risk for Severe Bacterial Infection. Mediators Inflamm. 2018;2018:4869329.
15. Trippella G, Galli L, De Martino M, Lisi C, Chiappini E. Procalcitonin performance in detecting serious and invasive bacterial infections in children with fever without apparent source: a systematic review and meta-analysis. Expert Rev Anti Infect Ther. 2017;15(11):1041-57.

39

DOENÇAS EXANTEMÁTICAS

Elisa Barroso de Aguiar

OBJETIVOS

- ✓ Conhecer os principais diagnósticos diferenciais que se manifestam com exantema na emergência pediátrica.
- ✓ Entender os principais pontos que devem ser abordados na anamnese e no exame físico para reconhecimento de sinais de alerta.
- ✓ Apresentar as indicações de investigação e tratamento na emergência.

INTRODUÇÃO

O aparecimento de erupção cutânea ou exantema, frequentemente associado à febre, é uma das queixas mais frequentes na emergência pediátrica. De acordo com o relatório de 2015 do *United States Centers for Disease Control and Prevention* (CDC), é a quinta queixa mais comum em pacientes menores de 15 anos.[1,2]

Um grande número de condições pode causar exantema em crianças, incluindo doenças infecciosas virais e bacterianas, vasculites e reações a fármacos.[1,3] Enquanto muitas dessas condições são benignas e autolimitadas, outras requerem exames complementares e tratamento específico na emergência, e algumas configuram verdadeiras emergências médicas, nas quais o reconhecimento e o tratamento rápidos são cruciais (Quadro 1).[4] A maioria das decisões relacionadas ao manejo dessas doenças será direcionada por sinais detectáveis na história e no exame físico.[1,5]

Este capítulo não pretende, portanto, esgotar os diagnósticos diferenciais das doenças exantemáticas e suas particularidades, mas destacar aqueles mais relevantes – em frequência, gravidade ou importância para a saúde pública – e, principalmente, facilitar o reconhecimento de características que distinguem condições benignas daquelas ameaçadoras à vida.

Quadro 1 Diagnósticos diferenciais de doenças exantemáticas na emergência

Doenças autolimitadas	Necessidade de exames, terapia específica na emergência e/ou hospitalização	Necessidade de terapia imediata e hospitalização	Doenças de importância em saúde pública – notificação compulsória
• Exantema viral inespecífico • Exantema súbito • Eritema infeccioso • Síndrome mão-pé--boca • Varicela • Sarampo • Síndrome mononucleose-*like* (EBV, CMV etc.) • Rubéola	• Escarlatina • Febre reumática aguda • Doença de Kawasaki • Artrite idiopática juvenil • Dengue grave • Vasculite por imunoglobulina A	• Doença meningocócica • Sepse • Síndrome do choque tóxico estafilocócico ou estreptocócico • Endocardite • Febre hemorrágica viral (por ex.: arboviroses) • Febre maculosa e outras riquetsioses • Farmacodermias: DRESS, síndrome de Stevens-Johnson, necrólise epidérmica tóxica • Síndrome da pele escaldada estafilocócica • SIM-P	• Sarampo e rubéola • Doença meningocócica • Arboviroses (dengue, zika, chikungunya, febre amarela) • Febre maculosa • Varicela grave

EBV: Epstein-Barr vírus; CMV: citomegalovírus; DRESS: reação à droga com eosinofilia e sintomas sistêmicos, do inglês *Drug Rash With Eosinophilia and Systemic Symptoms*; SIM-P: síndrome inflamatória multissistêmica – pediátrica.
Fonte: adaptado de Aebi, 2005.[4]

PROPEDÊUTICA

Uma abordagem sistemática é fundamental para que, frente ao grande número de doenças que podem se apresentar com exantema na emergência, seja possível um diagnóstico precoce e, principalmente, a instituição rápida de tratamento e isolamento, se necessários. Na maior parte dos casos, história e exame físico serão as principais ferramentas para estabelecer as etiologias mais prováveis no primeiro atendimento.[1,2]

Anamnese

Na história clínica, dados epidemiológicos e demográficos podem ser indicativos úteis. Algumas doenças exantemáticas se apresentam tipicamente em determinadas faixas etárias; o exantema súbito, por exemplo, é típico de lactentes, pois de 80 a 95% das crianças se infectam até os 3 anos de vida.[6] Complicações da faringite estreptocócica, como a febre reumática e a escarlatina, por outro lado, não são frequentes em menores de cinco anos.[3,6]

Muitas doenças exantemáticas apresentam padrão sazonal, como as enteroviroses – causas mais comuns de exantema morbiliforme na infância, mais frequentes no verão e no outono.[1,3] Além da sazonalidade, é importante conhecer a epidemiologia local do momento; no Brasil, por exemplo, destacam-se as epidemias de dengue[7] e de outras arboviroses, como febre amarela, zika e chikungunya. Da mesma forma, deve-se questionar sobre história de viagem recente e a epidemiologia do local visitado, assim como a exposição a contactantes sintomáticos em domicílio ou na creche e escola. A exposição a insetos, animais ou vida selvagem também deve ser investigada.[1-3]

Muitos dos diagnósticos diferenciais são doenças imunopreveníveis, como sarampo, rubéola e meningococcemia.[6] Assim, conhecer o histórico de imunizações do paciente é essencial.

Uma anamnese dirigida detalhada é fundamental para determinar as manifestações clínicas associadas ao exantema, como febre, tosse, edema e dor articular, adenopatia, vômitos, diarreia, conjuntivite, cefaleia e fotofobia.[2] Deve-se caracterizar cuidadosamente a temporalidade dos sintomas; no sarampo, por exemplo, o surgimento do exantema é precedido por um período prodrômico febril com manifestações respiratórias evidentes (tosse, coriza, conjuntivite) e, em alguns casos, um enantema patognomônico (manchas de Koplik).[1,6] No exantema súbito, a erupção cutânea surge classicamente com a defervescência, após dois a três dias de febre alta.[1,6]

Durante a anamnese, as características do exantema também devem ser estabelecidas: se é localizado ou generalizado, a região de início e a sequência de progressão, as características das lesões e a história de mudança de morfologia, os fatores de piora ou melhora, a presença de dor ou prurido, e o acometimento de mucosas.[1,2,8] O exantema do eritema infeccioso, por exemplo, se inicia em face, poupando a região perioral e gerando um aspecto de "face esbofeteada", que é seguido por uma lesão rendilhada em membros, que pode durar semanas, piorando com exposição ao sol, mudanças de temperatura e trauma.[1,3,6]

O uso recente de medicamentos, inclusive aqueles sem prescrição formal, deve ser cuidadosamente questionado para avaliação da possibilidade de farmacodermia.[2] A história de doença recente, como infecção pelo SARS-CoV-2, também deve ser questionada. Em adolescentes, é importante atentar para história sexual, visto que infecões sexualmente transmissíveis, como sífilis e gonococcemia, também podem cursar com exantema.[1,2]

Exame físico

O exame físico deve incluir uma avaliação cuidadosa do exantema, que pode se apresentar de diversas formas. Assim, deve-se determinar as características das lesões, sua distribuição, áreas de acentuação e áreas poupadas, acometimento de mucosa oral (enantema) e envolvimento ocular ou genital.[2,3]

O aspecto do exantema não é suficiente para definição diagnóstica; os padrões não são únicos a determinadas etiologias e muitos agentes podem apresentar exantemas com morfologias diversas;[3] entretanto, a classificação das lesões cutâneas pode ser útil para o raciocínio diagnóstico.[3,8]

As máculas são lesões planas menores que um centímetro, enquanto as pápulas são elevadas, palpáveis e menores que 0,5 cm; o exantema maculopapular é aquele que cursa com componentes maculares e papulares ao longo da doença. As lesões purpúricas são pápulas ou máculas que não desaparecem à digitopressão, pois resultam do extravasamento de células sanguíneas; quando possuem um a dois milímetros, são chamadas de petéquias. As vesículas são lesões elevadas, menores que cinco milímetros e preenchidas por fluído; quando maiores, constituem bolhas e, quando contêm pus, são denominadas pústulas. Por fim, o *rash* eritematoso difuso ou eritrodermia difusa caracteriza-se por vermelhidão cutânea difusa, semelhante à queimadura solar.[3,8]

Além da caracterização das lesões, o exame físico completo é determinante para avaliação diagnóstica e de gravidade. São sinais de alerta a presença de toxemia, hipotensão ou outros sinais de instabilidade hemodinâmica (como taquicardia na ausência de febre e distúrbios de perfusão capilar periférica), lesões em mucosa, dor intensa e história de uso recente de medicamentos ou imunossupressão. Exantemas petequiais, purpúricos ou com eritrodermia difusa devem sinalizar a possibilidade de doenças potencialmente graves, como meningococcemia, febre maculosa e farmacodermias.[1-3,5,8]

DIAGNÓSTICO

Os Quadros de 2 a 4 resumem as principais características epidemiológicas e clínicas dos principais diagnósticos frente a uma criança com febre e exantema, além da necessidade de exames complementares e terapêutica específica na emergência, de acordo com a apresentação morfológica mais frequente. Como citado anteriormente, a classificação pelo aspecto do exantema pode ser útil para o raciocínio clínico.[8]

Exantema maculopapular

É o tipo mais frequente de exantema, podendo ser causado por infecções virais (Quadro 2) e bacterianas, reações a medicamentos e outras etiologias não infecciosas (Quadro 3). A maior parte das doenças virais benignas e autolimitadas se manifesta com esse padrão. Esses pacientes encontram-se em bom estado geral, sem sinais de gravidade, frequentemente com sintomas de infecção de vias aéreas superiores ou gastrointestinais associados.[1] Os enterovírus, como coxsackievírus e echovírus, estão entre as principais causas desses quadros clínicos na faixa etária pediátrica.[1,3] Nessas situações, a realização de exames complementares na emergência é desnecessária.[1,4]

Em algumas situações, no entanto, a realização de exames complementares e terapia específica está indicada.[4] Mononucleose e escarlatina são patologias frequentes e se apresentam com febre, odinofagia e exsudato em orofaringe, além de exantema. Na escarlatina, a manifestação cutânea apresenta textura áspera típica, de "lixa"; na mononucleose, o exantema ocorre frequentemente após início de antibioticoterapia, e pode haver hepatoesplenomegalia. A pesquisa de anticorpos heterófilos (monoteste) e a presença de linfocitose atípica no hemograma podem auxiliar no diagnóstico da mononucleose, enquanto o teste rápido para pesquisa de antígeno de *Streptococcus pyogenes* em orofaringe é útil para o diagnóstico de escarlatina.[6]

Por fim, doenças potencialmente graves, como sarampo, doença de Kawasaki, farmacodermias, febre maculosa e meningococcemia, também podem apresentar lesões cutâneas com característica maculopapular.[1] Por isso, destaca-se novamente a necessidade de avaliação propedêutica cuidadosa para sinais de alerta, que indicarão a realização de exames complementares, tratamento na emergência e internação hospitalar.[5]

Eritrodermia difusa

Enquanto a eritrodermia difusa isolada pode ser vista em várias condições dermatológicas, como dermatite atópica, ictiose e psoríase, a eritrodermia associada à febre é particularmente preocupante. Essa apresentação, com frequência, está associada a doenças potencialmente graves, incluindo etiologias bacterianas, virais, mediadas por toxinas e relacionadas a medicamentos, com evolução para choque em até 45% dos casos (Quadro 4).[9]

A presença de sinal de Nikolsky positivo, ou seja, o deslocamento parcial ou total da epiderme perilesional após pressão, pode ser indicativo de doenças como síndrome da pele escaldada estafilocócica ou necrólise epidérmica tóxica (NET).[8] Na ausência desse sinal, alguns diagnósticos possíveis são a síndrome do choque

Quadro 2 Exantemas maculopapulares virais

	Sarampo	Rubéola	Eritema infeccioso	Exantema súbito (roséola)	Mononucleose infecciosa	Arboviroses
Agente	Vírus sarampo (*paramyxovirus*)	Vírus rubéola (*togavirus*)	Eritrovírus B19	Herpes vírus tipo 6 (HHV-6)	Vírus Epstein-Barr (EBV)	Vírus dengue, zika, chikungunya
Idade e sazonalidade	• Não vacinados • Menores de 5 anos: maior risco de complicações	Não vacinados	Escolares Inverno	6 meses – 3 anos	Adolescentes e adultos jovens Frequentemente subclínico em crianças pequenas	Epidemias (verão)
Transmissão e isolamento/ precaução	• Gotículas e aerossol - isolamento 4 dias antes a 4 dias após início do exantema • Taxa de ataque ~ 90%	Gotículas - até 7 dias após início do exantema	• Gotículas • Transfusional e vertical possível • Sem indicação de isolamento - após surgimento do exantema não é mais transmissível	Saliva e secreções respiratórias	Saliva	Vetores (mosquitos)
Clínica	• Pródromos (4 dias): febre, mal-estar, tosse, coriza, conjuntivite • Doença sistêmica piora até 2-3 dias após o aparecimento do exantema	• Frequentemente subclínico • Sintomas sistêmicos leves – febre baixa, linfadenopatia retroauricular e occipital, artralgia e artrite (adolescentes e adultos)	• Sintomas sistêmicos leves: febre baixa, mal-estar • Artralgia e artrite (< 10% em crianças, comum em adultos)	• Maioria subclínica • 20% apresentação clássica: febre alta por 24-72 h, seguida de exantema	Febre, prostração, mal-estar, anorexia, odinofagia, exsudato em orofaringe, linfonodomegalia, esplenomegalia, hepatomegalia	• Febre, mal-estar, cefaleia, dor retro-orbitária, mialgia, conjuntivite • Sinais de alarme: dor abdominal intensa, vômitos persistentes, hipotensão postural, hepatomegalia dolorosa, sonolência, irritabilidade etc.

(continua)

Quadro 2 Exantemas maculopapulares virais (*continuação*)

	Sarampo	Rubéola	Eritema infeccioso	Exantema súbito (roséola)	Mononucleose infecciosa	Arboviroses
Exantema	• Maculopapular eritematoso, início em cabeça e pescoço e progressão cefalocaudal e centrífuga • Desaparece na mesma sequência que apareceu, podendo ocorrer descamação furfurácea • Duração 2-4 dias • Enantema: manchas de Koplik – no período prodrômico	• Similar ao sarampo, mais róseo; progressão cefalocaudal mais rápida (em 24 h), durando em média 3 dias • Sinal de Forchheimer – petéquias ou pontos vermelhos no palato mole no período prodrômico ou no primeiro dia de *rash*	• 1-10 dias após início • Eritema de bochechas ("face esbofeteada") poupando as dobras nasolabiais, seguido de exantema macular simétrico, rendilhado, que ocorre no tronco e se espalha para braços, nádegas e coxas, poupando palmas e plantas • Recorrência por até 6 semanas, após trauma, exposição ao sol ou mudança de temperatura	• Clássico: após defervescência, mas pode ser concomitante à febre • Maculopapular rosa salmão • Início em pescoço, região retroauricular e tronco; progressão para extremidades proximais, podendo confluir • Em geral poupa face e extremidades distais • Duração de horas a dias • Pode ocorrer enantema (máculas eritematosas em palato mole)	• Até 20%, mais comum após antibioticoterapia • Mais comum em tronco, mas pode envolver extremidades	• Maculopapular difuso • Dengue: pode ser bifásico • Pode ser pruriginoso • Chikungunya: lesões vesicobolhosas atípicas em crianças

(*continua*)

Quadro 2 Exantemas maculopapulares virais (*continuação*)

	Sarampo	Rubéola	Eritema infeccioso	Exantema súbito (roséola)	Mononucleose infecciosa	Arboviroses
Complicações	• Até 30% • Alerta: persistência da febre após 72 h de início do exantema • Pneumonia, laringite, otite média, ulceração de córnea, cegueira, diarreia, encefalite • Impacto nutricional	• Encefalite (1:6000) • Trombocitopenia (1:3000) • Gestantes – síndrome da rubéola congênita	• Anemia aplástica em pacientes com anemia hemolítica crônica • Gestantes – perda fetal e hidropsia fetal	• Convulsão febril	• Hepatite, pneumonia, miocardite, anemia hemolítica autoimune, trombocitopenia e meningoencefalite • Esplenomegalia e rotura esplênica	• Manifestações hemorrágicas • Choque • Manifestações neurológicas • Chikungunya: artralgia crônica • Zika: malformação fetal
Exames complementares na emergência	• RT-PCR (urina ou sangue) e sorologia - notificação compulsória	• Sorologia - notificação compulsória	Não	Não	• Detecção de anticorpos heterófilos – monoteste (pode ser negativo em crianças pequenas e no início do quadro) • Linfocitose atípica	• Dengue: NS1, sorologia IgM e IgG • Hemograma (hemoconcentração, plaquetopenia) • Bioquímica conforme classificação de risco

(*continua*)

Quadro 2 Exantemas maculopapulares virais (*continuação*)

	Sarampo	Rubéola	Eritema infeccioso	Exantema súbito (roséola)	Mononucleose infecciosa	Arboviroses
Tratamento	• Antitérmico • Hidratação e suporte nutricional • Vitamina A	Sintomáticos	Sintomáticos	Sintomáticos	• Sintomáticos • Corticosteroides em casos selecionados de complicações • Afastamento de atividade física intensa e esportes de contato por no mínimo 3 semanas	• Hidratação oral ou venosa de acordo com classificação de risco • Manejo do choque
Vacina	• Sim • Bloqueio pós-exposição	Sim	Não	Não	Não	Dengue, após primeira infecção

RT-PCR: reação em cadeia da polimerase-transcriptase reversa em tempo real, do inglês reverse *transcription polymerase chain reaction*.
Fonte: autoria própria, adaptado de Muzundar, Rothe e Grant-Kels, 2019;[1] *American Academy of Pediatrics*, 2021.[6]

Quadro 3 Exantemas maculopapulares de etiologia não viral

	Escarlatina	Febre reumática aguda	Doença de Kawasaki	Síndrome inflamatória multissistêmica (SIM-P)
Agente	*Streptococcus pyogenes* (SGA) – exotoxinas eritrogênicas	*Streptococcus pyogenes* (SGA)	Etiologia desconhecida	Complicação de infecção por SARS-CoV-2
Idade	5-15 anos	5-15 anos	80% em < 5 anos	Maioria 6-12 anos
Transmissão e isolamento	Gotículas	Gotículas - complicação não supurativa de faringite por SGA	Não	• Covid-19: gotículas e aerossol • Em geral algumas semanas após infecção
Clínica	• Febre, mal-estar, odinofagia, exsudato em orofaringe • Língua em framboesa	• Critérios maiores de Jones: cardite, artrite, coreia, nódulos subcutâneos, eritema *marginatum* • Critérios menores: febre, artralgia	• Febre por 5 dias ou mais • 4 de 5 critérios: 1. Conjuntivite bilateral não exsudativa 2. Alteração oral (lábios eritematosos e fissurados, língua em framboesa, hiperemia de orofaringe) 3. Alteração de extremidades – edema e/ou eritema de mãos e pés – descamação periungueal subsequente 4. Linfadenopatia cervical – unilateral anterior, mínimo 1,5 cm 5. Exantema polimorfo • Outros: irritabilidade, letargia, dor abdominal, diarreia, vômitos, reativação de BCG, artralgia ou artrite • < 6 meses e > 6 anos – atenção para forma atípica (febre sem outra causa, sem todos os critérios)	• Febre persistente (4-6 dias) • Envolvimento multissistêmico - gastrointestinal, cardiológico, respiratório, neurológico, renal, hepático, hematológico • Odinofagia, conjuntivite, mialgia, linfadenopatia

(continua)

Quadro 3 Exantemas maculopapulares de etiologia não viral (*continuação*)

	Escarlatina	Febre reumática aguda	Doença de Kawasaki	Síndrome inflamatória multissistêmica (SIM-P)
Exantema	• 2 dias após início do quadro, duração até 1 semana • Eritematoso papular fino confluente com textura áspera, em lixa ou areia • Pode ser descamativo no final • Início em tronco e progressão para extremidades • Poupa face, palmas e plantas • Palidez perioral - sinal de Filatov • Acentuação em áreas flexoras – linhas de Pastia	Eritema marginatum (<6%) – lesões maculares transitórias com clareamento central, bordas serpiginosas, evanescentes	• Qualquer tipo – mais comum maculopapular eritematoso difuso, poupando face; vesicular não é comum • Frequente acentuação em região inguinal	• 45-75% dos casos • Diversos tipos e localizações descritas - frequentemente maculopapular, morbiliforme ou eritrodermia difusa
Complicações	• Febre reumática aguda • Glomerulonefrite difusa aguda pós-estreptocócica	• Cardite, falência cardíaca, rutura valvar	Aneurisma de coronárias	• Choque • Disfunção cardíaca • Arritmia • Disfunção orgânica

(*continua*)

Quadro 3 Exantemas maculopapulares de etiologia não viral (*continuação*)

	Escarlatina	Febre reumática aguda	Doença de Kawasaki	Síndrome inflamatória multissistêmica (SIM-P)
Exames complementares na emergência	• Teste rápido de antígeno estreptocócico (*swab* orofaringe)	• Provas inflamatórias (VHS e PCR) • ECG (aumento do intervalo PR) • Ecocardiograma (cardite) • Evidência de infecção prévia por SGA – ASLO ou anti-DNAse ou teste de antígeno ou cultura de orofaringe	• Provas inflamatórias (PCR e VHS) • Transaminases (aumento TGP), hemograma (anemia, trombocitose após o 7º dia, leucocitose), albumina (hipoalbuminemia), EAS (piúria estéril) • Ecocardiograma	• Hemograma • Provas inflamatórias • Ferritina • Troponina, pro-BNP • Eletrólitos, função renal e hepática, LDH • EAS • ECG • Ecocardiograma • Radiografia de tórax • Culturas • RT-PCR e sorologia para SARS-CoV-2
Tratamento específico	Antibioticoterapia - penicilina benzatina ou amoxicilina	• Antibioticoterapia para erradicação de SGA - penicilina benzatina • Alívio de sintomas e manejo conforme manifestação	• Imunoglobulina • AAS • Corticosteroides em casos refratários	• Manejo do choque • Antibioticoterapia de amplo espectro • Imunoglobulina e glicocorticoides
Vacina	Não	Não	Não	Sim

AAS: aspirina; ASLO: antiestreptolisina O; Covid-19: doença pelo coronavírus; EAS: elementos anormais do sedimento; ECG: eletrocardiograma; LDH: lactato desidrogenase; PCR: proteína C reativa; pro-BNP: pro-peptídeo natriurético cerebral; RT-PCR: reação em cadeia da polimerase-transcriptase reversa em tempo real, do inglês *reverse transcription polymerase chain reaction*; SARS-CoV-2: síndrome respiratória aguda grave – coronavírus 2; SGA: *Streptococcus* do grupo A; TGP: alanina-aminotransferase; VHS: velocidade de hemossedimentação.
Fonte: autoria própria, adaptado de Muzundar, Rothe e Grant-Kels, 2019;[1] *American Academy of Pediatrics*, 2021.[6]

tóxico[10] e a doença de Kawasaki.[8] Nesses casos, portanto, a realização de exames complementares, observação na emergência ou internação e terapia específica estão indicadas.

Quadro 4 Eritrodermia difusa

	Síndrome do choque tóxico	Síndrome da pele escaldada	Farmacodermia grave
Agente	*Streptococcus pyogenes* e *Staphylococcus aureus* produtores de toxinas	*Staphylococcus aureus* produtor de exotoxinas	Fármacos – sulfonamidas, beta-lactâmicos, AINEs, anticonvulsivantes, alopurinol
Idade	Qualquer idade	< 5 anos	Qualquer idade
Transmissão e isolamento	Contato	Contato	Não
Clínica	• Febre, hipotensão de inicio rápido e envolvimento de pelo menos 3 sistemas: gastrointestinal, muscular, renal, hepático, respiratório, hematológico ou neurológico • Exclusão de outras causas • Infecção de pele e partes moles associadas; pode ocorrer sem foco identificável • Hiperemia conjuntival	• Dor, febre, irritabilidade e inapetência • Sítio de infecção estafilocócica identificável ou não	• DRESS - linfadenopatia, hepatite, pneumonite, nefrite, febre, mal-estar, fadiga • AGEP - febre alta • SSJ/NET - febre, mal-estar, fadiga, odinofagia, disfagia, fotofobia, pneumonite
Exantema	• Eritrodermia difusa • Descamação de palmas e plantas após 1-3 semanas • Pode envolver mucosas	• Eritrodermia extensa e rapidamente progressiva, início em áreas intertriginosas • Sinal de Nikolsky positivo • Progressão para bolhas flácidas, erosões e descamação • Crostas e fissuras radiais periorais e perioculares • Ausência de lesões em mucosa	• DRESS - exantema maculopapular ou eritrodermia difusa; envolvimento de mucosa pouco frequente • AGEP - eritrodermia difusa e pústulas; envolvimento de mucosa pouco frequente • SSJ/NET - exantema macular coalescente, ou eritrodermia difusa, lesões bolhosas, Nikolsky positivo, envolvimento de mucosa muito frequente

(continua)

Quadro 4 Eritrodermia difusa (*continuação*)

	Síndrome do choque tóxico	Síndrome da pele escaldada	Farmacodermia grave
Complicações	• Choque, disfunções orgânicas • Mortalidade: 3-5% (estafilocócica), e 4-18% (estreptocócica)	• Infecção secundária • Sepse • Desidratação • Distúrbios eletrolíticos	• Desidratação • Distúrbios eletrolíticos • Choque e disfunção orgânica • Infecção secundária
Exames complementares na emergência	• Hemocultura e culturas de focos identificáveis • Laboratório e imagem para avaliação de disfunção de sistemas	• Cultura de lesões purulentas • Conforme necessário para manejo (eletrólitos, hemograma, provas inflamatórias etc.)	• Hemograma, provas inflamatórias, bioquímica • DRESS: eosinofilia, linfócitos atípicos, provas de função renal e hepática alteradas • AGEP: leucocitose com neutrofilia • SSJ/NET: linfopenia
Tratamento específico	• Ressuscitação volêmica • Manejo de falência orgânica • Debridamento cirúrgico de infecções profundas • Antibioticoterapia de amplo espectro (apresentação inicial semelhante a sepse) – penicilina resistente a inibidor de beta-lactamase ou cefalosporina de 4ª geração + vancomicina + clindamicina (inibição de síntese proteica)	• Antibioticoterapia venosa antiestafilocócica (oxacilina, vancomicina ou cefazolina) - avaliar associação de clindamicina • Hidratação venosa • Analgesia	• Descontinuação do fármaco • Manejo hidroeletrolítico • Antibioticoterapia de amplo espectro (infeccção secundária e/ ou diagnóstico diferencial com sepse e síndrome do choque tóxico)
Vacina	Não	Não	Não

AINEs: Anti-inflamatórios não esteroides; DRESS: reação à droga com eosinofilia e sintomas sistêmicos, do inglês *Drug Rash With Eosinophilia and Systemic Symptoms*; AGEP: pustulose exantematosa aguda generalizada; SSJ: Síndrome de Stevens-Johnson; NET: necrólise epidérmica tóxica.
Fonte: autoria própria, adaptado de *American Academy of Pediatrics*, 2021.[6]

Exantema vesicobolhoso

Doenças como varicela e a já erradicada varíola manifestam-se com exantema vesicobolhoso difuso e febre.[3,8] Na síndrome mão-pé-boca, a presença de vesículas se caracteriza pela distribuição em extremidades, membros e nádegas, frequentemente acompanhadas de úlceras orais.[3,6] Em 2022, vários casos de *monkeypox* ou varíola dos macacos, anteriormente restritos à África, foram registrados no mundo. Essa doença ainda pouco conhecida tornou-se, assim, mais um diagnóstico a ser considerado na emergência frente à presença de lesões vesicobolhosas, com notificação compulsória.

Na maior parte dos casos mencionados, o diagnóstico é clínico e o tratamento de suporte, exceto em pacientes imunossuprimidos ou com sinais de complicação, como infecção bacteriana secundária ou desidratação.

Exantema petequial ou purpúrico

Por fim, o exantema petequial e purpúrico palpável deve levar à consideração de hipóteses como meningococcemia, febre maculosa, endocardite bacteriana e vasculite por Imunoglobulina A, anteriormente denominada como púrpura de Henoch-Schönlein (Quadro 5).[8] Na presença de lesões não palpáveis, especialmente na ausência de febre, é importante avaliar plaquetopenia e considerar diagnósticos diferenciais não infecciosos, como púrpura trombocitopênica idiopática (PTI) e outras condições hematológicas. Petéquias também podem surgir por causas mecânicas, como tosse ou vômitos intensos, principalmente quando se apresentam acima da linha mamilar.[11,12]

Historicamente, a presença de febre e petéquias exigia avaliação imediata para infecção meningocócica, relatada inicialmente em 7-10% desses casos; estudos mais recentes, no entanto, reconhecem que a maioria tem etiologia viral, enquanto as causas bacterianas, como *Neisseria meningitidis, Haemophilus influenzae* e *Streptococcus pyogenes* são relativamente incomuns,[3,13] especialmente após o início da vacinação contra os dois primeiros. Assim, pode-se propor uma abordagem sistemática baseada na presença de sinais de alerta – queda do estado geral, letargia, enchimento capilar periférico prolongado, hipotensão, irritabilidade ou outros sinais de sepse – e exames laboratoriais.[12] Na presença de sinais clínicos de alarme, o paciente deve ser tratado imediatamente como meningococcemia e sepse suspeita. Na ausência de tais sinais, podem-se considerar diagnósticos alternativos (como causas mecânicas e hematológicas e vasculites), realizar exames complementares e observar de 4 a 6 horas. Caso não haja leucocitose ou aumento de PCR e não houver disseminação do exantema, evolução para púrpura ou deterioração do estado clínico, pode-se avaliar alta.[11,12]

Equimoses resultantes de infecção, por outro lado, não são comuns em crianças; quando ocorrem, em geral, são por bacteremia por *Neisseria meningitidis* com coagulopatia, ou outras causas bacterianas (*Staphylococcus aureus, Streptococcus pyogenes, Streptococcus pneumoniae*), febres hemorrágicas ou riquetsioses.[5,12,13]

Quadro 5 Exantemas petequiais e purpúricos

	Doença meningocócica	Febre maculosa
Agente	*Neisseria meningitidis*	*Rickettsia rickettsii*
Idade	Lactentes e adolescentes/adultos jovens	Qualquer idade
Transmissão e isolamento	• Gotículas • Isolamento até 24 h após o início de antibioticoterapia	Vetor: carrapato – história epidemiológica
Clínica	• Formas mais comuns: meningococcemia (35-40%), meningite (50%) ou ambas • Febre, calafrios, mal-estar, prostração, irritabilidade, náuseas, vômitos, recusa alimentar, mialgia, cefaleia, rigidez de nuca, sonolência, fotofobia	Febre, cefaleia, mal-estar, sufusão conjuntival, mialgia, dor abdominal
Exantema	• Inicialmente pode ser macular ou maculopapular • Progressão rápida (horas) para petequial ou purpúrico • Extremidades distais e tronco • Ocorre na maioria dos pacientes com meningococcemia	• Em geral 3-4 dias após início da febre • Início em extremidades (pulsos e tornozelos, depois palmas e plantas) e progressão centrípeta para braços, pernas, face e tronco • Inicialmente maculopapular eritematoso, podendo progredir para petequial e purpúrico
Complicações	• Mortalidade: 10-25% • Isquemia de membros • Coagulopatia • Choque • Artrite, miocardite, pericardite, endoftalmite • Sequelas em até 20% - perda auditiva, sequela neurológica, amputações, cicatrizes	• Trombocitopenia • Manifestações hemorrágicas • Mortalidade de até 40%
Exames complementares na emergência	• Hemocultura • Punção lombar – exceto se choque • Cultura de outros sítios de doença invasiva • Conforme necessário para manejo (hemograma, coagulograma, provas inflamatórias etc.)	• Culturas • Hemograma (trombocitopenia, leucopenia relativa), provas inflamatórias, bioquímica (aumento de transaminases) - conforme necessário para manejo clínico • Diagnóstico posterior - sorologia
Tratamento específico	• Antibioticoterapia – cefalosporina de 3ª geração • Expansão volêmica • Suporte hemodinâmico e ventilatório • Manejo de hipertensão intracraniana • Quimioprofilaxia para contatos	• Doxiciclina - necessidade de alto índice de suspeição
Vacina	Sim (C, B e ACWY)	Não

Fonte: autoria própria, adaptado de *American Academy of Pediatrics*, 2021.[6]

MANEJO

O tratamento dependerá da suspeita diagnóstica. Enquanto a maior parte das doenças exantemáticas virais tem evolução benigna e autolimitada, algumas das doenças expostas anteriormente requerem abordagem precoce e imediata.[4] Nas condições potencialmente graves, os exames complementares tornam-se essenciais, tanto para diagnóstico etiológico quanto para a definição de medidas de suporte. Em muitos casos, a definição etiológica só será realizada após alguns dias, com resultado de culturas e sorologias, dada a sobreposição de achados clínicos e laboratoriais iniciais.

Assim, a abordagem na emergência deverá considerar uma variedade de diagnósticos diferenciais, mas também reconhecer seu início similar. Na presença de sinais de alarme, portanto, deve-se proceder imediatamente à coleta de culturas e exames laboratoriais conforme a suspeita clínica, como hemograma, provas inflamatórias (VHS, PCR, procalcitona) e avaliação de acometimento multissistêmico (provas de função renal e hepática, enzimas hepáticas, gasometria arterial, EAS). Simultaneamente, deve-se instituir precocemente ressuscitação volêmica, suporte ventilatório e hemodinâmico e antibioticoterapia – que deve abranger as hipóteses de meningococcemia, sepse por outros germes e síndrome do choque tóxico estreptocócico e estafilocócico, além da febre maculosa, muitas vezes subdiagnosticada.[6,10,11] A dengue grave também pode se apresentar com choque ou manifestações hemorrágicas, demandando ressuscitação volêmica e suporte hemodinâmico.[6]

Outras condições também requerem tratamento específico ou hospitalização. Em casos de escarlatina, por exemplo, está indicada antibioticoterapia com penicilina para erradicação de estreptococos do grupo A, assim como na febre reumática aguda, que também exigirá a realização de ecocardiograma e manejo conforme as manifestações.[6] A doença de Kawasaki requer, além da realização de ecocardiograma, terapia específica com imunoglobulina.[6]

DESAFIOS ATUAIS

Graças aos programas de vacinação, a região das Américas foi considerada livre de sarampo em 2016. Desde 2018, no entanto, o aumento de casos no mundo e a queda da cobertura vacinal levaram a surtos em várias regiões do Brasil. Com alta taxa de ataque e complicações associadas à morbimortalidade importante, principalmente em menores de cinco anos e desnutridos,[6] essa doença imunoprevenível voltou a ganhar importância na prática pediátrica e deve ser sempre lembrada no diagnóstico diferencial das doenças exantemáticas.

Além da reemergência de doenças conhecidas, nos últimos anos observamos a emergência de condições novas, que fazem parte das possibilidades diagnósticas atuais no paciente com febre e exantema. A síndrome inflamatória multissistêmica em crianças temporalmente associada à Covid-19 (SIM-P) foi descrita em 2020 após o aumento de casos de doença similar à doença de Kawasaki em regiões após alta circulação de SARS-CoV-2.[14] A doença pode se apresentar de forma similar à síndrome do choque tóxico, com febre, hipotensão e comprometimento de múltiplos sistemas, incluindo manifestações cutâneas.[14]

Já em 2022, a ocorrência e disseminação da varíola dos macacos ou *monkeypox* em regiões sem circulação endêmica prévia da doença levou a Organização Mundial da Saúde a declarar emergência de saúde pública de importância internacional. O vírus causador, que ocorria de forma endêmica em países da África, é da mesma família do agente da varíola. As manifestações clínicas incluem febre, mialgia, adenopatia e um exantema característico, que se inicia com máculas, evoluindo com pápulas, vesículas, pústulas e crostas; assim, na infância, constitui um novo diagnóstico diferencial importante de doenças como varicela e síndrome mão-pé-boca. Dados sobre a doença em crianças ainda são limitados, mas evidência prévia de surtos em países africanos sugere maior gravidade em crianças pequenas.[15].

Por fim, doenças conhecidas tornam-se desafios terapêuticos com o surgimento de multirresistência a antibióticos. O aumento na incidência de infecções por *Staphylococcus aureus* resistente à meticilina (MRSA) e até à vancomicina (VRSA) representa um desafio crescente na abordagem das infecções estafilocócicas, incluindo a síndrome do choque tóxico descrita neste capítulo.[16]

ORIENTAÇÕES AOS PAIS

A presença de manchas no corpo é comum em crianças, e na maioria dos casos ocorre por doenças autolimitadas e benignas. No entanto, é importante a avaliação médica, que deve ser de urgência se houver febre, principalmente se associada a sinais como prostração, sonolência, irritabilidade, dor, vômitos ou recusa de líquidos. Observar e até fotografar as características e a evolução das manchas pode auxiliar o pediatra no diagnóstico.

Muitas das doenças potencialmente graves que causam manchas na pele são preveníveis por vacinas, dentre elas a doença meningocócica e o sarampo. Assim, manter o calendário vacinal da criança atualizado é a melhor forma de protegê-lo.

✓ CONCLUSÃO

Exantema, frequentemente associado à febre, é uma queixa comum na emergência pediátrica, e constitui um desafio pela ampla gama de diagnósticos diferenciais possíveis – desde doenças benignas e autolimitadas até doenças de progressão rápida e alta morbimortalidade. Assim, o reconhecimento de sinais de alerta na história e exame físico é crucial para a solicitação de exames complementares de forma oportuna e instituição precoce de tratamento, quando indicado.

REFERÊNCIAS BIBLIOGRÁFICAS

1. Muzumdar S, Rothe MJ, Grant-Kels JM. The rash with maculopapules and fever in children. Clin Dermatol. 2019;37(2):119-28.
2. Philopena RL, Hanley EM, Dueland-Kuhn K. Emergency Department Management of Rash and Fever in the Pediatric Patient (Infectious Disease CME and Pharmacology CME) Pediatr Emerg Med Pract. 2020;17(1):1-24.
3. Long SS, Prober CG, Fischer M (eds.). Principles and practice of pediatric infectious diseases. 5.ed. Philadelphia: Elsevier; 2018.
4. Aebi C. Exanthem als Leit--symptom beim febrilen Kind [Exanthema as a main symptom in the febrile child]. Ther Umsch. 2005;62(8):549-55.
5. Aber C, Alvarez Connelly E, Schachner LA. Fever and rash in a child: when to worry? Pediatr Ann. 2007;36(1):30-8.
6. American Academy of Pediatrics, Committee on Infectious Diseases, Kimberlin DW, Barnett ED, Lynfield R, Sawyer MH. Red book: 2021-2024 Report of the Committee on Infectious Diseases. 32.ed. Itasca, IL: American Academy of Pediatrics; 2021.
7. Campagna DS, Miagostovich MP, Siqueira MM, Cunha RV. Etiology of exanthema in children in a dengue endemic area. J Pediatr (Rio J). 2006;82(5):354-8.
8. Santistevan J, Long B, Koyfman A. Rash Decisions: An Approach to Dangerous Rashes Based on Morphology. J Emerg Med. 2017;52(4):457-71.
9. Byer RL, Bachur RG. Clinical deterioration among patients with fever and erythroderma. Pediatrics. 2006;118(6):2450-60.
10. Gossack-Keenan KL, Kam AJ. Toxic Shock Syndrome: Still a Timely Diagnosis. Pediatr Emerg Care. 2020;36(3):e163-5.
11. Waterfield T, Dyer EM, Lyttle MD. Fifteen-minute consultation: the child with a non-blanching rash. Arch Dis Child Educ Pract Ed. 2018;103(5):236-40.
12. Brogan PA, Raffles A. The management of fever and petechiae: making sense of rash decisions. Arch Dis Child. 2000;83(6):506-7.
13. Mandl KD, Stack AM, Fleisher GR. Incidence of bacteremia in infants and children with fever and petechiae. J Pediatr. 1997;131(3):398-404.
14. Jarvill T, Lauber P, Umaru S, Villalobos T, Yaeger SK. Challenges in Evaluating Pediatric Fever and Rash in the Era of COVID-19 and Multisystem Inflammatory Syndrome in Children (MIS-C). Cureus. 2022;14(1):e21764.
15. Centers for Disease Control and Prevention. Clinical Considerations for Monkeypox in Children and Adolescents. Atualizado em 22 de agosto de 2022. Disponível em: https://www.cdc.gov/poxvirus/monkeypox/clinicians/pediatric.html. Acesso em: 24 jan. 2023.
16. Laddis D, Khine H, Goldman DL. Fever and Rash: A Changing Landscape in the 21st Century. Clin Pediatr Emerg Med. 2008;9(4):244-9.

40

INFECÇÕES BACTERIANAS DE PELE E PARTES MOLES

Juliany Lima Estefan

OBJETIVOS

- ✓ Apresentar as principais infecções bacterianas da pele.
- ✓ Conhecer os diagnósticos diferenciais das infecções bacterianas da pele e partes moles.
- ✓ Indicar os sinais de gravidade e as opções de tratamento para cada caso.

INTRODUÇÃO

As infecções bacterianas da pele e das partes moles são comuns nas crianças e são motivos frequentes de atendimento no ambulatório e na emergência. Indivíduos de todas as faixas etárias, hígidos ou que apresentem comorbidades, podem ser acometidos. Esses quadros podem se apresentar de diversas formas, desde infecções superficiais limitadas, com acometimento exclusivo da pele, que podem ser controladas com antibióticos tópicos, até infecções mais profundas e graves que podem comprometer o estado geral e necessitar de internação para tratamento.[1] É muito importante diferenciar os casos que necessitam de atenção imediata, para evitar o agravamento e as complicações.

A pele normal e saudável oferece uma barreira protetora natural eficiente à invasão de patógenos. O comprometimento dessa barreira pode tornar um indivíduo suscetível às infecções. Condições que prejudicam a barreira cutânea, como abrasões, perfurações, incisões, queimaduras, dermatoses preexistentes, além de comorbidades, como desnutrição, diabetes mellitus e imunodeficiências congênitas e adquiridas, podem aumentar o risco do surgimento de infecções bacterianas cutâneas.[1,2]

O *Staphylococcus aureus* (*S. aureus*) é o agente mais frequentemente relacionado às infecções da pele e partes moles, causando infecções superficiais ou profundas e doenças relacionadas à ação de suas toxinas, seguido pelo *Streptococcus pyogenes*. O aumento dessas infecções coincidiu com o surgimento do *S. aureus* resistente à meticilina (MRSA). O *S. aureus* é uma bactéria comensal Gram-positiva que coloniza as narinas anteriores e outros sítios anatômicos, de aproximadamente um terço da população. As crianças com fatores de risco, como doenças crônicas, hospitalização ou cirurgia recente, colonização por MRSA documentada e uso prévio de antibióticos, têm maior tendência a infecções invasivas por MRSA do que crianças sem fatores de risco. A prevalência de MRSA na comunidade também tem um papel importante na escolha dos antibióticos.[3-5]

O período do verão favorece as infecções de pele, pois facilita a instalação e manutenção do microclima, calor e umidade, necessários para o desenvolvimento de agentes infecciosos.[4]

As infecções bacterianas podem ser divididas em primárias, nas quais a infecção ocorre na pele previamente saudável, e secundárias, quando há alguma lesão/dermatose prévia que facilita a infecção, como, por exemplo, a dermatite atópica e o prurigo estrófulo.

Nesses casos, é muito importante avaliar as características do paciente, idade, quadro clínico geral, presença de sintomas sistêmicos (febre, taquicardia, hipotensão), o grau de acometimento superficial ou profundo, a extensão local ou disseminada e a presença de comorbidades. Pacientes diabéticos, imunocomprometidos, recém-nascidos, aqueles com doença grave ou extensa ou que apresentem sinais de acometimento sistêmico, instabilidade hemodinâmica ou falha em tratamento tópico anterior devem ser tratados com antibioticoterapia sistêmica, oral ou até mesmo venosa. As recomendações sobre agentes antimicrobianos específicos irão variar, dependendo inclusive da prática local e das taxas de resistência.[5]

Outro ponto importante é que nem todos os pacientes que apresentam infecções bacterianas da pele de repetição apresentam imunodeficiência. É importante avaliar alguma dermatose de base como, por exemplo, dermatite atópica, escabiose e prurigo estrófulo, que seriam portas de entrada e dermatoses facilitadoras de uma infecção secundária, variando de um envolvimento exclusivo da pele, como impetigo, a uma infecção mais profunda do tecido subcutâneo, como celulite, erisipela, abscesso.[1]

S. aureus e *Streptococcus* do grupo A são os dois patógenos mais relacionados às infecções primárias e secundárias da pele.[2]

IMPETIGO

É uma das infecções bacterianas da pele mais comuns em crianças, especialmente entre 2 e 5 anos. É superficial e contagiosa. Existem duas formas, o impetigo bolhoso e o não bolhoso, sendo este último o mais comum. Em mais de 70%

dos casos, o impetigo não bolhoso é causado por *S. aureus* e *Streptococcus pyogenes*, e o impetigo bolhoso, pelo *S. aureus*. A formação de bolhas depende da produção de toxinas locais.[1,4]

Existem alguns fatores de risco para o surgimento de impetigo, dentre eles: dermatite atópica e outras causas de alteração da barreira cutânea, mordeduras, picada de inseto, alta umidade e má condição de higiene.

Clinicamente se caracteriza por pápulas eritematosas, vesículas ou pústulas que evoluem para crostas amarelas (melicéricas). Em geral, acometem face e extremidades. Sintomas sistêmicos como febre e linfadenopatia podem estar presentes. As lesões podem se espalhar por autoinoculação, por isso recomenda-se a limpeza constante das mãos e o corte das unhas.[1]

Em geral, tem curso benigno e autolimitado, mas pode evoluir com complicações como celulite, osteomielite, artrite séptica, pneumonia, sepse e glomerulonefrite pós-estreptocócica.[1]

O diagnóstico é essencialmente clínico e os diagnósticos diferenciais são herpes simples, herpes zóster, infecções fúngicas (*tineas*), varicela, queimaduras, bolhas por fricção, farmacodermias, dentre outros.[1,4]

O tratamento do impetigo depende do número e da localização das lesões, podendo ser realizado com antibiótico tópico nos casos de lesões superficiais e localizadas.[1] O Quadro 1 apresenta as vantagens do tratamento tópico.[1,2]

Quadro 1 Vantagens e desvantagens dos antibióticos tópicos

Vantagens	Desvantagens
1. Alta dose do fármaco na área alvo com limitada absorção sistêmica	1. Riscos de desenvolvimento de dermatite de contato alérgica ou por irritante
2. Entrega direcionada de medicamentos	2. Apenas indicado na infecção superficial
3. Pequenas quantidades utilizadas	3. Possibilidade de uso recorrente
4. Baixo custo	4. Possibilidade de contaminação após armazenamento
5. Não há interferência na flora microbiana intestinal	5. Potencial para absorção sistêmica e toxicidade, se aplicado equivocadamente em uma grande área
6. Menor risco de efeitos colaterais sistêmicos e toxicidade	
7. Fácil administração, especialmente para as crianças	

Fontes: Galli et al., 2019;[1] Bandyopadhyay, 2021.[2]

ECTIMA

É uma infecção piogênica da pele causada principalmente por *Streptococcus*; contudo, *Staphylococcus* também pode ser encontrado. A lesão característica é uma placa eritematosa com vesícula que evolui para uma úlcera coberta por crosta melicérica. Pode surgir a partir de um impetigo que não foi devidamente tratado. É frequentemente observada nas pernas, pés, coxas e nádegas e pode estar associada à febre e adenite satélite e pode deixar cicatrizes. O diagnóstico diferencial inclui leishmaniose cutânea e esporotricose. As complicações são semelhantes às do impetigo.[4]

FOLICULITE, ABSCESSO E FURÚNCULO

A foliculite é uma inflamação superficial ou profunda do folículo piloso causada por infecção, irritação química ou trauma/atrito. Clinicamente se caracteriza por lesões de pápulas e/ou pústulas foliculocêntricas. A foliculite estafilocócica é a foliculite infecciosa mais comum.[4]

Abscessos são caracterizados por uma coleção de pus acometendo epiderme, derme e tecido subcutâneo; em geral, o agente infeccioso é o *S. aureus* ou *Streptococcus*. Já os furúnculos se apresentam como pequenos nódulos que acometem o folículo piloso.[1]

Clinicamente, o abscesso se apresenta como um nódulo, endurecido, eritematoso, doloroso, muitas vezes encimado por uma pústula, podendo evoluir para uma lesão flutuante. Algumas lesões podem se apresentar com celulite ao redor e sintomas sistêmicos como febre, alteração do estado geral, aumento de marcadores inflamatórios e linfadenite. Os fatores de risco para desenvolver abscessos cutâneos incluem lesões cutâneas prévias, picadas de insetos e imunodeficiência.[1]

O diagnóstico de abscessos é principalmente clínico. Os diagnósticos diferenciais incluem cisto epidérmico infectado, esporotricose e hidradenite supurativa[1].

Deve-se avaliar a necessidade de drenagem da lesão e também ter atenção aos abscessos que recorrem no mesmo local; nesses casos, deve-se avaliar a presença de alterações locais, como cisto pilonidal, cisto epidérmico, hidradenite supurativa ou presença de corpo estranho.

CELULITE E ERISIPELA

A celulite e a erisipela são infecções agudas das partes moles, o diagnóstico precoce é essencial para o sucesso do tratamento. A celulite se caracteriza por lesão eritematosa, dolorosa, quente, com bordas mal delimitadas, já a erisipela também cursa com lesão eritematosa, endurada, dolorosa, porém as bordas são mais nítidas e, em geral, acomete membros inferiores e a face. A erisipela é geralmente causada pelo estreptococo β-hemolítico do grupo A.[4] É comum ter como porta de entrada da infecção um intertrigo, picada de inseto ou traumatismos da pele. Alguns pacientes podem apresentar sintomas sistêmicos e uma minoria pode desenvolver sepse, gangrena ou fasciíte necrosante.[6]

É possível citar como fatores predisponentes: obesidade, drenagem linfática alterada, aumento da fragilidade da pele, diabetes mellitus, e imunossupressão.[6] O diagnóstico é baseado nas manifestações clínicas e o tratamento inclui o manejo dos fatores predisponentes e o uso dos antibióticos sistêmicos, por via oral ou parenteral. A melhora clínica geralmente é observada nas primeiras 24-48 horas e até 72 horas após o início do tratamento. Na maioria dos casos, o quadro da celulite é leve e pode ser tratado com antibióticos orais. Os antibióticos parenterais são recomendados em pacientes com sinais de toxicidade sistêmica, localização na face, nos imunocomprometidos, com eritema rapidamente progressivo ou persistência ou progressão dos sintomas em 48-72 horas, apesar da terapia padrão. Recém-nascidos e crianças menores de 5 anos, que apresentam celulite periorbitária e orbitária com mais frequência, geralmente necessitam de internação e terapia intravenosa.[6]

O manejo terapêutico da erisipela consiste em antibioticoterapia e medidas gerais, como repouso e elevação do membro afetado. Os critérios para hospitalização incluem localização na face, sinais de gravidade local, como bolhas e necrose ou gravidade geral e presença de comorbidade.[4]

SÍNDROME DA PELE ESCALDADA ESTAFILOCÓCICA

A síndrome da pele escaldada estafilocócica, também conhecida como doença de Ritter, é uma alteração cutânea mediada por cepas produtoras de exotoxinas da espécie *Staphylococcus*, acomete principalmente crianças antes dos 6 anos de idade, mas também pode ocorrer em crianças mais velhas e adultos. É caracterizada por eritema, bolhas e descamação progressivos, especialmente nas áreas de fricção, crostas periorificiais e não há alteração das mucosas. É uma doença potencialmente fatal, sendo considerada uma emergência pediátrica. A mortalidade nas crianças é de aproximadamente 4%. O diagnóstico e o tratamento precoces são imperativos para reduzir a morbimortalidade dessa condição.[4,7]

O principal diagnóstico diferencial é necrólise epidérmica tóxica. O tratamento visa à erradicação do *S. aureus*, e geralmente requer hospitalização e antibióticos intravenosos. Pacientes que apresentam quadros com doença limitada podem ser tratados ambulatorialmente com antibióticos orais.[4]

PROPEDÊUTICA

Anamnese

Avaliar comorbidades, como diabetes mellitus, imunodeficiências, se há história de alguma dermatose (prurigo estrófulo, dermatite atópica, escabiose), uso de medicamentos e alterações do estado geral.

Exame físico

Avaliar alterações do estado geral (taquicardia, hipotensão, febre), lesões cutâneas com acometimento superficial ou profundo, localizado ou disseminado. Outro ponto importante é a localização das lesões, pois pode ser indicativo de internação hospitalar.

DIAGNÓSTICO

Essencialmente clínico, indicada a coleta de *swab* nasal para avaliar MRSA nos casos de infecção de repetição e/ou dermatoses preexistentes e/ou casos que não melhoram com a terapia usual. Pensar em diagnósticos diferenciais, como, por exemplo, infecção fúngica (*tinea* e esporotricose). É importante lembrar que algumas dermatoses podem cursar com vesículas e/ou pústulas, mas não decorrem de uma infecção bacteriana e, por isso, não necessitam de terapia com antibióticos, como, por exemplo, a acropustulose infantil, o eritema tóxico neonatal, a miliária, a melanose pustulosa transitória neonatal, dentre outras.

TRATAMENTO

O início do tratamento empírico leva em consideração a estratificação da gravidade, baseando-se na impressão clínica, e não deve ser postergado pela espera dos resultados dos exames laboratoriais confirmatórios, como cultura e antibiograma, buscando prevenir desfechos graves. Os antibióticos tópicos são indicados nos quadros superficiais e localizados de impetigo e foliculite, por exemplo. Já nos quadros mais profundos como celulite ou erisipela, ou quadros superficiais (impetigo e foliculite), porém extensos/disseminados, estão indicados os antibióticos sistêmicos.[2] No Quadro 2, é apresentada a indicação terapêutica para cada caso.

Os antibióticos parenterais são recomendados nos pacientes com sinais de toxicidade sistêmica (febre, taquicardia, hipotensão), nos imunocomprometidos, com eritema rapidamente progressivo ou persistência ou progressão dos sintomas em 48-72 horas, apesar da terapia padrão.[6]

A neomicina é um antibiótico tópico amplamente utilizado, mas tem como evento adverso a dermatite de contato alérgica, que é relativamente frequente, e a resistência bacteriana não é incomum, devendo ser evitada.[2]

Nos quadros que não melhoram, mesmo com a correta indicação e adesão ao tratamento, deve-se rever o diagnóstico, o agente etiológico, avaliar a infecção por MRSA, presença de dermatose prévia e não aumentar o tempo de tratamento, uma vez que quadros não responsivos a 7 dias de um antibiótico, muito pro-

Quadro 2 Tratamento das infecções bacterianas da pele e partes moles

Diagnóstico	Tratamento
Impetigo	Quadros localizados, superficiais e com poucas lesões: mupirocina 2% pomada ou ácido fusídico 2% creme, nas lesões 2 a 3 vezes ao dia por 7 a 10 dias (até a resolução completa das lesões). Quadros extensos e/ou com acometimento profundo: antibióticos orais, cefalosporinas (cefalexina) por 7 dias e, se for necessário tratamento parenteral, oxacilina. Em casos de MRSA: sulfametoxazol + trimetoprim ou clindamicina por 7 dias.[1]
Ectima	Tratamento com antibióticos orais, como uma cefalosporina (cefalexina) por 10 dias.[4]
Foliculite, abscesso e furúnculo	O tratamento da foliculite localizada e superficial e do furúnculo isolado e pequeno pode ser feito com antibióticos tópicos, ácido fusídico ou mupirocina, 2 a 3 vezes ao dia por 7 a 10 dias. Não se devem espremer as lesões e a drenagem cirúrgica pode ser indicada na fase de flutuação. Nos furúnculos maiores, foliculites extensas e abscessos, está indicada a antibioticoterapia sistêmica: cefalosporinas de primeira geração e, nos casos de MRSA, sulfametoxazol + trimetoprim ou clindamicina por pelo menos 7 dias nos casos não complicados e vancomicina nos casos complicados (acometimento extenso, sinais de toxicidade e imunocomprometidos).[4]
Celulite	A terapia antimicrobiana empírica deve ser iniciada o mais rápido possível. O tratamento da celulite periorbitária e orbitária deve envolver uma equipe multidisciplinar, incluindo oftalmologista e otorrinolaringologista. Antibióticos intravenosos de amplo espectro são indicados.[1]
Erisipela	O tratamento de escolha é penicilina oral ou penicilina parenteral. Pacientes sem sinais de gravidade local ou geral podem ser tratados por via oral com amoxicilina, 10 a 14 dias. Nas formas graves, antibióticos intravenosos, penicilina G ou cefazolina.[4] A terapia antimicrobiana empírica deve ser iniciada o mais rápido possível.[1]
Síndrome da pele escaldada estafilocócica	Tratamento empírico imediato com antibiótico antiestafilocócico intravenoso, como oxacilina. Se não há melhora, pensar em MRSA e iniciar vancomicina.[7]

Fontes: Galli et al., 2019;[1] Empinotti, et al., 2012;[4] Leung, et al., 2018.[7]

vavelmente não responderão a 10 ou 14 dias com o mesmo medicamento, nestes casos, a conduta adequada é a troca do antibiótico.

Considerar a descolonização para abscessos recorrentes por *S. aureus*: mupirocina na narina anterior duas vezes ao dia por 5 dias, banho uma vez ao dia com clorexidina degermante por 5 dias e descontaminação diária de itens pessoais.[5]

DESAFIOS ATUAIS

A resistência bacteriana está em constante evolução e ocorre como reflexo dos hábitos de uso dos antibióticos em cada comunidade. Sendo assim, os padrões de resistência variam entre ambientes e regiões geográficas. É importante conhecer o padrão de resistência de cada local e realizar a prescrição do tratamento adequado para minimizar os riscos.

ORIENTAÇÕES AOS PAIS

Os pais devem ser orientados a manter as unhas da criança curtas e limpas, a não espremer as lesões nodulares, além de estarem atentos à evolução da doença, ao surgimento de sintomas gerais associados à piora do estado global e/ou piora das lesões apesar do tratamento correto. Nesses casos, é essencial o retorno para reavaliação do diagnóstico e da conduta.

✓ CONCLUSÃO

As infecções bacterianas da pele e partes moles podem diferir em apresentação clínica, etiologia microbiana e gravidade. Nesse contexto, é fundamental reconhecer as manifestações e fatores predisponentes para o diagnóstico correto e indicação do melhor tratamento para cada caso, seja tópico ou sistêmico. Avaliar se, além do quadro cutâneo, está associada sintomatologia sistêmica com necessidade de internação e antibioticoterapia parenteral. Nos casos em que o tratamento ambulatorial estiver indicado, o paciente deve receber as orientações corretas, inclusive retornar em caso de não resolução ou piora do quadro. Avaliar a presença de dermatose prévia e tratá-la, além do tratamento da infecção secundária, pois alterações da barreira cutânea podem facilitar quadros de infecções de repetição.

É muito importante a indicação do antibiótico na via, dose e tempo corretos. A resistência bacteriana é uma realidade e está em constante evolução com variações entre ambientes e regiões geográficas, sendo a prescrição adequada uma das formas para minimizar seus riscos.

REFERÊNCIAS BIBLIOGRÁFICAS

1. Galli L, Venturini E, Bassi A, Gattinara GC, Chiappini E, Defilippi C, et al. Common Community-acquired Bacterial Skin and Soft-tissue Infections in Children: an Intersociety Consensus on Impetigo, Abscess, and Cellulitis Treatment. Clin Ther. 2019;41(3):532-51.e17.
2. Bandyopadhyay D. Topical Antibacterials in Dermatology. Indian J Dermatol. 2021;66(2):117-25.
3. Yusuf S, Hagan JL, Adekunle-Ojo AO. Managing Skin and Soft Tissue Infections in the Emergency Department Observation Unit. Pediatr Emerg Care. 2019;35(3):204-8.
4. Empinotti JC, Uyeda H, Ruaro RT, Galhardo AP, Bonatto DC. Pyodermitis. An Bras Dermatol. 2012;87(2):277-84.

5. Creech CB, Al-Zubeidi DN, Fritz SA. Prevention of Recurrent Staphylococcal Skin Infections. Infect Dis Clin North Am. 2015;29(3):429-64.
6. Ortiz-Lazo E, Arriagada-Egnen C, Poehls C, Concha-Rogazy M. An Update on the Treatment and Management of Cellulitis. Actas Dermosifiliogr (Engl Ed). 2019;110(2):124-30.
7. Leung AKC, Barankin B, Leong KF. Staphylococcal-scalded skin syndrome: evaluation, diagnosis, and management. World J Pediatr. 2018;14(2):116-20.

41

ARBOVIROSES

Tânia Petraglia
Charbell Miguel Haddad Kury

OBJETIVOS

✓ Reconhecer as arboviroses: dengue (DENV), febre chikungunya (CHIKV), zika (ZKV) e febre amarela (FA) como entidades mórbidas responsáveis por diferentes espectros clínicos na criança.
✓ Compreender aspectos fisiopatológicos, clínicos, diagnósticos e terapêuticos das arboviroses.
✓ Acrescentar instrumentos para diagnóstico diferencial entre as arboviroses e outras condições clínicas.

INTRODUÇÃO

O conceito atualmente aceito pela medicina de viagem para as doenças emergentes e reemergentes trata do reaparecimento inevitável de doenças infecciosas erradicadas em um território ou a introdução de novas doenças até então desconhecidas. São exemplos dessas doenças as arboviroses, como dengue (DENV), chikungunya (CHIKV) e zika (ZIKV), que são endêmicas no Brasil e podem ocasionalmente se manifestar por surtos e epidemias.[1] Essas três arboviroses urbanas serão retratadas neste capítulo em paralelo, enquanto a febre amarela será abordada em separado por questões didáticas.

A maioria das infecções virais transmitidas por artrópodes (arbovírus) é subclínica. A doença sintomática geralmente se manifesta como uma de três síndromes clínicas primárias possíveis: doença febril generalizada, doença neuroinvasiva ou febre hemorrágica. A febre hemorrágica pode ser causada por alguns arbovírus, como os vírus da dengue e da febre amarela. Após vários dias como uma doença febril inespecífica, o paciente pode desenvolver sinais evidentes de hemorragia e choque. A febre amarela e seus desfechos mais graves de febre hemorrágica e choque tem uma alta taxa de mortalidade e pode ser confundida com outras febres hemorrágicas virais, que podem ocorrer nas mesmas áreas geográficas. Essas interfaces de sinais e sintomas entre as várias arboviroses torna o diagnóstico um desafio, principalmente em crianças de tenra idade, o que valoriza a importância dos dados epidemiológicos regionais para a suspeição do diagnóstico.[2]

DENGUE, CHIKUNGUNYA E ZIKA

Se por um lado o DENV e o ZIKV pertencem ao gênero *Flavivírus*, o CHIKV trata-se de um *Alphavirus*. Os três arbovírus podem ser transmitidos por mosquitos do gênero *Aedes*, apesar de outras formas de transmissão já terem sido documentadas. O Quadro 1 contempla as principais características taxonômicas, virológicas e genômicas das arboviroses.

Quadro 1 Diferenças taxonômicas, virológicas e genômicas das arboviroses

Características	Dengue	Chikungunya	Zika
Genoma	RNA fita simples – 10.700 nucleotídeos	RNA fita simples - 11.825 nucleotídeos	RNA fita simples - 10.794 nucleotídeos
Proteínas estruturais	C (core); prM/M (membrana); E (envelope)	C (core); PE1; PE2; PE3; 6K	C (core); prM/M (membrana); E (envelope)
Proteínas não estruturais	NS1, NS2A, NS2B, NS3, NS4A, NS4B, NS5	NSP1, NSP2, NSP3, NSP4	NS1, NS2A, NS2B, NS3, NS4A, NS4B, NS5
Envelope/ simetria	Presença de envelope/ simetria icosaédrica	Presença de envelope/ simetria icosaédrica	Presença de envelope/ simetria icosaédrica
Genótipos principais	DENV-1: I, II e III DENV-2: Genótipo asiático/americano; asiático I, asiático II, americano, cosmopolita; selvagem DENV-3: I, II, III, IV, V DENV-4: I, IIa, IIb, III, IV, V	Asia; África Central-Oriental-Sul; África Ocidental	Linhagem africana e asiática/americana
Sorotipos	04 sorotipos (DENV-1, DENV-2, DENV-3, DENV-4)	Sorotipo único	Sorotipo único
Transmissão	Inseto vetor do gênero *Aedes*	Inseto vetor do gênero *Aedes* Transmissão perinatal	Inseto vetor do gênero *Aedes* Transmissão perinatal Transmissão sexual Transfusão sanguínea

Fonte: Salomão, 2017;[3] Baran e Petraglia, 2020.[4]

FISIOPATOLOGIA E IMUNIDADE

Dengue

Em relação à imunidade, cada sorotipo de DENV confere imunidade permanente específica, no entanto, é capaz de produzir proteção heterotípica apenas transitória para os demais sorotipos. Após esse período de proteção cruzada, a infecção por um sorotipo diferente pode predispor a uma doença mais grave, como a síndrome do choque. A "teoria sequencial" proposta por Halstead é a mais aceita. A presença prévia de anticorpos, no caso de uma segunda infecção por sorotipo diferente, resultaria na formação de imunocomplexos com o vírus infectante, que facilitariam a penetração viral no fagócito mononuclear com liberação de mediadores vasoativos, o que causaria aumento da permeabilidade vascular, extravasamento capilar e evolução para as formas graves da doença com manifestações hemorrágicas.[2,4]

Chikungunya

Há muitos aspectos fisiopatológicos da infecção pelo CHIKV que ainda não estão totalmente elucidados. Entretanto, a despeito de sua elevada viremia, após a picada do mosquito infectado, o período de incubação é de 1 a 12 dias (com média de 3 a 7 dias). Quanto à replicação, o CHIKV não replica em linfócitos e monócitos primários, mas sim nos fibroblastos com a adesão feita através da glicoproteína E2. Os monócitos contribuem para a disseminação sanguínea durante a fase de viremia, principalmente para fígado, baço e cérebro, acarretando efeito citopático intenso e indução de apoptose. Todos os indivíduos que não foram previamente expostos ao CHIKV (indivíduos suscetíveis) estão sob o risco de adquirir infecção e desenvolver a doença. Uma vez expostos ao CHIKV, os indivíduos desenvolverão imunidade duradoura que os protegerá contra uma nova infecção.[2,3]

Zika

Diversos processos relacionados à fisiopatologia da infecção pelo ZIKV ainda não estão completamente esclarecidos, mas há participação de diversas células que, devido à sua imaturidade, se tornam permissivas à invasão viral e, assim, se tornam infectadas. Devemos considerar os seguintes tipos celulares: queratinócitos e fibroblastos (expressam os receptores Tyro-3, AXL e TM-1) e células de Langerhans (expressa o receptor DC-SIGN).

A infecção pelo ZIKV em fibroblastos epiteliais está ligada à superativação de Toll-like receptor-3 (TLR3) com aumento de atividade inflamatória. Além disso, há maior transcrição de RIG-I (*retinoic acid-inducible gene I*) e MDA-5 (gene associado à diferenciação de melanoma 5), fatores pró-inflamatórios por facilitarem o reconhecimento do RNA viral e, posteriormente, a potencialização da secreção de interferon-α e β e, subsequentemente, a ativação da cascata inflamatória. O ZIKV também induz a ativação de linfócitos Th1, Th2, Th9 e Th17.[3]

Quanto à imunidade pela infecção pelo ZIKV, da mesma forma como ocorre na CHIKV, como se trata de infecção por vírus de sorotipo único, a imunidade após a infecção é duradoura. Entretanto um artigo levantou a hipótese de que em um ambiente de infecção por DENV e ZIKV, 9% dos anticorpos monoclonais anti-DENV podem neutralizar a infecção por ZIKV. Por outro lado, existem outros anticorpos anti-DENV que não são neutralizantes e podem complicar a infecção por ZIKV por meio do *antibody-dependent enhancement of infection* (ADE), que se trata do aumento da infecção dependente de anticorpos.[5]

DEFINIÇÃO DE CASO

Para fins de Vigilância Epidemiológica, o Ministério da Saúde (MS) adota as definições de caso para as arboviroses, apresentadas no Quadro 2, de acordo com a última versão do Guia de Vigilância Epidemiológica.

Quadro 2 Definição de caso das arboviroses segundo o Guia de Vigilância Epidemiológica

Dengue	O suspeito apresentará febre entre 2 e 7 dias de duração e duas ou mais das seguintes manifestações: náuseas e vômitos, exantema, mialgia, artralgia, cefaleia, dor retro-orbital, petéquias, prova do laço positiva e leucopenia. Também pode ser considerado caso suspeito toda criança com quadro febril agudo, em geral entre 2 e 7 dias de duração, e sem foco de infecção aparente.
Chikungunya	O paciente apresentará febre de início súbito maior ou igual a 38,5 °C, acompanhado de artralgia ou artrite intensa de início agudo, não explicado por outras condições; residente em (ou que tenha visitado) áreas com transmissão até duas semanas antes do início dos sintomas, ou que tenha vínculo epidemiológico com caso importado confirmado.
Zika	O paciente deve estar em área endêmica ou com evidência de circulação ativa do ZIKV. O caso humano suspeito deve respeitar o seguinte protocolo da vigilância epidemiológica – pacientes que apresentem exantema maculopapular pruriginoso acompanhado de dois ou mais dos seguintes sinais e sintomas: • Febre ou • Hiperemia conjuntival sem secreção e prurido ou • Poliartralgia ou • Edema periarticular

Fonte: Ministério da Saúde, 2022.[6]

MANIFESTAÇÕES CLÍNICAS, DIAGNÓSTICO LABORATORIAL E MANEJO

Dengue

A infecção pelo vírus da dengue pode variar desde a forma assintomática até formas clínicas graves e óbito. As formas assintomáticas são as mais frequentes e representam 75% das infecções.[2]

A infecção sintomática apresenta três fases clínicas (febril, crítica e de recuperação). A evolução desfavorável, inclusive o óbito, depende de variantes genéticas do vírus, de fatores ligados ao hospedeiro e do manejo apropriado da doença, com intervenções adequadas e oportunas.

A febre tem duração de até 7 dias e pode vir acompanhada por cefaleia, dor retro-orbitária, mialgia e artralgias e exantema (em 50% dos casos atingem face, tronco, membros, palmas das mãos, plantas dos pés e podem apresentar prurido). Também podem ocorrer alterações gastrointestinais (náuseas, vômitos e diarreia). São descritas mais raramente outras manifestações como miocardite, pancreatite, hepatite e doença neuroinvasiva.

A tendência, após a fase febril, é a recuperação completa para a maioria dos pacientes, com estabilização clínica geral.

Em alguns pacientes, a fase crítica pode estar presente entre o 3º e o 7º dia do início da doença e surge até 48 horas após a defervescência da febre. Esse período é crítico para o surgimento dos sinais de alarme.[2,4,7]

É importante destacar que o diagnóstico da infecção em crianças muito pequenas é um desafio, e avaliar os aspectos epidemiológicos é mandatório. Outro aspecto importante reside no fato de que uma infecção prévia assintomática ou com manifestações leves nessas crianças pode não ter sido diagnosticada. Numa segunda infecção o início da doença pode também não ser percebido e o diagnóstico ser realizado com um quadro grave já estabelecido.[4]

Classificação da doença pela Organização Mundial da Saúde (OMS) de 2009[2,7,8]

A. Dengue sem sinais de alarme

Contempla critérios de definição de caso com febre que dura até 7 dias e pode evoluir com uma curva térmica bimodal com apirexia. Ao cessar a febre, as 48 horas seguintes compreendem o período crítico da doença, que pode evoluir para convalescença ou para formas graves.

B. Dengue com sinais de alarme

Alguns sinais de alarme sugerem risco de evolução para formas graves. A internação da criança ou do adolescente é imperativa, pois a pronta intervenção, com terapia adequada e hidratação vigorosa, pode ser decisiva para uma evolução favorável.

Os seguintes sinais de alarme devem ser cuidadosamente pesquisados:

- Dor abdominal intensa (relatada ou à palpação) e contínua.
- Vômitos persistentes.
- Acúmulo de líquidos (ascite, derrame pleural, derrame pericárdico).
- Hipotensão postural e/ou lipotímia.
- Hepatomegalia > 2 cm abaixo do rebordo costal.
- Sangramento de mucosa.
- Letargia e/ou irritabilidade.
- Aumento progressivo do hematócrito.

C. Dengue grave

As formas graves da doença podem se manifestar com extravasamento de plasma, resultando em choque ou acúmulo de líquidos com desconforto respiratório, derrame pleural, sangramento grave ou sinais de disfunção de órgãos e sistemas, como coração, pulmões, rins, fígado e sistema nervoso central.

Diagnóstico laboratorial

Exames inespecíficos: o hemograma é recomendado para todo paciente com suspeita de dengue, o que permite classificar o risco, monitorar a evolução e auxiliar no diagnóstico diferencial. O controle do hematócrito é necessário para o monitoramento da hemoconcentração, devido à perda de líquidos para o interstício. Pode haver também leucopenia e trombocitopenia.

Nos casos de hepatomegalia dolorosa ou com evolução grave da doença, a dosagem de transaminases está indicada. A avaliação de eletrólitos, gasometria e funções renais é necessária em caso de choque. A ultrassonografia de abdome pode revelar espessamento da parede da vesícula biliar e colecistite sem litíase. A radiografia simples e a ultrassonografia de tórax podem ser necessárias também.[2,4,7]

Os exames específicos estão descritos no Quadro 3.

Tratamento baseado no estadiamento clínico

Não existe terapia antiviral específica para dengue. Durante a fase febril, a hidratação deve ser mantida e não é recomendado o uso de ácido acetilsalicílico,

Quadro 3 Métodos laboratoriais para diagnóstico específico de DENV

Material biológico	Exame laboratorial	Recomendações para a coleta	Sensibilidade (S) Especificidade (E)
Sangue	Teste imunocromatográfico para pesquisa qualitativa do antígeno NS1 do DENV	Colher amostra de sangue após 24 horas da suspeita de DENV	IGM / IgG S – 99% E – 98%
	Teste imunocromatográfico para pesquisa de anticorpos IgM e IgG Combo (triagem)	Colher amostra de sangue após 5 dias da infecção por DENV para detecção de IgM. Os níveis de IgM atingem o pico em 2-3 semanas	
Sangue	Sorologia IgM e IgG por ELISA ou outro	Colher amostra de sangue após 5 dias da infecção por DENV para detecção de IgM e IgG	S – 99% E – 97%
Sangue/ tecidos	RT-PCR (Reação em cadeia de polimerase associada a uma transcriptase reversa) Isolamento viral Histopatologia e imuno-histoquímica	Volume a ser coletado – 2 ml de sangue ou soro do 1º ao 8º dia da doença, em especial do 5º dia Fragmento de 2 cm^3 de tecido – enviar logo após o óbito (máximo 48 horas)	S – 99,9-100% E – 99,9-100%
Sangue	Teste de neutralização por redução de placas – anticorpos específicos anti-DENV	Trata-se do método sorológico de maior especificidade e tem sido usado como marcador da infecção pelo vírus específico. A interpretação do exame positivo trata-se do achado de 4 ou mais vezes o título de anticorpos neutralizantes para DENV em relação aos outros *flavivírus*	S – 99,9% E – 99,9%

Fonte: *American Academy of Pediatrics*, 2021;[2] Salomão, 2017;[3] Baran e Petraglia, 2020;[4] Ministério da Saúde, 2022;[6] Ministério da Saúde, 2016.[7]

medicamentos contendo salicilato e outros anti-inflamatórios não esteroides (AINES) para minimizar o potencial de sangramento. A atenção deve ser redobrada para o período da defervescência da febre, quando os cuidados de suporte adicionais podem ser necessários, caso o paciente fique desidratado ou desenvolva sinais de alerta para evolução de doença grave.

O reconhecimento precoce do choque e a terapia intensiva de suporte podem reduzir o risco de morte por dengue grave de aproximadamente 5% a 10% para menos de 1%. Durante a fase crítica, a manutenção do volume de fluidos e do estado hemodinâmico é crucial para o manejo de casos graves. Os pacientes devem ser monitorados para sinais precoces de choque, sangramento oculto e vazamento de plasma. Deve ser evitado o choque prolongado, lesão de órgãos-alvo e sobrecarga de fluidos. Pacientes com choque refratário podem necessitar de coloides intravenosos e/ou sangue ou hemoderivados após uma tentativa inicial de cristaloides intravenosos. A reabsorção de líquido extravascular ocorre durante a fase de convalescença, com a estabilização do estado hemodinâmico e manutenção da diurese. É mister observar sinal de sobrecarga hídrica, que pode se manifestar como diminuição do hematócrito, em decorrência do efeito diluidor do líquido reabsorvido.[2,8]

O Ministério da Saúde propõe o tratamento para dengue, baseado nas recomendações da OMS, com a divisão em quatro grupos de risco, crescentes em gravidade (A, B, C e D) e dispostos no Quadro 4.

Quadro 4 Estadiamento clínico para fins de tratamento do DENV, OMS 2009

Classificação	Características clínicas/ laboratoriais	Manejo
Grupo A	Pacientes sem riscos, que estejam sem sinais de alarme e/ou de choque e sem sangramentos espontâneos de pele (prova do laço negativa)	Hidratação oral (um terço do volume total com soro de reidratação oral e o restante com líquidos em geral) que deverá ser mantida até 48 horas após o término da febre; antitérmicos (paracetamol ou dipirona). Solicitação do hemograma não obrigatória nesta fase. Orientar as famílias quanto ao surgimento de sinais de alarme e a necessidade de atendimento imediato nessa situação.
Grupo B	• Pacientes sem sinais de alarme e/ou de choque, sangramento de pele espontâneo ou induzido (prova do laço positiva). • Condição clínica especial (comorbidades, lactentes, gestantes etc.) ou risco social	Caso o hematócrito esteja normal, tratar como no grupo A, porém na vigência de hemoconcentração deve haver reposição hídrica oral supervisionada ou venosa com solução salina ou ringer (10 mL/kg/hora). Caso a criança evolua satisfatoriamente, passará a ser classificada como no grupo A e liberada com as devidas orientações para tratamento domiciliar. Caso a hemoconcentração seja mantida ou surjam sinais de alarme, classificar como grupo C.
Grupo C	Pacientes com algum sinal de alarme	A internação está indicada. Coleta de exames recomendada. Imediata instituição do tratamento, com hidratação venosa com solução salina ou ringer (10 a 20 mL/kg/hora). Caso não haja resposta adequada após três etapas de expansão de 2 horas, conduzir como o indicado para o grupo de risco D. Considerar a indicação de se obter mais de um acesso venoso.

(continua)

Quadro 4 Estadiamento clínico para fins de tratamento do DENV, OMS 2009 (*continuação*)

Classificação	Características clínicas/ laboratoriais	Manejo
Grupo D	Pacientes com sinais de choque, hemorragia grave ou disfunção grave de órgãos	A internação está indicada em unidade de terapia intensiva. Devem ser investigadas hemorragias, coagulopatias de consumo, alterações metabólicas, funções hepáticas e renais. A hidratação venosa é vigorosa, com 20 mL/kg em 20 minutos, mantida até que haja estabilização hemodinâmica. Pode estar indicado o uso de hemotransfusão, vitamina K, crioprecipitado, albumina etc.

Fonte: Baran e Petraglia, 2020;[4] Ministério da Saúde, 2022;[6] Ministério da Saúde, 2016;[7] Organização Mundial da Saúde, 2009.[8]

Critérios de alta[7]

- Estabilização hemodinâmica durante 48 horas.
- Ausência de febre por 48 horas.
- Melhora clínica aparente.
- Hematócrito normal e estável por 24 horas.
- Plaquetas em elevação e acima de 50.000/mm^3.

Chikungunya

As principais manifestações clínicas da infecção por CHIKV são:[6,9,10]

- Febre — Início súbito, elevada (> 38,5 °C) e que pode durar 1-8 dias, muitas vezes complicada por convulsões febris.
- Manifestações cutâneas e hemorrágicas — Exantema maculopapular em tronco e membros (33 a 60%), que dura 5 dias, seguido por hiperpigmentação (42%) ou hipopigmentação. Nos menores de 6 meses de idade podem ocorrer lesões bolhosas extensas cobrindo até 35% do corpo (38 a 48%). Epistaxes, sangramentos gengivais e púrpuras são observadas em 10% dos casos pediátricos.
- Manifestações musculoesqueléticas — Mialgias, artralgias e artrite são menos comuns nas crianças (30 a 50%). Padrão poliarticular distal, simétrico, com edema e sem sinovite. A cronificação não é comum como no adulto (5 a 11%).
- Manifestações neurológicas — Presentes em 14 a 25%, incluindo convulsões, encefalopatia aguda e meningoencefalite. Deficiências de atenção e memória são relatadas em 75% das crianças e desordens neurossensoriais (visão borrada e deficiência auditiva) em 5%, após 2 anos da infecção.
- Infecção assintomática — Provavelmente ocorre, mas sua prevalência é desconhecida. Diferentemente do julgamento inicial não se trata de uma doença benigna.

Exames inespecíficos[6,9]

- Fase aguda: marcada por leucopenia com linfopenia menor que 1.000 cels/mm^3, raramente se encontrando plaquetopenia inferior a 100 mil cels/mm^3. Diferentemente do encontrado na dengue, a velocidade de hemossedimentação (VHS) e a Proteína C-reativa (PCR) encontram-se geralmente elevadas na CHIKV, podendo permanecer assim por algumas semanas. Observa-se também pequena elevação das enzimas aspartato aminotransferase (AST), alanina aminotransferase (ALT) e creatinofosfoquinase (CPK).
- Fase subaguda: são solicitados exames de ureia, creatinina, AST, ALT, glicemia de jejum e hemograma.
- Fase crônica: são solicitados os seguintes marcadores: Anti-HbsAg e Hbs-Ag (hepatite B), anti-HAV IgG (hepatite A), anti-HCV (hepatite C), anti-HIV, Citomegalovírus (CMV) IgM e IgG; Toxoplasmose IgM e IgG; SARS-CoV-2, radiografia de tórax, entre outros.

Exames específicos

Os exames específicos para a confirmação da infecção da CHIKV estão listados no Quadro 5.

Quadro 5 Exames laboratoriais específicos para CHIKV

Material biológico	Exame laboratorial	Recomendações para a coleta	Sensibilidade (S) Especificidade (E)
Sangue	Teste imunocromatográfico para pesquisa de anticorpos IgM e IgG Combo (triagem)	Colher amostra de sangue após 8 dias da infecção por CHIKV para detecção de IgM	IgM – S - 99,9% E - 97,7% IgG – S - 99,9% E – 99,6%
Sangue	Sorologia IgM	Colher amostra de sangue 8 dias após início da infecção por CHIKV	S - 95,01-100% E - 96-100%
Sangue	Sorologia IgG - demonstração de soroconversão (negativo → positivo) ou elevação de 4 vezes dos títulos entre a fase aguda e convalescente	Volume a ser coletado - 2 a 3 mL de sangue sem anticoagulante. A primeira coleta deve ser com 3 a 5 dias após o início dos sintomas e a segunda após 3 a 4 semanas	S > 90% E >90%
Sangue/ tecidos (rim, coração, baço, linfonodos)	RT-PCR (Reação em cadeia de polimerase associada a uma transcriptase reversa) Isolamento viral Histopatologia e imuno-histoquímica	Volume a ser coletado - 2mL de sangue ou soro do 1º ao 8º dia da doença, em especial o 5º dia Fragmento de 2cm^3 de tecido - enviar logo após o óbito (máximo 48 horas)	S - 99,9-100% E - 99,9-100%

(continua)

Quadro 5 Exames laboratoriais específicos para CHIKV (*continuação*)

Material biológico	Exame laboratorial	Recomendações para a coleta	Sensibilidade (S) Especificidade (E)
Sangue/ líquor (LCR)	Teste de neutralização por redução de placas - anticorpos específicos anti-CHIKV	Trata-se do método sorológico de maior especificidade e tem sido usado como marcador da infecção pelo vírus específico. A interpretação do exame positivo trata-se do achado de 4 ou mais vezes o título de anticorpos neutralizantes para CHIKV em relação aos outros *flavivírus*.	S - 99,9% E - 99,9%
LCR	RT-PCR (Reação em cadeia de polimerase associada a uma transcriptase reversa) para pesquisa de meningoencefalite ou síndrome de Guillain-Barré	Volume a ser coletado - 1 mL de LCR em frasco estéril. Conservar entre -20 e -70 °C.	S - 99,9% E - 99,9%

Fonte: *American Academy of Pediatrics*, 2021;[2] Salomão, 2017;[3] Ministério da Saúde, 2022;[6] Ministério da Saúde, 2017;[9] Bioclin/Quibasa, 2018.[11]

Tratamento

Devido à gravidade da doença aguda e às consequências das manifestações crônicas da CHIKV em um contexto ainda sem perspectiva de antiviral específico ou vacina contra a CHIKV, os principais pontos para o tratamento são descritos a seguir:[2,6,9,12]

- Repouso, ingestão de líquidos e aplicação de compressas — Repouso relativo enquanto permanecer a febre. Estímulo à ingestão de líquidos. Compressas frias nas articulações dolorosas até de 4 em 4 horas, por 20 minutos e estímulo a exercícios ativos com brincadeiras próprias da idade e respeitando o limite de tolerância da dor.
- Analgésicos e antitérmicos — Uso preferencial de paracetamol e dipirona. Evitar uso de ácido acetilsalicílico e AINES na fase aguda, pois podem precipitar manifestações hemorrágicas e complicações renais em formas graves de CHIKV, além da possibilidade de dengue como diagnóstico e síndrome de Reye. Os corticoides também não devem ser utilizados na fase aguda devido ao risco de complicações.
- Anti-histamínicos — Preferir os de segunda geração: loratadina, fexofenadina, ebastina, desloratadina. Na falta dos anti-histamínicos de segunda geração, usar os de primeira geração: dexclorfeniramina ou hidroxizine.
- Síndrome de Guillain-Barré — Internação em unidades de terapia intensiva, vigilância clínica rigorosa, uso de imunoglobulina ou plasmaférese; avaliação de suporte respiratório.

Zika

A infecção pós-natal pelo ZIKV se caracteriza por cerca de 80% dos quadros serem assintomáticos, apesar de um artigo relacioná-la à possível ocorrência de sintomas de ZIKV em mais de 50% dos casos.[13] O período de incubação médio é de 7 dias (variando de 3 a 12 dias). A doença é geralmente autolimitada com duração de 4 a 7 dias. Nos pacientes sintomáticos ou oligossintomáticos, os principais comemorativos clínicos são:[3,6,13-15]

Febre: Na maioria das vezes o paciente cursa afebril. Ocasionalmente pode se manifestar com febre baixa (< ou = 38 °C) por tempo curto (1-2 dias).

Manifestações cutâneas: Os sintomas dermatológicos ocorrem em 90 a 100% dos casos, sendo o principal sinal / sintoma da infecção pelo ZIKV, autolimitados e em geral não perduram por mais de 4 a 7 dias. Trata-se de uma erupção cutânea maculopapular intensamente pruriginosa de distribuição centrífuga, originando-se em geral na face e atingindo todo o corpo em poucos dias. Esta erupção possui como sinal marcante a presença de áreas epiteliais preservadas, sem exantema, que aparecem como áreas esbranquiçadas ao exame.

Manifestações oculares: Conjuntivite não purulenta em 50 a 90% dos casos é um dos principais sinais para o diagnóstico diferencial de ZIKV frente às outras arboviroses.

Achados neurológicos: Devido ao neurotropismo do ZIKV, a progressão dos sintomas neurológicos desta arbovirose tem aparecimento e evolução rápidos, geralmente surgindo em até 7 dias do início dos sintomas e progredindo em média por 6 dias do início do quadro neurológico até o quadro plenamente instalado. Entretanto, na maioria das vezes, a evolução é benigna, com cerca de 4 dias para iniciar a recuperação. Os principais desfechos neurológicos são:

A. Síndrome de Guillain-Barré — trata-se de uma condição aguda, em que ocorre uma polirradiculoneurite imune e pode ocorrer após infecções virais, bacterianas brandas ou algumas vacinas. Ocorre perda da função motora, de distribuição caudal até proximal, em até 4 semanas. Há relato também de parestesia, arreflexia e alterações neurossensoriais, com envolvimento de pares cranianos em graus variados. Os pacientes apresentam fraqueza generalizada e arreflexia.

   Pode-se dividir a polineuropatia em dois subtipos:

   1. Polirradiculopatia inflamatória desmielinizante aguda (AMAN)
      Condição clínica com progressão rápida, muito encontrada na epidemia ocorrida na Polinésia Francesa. As características clínicas mais relacionadas ao quadro da AMAN foram a fraqueza muscular generalizada (74%

dos casos), incapacidade de deambular (44% dos casos) e paralisia facial. Em 93% dos pacientes que receberam punção lombar houve proteinorraquia. Houve um relato de 38% de pacientes com AMAN sendo encaminhados a UTI, e 30% destes necessitaram de ventilação mecânica.[15] O tratamento realizado nos pacientes foi a administração de imunoglobulina humana intravenosa.

2. Polineuropatia inflamatória desmielinizante aguda (AIDP)
   Trata-se de outro desfecho neurológico também rápido, porém com achados eletrofisiológicos que diferiram dos encontrados na Polinésia Francesa. Foram achados da epidemia da Colômbia, em que o AIDP representou 78% dos casos e a AMAN, 2%. São caracterizados por paraparesia e parestesia de membros inferiores em 97% e 76% dos casos, respectivamente; também foi relatada paralisia facial em 32% dos pacientes, os quais também necessitaram de imunoglobulina humana e ventilação mecânica.[3]

B. Outros achados neurológicos – neurite óptica, meningoencefalite aguda, encefalites.

Discrasias hemorrágicas: quadros de infecção por ZIKV semelhantes à síndrome do choque da dengue podem ocorrer, mas não são comuns e os poucos relatos são encontrados na literatura principalmente em adultos.

Sintomas articulares: a artralgia é caracterizada por poliartralgia, sendo menos intensa em relação à CHIKV. Eventualmente pode causar edema de pequenas articulações de pés e mãos. Não há estudos que confirmem até o momento a cronicidade dessa condição. Entretanto, os sintomas articulares podem, eventualmente, se estender por até 30 dias, como um padrão subagudo.

Outros sintomas: cefaleia, mialgia, astenia. Sintomas menos frequentes incluem anorexia, náuseas e vômitos, dores abdominais, diarreia, vertigem.

Achados raros: raramente podem ocorrer dor retro-orbital, surdez transitória e zumbidos.

> Foram evidenciadas icterícia, dor abdominal, hematúria e obstipação nos relatos de casos na África, porém esses sinais e sintomas foram raramente descritos nas epidemias da Polinésia e das Américas. O Quadro 6 contém as principais diferenças entre a infecção por zika, dengue e chikungunya.

Exames específicos[2,3,6]

Do ponto de vista laboratorial, a infecção pelo ZIKV possui diversas semelhanças com outras arboviroses, porém com algumas diferenças frente à infecção por dengue ou CHIKV. Assim, de modo geral, o caso humano confirmado por

Quadro 6 Diagnóstico diferencial das infecções por dengue, zika e chikungunya

Sinais e sintomas	Zika	Dengue	Chikungunya
Febre Duração	Afebril ou subfebril (≤ 38 °C) 1-2 dias subfebril	Febre alta (> 38 °C) 2-7 dias	Febre alta (> 38,5 °C) 2-3 dias
Rash cutâneo Frequência	Surge no 1º ou 2º dia 90 a 100% dos casos	Surge a partir do 3-6º dia 30 a 50% dos casos	Surge entre 2 e 5 dias 50% dos casos
Mialgia (freq.)	++	+++	++
Artralgia (freq.)	++	+	+++
Intensidade da dor articular	Leve/moderada	Leve	Moderada/intensa
Edema da articulação	Frequente/leve intensidade	Raro	Frequente/moderado a intenso
Conjuntivite	50 a 90% dos casos	Raro	30% dos casos
Cefaleia	++	+++	++
Linfonodomegalia	+++	+	++
Discrasia hemorrágica	Ausente	++	+
Acometimento neurológico	+++	+	++
Leucopenia	++	+++	++
Linfopenia	Incomum	Incomum	Frequente
Trombocitopenia	+	+++	++

Fonte: Ministério da Saúde, 2022[6].

ZIKV usando os critérios de caso suspeito da vigilância epidemiológica deve contemplar os seguintes testes positivos/reagentes específicos para diagnóstico de ZIKV, apresentados no Quadro 7.

Quadro 7 Exames específicos para ZIKV

Material biológico	Exame a ser solicitado	Recomendações para a coleta	Sensibilidade (S) Especificidade (E)
Sangue	Teste imunocromatográfico para pesquisa de anticorpos IgM e IgG Combo (triagem)	Colher amostra de sangue após 5 dias da infecção por ZIKV para detecção de IgM para ZIKV.	IgM S - 94% E - 94% IgG S - 94% E - 93%
Sangue	Teste imunocromatográfico para pesquisa de NS1 (triagem)	Colher amostra de sangue entre 1 e 5 dias após início da infecção por ZIKV.	S - 90,2% E - 99,5%
Sangue	Sorologia IgM e IgG	Volume a ser coletado - 2 a 3 mL de sangue sem anticoagulante. A primeira coleta deve ser com 3 a 5 dias após o início dos sintomas e a segunda após 3 a 4 semanas.	S - 96,8-100% E - 96,6-100%
LCR	Sorologia IgM e IgG	Volume a ser coletado - 1 mL de LCR em frasco estéril, conservando em caixa de material biológico com gelo reciclável.	S - 96,8-100% E - 96,6-100%
Sangue/ LCR	Teste de neutralização por redução de placas - anticorpos específicos anti-Zika	Trata-se do método sorológico de maior especificidade e tem sido usado como marcador da infecção pelo vírus específico. A interpretação do exame positivo trata-se do achado de 4 ou mais vezes o título de anticorpos neutralizantes para ZIKV em relação aos outros *flavivírus*.	S - 99,9%. E- 99,9%
Sangue	RT-PCR (Reação em cadeia de polimerase associada a uma transcriptase reversa)	Volume a ser coletado - 2 a 3 mL de soro sem anticoagulante. Fazer a coleta com 3 a 5 dias após o início dos sintomas, e conservar entre -20 e -70 °C. Transportar em gelo seco.	S - 99,9%. E - 99,9%
LCR/urina	RT-PCR (Reação em cadeia de polimerase associada a uma transcriptase reversa)	Volume a ser coletado - 1 mL de LCR e 10 mL de urina em frasco estéril. Obs.: em caso de urina ou líquido amniótico, fazer coleta até 8 dias do início dos sintomas. Conservar entre -20 e -70 °C.	S - 99,9%. E - 99,9%

Fonte: *American Academy of Pediatrics*, 2021;[2] Salomão, 2017;[3] Baran e Petraglia, 2020;[4] Ministério da Saúde, 2022;[6] *Centers for Disease Control and Prevention*, 2016.[16]

Tratamento

Os pacientes sintomáticos por ZIKV são tratados com medicamentos de suporte para os sintomas com mais evidência. Sobre o manejo dos pacientes com infecção por ZIKV, tanto a Sociedade Brasileira de Infectologia (SBI) quanto a Organização Panamericana de Saúde (OPAS) lançaram guias de tratamento, respectivamente em 2016 e 2017. As principais bases do tratamento são:[2,3,6,13-15,17]

- Repouso e ingestão de líquidos — Repouso relativo enquanto permanecer a febre. Estímulo à ingestão de líquidos.
- Analgésicos e antitérmicos — Uso preferencialmente de paracetamol e dipirona. Evitar uso de ácido acetilsalicílico.
- Anti-histamínicos — Preferir os de segunda geração: loratadina, fexofenadina, ebastina, desloratadina. Na falta dos anti-histamínicos de segunda geração, usar os de primeira geração: dexclorfeniramina ou hidroxizine.
- Síndrome de Guillain-Barré — Internação em unidade de terapia intensiva, vigilância clínica rigorosa, uso de imunoglobulina ou plasmaférese; avaliação de suporte respiratório.
- ZIKV na gravidez — Apesar de não ser o foco principal desta publicação, gestações que evoluíram com o nascimento de recém-nascido com microcefalia têm abordagem multidisciplinar. O MS possui a cartilha "Plano Nacional de enfrentamento à microcefalia — Diretrizes de estimulação precoce", que orienta as linhas de cuidado específicas para a redução de danos aos pacientes com microcefalia.

Febre amarela

A febre amarela (FA) é causada por um arbovírus da família *Flaviviridae* com sorotipo único, o que explica a alta efetividade da vacina 17D.[2,3]

O vírus é transmitido pela picada de mosquitos infectados para humanos e outros primatas, com dois ciclos de transmissão: silvestre (quando há transmissão em área rural ou de floresta) e urbano. O homem se contamina na mata quando não vacinado e os macacos são os primatas não humanos considerados sentinelas para a identificação da circulação viral.[18]

Em relação aos vetores, são vários os mosquitos envolvidos na manutenção do ciclo silvestre da doença, sendo os gêneros *Haemagogus* e *Sabethes* os mais importantes na América Latina, já no ciclo urbano o vetor principal é o *Aedes aegypti.*

O período de incubação da doença é de 2 a 9 dias, mas pode chegar entre 10 a 15 dias. A transmissibilidade pelo homem infectado ocorre de 24 a 48 horas antes do início dos sintomas até 3 a 5 dias depois.[3,4]

O vírus da FA é viscerotrópico, com capacidade de lesar fígado, baço, coração, pulmões, podendo evoluir para encefalite. A fisiopatologia em humanos caracteriza-se por disfunção hepática, falência renal, coagulopatia e choque. A fisiopatologia se dá por ação citopática direta do vírus, necrose eosinofílica mediozonal e apoptose dos hepatócitos, em que são detectados os corpúsculos de Councilman, acompanhado por reação inflamatória, dano à microcirculação por hipóxia de baixo fluxo e aumento da produção de citocinas. Diante do exposto fica caracterizado o potencial de gravidade da doença.[2,3,19]

Manifestações clínicas

A doença pode cursar como uma infecção subclínica, ou com sintomatologia leve, ou mesmo evoluir para formas graves e óbito. Fora do cenário de surtos eventuais, esse polimorfismo de apresentações clínicas pode mascarar o diagnóstico nos casos leves.[4]

A doença é dividida em três estágios:[2-4]

Primeiro estágio: período de infecção, 3 a 4 dias (período de viremia) com febre, mal-estar, cefaleia, fotofobia, dor lombossacra, dores articulares, mialgia, náuseas e vômitos. Pode apresentar pele hiperemiada, conjuntiva congesta e hepatomegalia discreta. O sinal de Faget pode estar presente no 2º dia de doença e cursa com bradicardia na vigência de febre. Nesse estágio é possível detectar leucopenia com neutropenia e aumento de transaminases, que pode preceder a icterícia.

Segundo estágio: remissão, com diminuição da febre e sintomas, com duração de até 48 horas. O paciente pode não evoluir para o 3º estágio e ficar anictérico, o que dificulta o diagnóstico fora dos surtos. As infecções são assintomáticas em 55% dos casos e em 33% deles a doença é leve.

Terceiro estágio: caracteriza o período toxêmico e pode ocorrer até o 6º dia do início da doença, com aparecimento de icterícia e outros sinais e sintomas. Cerca de 12% dos pacientes evoluem para essa fase.

A febre pode retornar com bradicardia, náuseas, vômitos, dor epigástrica, icterícia, oligúria e diátese hemorrágica, com petéquias, equimoses, epistaxe, gengivorragia, melena, hematêmese, hematúria e metrorragia.

O vírus desaparece da circulação e os anticorpos aumentam, mas é possível evoluir para disfunção múltipla de órgãos, como fígado, rim e coração.

No Quadro 8, consta a classificação por gravidade, sinais e sintomas e alterações laboratoriais.[2-4,18]

Diagnóstico laboratorial[2-4,18]

Exames inespecíficos

- Hemograma. Leucopenia relativa e linfocitose: em caso de hemorragia, o hematócrito poderá baixar. Pode haver também plaquetopenia abaixo de 100.000, com lenta recuperação.

Quadro 8 Classificação da febre amarela por gravidade, manifestações e alterações laboratoriais

Forma	Sinais e sintomas	Alterações laboratoriais
Leve/ moderada	Febre, cefaleia, mialgia, náuseas, icterícia ausente ou leve	Plaquetopenia, elevação moderada de transaminases, bilirrubinas normais ou discretamente elevadas, com predomínio de direta
Grave	Todos os anteriores, icterícia intensa, manifestações hemorrágicas, oligúria, diminuição da consciência	Plaquetopenia intensa, aumento de creatinina, transaminases elevadas
Maligna	Todos os sintomas clássicos da forma grave intensificados	Todas as anteriores e coagulação intravascular disseminada

Fonte: *American Academy of Pediatrics*, 2021;[2] Salomão, 2017;[3] Baran e Petraglia, 2020;[4] Ministério da Saúde, 2017.[18]

- Bilirrubinas: ocorre aumento progressivo com a evolução da lesão hepática, às custas de bilirrubina direta. Os níveis de bilirrubina direta podem estar entre 5 e 10 mg/dL.
- Ureia e creatinina: a creatinina sanguínea pode estar de 3 a 8 vezes aumentada.
- Aminotransferases: ocorrem picos de AST e ALT na 2ª semana e que caem rapidamente posteriormente. Os níveis de AST são maiores que os de ALT, provavelmente por lesão viral direta em miocárdio e músculos esqueléticos. É importante salientar que na hepatite os níveis de ALT são maiores que os de AST.
- Fosfatase alcalina: pode estar normal ou levemente aumentada.
- Glicemia e eletrólitos: há tendência à hipoglicemia e à hiperpotassemia.
- Fatores da coagulação sanguínea: ocorre aumento dos tempos de protrombina, de tromboplastina parcial e de coagulação. Diminuição dos fatores II, IV, VII, VIII, IX e X.
- Elementos anormais e sedimentoscopia (EAS). Achado de proteinúria, hematúria e cilindrúria.

Exames específicos

Estão descritos no Quadro 9.[2-4,18]

Tratamento

Não existe atualmente tratamento antiviral específico para febre amarela, mas existem intervenções específicas para tratar desidratação, febre, insuficiência hepática e renal, que melhoram os resultados. As infecções bacterianas associadas podem ser tratadas com antibióticos. Os salicilatos são contraindicados, em

Quadro 9 Exames específicos para febre amarela

Material biológico	Exame	Recomendações
Sangue	Sorologia IgM e IgG por MAC-ELISA, inibição da hemaglutinação	Colher sangue sem anticoagulante a partir do 5º dia do início dos sintomas, deixando 1 mL de soro reservado para o exame.
Sangue/LCR	Teste de neutralização por redução de placas – anticorpos específicos para a FA	Trata-se do método sorológico de maior especificidade e tem sido usado como marcador da infecção pelo vírus específico. A interpretação do exame positivo trata-se do achado de 4 ou mais vezes o título de anticorpos neutralizantes para FA.
Isolamento viral (Sangue, soro, vísceras)	Recomenda-se colher até o 7º dia do início da doença, preferencialmente até o 5º dia	Coletar sangue sem anticoagulante entre 1 a 7 dias após início dos sintomas. Reservar 1 mL de sangue total ou 1 mL de soro. Reservar fragmentos de 1 cm^3 de fígado, baço, pulmão e cérebro até 24 h após o óbito.
RT-PCR (Reação em cadeia de polimerase associada a uma transcriptase reversa)	Recomenda-se colher até o 7º dia do início da doença, preferencialmente até o 5º dia	Coletar sangue sem anticoagulante entre 1 e 7 dias após início dos sintomas. Reservar 1 mL de soro.
Histopatológico imuno-histoquímica	Idealmente até 24 h do óbito	Reservar fragmentos de 2-3 cm^3 de fígado, baço, pulmão, rim, coração e cérebro até 24 h após o óbito.

Fonte: *American Academy of Pediatrics*, 2021;[2] Salomão, 2017;[3] Baran e Petraglia, 2020;[4] Ministério da Saúde, 2017.[18]

virtude do risco de hemorragias. Nos casos mais graves, manter equilíbrio hidroeletrolítico, glicemia adequada, diurese e gases arteriais controlados. A proteção da mucosa gástrica está indicada com antiácidos sistêmicos.[2-4,6,18,20]

A febre amarela é uma doença grave, com alta mortalidade para as formas graves, mas a vacina para sua prevenção é altamente eficaz. Somente a vacinação previne adequadamente contra a doença.[2-4,6]

DIAGNÓSTICO DIFERENCIAL DAS ARBOVIROSES

Um dos aspectos mais marcantes das arboviroses se caracteriza pela sobreposição de sinais e sintomas entre as doenças, e a exclusão dos diagnósticos diferenciais passa a ser imperativa. Em relação às infecções por DENV e FA, os diagnósticos diferenciais serão fundamentalmente relacionados ao estadiamento clínico extremamente variável dessas entidades mórbidas, ora se assemelhando às outras infecções virais, ora mimetizando severas infecções bacterianas ou por protozoários.[2-4,6]

O Quadro 10 resume os comemorativos clínicos dos principais diagnósticos diferenciais.[2-4,6-7,9,14,18]

Quadro 10 Manifestações clínicas dos principais diagnósticos diferenciais

Infecções virais	**Eritema infeccioso (eritrovírus B19)** – Apresenta-se sem pródromos, com quadro de febre, mialgia e cefaleia, podendo causar artrite ou artralgia aguda e simétrica, mais frequentemente nas pequenas articulações das mãos e dos pés, nos pulsos e nos joelhos. O exantema aparece na face em "asa de borboleta", de 7 a 10 dias após o aparecimento dos sintomas. **Sarampo (*Morbilivirus*)** – pródromos de 3-5 dias de febre alta, tosse e conjuntivite; aparecimento de manchas de Koplik precedendo o surgimento do exantema generalizado maculopapular, do 3° ao 7° dia. De aspecto morbiliforme, de distribuição centrífuga por todo o corpo e poupando palmas e plantas. **Rubéola (*Rubivirus*)** – não costuma apresentar pródromos em crianças. Apresenta linfadenopatia retroauricular e occipital associada a exantema maculopapular róseo difuso e discreto, de distribuição crânio-caudal. **Enterovírus (*Coxsackie* A e B; *Parechovirus*)** – Apresenta-se como uma doença respiratória febril inespecífica, com manifestações respiratórias, neurológicas e aparecimento de exantema (5-50% dos casos), do tipo rubeoliforme, escarlatiniforme ou morbiliforme. **Adenovírus (mais de 51 sorotipos)** – Apresenta sintomas respiratórios, otite média, febre e conjuntivite. O exantema maculopapular ocorre de forma semelhante à urticária a medicamentos. **Mononucleose infecciosa (*Epstein-Barr vírus*)** – Em 50% dos casos a infecção é subclínica ou assintomática. Apresenta-se com febre, linfadenomegalia, amigdalite membranosa e esplenomegalia. Pode apresentar exantema variável associado a uso de antibióticos (penicilinas e cefalosporinas).
Infecções bacterianas	**Febre maculosa (*Rickettsia rickettsii*)** – Pródromos de febre, cefaleia e mialgias, evoluindo para exantema purpúrico e ascendente iniciando-se nos membros inferiores edemaciados e não respeitando palmas de mãos e plantas dos pés **Leptospirose (*Leptospira*)** – História de exposição a água contaminada. Apresenta-se com febre, mialgia intensa, sufusão ocular, icterícia rubínica, oligúria, hemorragia subconjuntival **Sífilis secundária** – Trata-se de uma evolução da infecção da sífilis primária, ocorrendo de 6 a 8 semanas após esta, e se manifesta por quadros de roséola sifilítica, sífilis papulosa, alopecia areata ou condiloma plano
Infecções por protozoários	**Toxoplasmose** – Infecção adquirida geralmente assintomática. Quando sintomática, apresenta-se com febre, mialgia, dor de garganta e astenia. Pode se manifestar como síndrome "mononucleose *like*". **Malária** – febre alta com paroxismos, insuficiência renal, icterícia, alteração do nível de consciência, hepatomegalia ou esplenomegalia
Outros	Reações alérgicas, doenças autoimunes

Fonte: *American Academy of Pediatrics*, 2021;[2] Salomão, 2017;[3] Baran e Petraglia, 2020;[4] Ministério da Saúde, 2022;[6] Ministério da Saúde, 2016;[7] Ministério da Saúde, 2017;[9] Sociedade Brasileira de Infectologia, 2016;[14] Ministério da Saúde, 2017.[18]

DESAFIOS ATUAIS

Com a situação epidemiológica de circulação de várias arboviroses numa mesma região geográfica, o diagnóstico etiológico tornou-se desafiador, devido também às semelhanças entre suas várias apresentações clínicas. Além dessas dificuldades, que envolvem também outras possibilidades para os diversos diagnósticos diferenciais, principalmente em crianças de tenra idade, ainda é necessário vencer o desafio da necessidade de exames laboratoriais mais precisos, minimizando as reações cruzadas para as diversas arboviroses e melhorando a qualidade dos diagnósticos etiológicos.[4]

ORIENTAÇÕES AOS PAIS

Em decorrência das diversas apresentações clínicas das arboviroses, e principalmente em crianças pequenas incapazes de se expressar, a presença de choro persistente, adinamia ou irritabilidade deve ser valorizada e a criança encaminhada para a avaliação de um pediatra. Outro ponto que deve ser destacado é a observação da situação epidemiológica que cerca a criança, pois uma informação segura poderá ser fundamental para o diagnóstico oportuno.

✓ CONCLUSÃO

Apesar dos grandes esforços para o controle das arboviroses, a circulação dos vírus continua de maneira endêmico-epidêmica. A implementação de medidas efetivas de controle de vetor em associação a vacinas eficazes constitui as melhores alternativas para a prevenção e o controle das arboviroses.

REFERÊNCIAS BIBLIOGRÁFICAS

1. Centers for Disease Control and Prevention (CDC). CDC Yellow Book 2020: Health Information for International Travel. New York: Oxford University Press; 2019.
2. American Academy of Pediatrics. Committee on Infectious Diseases; Kimberlin DW, Barnett ED, Lynfield R, Sawyer MH (eds.). Red Book: 2021-2024 Report of the Committee on Infectious Diseases. 32. ed. Itasca, IL: American Academy of Pediatrics; 2021.
3. Salomão R. Infectologia: Bases clínicas e tratamento. Rio de Janeiro: Guanabara Koogan; 2017.
4. Baran M, Petraglia TCMB. Dengue. In: Petraglia TCMB, Sztajnbok DCN. Infectologia Pediátrica. 2.ed. Barueri: Manole; 2020. p. 39-49.
5. Swanstrom JA, Plante JA, Plante KS, Young EF, McGowan E, Gallichotte EN, et al. Dengue virus envelope dimer epitope monoclonal antibodies isolated from dengue patients are protective against zika virus. mBio. 2016;7(4):e01123-16.

6. Brasil. Ministério da Saúde. Secretaria de Vigilância em Saúde. Coordenação-Geral de Desenvolvimento da Epidemiologia em Serviços. Guia de Vigilância em Saúde: v.1. 5.ed. atualizada e revisada – Brasília: Ministério da Saúde; 2022.
7. Brasil. Ministério da Saúde. Secretaria de Vigilância em Saúde. Departamento de Vigilância das Doenças Transmissíveis. Dengue: diagnóstico e manejo clínico: adulto e criança. 5.ed. Brasília: Ministério da Saúde; 2016.
8. World Health Organization. Dengue (WHO): Guidelines for Diagnosis, Treatment, Prevention and Control: New Edition. Geneva: World Health Organization; 2009. Disponível em: https://apps.who.int/iris/handle/10665/44188. Acesso em: 24 jan. 2023.
9. Brasil. Ministério da Saúde. Secretaria de Vigilância em Saúde. Secretaria de Atenção Básica. Chikungunya: Manejo Clínico. 2.ed. Brasília: Ministério da Saúde; 2017.
10. Garg T, Sanke S, Ahmed R, Chander R, Basu S. Stevens-Johnson syndrome and toxic epidermal necrolysis-like cutaneous presentation of chikungunya fever: A case series. Pediatr Dermatol. 2018;35(3):392-6.
11. Bioclin / Quibasa. Teste para detecção quantitativa do RNA do CHIKV através de RT-PCR em tempo real. Junho de 2018. Disponível em: https://quibasa.bioclin.com.br/anexos/INSTRUCOES_BIO_GENE_CHIKUNGUNYA.pdf. Acesso em: 24 jan. 2023.
12. Vairo F, Haider N, Kock R, Ntoumi F, Ippolito G, Zumla A. Chikungunya: Epidemiology, Pathogenesis, Clinical Features, Management, and Prevention. Infect Dis Clin North Am. 2019;33(4):1003-25.
13. Shuaib W, Stanazai H, Abazid AG, Mattar AA. Re-Emergence of Zika Virus: A Review on Pathogenesis, Clinical Manifestations, Diagnosis, Treatment, and Prevention. Am J Med. 2016;129(8):879.e7-879.e12.
14. Sociedade Brasileira de Infectologia (SBI). Guia de manejo da infecção pelo vírus zika. Versão 19 de março de 2016. Disponível em: http://www.sierj.org.br/artigos/Guia_Manejo_Zika_SBI.pdf. Acesso em: 24 jan. 2023.
15. Cao-Lormeau VM, Blake A, Mons S, Lastère S, Roche C, Vanhomwegen J, et al. Guillain-Barré Syndrome outbreak associated with Zika virus infection in French Polynesia: a case-control study. Lancet. 2016;387(10027):1531-9.
16. Centers for Disease Control and Prevention. Villanueva JM, Powers AM. Zika Diagnostic Tools, Testing Algorithms, and Interpretation Guidance. 13/06/2016. Disponível em: https://www.cdc.gov/zika/pdfs/zap_webinar_lab_06062016.pdf. Acesso em: 24 jan. 2023.
17. Brasil. Ministério da Saúde. Secretaria de Vigilância em Saúde. Secretaria de Atenção à Saúde. Orientações integradas de vigilância e atenção à saúde no âmbito da Emergência de Saúde Pública de Importância Nacional: procedimentos para o monitoramento das alterações no crescimento e desenvolvimento a partir da gestação até a primeira infância, relacionadas à infecção pelo vírus Zika e outras etiologias infecciosas dentro da capacidade operacional do SUS. Brasília: Ministério da Saúde; 2017.
18. Brasil. Ministério da Saúde. Secretaria de Atenção à Saúde. Febre amarela: guia para profissionais de saúde. Brasília: Ministério da Saúde, 2017. Disponível em: https://bvsms.saude.gov.br/bvs/publicacoes/febre_amarela_guia_profissionais_saude.pdf. Acesso em: 24 jan. 2023.
19. Plotkin SA, Orenstein WA, Offit PA, Edwards KM. Vaccines. 7.ed. Philadelphia: Elsevier; 2018. Acesso em: 24 jan. 2023.
20. World Health Organization (WHO). Position paper. Yellow fever, 2013. Disponível em: https://www.who.int/teams/immunization-vaccines-and-biologicals/policies/position-papers/yellow-fever. Acesso em 24 jan. 2023.

42

COVID-19

Ana Cristina Cisne Frota
Thalita Fernandes de Abreu
Giuliana Pucarelli Lebreiro

OBJETIVOS

- ✓ Atualizar o pediatra sobre a Covid-19 na emergência.
- ✓ Descrever a epidemiologia e as principais manifestações clínicas.
- ✓ Orientar a investigação diagnóstica e a abordagem terapêutica.

INTRODUÇÃO

No final de 2019, os primeiros casos de uma pneumonia de etiologia desconhecida foram reportados em Wuhan, na província de Hubei, na China. Um novo vírus, caracterizado como um betacoronavírus do grupo 2B, foi identificado, sendo inicialmente denominado novo coronavírus 2019 (2019-nCoV). Posteriormente, o *International Committee on Taxonomy of Viruses* modificou o nome para *Severe Acute Respiratory Syndrome-Related Coronavirus 2* (SARS-CoV-2). O vírus se disseminou rapidamente pelo mundo e, em janeiro de 2020, a Organização Mundial da Saúde (OMS) reconheceu a infecção como uma emergência de saúde pública internacional. Em fevereiro de 2020, a doença foi nomeada pela OMS como *Coronavirus Disease-2019* (Covid-19) e, em março, foi declarada a pandemia pelo SARS-CoV-2.[1]

EPIDEMIOLOGIA

Até agosto de 2022, mais de 160 milhões de casos foram confirmados, ultrapassando a marca de 6 milhões de mortes atribuídas ao SARS-CoV-2.[2] No Brasil, o primeiro caso de Covid-19 foi reportado em 26 de fevereiro de 2020 e, atualmente, o país ocupa o 4º lugar no *ranking* mundial de número de casos confirmados e o 2º lugar em número de mortes.[2]

A doença pode ocorrer em qualquer idade, com predomínio entre 30 e 69 anos, com um menor acometimento de crianças em relação aos adultos.[2] As manifestações clínicas são diversas, podendo variar de pacientes totalmente assintomáticos a formas graves. A maioria das crianças acometidas permanece assintomática ou desenvolve sintomas leves a moderados, com taxa de internação hospitalar inferior à de adultos.[3]

Estudos sugerem que lactentes menores de 2 anos apresentam maior risco para doença grave.[2-4] A presença de comorbidades também foi relacionada com piores desfechos, sendo a obesidade e a doença pulmonar crônica as principais.[4] Em abril de 2020, foi identificada uma nova apresentação clínica em crianças e adolescentes, a síndrome inflamatória multissistêmica temporalmente associada à Covid-19 (SIM-P). Embora rara, as crianças acometidas podem apresentar quadros com maior gravidade, com febre persistente, marcadores inflamatórios elevados e disfunção orgânica (cardíaca, gastrointestinal, renal, hematológica, dermatológica e neurológica). A faixa etária mais acometida é acima de 5 anos.[3]

FISIOPATOGENIA

O SARS-CoV-2 é um vírus de RNA de fita simples e sua estrutura é composta por proteínas estruturais, não estruturais e acessórias. As proteínas estruturais são classificadas como: espículas (S, do inglês *spike*), nucleotídeo (N), membrana (M) e envelope (E). O mecanismo de entrada do SARS-CoV-2 na célula é por meio da proteína S, que se liga aos receptores de angiotensina 2 (ACE2, do inglês *angiotensin converting enzyme* 2) na célula hospedeira.[5]

A capacidade do vírus de desencadear uma hiperativação do sistema imune, também chamada de "tempestade de citocinas", parece ter um papel preponderante no desfecho da doença. Há desregulação do sistema renina-angiotensina-aldosterona, levando à lesão tecidual/remodelação, inflamação, vasoconstrição e permeabilidade vascular. A penetração do vírus na célula leva à lesão endotelial e, consequentemente, ao aumento do estado inflamatório, maior risco de fenômenos trombóticos e aumento de liberação de citocinas.[5]

A transmissão ocorre por contato, gotículas ou aerossol. A transmissão vertical é considerada rara, mas foi descrita e relacionada à possível viremia materna. O período de incubação pode variar de 2 a 14 dias, com média de 6 dias. O vírus pode ser transmitido até 48 horas antes do início dos sintomas.[6]

PROPEDÊUTICA

Todos os pacientes com suspeita clínica da Covid-19 que chegam à emergência devem ser avaliados e classificados de acordo com a gravidade do quadro. Os pacientes devem ser atendidos em setores específicos dentro da emergência e todos os profissionais devem utilizar os equipamentos de proteção individual (EPI). Atualmente a recomendação é precaução para transmissão por contato e gotículas, através do uso de óculos de proteção/protetor facial, máscara cirúrgica, capote e luvas. Máscaras de proteção respiratória (N95, N99, N100, PFF2 ou PFF3) devem ser utilizadas nos procedimentos com risco aumentado de geração de aerossóis, como intubação, aspiração traqueal, ventilação não invasiva (VNI) e ventilação manual antes da intubação.[6]

Anamnese e exame físico

A suspeita da doença é clínica e baseada em dados epidemiológicos locais. É importante que o pediatra sempre questione a presença de outras pessoas contactantes com possível diagnóstico de Covid-19, presença de comorbidades e tempo do início dos sintomas.

São observadas diferentes síndromes clínicas, desde apresentações assintomáticas a quadros respiratórios e extrapulmonares graves (Quadro 1).[3,6,7] Os principais sintomas são: tosse, febre, odinofagia, congestão nasal, rinorreia, anosmia, ageusia, náusea/vômitos, diarreia, cefaleia e fadiga.[3,6] As manifestações

Quadro 1 Manifestações pulmonares e extrapulmonares da Covid-19

Respiratórias	Congestão nasal, rinorreia, estridor, tosse, dispneia, cianose, broncoespasmo, pneumonia e fibrose pulmonar
Gastrointestinais	Náusea e vômitos, diarreia, dor abdominal, enterite, anorexia e lesões em mucosas, como enantemas, petéquias, lesões aftoides ou úlceras, herpetiformes, candidíase e lesões orais similares à doença de Kawasaki
Hepáticas	Hepatite e aumento de bilirrubina
Cardiovasculares	Miocardite, arritmia, isquemia miocárdica, choque cardiogênico, trombose venosa profunda e embolia
Renais	Injúria renal aguda, proteinúria e hematúria
Endócrinas ou pancreáticas	Cetoacidose diabética, pancreatite e hiperglicemia
Neurológicas	Cefaleia, encefalopatia, síndrome de Guillain-Barré, ageusia, anosmia e acidente vascular cerebral
Dermatológicas	Erupções maculopapulares, urticariformes ou vesicobolhosas (aparecem com outros sintomas ou até 1 mês após); pseudoeritema pérnio, púrpura e necrose (geralmente após 2ª semana); livedo reticular, alopecia e eritema nodoso
Outras	Adenite mesentérica, fadiga e vasculites

Fonte: adaptado Gupta, et al., 2020.[7]

extrapulmonares, descritas no Quadro 1, podem preceder os sintomas respiratórios e constituir as primeiras ou únicas manifestações da doença ou ainda ocorrerem de forma tardia.[7] A SIM-P é abordada no Capítulo 31 deste livro.

DIAGNÓSTICO

Exames inespecíficos

As alterações laboratoriais são inespecíficas. Quando há alguma alteração, a leucopenia é a mais frequente, exceto em neonatos e menores de 2 anos, nos quais a linfocitose é mais comumente observada. Quando a doença é grave, a linfopenia pode ser encontrada. A trombocitopenia foi associada à maior gravidade dos quadros respiratórios, sendo mais comumente encontrada em pacientes com necessidade de internação em terapia intensiva.[8] As alterações de coagulação (aumento de D-dímero e fibrinogênio) e o aumento da atividade inflamatória (elevação de proteína C reativa [PCR], velocidade de hemossedimentação, ferritina e procalcitonina) sugerem quadros inflamatórios mais intensos. A elevação de marcadores como propeptídeo natriurético tipo B (pro-BNP), troponina e creatinoquinase MB (CK-MB) indicam lesão de órgão-alvo.[9]

Dessa forma, os exames devem ser utilizados para identificar acometimento de sistemas, gravidade e diagnóstico diferencial e devem ser solicitados de acordo com a gravidade do quadro. Nos casos de necessidade de internação hospitalar, devem ser solicitados: hemograma, PCR, função renal, eletrólitos, transaminases, desidrogenase lática (LDH) e D-dímero. Na presença de taquicardia (desproporcional ao quadro clínico), oligúria e choque, acrescentar troponina, CK-MB e pro-BNP.[10]

Exames microbiológicos

Por apresentar clínica variada, é fundamental o rastreamento microbiológico de todos os casos suspeitos. Eles devem ser realizados a partir de 24 horas do início dos sintomas e preferencialmente antes do quinto dia. A sensibilidade e especificidade dos exames variam de acordo com o teste, amostra clínica, técnica da coleta e tempo do início dos sintomas, podendo ser necessária a realização de testes seriados para melhor acurácia. Além disso, a sensibilidade diagnóstica pode diferir de acordo com as variantes.[11,12,13]

Os testes disponíveis são testes moleculares, para detecção do RNA viral, e testes de antígeno, para detecção da proteína viral. Os testes moleculares utilizados são: reação em cadeia de polimerase em tempo real (RT-PCR, do inglês *reverse transcription polymerase chain reaction*), amplificação isotérmica mediada por loop com transcriptase reversa (RT-LAMP, do inglês *reverse transcription loop-mediated isothermal amplification*), teste RT-PCR rápido (Cepheid – Xpert Xpress SARS-CoV2) e testes moleculares multiplex (sistema FilmArray®). O RT-PCR continua sendo o padrão-ouro, com sensibilidade de 93% para lavado broncoalveolar, 72% para escarro, 63% em *swab* de nasofaringe e 32% em *swab* de orofaringe. *Swabs* combinados (oro e nasofaringe) não são recomendados. Pode ser realizado também em saliva, fezes, líquor e sangue. Os testes em saliva, embora práticos, exigem um volume grande de material para sua realização e apresentam menor sensibilidade em relação ao exame coletado por *swab* de nasofaringe. Os testes de antígeno apresentam sensibilidade pouco inferior ao RT-PCR (84%), sendo maior em pessoas com maior carga viral e em quadros até 5-7 dias do início dos sintomas. Apresentam elevada especificidade (> 98%) e têm como vantagens a capacidade de detecção rápida (em até 30 min), baixo custo e facilidade de realização. É realizado exclusivamente para amostras do trato respiratório superior (*swab* nasal médio ou nasofaringe).[11,12,13]

Os testes sorológicos não são indicados para o diagnóstico de infecção aguda, pois o indivíduo infectado leva 10 dias para a produção de anticorpos detectáveis e um resultado positivo pode indicar infecção prévia ou vacinação, não auxiliando no diagnóstico. Esses testes são utilizados somente para a detecção de infecção prévia por SARS-CoV-2, auxiliando no diagnóstico da SIM-P ou na síndrome pós-Covid-19. Há vários testes disponíveis comercialmente, devendo ser preferidos aqueles com a detecção de anticorpos imunoglobulina (Ig) G, que identificam anti-N ou anti-S ou anti-RDB (domínio de ligação ao receptor, que vem do inglês *receptor-binding domain*) ou anticorpos totais (detecta IgM e IgG maduros anti-N). A vacinação de crianças tornou a aplicação dos testes sorológicos ainda mais limitada por não diferenciar infecção natural e soroconversão pela vacina.[12]

Testes para a identificação de outros vírus respiratórios, se disponíveis, também são indicados. Embora possa ocorrer coinfecção, a identificação de outros vírus pode indicar tratamento específico, como o oseltamivir para as infecções pelo vírus influenza.[10]

Alterações radiológicas

As principais alterações descritas nas radiografias de tórax de pacientes pediátricos com Covid-19 são infiltrados pulmonares bilaterais e consolidações. A tomografia computadorizada (TC) de tórax não deve ser realizada de rotina, sendo reservada para os pacientes com maior gravidade. Em geral, as alterações mais observadas são infiltrados subpleurais e condensações em halo uni ou bilaterais.[3,4]

MANEJO CLÍNICO

O manejo é focado no monitoramento de sinais de deterioração clínica e cuidados de suporte, que incluem uso de analgésicos/antipiréticos, hidratação adequada e nutrição. Os pacientes devem ser avaliados para identificação de fatores de risco e sinais de alarme (Quadro 2). Os quadros respiratórios também devem ser classificados de acordo com a gravidade (Quadro 3).

Quadro 2 Fatores de risco e sinais de alarme para evolução com gravidade de Covid-19

Fatores de risco	Sinais de alarme
• Diabetes • Asma grave • Doenças pulmonares crônicas • Imunodepressão secundária ao câncer, medicamentos ou outras causas • Obesidade • Doença hematológica • Doença genética grave • Doença neurológica grave • Doença metabólica • Cardiopatia congênita	• Febre elevada por mais de 3 dias • Dispneia ou saturação de oxigênio < 95% • Cianose ou tontura ou prostração intensa • Dor abdominal intensa e persistente ou vômitos persistentes • Hipotensão ou sinais de baixo débito • Sinais/sintomas sugestivos de coagulopatia • Oligúria ou sinais de uremia • Taquicardia ou arritmia ou sinais sugestivos de insuficiência cardíaca, miocardite ou pericardite

Fonte: adaptado de Ministério da Saúde, 2021.[10]

Quadro 3 Classificação por gravidade dos quadros respiratórios da Covid-19

Classificação	Características
Leve	Sintomas da doença na ausência de pneumonia e/ou hipoxemia
Moderada	Pneumonia, na ausência de taquipneia, dispneia ou hipoxemia
Grave	Pneumonia com pelo menos um dos seguintes achados: cianose central ou saturação de oxigênio < 90%; insuficiência respiratória; dificuldade para mamar; letargia, alteração no nível de consciência e/ou convulsões
Crítica	Síndrome respiratória aguda grave, injúria renal aguda, miocardite, choque, distúrbios da coagulação e disfunção de múltiplos órgãos

Fonte: adaptado de *World Health Organization*, 2021.[14]

Nos quadros leves e moderados de Covid-19 sem sinais de alarme, recomenda-se o tratamento domiciliar. A internação deve ser considerada nas seguintes situações: casos moderados, com um ou mais sinais de alarme ou fator de risco; casos graves e críticos; e casos de vulnerabilidade social ou com dificuldade de acesso ao sistema de saúde. O manejo clínico está descrito na Figura 1.

Terapia específica

Dois fármacos foram aprovados pela Agência Nacional de Vigilância Sanitária (ANVISA) para uso emergencial para o tratamento da Covid-19 em adolescentes (idade ≥ 12 anos e com peso corporal ≥ 40 kg).[15]

O remdesivir é um pró-fármaco que apresenta ação antiviral com atividade potente *in vitro* para os vírus de RNA, incluindo o SARS-CoV-2. Estudos em adultos sugerem que seu uso reduz o tempo de doença e diminui a necessidade de medidas de suporte. Indicado para o tratamento de pacientes com pneumonia que requerem administração suplementar de oxigênio (oxigênio de baixo fluxo ou alto fluxo, ou outra ventilação não invasiva no início do tratamento). A dose recomendada é: Dia 1 – 5 mg/kg (máx 200 mg); no Dia 2 e seguintes – 2,5 mg/kg (máx 100 mg), em doses únicas diárias administradas por infusão endovenosa. A duração do tratamento deve ser de pelo menos 5 dias e não deve ser superior a 10 dias. Recentemente a OMS observou que o número de estudos na faixa pediátrica é restrito, não havendo evidências suficientes para fazer uma recomendação sobre o uso do medicamento.[14, 15,16,18]

O sotrovimabe é um anticorpo monoclonal indicado para o tratamento de Covid-19 de leve a moderada em adolescentes com 12 anos ou mais (e que pesem pelo menos 40 kg) que estão em risco de progressão para o estágio grave da doença, mas não está indicado para uso em pacientes hospitalizados ou que necessitem de oxigenoterapia. A dose recomendada é de 500 mg, dose única, administrada por infusão venosa. Contudo, embora esse anticorpo monoclonal tenha demonstrado capacidade para neutralizar a variante Ômicron, novos dados mostram que essa terapia, na dose autorizada, não é adequadamente eficaz contra as subvariantes com maior circulação atualmente, como a BA.2.[15, 16, 17, 18]

Devido à falta de benefícios observada em estudos clínicos randomizados, contraindica-se o uso desses medicamentos no tratamento de pacientes com Covid-19 (hospitalizados ou ambulatorial): hidroxicloroquina ou cloroquina, azitromicina e nitazoxanida. O uso de zinco e vitaminas também não está indicado, exceto em quadros de disvitaminoses.[14,15,16,17]

O tocilizumabe está atualmente licenciado pelo FDA para o tratamento da Covid-19 na faixa etária pediátrica. Está indicado para crianças ≥ 2 anos de idade, com hipoxemia e evidência de inflamação sistêmica e que estejam em ventilação (invasiva e não invasiva), ou para aquelas que ainda não requerem ventilação, mas apresentam piora clínica após 24 a 48 horas. A recomendação é administração em dose única, intravenosa, e a posologia varia de acordo com o peso (< 30 kg: 12 mg/kg; 30-40 kg: 8 mg/kg; 41-65 kg: 400 mg; 66-90 kg: 600 mg; > 90 kg: 800 mg).[14,16,17] No Brasil, até o momento, o Ministério da Saúde incorporou para tratamento de pacientes adultos com Covid-19 hospitalizados no Sistema Único de Saúde.[19]

Terapia coadjuvante

Com base em estudos realizados em adultos, nos quais os glicocorticoides foram associados à diminuição da mortalidade, recomenda-se considerar seu uso para crianças que apresentem hipoxemia (SatO2 ≤ 92%). A dexametasona é o medicamento de escolha, no regime de 0,15 mg/kg/dia (dose máxima 6 mg), uma vez ao dia, por 10 dias ou até a alta, o que for mais curto. Na sua falta, considerar glicocorticoides alternativos em doses equivalentes: metilprednisolona, prednisolona e hidrocortisona.[10,14,15,16,17]

A abordagem terapêutica está resumida na Figura 1.

ORIENTAÇÃO PARA ISOLAMENTO

O tempo de isolamento para casos leves e moderados deve ser de 10 dias após a data do início dos sintomas, desde que 24 horas afebril e com melhora dos sintomas. No caso de pacientes imunossuprimidos ou quadros graves e críticos, esse tempo deve ser estendido para 20 dias.[6]

DESAFIOS ATUAIS

A dificuldade de estabelecer o diagnóstico precoce de Covid-19 na população pediátrica é o principal desafio atual, em razão da elevada taxa de infecções assintomáticas e leves e da necessidade do diagnóstico diferencial com outras infecções virais e bacterianas comuns na infância, que podem se apresentar de modo semelhante à Covid-19. Dessa forma, é necessária uma alta suspeição clínica no atendimento inicial, a fim de estabelecer rapidamente as medidas de isolamento. Embora alguns avanços na abordagem terapêutica tenham sido desenvolvidos, ainda há necessidade de maiores esclarecimentos para essa faixa etária.

ORIENTAÇÕES AOS PAIS

Os pediatras devem sempre orientar as famílias em relação aos sinais de alarme relacionados à gravidade do quadro de Covid-19 e às medidas de prevenção de transmissão que devem ser adotadas. Além disso, todas as pessoas que permaneceram em contato por mais de 15 minutos a partir de 2 dias antes do início

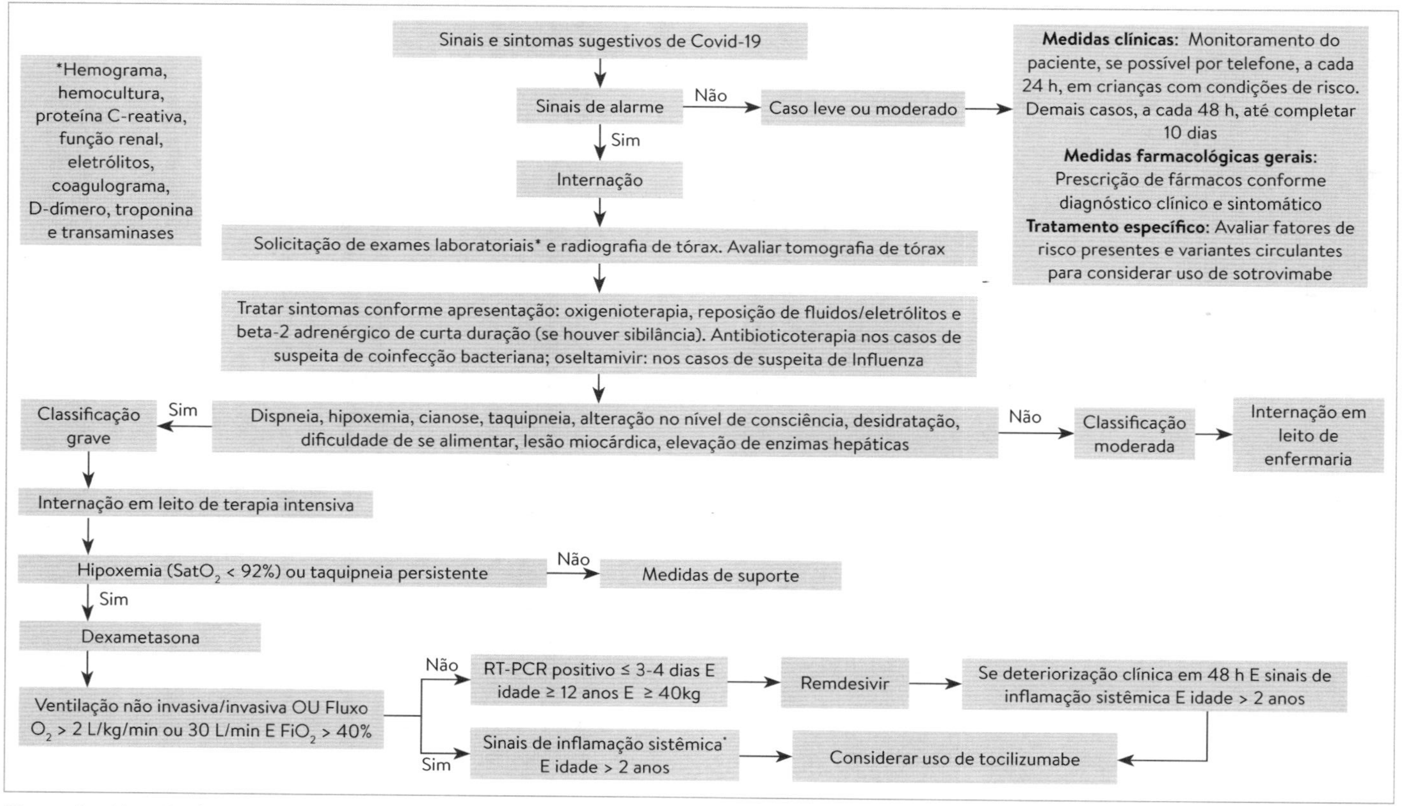

Figura 1 Manejo de pacientes com Covid-19.
* Sinais de inflamação sistêmica: PCR > 75 mg/L ou elevação rápida.
Fonte: adaptada de Ministério da Saúde, 2021[10]; Centro de Controle e Prevenção de Doenças (CDC)[16].

dos sintomas devem ser comunicadas, para que possam ser rastreadas e terem seus sintomas monitorados.[6]

Em caso de pacientes sintomáticos, os pediatras devem orientar sobre o isolamento do paciente e a importância de evitar contato com pessoas de risco, como imunossuprimidos e aquelas acima de 60 anos, mesmo no caso de quadros leves. Todas as informações para os familiares são disponibilizadas e atualizadas no site do Ministério da Saúde: https://coronavirus.saude.gov.br/.

✓ CONCLUSÃO

A Covid-19 na população pediátrica caracteriza-se predominantemente por quadros assintomáticos e leves. Alguns casos podem evoluir com maior gravidade, sobretudo os pacientes imunossuprimidos e aqueles com SIM-P. Na emergência, recomenda-se realizar rastreamento com testes de antígeno ou moleculares rápidos, sempre que possível. O tratamento consiste em acompanhamento clínico e medidas de suporte. Em imunossuprimidos e pacientes com necessidade de oxigenioterapia suplementar, medidas específicas como antivirais (remdesivir), anticorpos monoclonais e glicocorticoides podem estar indicadas. É importante a orientação adequada aos pais em relação às medidas de prevenção e isolamento.

REFERÊNCIAS BIBLIOGRÁFICAS

1. World Health Organization (WHO). Coronavirus disease (Covid-19) – Events as they happen. 2020. Disponível em: https://www.who.int/emergencies/diseases/novel-coronavirus-2019/events-as-they-happen. Acesso em: 29 jan. 2023.
2. Brasil. Ministério da Saúde. Boletim Epidemiológico Coronavírus N128. 2022. Disponível em: https://www.gov.br/saude/pt-br/centrais-de-conteudo/publicacoes/boletins/epidemiologicos/covid-19/2022/boletim-epidemiologico-no-128-boletim-coe-coronavirus. Acesso em: 29 jan. 2023.
3. Hoang A, Chorath K, Moreira A, Evans M, Burmeister-Morton F, Burmeister F, et al. Covid-19 in 7780 pediatric patients: a systematic review. EClinicalMedicine. 2020;24:100433.
4. Kim L, Whitaker M, O'Halloran A, Kambhampati A, Chai SJ, Reingold A, et al. Hospitalization rates and characteristics of children aged < 18 years hospitalized with laboratory-confirmed Covid-19 - Covid-Net, 14 States, March 1-July 25, 2020. MMWR Morb Mortal Wkly Rep. 2020;69(32):1081-8.
5. Uddin M, Mustafa F, Rizvi TA, Loney T, Suwaidi HA, Al-Marzouqi AHH, et al. SARS-CoV-2/Covid-19: viral genomics, epidemiology, vaccines, and therapeutic interventions. Viruses. 2020;12(5):526.
6. Brasil. Ministério da Saúde. Secretaria de Vigilância em Saúde. Departamento de Análise em Saúde e Doenças não Transmissíveis. Guia de Vigilância Epidemiológica: Emergência de Saúde Pública de Importância Nacional pela Doença pelo Coronavírus 2019 – Covid-19. 2021.

7. Gupta A, Madhavan MV, Sehgal K, Nair N, Mahajan S, Sehrawat T, et al. Extrapulmonary manifestations of Covid-19. Nat Med. 2020;26(7):1017-32.
8. Kosmeri C, Koumpis E, Tsabouri S, Siomou E, Makis A. Hematological manifestations of SARS-CoV-2 in children. Pediatric Blood & Cancer. 2020;67(12):e28745.
9. Irfan O, Muttalib F, Tang K, Jiang L, Lassi Z, Bhutta Z. Clinical characteristic treatment and outcomes of paediatric Covid-19: a systematic review and metanalysis. Arch Dis Child 2021;106(5):440-8.
10. Brasil. Ministério da Saúde. Orientações para manejo de pacientes com Covid-19. 2021. Disponível em: https://www.gov.br/saude/pt-br/coronavirus/publicacoes-tecnicas/recomendacoes/orientacoes-para-manejo-de-pacientes-com-covid-19/view. Acesso em: 29 jan. 2023.
11. Centers for Disease Control and Prevention (CDC). Guidance for Healthcare Workers about Covid-19 (SARS-CoV-2) Testing. Dec. 20, 2022. Disponível em: https://www.cdc.gov/coronavirus/2019-ncov/hcp/testing.html. Acesso em: 29 jan. 2023.
12. World Health Organization. Diagnostic testing for SARS-CoV-2. 2020. Disponível em: https://www.who.int/publications/i/item/diagnostic-testing-for-sars-cov-2. Acesso em: 29 jan. 2023.
13. Sethuraman N, Jeremiah SS, Ryo A. Interpreting Diagnostic Tests for SARS-CoV-2. JAMA. 2020;323(22):2249-51.
14. World Health Organization. Covid-19 Clinical Management: living guidance. 2021. Disponível em: https://www.who.int/publications/i/item/WHO-2019-nCoV-clinical-2021-2. Acesso em: 29 jan. 2023.
15. Ministério da saúde, 2022. Medicamentos aprovados para tratamento da Covid-19. Disponível em: https://www.gov.br/anvisa/pt-br/assuntos/paf/coronavirus/medicamentos. Acesso em: 29 jan. 2023.
16. Centers for Disease Control and Prevention (CDC). Covid-19 Treatments and Medications. Disponível em: https://www.cdc.gov/coronavirus/2019-ncov/your-health/treatments-for-severe-illness.html. Acesso em: 29 jan. 2023.
17. Boast A, Curtis N, Holschier J, Purcell R, Bannister S, Plover C, et al; RCH Covid-19 Treatment Working Group. An Approach to the Treatment of Children With Covid-19. Pediatr Infect Dis J. 2022;41(8):654-62.
18. World Health Organization. Therapeutics and COVID-19: living guideline, 13 January 2023. Disponível em: https://www.who.int/publications/i/item/WHO-2019-nCoV-therapeutics-2023.1. Acesso em: 29 jan. 2023.
19. Brasil. Ministério da Saúde. Secretaria de Ciência, Tecnologia, Inovação e Insumos Estratégicos em Saúde. Departamento de Gestão e Incorporação de Tecnologias e Inovação em Saúde Coordenação-Geral de Gestão de Tecnologias em Saúde. Coordenação de Monitoramento e Avaliação de Tecnologias em Saúde. Ampliação de uso do medicamento tocilizumabe para o tratamento de pacientes adultos com Covid-19 hospitalizados. 2022. Disponível em: https://www.gov.br/conitec/pt-br/midias/consultas/relatorios/2022/20220712_relatorio_tocilizumab_covid_cp_47.pdf. Acesso em: 29 jan. 2023.

43

MONKEYPOX NA EMERGÊNCIA PEDIÁTRICA: QUANDO PENSAR E COMO ATUAR?

Felipe Machado Moliterno

OBJETIVOS

- ✓ Oferecer aos pediatras dados sobre o agente etiológico e sua dinâmica de transmissão.
- ✓ Descrever os aspectos epidemiológicos mais prevalentes atuais da doença.
- ✓ Auxiliar no diagnóstico diferencial e diagnóstico com base nas manifestações clínicas e em exames laboratoriais úteis para a assistência na emergência.
- ✓ Conhecer as indicações de tratamento farmacológico.

INTRODUÇÃO

Até o início de abril de 2022, a monkeypox era pouco conhecida e basicamente restrita a poucos casos ocorridos nas regiões onde a doença era endêmica na África. O surgimento de 1 caso confirmado no Reino Unido e a rápida disseminação para vários países em diferentes continentes chamou a atenção para a necessidade de rápida compreensão dessa transmissão para objetivar o diagnóstico molecular rápido e conseguir controlar e caracterizar a disseminação da doença pelo mundo.[1-3]

Logo depois, o Ministério da Saúde (MS) passou a monitorar a doença monkeypox desde o comunicado de risco divulgado pelo Centro de Informações Estratégicas em Vigilância em Saúde (CIEVS) Nacional em 19 de maio de 2022. Em 7 de junho, o Brasil teve o primeiro caso da doença confirmado.

Com a evolução do cenário epidemiológico global, a Organização Mundial da Saúde (OMS) declarou Emergência de Saúde Pública de Importância Internacional em 23 de julho de 2022. Assim, em 29 de julho de 2022, o MS ativou o Centro de Operações de Emergência em Saúde Pública – COE Monkeypox, objetivando organizar a atuação do Sistema Único de Saúde (SUS) na resposta à emergência da doença, buscando atuação coordenada nas três esferas.[1]

ASPECTOS EPIDEMIOLÓGICOS

A doença é causada pelo Monkeypox vírus (MPXV), do gênero *Orthopoxvirus* e da família *Poxviridae*. Trata-se de uma doença zoonótica viral, cuja transmissão para humanos pode ocorrer por meio do contato com animal silvestre ou humano infectado ou com material corporal humano contendo o vírus. Apesar do nome, os primatas não humanos (macacos) podem ser acometidos pela doença, porém não são reservatórios do vírus. Os principais reservatórios provavelmente são pequenos roedores (esquilos, p. ex.), naturais das florestas tropicais da África Central e Ocidental. O MPXV é comumente encontrado nessas regiões, e, ocasionalmente, casos são identificados em outras regiões, geralmente relacionados a viagens para áreas onde a doença é endêmica.[4]

De acordo com o boletim 49 do Centro de Operações de Emergência Nacional de Monkeypox do MS, até o dia 5 de setembro de 2022 foram notificados 53.561 casos, em 103 países, e 22 óbitos (4 Nigéria, 4 Gana, 2 República Centro-Africana, 2 Espanha, 2 Brasil, 2 Peru, 1 Cuba, 1 Equador, 1 México, 1 Índia, 1 Bélgica e 1 EUA) em países não endêmicos.[5]

Com relação ao estado do Rio de Janeiro, no dia 10 de outubro, os dados que constavam no site a partir do monitoramento da doença pela Secretaria Estadual de Saúde do Rio de Janeiro (SESRJ) mostravam a notificação de 3.880 casos, com 1.137 confirmados, 2.253 descartados e 368 em investigação com 122 prováveis; 92,8% dos casos são no sexo masculino e 7,2% no sexo feminino. Os casos confirmados por faixa etária são:

- 9 casos entre 0 e 9 anos.
- 34 casos entre 10 e 19 anos.
- 797 casos entre 20 e 39 anos.
- 245 casos entre 40 e 59 anos.
- 16 casos acima de 60 anos.

Com relação aos casos confirmados, nota-se então a predominância do sexo masculino, com média em torno de 35 anos, com cerca de 80% entre 18 e 44 anos, com o comportamento sexual sendo a principal forma de transmissão do vírus. Dentre os confirmados, houve predominância da transmissão sexual nos casos confirmados entre homens que fazem sexo com outros homens de 89%.[6]

A maior parte dos casos confirmados teve sintomas e formas leves da doença (92%), sendo a internação necessária para tratamento de formas clínicas importantes e isolamento em 8%. Somente 0,2% necessitaram de unidade de terapia intensiva (UTI). Pacientes pediátricos, gestantes e imunossuprimidos são caracterizados como grupo de risco para casos mais graves pela doença.

DEFINIÇÕES DE CASO

Caso suspeito

Indivíduo de qualquer idade que apresente início súbito de lesão em mucosas e/ou erupção cutânea aguda sugestiva de monkeypox, única ou múltipla, em qualquer parte do corpo (incluindo região genital/perianal, oral), E/OU proctite (p. ex., dor anorretal, sangramento) E/OU edema peniano, podendo estar associada a outros sinais e sintomas.

Caso provável

Indivíduo que pode ser incluído como suspeito que também apresente um ou mais dos seguintes critérios listados a seguir, com investigação laboratorial de monkeypox não realizada ou inconclusiva, e cujo diagnóstico de monkeypox não pode ser descartado apenas pela confirmação clínico-laboratorial de outro diagnóstico.

- Exposição próxima e prolongada, sem proteção respiratória, OU contato físico direto, incluindo contato sexual, com parcerias múltiplas E/OU desconhecidas nos 21 dias anteriores ao início dos sinais e sintomas, E/OU
- Exposição próxima e prolongada, sem proteção respiratória, OU histórico de contato íntimo, incluindo sexual, com caso provável ou confirmado de monkeypox nos 21 dias anteriores ao início dos sinais e sintomas, E/OU
- Contato com materiais contaminados, como roupas de cama e banho ou utensílios de uso comum, pertencentes a caso provável ou confirmado de monkeypox nos 21 dias anteriores ao início dos sinais e sintomas, E/OU
- Trabalhadores de saúde sem uso adequado de equipamentos de proteção individual (EPI) com história de contato com caso provável ou confirmado de monkeypox nos 21 dias anteriores ao início dos sinais e sintomas.

Caso confirmado

Caso suspeito com resultado laboratorial "positivo/detectável" para MPXV por diagnóstico molecular (PCR em tempo real e/ou sequenciamento).

Caso descartado

Caso suspeito com resultado laboratorial "negativo / não detectável" para MPXV por diagnóstico molecular (PCR em tempo real e/ou sequenciamento) OU sem resultado laboratorial para MPXV E realizado diagnóstico complementar que descarta monkeypox como a principal hipótese de diagnóstico.

MODO DE TRANSMISSÃO E MANIFESTAÇÕES CLÍNICAS

Indivíduos que apresentem lesões cutaneomucosas podem transmitir por contato direto o vírus para outras pessoas, seja pele-pele, mucosa-mucosa ou ainda mucosa-pele, onde o vírus entra em lesões de pele e mucosas (oral, faringe, ocular e genital).

Também há possibilidade de transmissão de gotículas e aerossóis, onde o vírus entra pela via respiratória, necessitando de maior exposição e contágio e tornando trabalhadores da saúde, familiares e parceiros íntimos pessoas com maior risco de infecção.

Uma pessoa pode transmitir a doença desde o momento em que os sintomas começam até a erupção ter cicatrizado completamente e uma nova camada de pele se formar. Adicionalmente, mulheres grávidas podem transmitir o vírus para o feto através da placenta.

A doença geralmente evolui de forma benigna, e os sinais e sintomas duram de 2 a 4 semanas. A manifestação cutânea típica é do tipo papulovesicular, precedida ou não de febre de início súbito e de linfadenopatia. Outros sintomas incluem cefaleia, mialgia, dores nas costas, calafrios e exaustão. O período de incubação cursa de 6 a 16 dias, podendo chegar a 21 dias.

Os casos recentemente detectados apresentaram preponderância de lesões nas áreas genital e anal e acometimento de mucosas (oral, retal e uretral). As erupções podem acometer regiões como face, boca, tronco, mãos, pés ou qualquer outra parte do corpo, incluindo as regiões genital e anal. Na pele, podem aparecer manchas vermelhas sobre as quais surgem vesículas (bolhas) com secreção; posteriormente, essas vesículas se rompem, formam uma crosta e evoluem para cura. A dor no local das lesões pode ser muito intensa, e deve ser observado seu adequado manejo. Quando a crosta desaparece e há a reepitelização, o paciente deixa de infectar outras pessoas, e, na maioria dos casos, os sinais e sintomas desaparecem em poucas semanas.[7]

A evolução para a forma grave pode estar relacionada a fatores como forma de transmissão, suscetibilidade do indivíduo e quantidade de vírus inoculado no momento da transmissão. A transmissão sexual tem sido divulgada, não só pelo contato com mucosas lesionadas, mas pelo fato de o vírus ter sido identificado no sêmen. Assim, a OMS recomenda abstinência sexual na fase de lesões não cicatrizadas e uso de preservativo para qualquer forma de ato sexual (anal, oral ou vaginal) nas 12 semanas subsequentes à cura das lesões.

Existem relatos de transmissão a partir de roupas e roupas de cama de pessoas contaminadas. A hipótese é que partículas virais ficariam grudadas nesses tecidos; se estes forem sacudidos no ar, poderiam produzir partículas potencialmente inaladas ou que penetrem em lesões de pele ou mucosa. A persistência da partícula viral em superfícies de diferentes tipos varia de 1 a 56 dias, dependendo das condições de temperatura e umidade do ambiente. Embora a transmissão por superfície e fômites seja possível, o real papel dessa forma de transmissão necessita de maiores estudos populacionais.

DIAGNÓSTICO DIFERENCIAL

O diagnóstico diferencial deve ser feito com outras doenças infecciosas que cursem com exantema vesicular cutaneomucoso: varicela-zóster, herpes-zóster, herpes simples, infecções bacterianas da pele, infecção gonocócica disseminada, sífilis primária ou secundária, cancroide, linfogranuloma venéreo, granuloma inguinal, molusco contagioso e reação alérgica.[6-8]

Há relatos esporádicos de pacientes coinfectados com o MPXV e outros agentes infecciosos, portanto, pacientes com erupção cutânea característica devem ser investigados mesmo quando outros testes forem positivos.

DIAGNÓSTICO LABORATORIAL

Todo caso suspeito da doença deve ser levado para área separada dos demais pacientes, com recomendação do uso imediato e correto de máscara cirúrgica. O caso deve ser obrigatoriamente notificado para a Coordenação de Vigilância Epidemiológica local em até 24 horas e deverá receber a orientação de fluxo para a coleta laboratorial. O diagnóstico laboratorial é realizado por detecção molecular do vírus por reação em cadeia da polimerase em tempo real (qPCR).

Procedimento de coleta

Material vesicular (secreção de vesícula)

A coleta de material de lesões cutâneas ou mucosas deve ser realizada por meio de *swab*, sendo o método mais indicado para confirmação diagnóstica. Colocar o *swab* preferencialmente em tubo seco, uma vez que os poxvírus mantêm-se estáveis na ausência de qualquer meio preservante.

Quando o paciente suspeito apresentar mais de uma vesícula, sugere-se coletar um *swab* de cada lesão, totalizando o máximo de 3 *swabs* por paciente, e armazenar todos os *swabs* em um mesmo tubo seco, formando um *pool* (conjunto) de amostras do mesmo paciente.

Crosta (crosta de lesão)

Quando o paciente é encaminhado para coleta em fase mais tardia, na qual as lesões já estão secas, o material a ser encaminhado são as crostas, as quais devem ser armazenadas em frascos limpos SEM líquido preservante (neste caso, o uso de qualquer líquido preservante reduz as chances de detecção do MPXV).

Se o paciente suspeito apresentar mais de uma lesão, sugere-se coletar mais de uma crosta por paciente e armazenar todas em um mesmo tubo seco, formando um *pool* (conjunto) de amostras do mesmo paciente.

Lesões apenas de mucosas (oral / região perianal) sugestivas de monkeypox

Coletar o material dessas lesões em *swab*, seguindo as orientações descritas para a coleta de material vesicular.

Indivíduos sem erupção cutânea e sem lesões mucosas (para contato de caso confirmado que inicie com quadro de febre e linfonodomegalia)

Coletar *swab* de orofaringe e *swab* anal, seguindo as orientações descritas para a coleta de material vesicular. Os profissionais de saúde devem usar EPI completo para coleta das amostras para diagnóstico laboratorial, incluindo gorro, óculos de proteção, máscara N95, avental descartável e luva de procedimento.

Para o armazenamento das amostras, todos os materiais devem ser mantidos congelados a –20 °C (ou temperaturas inferiores) por 1 mês ou até mais. Na ausência de *freezer*, pode-se manter em geladeira (4 °C) por até 7 dias.[1,4]

TRATAMENTO

O tratamento dos casos de monkeypox consiste apenas nas medidas de suporte clínico, já que a maior parte dos casos apresenta formas leves da doença. Normalmente têm sido feitas abordagens para higiene das lesões, controle do prurido e manuseio da dor local.

Em casos graves, com comprometimento pulmonar, o suporte com oxigenioterapia pode ser necessário. Na presença de infecções bacterianas cutâneas secundárias, deve-se considerar antibioticoterapia.

Manifestações incomuns podem incluir lesão ocular, proctite e uretrite, podendo necessitar de avaliação de especialistas.[9]

Critérios de elegibilidade para uso de tecovirimat no cenário atual

A maioria das pessoas acometidas pela monkeypox evolui sem gravidade, apresentando um quadro clínico leve e autolimitado. Considerando o cenário epidemiológico vigente, sem a disponibilidade de um tratamento específico para monkeypox aprovado para uso no Brasil, identificou-se a possibilidade da utilização do antiviral tecovirimat na modalidade de uso compassivo.

O uso compassivo de medicamentos no Brasil é regido pela Resolução de Diretoria Colegiada – RDC – n. 608, de 25 de fevereiro de 2022, que limita essa modalidade aos casos em que o paciente apresente doença debilitante e grave, com risco de óbito, no contexto da ausência de alternativa terapêutica satisfatória no país e que apresente relação benefício-risco favorável ao uso da terapêutica proposta. Nesse contexto, considera-se a prescrição de tecovirimat para tratamento compassivo na seguinte situação:[1,8]

- Paciente internado com resultado laboratorial positivo/detectável para MPXV evoluindo com a forma grave da doença, apresentando uma ou mais das seguintes manifestações clínicas:
  - Encefalite: presença de alteração clínico-radiológica e/ou liquórica compatível com o acometimento de sistema nervoso central (SNC).
  - Pneumonite: presença de manifestação respiratória associada a alteração radiológica sem outra etiologia provável.
  - Lesões cutâneas em número superior a 200 erupções espalhadas pelo corpo.
  - Lesão extensa em mucosa oral, limitando a alimentação e a hidratação via oral.
  - Lesão extensa em mucosa anal/retal, evoluindo com quadro hemorrágico e/ou infeccioso secundário à ulceração.
  - Lesão ocular.

Inelegibilidade

- Pacientes (ou representantes legais) que não aceitam o termo de consentimento livre e esclarecido (TCLE).
- Pacientes com histórico de alergia a tecovirimat e/ou excipientes.
- Pacientes com menos de 13 kg de peso.

DESAFIOS ATUAIS

Na pediatria, acredita-se que o primeiro grande desafio seja estabelecer a monkeypox como mais um diagnóstico diferencial de doença exantemática papulovesicular e até pustulosa, na sala de emergência, para lactentes, pré-escolares e escolares. Para os pré-adolescentes e adolescentes, a anamnese dirigida para o início de atividade sexual, para estabelecer diagnóstico diferencial com outras infecções sexualmente transmissíveis (IST) com presença de úlcera genital e/ou perianal.

A confirmação diagnóstica depende da pesquisa com diagnóstico molecular (qPCR), o que torna o fluxo com a Vigilância em Saúde importantíssimo, inclusive para descartar outras hipóteses diagnósticas.

Apesar de se tratar de um agente etiológico conhecido desde 1970, o caráter atual de distribuição e transmissão intercontinental ainda é uma novidade. A predominância de transmissão pela via sexual, porém mostrando disseminação na faixa pediátrica para contactantes íntimos/domiciliares, demonstra a possibilidade de disseminação, não ficando restrita a um grupo da sociedade.

Além disso, o acometimento na gestação com a transmissão vertical foi relatado de forma consistente,[10] evidenciando outra forma de acometimento na pediatria e com potencial de gravidade. Há vacinas contra *smallpox* (varíola) já existentes, que se mostram bastante eficazes (85%) na prevenção pós-exposição até 14 dias do contato, porém ainda não estão autorizadas para imunização preventiva em massa. Por fim, antivirais existentes necessitam de maiores estudos para comprovação de eficácia contra as formas graves da monkeypox.

ORIENTAÇÕES AOS PAIS

Na suspeita de um caso adulto intradomiciliar de monkeypox, a pessoa deve procurar auxílio médico prontamente, colocar máscara cirúrgica, manter distanciamento de 1,8 m dos outros, separar seus próprios utensílios domésticos e roupa de cama. Caso ocorra a suspeita de acometimento de qualquer criança, buscar o pediatra para avaliação clínica e confirmação diagnóstica, além de seguir as mesmas orientações mencionadas.

✓ CONCLUSÃO

Estamos diante de uma epidemia nova, e devemos estar capacitados para suspeitar dela na sala de urgência em pacientes com acometimento cutâneo de exantema vesicular e/ou úlcera anogenital. O diagnóstico diferencial com outras doenças prevalentes e mais conhecidas deve ser feito.

É preciso estar ciente do fluxograma de abordagem inicial desses casos e solicitar o diagnóstico molecular para confirmação diagnóstica, além de realizar tratamento de suporte para as formas leves e de indicar tratamento com o medicamento específico tecovirimat de acordo com as indicações precisas.

REFERÊNCIAS BIBLIOGRÁFICAS

1. Brasil. Ministério da Saúde. Plano de Contingência Nacional para Monkeypox. Centro de Operações de Emergência em Saúde Pública: COE Monkeypox. Brasília: Ministério da Saúde; 2022.
2. Organização Panamericana da Saúde (Opas). Manejo clínico e prevenção e controle de infecção para varíola dos macacos. Orientação Provisória de Resposta Rápida. 10 de junho de 2022. Disponível em: https://pt.scribd.com/document/581239114/Manejo-clinico-e--prevencao-de-controle-de-infeccao-para-monkeypox. Acesso em: 29 jan. 2023.
3. UK Health Security Agency. Research and analysis: investigation into monkeypox outbreak in England: technical briefing 3. 23 September 2022. Disponível em: https://www.gov.uk/government/publications/monkeypox-outbreak-technical-briefings/investigation--into-monkeypox-outbreak-in-england-technical-briefing-3. Acesso em: 29 jan. 2023.
4. World Health Organization (WHO). Monkeypox. 19 de maio de 2022. Disponível em: https://www.who.int/news-room/fact-sheets/detail/monkeypox. Acesso em: 29 jan. 2023.
5. Brasil. Ministério da Saúde. Secretaria de Vigilância em Saúde. Boletim Epidemiológico Especial Monkeypox n. 14, de 18/09/2022.
6. Secretaria Estadual de Saúde do Rio de janeiro. Centro de Informações Estratégicas de Vigilância em Saúde do Estado do Rio de Janeiro. Monkeypox, de 12/10/2022.
7. Thornhill JP, Barkati S, Walmsley S, Rockstroh J, Antinori A, Harrison LB, et al. Monkeypox Virus infection in humans across 16 countries – April-June 2022. N Engl J Med. 2022;387(8):679-91.
8. Centers for Disease Control and Prevention. Clinical considerations for monkeypox in children and adolescents. Disponível em: https://www.cdc.gov/poxvirus/monkeypox/clinicians/pediatric.html. Acesso em: 29 jan. 2023.
9. Sherwat A, Brooks JT, Birnkrant D, Kim P. Tecovirimat and the treatment of monkeypox: past, present, and future considerations. N Engl J Med. 2022;387(7):579-81.
10. Ramnarayan P, Mitting R, Whittaker E, Marcolin M, O'Regan C, Sinha R, et al. Neonatal Monkeypox Virus infection. N Engl J Med. 2022 Oct 12. Online ahead of print.

44

OSTEOMIELITE

Igor Souza Ramos

OBJETIVOS

✓ Apresentar dados atuais da literatura para o embasamento da avaliação inicial e diagnóstico da osteomielite.

✓ Orientar sobre o tratamento e identificação das complicações.

INTRODUÇÃO

A osteomielite é uma infecção óssea causada predominantemente por bactérias que entram nos ossos por via hematogênica (através da corrente sanguínea) ou por inoculação direta, como fratura exposta, punção de feridas e introdução de equipamentos ortopédicos (pinos e parafusos). Mais raramente, pode surgir pela extensão de uma infecção contígua como, por exemplo, úlceras de decúbito, sinusite e doença periodontal. As complicações da osteomielite afetam aproximadamente 6% dos pacientes e incluem infecção crônica, necrose avascular, distúrbios do crescimento, fraturas patológicas, trombose venosa profunda e sepse.[1,2]

O diagnóstico nem sempre é fácil, pois os sinais e sintomas são inespecíficos e a apresentação clínica pode ser tardia, o que representa um grande desafio para os pediatras que trabalham em unidades de pronto atendimento.

ASPECTOS EPIDEMIOLÓGICOS

A incidência de osteomielite varia de 1,2 a 13 casos por 100.000 crianças por ano, sendo maior nos países em desenvolvimento. A incidência também vem aumentando nas últimas décadas com o surgimento de patógenos mais virulentos, como *Staphylococcus* resistentes à meticilina encontrados na comunidade (CA-MRSA). A osteomielite hematogênica é predominante no sexo masculino na proporção de 2:1 e mais da metade dos casos ocorre em crianças menores de 5 anos, porém é incomum em bebês menores de 4 meses sem fatores de risco (prematuridade, cateter venoso central, alterações do trato urinário, infecções cutâneas, infecções maternas no momento do parto). Os fatores de risco para osteomielite hematogênica em bebês maiores de 4 meses e crianças incluem: imunodeficiências, anemia falciforme, sepse, bacteremia, trauma, cateteres vasculares permanentes, como cateter de diálise. Na maioria dos casos identificados, é causada por um único patógeno, sendo o *Staphylococcus aureus* (*S. aureus*) o mais comum (78%), embora em até metade dos casos não seja possível o isolamento do agente em hemocultura ou em cultura do aspirado da ferida. As infecções polimicrobianas são mais raras e estão associadas a traumas, disseminação contígua ou insuficiência vascular.[3,4]

Staphylococcus coagulase-negativos podem causar osteomielite em recém-nascidos e crianças portadoras de cateteres vasculares permanentes, como, por exemplo, cateter de hemodiálise. *Streptococcus* do grupo A beta hemolítico (*Streptococcus pyogenes*) podem causar osteomielite em bebês mais velhos e crianças, particularmente como uma complicação da infecção pelo vírus varicela-zóster. *Streptococcus* do grupo B causa osteomielite em bebês menores de 3 meses (em geral bebês de 2 a 4 semanas de vida). *Streptococcus pneumoniae* (pneumococo) pode causar osteomielite em crianças com risco aumentado de doença pneumocócica invasiva (crianças menores de 2 anos com imunização incompleta). No entanto, com o advento da vacina conjugada, a maioria dos casos ocorre em crianças sem fatores de risco e por sorotipos não incluídos na vacina pneumocócica conjugada.[3,4]

Kingella kingae é um organismo Gram-negativo presente na microbiota oral, e tem sido cada vez mais identificado como causa de osteomielite em crianças de 6 meses a 3 anos de idade. Alguns estudos já sugerem que a *Kingella kingae* seja a causa mais comum de osteomielite em países como França e Suíça, raramente acometem crianças mais velhas e frequentemente acometem ossos não tubulares, como vértebras, esterno, calcâneo, gerando sintomas mais leves. *Escherichia coli* e outros coliformes podem causar osteomielite em recém-nascidos.[3,4]

Haemophilus influenzae tipo b (Hib) é uma causa rara de osteomielite após introdução da vacina.[3,4]

Pseudomonas aeruginosa é uma causa de osteomielite em crianças com ferimentos nas unhas dos pés (infecções de pele e tecidos moles). Outras bactérias nesse tipo de ferimentos são menos comuns, como, por exemplo: *Mycobacterium tuberculosis*, espécies de salmonelas, *Actinomyces* e *Bartonella henselae*.[3,4]

FISIOPATOLOGIA

A osteomielite hematogênica em ossos longos se dá pela deposição bacteriana na metáfise óssea. Esse mecanismo não é claro, embora evidências apontem que células endoteliais permitam a passagem de bactérias, que, ao se alojarem no segmento ósseo, geram um foco de infecção. Tal foco leva à celulite na medula óssea, gerando um exsudato inflamatório e consequente aumento da pressão intramedular. A pressão aumentada força o exsudato para o córtex podendo romper para o periósteo. Áreas de necrose óssea podem se desenvolver em focos de infecção dentro do osso, gerando um tecido desvitalizado (sequestro) que pode ser visualizado em radiografias. Um novo tecido gerado pelo periósteo elevado também pode ser identificado. Na osteomielite subaguda, um abscesso intraósseo (abscesso de Brodie) é formado por uma área central de supuração e necrose, contida e encapsulada por tecido de granulação e esclerose. A Tabela 1 aponta a distribuição esquelética da osteomielite após revisão sistemática da literatura.[2]

Tabela 1 Distribuição esquelética da osteomielite

Local	Incidência* (%)	Local	Incidência * (%)
Fêmur	26,9	Vértebra	3,8
Tíbia	26,0	Fíbula	3,7
Pélvis	9,2	Mão	2,0
Úmero	8,1	Clavícula	0,8
Pé	7,7	Costela	0,6
Antebraço	4,8	Patela	0,2
Calcanhar	4,6	Outros	1,6

*Os valores foram calculados usando estudos que forneceram informações adequadas para produzir o valor geral.
Fonte: Saavedra-Lozano, et al., 2017.[2]

PROPEDÊUTICA

A osteomielite pode ser classificada em aguda (< 2 semanas), subaguda (entre 2 semanas e 3 meses) e crônica (> 3 meses), tendo como base o tempo de evolução. Os sinais e sintomas são inespecíficos e o pediatra deve sempre pensar na osteomielite como diagnóstico diferencial de uma série de outras condições clínicas. Crianças com osteomielite hematogênica geralmente apresentam febre aguda e sintomas constitucionais (por exemplo, prostração, recusa alimentar, irritabilidade, choro sem motivo aparente, vômitos). Achados focais de inflamação óssea podem estar presentes e progredir ao longo de dias a semanas (calor, edema, dor em determinado local, sensibilidade). Sinais e sintomas em bebês podem ser mal localizados, como, por exemplo, recusa em andar ou engatinhar, recusa em sentar ou suportar o próprio peso, uso limitado de uma extremidade, mancar ou claudicar.[1,2]

Em uma revisão sistemática com 12.000 crianças com osteomielite aguda e subaguda, os sinais e sintomas mais prevalentes estão enumerados na Tabela 2.[2]

Tabela 2 Características presentes

Sinais e sintomas	Incidência* (%)
Dor	81,1
Sinais/sintomas localizados	70,0
Febre	61,7
Amplitude de movimento reduzida	50,3
Suporte ao peso reduzido	49,3

*Os valores foram calculados usando estudos que forneceram informações adequadas para produzir o valor geral.
Fonte: Saavedra-Lozano, et al., 2017.[2]

DIAGNÓSTICO

O diagnóstico de osteomielite é baseado na combinação de 4 fatores:

- Sinais e sintomas sugestivos de infecção óssea associados à velocidade de hemossedimentação (VHS) e/ou proteína C reativa (PCR) elevados.
- Alterações em exames de imagem: radiografia, tomografia, cintilografia, ressonância magnética.
- Amostra microbiológica ou histopatológica positiva.
- Resposta favorável à terapia antimicrobiana empírica.

A avaliação inicial de crianças com suspeita de osteomielite inclui exames de sangue e radiografias da área afetada. Devem ser solicitados hemograma completo, VHS e/ou PCR e pelo menos uma hemocultura. Leucograma aumentado não é indicador sensível e nem específico para osteomielite, porém o hemograma completo é bastante útil na avaliação dos diagnósticos diferenciais de dor óssea em crianças com leucemias e vaso-oclusão na doença falciforme. A PCR e, em menor grau, a VHS são marcadores importantes para avaliar a resposta à terapia antimicrobiana. VHS > 20 mm/h e PCR > 1 a 2 mg/dl tem sensibilidade aproximada de 95% na osteomielite em casos de cultura comprovada, porém são inespecíficos. VHS e PCR aumentados contribuem para o diagnóstico, mas não excluem outras condições no diagnóstico diferencial.[2,5]

Radiografia da área suspeita deve ser realizada como exame de imagem inicial. Embora possa ser normal ou inconclusiva no início do curso da osteomielite, pode excluir outras causas de dor óssea, como fraturas e tumores. Os achados radiográficos incluem:

1. reação periosteal: nova formação óssea periosteal;
2. abscesso periosteal: elevação do periósteo;
3. lesões líticas ou esclerose óssea, podendo indicar infecção subaguda ou crônica.

Radiografias normais no início do curso (dentro de 7 dias do início dos sintomas) não excluem osteomielite e, em casos de forte suspeita (dor óssea localizada, função limitada, VHS ou PCR elevados), exames de imagem avançados devem sem solicitados.[2,5]

A ultrassonografia geralmente não é útil no diagnóstico de osteomielite, mas pode identificar coleções associadas a infecções ósseas, principalmente para aspirações[2,5].

A ressonância magnética (RM) é o exame de escolha para confirmar o diagnóstico, principalmente no início do curso, quando as radiografias são normais ou inconclusivas. Serve também para delinear a localização e a extensão do envolvimento ósseo, bem como definir o abscesso intramedular. Osteomielite é improvável se a RM for normal. A desvantagem se dá pelo tempo maior de realização do exame, quando comparado à tomografia, e a necessidade de sedação e anestesia geral em crianças pequenas, podendo ser um fator limitante para diversas instituições.[2,5]

A tomografia computadorizada (TC) pode ser realizada quando não houver disponibilidade de RM, delineando bem as lesões ósseas que foram identificadas em radiografias. Também são úteis na avaliação da osteomielite crônica e planejamento da abordagem cirúrgica.[2,5]

A cintilografia óssea pode ser útil no início do curso da doença quando há suspeita de múltiplas áreas de acometimento.[2,5]

As vantagens e desvantagens de cada exame de imagem estão dispostas no Quadro 1.

O diagnóstico de osteomielite é confirmado pela evidência histopatológica de inflamação em uma peça cirúrgica de osso ou identificação de um patógeno por cultura ou coloração de Gram em um aspirado ou biópsia de osso ou coleção de líquido periosteal.[2,5]

O diagnóstico é provável em uma criança com achados clínicos, laboratoriais e radiológicos compatíveis com osteomielite, mas com culturas negativas, desde que responda de forma satisfatória à terapia antimicrobiana empírica. Também é considerado diagnóstico provável em crianças com achados clínicos, laboratoriais e/ou radiológicos compatíveis se o patógeno for isolado na hemocultura ou na cultura do fluido articular mesmo sem detecção do patógeno pela reação de polimerase em cadeia de aspirados ósseos, coleções subperiosteais ou líquido sinovial.[2,5]

O diagnóstico é improvável se os exames de imagem avançados (especialmente a RM) forem normais durante toda a avaliação.[2,5]

Quadro 1 Modalidades de imagem para osteomielite hematogênica aguda

Modalidade de imagem	Vantagens	Desvantagens
Radiografia	• Baixo custo • Não há necessidade de sedação • Prontamente disponível • Alta sensibilidade na fase tardia	• Aparência tardia na radiografia • Sub-representação da extensão da doença
Ultrassonografia (US)	• Baixo custo • Ausência de exposição à radiação • Não há necessidade de sedação • Capacidade de detectar e localizar coleções de fluidos para aspiração	• Dependente da técnica • Profundidade de visualização • Incapaz de penetrar no osso
Tomografia computadorizada (TC)	• Rara necessidade de sedação • Rápida • Excelente detalhe ósseo • Capacidade de detectar e localizar coleções de fluidos para aspiração	• Exposição à radiação • Não é ideal para a visualização de tecidos moles • Não distingue inflamação nos tecidos • Dispersão de metal próximo
Ressonância magnética (RM)	• Sem exposição à radiação • Excelente visualização dos tecidos moles • Distingue a inflamação nos tecidos • Capacidade de detectar e localizar coleções de fluidos para aspiração	• Tempo de execução maior que TC • Necessidade de sedação ou anestesia geral • Custo elevado • Nem sempre disponível • Dispersão de metal próximo

Fonte: Woods, et al., 2021.[3]

TRATAMENTO

O tratamento da osteomielite começa pela administração intravenosa empírica de antibióticos até o isolamento do patógeno pelas culturas. A escolha empírica é baseada na prevalência local de CA-MRSA (*S. aureus* adquirido na comunidade) ou pelas orientações das CCIHs (comissões de controle de infecções hospitalares) de cada unidade. Atualmente não existe consenso baseado em evidências sobre a duração do tratamento, porém o tempo de antibiótico varia de 3 a 8 semanas. Os antibióticos de primeira linha são basicamente os beta-lactâmicos pela sua eficácia contra *S. aureus* sensível à meticilina (MSSA), *Kingella kingae*, *Streptococcus pyogenes* e *Streptococcus pneumoniae*. A clindamicina ou a vancomicina podem ser utilizadas quando houver suspeita de CA-MRSA. Estudos recentes sugerem que a transição de antibióticos parenterais para via oral pode ser bastante segura em crianças, desde que apresentem melhora significativa dos sintomas, ausência de febre e PCR normal. O Quadro 2 sugere esquema antibiótico em relação à faixa etária e fatores de início (nosocomial ou adquirido na comunidade).[1,2,3,5]

A abordagem cirúrgica pode ser necessária nos estágios mais avançados da osteomielite, incluindo presença de abscesso intraósseo ou subperiosteal, ou quando não se observa resposta clínica e laboratorial após uso de antibiótico parenteral.[1,2,3,5]

Quadro 2 Classificação de osteomielite hematogênica por idade e fatores de início (nosocomial *versus* adquirido na comunidade)

Características do paciente	Patógenos	Antibióticos empíricos
Infecção nosocomial	*S. aureus*, espécies de *Streptococcus*, *Enterobacteriaceae*, espécies de Cândida	Oxacilina + Gentamicina ou Cefotaxima (ou Ceftriaxona) + Gentamicina
Infecção adquirida na comunidade	*S. aureus*, *Streptococcus* do grupo B, *Escherichia coli*, espécies de *Klebsiella*	Oxacilina + Gentamicina ou Cefotaxima (ou Ceftriaxona) + Gentamicina
Lactentes (2-18 meses)	*S. aureus*, *Kingella kingae*, *Streptococcus pneumoniae*, *Neisseria meningitidis*, *Haemophilus influenzae* tipo b (não imunizado)	Imunizados: Oxacilina ou Cefazolina Não imunizados: Oxacilina + Cefotaxima ou Cefuroxima
Primeira infância (18 meses a 3 anos)	*S. aureus*, *Kingella kingae*, *Streptococcus pneumoniae*, *Neisseria meningitidis*, *Haemophilus influenzae* tipo b (não imunizado)	Imunizados: Oxacilina ou Cefazolina Não imunizados: Oxacilina + Cefotaxima ou Cefuroxima
Infância (3-12 anos)	*S. aureus*, *Streptococcus* B-hemolítico do grupo A	Oxacilina ou Cefazolina
Adolescente (12-18 anos)	*S. aureus*, *Streptococcus* B-hemolítico do grupo A, *Neisseria gonorrhoeae*	Oxacilina ou Cefazolina; Ceftriaxona e Doxiciclina para infecção gonocócica disseminada

Fonte: Woods, et al, 2021.[3]

DESAFIOS ATUAIS

A RM pode ser necessária para o diagnóstico de osteomielite, principalmente em fases iniciais, em que as radiografias são inconclusivas, porém a RM nem sempre está disponível em todos os serviços de emergência pediátrica, além de ter custo elevado, podendo ser um fator limitante para o diagnóstico e para o seguimento clínico.

ORIENTAÇÕES AOS PAIS

Reduzir o risco de doenças infecciosas, como a osteomielite, requer um sistema imune competente em pacientes pediátricos e muitas medidas podem ser tomadas para essa finalidade: aleitamento materno exclusivo até o sexto mês de vida, alimentação equilibrada, cartão vacinal atualizado, consultas de rotina periódicas ao pediatra, práticas de atividades físicas, rotina de sono, dentre outras.

✓ CONCLUSÃO

A osteomielite é uma infecção óssea com grande potencial de morbidade na faixa etária pediátrica, tendo inúmeros desafios diagnósticos. Sua etiologia principal é o *Staphylococcus aureus*, podendo também ser causada por diversos outros patógenos. A via hematogênica é responsável pela maioria das infecções em crianças, porém a inoculação direta de patógenos (fratura exposta, feridas, traumas, equipamentos ortopédicos etc.) também é possível. Exames laboratoriais, como hemograma completo, hemocultura, PCR e VHS são úteis no diagnóstico, porém exames de imagem se fazem necessários (RM é o exame de escolha). O tratamento é baseado da administração de antibióticos por via parenteral, podendo haver transição para via oral quando houver melhora clínica e laboratorial.

REFERÊNCIAS BIBLIOGRÁFICAS

1. Herring JA. Infections of the Musculoskeletal System. In: Herring JA. Tachdjian's Pediatric Orthopaedics: From the Texas Scottish Rite Hospital for Children. 6.ed. Philadelphia: Elsevier. 2021. p. 963-75.
2. Saavedra-Lozano J, Falup-Pecurariu O, Faust SN, Girschick H, Hartwig N, Kaplan S, et al. Bone and Joint Infections. Pediatr Infect Dis J. 2017;36(8):788-99.
3. Woods CR, Bradley JS, Chatterjee A, Copley LA, Robinson J, Kronman MP, et al. Clinical Practice Guideline by the Pediatric Infectious Diseases Society and the Infectious Diseases Society of America: 2021 Guideline on Diagnosis and Management of Acute Hematogenous Osteomyelitis in Pediatrics. J Pediatric Infect Dis Soc. 2021;10(8):801-44.
4. Krogstad PA. Hematogenous osteomyelitis in children: Evaluation and diagnosis. UpToDate. Última atualização em: 13 de julho de 2020.
5. Krogstad PA. Hematogenous osteomyelitis in children: Management. UpToDate. Última atualização em: 23 de agosto de 2021.

SEÇÃO X

EMERGÊNCIAS METABÓLICAS E ELETROLÍTICAS

45

DISTÚRBIOS HIDROELETROLÍTICOS

Rosana Andrade Flintz
Ana Tereza Antunes Monteiro de Souza

OBJETIVO

✓ Apresentar os principais eletrólitos e o tratamento de seus distúrbios.

INTRODUÇÃO

O organismo possui inúmeros eletrólitos dissolvidos no sangue, entre eles, sódio, potássio, cálcio, magnésio e fósforo. As alterações eletrolíticas são comuns na faixa etária pediátrica por causas diversas, e os distúrbios hidroeletrolíticos ocorrem quando se perde quantidade significativa de líquidos corporais e, consequentemente, de eletrólitos.

Neste capítulo serão abordados os principais eletrólitos e o reconhecimento de suas alterações. O tratamento deve ser visto como uma emergência médica.

EPIDEMIOLOGIA

Os distúrbios de sódio são os mais prevalentes em pacientes internados e, quando graves, estão associados à elevada morbidade e mortalidade, sendo a hiponatremia muitas vezes iatrogênica. A hipercalcemia é um evento clínico comum. A hipomagnesemia ocorre em cerca de 10% dos pacientes hospitalizados e 60% dos pacientes em terapia intensiva. A hipofosfatemia é relatada em cerca de 20% dos pacientes em terapia intensiva.[1-4]

SÓDIO (Na^+)[1]

O valor de referência do sódio sérico está entre 135 e 145 mEq/L, sendo alterado por ingestão, perdas extrarrenais e excreção renal.

Hiponatremia[1,5]

É definida por concentração de sódio sérico menor que 135 mEq/L; ocorre em consequência de um excesso de água corporal total em relação ao sódio extracelular, e a gravidade da hiponatremia é definida pelo nível sérico de sódio.

Hiponatremia leve: sódio sérico entre 130 e 134 mEq/L; moderada: entre 120 e 129 mEq/L e grave: menor que 120 mEq/L.

Etiologia[5]

Para avaliar as causas de hiponatremia, mensura-se a osmolalidade do plasma (2 × Na + Ureia / 2,8 + glicose / 18), sendo o valor normal de 290 a 295 mOsm/kg. Caso o paciente apresente hiponatremia com osmolalidade normal, tem-se a pseudo-hiponatremia (hiperlipemia ou hiperproteinemia); hiponatremia com osmolalidade alta (> 290 mOsm/kg), hiponatremia hipertônica (uso de manitol ou hiperglicemia) e hiponatremia com osmolalidade baixa (< 290 mOsm/kg), hiponatremia hipotônica.

Quando diante de um caso de hiponatremia hipotônica, a osmolalidade urinária deve ser avaliada, se osmolalidade < 100 mOsm/kg, pensa-se em iatrogenia, intoxicação hídrica ou polidipsia primária e se osmolalidade > 100 mOsm/kg, avalia-se a volemia. Nos Quadros 1, 2 e 3 são apresentadas as causas de hiponatremia de acordo com o estado volêmico.

Quadro 1 Hiponatremia hipovolêmica

Causas de perdas renais	Causas de perdas extrarrenais
Nefropatia perdedora de sódio Diuréticos Insuficiência adrenal	Perdas gastrointestinais (diarreia, vômitos) Perdas cutâneas Perda para o terceiro espaço (queimaduras, pancreatite) Fibrose cística
Laboratório	**Laboratório**
Aumento do sódio urinário (> 20 mEq/L) Aumento do volume urinário Diminuição da densidade urinária Diminuição da osmolalidade urinária	Diminuição do sódio urinário (< 20 mEq/L) Diminuição do volume urinário Aumento da densidade urinária Aumento da osmolalidade urinária

(continua)

Quadro 1 Hiponatremia hipovolêmica (*continuação*)

Tratamento	Tratamento
Repor as perdas Tratar as causas SSH 3% (casos graves)	Repor as perdas Tratar as causas SSH3% (casos graves)

SSH3%: Solução salina hipertônica 3%.
Fonte: Schneider e Kelly, 2015.[5]

Quadro 2 Hiponatremia hipervolêmica

Causas com sódio urinário < 20 mEq/L
Síndrome nefrótica Insuficiência cardíaca congestiva Cirrose
Causas com sódio urinário > 20 mEq/L
Injúria renal aguda ou crônica
Tratamento
Restringir os líquidos Tratar a causa SSH 3% (casos graves) Considerar diálise em casos de injúria renal

SSH3%: Solução salina hipertônica 3%.
Fonte: Schneider e Kelly, 2015.[5]

Quadro 3 Hiponatremia normovolêmica

Causas
SIADH Insuficiência adrenal Hipotireoidismo
Laboratório
Aumento do sódio urinário > 20 mEq/L
Tratamento
Restrição hídrica Tratar a causa básica SSH3% (casos graves)

SIADH: síndrome de secreção inapropriada do hormônio antidiurético; SSH3%: solução salina hipertônica 3%.
Fonte: Schneider e Kelly, 2015.[5]

Manifestações clínicas[1,5]

Os sinais clínicos da hiponatremia são predominantemente neurológicos, inicialmente náusea, mal-estar, cefaleia, letargia e ataxia, e, em quadros graves, convulsão, depressão respiratória, coma e herniação cerebral.

Tratamento[1,5,6]

Hiponatremia aguda (evolução menor que 48 horas) e grave: administração de solução salina hipertônica (SSH 3% 513 mEq/L) 1 a 2 mL/kg (máximo 100 mL) por 10 minutos, por até três vezes, até que a infusão contínua na taxa de 1 a 2 mL/kg/hora, respeitando a taxa diária de correção de sódio (10 mEq/L em 24 horas), controle laboratorial a cada 2 horas até o cessar dos sintomas e sódio > 120 mEq/L.

Caso não for definido se a hiponatremia é aguda ou crônica, considerar como crônica.

Nos casos crônicos, o tratamento é feito com SSH 3%; utiliza-se a mesma fórmula usada nos casos de hipernatremia. Para prevenir complicações durante o tratamento, como a síndrome de desmielinização osmótica ou mielinólise pontina, que pode ocorrer até vários dias após o tratamento agressivo e rápido da hiponatremia, a taxa máxima de aumento de sódio não deve ultrapassar 10 mEq/L em 24 horas.

$$\text{Mudança de sódio sérico} = \frac{\text{Sódio infundido} - \text{Sódio sérico}}{(0{,}6 \times \text{peso}) + 1}$$

O resultado dessa fórmula equivale à redução do sódio em mEq/L ao se administrar 1 litro da solução escolhida. A partir desse resultado, aplica-se uma "regra de três", para obter o volume necessário para aumentar 10 mEq/L em 24 horas.

Exemplo: criança de 1 ano de idade, 10 kg, apresenta crise convulsiva tônico-clônica e Na de 120 mEq/L.

$$\text{Mudança de sódio sérico} = \frac{513 - 120}{(0{,}6 \times \text{peso}) + 1} = 56{,}1 \text{ mEq/L}$$

Pela fórmula, 1 litro de SSH 3% aumenta 56,1 mEq/L. Como o objetivo é 10 mEq/L em 24 horas, por regra de três, será necessário infundir 178 ml de SSH3% a 7,4 mL/hora.

SSH 3% = 15 mL de NaCl 20% + 85 mL de água destilada, em que cada mL tem 0,5 mEq de sódio.

Hipernatremia[1]

É definida por concentração de sódio sérico maior que 145 mEq/L e ocorre em consequência do aumento de soluto e/ou diminuição na água corporal.

Etiologia[5]

Nos Quadros 4 e 5 são apresentadas as causas de hipovolemia e hipervolemia.

Quadro 4 Causas de hipovolemia

Causas de perdas renais	Causas de perdas extrarrenais
Nefropatia Uso de diuréticos Diabetes insipidus Diurese pós-obstrutiva Fase diurética da necrose tubular aguda	Perdas gastrointestinais Perdas cutâneas Perdas respiratórias
Laboratório	**Laboratório**
Aumento do sódio urinário (> 20 mEq/L) Aumento do volume urinário Diminuição da densidade urinária	Diminuição do sódio urinário (< 20 mEq/L) Diminuição do volume urinário Aumento da densidade urinária

Fonte: Schneider e Kelly, 2015.[5]

Quadro 5 Causas de hipervolemia

Causas
Ingestão de sódio exógeno Excesso de mineralocorticoides Hiperaldosteronismo
Laboratório
Relativa diminuição do sódio urinário Relativa diminuição do volume urinário Relativo aumento da densidade urinária

Fonte: Schneider e Kelly, 2015.[5]

Manifestações clínicas[1,5]

Os sinais clínicos percebidos diante de uma hipernatremia são predominantemente neurológicos. Inicialmente são percebidas: confusão mental, sonolência, irritabilidade, fraqueza, febre e sede. Quadros graves incluem convulsão tônico-clônica, trombose de seio cavernoso, hemorragia subaracnoidea e coma.

Tratamento[1,5,7]

Nos casos agudos, até 48 horas de instalação, a correção rápida pode ser feita. Porém, nos casos crônicos, após 48 horas, os fenômenos adaptativos (osmoles idiogênicos nas células cerebrais) foram instalados e a correção deve respeitar a queda de sódio numa velocidade menor que 0,5 mEq/L/h ou uma redução de 10 mEq/L em 24 horas, para evitar formação de edema cerebral e convulsões.

Nos casos de hipovolemia, a correção da volemia é feita com solução salina. Nos casos de sobrecarga de sal, a terapia é instituída com diuréticos, visando excreção renal de sódio e manutenção de reposição de água livre perdida. O déficit de água livre é realizado com solução hipotônica (soro glicosado 5% ou água destilada).

$$\text{Mudança de sódio sérico} = \frac{\text{Sódio infundido* – Sódio sérico}}{(0{,}6 \times \text{peso}) + 1}$$

*Sódio infundido = zero, a solução infundida será soro glicosado a 5% ou água destilada.

O resultado dessa fórmula equivale à redução do sódio em mEq/L ao se administrar um litro da solução escolhida. A partir desse resultado, aplica-se uma "regra de três", para obter o volume necessário para diminuir 10 mEq/L em 24 horas. Recomenda-se controle laboratorial de sódio plasmático a cada 4 a 6 horas, durante a correção do déficit de água livre.

Exemplo: uma criança de 2 anos, peso 15 kg, no quarto dia de internação de gastroenterite por *norovírus* em uso de hidratação venosa, normovolêmico, apresenta sódio de 160 mEq/L.

$$\text{Mudança de sódio sérico} = \frac{\text{Zero} - 160}{(0{,}6 \times 15) + 1} = 16 \text{ mEq/L}$$

Pela fórmula, 1 litro de soro glicosado 5% vai reduzir 16 mEq/L. Como o objetivo é 10 mEq/L, por regra de três, será necessário infundir 625 mL de SG 5% para correr em 24 horas a 26 mL/hora.

POTÁSSIO (K^+)

Os distúrbios do K^+ ocorrem por três mecanismos principais: alterações na ingestão; distúrbios na distribuição entre o intracelular e o extracelular; ou alterações na excreção.

Hipocalemia

Definida pela concentração sérica de $K^+ < 3{,}5$ mEq/L e considerada grave se menor que 2,5 mEq/L.

Etiologia[1,5]

Redistribuição transcelular (sem redução no K^+ corporal total): alcalose com alcalemia; uso de insulina, mineralocorticoides, catecolaminas, medicamentos beta-2 adrenérgicos, excesso de bário ou hipotermia.

Manifestações Clínicas[1,4,5]

Coração e sistema musculoesquelético são os órgãos mais afetados. Casos leves são assintomáticos e os sintomas apresentam-se quando o K^+ sérico está abaixo de 2,5 mEq/L. São eles: letargia, irritabilidade, confusão mental, depressão de nível de consciência, parestesias, fasciculações, hipotensão, palpitação, náuseas, vômitos, distensão abdominal, íleo paralítico, poliúria e polidipsia.

O eletrocardiograma (ECG) típico da hipocalemia grave, (Figura 1), evidencia prolongamento do intervalo PR, depressão do seguimento ST, redução da amplitude e inversão da onda T e aparecimento de ondas U. A hipocalemia torna o coração mais sensível a arritmias, entre elas, taquicardia supraventricular, taquicardia ventricular e bloqueios cardíacos.

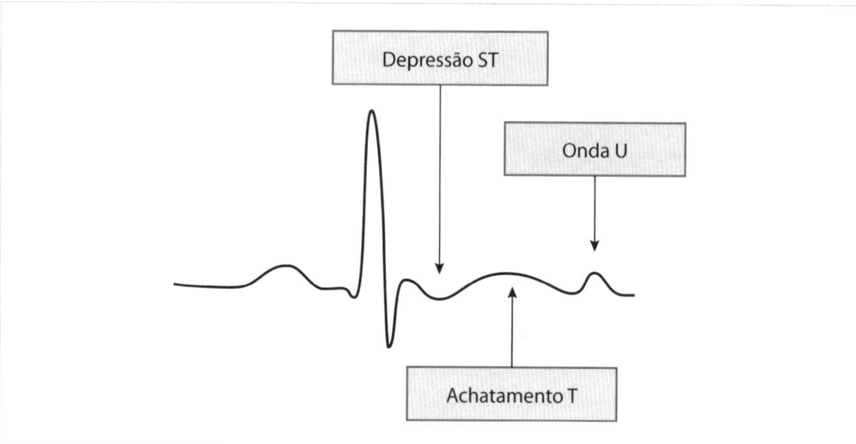

Figura 1 ECG típico da hipocalemia grave.
Fonte: adaptada de Dr. Gerald Diaz em grepmed.com.[8]

Tratamento[1,4,5,9]

Após as medidas iniciais para a estabilização clínica da criança, a reposição do potássio será feita de acordo com a gravidade da hipocalemia.

Hipocalemia leve (K^+ sérico entre 2,5 a 3,5 mEq/L): reposição oral com xarope de KCl a 6% (1 mL = 0,8 mEq de K^+); dose: 1 a 5 mEq/kg/dia, máximo de 40 mEq/dose em doses divididas. O controle laboratorial deve ser feito em 6 a 12 horas.

Hipocalemia moderada ou grave ($K^+ < 2,5$ mEq/L): reposição intravenosa com solução de KCl 10% (solução 40 a 60 mEq/L de K^+ em acesso venoso periférico e até 200 mEq/L em acesso central); dose e velocidade de infusão em acordo com a gravidade da hipocalemia e da sintomatologia (0,3 a 0,4 mEq/kg/h em 4 a 6 horas). Vale ressaltar que a reposição de K^+ nunca pode ser administrada em bolus. O controle do K^+ sérico deve ser feito em 4 a 6 horas, e a reposição repetida, caso indicada.

Hipercalemia

Definida como concentração sérica de $K^+ > 5,0$ mEq/L.

Etiologia[1,5]

Pseudo-hipercalemia por oferta aumentada, múltiplas transfusões e uso de suplementos orais ou parenterais. Excreção diminuída por injúria renal, insuficiência adrenal e uso de medicamentos (inibidores de enzima de conversão de angiotensina, espironolactona, ciclosporina e heparina, entre outros). Deslocamento transcelular de K^+ por acidose, deficiência de insulina, intoxicação digitálica, uso de bloqueador neuromuscular despolarizante (succinilcolina), queimaduras extensas, rabdomiólise, síndrome de lise tumoral, hiperosmolaridade e hipertermia maligna.

Manifestações clínicas[1,4,5]

Parestesia, cãibras, paralisia, tetania, déficits neurológicos focais e alterações eletrocardiográficas, essas manifestações antecedem os sintomas clínicos, daí a importância de seu reconhecimento pelo pediatra já no setor de emergência. O ECG típico da hipercalemia, evidenciado quando K^+ sérico > 7,0 mEq/L, apresenta inicialmente o prolongamento do intervalo PR associado à onda T simétrica e apiculada (demonstrado em A, na Figura 2). A evolução para ausência de onda P e alargamento progressivo do intervalo QRS (B e C) tem relação com pior prognóstico e significa predisposição para arritmias graves, como taquicardia e fibrilação ventricular, culminando em evento potencialmente fatal, com assistolia.

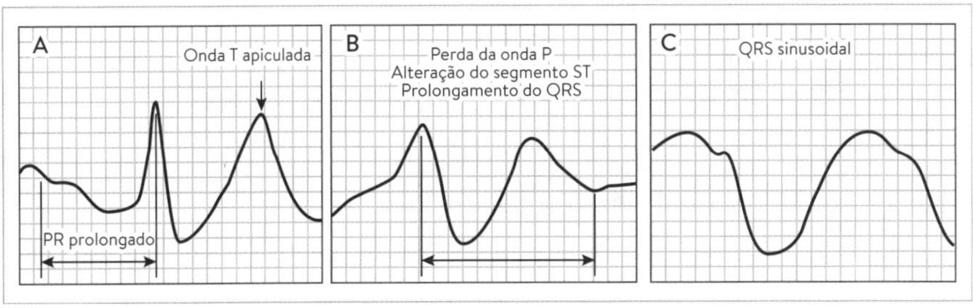

Figura 2 ECG típico da hipercalemia grave.
Fonte: adaptada de grepmed.com.[10]

Tratamento[1,4,5,9]

O suporte imediato é a estabilização e o tratamento das arritmias, e, após, a investigação e a condução da causa da hipercalemia. Independentemente do nível sérico e da gravidade dos sintomas, deve ser realizado o ECG e a suspensão de qualquer oferta exógena de K^+.

Hipercalemia leve (K^+ sérico de 5 a 6 mEq/L, com ECG normal): suspende-se a oferta de K^+ e pode-se administrar diurético de alça (furosemida, na dose de 0,5 a 1 mg/kg). O controle laboratorial pode ser feito em 6 a 12 horas.

Hipercalemia moderada (K^+ 6 a 8 mEq/L) a grave (K^+ > 8 mEq/L): diante do risco de manifestações clínicas graves e até fatais, o tratamento deve ser imediato e o controle laboratorial mais regular, até 3 horas do início das medidas.

No Quadro 6 são apresentadas as opções de tratamento da hipercalemia.

CÁLCIO (CA^{++})[2,3]

A concentração sérica total de cálcio consiste em 15% ligado a ânions orgânicos e inorgânicos, como sulfato, fosfato, lactato e citrato, aproximadamente 40-45% ligado a proteínas, principalmente albumina e os 40 a 45% restantes como cálcio iônico (ou livre), fisiologicamente ativo.

O cálcio iônico é o padrão-ouro para avaliação, porque mede o cálcio biologicamente ativo (ou livre), porém nem sempre temos esse resultado. Em relação à correção do cálcio pela albumina sérica, o ajuste será feito pela fórmula Cálcio corrigido = Cálcio sérico total + (0,8 × (4,0 – [Albumina sérica])).

Os valores de referência de normalidade são: cálcio iônico de 4,65 a 5,25 mg/dL (ou 1,2 a 1,3 mmol/L) e cálcio sérico total de 8,5 a 10,5 mg/dL (ou 2,12 a 2,62 mmol/L).

Hipocalcemia[3]

Definida como cálcio plasmático menor que 8,5 mg/dL ou cálcio ionizado menor que 1,2 mmol/L.

A hipocalcemia está associada à redução da função ventricular e arritmias cardíacas.

Etiologia[1,3]

Pode ser causada por excessivas transfusões sanguíneas (uso do citrato como conservante nas bolsas sanguíneas estocadas), lesão renal aguda, síndrome Di-George, hipoparatireoidismo, deficiência de vitamina D, hiperfosfatemia, pancreatite, desnutrição (estados de má absorção), terapia medicamentosa (anticonvulsivantes, cimetidina, aminoglicosídeos, bloqueadores do canal de cálcio), hipomagnesemia, hipermagnesemia, insuficiência de calcitriol, síndrome da lise tumoral e ingestão de etilenoglicol.

Quadro 6 Opções de tratamento da hipercalemia

Terapêutica	Mecanismo de ação	Administração	Início da ação	Efeito	Observações
Gluconato de cálcio 10%	Estabilização de membrana celular	Gluconato de cálcio 10% 60 a 100 mg/kg/dose IV (máx. 2000 mg/dose); velocidade de infusão 100 mg/min	Imediato	Transitório; com duração de 30 a 60 minutos	Não pode ser infundido com fósforo Usar maior diluição quando em acesso venoso periférico
Bicarbonato de sódio 8,4%	Redistribuição do K^+ e translocação para intracelular	Bicarbonato Na 8,4% 1 a 2 mEq/kg/dose IV em 5 a 10 minutos	Em 15 a 30 minutos	Transitório, de 1 a 4 horas	Preferencialmente em acesso venoso central
Solução polarizante (Glicoinsulinoterapia)	Redistribuição do K^+ e translocação para intracelular	1 a 2 g/kg de glicose IV na proporção de 1 UI insulina regular para 4 g de glicose	Em 15 a 30 minutos	Transitório, de 4 a 6 horas	Infusão por 30 minutos, com controle do K^+ e da glicemia
Beta 2-agonista (Salbutamol)	Redistribuição do K^+ e translocação para intracelular	Salbutamol: 1000 mcg (= 10 jatos) via inalatória ou 4 mcg/kg IV em 20 minutos	Em 15 a 30 minutos	Transitório, de 4 a 6 horas	Para quadros graves, usar a via IV, preferencialmente
Furosemida	Remoção do K^+ corporal	1 mg/kg/dose IV em *bolus*	Em 5 a 15 minutos	Transitório, de 1 a 2 horas	Dose máxima: 40 mg
Resina trocadora de K^+	Troca/remoção do K^+ corporal	Poliestirenossulfonato de cálcio (SorcalR): 1 a 2 g/kg VO (1 g para 3 mL de SG10%) ou VR (1 g para 5 mL glicose 20%), 1 a 2 horas de retenção	Em 1 a 2 horas	Transitório, de 4 a 6 horas	Dose máxima: 20 a 50 g VO 4/4 horas
Terapia de substituição renal	Remoção do K^+ corporal	Diálise peritoneal ou hemodiálise	Imediato	Transitório, enquanto em curso	Indicação e suporte pelas equipes de UTI e nefrologia pediátrica

Ca: cálcio; mg: miligrama; kg: quilo; IV: intravascular; min: minuto; K: potássio; Na: sódio; UI: unidade internacional; mcg: micrograma; VO: via oral; VR: via retal; g: grama; UTI: Unidade de Terapia Intensiva.
Fonte: Prego, Bello e Piva, 2015;[1] Taketomo, 2021.[9]

Manifestações Clínicas[1,3]

Podem ocorrer tetania, irritabilidade neuromuscular com fraqueza, parestesias, fadiga, cãibras, confusão mental, convulsões, laringoespasmos, arritmias cardíacas, sinal de Trousseau (espasmo carpopodal após oclusão arterial de uma extremidade por 3 minutos) e sinal de Chvostek (contrações musculares espasmódicas a percussão do nervo facial).

Tratamento[1,3,9,11]

Em pacientes assintomáticos ou com sintomas leves, a correção da hipocalcemia deve ser feita pela via oral com carbonato de cálcio 50 mg/kg/dia de 6 em 6 horas.

Pacientes que apresentam hipocalcemia sintomática grave aguda ou alteração eletrocardiográfica, devem receber tratamento venoso com gluconato de cálcio 10% 100 a 200 mg/kg/dose IV em 10 a 20 minutos, com repetição da dose até a resolução dos sintomas, quando só então será iniciada a infusão contínua. Durante a infusão, o paciente deve estar sob monitorização eletrocardiográfica.

Evitar acesso venoso periférico, pois o extravasamento pode causar necrose tecidual; e não administrar via intramuscular ou subcutânea. A infusão venosa rápida está associada à hipotensão, arritmia, bradicardia e parada cardíaca. Há risco de precipitação quando usado com bicarbonato ou fosfato. Caso haja hipocalcemia com hipomagnesemia, o magnésio também deve ser reposto.

Hipercalcemia[3]

Definida com cálcio plasmático maior que 10,5 mg/dL ou cálcio iônico maior que 1,3 mmol/L. Pode ser classificada em leve: cálcio iônico de 1,4 a 2 mmol/L; moderada: cálcio iônico de 2 a 2,5 mmol/L e grave: cálcio iônico de 2,5 a 3 mmol/L.

Etiologia[1,3]

A hipercalcemia ocorre nos casos de hiperparatireoidismo, intoxicação pela vitamina D, administração excessiva de cálcio exógeno, malignidade, imobilização prolongada, uso de diuréticos tiazídicos, síndrome de Williams, doença granulomatosa e hipertireoidismo.

Manifestações clínicas[1,3]

O paciente pode apresentar fraqueza, irritabilidade, letargia, convulsões, coma, cólicas abdominais, anorexia, náusea, vômitos, poliúria, polidipsia, cálculos renais, pancreatite e alterações eletrocardiográficas, como extrassístoles e intervalo QT curto.

Tratamento[1,3,12]

Pacientes com hipercalcemia leve (cálcio iônico > 2 mmol/L) ou hipercalcemia crônica moderada (cálcio iônico > 2,5 mmol/L) geralmente não precisam de tratamento imediato. Os pacientes são aconselhados a evitar medicamentos ou alimentos que elevem a concentração de cálcio, como diuréticos tiazídicos, vitaminas, suplementos e alimentos contendo cálcio e realizar hidratação adequada para evitar nefrolitíase.

Nos casos de hipercalcemia moderada, com elevação rápida dos níveis de cálcio acima de 14 mg/dL (ou 3,5 mmol/L), e nas formas graves, deverá ser instituído o tratamento imediato. Caso o paciente seja hipovolêmico, será instalada reposição salina para aumentar a excreção renal de cálcio. Se a volemia estiver adequada, fazer hidratação venosa com 2000 a 3000 mL/m^2/dia associada a diurético de alça (furosemida 1 a 2 mg/kg/dia). Caso haja alteração de função renal ou cardíaca, avaliar o tratamento com calcitonina, bifosfonatos e terapia de substituição renal.

MAGNÉSIO (Mg^{++})

A concentração de magnésio não faz parte da rotina de exames laboratoriais, e a identificação dos distúrbios por ele causados requer suspeição clínica.

Hipomagnesemia

Definida como concentração sérica de magnésio inferior a 1,6 mg/dL (0,66 mmol/L).

Etiologia[2,3]

Existem dois mecanismos principais: perdas gastrointestinais (vômitos e diarreia) ou renais (uso de diuréticos de alça ou tiazídicos e outros medicamentos nefrotóxicos) e, independentemente da causa, ocorre após um déficit relativamente pequeno do íon. A hipomagnesemia está frequentemente associada à hipocalemia e à hipocalcemia. O uso crônico de inibidores de bomba de prótons está relacionado à hipomagnesemia, à hipocalcemia e ao uso concomitante de diuréticos.

Manifestações Clínicas[2,3]

Hipomagnesemia leve (Mg de 1,5 a 1,6 mg/dL ou 0,7 a 0,8 mmol/L): assintomáticos ou com sintomas mínimos.

Hipomagnesemia moderada (Mg de 0,8 a 1,5 mg/dL ou 0,4 a 0,6 mmol/L): sinais e sintomas como alterações eletrocardiográficas (aumento do intervalo QT, extrassístoles ventriculares).

Hipomagnesemia grave (Mg < 0,8 mg/dL ou 0,4 mmol): sinais e sintomas como tetania, arritmias cardíacas (taquicardias ventriculares, *torsades de pointes*) ou crises convulsivas.

Tratamento[2,3,9]

O tratamento será determinado conforme sintomatologia e grau de hipomagnesemia, e a etiologia deve ser definida para sua correção.

Hipomagnesemia leve e moderada:

A reposição oral de magnésio, se disponível e a via oral tolerada, pode ser realizada, levando-se em conta os efeitos colaterais (desconforto gastrointestinal e diarreia). Há diversos suplementos com diferentes concentrações de magnésio elementar. A dose diária é de 10 a 20 mg/kg/dose de Mg elementar até de 6 em 6 horas (máximo de 1000 mg/dia). Sugere-se o uso de formulações com L-lactato ou cloreto de magnésio para os quadros leves e hidróxido de magnésio para os moderados. O controle da concentração de Mg será feito em 6 horas, inicialmente, e, após, de 12 em 12 horas.

Hipomagnesemia grave:

Paciente hemodinamicamente estável, com Mg < 1,0 mg/dL (0,4 mmol/L ou 0,8 mEq/L), deve receber sulfato de magnésio 25 a 50 mg/kg (0,2 a 0,4 mEq/kg ou 0,1 a 0,2 mmol/kg) IV infusão lenta, de 12 a 24 horas, até dose máxima de 2 g (16 mEq ou 8 mmol). Paciente hemodinamicamente instável deve receber sulfato de magnésio 50 mg/kg IV de 5 a 15 minutos, e, caso permaneça instável, a mesma dose pode ser repetida. A concentração de Mg deve ser medida a cada 6 horas.

Pacientes com insuficiência renal têm maior risco para hipermagnesemia grave se administradas doses elevadas e, para estes, a dose prescrita será 50% da dose usual e a monitorização mais frequente.

Hipermagnesemia[2,3]

Definida como a concentração plasmática de magnésio sérico superior a 3,6 mg/dL (ou 1,5 mmol/L).

Etiologia

A hipermagnesemia é observada principalmente em três situações: comprometimento da função renal, administração de grande aporte de magnésio (por via intravenosa, oral ou enema), ou absorção aumentada do trato intestinal (devido à constipação, colite, gastrite ou úlcera gástrica).

Manifestações Clínicas[2,3]

A hipermagnesemia é incomum na ausência de administração de magnésio ou insuficiência renal, e a elevação da concentração plasmática é usualmente leve (< 3 mEq/L, 3,6 mg/dL ou 1,5 mmol/L) e o paciente assintomático. Sintomas clínicos ocorrem quando a concentração excede 4 mEq/L (4,8 mg/dL ou 2 mmol/L). Os sintomas se dividem em efeitos neuromusculares, cardiovasculares e hipocalcemia.

Hipermagnesemia leve (Mg entre 4 e 6 mEq/L [4,8 e 7,2 mg/dL ou 2 e 3 mmol/L]): náuseas, rubor, cefaleia, letargia, sonolência e diminuição dos reflexos tendinosos profundos.

Hipermagnesemia moderada (Mg entre 6 e 10 mEq/L [7,2 e 12 mg/dL ou 3 e 5 mmol/L]): sonolência, hipocalcemia, ausência de reflexos tendinosos profundos, hipotensão arterial, bradicardia e alterações ao ECG (prolongamento do intervalo PR, da duração do QRS e do intervalo QT).

Hipermagnesemia grave (Mg acima de 10 mEq/L [12 mg/dL ou 5 mmol/L]): paralisia muscular levando à quadriplegia flácida, apneia e insuficiência respiratória, bloqueio atrioventricular total (BAVT) e parada cardíaca, os dois últimos quando Mg estiver acima de 15 mEq/L (18 mg/dL ou 7,5 mmol/L).

Tratamento[2,3,9]

A maioria dos casos de hipermagnesemia sintomática pode ser prevenida, e a abordagem terapêutica depende de função renal, concentração plasmática de magnésio e sintomas clínicos.

Se a função renal estiver normal, deve-se interromper o uso de medicamentos com magnésio e avaliar diuréticos de alça ou tiazídicos. Se a injúria renal estiver moderada, além dessas medidas, está indicada a terapia intravenosa com fluidos isotônicos (NaCl 0,9%) e em pacientes com insuficiência renal moderada a grave, a terapia de substituição renal.

Pacientes com hipermagnesemia sintomática devem receber gluconato de cálcio 10% de 60 a 100 mg/kg/dose IV (máximo 2000 mg/dose) em 10 minutos, para reverter efeitos neuromusculares e cardíacos.

FOSFATO (PO_4^{3-})

O fosfato é uma molécula inorgânica e, no equilíbrio, sua concentração sérica é determinada pela capacidade de excreção renal do fosfato dietético.

Hipofosfatemia

Definida como fosfato sérico inferior a 2,0 mg/dL (ou 0,64 mmol/L).

Etiologia[2,3]

A hipofosfatemia verdadeira pode ser induzida por absorção intestinal diminuída, excreção urinária de fosfato aumentada ou movimento de fosfato para o intracelular.

Manifestações Clínicas[2,3]

Os sintomas raramente ocorrem com concentração sérica de fosfato acima de 2 mg/dL (ou 0,64 mmol/L). A hipofosfatemia aguda é usualmente assintomática, enquanto a crônica pode produzir sintomas musculoesqueléticos desde dor muscular e hipotonia até encefalopatia.

Hipofosfatemia grave (concentração de fosfato abaixo de 1 mg/dL ou 0,32 mmol/L): amplo espectro de sintomas neurológicos, desde leve irritabilidade e parestesias a manifestações mais graves, como delírio, convulsões generalizadas, rabdomiólise e coma.

Tratamento[2,9]

A maioria dos pacientes não necessitará de outra terapia além da direcionada à causa subjacente, e a reposição de fosfato só é justificada em pacientes com sintomatologia grave. A reposição de fosfato é indicada pela concentração sérica de fosfato, presença de sintomas e viabilidade da via oral, que, quando possível, é a via de escolha.

Hipofosfatemia assintomática com fosfato sérico inferior a 2,0 mg/dL (ou 0,4 mmol/L): fosfato oral, solução combinada de fosfato de sódio e potássio, 2 a 3 mmol/kg/dia VO em 3 a 4 tomadas ao dia.

Hipofosfatemia sintomática com fosfato de 1,0 a 1,9 mg/dL (ou 0,32 a 0,63 mmol/L): fosfato oral.

Se fosfato sérico ≥ 1,5 mg/dL (ou 0,48 mmol/L): 1 mmol/kg de fósforo elementar (mínimo de 40 mmol e máximo de 80 mmol), em três a quatro doses ao dia. Se fosfato sérico < 1,5 mg/dL (0,48 mmol/L): 2 a 3 mmol/kg de fósforo elementar VO de 6 em 6 horas.

Hipofosfatemia sintomática com fosfato < 1,0 mg/dL (0,32 mmol/L): iniciar terapia com fosfato intravenoso 0,36 mmol/kg/dose IV em 6 horas e ajustar para reposição oral quando o fosfato sérico exceder 1,5 mg/dL (0,48 mmol/L).

A terapia intravenosa está indicada para hipofosfatemia sintomática grave ou incapacidade de utilizar a via oral. A concentração sérica de fosfato deve ser monitorada a cada 6 horas, e a via de administração deve ser trocada para oral quando a concentração de fosfato atingir 1,5 mg/dL (0,48 mmol/L).

Hiperfosfatemia

Definida como fosfato sérico acima de 4,5 mg/dL (ou 1,45 mmol/L).

Etiologia[2,3]

A hiperfosfatemia ocorre quando a entrada de fosfato no extracelular excede a excreção ou o limiar renal para excreção está acima do normal; carga aguda de fosfato (sobrecarga exógena, hipervitaminose D), deslocamento extracelular agudo de fosfato (acidose, necrose tecidual, como rabdomiólise, lise tumoral e hipertermia maligna e hemólise), doença renal aguda ou crônica e aumento primário na reabsorção tubular de fosfato (hipoparatireoidismo, calcinose tubular, medicamentos e hormônios).

Manifestações clínicas[2,3]

Os sintomas estão relacionados à hipocalcemia secundária, bem como à precipitação dos sais de fosfato de cálcio nos tecidos moles; já abordados anteriormente.

Tratamento[2,3,9]

A hiperfosfatemia aguda grave com hipocalcemia sintomática pode ser fatal; pode ser administrada solução salina (NaCl 0,9%) IV, mas, usualmente, a resolução é espontânea em 6 a 12 horas quando a função renal é normal. A hemodiálise pode ser indicada na hipocalcemia sintomática e a função renal estiver comprometida.

A hiperfosfatemia crônica requer terapia específica em pacientes com doença renal crônica e calcinose tumoral familiar, usualmente dieta pobre em fosfato e agentes quelantes de fosfato (hidróxido de alumínio 10 a 20 mL/dose, para maiores de 12 anos, VO, até de 6 em 6 horas).

✓ CONCLUSÃO

Os distúrbios hidroeletrolíticos que causam alterações clínicas e/ou eletrocardiográficas graves estão associados a piores desfechos e devem ser tratados como emergência médica. Os distúrbios de sódio geralmente estão relacionados à volemia. Pequenas variações de potássio têm consequências dramáticas. O valor do cálcio total deve ser preferencialmente corrigido pela albumina. Alterações de magnésio estão relacionadas a distúrbios de potássio e cálcio. O fosfato orgânico é essencial a processos metabólicos intracelulares e ao equilíbrio ácido-básico.

REFERÊNCIAS BIBLIOGRÁFICAS

1. Prego J, Bello O, Librelato G, Piva JP. Manutenção e Distúrbios Hidroeletrolíticos no Paciente Crítico. In: Piva JP, Celiny P. Medicina intensiva em pediatria. 2.ed. Rio de Janeiro: Revinter; 2015. p. 401-30.
2. Marino PL. Calcium and Phosphorus. In: Marino PL. ICU Book. 3.ed. Philadelphia: Lippincott Williams & Wilkins; 2014. p. 666-80.
3. Banasiak KJ. Disorders of Calcium, Magnesium, and Phosphate. In: Nichols DG, Shaffner DJ. Roger's textbook of pediatric intensive care. 5.ed. Wolters Kluwer; 2015. p. 3302-23.
4. Barbosa AP, Sztajnbok J. Distúrbios hidroeletrolíticos. J Ped. 1999;75(Supl 2):S223-33.
5. Schneider J, Kelly A. Disorders of water, sodium and potassium homeostasis. In: Nichols DG, Shaffner DJ. Roger's textbook of pediatric intensive care. 5.ed. Wolters Kluwer; 2015. p. 3257-301.
6. Sterns RH, Nigwekar SU, Hix JK. The treatment of hyponatremia. Seminars in Nephrology. 2009;29(3):282-99.
7. Adrogué HJ, Madias NE. Hypernatremia. New England Journal of Medicine. 2000;342(20):1493-9.
8. Dr. Gerald Diaz in The Image Based Medical Reference. Disponível em: http:www.grepmed.com. Acesso em: 10 jul. 2022.
9. Taketomo CK. Pediatric & Neonatal Dosage Handbook. 28.ed. USA: Lexi- Comp, Inc.; 2021.
10. Manual of Medicine in The Image Based Medical Reference. Disponível em: http:www.grepmed.com. Acesso em: 10 jul. 2022.
11. Cooper MS, Gittoes NJ. Diagnosis and management of hypocalcaemia. BMJ. 2008;336(7656):1298-302.
12. Khoury N, Carmichael KA. Evaluation and therapy of hypercalcemia. Mo Med. 2011;108(2):99-103.

46

DISTÚRBIOS ÁCIDO-BÁSICOS

Rosana Andrade Flintz
Ana Tereza Antunes Monteiro de Souza

OBJETIVOS

- ✓ Apresentar os principais distúrbios ácido-básicos, realizar o diagnóstico e o manejo terapêutico.
- ✓ Calcular o *ânion gap* e diferenciar os tipos de acidose metabólica.
- ✓ Identificar os distúrbios mistos.

INTRODUÇÃO[1]

Os distúrbios ácido-básicos são comumente encontrados em crianças graves hospitalizadas. A detecção e a correta interpretação dos achados orientam o tratamento e melhoram os desfechos clínicos.

O equilíbrio ácido-básico é definido pelo pH plasmático. O processo de regulação do pH intra e extracelular consiste na participação do cérebro, pulmões, rins e fígado. O pH deve ser mantido dentro dos limites de normalidade de modo a manter as funções enzimáticas celulares. Neste capítulo será realizada uma breve revisão de causas, diagnósticos e manejo de distúrbios ácido-básicos.

DEFINIÇÃO[1,2]

As definições de distúrbios ácido-básicos estão baseadas nos princípios da equação de Henderson-Hasselbalch, por meio da qual é possível calcular o bicarbonato (HCO_3), a partir das dosagens de pH e do pCO_2:

$$pH = \frac{6{,}6 + \log (HCO_3)}{0{,}03 \times pCO_2} \quad \begin{matrix} \rightarrow \text{componente metabólico} \\ \rightarrow \text{componente respiratório} \end{matrix}$$

O valor normal do pH encontra-se entre 7,35 e 7,45. Acidemia é definida como pH arterial menor ou igual a 7,35 e alcalemia quando o pH arterial é maior ou igual a 7,45. Os distúrbios ácido-básicos são classificados em metabólicos [alteração primária no bicarbonato (HCO_3 < 22 mmol/L = acidose metabólica e HCO_3 > 26 mmol/L = alcalose metabólica)], ou respiratórios [alteração primária na pCO_2 (pCO_2 > 45 mmHg = acidose respiratória e pCO_2 < 35 mmHg = alcalose respiratória)]. Os distúrbios respiratórios podem ser subdivididos em agudo ou crônico, de acordo com o tempo da resposta fisiológica do organismo. Na Tabela 1 estão descritos os distúrbios ácido-básicos simples e suas alterações em pH, pCO_2 e HCO_3.

Tabela 1 Distúrbios ácido-básicos e suas alterações

Distúrbio simples	pH (VR*: 7,35 a 7,45)	pCO_2 (VR*: 35 a 45 mmHg)	HCO_3 (VR*: 22 a 26 mEq/L)
Acidose metabólica	↓	↓	↓
Alcalose metabólica	↑	↑	↑
Acidose respiratória	↓	↑	↑
Alcalose respiratória	↑	↓	↓

*VR = valor de referência.
Fonte: adaptada de Hsu, Lakhani e Wilhelm, 2016.[2]

Diante de um distúrbio primário, para cada alteração de pCO_2 ou HCO_3 ocorrerá uma resposta fisiológica, que, por alteração do pH, estimulará os quimiorreceptores do centro respiratório e os rins, atuando na reabsorção renal de bicarbonato. Com isso, empregam-se fórmulas de forma a obter a resposta fisiológica esperada para cada distúrbio primário, conforme a Tabela 2.

Tabela 2 Fórmulas para calcular a resposta fisiológica para distúrbios ácido-básicos

Distúrbio ácido-básico	HCO_3 (mEq/L)	pCO_2 (mmHg)
Acidose metabólica	< 22 (distúrbio primário)	$(1{,}5 \times HCO_3) + 8$
Alcalose metabólica	> 26 (distúrbio primário)	$40 + [0{,}7 \times (HCO_3 - 24)]$
Acidose respiratória aguda	$24 + [(pCO_2 - 40)/ 10]$	> 45 (distúrbio primário)
Acidose respiratória crônica	$24 + 4 \times [(pCO_2 - 40)/ 10]$	> 45 (distúrbio primário)
Alcalose respiratória aguda	$24 - [(40 - pCO_2)/5]$	< 35 (distúrbio primário)
Alcalose respiratória crônica	$24 - [(40 - pCO_2)/2]$	< 35 (distúrbio primário)

Fonte: adaptada de Gomes e Campos, 2021.[1]

Caso o valor encontrado na fórmula esteja fora da faixa prevista, será considerado um distúrbio ácido-básico misto.

ACIDOSE METABÓLICA[1,3]

A acidose metabólica é caracterizada por uma redução na concentração de bicarbonato sérico, que reduz o pH (< 7,35) e acarreta um aumento da ventilação minuto como resposta compensatória, ocorrendo, consequentemente, uma diminuição da pCO_2. A hiperventilação compensatória tem como objetivo amenizar a acidemia causada pela redução do bicarbonato.

O *ânion gap* sérico (AGs) é a diferença entre os ânions não medidos e os cátions não medidos no soro. Utiliza-se a fórmula: $AG = Na - (Cl + HCO_3)$, sendo os valores de referência entre 8 e 16 mEq/L. A partir do resultado do AGs a acidose metabólica é classificada.

A albumina é o principal ânion não medido no plasma, e a redução na albumina sérica reduz o AG. Sendo assim, deve-se corrigir o AG pela hipoalbuminemia com a seguinte fórmula: AG corrigido = AG + 2,5 (4,5 g/dL - albumina sérica).

A acidose metabólica é classificada de acordo com o *ânion gap*, que pode estar aumentado ou normal. A acidose pode ocorrer pelo acúmulo de ácidos não carbônicos, seja pelo aumento da produção ou por diminuição de sua excreção, ou ainda pela perda de bicarbonato.

No caso da acidose com AG normal, chamada acidose hiperclorêmica, ocorre perda de bicarbonato e aumento compensatório na concentração de cloreto. Na acidose com AG aumentado, chamada normoclorêmica, a perda de bicarbonato não é acompanhada pelo aumento na concentração de cloreto. No Quadro 1, encontram-se as principais etiologias de acidose metabólica.

Quadro 1 Principais causas de acidose metabólica

Mecanismo	*Ânion Gap* normal Acidose metabólica hiperclorêmica	*Ânion Gap* aumentado Acidose metabólica normoclorêmica
Perda de bicarbonato gastrointestinal	Diarreia Fístulas biliares Fístulas pancreáticas Ureterosigmoidostomia	
Perda de bicarbonato renal	Acidose tubular proximal Acetazolamida	
Redução da excreção renal de ácidos	Acidose tubular renal tipo I Acidose tubular renal tipo IV	Uremia
Produção excessiva de ácidos		Acidose lática Cetoacidose Intoxicações exógenas

Fonte: adaptado de Gomes e Campos, 2021.[1]

Clínica[2,4]

As manifestações comuns de acidose metabólica em crianças são taquipneia e/ou hiperpneia, devido à resposta respiratória compensatória do distúrbio primário. Crianças maiores podem apresentar, além da taquipneia, um padrão de inspiração profunda, ao que se chama de respiração de Kussmaul. Confusão mental, letargia, diminuição do débito cardíaco, redução no limiar para arritmias e aumento da resistência vascular pulmonar, entre outros, têm sido observados.

Tratamento[4,5,6]

O tratamento consiste na correção da causa da acidose. Na maioria dos casos, a terapia com bicarbonato de sódio melhora temporariamente, ou até mesmo corrige a acidemia, mas não é capaz de alterar a causa da acidose metabólica. Se a causa básica não for tratada, a acidose metabólica permanecerá e resultará em novo acúmulo posterior de ácidos. A administração de bicarbonato não deve ser feita de forma rotineira, pois possui inúmeros efeitos adversos, tais como hipernatremia, hiperosmolaridade, sobrecarga volêmica, redução do cálcio ionizado e maior afinidade da hemoglobina pelo oxigênio.

O uso do bicarbonato de sódio ($NaHCO_3$ 8,4%) deve ser reservado para os casos de acidose extrema (pH < 7,0) ou quando a criança apresenta excreção renal prejudicada de ácidos. Em caso de emergência, o déficit de bicarbonato, que corresponderá ao volume a ser administrado (em mL), será de 0,5 a 1 mEq/kg (máximo de 50 mEq) em *bolus* intravenoso. Porém, quando não é caracterizada emergência, o déficit deverá ser calculado pela seguinte fórmula: HCO_3 necessário (mEq) = [HCO_3 desejado (= 15) – HCO_3 encontrado] x peso (kg) × 0,3. Os consensos atuais recomendam corrigir o bicarbonato com um multiplicador de distribuição de 0,3 para evitar carga excessiva de solutos e fluidos, bem como ultrapassar a alcalemia.

O bicarbonato deve ser infundido, por via intravenosa, ao longo de 2 a 4 horas. Quando o déficit calculado estiver acima de 3 mEq/kg, o tempo de infusão deve ser mais prolongado. O $NaHCO_3$ 8,4% deve ser diluído em água destilada ou soro glicosado (5 ou 10%) a uma concentração de 150 mEq/L (solução isosmolar). Concomitante à infusão do bicarbonato, deve-se corrigir cálcio ionizado, potássio sérico e adequar a ventilação mecânica.

ALCALOSE METABÓLICA[7,8]

A alcalose metabólica é caracterizada por uma elevação do pH pelo aumento do bicarbonato e da pressão parcial de CO_2 ($PaCO_2$). Pode ser causada por aumento na produção do bicarbonato ou por redução na excreção do excesso de bicarbonato pelos rins.

As causas incluem perdas gastrointestinais de cloro, por êmese ou diarreia. Para compensar a perda de cloro, ocorre o aumento de bicarbonato elevando o pH. O uso de diuréticos causa perda de líquido pobre em bicarbonato, causando hipovolemia, que estimula o sistema renina-angiotensina-aldosterona e aumenta a absorção de bicarbonato, além do processo de excreção de íons de hidrogênio.

No Quadro 2 é apresentada a classificação da alcalose metabólica.

Quadro 2 Classificação de alcalose metabólica

Responsiva ao cloreto	Resistente ao cloreto	Outras
Cloro urinário < 20 mEq/L	Cloro urinário > 20 mEq/L	Administração exógena de álcali
Perda de ácido gástrico (vômitos ou sucção nasogástrica)	Pressão arterial elevada (excesso de mineralocorticoide) • Hiperaldosteronismo • Síndrome de Cushing	Transfusões maciças
Diuréticos de alça ou tiazídicos	Pressão arterial normal • Hipopotassemia • Síndrome de Bartter • Síndrome de Gitelman	
Depleção de volume		
Pós-reversão de hipercapnia		
Fibrose cística através da sudorese		

Fonte: adaptado de Gomes e Campos, 2021;[1] Calazans e Lins, 2021.[8]

Clínica[7]

Manifestações neurológicas como diminuição da consciência, convulsões generalizadas e espasmos carpopedais. Menor disponibilidade de oxigênio, por reduzir o débito cardíaco (diminuindo a contratilidade miocárdica e a vasoconstrição periférica), desviar a curva de dissociação da hemoglobina para a esquerda e aumentar o consumo tecidual de oxigênio.

Tratamento[2,9,10]

A maioria dos casos de alcalose metabólica em pacientes hospitalizados é cloreto responsiva, sendo a base do tratamento a reposição hídrica e salina na forma de solução de cloreto de sódio. Caso o paciente apresente hipopotassemia e/ou hipomagnesemia, tais eletrólitos devem ser repostos.

Nos casos de alcalose resistente, o tratamento é direcionado para tratar a causa de base (hiperaldosteronismo, por exemplo), corrigir os distúrbios eletrolíticos (K, Mg) e impedir a atividade mineralocorticoide.

ACIDOSE RESPIRATÓRIA[11]

A acidose respiratória é um distúrbio primário causado pela redução da ventilação alveolar ou por aumento na produção do CO_2 e diminuição do pH. Pode ser aguda ou crônica e as causas podem ser a diminuição da ventilação minuto (doenças no sistema nervoso central, neuromusculares ou na caixa torácica) ou o aumento do espaço morto (doenças pulmonares). Crianças que apresentam reserva pulmonar comprometida podem apresentar aumento da produção do CO_2 em vigência de febre, sepse e suporte nutricional (*overfeeding*), entre outros.

Clínica[11]

Os achados clínicos são variáveis, podendo ocorrer desde alteração de sensório (confusão mental, cefaleia, sonolência e tremores), até casos graves com *delirium*, crises convulsivas, papiledema, coma, vasodilatação periférica e hipoxemia.

Tratamento[12]

O tratamento é dirigido para a correção do distúrbio de base que causa a hipoventilação e gera a acidose respiratória. A terapia farmacológica com agonistas beta, medicamentos anticolinérgicos e esteroides pode ser útil em casos de doenças obstrutivas das vias aéreas. Naloxone pode ser empregado em caso de overdose de opiáceos. Nos pacientes sintomáticos e sem melhora clínica, porém com nível de consciência apropriado e hemodinamicamente estáveis, pode-se considerar a ventilação não invasiva, e, em casos refratários, a ventilação mecânica invasiva.

ALCALOSE RESPIRATÓRIA[13]

A alcalose respiratória é um distúrbio primário da pCO_2 (< 35 mmHg), e resulta em um aumento do pH (> 7,45). Geralmente a hipocapnia é resultado da hiperventilação, que pode ter origem central (intrínseca ou por mediadores que estimulam o centro respiratório), pulmonar (receptores pulmonares), pela hipoxemia (por quimiorreceptores periféricos) e iatrogênica pela ventilação mecânica.

Clínica[12,13]

Os sintomas da alcalose respiratória são similares aos encontrados na hipocalcemia. A hipocapnia grave raramente ocorre, porém, quando presente, pode agravar as lesões neurológicas existentes como no traumatismo cranioencefálico ou no acidente vascular cerebral. O paciente pode apresentar manifestações neurológicas como tonteiras, náusea, cefaleia, síncope, confusão mental, parestesias em extremidades e região perioral, câimbras e espasmo carpopedal, além de alterações cardiovasculares, como arritmias.

Tratamento[12,13]

O tratamento deve ser direcionado para a causa de base da alcalose, como exemplo, oxigenoterapia para hipoxemia, antibioticoterapia para pneumonia, broncodilatadores e oxigenoterapia para asma e analgesia eficaz para dor, entre outros.

DISTÚRBIOS MISTOS[1,3,10,12]

Frente a uma criança em estado grave com uma doença pulmonar crônica complicada por pneumonia ou choque séptico, ou após parada cardíaca ou mesmo coexistência de uma injúria renal com insuficiência respiratória, entre outras causas, pode-se encontrar um distúrbio ácido-básico misto. Estes podem ser decorrentes da presença de um distúrbio primário, ou por um sistema de compensação inadequado. A abordagem utilizada é a gasometria arterial (pH, pCO_2, HCO_3) e pelo *ânion gap* (AG). O cálculo do AG é importante para o diagnóstico diferencial de acidose metabólica normoclorêmica (aumento do AG) ou hiperclorêmica (AG normal).

No caso da acidose metabólica normoclorêmica é possível encontrar distúrbios metabólicos concomitantes, pois, aproximadamente, para cada redução de 1 mmol/L de HCO_3, o AGs se eleva entre 1,0 mmol/L (na acidose lática) até 2,0 mmol/L (na cetoacidose diabética). Utiliza-se a fórmula: ($\Delta AG / \Delta HCO_3$ = AG encontrado – AG esperado (=12) / [HCO_3 esperado (= 24) – HCO_3 encontrado] e, de acordo com o resultado, tem-se os seguintes distúrbios metabólicos concomitantes:

$\Delta AG/\Delta HCO_3 < 1{,}0$ → acidose metabólica hiperclorêmica concomitante à acidose metabólica normoclorêmica.

$\Delta AG/\Delta HCO_3$ entre 1,0 e 2,0 → acidose metabólica normoclorêmica sem distúrbio misto.

$\Delta AG/\Delta HCO_3 > 2{,}0$ → alcalose metabólica concomitante à acidose metabólica normoclorêmica.

✓ CONCLUSÃO

Crianças doentes podem apresentar distúrbio ácido-básico, e o primeiro passo é determinar se possuem acidose ou alcalose, se o distúrbio é simples ou misto. Cada distúrbio ácido-básico simples está usualmente associado a uma resposta compensatória que reduz a mudança na relação HCO_3/pCO_2 e, consequentemente, no pH. Nos casos de acidose metabólica, através dos elementos de história e exame físico e do cálculo do *ânion gap*, é determinada a causa da acidose, e, consequentemente, sua terapêutica. O tratamento da maior parte dos distúrbios ácido-básicos corresponde ao tratamento da causa base. O uso do bicarbonato de sódio deve ser reservado para os casos de acidose extrema, e, caso utilizado, deve-se corrigir o cálcio ionizado e o potássio sérico. A albumina é o principal ânion não medido no plasma e, no caso de hipoalbuminemia, deve-se aplicar a fórmula do *ânion gap* corrigido. Quando há mais de um distúrbio ácido-básico, é chamado distúrbio ácido-básico misto, e estes ocorrem, sobretudo, em crianças com casos graves.

REFERÊNCIAS BIBLIOGRÁFICAS

1. Gomes CP, Campos GA. Diagnóstico Gasométrico dos Distúrbios Ácido-básicos. In: Perez Gomes C, Andrade L, Luis Graciano M, Novis Rocha P (org.). Distúrbios do equilíbrio hidroeletrolítico e ácido-base. Barueri: Manole; 2021. p. 315-35.
2. Hsu BS, Lakhani SA, Wilhelm M. Acid-base disorders. Pediatr Rev. 2016;37(9):361-9.
3. Marino PL. Acid-base analysis In: Marino PL. ICU Book. 3.ed. Philadelphia: Lippincott Williams & Wilkins; 2014. p. 560-72.
4. Prego J, Bello O, Librelato G, Piva JP. Manutenção e Distúrbios Hidroeletrolíticos no Paciente Crítico. In: Piva JP, Celiny P. Medicina intensiva em pediatria. 2.ed. Rio de Janeiro: Revinter; 2015. p. 401-30.
5. Starr MC, Menon S. Acid-Base Disorders. In: Zimmerman JJ, Rotta AT, Clark RSB, Fuhrman BP, Kudchadkar SR, Relvas R, et al. Fuhrman & Zimmerman' Pediatric Critical Care. 6.ed. Philadelphia: Elsevier; 2021. p. 1272-97.
6. Rocha PN. Uso de bicarbonato de sódio na acidose metabólica do paciente gravemente enfermo. Jornal Brasileiro de Nefrologia. 2009;31(4):297-306.
7. Marino PL. Metabolic alkalosis In: Marino PL. ICU Book. 3.ed. Philadelphia: Lippincott Williams & Wilkins; 2014. p. 590-600.
8. Calazans DCC, Lins PRG. Diagnóstico e Tratamento da Alcalose Metabólica. In: Perez Gomes C, Andrade L, Luis Graciano M, Novis Rocha P (org.). Distúrbios do equilíbrio hidroeletrolítico e ácido-base. Barueri: Manole; 2021. p. 360-68.
9. Taketomo CK. Pediatric & Neonatal Dosage Handbook. 28.ed. USA: Lexi- Comp, Inc.; 2021.
10. Berend K, de Vries APJ, Gans ROB. Physiological approach to assessment of acid-base disturbances. N Engl J Med. 2014;371:1434-45.
11. Ribamar EF, Silva MD. Diagnóstico e Tratamento da Acidose Respiratória. In: Perez Gomes C, Andrade L, Luis Graciano M, Novis Rocha P (org.). Distúrbios do equilíbrio hidroeletrolítico e ácido-base. Barueri: Manole; 2021. p. 369-78.

12. Matsumoto T, João PRD, Carpi MF. Distúrbios metabólicos do sódio e do potássio e do equilíbrio ácido-básico. In: Sociedade Brasileira de Pediatria. Tratado de pediatria. 5.ed. Santana de Parnaíba: Manole; 2022. p. 2435-58.
13. Martins CA, Bino FG. Diagnóstico e Tratamento da Alcalose Respiratória. In: Perez Gomes C, Andrade L, Luis Graciano M, Novis Rocha P (org.). Distúrbios do equilíbrio hidroeletrolítico e ácido-base. Barueri: Manole; 2021. p. 379-87.

47

CETOACIDOSE DIABÉTICA

Hana Moniz Perez

OBJETIVOS

- ✓ Explicar de forma resumida a fisiopatologia da cetoacidose diabética.
- ✓ Diagnosticar rapidamente a cetoacidose diabética no ambiente de emergência.
- ✓ Orientar o início precoce do tratamento adequado.
- ✓ Evitar erros inerentes ao tratamento.
- ✓ Impedir complicações.
- ✓ Reconhecer e tratar complicações, caso ocorram.

INTRODUÇÃO

A cetoacidose diabética (CAD) é a segunda complicação com maior morbidade e mortalidade no diabetes na infância (ficando atrás apenas da hipoglicemia grave), e resulta da ausência total ou quase total de insulina no organismo associada à elevação dos hormônios contrarreguladores: catecolaminas, glucagon, cortisol e hormônio do crescimento. Essa combinação leva a um quadro de hiperglicemia com cetonemia e acidose metabólica. A CAD pode ocorrer como primeira manifestação do diabetes em um quadro de deficiência severa de insulina, e em pacientes previamente diagnosticados, quando omitem doses de insulina (principalmente os componentes de ação longa), ou quando as doses habituais de insulina se tornam insuficientes, por exemplo, no caso de uma doença viral. Essa deficiência relativa de insulina ocorre pelo aumento dos hormônios contrarreguladores em resposta ao estresse, o que altera os mecanismos homeostáticos e leva à descompensação metabólica, mesmo nos pacientes recebendo as múltiplas doses de insulina diárias.[1-3]

É importante saber que pacientes em uso de sistema de infusão contínua de insulina ou bombas de insulina podem desenvolver cetoacidose rapidamente se o sistema falhar.[1]

A CAD pode ocorrer tanto no diabetes tipo 1 quanto no tipo 2, e trata-se de um estado de acelerado catabolismo, com uma produção aumentada de glicose pelo fígado (via glicogenólise e gliconeogênese), além de lipólise e cetogênese, resultando em hiperglicemia, hiperosmolaridade, cetonemia e acidose metabólica.[1]

A CAD é caracterizada pela depleção grave de água e eletrólitos nos compartimentos intra e extracelulares, porém, apesar da desidratação, os pacientes geralmente mantêm a pressão arterial em níveis normais ou altos, pelos altos níveis de catecolaminas e pelo aumento da secreção do hormônio antidiurético (ADH) em resposta à hiperosmolaridade.[1]

O débito urinário também costuma estar mantido mesmo na desidratação devido à glicosúria, e só é reduzido quando há depleção grave no fluxo sanguíneo renal e redução da filtração glomerular.[1,2]

ASPECTOS EPIDEMIOLÓGICOS

Há uma grande variação geográfica na incidência da CAD, com níveis inversamente proporcionais à incidência de diabetes tipo 1 no local.[1]

A frequência varia de 15% em alguns países da Europa a 70% na América do Norte na abertura de quadro de diabetes.[1]

Os pacientes com diagnóstico prévio de diabetes têm risco entre 1 a 10% de desenvolver CAD por ano.[1]

FATORES DE RISCO PARA O DESENVOLVIMENTO DE CAD[1,2,4]

No momento do diagnóstico de diabetes

- Crianças mais novas, principalmente menores de 2 anos (inclusive diabetes neonatal transitório ou permanente).
- Grupos de minorias étnicas (hispânicos e afroamericanos).[4]
- Famílias com difícil acesso aos sistemas de saúde por questões socioeconômicas.

Pacientes com diagnóstico prévio de diabetes[1,2]

- Pacientes que omitem dose de insulina.
- Histórico de mau controle da doença e episódios prévios de CAD.
- Adolescentes (principalmente meninas).
- Pacientes com doenças psiquiátricas (incluindo distúrbios alimentares).

- História de consumo de álcool e drogas ilícitas.
- Gastroenterite com vômitos e desidratação.
- Infecção.
- Famílias com problemas socioeconômicos.

ATENÇÃO: É importante diferenciar os portadores de diabetes que estejam descompensados com CAD dos sem CAD. Nesse último caso, se não houver acidose, apenas intensificar a insulinização, não sendo necessário iniciar o protocolo de CAD.

MANIFESTAÇÕES CLÍNICAS[1,2]

- Desidratação.
- Hálito cetônico.
- Taquipneia (respiração de Kussmaul, se acidose grave).
- Náuseas, vômitos, dor abdominal.
- Alteração do nível de consciência até coma.

DIAGNÓSTICO[1,2]

- Hiperglicemia $\geq$ 200 mg/dL.
- pH < 7,3 ou $HCO3^-$ < 15 mmol/L.
- Cetonemia ou cetonúria.

Obs.: A cetonemia é avaliada por meio da concentração sanguínea de beta-hidroxibutirato, porém, tal dosagem não está disponível amplamente nos hospitais.

ATENÇÃO: Pacientes com diagnóstico prévio de diabetes podem entrar em cetoacidose com glicemias menores que 200 mg/dL, especialmente os que estão em vigência de um quadro de gastroenterite.

CLASSIFICAÇÃO[1,2]

A gravidade da CAD é categorizada pelo grau de acidose:

- Leve: pH venoso < 7,3 ou bicarbonato < 15 mmol/L.
- Moderada: pH < 7,2 e bicarbonato < 10 mmol/L.
- Grave: pH < 7,1 e bicarbonato < 5 mmol/L.

DIAGNÓSTICO DIFERENCIAL[1,2]

- Pneumonia e quadros respiratórios.
- Gastroenterite.
- Abdome agudo.
- Sepse.
- Intoxicação exógena.

Muitas vezes o diagnóstico diferencial é difícil, principalmente nas crianças menores.

PROPEDÊUTICA

Anamnese

É importante questionar história recente de poliúria, polidipsia, polifagia e perda ponderal. Na maioria das vezes não é uma queixa trazida pela família.

Atentar para os fatores de risco em pacientes com diagnóstico prévio de diabetes.

Exame físico[1,2]

- Pesar o paciente e usar essa medida para base de cálculo. Não usar medidas anteriores, lembrar que esses pacientes têm história de perda ponderal importante em pouco tempo.
- Estimar grau de desidratação:
  - Desidratação > 5%, quando sinais como enchimento capilar > 2 segundos e turgor da pele anormal.
  - Desidratação > 10%, quando pulsos periféricos finos, hipotensão e oligúria.
- Nível de consciência.
- Respiração.
- Sinais de infecção.

Exames laboratoriais[1,5]

- Glicemia capilar de 1/1 h.
- Gasometria venosa na admissão, após expansão e de 2/2 h.
- Glicemia sérica, Na^+, K^+ na admissão e de 2/2 h.
- Ureia, creatinina, cloro, cálcio, fósforo e magnésio na admissão e de 2/2 h.
- Rastrear infecção conforme indicado com: hemograma, hemocultura, EAS, urinocultura, radiografia de tórax e punção lombar.

ATENÇÃO:

- *Ânion gap* (AG) normal 12 ± 2 mmol/L. Na CAD o AG esperado é entre 20 a 30 mmol/L, quando > 35 sugere acidose lática associada, avaliar rastreio infeccioso.[1]
- Hiponatremia dilucional: para cada 100 mg/dL de aumento da glicemia acima de 100 mg/dL há uma queda do sódio de 1,6 mEq/L.
- A acidose leva à saída do potássio do intra para o extracelular, ou seja, há uma falsa hiperpotassemia no início do tratamento e, conforme ocorre a correção dessa acidose, o potássio cai.
- Falsamente reduzido pela hiperglicemia, o déficit corresponde a 2/3 do Na^+, mas como a reposição do Na é feita com NaCl, pode haver leve hipercloremia.
- Acidose leva à saída do fósforo do intra para o extracelular, levando à falsa hiperfosfatemia. Porém também há perdas pela diurese osmótica. Reposição pode levar à queda de cálcio e magnésio.
- CAD cursa com leucocitose com desvio para esquerda mesmo sem infecção.
- EAS pode apresentar piúria e proteinúria – DESCONSIDERAR.[1]

MANEJO CLÍNICO

- Iniciar pelo Suporte Avançado de Vida em Pediatria (PALS) sempre que houver qualquer sinal de gravidade!
- Sinais vitais horários.
- Diurese horária e balanço hídrico.
- Avaliação neurológica horária.[1,5]
- Atenção para sinais de edema cerebral!

TRATAMENTO

Objetivos

- Corrigir acidose e reverter cetonemia.
- Corrigir desidratação.
- Corrigir glicemia para próxima do normal.
- Monitorar as complicações e revertê-las quando ocorrerem.
- Identificar e tratar o fator desencadeante.

Hidratação

SEMPRE puncionar dois acessos venosos periféricos, não há necessidade de acesso profundo a princípio.[1]

Expansão: etapa rápida de 10 a 20 mL/kg com SF 0,9% em 30 a 60 minutos dependendo do grau de desidratação, repetir se necessário para estabelecer a diurese.[1,5]

Manutenção e reposição de perdas: hidratação de manutenção pela regra de Holliday-Segar (necessidade hídrica diária - NHD)

Perdas estimadas:

Leve (< 5%) - repor 50 mL/kg/dia

Moderada (5 a 7%) - repor 70 mL/kg/dia

Grave (7 a 10%) - repor 100 mL/kg/dia

A hidratação em 24 horas será a soma da NHD com as perdas estimadas. O volume total será reposto da seguinte forma:

- ⅓ nas primeiras 6 horas.
- ⅓ nas 6 horas seguintes.
- ⅓ nas 12 horas seguintes.

ATENÇÃO: Não ultrapassar o volume de 4 L/m^2 em 24 horas, pelo risco de edema cerebral.[1,5]

Composição:

- SF 0,9% até glicemia 300 mg/dL.
- Quando glicemia < 300 mg/dL trocar para soro 1:1 (SF 0,9% : SG 5%).
- Aumentar a taxa de infusão de glicose (TIG), se necessário, para manter glicemia > 120 mg/dL. Pode ser necessário uso de SG 10% ou 12,5% para prevenir a hipoglicemia ao manter a infusão de insulina.
- Não usar soro com concentração menor que 70 mEq/L de Na^+.
- Só adicionar NaCl 20% quando hidratação venosa de manutenção sem soro fisiológico.

ATENÇÃO: Sempre que for alterar a hidratação, descontar o volume já infundido naquela etapa.

ATENÇÃO: Para evitar excesso de reposição de líquidos em pacientes obesos, estimar a NHD e perdas pelo peso ideal, ao invés do peso atual.

A Tabela 1, apresentada a seguir, já calcula o volume da hidratação em 24 horas pelo peso da criança, incluindo a reposição de perdas estimadas em 5%. Lembrar apenas de dividir a reposição em 3 etapas, as duas primeiras de 6 horas e a última de 12 horas.

Tabela 1 Volume de hidratação em 24 horas para perdas leves a moderadas

Peso (kg)	Manutenção (mL/24h)	CAD: Manutenção + 5% do peso/24 h	
		mL/24 h	mL/h
4	325	530	22
5	405	650	27
6	485	790	33
7	570	920	38
8	640	1040	43
9	710	1160	48
10	780	1280	53
11	840	1390	58
12	890	1490	62
13	940	1590	66
14	990	1690	70
15	1030	1780	74
16	1070	1870	78
17	1120	1970	82
18	1150	2050	85
19	1190	2140	89
20	1230	2230	93
22	1300	2400	100
24	1360	2560	107
26	1430	2730	114
28	1490	2890	120
30	1560	3060	128
32	1620	3220	134
34	1680	3360	140
36	1730	3460	144
38	1790	3580	149
40	1850	3700	154
45	1980	3960	165
50	2100	4200	175
55	2210	4420	184
60	2320	4640	193
65	2410	4820	201
70	2500	5000	208
75	2590	5180	216
80	2690	5380	224

Fonte: Wolfsdorf, et al., 2018.[1]

Eletrólitos

Sódio

Repor com SF 0,9% ou 0,45%, nunca menos.
Cuidado com quedas rápidas de osmolaridade.

Potássio[1,5]

Repor após início de diurese:
Se < 4,5: 40 mEq/L de solução.
Se > 4,5: 20 mEq/L de solução.
Se > 6,0: aguardar queda para iniciar reposição.

Fósforo

Usualmente reduzido, sem repercussões clínicas.
Repor em jejum prolongado ou patologia pulmonar concomitante.[1]

Bicarbonato de sódio

Uso controverso e atualmente bastante restrito.

Estudos NÃO mostram benefícios clínicos e pode causar acidose paradoxal do líquor. Considerar apenas se:

- pH < 6,9 mEq/L, após fase de expansão com comprometimento da contratilidade cardíaca: repor 1 mEq/kg em 4 horas.
- Hipercalemia com risco de morte.[1,2]

Insulinização

O tratamento da cetoacidose diabética com insulina venosa em infusão contínua está bem estabelecido cientificamente e é o recomendado nos protocolos internacionais, podendo ser usado na CAD independente da classificação da gravidade.

Porém, atualmente há evidências de que o uso da insulinização subcutânea (SC) é possível nas cetoacidoses leve e moderada não complicadas, e passou a ser recomendado no caso do tratamento fora da Unidade de Terapia Intensiva (UTI), e principalmente após a pandemia de Covid-19, para que os pacientes possam ser internados no quarto, reduzindo a exposição destes a infecções.[6-10]

Na cetoacidose grave ou com desidratação significativa, o tratamento com insulina IV em infusão contínua deve ser preconizado.

- CAD grave: insulinização venosa em infusão contínua.

- CAD leve a moderada sem complicação e com perfusão periférica satisfatória: insulinização venosa ou SC.

Infusão contínua: insulina regular 0,1 U/kg/hora.

- Preparo da solução: 50 U insulina regular + 500 mL SF 0,9%. (0,1 U/kg/hora = 1 mL/kg/hora).
- Saturar equipo com 50 mL da solução e desprezar. A cada troca de equipo deve-se repetir a operação. Trocar a cada 6 h.
- Manter infusão 0,1 U/kg/hora até glicemia < ou = 300 mg/dL. Quando atingir 250 mg/dL, reduzir infusão para 0,05 U/kg /hora. Só suspender quando pH maior que 7,3 e bicarbonato > 15 mEq/L.[1,5]

ATENÇÃO: A queda desejada de glicemia é de 75 a 90 mg/dL por hora.

Se menor = aumentar infusão de insulina. Se queda muito rápida = diminuir insulina e, se necessário, aumentar infusão de glicose.

Não suspender a insulinização venosa antes da correção completa!

Se necessário, aumentar TIG gradualmente (até concentração de 12,5%).

Fase de transição:

Critérios para a transição da insulinização venosa para a SC:

- Resolução da CAD: pH > 7,3 e bicarbonato > 15 mEq/L.
- Glicemia < 250 mg/dL.

Caso seja abertura de quadro de diabetes, deve-se iniciar um esquema de insulina SC no modelo basal-bolus, com uma insulina de ação prolongada e outra de ação rápida para correção e cobertura das refeições.[1,2]

O ideal é fazer a transição no momento de uma refeição.

- Aplicar insulina de ação rápida do esquema basal-bolus (preferencialmente os análogos de ação ultrarrápida) SC 20 minutos antes de suspender a infusão venosa.
- Opções de insulinas de ação rápida SC: Asparte e lispro. Na ausência delas: insulina regular via SC.

Obs: No caso do uso da insulina regular, deve-se esperar um tempo maior para a suspensão da infusão contínua, cerca de 30 minutos após a aplicação da dose de insulina SC.

- Dose 0,1 a 0,2 U/kg.
- Oferecer alimentação.

Esquema de insulinização:

- Monitorizar com glicemias antes das refeições (a cada 3 ou 4 horas) e na madrugada.
- Insulina de ação rápida SC antes das refeições de acordo com a glicemia capilar:

150 – 200 mg/dL = 0,1 U/kg (máximo 4 U).
> 200 – 300 mg/dL = 1 unidade a mais que acima.
> 300 – 500 mg/dL = 1 unidade a mais que acima.
> 500 mg/dL = 1 unidade a mais que acima.

- Fazer doses menores antes de dormir e na madrugada.
- A insulina basal deve ser preferencialmente degludeca ou glargina, na ausência dessas, pode-se usar detemir ou a NPH. Esta pode ser iniciada no dia seguinte na dose de 0,3 a 0,5 U/kg/dia.
- Insulinização SC no tratamento da CAD
  - Insulinas lispro ou Asparte.
    - ✓ Dose inicial: 0,3 U/kg SC
    - ✓ A cada 2 ou 3 horas: 0,15 a 0,2U/kg SC. Se a glicemia estiver < 250mg/dL antes da resolução da CAD, reduzir a dose para 0,05 U/kg/hora, para tentar manter a glicemia em torno de 200 mg/dL até a correção da acidose.
  - Insulina regular SC: deve ser usada somente na ausência dos análogos de insulina ultrarrápida
    - ✓ Dose inicial de 0,8-1 unidade/kg/24 horas dividindo em 6, para a aplicação de insulina a cada 4 horas.
    - ✓ Aumentar as doses em 10-20% na aplicação seguinte, baseado no nível da glicemia.[6,8,10]

EDEMA CEREBRAL

Estudos nos Estados Unidos sugerem a incidência de edema cerebral de cerca de 0,5-0,9% nos pacientes com CAD, e a mortalidade varia entre 20-25%.[11]

A causa é controversa. Alguns estudos explicam a patogênese como resultado da administração rápida de fluidos levando a mudanças abruptas na osmolaridade sérica. No entanto, estudos em casos fatais de CAD com edema cerebral em crianças evidenciaram alteração na barreira hematoencefálica, sugerindo a probabilidade de causa multifatorial para a complicação.

Em geral, ocorre nas primeiras 12 horas após o início do tratamento, mas pode ocorrer antes do início do tratamento, e mais raramente até 48 horas após.[1,11]

Fatores de risco

- Crianças mais novas.
- Abertura do quadro de diabetes.
- Tempo longo de duração dos sintomas.
- Hipocapnia na apresentação do quadro.
- Ureia alta na apresentação do quadro.
- Acidose grave na apresentação.
- Uso de bicarbonato na correção da acidose.
- Redução abrupta na osmolaridade sérica.
- Aumento no sódio sérico durante o tratamento.
- Volumes altos de fluidos administrados nas primeiras 4 horas.
- Administração de insulina na primeira hora, antes da etapa de expansão.

Sinais e sintomas

- Surgimento de cefaleia ou piora desta após o início do tratamento.
- Bradicardia.
- Hipertensão.
- Vômitos recorrentes.
- Alteração do nível de consciência.
- Queda da saturação de oxigênio.
- Anisocoria.
- Hiponatremia severa sugerindo diabetes insipidus.

Tratamento

- Iniciar o tratamento assim que houver a suspeita clínica.
- Restrição hídrica para 2 L/m^2.
- Iniciar manitol 0,5-1 g/kg em 10-15 minutos. Repetir em 30 minutos a 2 horas, se necessário.
- Alternativa: NaCl 3% 2,5-5 mL/kg em 10-15 minutos.
  - Evitar hipertensão arterial que tende a piorar a perfusão cerebral.
  - A solução salina hipertônica pode ser usada como alternativa ou em adição ao manitol, se não houver resposta em 15-30 minutos após a administração deste.

A seguir será apresentado um fluxograma prático para orientar a abordagem da cetoacidose diabética no contexto da emergência pediátrica (Figura 1).

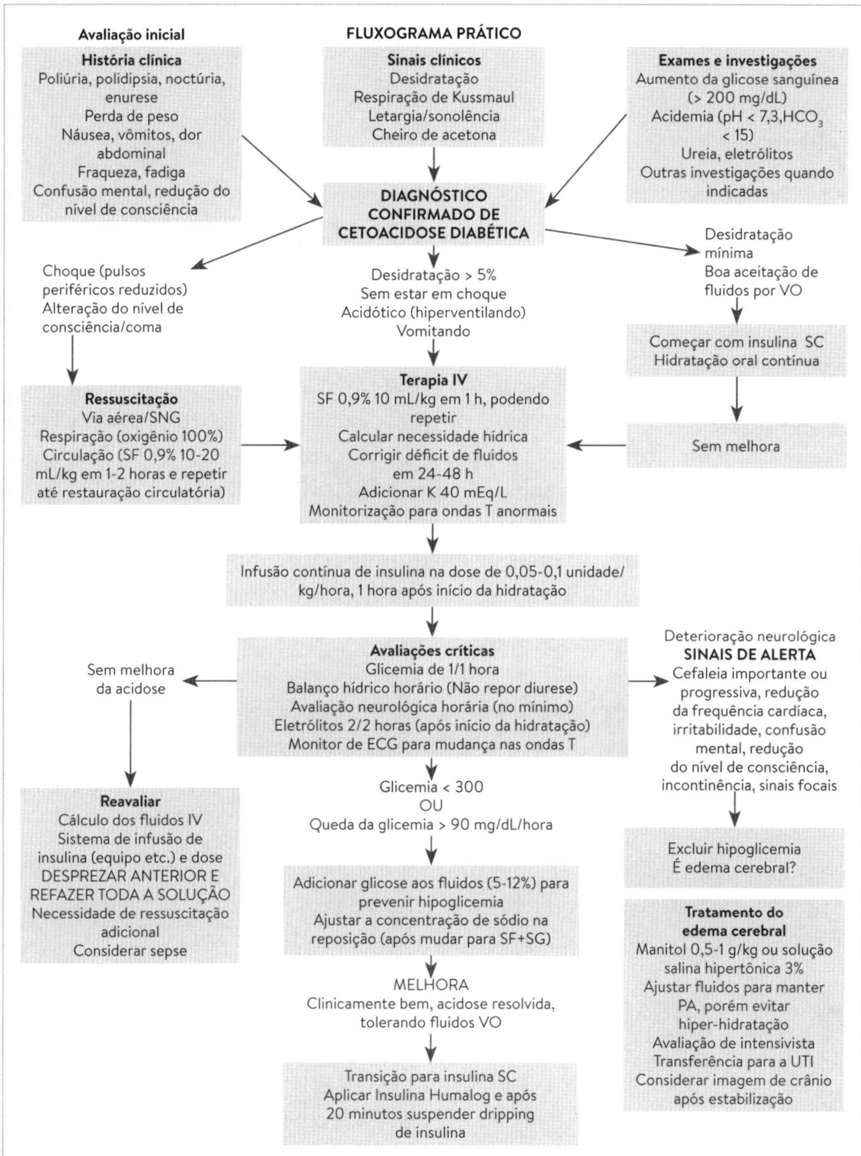

Figura 1 Algoritmo de atendimento da cetoacidose diabética na pediatria.
SNG: sonda nasogástrica; K: potássio; ECG: eletrocardiograma; SF: soro fisiológico; SG: soro glicosado; IV: intravenoso; VO: via oral; UTI: unidade de terapia intensiva.
Fonte: traduzido e adaptado de Wolfsdorf, et al., 2018.[1]

LEMBRETE: ALGUNS CUIDADOS NO MANEJO DA CAD

- Hipopotassemia (tendência após início da insulinização).
- Soro hiposmolar.
- Hidratação excessiva.
- Variação rápida da glicemia.
- Uso de bicarbonato.
- Perigo: edema cerebral.

DESAFIOS ATUAIS[1,12,13]

Alguns estudos realizados durante a pandemia de Covid-19 mostraram aumento da incidência de cetoacidose e cetoacidose grave em crianças nos últimos dois anos, principalmente no momento da abertura de quadro de diabetes tipo 1. Embora sejam necessários mais estudos sobre o tema, acredita-se que a infecção por SARS-CoV-2 seja um fator desencadeante para diabetes tipo 1, e esteja relacionada a quadros mais graves de CAD. O médico emergencista deve então sempre questionar a família sobre histórico de Covid-19.

Um dos grandes desafios de quem assiste um paciente em descompensação de diabetes é evitar a recorrência de quadros de cetoacidose, principalmente em adolescentes, portanto, uma equipe multidisciplinar deve ser acionada, e o acompanhamento com psicoterapeuta muitas vezes é fundamental.

ORIENTAÇÕES AOS PAIS

Os pais de pacientes com diagnóstico de diabetes devem sempre ser orientados em relação aos sintomas de CAD.

Quadros de dor abdominal, vômitos, principalmente com hiperglicemia persistente, nunca devem ser subestimados em uma criança portadora de diabetes. Tal paciente deve ser avaliado na emergência e, sempre que houver qualquer suspeita, deve ser coletada gasometria venosa para descartar CAD.

✓ CONCLUSÃO

A cetoacidose diabética é uma complicação grave nos quadros de diabetes mellitus tipo 1 e tipo 2, que deve ser prontamente identificada e tratada. O tratamento requer monitorização clínica e laboratorial muito frequente, o que o torna trabalhoso e requer atenção constante da equipe. O manejo da CAD, quando possível, deve ser realizado em uma UTI por profissionais experientes e com a orientação dos especialistas. Na necessidade do tratamento fora da UTI e em

CADs leves a moderadas sem complicações, diversos estudos já comprovam a eficácia da insulinização SC.[1,6]

Em pacientes com diagnóstico prévio de diabetes, deve-se sempre procurar a causa para a descompensação, e nos casos de omissão das doses de insulina, muitas vezes há componentes psicossociais importantes envolvidos.

REFERÊNCIAS BIBLIOGRÁFICAS

1. Wolfsdorf JI, Glaser N, Agus M, Fritsch M, Hanas R, Rewers A, et al. ISPAD Clinical Practice Consensus Guidelines 2018: Diabetic ketoacidosis and the hyperglycemic hyperosmolar state. Pediatr Diabetes. 2018;19(Suppl 27):155-77.
2. Glaser N. Diabetic ketoacidosis in children: Clinical features and diagnosis. UpToDate. Última atualização em 24 de agosto de 2022.
3. Evans K. Diabetic ketoacidosis: update on management. Clin Med (Lond). 2019;19(5):396-8.
4. Redondo MJ, Libman I, Cheng P, Kollman C, Tosur M, Gal RL, et al; Pediatric Diabetes Consortium. Racial/Ethnic Minority Youth With Recent-Onset Type 1 Diabetes Have Poor Prognostic Factors. Diabetes Care. 2018;41(5):1017-24.
5. Glaser N. Diabetic ketoacidosis in children: Treatment and complications. UpToDate. Última atualização em 05 de outubro de 2022.
6. Priyambada L, Wolfsdorf JI, Brink SJ, Fritsch M, Codner E, Donaghue KC, et al. ISPAD Clinical Practice Consensus Guideline: Diabetic ketoacidosis in the time of COVID-19 and resource-limited settings-role of subcutaneous insulin. Pediatr Diabetes. 2020;21(8):1394-402.
7. Dong Y, Mo X, Hu Y, Qi X, Jiang F, Jiang Z, et al. Epidemiology of COVID-19 among Children in China. Pediatrics. 2020;145(6):e20200702.
8. International Diabetes Federation, International Society for Pediatric and Adolescent Diabetes. Pocketbook for Management of Diabetes in Childhood and Adolescence in Under-Resourced Countries. 2.ed. Brussels: International Diabetes Federation; 2017.
9. Castagnoli R, Votto M, Licari A, Brambilla I, Bruno R, Perlini S, et al. Severe Acute Respiratory Syndrome Coronavirus 2 (SARS-CoV-2) Infection in Children and Adolescents: A Systematic Review. JAMA Pediatr. 2020;174(9):882-9.
10. Yismaw BF, Leulseged TW. Subcutaneous regular insulin use for the management of diabetic ketoacidosis in resource limited setting. J Pediatr Endocrinol Metab. 2021;35(2):179-84.
11. Glaser N. Diabetic ketoacidosis in children: Cerebral injury cerebral edema. UpToDate. Última atualização em 17 de agosto de 2022.
12. Kamrath C, Mönkemöller K, Biester T, Rohrer TR, Warncke K, Hammersen J, et al. Ketoacidosis in Children and Adolescents with Newly Diagnosed Type 1 Diabetes during the COVID-19 Pandemic in Germany. JAMA. 2020;324(8):801-4.
13. Boddu SK, Aurangabadkar G, Kuchay MS. New onset diabetes, type 1 diabetes and COVID-19. Diabetes Metab Syndr. 2020;14(6):2211-7.

48

INSUFICIÊNCIA ADRENAL

Latife Salomão Tyszler

OBJETIVO

✓ Mostrar a importância do reconhecimento precoce dos sintomas da insuficiência adrenal, acompanhada de uma rápida intervenção, visto que a não identificação pode ser fatal.

INTRODUÇÃO

A produção insuficiente de cortisol acompanhada de deficiência concomitante de aldosterona é uma situação relativamente rara na infância.[1]

A insuficiência adrenal pode ser primária (origem adrenal) quando ocorre em decorrência da destruição ou disfunção do córtex adrenal, e secundária, decorrente da deficiência da secreção hipofisária do hormônio adrenocorticotrófico (ACTH, do inglês *adrenocorticotropic hormone*). A insuficiência adrenal primária (IAP) envolve um amplo distúrbio adrenocortical caracterizado tanto pela produção deficiente de glicocorticoides pelo córtex adrenal como pela diminuição de glicocorticoides, consequente do *feedback* negativo sobre o ACTH, resultando assim em hiperpigmentação cutânea, a qual pode ser generalizada ou predominar nas superfícies extensoras, pregas palmares e bordas gengivais. Podem ser acompanhados também pela deficiência de mineralocorticoides e androgênios adrenais ou pelo excesso de androgênios.[1,2]

A deficiência de cortisol determina ainda leucopenia com eosinofilia, hipercalcemia leve a moderada e hipoglicemia. A deficiência de aldosterona induz a hiponatremia, hiperpotassemia e aumento da atividade plasmática de renina.

Essa condição está comumente associada a doenças hereditárias na faixa etária pediátrica. As causas mais comuns de IAP em crianças são as hiperplasias adrenais congênitas.[1-4]

ASPECTOS EPIDEMIOLÓGICOS

É uma condição rara, porém grave e potencialmente letal. A insuficiência adrenal continua sendo uma causa de morbimortalidade em crianças, 1 em cada 200 episódios de crise adrenal resulta em morte, por isso a importância do reconhecimento precoce. A prevalência em adultos é estimada em cerca de 120 casos/milhão, não havendo estimativa segura na infância.[1-4]

FISIOPATOLOGIA

A IAP pode ser classificada quanto à sua causa em genética ou adquirida (Quadro 1). Em crianças, a forma congênita é mais comum, sendo a hiperplasia adrenal congênita (HAC) sua principal etiologia, com incidência estimada em 1:10.000 a 1:15.000 nascidos vivos. O defeito mais prevalente, neste caso, ocorre por mutações no gene CYP21A2, com deficiência da enzima 21β-hidroxilase. Outros genes também podem ser acometidos com menor frequência, como 11β-hidroxilase, 3β-hidroxiesteroide dehidrogenase, 17α-hidroxilase etc. Todos esses defeitos são herdados de forma autossômica recessiva. Dependendo da forma da HAC, a síntese do cortisol pode estar comprometida em grau variável, associada ou não à produção deficiente de aldosterona, manifestando-se desde o período neonatal, ou aparecer posteriormente durante a infância, ou até mesmo no adulto jovem. As demais causas genéticas de insuficiência adrenal são descritas a seguir, sendo classificadas de acordo com o tipo de comprometimento adrenal. Na infância, a doença de Addison se manifesta num complexo autoimune (Síndrome Autoimune Poliglandular tipo 1), que associa a IAP, candidíase mucocutânea, hipoparatireoidismo, hipogonadismo, ceratopatia, vitiligo, alopecia, anemia perniciosa, distrofia de unhas. As causas adquiridas incluem doenças infecciosas, como tuberculose, histoplasmose e infecção pelo vírus da imunodeficiência humana (HIV, do inglês *Human Immunodeficiency Virus*), doenças bacterianas agudas, como a meningococcemia, além de doenças que determinam quadros hemorrágicos incluindo as adrenais. Podem ser, ainda, precipitados pela combinação de anoxia e sepse em recém-nascidos grandes ou pequenos para a idade gestacional com quadros infecciosos associados à rabdomiólise e insuficiência renal.[1,2,4]

A insuficiência adrenal secundária é caracterizada pelo comprometimento da síntese e liberação do hormônio adrenocorticotrófico (ACTH) pela glândula

Quadro 1 Etiologia da insuficiência adrenal primária na criança

Genéticas	Adquiridas
· Hiperplasia adrenal congênita · Doença de Addison autoimune · Hipoplasia adrenal congênita: SF1 ou DAX1 · Adrenoleucodistrofia · Doenças de depósito: amiloidose, hemocromatose · Síndrome de resistência ao ACTH · Síndrome Smith-Lemil-Opitz	• **Infecciosas:** tuberculose, blastomicose, histoplasmose, HIV, sepse por infecção bacteriana • **Hemorrágicas:** recém-nascido grande para a idade gestacional • **Medicamentos:** cetoconazol, metirapona, rifampicina, fenitoína, barbitúricos

ACTH: hormônio adrenocorticotrófico; HIV: vírus da imunodeficiência humana.
Fonte: Vilar, Silva e Kater, 2020.[2]

pituitária, e/ou liberação prejudicada do fator liberador de corticotrofina (CRH, do inglês *corticotrophin releasing hormone*) pelo hipotálamo, devido à doença ou lesão do hipotálamo. Outra causa muito frequente é o uso prolongado de glicocorticoides exógenos que excedam as doses fisiológicas. A consequência disso é a redução da síntese e liberação de cortisol. Uma das principais diferenças para a IAP é que a insuficiência secundária não afeta significativamente o eixo mineralocorticoide, pois este é regulado principalmente pelo sistema renina-angiotensina e apenas parcialmente pelo ACTH (Quadro 2).[1-3]

Quadro 2 Etiologia da insuficiência adrenal secundária na criança

Iatrogênica (corticoterapia crônica)
Tumores hipotalâmico-hipofisários
Doenças inflamatórias (sarcoidose, hemocromatose, histiocitose X)
Traumatismo craniano
Radioterapia
Condições autoimunes (hipofisite linfocítica)
Infecções (meningoencefalites, tuberculose)
Anorexia nervosa

Fonte: Vilar, Silva e Kater, 2020.[2]

MANIFESTAÇÕES CLÍNICAS

Os sinais e sintomas da IAP variam e vão depender do tipo e da gravidade da deficiência dos hormônios adrenocorticais. Os pacientes podem ter várias apresentações, desde sintomas clássicos, como, por exemplo, hipotensão ortostática, hiperpigmentação, hipoglicemia, hiponatremia, hipercalemia até uma crise adrenal aguda com colapso hemodinâmico, que é a principal causa de mortalidade. É possível encontrar também sintomas inespecíficos, exigindo que o pediatra esteja atento aos sinais clínicos que, em conjunto, devem fazer suspeitar da insuficiência adrenal, como, por exemplo: anorexia, dor abdominal, fraqueza, letargia, desejo de sal e perda de peso, que podem levar ao atraso no diagnóstico de insuficiência adrenal.

Os sintomas podem ser manifestos de forma aguda ou insidiosa, por vezes apenas aparentes na vigência de um estresse desencadeante. O quadro clínico inclui falha do crescimento, fraqueza, anorexia, mal-estar, tonturas, náuseas, vômitos, diarreia e dor abdominal, sinais sugestivos de hipoglicemia, hipotensão, coma, sinais de desidratação, até choque hipovolêmico.[2,5]

DIAGNÓSTICO

A sintomatologia inespecífica da insuficiência adrenal muitas vezes retarda o diagnóstico. A investigação inclui exames laboratoriais e testes específicos (Figura 1).[6,7]

- **Dosagem de cortisol plasmático:** primeiro exame a ser solicitado (às 8 h) (Valor de referência — radioimunoensaio 5 a 25 μg/dL).
  - Níveis ≤ 5 μg/dL ou ≤ 3 μg/dL já são indicativos de insuficiência adrenal.
  - Níveis ≥19 μg/dL praticamente excluem esse diagnóstico.
  - Níveis intermediários exigem a realização de teste rápido com estímulo ACTH sintético para definição de reserva adrenal.
- **Dosagem do ACTH plasmático**
  - Ajuda a definir se a insuficiência é primária ou não (na IAP o ACTH está elevado, podendo chegar a níveis de 4000 pg/mL. Na insuficiência secundária, o ACTH está baixo ou nos limites inferiores da normalidade (Valor de referência: 9 a 52 pg/mL).
- **Teste de estímulo rápido com ACTH sintético**
  - Administração de ACTH sintético (cortrosina, uma ampola 250 μg EV), seguida da dosagem do cortisol 30 e 60 minutos após. Resposta do cortisol acima de 18 μg/dL indica reserva adrenal preservada.
- **Teste de tolerância à insulina (ITT)**
  - Indicado em pacientes com insuficiência adrenal secundária.
  - Hipoglicemia induzida pela insulina estimula a secreção de CRH-ACTH e, consequentemente, cortisol.
  - Infusão de 0,05 U/kg de insulina regular, EV e dosagem do cortisol e glicemia no basal, aos 30 e 60 minutos. A resposta normal é um pico de cortisol acima de 18 μg/dL em vigência de hipoglicemia (glicose abaixo de 40 mg/dL). As contraindicações para esse teste incluem cortisol baixo, < que 5 μg/dL, e história de crises convulsivas.

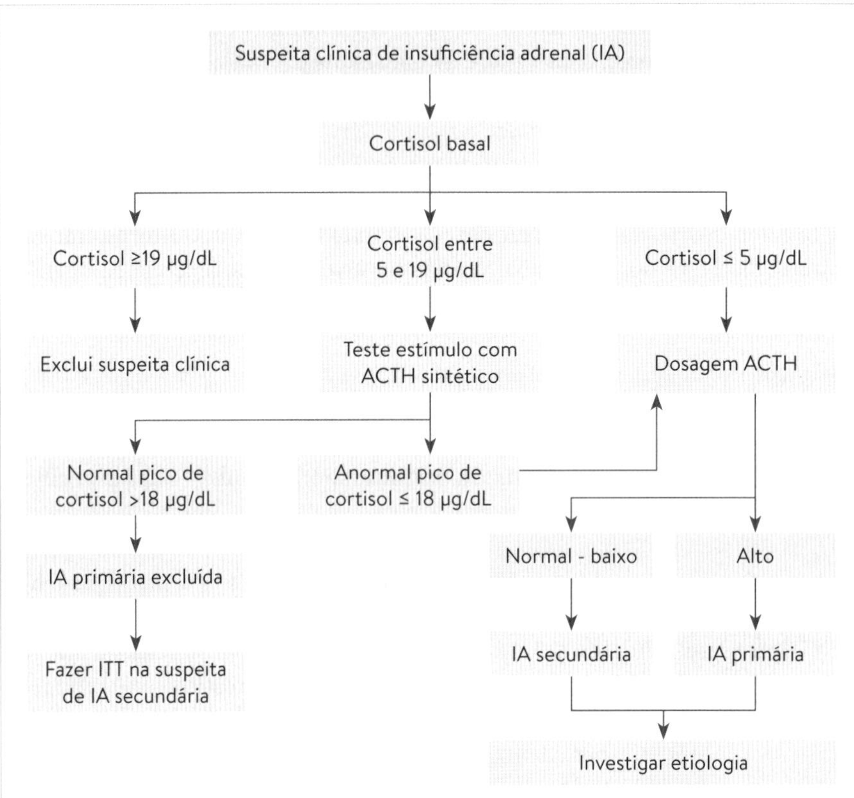

Figura 1 Diagnóstico de insuficiência adrenal.
ACTH: hormônio adrenocorticotrófico; IA: insuficiência adrenal; ITT: Teste de tolerância à insulina.
Fonte: adaptada de Vilar, Silva e Kater, 2020.[2]

CRISE ADRENAL

A crise adrenal na faixa etária pediátrica é definida como deterioração aguda do estado de saúde associada a um distúrbio hemodinâmico agudo. As crises adrenais são as manifestações mais graves da insuficiência adrenal. Os sintomas clínicos e as alterações laboratoriais estão descritos no Quadro 3.[8-11]

Quadro 3 Manifestações clínicas e achados laboratoriais da crise adrenal

Sintomas clínicos	Alterações laboratoriais
Anorexia, vômitos, fadiga	Hiponatremia
Dor abdominal, dor nas pernas	Hiperpotassemia
Perda de consciência	Hipoglicemia

Fonte: Vilar, Silva e Kater, 2020.[2]

TRATAMENTO

O tratamento da insuficiência adrenal consiste em terapia de reposição de glicocorticoides (Quadro 3). Pacientes com IAP também podem necessitar de terapia de reposição de mineralocorticoide (fludrocortisona). Em crianças, o tratamento envolve principalmente a administração de glicocorticoides de ação curta, como a hidrocortisona, em doses fisiológicas, para prevenir a supressão do crescimento relacionado ao uso de glicocorticoides de ação longa. O ajuste da dose de glicocorticoide se faz necessário durante o estresse, condição em que se observa o aumento das necessidades de cortisol (Quadro 4).

Quadro 4 Tratamento da insuficiência adrenal aguda

1. **Hipovolemia:** soro fisiológico de 20-50 mL/kg EV (etapa rápida – correr em 2 horas), avaliar o grau de depleção e repetir, se necessário, até estabelecer a diurese. Em caso de choque, repor com Ringer Lactato 10 a 20 mL/kg/h.
2. **Hiponatremia:** quando necessária correção mais rápida da hiponatremia, utilizar a seguinte fórmula: (Na) desejado* – (Na) encontrado × peso × 0,6.
3. **Hiperpotassemia:** se potássio maior que 8 mEq/L ou alteração eletrocardiográfica, pode usar resina de troca ou glicose hipertônica.
4. **Hipoglicemia:** soro glicosado a 10% 2 mL/kg EV em bolus, manter taxa de infusão de 8 mL/kg/min até estabilização da glicemia e depois reduzir progressivamente até 5 mL/kg/min.
5. **Glicocorticoide (hidrocortisona):** · Dose de ataque: · Recém-nascido: 20 mg EV bolus · Lactente e pré-escolar: 50 mg EV bolus · Escolares e adolescentes: 100 mg EV bolus Após a dose de ataque, a hidrocortisona deve ser mantida na dose de 50 a 100 mg/m^2/dia EV contínuo.

*130 mEq
Fonte: Vilar, Silva e Kater, 2020.[2]

O tratamento da insuficiência adrenal aguda visa à correção dos distúrbios hidroeletrolíticos, metabólicos e hormonais. Após melhora clínica, com adequada hidratação e boa perfusão periférica, a hidrocortisona deverá ser administrada por via oral e iniciada a reposição de mineralocorticoide para os perdedores de sal. A dose de hidrocortisona deverá ser gradativamente reduzida até a dose de manutenção habitual. A adequação da dose vai depender do controle clínico e laboratorial (Quadro 5).

As crises adrenais representam emergências com risco de vida que podem ocorrer em pacientes com insuficiência adrenal, seja por atraso no diagnóstico, por conta de uma sintomatologia muito inespecífica ou devido à não adesão à terapia de reposição dos glicocorticoides.

Quadro 5 Orientações para situação de estresse

Recomendações para situação de estresse
• **Estresse mínimo** – imunização, resfriado sem febre, tosse – Conduta: não há necessidade de modificar a dose do glicocorticoide
• **Estresse leve** – vômitos e diarreia, redução da ingesta oral, infecções com febre (até 38,5 °C), extração dentária simples, pequenas suturas, cirurgia sob anestesia local e traumas leves – Conduta: dobrar ou triplicar a dose do glicocorticoide
• **Estresse moderado** – desidratação, recusa alimentar, febre acima de 38,5 °C, cirurgias, extrações dentárias múltiplas – Conduta: triplicar a dose em uso do acetato de hidrocortisona, por via oral. Se a ingestão oral não for possível, administrar dose de ataque de hidrocortisona, IM/EV, de acordo com a idade (lactentes e pré-escolares: 25 mg; escolares: 50 mg; e adolescentes: 100 mg)
• **Estresse grave** – crise de perda de sal, choque, pneumonia grave, politrauma, queimadura grave, múltiplas fraturas, infecção sistêmica grave, cirurgia de grande porte – Conduta: administrar dose de ataque de hidrocortisona, IM/EV, de acordo com a idade (lactentes e pré-escolares: 25 mg; escolares: 50 mg; e adolescentes: 100 mg)
Manter hidrocortisona (50-100 mg/m²/dia, IM/EV), até resolução dos sintomas, quando retornará ao corticoide em uso na sua dose habitual

Fonte: adaptado de Sociedade Brasileira de Pediatria, 2019.[12]

Estudos mostram que as crises adrenais estão aumentando, apesar da disponibilidade de estratégias preventivas e eficazes. Crianças com IAP têm mais risco de desenvolverem crises adrenais do que as crianças com insuficiência adrenal secundária. Embora a insuficiência adrenal seja uma doença tratável, a falha em reconhecer uma crise adrenal e instituir uma intervenção rápida pode ser fatal.[2,11]

Quadro 6 Terapia de manutenção

Medicamento	Dose diária	Distribuição de doses
Hidrocortisona (comprimido)	10 – 15 mg/m²/dia	3 vezes ao dia
Cortisona (comprimido)	18 – 20 mg/m²/dia	3 vezes ao dia
Fludrocortisona (comprimido)	50 – 200 µg/dia	1 – 2 vezes ao dia

Fonte: Vilar, Silva e Kater, 2020[2].

DESAFIOS ATUAIS

O maior desafio é fazer um diagnóstico precoce com intervenção imediata.

ORIENTAÇÕES AOS PAIS

Ter sempre em mãos a carta de estresse e, em caso de dúvida, entrar em contato com o pediatra.

✓ CONCLUSÃO

O diagnóstico e o manejo em longo prazo da insuficiência adrenal continuam sendo um grande desafio. Devem ser criadas medidas para aumentar a conscientização sobre sinais e sintomas de insuficiência adrenal entre os pediatras da atenção primária, prevenindo, assim, crises adrenais especialmente naquelas crianças com insuficiência adrenal primária.

REFERÊNCIAS BIBLIOGRÁFICAS

1. Kirkgoz T, Guran T. Primary adrenal insufficiency in children: Diagnosis and management. Best Pract Res Clin Endocrinol Metabol. 2018;32(4):397-424.
2. Vilar L, Silva RC, Kater C. Insuficiência adrenal – Diagnóstico e Tratamento. In: Vilar L (ed.). Endocrinologia clínica. 7.ed. Rio de Janeiro: Guanabara-Koogan; 2020. p. 742-74.
3. Miller BS, Spencer SP, Geffner ME, Gourgari E, Lahoti A, Kamboj MK, et al. Emergency management of adrenal insufficiency in children: advocating for treatment options in outpatient and field settings. J Investig Med. 2020;68(1):16-25.
4. Mendes ALV, Gaspar WS, Madeira IR, Bordallo APN, Gilban DS, Borschiver C, et al. Insuficiência adrenal primária causada por deleção no gene DAX1. Resid Pediatr. 2017;7(3):114-7.
5. Alcantara JR, Halper A. Adrenal insufficiency updates in children. Curr Opin Endocrinol Diabetes Obes. 2021;28(1):75-81.
6. Kazlauskaite R, Maghnie M. Pitfalls in the diagnosis of central adrenal insufficiency in children. Endocr Dev. 2010;17:96-107.
7. Dorin RI, Qualls CR, Crapo LM. Diagnosis of adrenal insufficiency. Ann Intern Med. 2003;139(3):194-204.
8. Eyal O, Levin Y, Oren A, Zung A, Rachmiel M, Landau Z, et al. Adrenal crises in children with adrenal insufficiency: epidemiology and risk factors. Eur J Pediatr. 2019;178(5):731-8.
9. Rushworth RL, Torpy DJ, Falhammar H. Adrenal Crisis. N Engl J Med. 2019;381(9):852-61.
10. Speiser PW, Azziz R, Baskin LS, Ghizzoni L, Hensle TW, Merke DP, et al.; Endocrine Society. Congenital adrenal hyperplasia due to steroid 21-hydroxylase deficiency: an Endocrine Society clinical practice guideline. J Clin Endocrinol Metab. 2010;95(9):4133-60. Erratum in: J Clin Endocrinol Metab. 2010;95(11):5137. Erratum in: J Clin Endocrinol Metab. 2021;106(7):e2853.
11. Halpin KL, Paprocki EL, McDonough RJ. Utilizing health technology to improve the recognition and management of life – threatening adrenal crisis in the pediatric emergency department: medical alert identification in the 21st century. J Pediatr Endocrinol Metab. 2019;32(5):513-8.
12. Sociedade Brasileira de Pediatria. Departamento Científico de Endocrinologia. Hiperplasia adrenal congênita: triagem neonatal. Guia prático de Atualização. Outubro de 2019.

49

HIPOGLICEMIA

Carolina Rodrigues Alves
Paulo Ferrez Collett-Solberg

OBJETIVOS

✓ Definir hipoglicemia.
✓ Fornecer orientação para avaliação e conduta de crianças e adolescentes que chegam à emergência em hipoglicemia.
✓ Determinar o diagnóstico diferencial, avaliação, tratamento e prevenção dessa condição.

INTRODUÇÃO

A hipoglicemia é um evento frequente no período neonatal, sendo rara fora dessa faixa etária. E, como na maioria das vezes os sintomas são vagos, é de difícil suspeição. Não existe um consenso sobre o valor de corte para sua definição e para a investigação diagnóstica.[1]

A hipoglicemia, na população pediátrica, quando presente, resulta mais frequentemente de um defeito congênito ou genético na regulação da adaptação ao jejum, ou seja, na secreção de insulina, na produção de cortisol e/ou hormônio do crescimento, ou defeitos no metabolismo de glicose, glicogênio, gliconeogênese e ácidos graxos.[2]

A infância é um período da vida crítico para o desenvolvimento neurocognitivo, que é prejudicado em aproximadamente 25-50% das crianças com hiperinsulinismo congênito – principal causa de hipoglicemia persistente na fase neonatal. Sendo assim, o reconhecimento e tratamento da hipoglicemia é fundamental para prevenção de sequelas.

FISIOPATOLOGIA

A hipoglicemia se desenvolve quando a utilização de glicose, principalmente pelo cérebro, mas também por outros tecidos, como a medula renal, eritrócitos e músculos, excede a oferta de glicose na circulação. Um mecanismo fino de regulação envolvendo hormônios como insulina, glucagon, hormônio do crescimento, cortisol e adrenalina age para manter o balanço entre oferta e utilização de glicose pelos tecidos.

O primeiro mecanismo de defesa é a supressão da secreção de insulina quando a concentração de glicose plasmática cai abaixo de 85 mg/dL. Uma redução adicional da glicose plasmática para 65-70 mg/dL induz a secreção de glucagon e a ativação do sistema simpático, o que aumenta a liberação de glicose dos estoques de glicogênio hepático para aumentar a concentração de glicose plasmática. Em uma concentração de glicose plasmática < 65 mg/dL, os níveis plasmáticos de cortisol e hormônio do crescimento, importantes para a manutenção da glicose durante o jejum prolongado, também aumentam.[2]

Além desse mecanismo hormonal, o fígado promove a liberação de glicose pela quebra do glicogênio armazenado e pela gliconeogênese, principalmente a partir de aminoácidos e lactato. A lipólise do tecido adiposo libera glicerol, um substrato gliconeogênico, e ácidos graxos livres que podem substituir a glicose como substrato energético no músculo esquelético e cardíaco, mas não no cérebro. Os ácidos graxos livres por sua vez são convertidos pelo fígado em beta-hidroxibutirato e acetoacetato para uso pelo cérebro. O beta-hidroxibutirato é o cetoácido predominante e seu nível plasmático serve como medida da cetogênese. À medida que as concentrações de cetoácidos aumentam, eles podem suportar parcialmente as necessidades energéticas do cérebro.[2]

DEFINIÇÃO

A hipoglicemia é definida como uma concentração plasmática de glicose capaz de causar sinais ou sintomas de comprometimento neurológico. Alguns desafios se destacam na faixa etária pediátrica como a capacidade ou não da criança de reconhecer e manifestar verbalmente sinais e sintomas de hipoglicemia, assim como um valor de corte específico para a concentração de glicose plasmática.[1]

Em crianças mais velhas, adolescentes e adultos, a definição é baseada na "tríade de Whipple": (1) sintomas de hipoglicemia, (2) glicemia abaixo de 55 mg/dL e (3) resolução dos sintomas após a ingestão de glicose.[1]

Em crianças mais jovens, sinais e sintomas de hipoglicemia podem surgir na vigência de uma concentração plasmática de glicose < 60 mg/dL.[1]

SINAIS CLÍNICOS

Sinais e sintomas de hipoglicemia podem ser divididos em 2 categorias: neuroglicopênicos e neurogênicos/autônomos. Os primeiros são decorrentes da privação cerebral de glicose, enquanto os segundos decorrem de uma liberação simpático-adrenal ocasionada pela hipoglicemia. Entre os sinais e sintomas neuroglicopênicos é possível observar: confusão, perda de consciência e convulsão. Entre os neurogênicos/autônomos estão: palpitações, tremores, ansiedade, sudorese, fome e parestesia.

PRINCIPAIS CAUSAS

Hipoglicemia cetótica idiopática

É a causa mais comum de hipoglicemia na faixa etária de 1-5 anos de idade sendo um diagnóstico de exclusão e, portanto, devendo ser feito somente após a exclusão de outras causas.[3]

Os achados bioquímicos incluem baixos níveis de insulina, níveis adequados de cortisol e hormônio do crescimento, níveis elevados de ácidos graxos livres e cetonas, resposta negativa ao teste de estimulação com glucagon durante a hipoglicemia de jejum, níveis normais de hormônio tireoidiano e painéis metabólicos normais que descartam outros defeitos metabólicos (incluindo perfil de acilcarnitina, ácidos orgânicos urinários e aminoácidos séricos), ou seja, aparentemente todo o processo de adaptação ao jejum ocorreu adequadamente.[3]

Normalmente ocorre na vigência de alguma infecção, jejum prolongado ou episódios de vômitos frequentes. É uma condição benigna, cujo defeito enzimático ainda é desconhecido e que tende a se resolver espontaneamente por volta dos 8 anos de idade.

Para a maioria das crianças a prevenção é feita simplesmente evitando-se o jejum prolongado. Para alguns pode ser necessária a ingestão de amido cru no período noturno para evitar hipoglicemia matinal, porém isso representa uma minoria dos casos.

Hiperinsulinismo congênito

O hiperinsulinismo congênito é a causa mais comum de hipoglicemia neonatal persistente com uma incidência estimada de 1:40.000-50.000 na população geral.[2] É caracterizado por sinais e sintomas neuroglicopênicos decorrentes de um quadro de hiperinsulinismo endógeno que ocorre principalmente em jejum.[1]

O diagnóstico é realizado a partir da constatação de níveis de insulina detectáveis em amostra de sangue na vigência de hipoglicemia. Uma resposta positiva ao glucagon ou octreotide intramuscular ou intravenoso, assim como a necessidade de uma infusão de glicose intravenosa a uma taxa maior que 8 mg/kg/min para manter um estado euglicêmico corroboram esse diagnóstico.[2]

Assim que o diagnóstico é feito, testes genéticos, como a pesquisa de mutações dos genes ABCC8 e KCNJ11 devem ser realizados.

O tratamento é feito com diazóxido e, em alguns casos não responsivos à terapia medicamentosa, pode ser realizada a cirurgia de ressecção das áreas afetadas do pâncreas, na forma focal, ou pancreatectomia total, na forma difusa.

Insuficiência adrenal

A insuficiência adrenal é uma condição em que o córtex adrenal é incapaz de produzir cortisol. Pode ser classificada em primária — quando o problema está no córtex adrenal — ou secundária — quando o problema está no hipotálamo ou hipófise.[2]

O cortisol é um hormônio fundamental para o metabolismo da glicose, estando associado a outros hormônios na gliconeogênese hepática, a lipólise no tecido adiposo e a glicogenólise no músculo. Sendo assim, na insuficiência adrenal os níveis de glicose decaem em situações de estresse levando a um quadro de hipoglicemia.[4]

Sinais e sintomas como anorexia, perda de peso, dor abdominal, náusea, artralgia e mialgia devem sempre levantar essa hipótese.

Hipopituitarismo congênito e deficiência de hormônio do crescimento

O hipopituitarismo congênito é uma condição de deficiência total ou parcial de um ou mais hormônios produzidos pela hipófise, sendo a deficiência de hormônio do crescimento e hormônio adrenocorticotrófico as mais prevalentes.[1]

Ambos esses hormônios agem de forma sinérgica para elevar os níveis de glicose no sangue em situações de estresse.

Essa patologia deve sempre ser suspeitada diante de pacientes com dismorfismos como defeitos de linha média, prejuízo visual, anomalias craniofaciais e micropênis.

Insulinoma

O insulinoma é um tumor neuroendócrino raro com incidência de 4 por 1 milhão de pessoas por ano. Pode ocorrer como um evento esporádico em pacientes sem síndrome genética ou como parte de uma síndrome denominada neoplasia endócrina múltipla tipo 1 (NEM1).[5]

A síndrome NEM1 é uma condição autossômica dominante que ocorre como resultado de mutações inativadoras do gene NEM1 localizado no cromossomo 11. Essa síndrome é caracterizada por hiperparatireoidismo primário, adenomas da hipófise anterior e tumores do pâncreas endócrino e duodeno.

O insulinoma afeta aproximadamente 10% dos pacientes com NEM1. Ao contrário dos insulinomas esporádicos, que normalmente se apresentam como lesões solitárias, benignas e encapsuladas, os insulinomas associados a NEM1 desenvolvem-se mais precocemente e tendem a ser multifocais, ocorrendo em todo o pâncreas.[5]

A associação de sintomas neuroglicopênicos e adrenérgicos com níveis de glicose no sangue abaixo de 50 mg/dL, que melhora com a ingestão oral de carboidrato, e níveis elevados de peptídeo C (> 200 pmol/L) e insulina (> 5-10 mcU/mL) estabelecem o diagnóstico de insulinoma.

Após o diagnóstico, é necessária a realização de exames de imagem para avaliar a presença de metástases, assim como a localização do tumor para orientar a ressecção cirúrgica. A ultrassonografia transabdominal apresenta uma taxa de sucesso que varia de 9% a 66% atribuída ao operador. A tomografia computadorizada localiza entre 50-80% dos casos, enquanto a ressonância magnética entre 40-70% dos casos de insulinoma. Esses dois últimos também são importantes para avaliar doença metastática.[6]

O tratamento curativo consiste na ressecção cirúrgica do tumor. Diante da impossibilidade cirúrgica, uma abordagem dietética com aumento na frequência de consumo de carboidratos, bem como no uso de agentes farmacológicos devem ser adotados. O medicamento de escolha é o diazóxido. A taxa de recorrência após ressecção cirúrgica é de 7% para pacientes sem NEM1 e 21% para aqueles com NEM1.[6]

A sobrevida a longo prazo é a regra para pacientes submetidos à remoção cirúrgica.

Distúrbios do metabolismo

Envolvem várias condições, como: distúrbios do armazenamento de glicogênio, distúrbios da oxidação dos ácidos graxos, intolerância à frutose, galactosemia, distúrbios da gliconeogênese, entre outros. Em síntese, em todos eles o que ocorre é um defeito enzimático ou de transportador que compromete a adaptação fisiológica ao jejum.[1]

A maior parte se manifesta por volta dos 3-6 meses de vida, com sinais e sintomas inespecíficos, como hepatoesplenomegalia, icterícia, catarata, hipotonia, arritmias e distúrbios do movimento.

Nos casos de intolerância à frutose, o que se observa são lactentes que, no período de desmame e introdução alimentar, iniciam sinais e sintomas como hepatomegalia, palidez, sudorese, vômitos, letargia, convulsões e até coma após ingestão de alimentos contendo frutose.

Já nos casos de galactosemia, os sintomas se iniciam alguns dias após a ingestão de leite materno ou fórmula e incluem vômitos, diarreia, recusa alimentar, catarata, icterícia, hepatomegalia com aumento de transaminases podendo levar à insuficiência hepática. Sepse por *Escherichia coli* deve sempre levantar essa hipótese.[7]

Intoxicação exógena

A intoxicação exógena, acidental ou não, deve sempre ser considerada. Uso de medicamentos como insulina, sulfonilureia, betabloqueadores, salicilatos ou mesmo álcool são causas importantes de hipoglicemia. Níveis elevados de insulina plasmática associados a baixos níveis de peptídeo C devem levantar a hipótese do uso de insulina exógena. A síndrome de Münchausen por procuração, quando um dos responsáveis simula situações médicas nas crianças para chamar atenção, deve ser sempre levada em consideração.[2]

Cirurgias

Pacientes submetidos à cirurgia de fundoplicatura gástrica para doença do refluxo gastroesofágico ou mesmo cirurgia bariátrica apresentam maior probabilidade de hipoglicemia pós-prandial.[7]

DIAGNÓSTICO

O diagnóstico é feito a partir de uma anamnese, história clínica, exame físico e exames laboratoriais, que serão vistos a seguir.

Anamnese

Deve conter informações minuciosas, como em que circunstâncias ocorreram os episódios de hipoglicemia e se existe relação com a alimentação. Por exemplo, hipoglicemia após introdução de lactose pode sugerir galactosemia ou depois da introdução de alimentos sólidos ou frutose pode indicar acidúrias orgânicas ou intolerância à frutose, respectivamente.

Informações como peso do nascimento, idade gestacional, presença de diabetes materna na gestação, história familiar de hipoglicemia, história do desen-

Quadro 1 Causas da hipoglicemia na criança e no adolescente

Diminuição da disponibilidade de glicose	• Baixa ingesta: jejum, desnutrição • Baixa absorção: diarreia aguda • Baixa reserva de glicogênio; distúrbios enzimáticos do metabolismo do glicogênio • Deficiência de glucagon • Defeito enzimático na via da gliconeogênese
Aumento do uso de glicose	• Hiperinsulinismo: adenoma ou hiperplasia das células beta • Tumores: tumor de Wilms
Outros	• Sepse • Medicamentos: salicilatos, etanol, insulina, sulfonilureia • Insuficiência adrenal • Deficiência de hormônio do crescimento

Fonte: Modificado de Thornton, et al, 2015.[7]

volvimento e crescimento também devem ser questionadas. Tentar descobrir se existe um padrão para os eventos hipoglicêmicos ajuda não só na elaboração do diagnóstico diferencial como pode vir a ser de grande importância na investigação. Se for possível reproduzir a situação que leva à hipoglicemia de forma segura, amostras de sangue poderão ser colhidas no momento da hipoglicemia.[8]

Exame físico

Deve ser realizado buscando evidências de hipopituitarismo (micropênis, lábio leporino, defeitos de linha média, prejuízo visual, icterícia neonatal prolongada, baixa estatura), defeitos da gliconeogênese (hepatomegalia), sinais de insuficiência adrenal (dor abdominal, hiperpigmentação, anorexia, perda de peso), características de síndromes genéticas, como onfalocele e macroglossia (síndrome de Beckwith-Wiedemann).[9]

A avaliação do estado nutricional e do crescimento documentada por meio das medidas de peso, altura e marcação nos gráficos de percentis apropriados deve sempre ser realizada.

Laboratório

A coleta de uma amostra crítica de sangue na vigência de hipoglicemia e antes da administração de carboidratos é fundamental para o diagnóstico.

A investigação laboratorial deve conter:[10]

- Glicose plasmática.
- Lactato.
- Cetonas (ex.: betahidroxibutirato).

- Insulina.
- Peptídio C.
- Cortisol.
- Hormônio do crescimento.
- Acilcarnitinas.
- Aminoácidos.
- Pesquisa de ácidos orgânicos na urina.

É sabido que grande parte dos hospitais no Brasil não possui muitos dos exames anteriormente descritos e, por isso, a orientação é a coleta de duas amostras críticas de sangue, sendo uma estocada para análise posterior em centro de referência.

Achados diagnósticos para os casos de hiperinsulinismo consistem em concentrações plasmáticas de insulina ≥ 3 mcU/mL (18 pmol/L), concentrações de peptídeo C plasmático ≥ 0,6 ng/mL (0,2 nmol/L) e concentrações plasmáticas de pró-insulina ≥ 5,0 pmol/L quando as concentrações de glicose plasmática em jejum são < 55 mg/dL (3,0 mmol/L).[11]

A coleta da amostra de sangue para dosagem de glicose plasmática deve ser preferida à dosagem de glicose por monitor portátil ("dosagem de ponta de dedo"), uma vez que esta última subestima em aproximadamente 15% os valores de glicose, levando a um tratamento desnecessário.

Um fluxograma diagnóstico foi construído para nortear as causas de hipoglicemia (Figura 1).

TRATAMENTO

O tratamento tem por objetivo manter níveis de glicose plasmática acima de 70 mg/dL.[12]

Na vigência de um episódio de hipoglicemia sintomática em que o paciente é capaz de aceitar dieta por via oral, essa via deve ser a de escolha. Algumas opções de alimentos são: bebidas açucaradas, como 100 ml de refrigerante (sem ser *diet*) ou suco de laranja, 2 colheres de chá de açúcar, 1 sachê de mel. Nos casos em que o paciente não é capaz de se alimentar, a administração de glicose intravenosa (2 mL/kg de glicose a 10%) deve ser realizada. Nos casos de hiperinsulinismo, a administração de glucagon (0,5 - 1 mg independente do peso) por via subcutânea, intramuscular ou intravenosa pode ser necessária.[12]

É fundamental o reconhecimento da causa da hipoglicemia para que um tratamento direcionado seja instituído. Existem hoje medicamentos para desordens como a deficiência de hormônio do crescimento, usando o hormônio do crescimento (23-39 mcg/kg/dia, por via subcutânea) e a deficiência de cortisol com a hidrocortisona (10-15 mg/m^2 de superfície corporal/dia dividido em 2-3 doses de

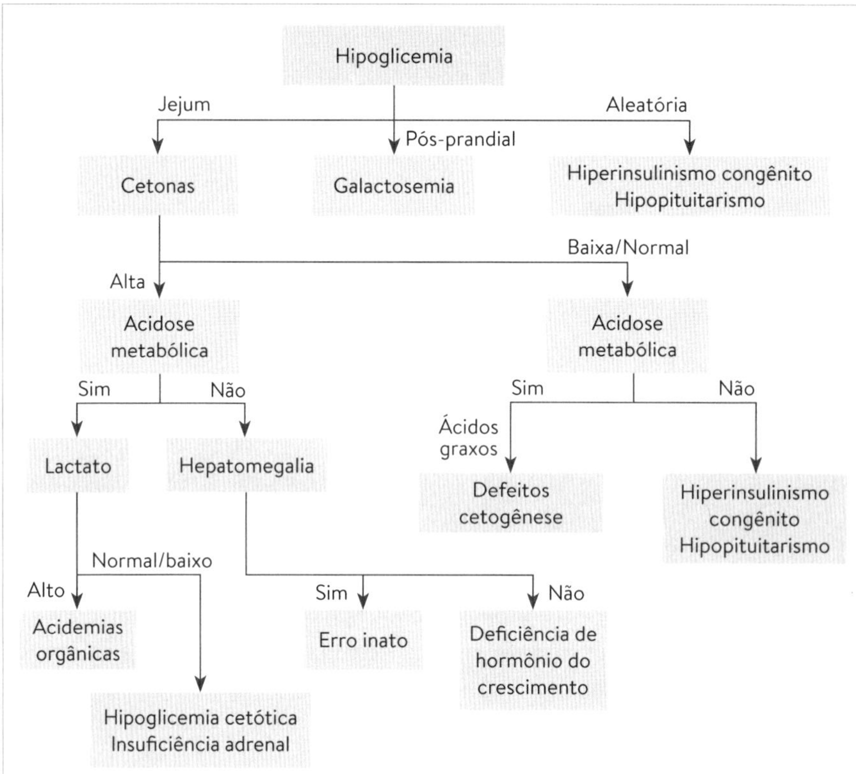

Figura 1 Fluxograma diagnóstico de hipoglicemia.
Fonte: modificada de Casertano, et al, 2021.[2]

manutenção e 50-100 mg/m² em situações de estresse), assim como cirurgia para ressecção de uma porção do pâncreas nos casos de hiperinsulinismo.[13]

Ainda nos casos de hiperinsulinismo, a literatura mostra benefício com o uso do diazóxido (5-25 mg/kg/dia divididos em 8/12 horas), associado ao uso de hidroclorotiazida (20 mg/kg/dia divididos em 12/12 horas).[14]

Terapias nutricionais nos casos de distúrbios do metabolismo, como, por exemplo, distúrbios do glicogênio ou intolerância da frutose, estão indicadas em casos específicos. Em muitas situações, a única conduta é evitar o jejum prolongado.

DESAFIOS ATUAIS

O desafio maior está em fazer com que os profissionais de saúde que trabalham nas emergências sejam capazes de pensar na hipoglicemia como um diagnóstico, e, como tal, precisa ter sua causa investigada e não somente tratada.

É importante que o médico seja capaz, através de uma anamnese e de um exame físico completo, de investigar o mecanismo subjacente dos distúrbios de hipoglicemia para fornecer um manejo específico. Informações como o intervalo de tempo entre a última refeição e as manifestações de sinais e sintomas da hipoglicemia; o tipo de refeição que foi realizada (rica em carboidratos, gorduras ou proteínas); se foi ou não medida a glicemia capilar de ponta de dedo que comprove o episódio hipoglicêmico permitem que o profissional seja capaz de inferir em que ponto da fisiopatologia do metabolismo da glicose está ocorrendo o defeito, além de excluir o diagnóstico equivocado de hipoglicemia na ausência de baixas concentrações de glicose.

Por fim, a coleta de uma amostra crítica durante o episódio de hipoglicemia, antes do início do tratamento, é peça fundamental no processo de investigação.

ORIENTAÇÕES AOS PAIS

Para os pacientes que estão em investigação da causa e ainda não possuem um diagnóstico definitivo, algumas orientações devem ser dadas aos pais ou cuidadores. Orientações, tais como evitar períodos de jejum prolongado, aumentar a ingesta de carboidratos em períodos de estresse, saber reconhecer sinais e sintomas da hipoglicemia e ter sempre à disposição alimentos açucarados para emergências são fundamentais.

✓ CONCLUSÃO

A hipoglicemia consiste em uma concentração plasmática de glicose baixa suficiente para causar sintomas e/ou sinais. Como as manifestações clínicas são inespecíficas, recomenda-se a avaliação e manejo da hipoglicemia apenas em pacientes nos quais a síndrome de Whipple (tríade – sinais ou sintomas consistentes com hipoglicemia, concentração de glicose plasmática baixa e resolução desses sinais ou sintomas após administração de glicose no plasma) – é documentada. Inicialmente buscar fatores de risco como: medicamentos, doenças críticas, deficiências hormonais e tumores de células não ilhotas. Na ausência dessas causas, o diagnóstico diferencial se reduz à intoxicação exógena ou hiperinsulinismo endógeno.

Independentemente do diagnóstico específico, o reconhecimento e o tratamento imediatos da hipoglicemia aguda são fundamentais para prevenir suas complicações. A investigação diagnóstica deve começar na emergência, coletando amostra crítica no momento da hipoglicemia e fornecendo ao médico informações úteis para a suspeição diagnóstica.

Em um segundo momento, esse paciente deve ser referenciado a um centro especializado em que exames adicionais serão realizados e tratamentos específicos serão instituídos.

REFERÊNCIAS BIBLIOGRÁFICAS

1. Stanley CA, Rozance PJ, Thornton PS, De Leon DD, Harris D, Haymond MW, et al. Re-evaluating "transitional neonatal hypoglycemia": mechanism and implications for management. J Pediatr. 2015;166(6):1520-5.e1.
2. Casertano A, Rossi A, Fecarotta S, Rosanio FM, Moracas C, Di Candia F, et al. An Overview of Hypoglycemia in Children Including a Comprehensive Practical Diagnostic Flowchart for Clinical Use. Front. Endocrinol. 2021;12:684011.
3. Drachmann D, Hoffmann E, Carrigg A, Davis-Yates B, Weaver V, Thornton P, et al. Towards enhanced understanding of idiopathic ketotic hypoglycemia: a literature review and introduction of the patient organization, Ketotic Hypoglycemia International. Orphanet J Rare Dis. 2021;16(173).
4. Cryer PE, Axelrod L, Grossman AB, Heller SR, Montori VM, Seaquist ER, et al; Endocrine Society. Evaluation and management of adult hypoglycemic disorders: an Endocrine Society Clinical Practice Guideline. J Clin Endocrinol Metab. 2009;94(3):709-28.
5. Guettier JM, Gorden P. Hypoglycemia. Endocrinol Metab Clin North Am. 2006;35(4):753-66, viii-ix.
6. Grant CS. Insulinoma. Best Pract Res Clin Gastroenterol. 2005;19(5):783-98.
7. Thornton PS, Stanley CA, De Leon DD, Harris D, Haymond MW, Hussain K, et al; Pediatric Endocrine Society. Recommendations from the Pediatric Endocrine Society for Evaluation and Management of Persistent Hypoglycemia in Neonates, Infants, and Children. J Pediatr. 2015;167(2):238-45.
8. Kaplowitz P, Sekizkardes, H. Clinical and laboratory characteristics and follow up of 62 cases of ketotic hypoglycemia: a retrospective study. Int J Pediatr Endocrinol. 2019;2019:3.
9. Gruppuso PA, Schwartz R. Hypoglycemia in Children. Pediatr Rev. 1989;11(4):117-24.
10. De Leon-Crutchlow DD, Lord K. Approach to hypoglycemia in infants and children. UpToDate. Última atualização em 12 de maio de 2022.
11. Mathur A, Gorden P, Libutti SK. Insulinoma. Surg Clin North Am. 2009;89(5):1105-21.
12. Wolfsdorf JI, Stanley CA. Hypoglycemia in the toddler and child. In: Sperling MA (ed.). Sperling Pediatric Endocrinology. 5.ed. Philadelphia: Elsevier; 2021. p 904-38.
13. Hale DE. Endocrine Emergencies. In: Fleisher GR, Ludwing S (eds.). Textbook of pediatric emergency medicine. 4.ed. Philadelphia: Lippincott Williams & Wilkins; 2000. p. 1093-116.
14. Gregory J. Hypoglycemia. In: Zacharin M (ed.). Practical Paediatric Endocrinology in a limited resource setting. Melbourne; 2011. p. 232-9.

SEÇÃO XI

EMERGÊNCIAS ALÉRGICAS E IMUNOLÓGICAS

50

URTICÁRIA

Sandra Maria Epifânio Bastos Pinto
Adriana Paiva de Mesquita

OBJETIVOS

- ✓ Abordar de forma objetiva lesões pruriginosas cutâneas, agudas ou crônicas de urticária.
- ✓ Demonstrar as diferentes etiologias, diagnósticos, condutas terapêuticas e como proceder em uma emergência pediátrica.

INTRODUÇÃO

A urticária é uma manifestação cutânea que aparece em ambos os sexos, com 20% de prevalência no sexo feminino e pode vir acompanhada em alguns casos de angioedema. Ocorre em diferentes faixas etárias de lactentes a adultos.[1]

Suas características clínicas são de lesões na pele, denominadas de urticas ou pápulas eritematosas edemaciadas com o centro mais claro, convergentes, muito pruriginosas, migratórias, de tamanhos e formas variadas, podendo aparecer e desaparecer em diferentes partes do corpo (Figuras 1-4).[1]

Quando acompanhada de angioedema (Figura 5), este ocorre preferencialmente nos lábios, língua, pálpebras, genitália e extremidades. Apresenta-se como edema localizado, repentino, acompanhado ou não de eritema, com origem na derme profunda ou no tecido subcutâneo/submucoso e pode estar associado à dor, queimação e ausência de prurido. Sua resolução ocorre de forma mais lenta, podendo persistir até 72 horas.[1]

A urticária aguda ocorre mais em crianças e adolescentes, pode desaparecer em 24 horas ou ter duração de até 6 semanas. É o tipo mais comum na infância, com incidência em torno de 3,5 a 8% nas crianças e 16 a 24% nos

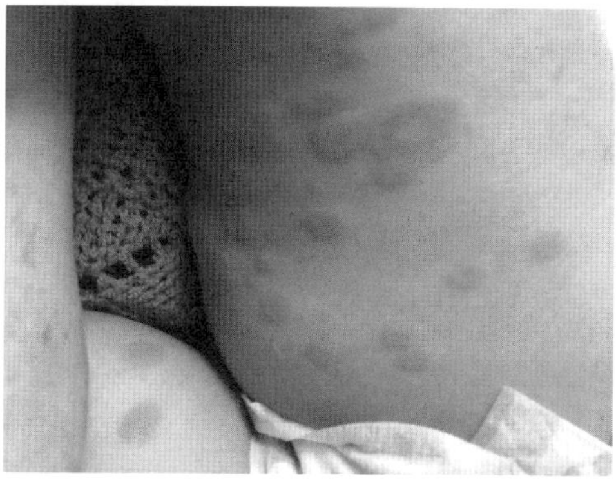

Figura 1 Urticas – pápulas eritematosas com centro claro.
Fonte: imagem gentilmente cedida pela autora Sandra Maria Epifânio Bastos Pinto, com permissão.

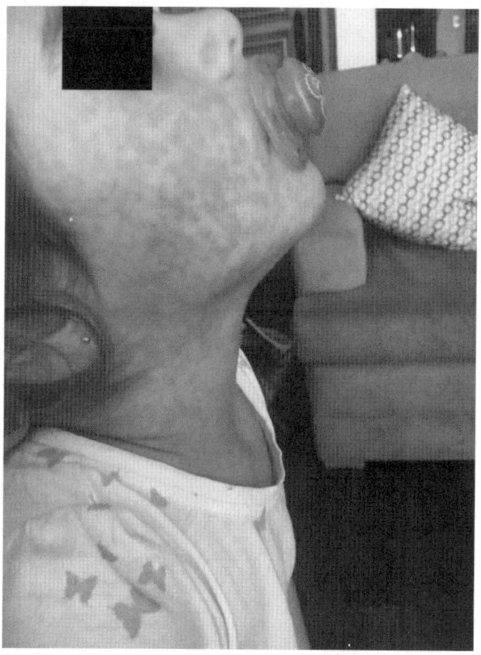

Figura 2 Urticária em face.
Fonte: imagem gentilmente cedida pela autora Sandra Maria Epifânio Bastos Pinto, com permissão.

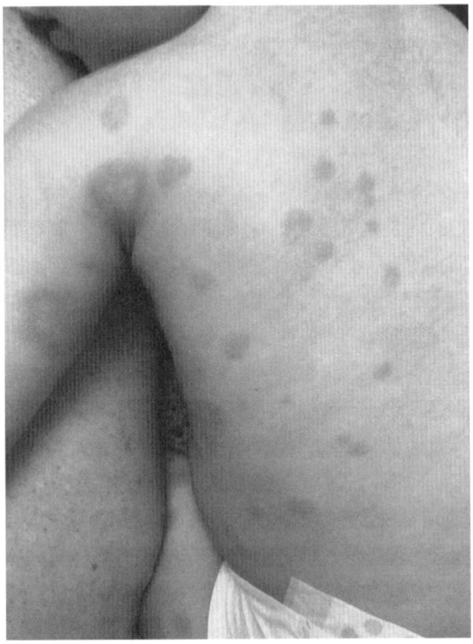

Figura 3 Urticas em tronco.
Fonte: imagem gentilmente cedida pela autora Sandra Maria Epifânio Bastos Pinto, com permissão.

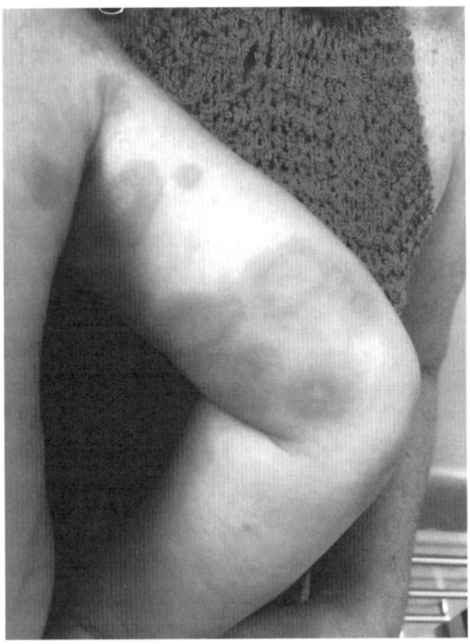

Figura 4 Urticas – pápulas com centro claro.
Fonte: imagem gentilmente cedida pela autora Sandra Maria Epifânio Bastos Pinto, com permissão.

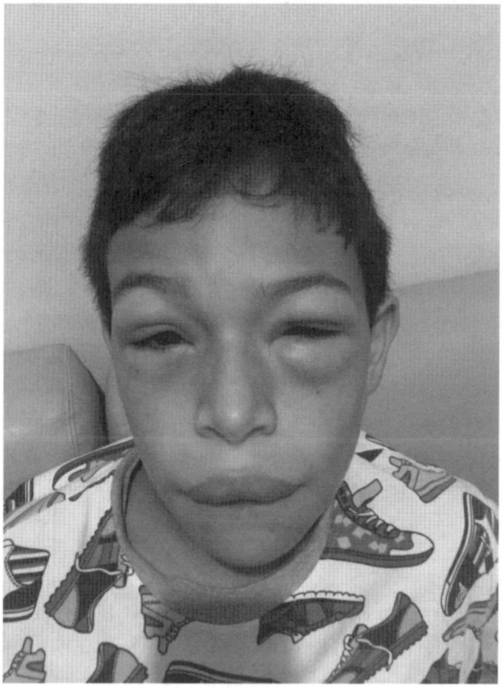

Figura 5 Angioedema.
Fonte: imagem gentilmente cedida pela autora Sandra Maria Epifânio Bastos Pinto, com permissão.

adolescentes. As causas mais comuns de urticária aguda na infância são: infecções virais (herpes vírus tipo 6, citomegalovírus, vírus Epstein-Barr, vírus respiratórios, enterovírus, SARS-CoV-2 e outros), bacterianas, parasitárias e fúngicas. Alimentos (leite de vaca, ovo, trigo, soja, amendoim, frutos do mar e outros), medicamentos (anti-inflamatórios não esteroidais, antibióticos betalactâmicos e sulfas), picadas de insetos (abelhas, vespas, formigas e mosquitos), doenças por imunocomplexos (doença do soro, transfusões), reações pseudoalérgicas (por meios de contrastes) e alergias de contato (látex, saliva de animais).[1,2]

A urticária é definida como crônica quando as lesões ocorrem diariamente ou quase diariamente, por um período maior que 6 semanas e tem grande complexidade. Sua classificação engloba dois subtipos: urticária crônica espontânea (UCE), com causa conhecida ou não, e urticária crônica induzida (UCInd) por estímulos específicos (Quadro 1). Doenças autoimunes e doenças sistêmicas (tireoidites, lúpus eritematoso sistêmico, vasculites urticariformes e neoplasias) e síndromes raras (mastocitose) devem ser pensadas.[1-3]

Quadro 1 Classificação da urticária crônica

Urticaria crônica espontânea (UCE)	Urticária crônica induzida (UCInd)
Urticária e angioedema de ocorrência espontânea com causa conhecida ou não, com duração igual ou maior que 6 semanas. As lesões podem aparecer sem a presença de um fator desencadeante externo específico	Físicas • Dermografismo sintomático • Urticária ao frio • Urticária ao calor • Urticária solar • Urticária de pressão tardia • Urticária vibratória
	Outras • Aquagênica • Colinérgica • De contato

Fonte: Valle, Campos e Dias, 2022.[2]

ASPECTOS EPIDEMIOLÓGICOS

A incidência de todas as formas de urticária em crianças varia entre 2,1% e 6,7%, sendo mais frequente em crianças menores. A urticária crônica em crianças/adolescentes é incomum, ocorrendo em apenas 0,1-0,3% dos casos, percentual inferior ao observado em adultos. Embora muito do conhecimento sobre a urticária do adulto possa ser aplicado a crianças e adolescentes, a singularidade inerente a essa faixa etária, principalmente no que diz respeito à etiologia e evolução, ainda é pouco estudada.[4]

FISIOPATOLOGIA

As urticárias podem ser induzidas ou espontâneas, sendo resultantes da dilatação dos vasos sanguíneos com consequente edema na derme superficial, enquanto o angioedema é resultante do comprometimento vascular na derme profunda e do tecido subcutâneo. A remissão ocorre sem sequelas como pigmentação residual ou atrofia cutânea.

O aumento da permeabilidade vascular, com consequente eritema, edema e eritema reflexo ocorrem pela degranulação do mastócito. A reação tipo I ocorre pela interação específica entre anticorpos IgE fixados na superfície do mastócito e o alérgeno específico, levando à sua ativação. Os agentes etiológicos mais envolvidos nesse tipo de reação são medicamentos, alimentos, aeroalérgenos e venenos de insetos, sendo as principais causas de urticária aguda.[2]

Ocorre uma ativação patológica dos mastócitos e basófilos com liberação de histamina, dependendo dos fatores desencadeantes e da cronicidade. Outros marcadores a ser considerados são: o D-dímero, Proteína C reativa (PCR), IL6, IL17, IL31, IL33, volume médio das plaquetas, IgE, IgG, IgM e complemento.

DIAGNÓSTICO

A história clínica detalhada, um bom exame físico e os exames complementares, quando necessários, muito nos auxiliarão no diagnóstico.

São considerados dados importantes: tempo de início, frequência e duração das lesões; presença de outros sintomas, edema, outras alergias ou infecções; ingestão de alimentos; relação com agentes físicos ou exercícios; uso de medicamentos; estresse, entre outros. Quando não se consegue identificar a etiologia, é denominada urticária idiopática.[1]

Na urticária aguda, raramente é necessária investigação laboratorial, devido a seu curso autolimitado. Entretanto, nos casos de urticária crônica, é preciso organizar o arsenal propedêutico e realizar exames de investigação de acordo com a suspeita clínica. A investigação de rotina recomendada para UCE é realizada com hemograma, velocidade de hemossedimentação (VHS) e PCR. Outros exames devem ser solicitados de acordo com a anamnese e exame físico dirigidos, tais como: testes diagnósticos infecciosos, sorologias, imunoglobulinas, pesquisa de autoanticorpos, avaliação tireoidiana, IgE, IgE específica para alimentos e medicamentos, testes de provocação e biópsia cutânea. O teste do soro autólogo (TSA) é indicado apenas quando há suspeita de urticária crônica autoimune.

Na avaliação da urticária crônica induzida (UCInd), é importante identificar e caracterizar os desencadeantes. O diagnóstico de UCInd é baseado na anamnese e em testes de provocação, que devem ser padronizados e realizados por profissionais habilitados e em ambientes seguros (Quadro 2).[2]

Quadro 2 Testes de provocação das urticárias crônicas induzidas (UCInd)

Dermografismo	Realizar na pele pressão com objeto de ponta romba (dermografômetro ou Fric Test®). O exame é considerado positivo se pápula pruriginosa estiver presente em até 10 minutos.
Urticária de pressão tardia (UPT)	Teste de Warin – sustentação de uma bolsa pesando 4kg durante 5 minutos, localizada no antebraço. A leitura é realizada em 4-6 horas. A positividade é definida pela presença de edema e eritema.
Urticária ao frio	Os métodos incluem: o teste do cubo de gelo. Esse teste é realizado aplicando um cubo de gelo no antebraço por cinco minutos. A leitura se faz 10 minutos depois. Considerado positivo se após 10 minutos for possível perceber o aparecimento de urticas.
Urticária pelo calor	Confirmada pela aplicação de estímulo quente na superfície do antebraço ou banhos de água quente até 44 °C durante 5 minutos. Considerado positivo com aparecimento de urticas.

(continua)

Quadro 2 Testes de provocação das urticárias crônicas induzidas (UCInd) (*continuação*)

Vibratória	Apoia-se o antebraço do paciente no copo de borracha de um vórtice misturador. O misturador vibra em velocidade constante de 1-5 minuto(s). Considerado positivo com aparecimento de urticas em até 30 minutos.
Aquagênica	Aplica-se uma compressa embebida em água a 35-37 °C ou soro fisiológico no tronco do paciente. O teste é positivo se as urticas se desenvolverem na área de contato dentro de 10 minutos após a retirada da compressa.
Colinérgica	Eleva-se a temperatura corporal acima de 1 °C da linha de base, de maneira passiva, como sentado por até 15 minutos em uma banheira de água a 42 °C. O aparecimento dos sintomas está relacionado com situações que promovem o aumento da temperatura corporal, como exercícios físicos intensos, banhos quentes, calor excessivo. Verifica-se o aparecimento de urticas após estímulo.

Fonte: Valle, Campos e Dias, 2022.[2]

DIAGNÓSTICO DIFERENCIAL

Recomenda-se considerar diagnósticos diferenciais em todos os pacientes com sinais e sintomas de urticária crônica.[1]

- Distúrbios mastocitários.
- Síndrome hipereosinofílica.
- Vasculites urticariformes.
- Eritema multiforme.
- Lúpus eritematoso sistêmico.
- Doenças autoinflamatórias.

Diante de uma dessas suspeitas, pode ser necessária a investigação por exames complementares e biópsia cutânea.

TRATAMENTO

Anti-histamínicos

Na urticária, os sintomas são causados pela liberação de histamina, tanto na forma aguda, quanto na crônica. Assim, a primeira indicação são os anti-histamínicos, preferencialmente os de segunda geração, que não provocam sonolência e sedação. Não são recomendados anti-histamínicos de primeira geração para o tratamento de urticária aguda e crônica na infância.

Pode-se utilizar loratadina, cetirizina, levocetirizina, desloratadina, fexofenadina, ebastina, bilastina e rupatadina. Desloratadina e fexofenadina estão liberadas para uso a partir de 6 meses, os demais, após 2 anos de idade.

Nas urticárias crônicas que não respondem aos anti-histamínicos de segunda geração na dose recomendada (Quadro 3), sugere-se aumentar em até quatro vezes a dose descrita na bula.

Quadro 3 Anti-histamínicos de segunda geração e as doses recomendadas na infância e adolescência

Anti-histamínicos de 2ª geração	Doses recomendadas
Loratadina xarope 1 mg/mL comprimido de 10 mg	• Maiores de 2 anos • < 30 kg: 5 mg/dia • > 30 kg: 10 mg/dia
Cetirizina solução oral 1 mg/mL gotas 10 mg/mL comprimido de 10 mg	• 2-6 anos: 2,5 mg a cada 12 horas • 6 a 12 anos: 5 mg a cada 12 horas • > 12 anos: 10 mg/dia
Desloratadina xarope 0,5 mg/mL gotas 1,25 mg/mL comprimido de 5 mg	• 6 meses a 2 anos: 1 mg 1 vez ao dia (2 mL ou 16 gotas) • 2 a 6 anos: 1,25 mg ao dia (2,5 mL ou 20 gotas) • 6 a 12 anos: 2,5 mg ao dia (5 mL ou 40 gotas) • Adolescentes > 12 anos: 5 mg /dia (10 mL)
Fexofenadina suspensão oral 6 mg/mL comprimidos de 60, 120 e 180 mg	• 6 meses a 2 anos: 15 mg duas vezes ao dia (2,5 mL de 12 em 12 horas) • 2 a 11 anos: 30 mg duas vezes ao dia (5 mL de 12 em 12 horas) • > 12 anos: 180 mg 1 vez ao dia
Ebastina solução oral 1 mg/mL comprimido de 10 mg	• Ebastina xarope: • Crianças entre 2 e 5 anos: 2,5 mL de xarope (correspondente a 2,5 mg de ebastina) administrados uma vez ao dia • Crianças entre 6 a 11 anos: 5 mL de xarope (correspondente a 5 mg de ebastina) administrados uma vez ao dia • Acima de 12 anos e adultos: 10 mL de xarope (correspondente a 10 mg de ebastina) administrados uma vez ao dia
Bilastina solução oral 2,5 mg/mL comprimido de 20 mg	• 6 anos-11 anos (peso corpóreo > 20 kg): 10 mg/dia= 4 mL 1x dia • > 12 anos: 20 mg/dia
Rupatadina comprimido de 10 mg	• > 12 anos: 10 mg/dia.
Levocetirizina gotas 5 mg/mL comprimido de 10 mg	• 2-6 anos: 5 gotas a cada 12 horas • > 6 anos: 20 gotas ou 1 comprimido por dia

Fonte: autoria própria baseada em recomendação de bula.

Corticosteroide oral

Nas urticárias agudas com sintomas moderados/graves ou nas exacerbações das urticárias crônicas, deve ser considerada a indicação de corticosteroides, por períodos curtos de 3 a 5 dias, no máximo, 10 dias, minimizando seus potenciais efeitos colaterais.

Prednisolona – Crianças: 0,5 a 1 mg/kg/dia (máximo de 60 mg ao dia), por 3 a 10 dias.

Imunomoduladores

Os imunobiológicos estão indicados no tratamento da UCE em pacientes que não respondem aos anti-histamínicos, mesmo em doses mais elevadas.

Omalizumabe – Utilizado em adolescentes a partir dos 12 anos, para modular a atividade dos mastócitos e basófilos associados com a redução da IgE sérica e diminuição da expressão dos receptores de alta afinidade para IgE na superfície dessas células. Está disponível na apresentação em frasco ampola com 150 mg do medicamento. É preconizada a aplicação via subcutânea na dose de 300 mg, a cada 4 semanas, junto ao anti-histamínico de segunda geração. Observa-se que 84% dos pacientes respondem em até 8 dias, porém uma pequena parte pode demorar até 6 meses. Dessa forma, deve-se aguardar esse período para considerar sua ineficácia. Existem ainda dados da literatura demonstrando que o omalizumabe também é eficaz no tratamento das urticárias colinérgicas, ao frio, ao calor, dermográfica e de pressão tardia.[5,6]

Dupilumabe – Em pacientes refratários ao omalizumabe, os níveis séricos de IL-4 e IL-13 costumam estar elevados. O dupilumabe é um anticorpo monoclonal totalmente humano anti-receptor alfa de interleucina 4 e 13, contribui para diminuição de IgE, o que pode representar uma nova alternativa.[7]

Ligelizumabe – Um novo anticorpo monoclonal humanizado, de alta afinidade anti-IgE, que vem sendo estudado comparativamente ao omalizumabe e tem evidenciado, em ensaios clínicos, uma afinidade maior para IgE *in vitro.* Tem uma potência nove vezes maior que o omalizumabe, mas ainda está em estudos de fase 3 e não é aprovado no Brasil.[8]

Imunossupressor

Tem sido recomendado para pacientes que não respondem ao omalizumabe.

Ciclosporina A – Dose de 2,5 e 5 mg/kg/dia, com tempo de uso de 4 a 20 semanas.

Os pacientes devem ser monitorados pelos riscos relacionados aos seus efeitos colaterais, que incluem: maior risco de infecções, principalmente quando utilizadas doses mais altas e por períodos prolongados. Devem realizar avaliações da pressão arterial em duas ocasiões separadas e se submeter a exames laboratoriais que incluem a dosagem sérica da ureia e da creatinina, hemograma completo, magnésio, lipídios, potássio e ácido úrico, além da função hepática. Durante o tratamento, esses exames laboratoriais devem ser avaliados mensalmente, assim como a cada vez que houver um ajuste de dose.[1,2]

TRATAMENTO NOS QUADROS DE EMERGÊNCIA PEDIÁTRICA

Crianças ou adolescentes que apresentem, além do comprometimento cutâneo e angioedema, sintomas como: dificuldade para respirar, broncoespasmo, redução do fluxo expiratório, hipoxemia, tosse, pulso rápido, queda da pressão arterial, tonteira, sensação de desmaio, cólicas, dor abdominal, náusea, vômitos, pensar em anafilaxia.[3]

A pressão sistólica baixa é definida como inferior a 70 mmHg para a idade de 1 mês a 1 ano, menor do que (70 mmHg + [2 × idade]) para aqueles de 1 a 10 anos e abaixo de 90 mmHg para aqueles entre 11 e 17 anos.[9]

Os primeiros passos na conduta médica emergencial[2,9-11]

1. Manter as vias aéreas pérvias.
2. Avaliar os sinais vitais.
3. Administrar adrenalina.
4. Oxigenioterapia (se saturação ≤ 95%).
5. Manter o paciente em posição supina com elevação dos pés.
6. Manter a volemia.

Adrenalina

Crianças: 0,01 mg/kg (dose máxima igual a de adultos: 0,3 mg), de preferência no músculo vasto lateral da coxa, na concentração de 1:1.000 (1 mg/mL). Pode ser repetida a cada 5-15 minutos.

É o primeiro medicamento a ser administrado.

Antagonistas H1 (resolução da urticária, edema e prurido)

Difenidramina – na criança, 1 mg/kg (dose máxima de 50 mg), preferencialmente por via endovenosa (EV).

Prometazina – Recomendada a partir de 2 anos de idade, em virtude do risco de depressão respiratória em menores.

Dose recomendada: 0,1mg/kg/dose via oral a cada 6 horas e 0,5mg/kg/dose ao deitar. Dose máxima em pediatria: 25mg/dose.

Via de administração: oral, intramuscular e EV. Na infância preferir a via intramuscular, se o uso for parenteral.

Corticosteroide

Embora tenha uma ação tardia, de quatro a seis horas após sua administração EV, possui ação anti-inflamatória importante na prevenção dos sintomas tardios de anafilaxia.

O corticosteroide escolhido deve ser administrado em dose equivalente a 1 a 2 mg/kg de metilprednisolona. Nos casos mais leves, a prednisona ou prednisolona na dose de 0,5-1,0 mg/kg/dia por via oral é suficiente.

Oxigenioterapia

Administrar oxigênio suplementar sob cânula nasal ou máscara. Pacientes com reação prolongada ou cardiopatia prévia devem ser monitorados com oximetria de pulso. Se Sat O2 < 95%, há necessidade de mais de uma dose de adrenalina.

Broncodilatadores

Nos pacientes com broncoespasmo, os agonistas beta-2 adrenérgicos, como, por exemplo, o salbutamol por via inalatória, devem ser utilizados. Crianças: 1 jato/kg (dose máxima: 10 jatos).

Expansores de volume

Soluções cristaloides (ringer lactato ou solução fisiológica), nos casos de hipotensão persistente a despeito da utilização de injeções de adrenalina.

Adultos/adolescentes: 1-2 litros rapidamente EV • Crianças: 5-10 mL/kg EV nos primeiros 5 minutos e 30 mL/kg na primeira hora. A taxa de infusão é regulada pelo pulso e pressão arterial. É necessário estabelecer acesso venoso com o maior calibre possível e monitorar sobrecarga de volume.

Agentes vasopressores

Podem ser utilizados se não houver resposta adequada ao uso da adrenalina.

A dose recomendada de dopamina é de 2 a 20 mcg/kg/min. (Dose habitual: 5 mcg/kg/min). A ampola de dopamina tem 50 mg/10 mL. Deverá ser diluída em dextrose 5%, cloreto de sódio a 0,9% ou ringer lactato, correr em bomba de infusão, de acordo com a etapa, objetivando manter a pressão arterial sistólica maior que 90 mmHg.

Pacientes em uso de betabloqueadores em que a adrenalina pode não ser eficaz nas doses habituais

- Glucagon na dose de 1 a 5 mg (20-30 mcg/kg em crianças, máximo de 1 mg) por via EV em mais de cinco minutos e seguida de uma infusão mais lenta na dose de 5-15 mcg/minuto.

O paciente deve permanecer em observação por 2 a 24 horas ou até se estabelecer o controle da crise aguda. Na alta da emergência, deve receber prescrição de anti-histamínicos e corticosteroides por via oral pelo prazo de cinco a sete dias e ser orientado a procurar assistência médica especializada.

DESAFIOS ATUAIS

A urticária na infância, embora normalmente tenha um bom prognóstico, é multifatorial, sendo necessário o conhecimento dos pediatras das diversas etiologias, tanto na forma aguda quanto na crônica.

É muito importante identificar e remover a causa, orientar os pais da importância de como tratar os sintomas que possam estar associados, como: os agentes infecciosos, parasitários, medicamentoso, alimentar ou doenças associadas.

Nas urticárias de difícil resolução e que apresentem maior gravidade, deve-se procurar compartilhar de acordo com as características do paciente a investigação com outros especialistas, como: alergista e imunologista, dermatologista, endocrinologista, hematologista, oncologista, infectologista, para uma evolução mais segura e adequada.

ORIENTAÇÕES AOS PAIS

O melhor momento para tirar as dúvidas relativas à urticária é durante a consulta.

Orientar aos pais a observar possíveis agentes desencadeantes (alimentos, medicamentos, atividades físicas etc.), tempo entre a exposição e surgimento/piora das lesões, resposta ao tratamento proposto e recorrência dos sintomas.

Em caso de anafilaxia, é fundamental o reconhecimento precoce e a ida para o hospital a fim de reduzir o risco de morte.

Seguir as orientações médicas contribui para o diagnóstico e tratamento adequado.

✓ CONCLUSÃO

As apresentações clínicas da urticária na infância variam dependendo da causa. O conhecimento das várias etiologias ajudará a realizar avaliações clínicas objetivas, exames complementares quando necessários e direcionados às hipóteses diagnósticas, evitando, muitas vezes, restrições alimentares e suspensão de medicamentos. O suporte emocional ao paciente e o esclarecimento da família irão colaborar no enfrentamento da doença.

REFERÊNCIAS BIBLIOGRÁFICAS

1. Ensina LF, Valle SOR, Campos RA, Agondi R, Criado P, Bedrikow RB, et al. Guia prático da Associação Brasileira de Alergia e Imunologia para o diagnóstico e tratamento das urticárias baseado em diretrizes internacionais. Arq Asma Alerg Imunol. 2019;3(4):382-92.
2. Valle SOR, Campos RA, Dias GAC. Urticária e Angioedema. In: Solé D, Filho NR, Rubini N. Compêndio de Alergia e Imunologia Clínica – Do básico à prática clínica. Rio de Janeiro e São Paulo: Edidora dos Editores; 2022. p. 321-31.
3. Amaral CSF, Alonso MLO, Medeiros Junior M. Urticária e Angioedema. In: Geller M, Scheinberg MA. Diagnóstico e Tratamento das Doenças Imunológicas. 2.ed. Rio de Janeiro: Elsevier; 2015. p. 167-72.
4. Coelho I, Neto B, Bordalo D, Jacob S. Urticaria in a Pediatric Population: A Portuguese Single-Center Cohort Report. Cureus. 2022;14(7):e26659.
5. Hon KL, Li JTS, Leung AKC, Lee VWY. Current and emerging pharmacotherapy for chronic spontaneous Urticaria: a focus on non-biological therapeutics. Expert Opin Pharmacother. 2021;22(4):497-509.
6. Maurer M, Metz M, Brehler R, Hillen U, Jakob T, Mahler V, et al. Omalizumab treatment in patients with chronic inducible urticaria: A systematic review of published evidence. J Allergy Clin Immunol. 2018;141:638-49.
7. Vieira GH, Faria-de-sá LS, Siqueira AS, Youssef-Junior ME, Chong-Neto HJ, Strozzi D. Dupilumabe na urticária crônica espontânea refratária ao omalizumabe. Arq Asma Alerg Imunol. 2021;5(2):195-8.
8. Wedi B. Ligelizumab for the treatment of chronic spontaneous urticaria. Expert Opin Biol Ther. 2020;20(8):853-61.
9. Sociedade Brasileira de Pediatria. Departamento Científico de Alergia. Anafilaxia: Atualização 2021. Nº 6. 31 de maio de 2021.
10. Pier J, Bingemann TA. Urticaria, Angioedema, and Anaphylaxis. Pediatr Rev. 2020;41(6):283-92.
11. Tarczoń I, Cichocka-Jarosz E, Knapp A, Kwinta P. The 2020 update on anaphylaxis in paediatric population. Postepy Dermatol Alergol. 2022;39(1):13-9.

51

ANAFILAXIA

Katia Telles Nogueira

OBJETIVOS

- ✓ Revisar o conceito de anafilaxia.
- ✓ Discutir os principais tipos de desencadeantes.
- ✓ Apresentar os principais critérios diagnósticos.
- ✓ Orientar o pediatra no atendimento da anafilaxia na emergência.

INTRODUÇÃO

A anafilaxia é uma reação alérgica grave, definida como uma reação de hipersensibilidade generalizada ou sistêmica, com risco de morte. Representa uma das mais dramáticas condições clínicas de emergência, tanto pela imprevisibilidade de aparecimento quanto pelo potencial de gravidade de sua evolução.[1]

A anafilaxia afeta pelo menos dois sistemas, incluindo pele e mucosas (80 a 90% dos casos) e sistema respiratório (70% dos casos), além do trato gastrointestinal e do sistema cardiovascular. Alguns autores defendem que é necessária a administração imediata de adrenalina intramuscular (IM) como primeira linha de tratamento para reversão dos sintomas.[1]

A conduta dos profissionais diante da anafilaxia representa um ponto crucial, e se espera dos médicos rápido reconhecimento e manejo apropriado. Com o objetivo de padronizar o atendimento, a *World Allergy Organization* (WAO) desenvolveu diretrizes para a avaliação e o manejo da anafilaxia.[2]

O emergencista e o pediatra geral devem estar atentos, pois não é raro uma urticária ou um quadro respiratório evoluir para um quadro mais grave em pacientes atópicos.

Essa síndrome clínica aguda de risco à vida ocorre quando grandes quantidades de mediadores inflamatórios são rapidamente liberados de mastócitos e basófilos após exposição a alergênio em pacientes previamente sensibilizados.[3,4]

A síndrome completa inclui a presença de urticária e/ou angioedema com hipotensão e broncoespasmo, podendo ser fatal.[5]

Reações anafilactoides mimetizam a anafilaxia, porém não são mediadas por anticorpos IgE. Elas podem ser mediadas por anafilatoxinas como C3a ou C5a, ou por agentes degranuladores de mastócitos não imunes. Ácido aracdônico, leucotrienos, prostaglandinas, tromboxanos e outros também podem estar envolvidos.[3]

PROPEDÊUTICA

A anafilaxia idiopática, por definição, não tem causa externa reconhecida. A história clínica é a ferramenta mais importante ao dar o diagnóstico de anafilaxia. Daí a necessidade de uma anamnese detalhada para descobrir o fator desencadeante. Os mais comuns serão vistos a seguir.[6,7]

Reações mediadas por IgE

Alimentos

Teoricamente, qualquer proteína alimentar pode causar uma reação anafilática. Alimentos frequentemente implicados são:

- Amendoim.
- Nozes, avelã, caju, pistache, castanha-do-pará, pinhão, amêndoa.
- Peixe.
- Frutos do mar: camarão, caranguejo, lagosta, ostra, vieira.
- Leite de vaca, leite de cabra.
- Ovo de galinha.
- Grãos: semente de algodão, gergelim, mostarda.
- Frutas, vegetais.

A reação de hipersensibilidade alimentar pode ser tão grave a ponto de ocorrer reação sistêmica à inalação de partículas de alimentos, como sentir o odor do cozimento de peixe ou abrir uma embalagem de amendoim. Alergia grave ao pólen, por exemplo, de ambrósia, gramíneas ou de árvores, pode estar associada à anafilaxia ou a síndrome da alergia oral (caracterizada por prurido na orofaringe com ou sem angioedema facial), causada pela ingestão de certos alimentos derivados de plantas, resultante da presença de proteínas homólogas em polens e alimentos.

O principal alergênio de todas as gramíneas é a profilina, proteína encontrada em muitas plantas, polens e frutas. Um paciente sensibilizado a gramíneas pode às vezes reagir a muitos alimentos derivados de plantas.[8,9]

Associações de reatividade cruzada típica de alergênio são:

- Pólen de bétula: maçã, batata crua, cenoura, aipo, avelã.
- Pólen de artemísia: aipo, maçã, amendoim e kiwi.
- Pólen de ambrósia: melão (melancia, cantalupo, melão etc.) e banana.
- Látex: banana, abacate, kiwi, castanha e mamão papaia.

A anafilaxia induzida por exercício associada a alimentos pode ocorrer quando o paciente se exercita dentro de 2 a 4 horas após ingerir um alimento específico. Entretanto, o paciente é capaz de se exercitar sem o desencadeamento de sintomas, desde que o alimento em questão não seja ingerido antes do exercício. Da mesma maneira, a ingestão do alimento não acarreta reação desde que o paciente não se exercite nas horas seguintes.[2,6,7]

Antibióticos e outros medicamentos

Penicilina, cefalosporina e sulfonamidas: penicilina é a causa mais comum de anafilaxia, não apenas entre os casos induzidos por medicamentos. Penicilinas e outros antibióticos são haptenos, moléculas que são muito pequenas para suscitar resposta imunológica, mas que podem se ligar a proteínas séricas e induzir a produção de anticorpos IgE.

Reações graves à penicilina têm risco dobrado de ocorrência após a aplicação IM ou IV, em relação à via oral, mas o uso de penicilina oral também pode induzir reação anafilática. História de rinite alérgica, asma, eczema ou atopia não é fator de risco para o desenvolvimento de alergia à penicilina.[8,9]

Relaxantes musculares

Suxametônio, alcurônio, vecurônio, pancurônio e atracúrio, que são amplamente utilizados em anestesia geral, são responsáveis por 70 a 80% de todas as reações alérgicas que ocorrem durante anestesia geral. Reações podem ser do tipo imediata mediada por IgE.

Insetos

Venenos de himenópteros (abelha, vespa, vespa americana, vespão, formiga vermelha) contêm enzimas como fosfolipases, hialuronidases e outras proteínas que podem suscitar uma resposta de anticorpos IgE.

Látex

Látex é uma seiva leitosa produzida pela árvore da borracha *Hevea brasiliensis*. Reações alérgicas ao látex podem complicar procedimentos médicos, por exemplo, exames internos, cirurgias e cateterização. Não é muito frequente em crianças e sim em profissionais de saúde, que podem desenvolver alergia ocupacional pelo uso de luvas de látex.

Proteínas

Exemplos de proteínas estranhas que podem causar anafilaxia são: insulina, proteínas seminais, antitoxinas (soro heterólogo) derivadas de animais (p. ex., cavalo) usadas para neutralizar o veneno em picadas de cobras. Existem procedimentos terapêuticos como a imunoterapia com alergênios (hipossensibilização) que podem levar a anafilaxia.

Reações mediadas por complemento

Sangue total, soro, plasma, derivados do soro, imunoglobulinas, dextran

Resposta anafilática tem sido observada após a administração de sangue total e de seus produtos, incluindo soro, plasma, derivados do soro e imunoglobulinas. Um dos mecanismos responsáveis por essas reações é a formação de reação antígeno-anticorpo na superfície das células sanguíneas vermelhas ou pela formação de imunocomplexos com ativação do sistema do complemento.

Os subprodutos ativos gerados pela ativação do complemento (anafilatoxinas C3a, C4a e C5a) causam degranulação de mastócitos e basófilos, liberação de mediadores e anafilaxia. Adicionalmente, produtos derivados da cascata do complemento podem diretamente induzir aumento da permeabilidade vascular e contração da musculatura lisa.

Reações citotóxicas também podem causar anafilaxia, via ativação do complemento. Anticorpos (IgG e IgM) contra células sanguíneas vermelhas ativam o complemento, como ocorre em reação transfusional com sangue incompatível. Essa reação causa aglutinação e lise de células sanguíneas vermelhas e ativação de mastócitos, resultando em anafilaxia.[3,10]

Ativação não imunológica de mastócitos

Contrastes radiológicos e agentes químicos de baixo peso molecular

Mastócitos podem degranular quando expostos a agentes químicos de baixo peso molecular. Meio de contraste iodado hiperosmolar pode causar degranulação de mastócitos por ativação do complemento e sistema de coagulação.

Essas reações também podem ocorrer, porém com menor frequência, com os novos meios de contraste.

Narcóticos são ativadores de mastócitos capazes de causar elevação dos níveis de histamina e anafilaxia não alérgica, comumente observada por anestesiologistas.[10]

Moduladores do metabolismo do ácido araquidônico

Aspirina, ibuprofeno, indometacina e outros anti-inflamatórios não esteroidais

Anticorpos IgE contra aspirina e outros anti-inflamatórios não esteroidais (AINE) ainda não foram identificados. Indivíduos afetados toleram colina ou salicilato de sódio, substâncias estruturalmente próximas à aspirina, porém diferentes pela ausência do grupo acetil.[10,11]

Sulfitos

Sulfito de sódio e sulfito de potássio, bissulfitos, metabissulfitos e dióxido gasoso sulfúrico

Esses conservantes são adicionados a alimentos e a bebidas para prevenir alterações de coloração e são também usados como conservantes em alguns medicamentos. Sulfitos são convertidos no meio ácido do estômago em SO_2 e H_2SO_3, que podem então ser inalados. Podem desencadear asma e reações de hipersensibilidade não alérgica em indivíduos suscetíveis.

Exercício

Exercício isolado pode causar anafilaxia, assim como pode induzir anafilaxia por certos alimentos. Anafilaxia induzida por exercício pode ocorrer durante a estação de polinização de plantas às quais o indivíduo seja alérgico.

Hormonal

Anafilaxia desencadeada por hipersensibilidade à progesterona de secreção endógena. Pacientes podem exibir um padrão cíclico de crises durante o período pré-menstrual.[11,12]

Idiopática

Rubor, taquicardia, angioedema, obstrução de vias aéreas superiores, urticária e outros sinais e sintomas de anafilaxia podem ocorrer sem uma causa aparente. O diagnóstico é baseado na história e na pesquisa exaustiva dos fatores causais. Níveis de triptase sérica e de histamina urinária podem ser úteis.[11]

DIAGNÓSTICO

A anafilaxia se manifesta pelo aparecimento súbito de máculas cutâneas, eritematosas e pruriginosas. O início geralmente ocorre dentro de minutos ou horas após a exposição ao agente agressor e pode ser de duração curta, prolongada ou bifásica, com recidiva após várias horas a despeito do tratamento.

A anafilaxia é altamente provável quando algum dos três critérios seguintes é preenchido:

1. Início agudo da doença, que pode levar minutos ou horas, com acometimento da pele, das mucosas, e podendo levar a lesões urticariformes generalizadas, prurido ou eritema, edema de lábios, língua e úvula e pelo menos um dos seguintes quadros:
   - Comprometimento respiratório, dispneia, sibilo e broncoespasmo.
   - Redução da pressão arterial ou sintomas associados de disfunção de órgão alvo, por exemplo, hipotonia, síncope e incontinência.
2. Dois ou mais dos seguintes sintomas, que ocorrem rapidamente após exposição a um provável alergênio pelo paciente:
   - Comprometimento de tecido submucoso, urticária, angioedema, prurido.
   - Comprometimento respiratório com brocoespasmos, estridor, hipoxemia.
   - Redução da pressão arterial, hipotonia, síncope.
   - Sintomas gastrointestinais, dor abdominal, vômitos.
3. Redução da pressão arterial após exposição pelo paciente a alergênio conhecido:
   - Lactentes e crianças: baixa pressão arterial sistólica de acordo com a idade, ou queda acima de 30% na pressão sistólica.
   - Baixa pressão arterial em crianças, definida como menor de 70 mmHg naqueles de 1 mês a 1 ano de idade, menos de (70 mmHg + [2x idade]) naqueles de 1 a 10 anos de idade e menos de 90 mmHg naqueles entre 11 e 17 anos.[5,8,13]

ACHADOS LABORATORIAIS

O hemograma é pouco específico, podendo mostrar hematócrito elevado devido à hemoconcentração. Enzimas cardíacas podem estar elevadas.

Anormalidades eletrocardiográficas podem incluir infradesnivelamento de onda ST, bloqueio de ramo e arritmias. A gasometria arterial pode mostrar hipóxia, hipercapnia e ácidos. A radiografia de tórax pode mostrar hiperinsuflação.

DIAGNÓSTICO DIFERENCIAL

Embora o choque possa ser o único sinal de anafilaxia, outros diagnósticos devem ser considerados, especialmente no contexto do colapso súbito sem achados alérgicos típicos. Outras causas de choque associadas a arritmias cardíacas devem ser excluídas. Insuficiência respiratória associada a asma pode ser confundida com anafilaxia. Mastocitose, angioedema hereditário, envenenamento, reações vasovagais e ataques de ansiedade podem causar sintomas que se confundam com a anafilaxia.[3]

Algumas situações na infância e adolescência devem ser lembradas e podem entrar como diagnóstico diferencial no ambiente de emergência, tais como choque séptico, intoxicação exógena, reação vasovagal e obstrução das vias aéreas superiores. Lembrando ainda da síndrome de Münchausen por procuração.

COMPLICAÇÕES

Dependendo do órgão envolvido e da gravidade da reação, as complicações podem variar. Pneumonite aspirativa, necrose tubular renal aguda e descamação da mucosa intestinal podem ocorrer. Fatores de risco para anafilaxia fatal ou quase fatal incluem idade (adolescentes e adultos jovens), reações a amendoins, picada de abelha e asma associada. A complicação mais temida é o choque anafilático.[3]

Choque anafilático

O choque anafilático é classificado como choque distributivo e se caracteriza pela distribuição inadequada do volume sanguíneo, com má perfusão de órgão e tecidos, especialmente do leito vascular esplâncnico.

A venodilatação, a vasodilatação e a maior permeabilidade capilar, combinadas com a vasoconstrição pulmonar, reduzem o débito cardíaco. O baixo débito cardíaco é causado por hipovolemia relativa e aumento da pós-carga no ventrículo direito.[5]

TRATAMENTO

A anafilaxia é uma emergência médica que requer rápido atendimento e tratamento. A abordagem inicial deve seguir o método ABCDE (vias aéreas, respiração, circulação, neurológico e exposição). A exposição aos agentes desencadeantes deve ser interrompida imediatamente. A permeabilidade das vias aéreas deve ser mantida e a pressão arterial e o pulso, monitorados.

O paciente deve ser colocado em posição supina com as pernas elevadas, exceto se houver dispneia intensa e vômitos. Oxigênio deve ser oferecido por máscara ou cânula nasal com monitoramento com oxímetro.

Se a reação é provocada por picada ou injeção em extremidades, pode ser feito um torniquete proximal ao local, liberando brevemente a cada 10 a 15 minutos.[3,8,14]

Adrenalina

A adrenalina é o tratamento de escolha para anafilaxia. Adrenalina 1:1.000 – 0,01 mg/kg, até o máximo de 0,5 mg, deve ser injetada via IM na face anterolateral da coxa, sem demora. Essa dose pode ser repetida em intervalos de 5 a 10 minutos, se necessário, para controle dos sintomas e manutenção da pressão arterial. Adrenalina em diluições de 1:10.000 ou 1:100.000 somente deve ser administrada via IV nos casos de parada cardiorrespiratória ou hipotensão profunda que não responderam à expansão de volume ou múltiplas injeções de epinefrina IM.[3]

Anti-histamínicos

Anti-histamínicos não são úteis para o manejo inicial da anafilaxia, mas podem ser úteis uma vez que o paciente esteja estabilizado. Para uso injetável, a difenidramina pode ser administrada na dose de ataque de 1 a 2 mg/kg por via IV no máximo 50 mg, e sua manutenção com 5 mg/kg/dia de 6 em 6 horas, com dose máxima de 300 mg/dia.

Líquidos

O tratamento de hipotensão persistente a despeito da adrenalina requer restauração do volume intravascular por reposição hidreletrolítica, inicialmente com uma solução cristaloide ou soro fisiológico 20 a 30 mL/kg na primeira hora.

Broncodilatadores

Beta-2 agonistas podem ser usados para reverter o broncoespasmo. Metilxantinas intravenosas não são geralmente recomendadas porque podem contribuir para a toxicidade.

Corticosteroides

Corticosteroides não são benéficos na anafilaxia aguda, mas podem prevenir recidiva ou anafilaxia protraída. Hidrocortisona (100 a 200 mg) ou equivalente pode ser administrada a cada 6 a 8 horas nas primeiras 24 horas. Nas crianças e adolescentes, devido à possibilidade de recorrência dos sintomas, a dose é de 1 a 2 mg/kg/dia de prednisolona em dose única durante 5 a 7 dias, após a alta.

Vasopressores

Hipotensão refratária à adrenalina e à terapia hídrica deve ser tratada com vasopressores intravenosos, como vasopressina e dopamina.

DESAFIOS ATUAIS

Adrenalina é o medicamento de escolha para o tratamento da anafilaxia. Indivíduos de alto risco para anafilaxia devem ser instruídos a usar adrenalina em seringas para autoinjeção. Injeção IM é recomendável, pois resulta em pronta elevação da concentração plasmática e efeito fisiológico. Injeção subcutânea resulta em lenta absorção de adrenalina.

A adrenalina age com excelência na anafilaxia, e a orientação quanto a seu uso na forma autoinjetável deve ser estimulada, sobretudo em pacientes com anafilaxia idiopática ou quando há risco contínuo de exposição a desencadeantes difíceis de serem evitados.

A prescrição pouco frequente da adrenalina autoinjetável em países que dispõem dela internamente representa uma desatenção à tecnologia já existente, mas a indisponibilidade no nosso país e o elevado custo de importação também desestimulam a prescrição.

ORIENTAÇÕES AOS PAIS

Fatores causais da anafilaxia devem ser identificados, quando possível, e evitados. Os pais devem ser orientados para minimizar a exposição.

Adolescentes e crianças maiores devem ser alertados para os sinais clínicos de reação anafilática iminente e quanto à necessidade de portar seringa autoinjetora de adrenalina todo o tempo, bem como de usar adrenalina logo no início dos sintomas.

Seringas não utilizadas devem ser imediatamente substituídas quando atingirem o vencimento, uma vez que o conteúdo de adrenalina e a biodisponibilidade da droga diminuem proporcionalmente ao número de meses após o prazo de validade.

✓ CONCLUSÃO

A anafilaxia é grave, e a dificuldade do reconhecimento dos sinais e sintomas característicos do quadro anafilático é um desafio para o emergencista e para o pediatra geral. Na alta, após a reversão do quadro emergencial, é necessária a prevenção de novos episódios, orientando os familiares quanto a ações que evitem um desfecho fatal.

Após a alta, o paciente deve ser encaminhado ao alergista. Muitas vezes é importante um acompanhamento com equipe multidisciplinar, com um nutricionista e um profissional de saúde mental.

Políticas públicas se fazem necessárias, com leis que exijam e fiscalizem rótulos com os ingredientes, no caso das alergias alimentares, e treinamento constante de profissionais de saúde visando ao conhecimento das diretrizes internacionais para o diagnóstico e o manejo da anafilaxia.

REFERÊNCIAS BIBLIOGRÁFICAS

1. Ribeiro ML, Chong Neto HJ, Rosario Filho NA. Diagnosis and treatment of anaphylaxis: there is an urgent needs to implement the use of guidelines. Einstein. 2017;15(4):500-6.
2. Simons FE, Ardusso LR, Bilò MB, El-Gamal YM, Ledford DK, Ring J, et al.; World Allergy Organization. World Allergy Organization guidelines for the assessment and management of anaphylaxis. World Allergy Organ J. 2011;4(2):13-37.
3. Sociedade Brasileira de Pediatria (SBP). Departamento Científico de Alergia e Imunologia. Guia prático de atualização. Anafilaxia: atualização 2021. N. 6. 31/05/2021.Disponível em: https://www.sbp.com.br/fileadmin/user_upload/22970c-GPA-Anafilaxia_-_Atualizacao_2021.pdf. Acesso em: 26/01/2023.
4. Associação Brasileira de Alergia e Imunopatologia (Asbai); Sociedade Brasileira de Anestesiologia (SBA). Anaphylaxis: diagnosis. Rev Assoc Med Bras. 2013;59(1):7-13.
5. Gomes ER, Demoly P. Epidemiology of hypersensitivity drug reactions. Curr Opin Allergy Clin Immunol. 2005;5(4):309-16.
6. Lee AY, Enarson P, Clarke AE, La Vieille S, Eisman H, Chan ES, et al. Anaphylaxis across two Canadian pediatric centers: evaluating management disparities. J Asthma Allergy. 2016;10:1-7.
7. Lieberman PL. Anaphylaxis and anaphylactoid reactions. In: Adkinson NF, Yunginger JW, Busse WW, Bochner BS, Holgate ST, Simons FER (eds.). Middleton – Allergy: principles and practice. 6.ed. Philadelphia: Mosby; 2003. p.1497-522.
8. Lieberman P, Camargo CA Jr, Bohlke K, Jick H, Miller RL, Sheikh A, et al. Epidemiology of anaphylaxis: findings of the American College of Allergy, Asthma and Immunology Epidemiology of Anaphylaxis Working Group. Ann Allergy Asthma Immunol. 2006;97(5):596-602.
9. Matasar MJ, Neugut AI. Epidemiology of anaphylaxis in the United States. Curr Allergy Asthma Rep. 2003;3(1):30-5.
10. Rawas-Qalaji M, Simons FE, Collins D, Simons KJ. Long-term stability of epinephrine dispensed in unsealed syringes for the first-aid treatment of anaphylaxis. Ann Allergy Asthma Immunol. 2009;102(6):500-3.
11. Sampson HA, Muñoz-Furlong A, Campbell RL, Adkinson Jr NF, Bock A, Branum A, et al. Second symposium on the definition and management of anaphylaxis: summary report – Second National Institute of Allergy and Infectious Disease/Food Allergy and Anaphylaxis Network Symposium. Annals of Emergency Medicine. 2006;47(4):373-80.

12. Simons FE, Peterson S, Black CD. Epinephrine dispensing patterns for an out-of-hospital population: a novel approach to studying the epidemiology of anaphylaxis. J Allergy Clin Immunol. 2002;110(4):647-51.
13. Kivity S, Yarchovsky J. Relapsing anaphylaxis to bee sting in a patient treated with B--blocker and Ca blocker. J Allergy Clin Immunol. 1990;85:669-70.
14. Worm M. Epidemiology of anaphylaxis. Chem Immunol Allergy. 2010;95:12-21.

SEÇÃO XII

CAUSAS EXTERNAS

52

ATENDIMENTO AO PACIENTE POLITRAUMATIZADO

Cláudia Lopes Falconiere
Flavia Aparecida Alves de Matos

OBJETIVOS

- ✓ Discutir os principais aspectos da abordagem do trauma na infância.
- ✓ Orientar condutas tanto de prevenção quanto de atendimento adequado à criança politraumatizada visando reduzir óbitos e sequelas.

INTRODUÇÃO[1,2]

Embora ainda não haja consenso na literatura médica sobre a definição de politrauma, é possível entendê-lo como o conjunto de lesões traumáticas simultâneas em diversas regiões, órgãos ou sistemas do corpo em que pelo menos uma das lesões pode colocar o paciente em risco de morte ou de sequelas.

A abordagem da criança politraumatizada requer conhecimento por parte da equipe de assistência das características anatômicas e fisiológicas peculiares da criança, que a diferenciam do adulto. O tamanho menor do corpo da criança permite que a energia do impacto do trauma resulte em maior força por unidade de superfície corporal, resultando com maior frequência em lesões multissistêmicas.

A avaliação e a reanimação inapropriadas são identificadas como a principal causa de mortes evitáveis, sendo os erros mais comuns que afetam a mortalidade: falha em abrir e manter a via aérea pérvia; falha na reposição volêmica; e falha em reconhecer e tratar as hemorragias.

A evolução fatal pode ocorrer de forma trimodal: o primeiro pico de morte acontece em segundos a minutos imediatamente após a lesão, decorrente de dano em sistema nervoso central (SNC) e de lesões vasculares. Somente a prevenção pode ter impacto nessa mortalidade. O segundo pico ocorre em minutos a horas após a lesão e é causado por lesões com efeito de massa no SNC, hemorragia intensa, lesão de órgãos sólidos, do sistema cardiovascular e respiratório. O intervalo entre a lesão e a terapêutica adequada é denominado *Golden Hour*, sendo crítico para diminuir a mortalidade e melhorar o prognóstico. Por sua importância, é o foco principal dos protocolos de atendimento ao trauma. Já o terceiro pico é exibido dias a semanas após a lesão inicial, decorrente em sua maioria de complicações infecciosas.

ASPECTOS EPIDEMIOLÓGICOS[3,4]

Em todo o mundo o trauma é a principal causa de morte e morbidade em crianças de 1 a 14 anos, representando uma séria questão de saúde pública. De acordo com dados recentes do Ministério da Saúde, cerca de 3,3 mil crianças brasileiras morrem por ano vítimas de acidentes, e, em média, 112 mil são hospitalizadas só na rede pública de saúde por esse motivo.

Os tipos mais frequentes de acidentes fatais, em sua maioria passíveis de prevenção, são os acidentes de trânsito, os afogamentos, as obstruções de vias aéreas, as quedas, as queimaduras e o disparo de arma de fogo.

ATENDIMENTO PRIMÁRIO[2,5-9]

O atendimento primário tem o objetivo de diagnosticar e tratar as condições que ofereçam risco de morte iminente ao paciente. A ordem de prioridade inclui:

- X: controle das lesões exsanguinantes graves.
- A: vias aéreas com proteção da coluna cervical.
- B: respiração e ventilação.
- C: circulação e controle de hemorragia.
- D: avaliação de incapacidade, estado neurológico.
- E: exposição, controle do ambiente.

X: controle das lesões exsanguinantes graves

A hemorragia exsanguinante grave é a principal causa de morte nas primeiras 48 horas após o trauma. O volume sanguíneo circulante é de 8 a 9% do peso corporal, porém em valores absolutos é pequeno devido ao menor peso comparado ao adulto. Portanto, deve-se valorizar qualquer perda.

A: vias aéreas com proteção da coluna cervical

A obstrução da via aérea com hipóxia e ventilação inadequada é a principal causa de parada cardiopulmonar após o trauma na criança. O examinador deve rapidamente determinar a permeabilidade da via aérea, a presença de corpo estranho, evidência de trauma facial ou de fratura com potencial para via aérea instável. A diferença anatômica das vias aéreas superiores em relação aos adultos predispõe à obstrução mecânica e também pode dificultar a intubação.

Sempre que houver suspeita de lesão da coluna cervical (em toda criança politraumatizada, especialmente no trauma de cabeça/pescoço ou em pacientes com alteração do nível de consciência), deve-se manter a região do pescoço do paciente fixa, evitando sua rotação ou flexão.

Nos pacientes com esforço respiratório, permeabilidade da via aérea comprometida ou em coma (Escala de Coma de Glasgow – ECG – menor ou igual a 8), indica-se a intubação orotraqueal. Tal procedimento deve seguir os protocolos para sequência rápida de intubação.

A Figura 1 apresenta opções de medicamentos para intubação de crianças e adolescentes vítimas de traumas.[2]

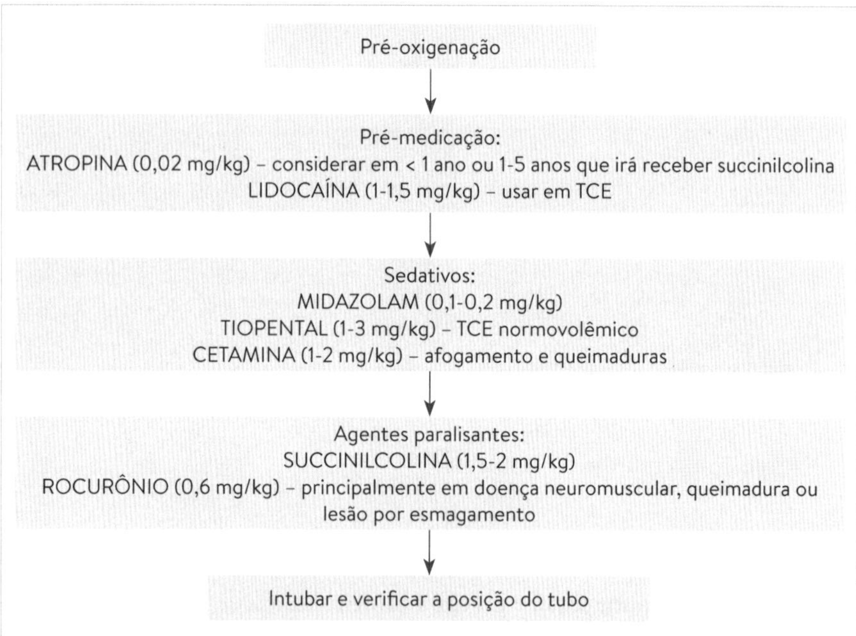

Figura 1 Opções de fármacos para intubação de paciente vítima de trauma.
TCE: traumatismo cranioencefálico.
Fonte: adaptada de *American College of Surgeons*, 2018.[2]

B: respiração e ventilação

O Quadro 1 indica as lesões do trauma torácico que devem ser avaliadas e tratadas no atendimento primário.[5]

Quadro 1 Lesões de trauma de tórax, suas manifestações clínicas e tratamento

Lesão	Sinais e sintomas/diagnóstico	Tratamento
Pneumotórax hipertensivo	Dispneia, taquicardia, hipotensão, desvio de traqueia, distensão venosa cervical, ausência de murmúrio vesicular, timpanismo à percussão do tórax envolvido.	Descompressão imediata com agulha no segundo espaço intercostal na linha hemiclavicular no lado afetado, seguida de drenagem definitiva.
Pneumotórax aberto	Quadro clínico semelhante ao do pneumotórax hipertensivo.	Curativo ocluindo três lados, seguido de drenagem definitiva.
Tórax instável	Dispneia, movimento descoordenado do tórax, radiografia com fraturas múltiplas.	• Analgesia. • Ventilação, se houver insuficiência respiratória.
Hemotórax	Choque, dependendo da quantidade de sangue acumulado, ausência de murmúrio vesicular com macicez à percussão, radiografia de tórax com derrame pleural.	Ressuscitação hídrica e drenagem torácica.
Tamponamento cardíaco	• Tríade de Beck (distensão venosa cervical, hipotensão, abafamento de bulhas cardíacas). • Pulso paradoxal. • Ultrassonografia com derrame pericárdico.	Pericardiocentese, ressuscitação hídrica e cirurgia.

Fonte: Barcellos e Silva, 2021.[5]

C: circulação e controle de hemorragia

O objetivo da avaliação da circulação é determinar locais de sangramento e outras causas de comprometimento hemodinâmico, como:

- Sangramento externo.
- Trauma de tórax significante (pneumotórax hipertensivo, hemotórax ou tamponamento cardíaco).
- Abdome tenso sugerindo hemorragia interna.
- Dor e/ou instabilidade pélvica sugerindo fratura.
- Fraturas abertas.
- Choque por lesão da medula espinhal.

O Quadro 2 traz a classificação de perda sanguínea conforme o *Advanced Life Support* e o *Pediatric Advanced Life Support.*[8]

Se o objetivo principal de dois acessos vasculares periféricos calibrosos não for possível, deve-se realizar uma punção intraóssea.

A reposição hídrica e a transfusão de hemocomponentes objetivam otimizar a oxigenação adequada para os órgãos vitais e prevenir o choque. Na reanimação inicial utilizam-se soluções cristaloides isotônicas como o ringer lactato (RL) e a solução fisiológica 0,9% (SF 0,9%).

Administra-se o volume hídrico inicial de 20 mL/kg tão rapidamente quanto possível, podendo-se repetir essa etapa mais duas vezes. Porém, ao iniciar a terceira etapa, ou se as condições da criança piorarem, deve-se considerar a administração de concentrado de hemácias. Se necessário novo concentrado de hemácias, prescrever também plasma e plaquetas na relação de 2 (hemácias): 1 (plasma): 1 (plaquetas) e considerar o uso de aminas vasoativas, assim como intervenção cirúrgica.

Não esquecer que hipoperfusão, hipotermia e acidose metabólica contribuem para coagulopatia, que deve ser prevenida.

Quadro 2 Classificação da perda sanguínea

	Classe I	Classe II	Classe III	Classe IV
Perda sanguínea (% volemia)	< 15%	15-30%	30-40%	> 40%
Cardiovascular	• FC normal • PAS normal	• FC ↑ • PAS normal	• FC ↑↑ • PAS ↓	• FC ↑↑ • PAS ↓
Pele Perfusão periférica	Aspecto normal	• Enchimento capilar prolongado • Pele fria e moteada	• Paciente cianótico • Enchimento capilar prolongado	Aspecto pálido e frio
Débito urinário	Normal	Normal ou diminuído	Oligúria	Oligoanúria
Estado mental	Ansioso	Ansioso/irritável	Ansioso/ confuso	Confuso/ letárgico
Reposição hídrica inicial	Solução cristaloide	Solução cristaloide	Solução cristaloide e sangue	Solução cristaloide e sangue

FC: frequência cardíaca; PAS: pressão arterial sistêmica.
Fonte: *American Heart Association*, 2016.[8]

D: avaliação de incapacidade, estado neurológico

Realiza-se uma avaliação neurológica rápida, com atenção especial ao exame das pupilas, estado de consciência por meio da ECG e aos sinais de aumento da pressão intracraniana (PIC) (hipoventilação, bradicardia e hipertensão arterial).

Lembrar que os pacientes com ECG < 8 ou respiração inadequada demandam intubação endotraqueal e ventilação controlada. Naquelas crianças com evidência de herniação cerebral iminente devem ser aplicados períodos curtos de hiperventilação até a reversão da dilatação pupilar, e deve-se administrar solução hipertônica de manitol de 0,5 a 1 g/kg ou cloreto de sódio 3% 1 a 3 mL/kg.

E: exposição, controle do ambiente

Deve-se realizar a exposição completa do paciente para definir todos os possíveis traumas, procurando tomar cuidado com a hipotermia, que se desenvolve mais rapidamente que nos adultos, pelo fato de as crianças apresentarem maior perda de calor.

MEDIDAS ADJUVANTES DO ATENDIMENTO PRIMÁRIO[10]

- Estudos laboratoriais: tipagem sanguínea e provas cruzadas, hemograma, glicemia capilar (os estoques de glicogênio são pequenos e associados a maior taxa metabólica, fazendo com que a hipoglicemia seja comum), gasometria, transaminases (podem estar elevadas no trauma contuso-abdominal), amilase (auxilia na avaliação do dano pancreático), elementos anormais do sedimento (EAS), eletrólitos (sódio, potássio, magnésio, fósforo, cloro), coagulograma, fibrinogênio, creatinoquinase (CK) e creatinofosfoquinase (CKMb).
- Sondagem vesical:
  - Importante para controle do débito urinário em 1 a 2 mL/kg/hora.
  - Não deve ser realizada na suspeita de lesão uretral (sangue no meato uretral, equimose perineal, sangramento em escroto ou fratura pélvica).
- Sondagem gástrica:
  - Tem como benefício a descompressão gástrica e a diminuição do risco de aspiração.
  - Não deve ser realizada a técnica nasogástrica nos traumas de face e diante de risco de fratura de base de crânio; optar nesses casos pela inserção orogástrica.
- Rastreamento radiográfico:
  - Deve ser realizado de maneira racional, sem retardar a reanimação, podendo ser postergado para avaliação secundária.
  - *Extended Focused Assessment with Sonography for Trauma* (E-FAST) – é um exame ultrassonográfico rápido dos quatro quadrantes abdominais e da janela pulmonar que pode contribuir para a avaliação de pacientes instáveis, mas seu papel na pediatria ainda não está claramente definido.

ATENDIMENTO SECUNDÁRIO[2]

A avaliação secundária poderá ser realizada no local do acidente ou durante o transporte para a unidade hospitalar, dependendo do quadro clínico do paciente, sem retardar o tratamento específico.

Lesões que potencialmente oferecem risco de morte e para as quais o tratamento dever ser iniciado durante a avaliação secundária: contusão pulmonar, miocárdica, ruptura aórtica, ruptura diafragmática traumática, ruptura traqueobrônquica e ruptura esofágica.

A fórmula mnemônica SAMPLE ajuda a lembrar pontos importantes na avaliação:

- S – sinais e sintomas.
- A – alergias.
- M – medicações.
- P – passado médico.
- L – líquidos e alimentos ingeridos recentemente.
- E – eventos relacionados ao trauma.

TRAUMA RAQUIMEDULAR[10]

Entende-se por trauma raquimedular (TRM) a lesão da coluna vertebral provocada por qualquer causa externa, incluindo ou não a medula ou as raízes nervosas, em qualquer de seus segmentos (cervical, dorsal ou lombossacra).

Deve-se suspeitar de lesões de medula espinal em qualquer paciente politraumatizado que relate diminuição da força ou apresente queixas de déficits focais. Já o choque espinal se manifesta por bradicardia, hipotensão e vasodilatação periférica.

Os pacientes pediátricos, pela hipermobilidade e elasticidade da coluna cervical, podem apresentar síndrome de lesão medular sem lesões ósseas associadas (SCIWORA – *spinal cord injury without radiographic abnormality*).

A criança deverá ser transportada com colar cervical adequado para imobilizar e proteger a coluna cervical até ser afastada a suspeita de lesão.

TRAUMA OCULAR

Em caso de:

- Ruptura do globo ocular – deve-se cobrir a lesão com gaze e soro fisiológico.
- Ferimento contuso – deve-se usar compressa fria e não pressionar.

- Lesão perfurante – não remover objetos, usar compressa fria e não pressionar.
- Diplopia – pensar em fratura da base da órbita.
- Solicitar avaliação oftalmológica de urgência.

TRAUMA ABDOMINAL[5,9]

Algumas diferenças anatômicas nas crianças as tornam mais vulneráveis a traumas abdominais graves. Em comparação com o adulto, os órgãos abdominais são proporcionalmente maiores e mais próximos. Além disso, a caixa torácica menor e mais maleável, juntamente de uma musculatura abdominal não completamente desenvolvida e menos gordura no tecido subcutâneo, oferecem menor proteção aos órgãos internos.

O trauma abdominal pode ser dividido em aberto e fechado. Normalmente os traumas penetrantes requerem exploração cirúrgica.

Os órgãos mais afetados no trauma abdominal são o baço e o fígado, seguidos por rins, pâncreas e vísceras ocas.

No exame físico, a palpação profunda deve ser evitada no início para evitar choro e resistência abdominal voluntária, que atrapalham a interpretação de resultados. Idealmente devem ser realizadas a descompressão do estômago por meio de passagem de sonda orogástrica e o esvaziamento da bexiga através de sonda vesical (em crianças com pelve estável e sem evidências de trauma uretral).

Muitas vezes a criança permanece estável nos estágios iniciais do trauma, apesar de lesões abdominais significantes, que podem não ser identificadas até que seja feita a tomografia. A tomografia, quando comparada ao ultrassom, tem a vantagem de ser menos operador-dependente e superior em diagnosticar lesões. Recomenda-se que seja realizado o exame com contraste.

A lesão esplênica é a mais comum no trauma abdominal pediátrico. O paciente pode se encontrar hemodinamicamente estável ou, em alguns casos de ruptura ou laceração, apresentar-se hipotenso por choque hipovolêmico. Achados típicos incluem dor em quadrante superior esquerdo que irradia para ombro esquerdo. Pode-se observar sinal de irritação peritoneal. Pacientes estáveis podem ser avaliados com tomografia de abdome. O FAST pode revelar líquido livre intraperitoneal, mas o exame negativo não descarta lesão esplênica. A conduta é conservadora na maioria dos casos.

A lesão hepática está em segundo lugar nos traumas abdominais em crianças. Ao exame pode-se notar dor em região do quadrante superior direito com irradiação para ombro direito. Na maioria dos casos a conduta é conservadora.

Lesões de vísceras ocas ocorrem mais frequentemente em crianças restritas pelo cinto de segurança em acidentes automobilísticos ("sinal do cinto de segurança", manifesto por equimose na parede abdominal). Tratamento cirúrgico se impõe nesses casos.

Lesões pancreáticas são raras, sendo em sua maioria diagnosticadas tardiamente por quadro de importante dor epigástrica acompanhada de aumento de nível de amilase. Devem ser suspeitadas em acidentes em que há impacto contra guidão de bicicleta.

Lesões renais raramente requerem intervenção cirúrgica, exceto em casos de hemorragia incontrolável, extravasamento urinário ou lesão do pedículo renal.

A conduta conservadora é adotada na maioria dos casos de trauma abdominal. Nesse caso os pacientes devem ser monitorizados de perto, com exames clínicos seriados e acompanhamento de hematócrito.

Vale lembrar da síndrome compartimental abdominal, definida como uma pressão intra-abdominal sustentada maior que 20 mmHg na presença de distensão, oligúria ou anúria, descompensação respiratória, hipotensão e acidose.

TRAUMA ORTOPÉDICO[11]

Para o diagnóstico, manejo e prognóstico do trauma ortopédico em crianças, é necessário entender as várias propriedades do esqueleto infantil. Fatores que diferenciam o trauma esquelético pediátrico são: constituição óssea mais maleável; alta incidência de lesões vasculares (particularmente no cotovelo); fraturas de ossos longos podem estar associadas a grandes sangramentos, já que as partes moles não tamponam adequadamente a hemorragia.

Durante a avaliação primária, algumas lesões musculoesqueléticas podem ter impacto hemodinâmico e neurológico: identificação de fraturas graves, como trauma medular, membro mutilado ou fratura pélvica instável, requerem abordagem precoce.

Na avaliação secundária, as lesões devem ser diagnosticadas e documentadas. A tíbia é o sítio mais comumente visto das fraturas nessa população. Em caso de fraturas expostas, deve-se administrar antibiótico profilático por 24 a 72 horas, seguindo observação criteriosa para sinais de infecção.

Amputação acidental e reimplante

Na amputação acidental, como em um corte violento ou arrancamento, o objetivo principal é manter a estabilidade hemodinâmica pelo controle da hemorragia. A partir do momento em que o paciente não estiver correndo risco de morte, pode-se tentar a realização do reimplante. Para tanto, o segmento amputado deve ser cuidado: idealmente, lavá-lo com solução antisséptica, envolvê-lo em compressa estéril embebida em soro fisiológico e depois colocá-lo em saco plástico estéril dentro de um recipiente com gelo, sem contato direto para que não haja queimadura da pele.

ESMAGAMENTO[6]

A síndrome do esmagamento é condição clínica potencialmente fatal se não for tratada prontamente. Trata-se da manifestação sistêmica de lesão muscular causada por trauma direto ou por isquemia e reperfusão, sendo uma condição inflamatória sistêmica com repercussões graves em múltiplos órgãos. Choque hipovolêmico é a causa mais comum de morte nas primeiras 48 horas, seguida pela insuficiência renal consequente ao baixo fluxo glomerular e à obstrução tubular por mioglobina (rabdomiólise). Deve-se manter um alto grau de suspeição diante de pacientes vítimas de acidentes automobilísticos e de vítimas de escombros.

O tratamento tem por objetivo restaurar o volume sanguíneo circulante efetivo e corrigir anormalidades eletrolíticas e ácido-básicas.

A hipercalemia é uma das principais anormalidades eletrolíticas induzidas pela lesão muscular, especialmente em pacientes com acidemia e oligúria, podendo ser necessário tratamento urgente. A hipocalcemia resultante do depósito de cálcio no músculo necrótico é outro distúrbio eletrolítico que também pode levar a arritmias cardíacas. Os pacientes que desenvolvem insuficiência renal aguda necessitam de hemodiálise para corrigir anormalidades hidroeletrolíticas e ácido-básicas. Na rabdomiólise grave também pode ocorrer coagulação intravascular disseminada, assim como alterações hepáticas.

O doente pode cursar com síndrome compartimental de extremidades. Ausência de pulsos periféricos, parestesias ou paralisias são sinais tardios e indicam comprometimento prolongado do fluxo capilar e mau prognóstico.

Em conclusão, devido ao espectro de complicações da síndrome do esmagamento e da síndrome compartimental, é fundamental conhecer a possível evolução e estratégias de tratamento. A dosagem de CKMb é o marcador laboratorial de diagnóstico, prognóstico e de orientação ao tratamento, devendo ser realizada precocemente.

Lembrar que o mecanismo de trauma por esmagamento pode acarretar de forma concomitante asfixia grave e suas consequências.

DESAFIOS ATUAIS[5,6,9]

Os traumas na infância guardam relação com uma rede ampla de fatores, tais como as condições ambientais, físicas, culturais e sociais da família e da comunidade nas quais a criança está inserida. O entendimento de todos esses fatores evidencia a necessidade de disponibilizar recursos para a prevenção, com atuação intermultissetorial e direcionamento das intervenções conforme os fatores específicos da população-alvo.

Também são de extrema importância a sistematização, a ampliação e a consolidação do atendimento pré e intra-hospitalar ao politraumatizado, assim como a estruturação do atendimento voltado à recuperação e à reabilitação.

Por fim, é essencial o apoio ao desenvolvimento de estudos e pesquisas na área da criança vítima de politrauma.

CRIANÇA VÍTIMA DE VIOLÊNCIA[12,13]

Segundo o Fundo das Nações Unidas para a Infância (UNICEF), entre 2016 e 2020, 35 mil crianças e adolescentes até 19 anos foram mortos de forma violenta no Brasil. Isso reforça a necessidade de atenção do pediatra no atendimento na urgência, quanto a possíveis causas de maus-tratos.

Tendo em vista as disposições encontradas no artigo 13 da Lei ordinária n. 8.069/1990 (Estatuto da Criança e do Adolescente – ECA), tornou-se obrigatória a notificação aos Conselhos Tutelares e autoridades competentes quando existe suspeita da prática de violência contra criança ou adolescente.

ORIENTAÇÕES AOS PAIS[14]

A vigilância dos pais ou responsáveis é a principal maneira de evitar acidentes, em sua maioria por meio de medidas simples de prevenção e proteção. A imaturidade cognitiva e motora das crianças promove sua incapacidade de se defenderem sozinhas, dependendo, portanto, de um adulto para que sua segurança seja garantida.

Orientações quanto a condutas preventivas podem ser obtidas por intermédio de profissionais e instituições de saúde, além de páginas virtuais de organizações não governamentais.

✓ CONCLUSÃO

O trauma se configura como a principal causa desencadeadora de óbito na infância. A padronização de seu atendimento, o conhecimento das características especiais das faixas etárias acometidas e a disponibilidade de equipamento apropriado para a população pediátrica estão diretamente relacionados com melhores prognósticos.

A abordagem inadequada é a maior causa de óbitos evitáveis no cenário do politraumatismo pediátrico. Reavaliações seriadas são fundamentais para a redução da morbimortalidade.

Ressalta-se que os profissionais de saúde devem ainda ser multiplicadores dos conceitos de prevenção de acidentes na infância, assim como manter alto grau de suspeição para violência infantil, contribuindo para o combate desses problemas sociais de grandes proporções e de efeitos em longo prazo para crianças e toda a comunidade.

REFERÊNCIAS BIBLIOGRÁFICAS

1. Pereira AP, Rocha T. Trauma. In: Piva JP, Garcia PCR. Medicina intensiva em pediatria. 2.ed. Rio de Janeiro: Revinter; 2015. p.801-24.
2. American College of Surgeons. ATLS: advanced trauma life support. 10.ed. Chicago: ACS; 2018.
3. ONG Criança Segura Brasil. Disponível em:.https://criancasegura.org.br/. Acesso em: 06 fev. 2023.
4. Brasil. Ministério da Saúde. Banco de Dados do Sistema Único de Saúde – Datasus. Informações de Saúde, Sistema de Informações sobre Mortalidade. Disponível em: https://datasus.saude.gov.br/mortalidade-desde-1996-pela-cid-10/. Acesso em: 06 fev. 2023.
5. Barcellos LG, Silva APP. Politrauma na criança. In: Associação de Medicina Intensiva Brasileira, Sociedade Brasileira de Pediatria; Piva JP, Carvalho WB (orgs.). Protiped – Programa de Atualização em Terapia Intensiva Pediátrica: Ciclo 13, volume 1. Porto Alegre: Artmed Panamericana; 2021. p.77-132.
6. Abib SCV, Guimarães HP. A criança traumatizada. In: Sociedade Brasileira de Clínica Médica. Prourgem – Programa de Atualização em Urgências: Ciclo 11, volume 1. Porto Alegre: Artmed Panamericana; 2017.
7. American Heart Association. PALS: pediatric advanced life support. Dalas: AHA; 2016.
8. Silva APP, Barcellos LG. Choque hemorrágico no trauma pediátrico. In: Associação de Medicina Intensiva Brasileira, Sociedade Brasileira de Pediatria; Piva JP, Carvalho WB (orgs.). Protiped – Programa de Atualização em Terapia Intensiva Pediátrica: Ciclo 6, volume 1. Porto Alegre: Artmed Panamericana; 2014. p.9-56.
9. Sousa CP. A criança politraumatizada. In: Atualização em medicina intensiva pediátrica. Camip – Curso de Atualização em Medicina Intensiva Pediátrica. São Paulo: Amib; 2020-2021. p.589-606.
10. Society of Critical Care Medicine. Traumatic injuries in children. In: Society of Critical Care Medicine. Pediatric Fundamental Critical Care Support (PFCCS). 3.ed. 2018. Seções 9.1-9.22
11. Herman MJ, McCarthy JJ. The principles of pediatric fracture and trauma care. In: Morrissy RT, Weinstein SL. Lovell and Winter's pediatric orthopaedics. 5.ed. Philadelphia: Lippincott Williams & Wilkins, 2001. p.1661-93.
12. Unicef. Unicef Brasil e Fórum Brasileiro de Segurança Pública – 2021. Brasília, DF: Escritório da Representação do Unicef no Brasil; 2021.
13. Brasil. Lei n. 8.069, de 13 de julho de 1990. Dispõe sobre o Estatuto da Criança e do Adolescente e dá outras providências. Diário Oficial [da] República Federativa do Brasil, Brasília, DF, 16 julho de 1990.
14. Sociedade Brasileira de Pediatria. Departamento Científico de Segurança da Criança e do Adolescente. Acidentes domésticos. Disponível em: https://www.sbp.com.br/especiais/pediatria-para-familias/prevencao-de-acidentes/acidentes-domesticos/. Acesso em: 06 fev. 2023.

53

TRAUMATISMO CRANIOENCEFÁLICO

Paula Trindade Oliveira Fraga
Leila Freitas Xavier de Brito

OBJETIVOS

- ✓ Revisar a abordagem do traumatismo cranioencefálico no atendimento de emergência.
- ✓ Classificá-lo adequadamente, de acordo com a gravidade e o mecanismo do trauma.
- ✓ Conhecer as indicações de neuroimagem.
- ✓ Orientar o manejo inicial do paciente com traumatismo cranioencefálico grave.

INTRODUÇÃO

O traumatismo cranioencefálico (TCE) na infância é causa comum de atendimento nas emergências pediátricas. Pode ser definido como agressão de ordem traumática e é classificado como leve, moderado ou grave[1]. É uma das principais causas de morbimortalidade em crianças e adolescentes, sendo um dos principais fatores associados a baixa pontuação na Escala de Coma de Glasgow, hipotensão, edema cerebral, lesão axonal difusa e baixa pressão de perfusão cerebral. Apesar disso, em pediatria, apenas cerca de 10% dos TCE cursam com complicações graves.

A tomografia computadorizada (TC) de crânio é um exame que detecta rapidamente lesões decorrentes do trauma, porém estudos atuais mostram aumento do risco de tumores cerebrais e leucemia, atribuídos à realização do exame. Assim, foram desenvolvidos vários algoritmos na tentativa de ajudar o médico da emergência a identificar os pacientes pediátricos que vão necessitar do exame de imagem.[2]

A correta avaliação, a classificação e a abordagem inicial são fundamentais para a prevenção da lesão cerebral secundária.

ASPECTOS EPIDEMIOLÓGICOS

Anualmente cerca de 650 mil a 1 milhão de crianças são vítimas de TCE, que é uma das causas mais frequentes de atendimento em pronto-socorro infantil.[2] Destes, em torno de 80% são causas de TCE leve em todas as faixas etárias. O mecanismo de trauma mais comum na faixa etária de 0 a 2 anos são as quedas não intencionais. O acidente automobilístico é o mecanismo mais comum entre os adolescentes e o mais letal em todas as idades. Em escolares, o mecanismo de trauma mais comum é por impacto (bicicletas, jogos esportivos com bola) ou atropelamentos.[3]

FISIOPATOLOGIA

As crianças apresentam particularidades anatômicas e fisiológicas que as tornam mais suscetíveis ao trauma de crânio e suas lesões. Os lactentes, por possuírem calota craniana mais complacente, têm mais chances de sofrer deformidades e fraturas. O tamanho da cabeça, que é desproporcional ao corpo em crianças menores, a maior quantidade de água no encéfalo e a mielinização incompleta facilitam a ocorrência de hemorragias e de lesão axonal difusa. Nessa faixa etária, até mesmo hematomas subgaleais e sangramentos do couro cabeludo podem levar a choque hemorrágico, ainda que não haja comprometimento intracraniano. Por outro lado, a presença de suturas cranianas ainda abertas faz com que os lactentes suportem melhor o aumento da pressão intracraniana (PIC).

No TCE é possível encontrar dois tipos de lesões diferentes, ambas potencialmente graves. As primárias, ocasionadas pelo próprio trauma, que podem gerar lesões intracranianas por cisalhamento, hematomas epidurais e subdurais, sangramentos intraparenquimatosos, fraturas e afundamentos de calota craniana e lesão axonal difusa. Já as secundárias são aquelas que contribuem para o agravamento do dano primário, como hipóxia, hipercapnia, anemia, hipertermia, hipo e/ou hiperglicemia, acidose ou distúrbios hidroeletrolíticos.[3] A resposta inflamatória ao trauma ocasiona ainda efeitos sistêmicos com a liberação de citocinas inflamatórias e agentes oxidantes e outras alterações fisiopatológicas, como edema cerebral, hipertensão intracraniana e alterações perfusionais, que podem contribuir para um desfecho desfavorável, caso não sejam abordadas de maneira correta.[4]

CLASSIFICAÇÃO

A classificação do TCE é realizada sob dois aspectos: avaliação clínica e mecanismo do trauma. Sob essa perspectiva, o TCE pode ser dividido em leve, moderado ou grave.

Geralmente os pacientes apresentam situações clínicas distintas. Cerca de 10% apresentam-se como casos moderados ou graves, facilmente reconhecidos pela história clínica, sintomatologia e exame físico evidentes. E o restante são casos leves a moderados, menos óbvios do ponto de vista clínico. Nesse último grupo, muitos apresentam lesões intracranianas ocultas, principalmente os lactentes.[4]

A Escala de Coma de Glasgow (ECG) é uma das ferramentas utilizadas na classificação. Leva em consideração uma pontuação de 3 a 15, segundo critérios clínicos como: resposta verbal, resposta motora e abertura ocular (Quadro 1). Existe ainda uma adaptação para que seja possível avaliar crianças menores de 5 anos (Quadro 1). Pacientes com traumas leves apresentam pontuação de 13 a 15; moderado, de 9 a 12; e grave, menor ou igual a 8.[5]

Quadro 1 Escala de Coma de Glasgow tradicional e modificada para crianças

Escala tradicional		Escala adaptada para crianças	
Abertura ocular	**Pontos**	**Abertura ocular**	**Pontos**
Espontânea	4	Espontânea	4
A comandos verbais	3	Com fala	3
À dor	2	À dor	2
Ausente	1	Ausente	1
Resposta verbal		**Resposta verbal**	
Orientado	5	Balbucia	5
Desorientado	4	Choro irritado	4
Palavras desconexas	3	Choro à dor	3
Sons não compreensíveis	2	Gemido à dor	2
Sem resposta	1	Sem resposta	1
Resposta motora		**Resposta motora**	
Obedece a comandos	6	Movimentos espontâneos normais	6
Localiza a dor	5	Retirada ao toque	5
Retirada à dor	4	Retirada à dor	4
Flexão hipertônica à dor (decorticação)	3	Flexão anormal	3
Extensão hipertônica à dor (descerebração)	2	Extensão anormal	2
Sem resposta	1	Sem resposta	1

Fonte: Sociedade de Pediatria de São Paulo, 2014.[5]

Já na classificação segundo mecanismo do trauma, considera-se trauma moderado a grave aquele que envolve mecanismos de alta energia, como os listados a seguir:[1]

- Acidente automobilístico com relato de capotamento, ejeção, rolamento, relato de morte de ocupantes do carro.
- Atropelamento por veículos motorizados, de pedestre ou ciclistas sem capacete.
- Queda maior de 90 cm para crianças menores que 2 anos, e maior de 150 cm para crianças maiores que 2 anos.
- Colisão de alto impacto da cabeça contra objeto ou pessoas.

INDICAÇÕES DE TOMOGRAFIA DE CRÂNIO NO TCE

Muitas instituições que atendem trauma ao redor do mundo têm estabelecido critérios para indicar a realização de TC de crânio no paciente vítima de TCE com o intuito de evitar a exposição desnecessária à irradiação. Kupperman et al.,[1] em 2009, realizaram um estudo multicêntrico nas emergências do EUA, abrangendo mais de 40 mil crianças com TCE, que foram divididas em dois grupos: menores de 2 anos de idade e maiores de 2 anos de idade. A partir daí foram analisados sinais e sintomas que estavam correlacionados com a presença de lesões intracranianas. Nesses casos, há indicação de realização da tomografia de crânio. São eles:

- Em menores de 2 anos de idade (qualquer um dos tópicos a seguir):[1,5]
  - ECG ≤ 14 ou outros sinais de alteração do nível de consciência.
  - Todas as crianças menores de 3 meses.
  - Presença de fratura craniana palpável.
  - Presença de hematoma occipital, temporal ou parietal.
  - Perda de consciência maior ou igual a 5 segundos.
  - Mecanismo moderado ou grave de trauma – já citados anteriormente.
  - Trauma não presenciado pelos responsáveis.
  - Comportamento não habitual com os pais.
- Em maiores de 2 anos de idade:[1,5]
  - ECG ≤ 14 ou outros sinais de alteração do nível de consciência.
  - Sinais de fraturas de base de crânio (hematoma de mastoide ou "sinal de Battle", hematoma periorbitário ou "sinal do guaxinim", hemotímpano, perda de líquor através de otorreia/rinorreia).
  - História de perda de consciência.
  - História de vômitos.

- Cefaleia intensa – que interrompe as atividades diárias.
- Mecanismo de trauma grave.

Além disso, deve-se considerar a realização do exame nos casos de crianças politraumatizadas; quando há suspeita de maus-tratos; ou naqueles casos em que o trauma não foi presenciado por nenhum responsável ou não se conhece o mecanismo do trauma.

Vale lembrar que a radiografia de crânio não deve ser realizada de maneira rotineira, já que não é capaz de identificar lesões intracranianas. Sua interpretação é ainda passível de erros, já que suturas abertas ou sulcos vasculares podem ser confundidos com fraturas.[6]

AVALIAÇÃO E ABORDAGEM DA CRIANÇA VÍTIMA DE TCE

As condutas variam de acordo com a classificação do TCE, como citado anteriormente. Grande parte dos pacientes com TCE leve pode ser liberada para casa, com orientação de manter a vigilância no domicílio. Em algumas ocasiões é indicado que o paciente permaneça em observação hospitalar de 4 a 6 horas. São elas:

- Pacientes que não têm indicação de TC por serem considerados de baixo risco pelos critérios usados conforme tabela por faixa etária, mas que não têm condições de serem supervisionados em casa.
- TC normal, mas mecanismo de trauma grave.
- TC normal, mas alteração ou deterioração dos sinais clínicos ou neurológicos.
- TC normal em lactentes menores que 3 meses.
- Paciente com indicação de fazer TC de crânio mas que, por qualquer motivo, não tem condições de fazê-lo.

Os casos moderados a graves de maneira geral são mais facilmente identificados, e o principal objetivo na abordagem inicial é evitar lesões secundárias, mantendo-se estáveis as funções ventilatória e hemodinâmica. A avaliação nessas situações deve seguir o protocolo A-B-C-D-E, indicado pelo ATLS (*Advanced Trauma Life Support*) para pacientes politraumatizados.

Algumas considerações são importantes:

- Manter via aérea pérvia, lembrando-se da estabilização da coluna cervical com colar e prancha, independentemente de como o paciente chegou à emergência.[6,7] Nos casos de rebaixamento do nível de consciência, pontuação na Escala Glasgow ≤ 8 ou queda rápida do Glasgow (queda maior que 2 pontos durante a avaliação), é indicado garantir via aérea definitiva, com intubação orotraqueal (IOT).

- Avaliar a frequência respiratória, a expansibilidade e a ausculta pulmonar. No caso de insuficiência respiratória ou apneia, iniciar imediatamente a ventilação e, mais uma vez, avaliar a necessidade de intubação.
- Manter volemia adequada. Conter hemorragias. Realizar registro completo dos sinais vitais, como pressão arterial, frequência cardíaca, presença de pulsos periféricos e centrais e perfusão periférica. A partir daí, avaliar a necessidade de expansão com cristaloides ou mesmo a realização de hemoderivados, como concentrado de hemácias.
- Avaliação neurológica por meio da ECG e das pupilas. Identificar sinais de hipertensão intracraniana (HIC) – hipertensão arterial, bradicardia e bradipneia.[8]
- Avaliar a presença de lesões em outros locais, mas que possam comprometer o fluxo sanguíneo cerebral.

Após a estabilização das funções vitais, deve-se realizar exame físico minucioso, colher história completa, colher exames laboratoriais e encaminhar o paciente para a realização de exames de imagem. A partir daí, solicitar a avaliação de especialistas, como neurocirurgia e/ou cirurgia pediátrica, para avaliação de correções cirúrgicas emergenciais.[9] Determinar também nesse momento se o paciente necessitará de cuidados intensivos em centro de terapia intensiva pediátrica.

PARTICULARIDADES NO TCE GRAVE

A correta condução do TCE grave ainda na emergência é primordial para obter um desfecho favorável, evitando lesões secundárias ocasionadas por hipóxia, hipoperfusão cerebral, entre outros. A seguir algumas orientações importantes:

- Manter a cabeceira a 30 graus, com a cabeça em posição neutra, melhorando assim o retorno venoso.
- Manter oxigenação adequada, com saturação acima de 95%.
- Ficar atento às indicações de IOT: ECG $\leq$ 8; hipoxemia refratária a oxigenioterapia; hipercapnia ($PaCO_2$ maior que 45 mmHg); anisocoria; lesão espinhal cervical que comprometa a ventilação; perda do reflexo faríngeo; sinais clínicos de herniação.[10]
- Caso indicada a IOT, priorizar a utilização da sequência rápida de intubação, lembrando-se da administração de lidocaína 1% (1 mg/kg) como pré-medicação, com o intuito de suprimir o reflexo de tosse. Não há mais restrições quanto ao uso de cetamina no TCE grave.

- Evitar a hiperventilação empírica nas primeiras 48 horas, indicando-a apenas nos casos que apresentarem sinais clínicos iminentes de herniação cerebral.
- Administrar concentrado de hemácias, 10 mL/kg, em 1 hora, nos casos que apresentarem hemoglobina menor que 10 mg/dL.[9]
- Alguns casos podem apresentar síndrome de secreção inapropriada de hormônio antidiurético (SIADH), o que pode agravar o edema cerebral. Assim, é imprescindível manter hidratação venosa com soro isotônico. O sódio sérico deve ser mantido entre 145 e 150 mEq/L, e a diurese deve estar acima de 1 mL/kg/hora.
- Quando já instalada a hiponatremia, deve-se realizar a reposição volêmica com cloreto de sódio a 3% (até 1 mL/kg/hora). A correção do sódio sérico não deve exceder 12 mmol/L/dia, pelo risco de mielinólise pontina.
- Monitorar glicemia e eletrólitos a cada 6 horas. Procurar manter os níveis de glicose de 80 a 120 mg/dL.
- Realizar sedação e analgesia conforme necessário, objetivando controlar a dor e o estresse, que nitidamente aumentam as demandas metabólicas cerebrais.
- Evitar a hipertermia.
- Manter pressão arterial adequada, ou ligeiramente maior que os níveis normais para a idade.
- Controlar e prevenir episódios convulsivos. Recomenda-se o uso profilático de fenitoína na dose de ataque 15 a 20 mg/kg, seguida da manutenção de 5 a 7 mg/kg, divididos em 2 ou 3 doses diárias.
- Não há evidências de que o uso de corticoide melhore o prognóstico do paciente com TCE grave, não estando indicado para essa finalidade.
- Iniciar terapia nutricional enteral em até 72 horas.
- Transferir o paciente para leito de terapia intensiva, objetivando monitorização mais específica, como a da PIC.
- Nos casos de HIC, pode-se administrar solução salina hipertônica (soro fisiológico 3%) em bolus, na dose de 10 mL/kg, em 2 horas. Ou ainda manitol na dose de 0,25 a 1 g/kg, em bolus. O intuito é manter a PIC menor do que 20 mmHg.[9]
- Abordagem neurocirúrgica emergencial, quando indicada.

ORIENTAÇÕES AOS PAIS

Os responsáveis devem receber orientações por escrito e de fácil entendimento e procurar o serviço de Emergência, se houver uma das ocorrências listadas a seguir:

- A criança pode dormir, porém é importante observar sonolência maior que o habitual ou dificuldade de acordar.
- Incapacidade de mover um lado do corpo com a mesma facilidade que o outro lado ou diminuição de força de um dos lados ou formigamento.

- Confusão mental, agitação ou mudança de comportamento, irritabilidade ou ansiedade.
- Dor de cabeça forte ou progressiva que não melhora com a analgesia habitual.
- Vômitos persistentes.
- Dificuldade em manter-se em pé ou andar.
- Movimentos anormais dos membros superiores ou inferiores, assim como alterações súbitas de visão.

✓ CONCLUSÃO

O TCE é uma causa relevante de atendimento nas emergências pediátricas. Ainda que a grande maioria dos casos seja classificada como leve e não necessite de intervenção específica, a alta morbimortalidade dos casos moderados e graves exige que o pediatra domine o tema. A abordagem inicial desses casos, ainda na emergência, com o suporte ventilatório e hemodinâmico adequado, melhora o desfecho por evitar lesões secundárias. A condução dos quadros graves deve ser feita em leito de centro de terapia intensiva, com avaliação por neurocirurgião o quanto antes.

REFERÊNCIAS BIBLIOGRÁFICAS

1. Kuppermann N, Holmes JF, Dayan PS, Hoyle JD Jr, Atabaki SM, Holubkov R, et al. Pediatric Emergency Care Applied Research Network (Pecarn). Identification of children at very low risk of clinically important brain injuries after head trauma: a prospective cohort study. Lancet. 2009;383(9914):308.
2. Klig JE, Kaplan CP. Minor head injury in children. Curr Opin Pediatr. 2010;22(3):257-61.
3. Tasker RC. Acute management of head injury. Rev Ped Soperj. 2017;17(Suppl 1):63-71.
4. Barbosa AP, Barcellos LG. Trauma de crânio. In: Piva JP, Garcia PCR (orgs.). Piva & Celiny: medicina intensiva em pediatria. 2.ed. Rio de Janeiro: Revinter; 2014. p.825-64.
5. Sociedade de Pediatria de São Paulo. Departamento de Emergência. Reis MC. Tomografia de crânio no traumatismo craniano. Atualizações de condutas em pediatria. N. 70. Setembro de 2014.
6. Beaudin M, Saint-Vil D, Ouimet A, Marcier C, Crevier L. Clinical algorithm and resource use in the management of children with minor head trauma. J Pediatr Surg. 2007;42(5):849-52.
7. Kool DR, Blickman JG. Advanced trauma life support. ABCDE from a radiological point of view. Emerg Radiol. 2007;14(3):135-41.
8. De Paulis M. Traumatismo cranioencefálico. In: Gilio AE, Grisi S, Bousso A, De Paulis M. Urgências e emergências em pediatria geral – Hospital Universitário da Universidade de São Paulo. São Paulo: Atheneu; 2015. p.367-75.
9. Pediatric Advanced Life Support: 2015. American Heart guidelines update for cardiopulmonary resuscitation and emergency cardiovascular care. Circulation. 2015;132(Suppl 2):S526-42.
10. Carvalho LFA, Affonseca CA, Guerra SD, Ferriera AR, Goulart EMA. Traumatismo cranioencefálico grave em crianças e adolescentes. Rev Bras Ter Intensiva. 2007;19(1):98-106.

54

TRAUMA OCULAR

Viviane Lanzelotte

OBJETIVOS

✓ Sinalizar os primeiros passos no atendimento ao trauma ocular.
✓ Identificar as situações nas quais o especialista deve ser solicitado.
✓ Ressaltar que as medidas adequadas podem prevenir sequelas mais graves.

INTRODUÇÃO

Indicadores epidemiológicos mostram que mundialmente existem milhões de pessoas portadoras de cegueira monocular ocasionada por lesões traumáticas. Esses acidentes são desproporcionalmente maiores em crianças e respondem pela maioria dos casos de cegueira unilateral não congênita na infância. Estima-se que todos os anos um quarto de milhão de crianças sofra trauma ocular grave, sendo que na maioria das vezes a lesão poderia ter sido evitada. Acontecem com maior frequência no ambiente doméstico ou escolar e, na maioria das vezes, com a presença de um adulto.[1-3]

Um estudo brasileiro de 2007 observou que cerca de 15% dos atendimentos de emergência do Pronto-Socorro do Hospital das Clínicas da Universidade de São Paulo se deveram a causas oftalmológicas e, destes, 20% foram devidos ao trauma ocular. Relatou, ainda, que 39,1% das urgências classificadas como trauma eram devidas a corpo estranho na córnea, que constitui uma ocorrência menos grave e de mais fácil resolução.[4]

Na maioria dos casos, a avaliação inicial do trauma ocular é realizada por um não oftalmologista. Essa abordagem deve ser primeiramente centrada na avaliação e resolução das condições que ameacem a vida e, em seguida, nas condições que ameacem a visão. A realização de uma abordagem metodológica ajuda o médico generalista a identificar essas condições e a otimizar o prognóstico para o paciente.[5]

EPIDEMIOLOGIA

A maioria dos traumas oculares é leve, não necessitando de abordagem cirúrgica ou internação do paciente.[1,5] Em geral, a criança apresenta visão normal antes do acidente, o qual pode provocar comprometimento visual permanente. Na população mundial, estima-se que existam aproximadamente 1,6 milhão de casos de cegueira, 2,3 milhões de casos de baixa visão e 19 milhões de casos de cegueira monocular provocados por acidentes oculares.[6,7]

A maioria dos estudos mostra que os meninos são mais afetados do que as meninas em uma proporção que varia de 2:1 a 4:1. O local mais comum de ocorrência do trauma ocular na infância é na residência, em alguns estudos correspondendo a mais de 50% dos casos. Relativamente à distribuição sazonal, alguns estudos em países do Hemisfério Norte observaram maior prevalência nos meses de clima mais quente, porém estudos em países de clima tropical, com estações menos definidas, não referem tal diferença.[1,6]

Com relação à distribuição por faixa etária, observa-se menor prevalência em crianças abaixo de 2 anos, provavelmente por uma maior supervisão dos adultos nessa idade. A incidência permanece estável entre 2 e 12 anos, sendo mais comuns lesões por brinquedos de 2 a 4 anos, lesões por quedas até os 5 anos e lesões por artigos escolares na faixa de 5 a 8 anos. Com o crescimento surgem como fatores importantes as lesões por práticas desportivas, queimaduras e acidentes com armas.[1,5,6]

QUADRO CLÍNICO

As lesões do globo ocular são classificadas como abertas ou fechadas. As lesões fechadas são mais prevalentes do que os traumas penetrantes. As lesões abertas são aquelas que comprometem a espessura total da córnea ou esclera e são causadas por laceração por objetos cortantes ou contusão com ruptura.[5-9] O trauma ocular aberto pode ainda ser subclassificado em:[10]

- **Ruptura:** ferimento do globo ocular em toda a sua espessura, causado por objeto rombo não cortante.
- **Laceração:** ferimento do globo ocular em toda a sua espessura, normalmente causado por objeto cortante.
- **Ferimento penetrante:** laceração simples do globo ocular, usualmente causada por objeto cortante.

- **Ferimento com corpo estranho intraocular:** objeto estranho retido, causando laceração de entrada.
- **Ferimento perfurante:** duas lacerações em toda a espessura (entrada e saída) do globo ocular, normalmente causadas por um objeto cortante ou tipo míssil.

A classificação de BETTS (*Birmingham Eye Trauma Terminology System*), apesar de controversa, é a mais utilizada e define os tipos de lesão, na tentativa de uniformizar a linguagem das publicações.[2,10]

- Trauma fechado:
  - Contusão.
  - Laceração lamelar.
- Trauma aberto:
  - Laceração (penetrante ou perfurante ou corpo estranho intraocular).
  - Ruptura.

ABORDAGEM INICIAL

Após a estabilização clínica do paciente, a identificação de condições oculares com risco de comprometimento visual deve ser avaliada. É importante o histórico pregresso do paciente, incluindo sua saúde ocular e antecedentes médicos, identificação do mecanismo do trauma, cirurgias prévias, possíveis complicações anestésicas e estado atual de imunização contra o tétano.[5]

Em seguida, se o nível de consciência e a idade do paciente permitirem, avaliar a acuidade visual, campo visual por confrontação e reflexos pupilares.[5]

É interessante, para melhor organização e prevenção de falhas no atendimento, que seja seguido um roteiro como rotina na avaliação do trauma ocular.

Primeiro atendimento à criança vítima de trauma ocular:[11]

1. Colher uma história detalhada de como ocorreu a lesão.
2. O uso de colírio anestésico muitas vezes facilita o exame.
3. Observar as pálpebras e possíveis lesões ao sistema lacrimal.
4. Medir a acuidade visual em cada olho separadamente. Isso não será possível na presença de edema ou equimose importantes, que impeçam a abertura ocular.
5. Se possível, avaliar o campo visual, trazendo um objeto próximo ao campo de visão da criança e através de vários ângulos.
6. Avaliar a motilidade ocular.
7. Examinar o tamanho e formato das pupilas, além dos reflexos à luz.
8. Avaliar a conjuntiva e a esclera à procura de lacerações/perfurações/corpos estranhos.

9. Corar a córnea com fluoresceína para melhor visualização de possíveis abrasões na lâmpada de fenda.
10. Avaliar a câmara anterior ocular para pesquisar a presença de sangue (hifema), pus ou outras anormalidades, como o prolapso de íris (Figura 1).
11. Palpar gentilmente a órbita para identificar crepitação secundária a fraturas.
12. Solicitar exames de imagem, se indicado.

Pacientes com defeito pupilar aferente (o olho afetado dilata durante o estímulo luminoso) pode sugerir lesão do nervo óptico, hemorragia vítrea ou descolamento da retina.[5] Alguns sinais são sugestivos ou diagnósticos de trauma ocular aberto e podem ajudar o clínico/oftalmologista na identificação dessa condição, mesmo que na sala do pronto-socorro. São exemplos: laceração profunda da pálpebra, laceração conjuntival, hemorragia conjuntival importante pós-trauma, adesão localizada iridocorneana, câmara anterior rasa, defeito iriano, hipotonia do globo ocular percebida à palpação, defeito em cápsula cristaliniana, opacidade cristaliniana aguda, hemorragia e/ou ruptura retiniana.[10]

LACERAÇÃO PALPEBRAL

A abordagem das lacerações das pálpebras requer o reconhecimento de lesões oculares concomitantes e a diferenciação entre lacerações simples e complexas; essa distinção depende do caráter e da localização da lesão. Antes da reparação da pálpebra, é importante apreciar a extensão da lesão, examinando condições como abrasões da córnea, corpos estranhos, hifemas e lesões abertas do globo ocular. Na

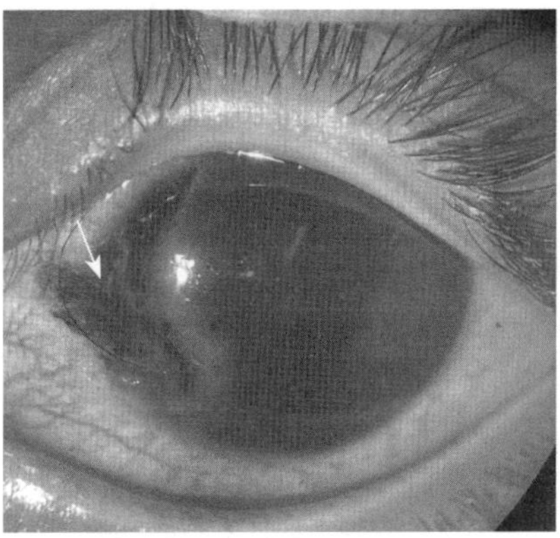

Figura 1 Trauma ocular com lesão perfurante de córnea e herniação da íris (seta). Observa-se deformidade pupilar.
Fonte: cortesia da Dra. Cínthia Rivello.

presença de um globo aberto, sua resolução deve ser adiada devido ao risco de expulsão do conteúdo intraocular. Referência ao serviço de Oftalmologia é indicada nas seguintes situações: laceração da espessura total da pálpebra, laceração com prolapso de gordura orbitária, laceração envolvendo as margens da pálpebra ou sistema lacrimal e traumatismo com avulsão. Nas lesões do canto medial, tanto da pálpebra superior quanto da inferior, pode haver envolvimento concomitante do sistema canalicular. Nesses casos, pode ser necessária a avaliação com sondagem e irrigação do sistema de drenagem lacrimal. O comprometimento canalicular é comum nas lacerações das pálpebras por mordedura de cães, devido a traumatismo penetrante ou forças de cisalhamento. A conduta nas mordidas de cães inclui irrigação copiosa, debridamento do tecido desvitalizado, fechamento da ferida e antibiótico profilático, com abrangência para aeróbios e anaeróbios. A profilaxia pós-exposição para a raiva e o tétano deve ser considerada.[5,8]

TRAUMA CONTUSO

Nesse tipo de trauma fechado, por lesão direta, predomina o componente da contusão. Podem ocorrer hifema, aumento da pressão intraocular (PIO), laceração da córnea, lesões de retina, fraturas ósseas da órbita, com ou sem encarceramento dos músculos extraoculares, entre outros. Impregnação corneana por sangue e glaucoma são as causas mais comuns de perda de visão provocadas pelo hifema. É importante, dependendo do caso e, principalmente, se a criança se encontrar sonolenta, descartar traumatismo craniano.[7] Avaliação da acuidade visual, motilidade ocular, reflexos pupilares, reflexo vermelho, exame na lâmpada de fenda, fundoscopia sob midríase e exames de imagem ajudam a determinar a extensão da lesão e melhor conduta terapêutica.[7]

TRAUMA OCULAR ABERTO

É a lesão da espessura total na córnea ou esclera, cursando com dor ocular e baixa acuidade visual após o trauma. Nos casos mais graves, pode ocorrer expulsão parcial ou total do conteúdo ocular, principalmente se houver aumento da PIO. O exame pode mostrar diminuição da acuidade visual, uma pupila de forma irregular, aprofundamento da câmara anterior ou câmara rasa, extrusão de vítreo com perda do contorno dos olhos e hipotonia ocular. Hemorragias subconjuntivais associadas a trauma merecem avaliação cuidadosa pela possibilidade de lesão perfurante associada. Nesses casos, a remoção de corpos estranhos deve ser adiada e o olho comprometido deve ser protegido com oclusor de material rígido, evitando-se curativos compressivos. Também nesses casos é importante afastar a presença de traumatismo craniano.[5,7,8]

O doente deve receber antieméticos e analgésicos e permanecer em repouso, com a cabeceira elevada a 30°. Dieta zero deve ser instituída imediatamente como preparo para procedimento cirúrgico. Sedativos podem ser necessários e antibióticos de largo espectro administrados para diminuir o risco de endoftalmite. Posteriormente, altas doses de esteroides sistêmicos podem prevenir a oftalmia simpática, que é uma uveíte granulomatosa bilateral que se segue à exposição a neoantígenos após um trauma.[5,8]

FRATURAS ORBITÁRIAS

O trauma contuso provoca mais frequentemente fraturas no assoalho da órbita. A fratura em *blow out* (fratura por explosão) se refere a fraturas na órbita em geral, com maior frequência no seu assoalho, mas podendo também acometer a parede medial. As fraturas em *blow out* não são frequentes em crianças pequenas, principalmente antes da formação dos seios de face, porém fraturas com encarceramento (fraturas em *trapdoor*), geralmente envolvendo o assoalho da órbita, não são incomuns.[7,8]

Na fratura do assoalho, pode ocorrer encarceramento do músculo reto inferior ou tecido mole adjacente e cursar com restrição do movimento vertical ocular e diplopia. Quando a lesão é na parede medial, pode ocorrer encarceramento do músculo reto medial, com restrição do movimento horizontal do olho. Ao exame, podem-se observar, durante a tentativa de abdução, retração do globo ocular e estreitamento da fissura palpebral. O trauma da parede medial pode ainda danificar o sistema de drenagem nasolacrimal e o tendão cantal medial, resultando em epífora (transbordamento de lágrimas) e alargamento da distância intercantal respectivamente. Podem ocorrer ainda extensa equimose, sangramento nasal, enfisema orbitário e até deslocamento do globo ocular e enoftalmo.[5,7]

O teste de ducção forçada pode identificar o encarceramento do músculo extraocular. A tomografia computadorizada, com cortes finos da órbita, nos planos axial e coronal, é a modalidade de imagem de escolha para avaliar envolvimento do canal óptico, presença de hemorragia orbitária e encarceramento dos músculos retos. A administração de esteroides pode diminuir o edema orbitário, e os antibióticos devem ser considerados para prevenir a celulite orbitária secundária à comunicação entre a órbita e os seios paranasais. A criança com suspeita de fratura em *blow out* deve ser encaminhada imediatamente ao oftalmologista. A intervenção cirúrgica é considerada nas seguintes situações: encarceramento muscular pelo risco de isquemia, diplopia persistente, enoftalmo (> 2 mm, 14 dias após o trauma) e fratura que envolve mais de 50% do assoalho.[5,7,8]

SÍNDROME COMPARTIMENTAL ORBITÁRIA

Uma vez que a órbita é um espaço fechado, um aumento de volume provocado por hemorragia aguda (laceração das artérias infraorbitárias ou etmoides) ou edema dos tecidos moles pode levar a um rápido aumento da pressão intraorbitária, assim como da PIO. A síndrome compartimental ocorre quando a pressão intraorbitária excede a pressão de perfusão arterial do nervo óptico, resultando em perda permanente de visão, geralmente dentro de 90 minutos. Seu diagnóstico é clínico, e deve ser suspeitada em pacientes que apresentem trauma, diplopia ou proptose, com sinais de diminuição da acuidade visual, defeito pupilar aferente relativo, oftalmoplegia, edema periocular e evidência de aumento da pressão orbitária. O corte do tendão cantal lateral (cantotomia lateral) e o corte da porção inferior do tendão (cantólise inferior) proporcionam uma descompressão de urgência.[5]

HIFEMA TRAUMÁTICO

Hifema é a presença de sangue na câmara anterior do olho, geralmente por lesão dos vasos sanguíneos da íris. O prognóstico visual é geralmente pior quando há a presença maciça de sangue. As complicações incluem obstrução da malha trabecular com aumento da PIO, atrofia óptica, sinéquias e impregnação corneana. A conduta inicial inclui cabeceira elevada a 30°, colocação de proteção rígida no olho afetado e repouso. Os anti-inflamatórios devem ser evitados para o controle da dor porque as suas propriedades inibidoras das plaquetas podem aumentar o sangramento. A náusea e o vômito, em geral devido ao aumento da PIO, devem ser controlados. O uso de corticoide tópico pode diminuir a PIO, o desenvolvimento de sinéquias e o risco de hemorragia secundária. Geralmente se indica o uso de agentes cicloplégicos para "repouso" da íris e pupila. Muitos autores orientam repouso pelo risco de ressangramento, o que é difícil de conseguir em crianças.[5,8]

DESCOLAMENTO DE RETINA

A contusão ocular por mecanismo de ricochete pode provocar roturas na retina e liquefação do vítreo (sinérese vítrea). Essa combinação pode levar a acúmulo de líquido subretiniano, com descolamento subsequente da retina. O descolamento pode ocorrer ainda por avulsão da base do vítreo, geralmente no quadrante superonasal, com tração da retina. Os doentes podem queixar-se de *flashes*, fotopsias e defeitos do campo visual. O exame físico pode mostrar diminuição da acuidade visual, alteração do reflexo vermelho ou pupilar.

Exames específicos do oftalmologista, como a oftalmoscopia binocular indireta e o exame em lâmpada de fenda, ajudam a fechar o diagnóstico. A ultrassonografia ocular, que apresenta alta sensibilidade e especificidade, facilita a conclusão diagnóstica. O descolamento da retina requer encaminhamento imediato para o oftalmologista.[5,8]

NEUROPATIA ÓPTICA TRAUMÁTICA

A neuropatia óptica traumática pode ser causada por lesões diretas ou indiretas. Ocorre quando um objeto penetrante lesiona o nervo óptico (lesão direta), o que é raro, ou quando a força do trauma contuso deforma o canal óptico, levando ao cisalhamento do nervo óptico (lesão indireta). O edema do nervo óptico pode comprimir o feixe neurovascular, piorando a isquemia. Em crianças, é mais frequente em acidentes automobilísticos ou esportivos. O quadro clínico inclui diminuição da acuidade visual (informação difícil de conseguir em crianças pequenas e pré-verbais), defeito pupilar aferente (se unilateral ou assimétrica), acromatopsia e defeitos do campo visual. Embora seja historicamente tratada com altas doses de corticosteroides ou cirurgia de descompressão do canal óptico, o Estudo Internacional do Traumatismo do Nervo Óptico, de 1999, não mostrou benefícios com nenhuma das intervenções.[5,8,12]

LESÃO QUÍMICA

As queimaduras químicas podem produzir danos às pálpebras, córneas e conjuntivas, e a gravidade dos danos oculares depende do tipo de agente, volume e duração da exposição. Os agentes alcalinos saponificam os ácidos graxos da córnea, causando necrose liquefativa, o que permite uma penetração profunda da substância no globo ocular. As lesões ácidas causam necrose coagulativa por desnaturação de proteínas, protegendo o olho da penetração mais profunda dos ácidos. As queimaduras por álcalis tendem ainda a ser mais frequentes por estarem presentes em materiais de limpeza doméstica e de construção civil, que são produtos frequentes neste tipo de acidente.[2,5,13,14]

O tempo entre a exposição química e a irrigação tem grande influência no prognóstico, logo a irrigação com solução salina isotônica ou de Ringer lactato deve ser realizada imediatamente, antes mesmo da avaliação ocular. A irrigação deve ser copiosa e continuar até que os testes de pH no fórnix conjuntival com papel de tornassol confirmem um pH entre 7,0 e 7,4 (quando essa avaliação for possível). Uma vez que o pH fisiológico seja mantido, o olho pode ser examinado mais detalhadamente. Tal como nas lesões mecânicas, a acuidade visual e a PIO devem ser avaliadas. Os anestésicos tópicos podem atenuar a dor, propiciando conforto ao paciente e facilitando o exame. Esses casos sempre devem ser acompanhados pelo oftalmologista, que poderá utilizar ainda: agentes cicloplégicos para prevenir aderências da íris (por reação inflamatória), antibióticos tópicos, debridamento, entre outros.[2,5,13,14]

COMMOTIO RETINAE (OU EDEMA DE BERLIN)

Consiste em edema da retina externa, geralmente após trauma contuso no segmento ocular anterior e, muitas vezes, envolvendo a área macular. Na maioria dos casos, o edema apresenta resolução espontânea, porém pode cursar com baixa acuidade visual permanente, se evoluir com formação de buraco macular ou migração pigmentar para a região da mácula.[2,8]

DESAFIOS ATUAIS

O trauma ocular, quando grave, é um problema de saúde pública, com grandes repercussões econômicas e sociais, uma vez que pode provocar comprometimento visual transitório ou permanente.[1,10] Incide, principalmente, em crianças e adultos jovens, constituindo-se como uma importante causa de cegueira, que poderia ser evitada, na maioria dos casos, com medidas de prevenção divulgadas por meio de campanhas educativas eficazes e abrangentes.

ORIENTAÇÕES AOS PAIS

Os traumas oculares, na maioria das vezes, ocorrem em casa ou em atividades recreativas e, com frequência, na presença de um adulto. Por isso, é imprescindível sua prevenção por meio da supervisão constante das crianças e atenção dos pais e responsáveis em atender às normas de segurança: oferecendo apenas brinquedos apropriados à faixa etária, impedindo o uso de objetos pontiagudos e cortantes, armazenando adequadamente produtos químicos, oferecendo equipamento de proteção para a prática de esportes e utilizando o cinto de segurança e assentos de carro adequados, entre outros.

✓ CONCLUSÃO

O local mais comum de ocorrência do trauma ocular na infância é a residência, em alguns estudos correspondendo a mais de 50% dos casos. Suas causas e frequência variam de acordo com as regiões estudadas, classe social, ambiente no qual a criança convive, apresentando distribuição sazonal em alguns casos. Crianças com idade mais baixa, apesar da menor prevalência, apresentam um pior prognóstico visual final. Após a estabilização clínica do paciente, a pronta identificação e rapidez na resolução dos casos com risco à visão são determinantes no prognóstico. O primeiro atendimento geralmente é realizado em serviço de emergência geral, por profissional não oftalmologista, o qual deve ser capaz de prestar os cuidados imediatos e reconhecer os casos que devem ser encaminhados ao oftalmologista.

REFERÊNCIAS BIBLIOGRÁFICAS

1. Abbott J, Shah P. The epidemiology and etiology of pediatric ocular trauma. Surv Ophthalmol. 2013;58(5):476-85.
2. Martins EN, Carricondo PC. Trauma Ocular em Crianças. In: Alves MR. Oftalmologia pediátrica e estrabismo. Série Oftalmologia Brasileira CBO. 4.ed. v.II. Rio de Janeiro: Cultura Médica; 2017. p. 713-70.
3. Pereira RM, Paschoalato MB, Peixoto AO, Marson FAL, Fraga AMA. Epidemiology of Ocular Trauma in a Pediatric Referral Unit, Sao Paulo, Brazil. Indian Pediatr. 2021;58(6):589-90.
4. Carvalho RS, Kara-José N. Ophthalmology emergency room at the University of São Paulo General Hospital: a tertiary hospital providing primary and secondary level care. Clinics. 2007;62(3):8.
5. American Academy of Ophthalmology. EyeWiki. Yen MT, Jerkins B, Fowler BT, Dryden SC, Murchison A. Pre-Ophthalmologist Management of Eye Trauma. Última atualização em 05/09/2022. Disponível em: https://eyewiki.org/Pre-Ophthalmologist_Management_of_Eye_Trauma. Acesso em: 29 jan. 2023.
6. Cariello AJ, Moraes NSB, Mitne S, Oita CS, Fontes BM, Melo Jr LAS. Epidemiological findings of ocular trauma in childhood. Arq Bras Oftalmol. 2007;70(2):271-5.
7. Coody D, Banks JM, Yetman RJ, Musgrove K. Eye trauma in children: epidemiology, management and prevention. J Pediatr Health Care. 1997;11(4):182-8.
8. Good WV. Accidental trauma in children. In: Hoyt GS, Taylor D. Pediatric Ophthalmology and Strabismus. 4.ed. Philadelphia: Saunders-Elsevier; 2013. p. 690-9.
9. Jolly R, Arjunan M, Theodorou M, Dahlmann-Noor AH. Eye injuries in children - incidence and outcomes: An observational study at a dedicated children's eye casualty. Eur J Ophthalmol. 2019;29(5):499-503.
10. Weyll M, Silveira RC, Fonseca Júnior NL. Trauma ocular aberto: características de casos atendidos no complexo Hospitalar Padre Bento de Guarulhos. Arq Bras Oftalmol. 2005;68(4):505-10.
11. Ervin-Mulvey LD, Nelson LB, Freeley DA. Pediatric eye trauma. Pediatr Clin North Am. 1983;30(6):1167-83.
12. Levin LA, Beck RW, Joseph MP, Seiff S, Kraker R. The treatment of traumatic optic neuropathy: the International Optic Nerve Trauma Study. Ophthalmology. 1999;106(7):1268-77.
13. Noia LC, Araújo AHG, Moraes NSB. Queimaduras oculares químicas: epidemiologia e terapêutica. Arq Bras Oftalmol. 2000;63(5):369-73.
14. Sharma N, Kaur M, Agarwal T, Sangwan VS, Vajpayee RB. Treatment of acute ocular chemical burns. Surv Ophthalmol. 2018;63(2):214-35.

55

QUEIMADURAS

Adriana Rocha Brito

OBJETIVOS

- ✓ Descrever os tipos de queimaduras e sua classificação.
- ✓ Orientar sobre os cuidados imediatos e como conduzir a abordagem no setor de emergência pediátrica.
- ✓ Apresentar as indicações de internação hospitalar.

INTRODUÇÃO

Queimaduras são feridas traumáticas na pele ou em outros tecidos orgânicos causadas pela exposição ao calor, a substâncias químicas ou à eletricidade,[1-7] e são uma importante e frequente causa de visita às emergências pediátricas.

Dados estatísticos do Ministério da Saúde (MS) do Brasil, referentes ao ano de 2021, apontam para a alta taxa de hospitalização decorrente do contato com fonte de calor e substâncias quentes especialmente nas idades entre 1 e 4 anos (que corresponde a 62% dos casos, considerando a faixa etária entre zero e 19 anos), somado ao fato de que cerca de 23% das crianças que morreram nesse mesmo ano devido à queimadura estavam nessa faixa etária. É importante chamar atenção para essa situação, pois a maior parte das queimaduras pediátricas resulta de acidentes domésticos.[8,9] Até o final da idade escolar, a maioria dos acidentes ocorre na própria residência, e a cozinha é o ambiente onde mais frequentemente acontecem as queimaduras.[7]

A maioria dos agravos não intencionais é prevenível, basta que os cuidadores tomem providências antes que o acidente aconteça. Sendo assim, a melhor maneira de assegurar um ambiente saudável é a conscientização daqueles que cuidam das crianças. A importância da prevenção de lesões por queimaduras, especificamente, não se apoia somente na frequência alarmante com que elas ocorrem, mas, principalmente, pelas suas consequências, que podem ser devastadoras - além de provocar dor e potenciais complicações, muitas vezes com a necessidade de hospitalização prolongada, existe a possibilidade de sequelas estéticas, funcionais e no campo da saúde mental, além do risco de morte.[7] Muitos pacientes necessitarão de reabilitação com equipe multidisciplinar em longo prazo.[1-3]

O maior investimento deve ocorrer na sua prevenção, e o pediatra tem papel fundamental na orientação de medidas preventivas aos responsáveis.[7]

ASPECTOS EPIDEMIOLÓGICOS

As queimaduras continuam sendo um problema de saúde gravíssimo no mundo, com altas taxas de morbimortalidade na infância e na adolescência.[3,4]

Segundo dados do MS, o número total de óbitos por acidentes na faixa etária entre zero e 19 anos foi de 6.447 em 2020 e 5.955 até agosto de 2021, de acordo com dados preliminares. As queimaduras foram responsáveis por quase 5% desses óbitos, e um pouco mais de mais de 20% ocorreram entre as idades de 1 e 4 anos.[8]

Com relação à morbidade hospitalar do Sistema Único de Saúde (SUS) no Brasil, os dados mostram que, no ano de 2021, foram internados 164.808 pacientes pediátricos com idades entre zero e 19 anos em decorrência de acidentes, e, destes, 29.972 foram causados por exposição a corrente elétrica/radiação, exposição a fumaça, fogo e chama e contato com fonte de calor e substâncias quentes. Dados preliminares de 2022 (até o mês de novembro, inclusive) informam 147.995 hospitalizações devido a injúrias não intencionais nessa mesma faixa etária em nosso país, sendo 28.975 por queimaduras.[9]

As queimaduras são divididas em térmicas, químicas e elétricas, dependendo da natureza do agente agressor:[1-4,7]

- **Queimaduras térmicas:** ocasionadas pelo contato com fogo e chama, escaldadura provocada por líquidos superaquecidos, contato com objetos quentes e exposição aos raios solares. São as mais frequentes na faixa etária pediátrica.[1,7]
- **Queimaduras químicas:** causadas pela exposição a substâncias químicas, como produtos de limpeza, soda cáustica, pilhas, baterias, venenos etc., muitas vezes pelo contato acidental com produtos domésticos.[7,10]
- **Queimaduras elétricas:** produzidas pela exposição a uma fonte de energia elétrica, podendo ser de baixa voltagem, alta tensão ou causada por raio. As

lesões variam de leves a graves – quanto maior a intensidade da corrente elétrica maior é a gravidade da lesão –, podendo ser fatais. A etiologia de baixa voltagem é a mais frequente em crianças e ocorre devido à inserção de objetos metálicos ou dedos nas tomadas, fios desencapados e extensões elétricas.[7]

FISIOPATOLOGIA

A pele íntegra funciona como uma barreira contra produtos químicos, toxinas e infecções por micro-organismos. Outra função relevante é a termorregulação e manutenção da homeostase dos fluidos, atuando como uma barreira à perda de vapor de água e calor do corpo. Lesões que interferem na função protetora cutânea – e a queimadura é um exemplo – podem interferir na regulação da temperatura e na capacidade de reter calor e água, com risco de hipotermia, e aumentar a vulnerabilidade às infecções, com risco de morte.[11]

Na área de pele queimada, a energia ocasiona desnaturação proteica com destruição irreversível, mas em torno há uma região com redução da perfusão potencialmente recuperável.[3,4]

Crianças com queimaduras pequenas apresentam reação apenas local, mas nos pacientes com grandes queimaduras, especialmente com superfície corporal queimada (SCQ) ≥ 20%, a queimadura gera uma resposta inflamatória sistêmica, com liberação de catecolaminas, mediadores vasoativos e marcadores inflamatórios. Essas respostas levam a aumento da permeabilidade capilar, com extravazamento de líquido e consequente edema intersticial, podendo ocorrer hipovolemia e causar hipotensão, choque etc.[1,3,4,11] Pacientes com lesões extensas cursam com um período prolongado de estado hipermetabólico, com aumento do catabolismo e redução dos níveis de hormônios anabólicos, com perda de densidade e conteúdo mineral muscular e ósseo, podendo interferir na cicatrização de feridas. Portanto, o manejo do paciente queimado, além de exigir aporte contínuo de fluidos, deve incluir a instalação de suporte nutricional.[1,3,4,11]

Pacientes pediátricos são mais suscetíveis aos efeitos sistêmicos e ao estado hipermetabólico resultante, e toda essa resposta corporal à queimadura pode resultar em disfunção dos sistemas renal e hepático, situações preocupantes nessa população.[11]

CLASSIFICAÇÃO

As queimaduras são classificadas de acordo com a sua profundidade e extensão e podem se apresentar desde alterações discretas e superficiais na pele até lesões profundas e extensas com necessidade de tratamento em centros especializados.[1]

As lesões de 1º grau são restritas à epiderme e causadas frequentemente por exposição a raios solares, contato rápido e superficial com chama e água aquecida. As queimaduras de 2º grau atingem a derme em diferentes níveis de profundidade e têm entre as principais causas o contato com líquidos superaquecidos ou chamas. Nas lesões de 3º grau, há acometimento total da derme, podendo atingir planos mais profundos, como o tecido subcutâneo, com destruição de terminações nervosas e folículos pilosos, e as causas mais frequentes são os líquidos ferventes, contato com chama por um tempo maior e queimaduras químicas. Lesões que alcançam níveis mais profundos, como gordura subcutânea, músculos, ligamentos, fáscia, tendões ou até o osso, são consideradas por muitos autores como sendo queimaduras de 4º grau e, em geral, estão associadas à etiologia elétrica de alta voltagem.[7]

O Quadro 1 apresenta as características das lesões de acordo com a profundidade das queimaduras. Recém-nascidos, lactentes e crianças apresentam uma pele mais fina, com tecido subcutâneo menos espesso, o que leva à possibilidade de lesões mais profundas e graves.[1,11]

Quadro 1 Classificação das queimaduras por profundidade

Queimadura	Profundidade	Manifestações clínicas
Primeiro grau (ou superficial)	Limitada à epiderme A membrana basal se mantém íntegra	• Pode provocar hiperemia, calor, dor e edema • Não há formação de bolha • Resolução espontânea em alguns dias • Não deixa cicatriz
Segundo grau (superficial ou profunda): acometimento total da epiderme, atingindo a derme em níveis mais ou menos profundos	• As superficiais atingem toda a epiderme e parte da derme	• É muito dolorosa • Eritema mais intenso e edema • Há formação de bolhas que, quando rompidas, apresentam uma superfície rósea e úmida • Restauração total da pele em menos de 3 semanas • Pode apresentar discreta formação de cicatrizes
	• As lesões de 2º grau profundas envolvem a destruição de quase toda a derme	• É pouco dolorosa • Apresenta coloração mais pálida • Em geral evolui para a cicatrização após 3 semanas • É frequente deixar marcas significativas, pois o epitélio neoformado é friável, com tendência à cicatrização hipertrófica e formação de contraturas
Terceiro grau	Acomete a epiderme, toda a derme, com possível comprometimento do tecido subcutâneo	• É indolor • Pele com aspecto esbranquiçado ou marmóreo ou carbonizado, superfície seca e inelástica • Lesões deformantes, com necessidade de enxerto para reparação

(continua)

Quadro 1 Classificação das queimaduras por profundidade (*continuação*)

Queimadura	Profundidade	Manifestações clínicas
Quarto grau	• Atinge todas as camadas da pele e músculos, ligamentos, fáscia, tendões, ossos e/ou órgãos internos	• É insensível

Fonte: adaptado de Lucchetti MR, 2018;[1] Guimarães FMF; Abramovici S, 2022;[2] Lima MSS; Costa LF, 2020;[3] Nanbu DY et al., 2018;[4] Strecker-McGraw M et al.;[5] Sherridan RL, 2018.[6]

Na avaliação da extensão deve ser estimada a percentagem de SCQ. Considerando que as proporções corporais sofrem alterações evolutivas com a idade e as crianças apresentam superfícies corporais parciais diferentes dos adultos,[1] para o cálculo mais confiável da SCQ recomenda-se que seja utilizado o diagrama de Lund-Browder, apresentado na Tabela 1. As queimaduras de 1º grau são excluídas dessa avaliação.[1]

Tabela 1 Diagrama de Lund-Browder (em negrito, áreas que sofrem alterações ao longo do tempo)

Área	1 ano (%)	1-4 anos (%)	5-9 anos (%)	10-16 anos (%)	Adulto (%)
Cabeça	**19**	**17**	**13**	**11**	**7**
Pescoço	2	2	2	2	2
Tronco anterior	13	13	13	13	13
Tronco posterior	13	13	13	13	13
Nádega direita	2,5	2,5	2,5	2,5	2,5
Nádega esquerda	2,5	2,5	2,5	2,5	2,5
Genitália	1	1	1	1	1
Braço direito	4	4	4	4	4
Braço esquerdo	4	4	4	4	4
Antebraço direito	3	3	3	3	3
Antebraço esquerdo	3	3	3	3	3
Mão direita	2,5	2,5	2,5	2,5	2,5
Mão esquerda	2,5	2,5	2,5	2,5	2,5
Coxa direita	**5,5**	**6,5**	**8**	**8,5**	**9,5**
Coxa esquerda	**5,5**	**6,5**	**8**	**8,5**	**9,5**
Perna direita	**5**	**5**	**5,5**	**6**	**7**
Perna esquerda	**5**	**5**	**5,5**	**6**	**7**
Pé direito	3,5	3,5	3,5	3,5	3,5
Pé esquerdo	3,5	3,5	3,5	3,5	3,5
Total	100	100	100	100	100

Fonte: adaptada de Lucchetti MR, 2018;[1] Guimarães FMF; Abramovici S, 2022;[2] Strecker-McGraw M et al.;[5] Sherridan RL, 2018.[6]

Uma maneira prática de calcular áreas dispersas pelo corpo é considerar a medida da superfície palmar da própria mão da criança, correspondendo a 1% da superfície corporal.[3,4,7]

Na estimativa da extensão da área queimada, é muito comum o uso em emergências da regra dos nove (cabeça e pescoço = 9%; tronco anterior = 18%; tronco posterior = 18%; cada membro superior = 9%; cada membro inferior = 18%; genitais e períneo = 1%). Porém, como a criança tem superfície corporal diferente da do adulto, é difícil a avaliação adequada, especialmente em crianças abaixo de 4 anos, o que pode induzir a erros significativos, sendo então proposta a regra dos nove modificada (Quadro 2).[3]

Quadro 2 Regra dos nove modificada para crianças

Idade	Segmento corporal	Porcentagem de área queimada
Até 1 ano	Cabeça e pescoço	19
	Cada membro inferior	13
	Demais segmentos	Igual ao adulto
1 a 10 anos	Cabeça e pescoço	19 - idade
	Cada membro inferior	13 + (idade ÷ 2)
	Demais segmentos	Igual ao adulto

Fonte: baseado em Lima MSS; Costa LF, 2020;[3]

Nos casos de incêndios, são cruciais a avaliação e a monitoração cuidadosa das crianças e dos adolescentes em razão dos efeitos potencialmente graves da inalação de fumaça, podendo ocasionar lesão térmica e química das vias aéreas e pulmões, além de intoxicação por monóxido de carbono e cianeto.[2,3,7,11]

TRATAMENTO

A abordagem inicial das queimaduras deve incluir o protocolo para pacientes politraumatizados: seguir a sequência ABCDE (garantindo vias aéreas pérvias/ estabilizar a região cervical nos casos de suspeita de lesão traumática concomitante; ventilação – avaliar a necessidade de intubação precoce; circulação – especial atenção à presença de hipovolemia; avaliação do estado neurológico; exposição com avaliação da extensão das lesões e controle de temperatura), além da ressuscitação hídrica e do controle da dor.[2-4,12] O reconhecimento de condições com risco de morte deve ser prioridade, com abordagem e tratamento imediatos.[4]

Na descrição do evento, é importante conhecer os detalhes do acidente e avaliar a possibilidade de não ter sido acidental, e sim uma situação de violência contra a criança/adolescente, de que forma ocorreu a queimadura, a duração do contato, o tipo de tecido envolvido e a temperatura (que se correlacionam diretamente com a quantidade de destruição e lesão do tecido)[12] e como foram os primeiros socorros/

atendimento pré-hospitalar, inclusive se recebeu analgesia e hidratação. Deve ser identificada rapidamente a presença de sinais de trauma associados, lesão inalatória, intoxicação por monóxido de carbono ou cianeto, queimaduras elétricas de alta voltagem e lesões circunferenciais em tórax e abdome.[3] Pacientes com acometimento de grande SCQ apresentam resposta multissistêmica.[12]

Deve-se observar a existência de queimaduras na região da face, narinas chamuscadas, fuligem na boca, história de incêndios em espaços fechados e a presença de manifestações como tosse, rouquidão, chiado, estridor, evidências que podem indicar lesão por inalação. Crianças e adolescentes com queimaduras das vias aéreas superiores devem ser entubados precocemente,[1,3,4] evitando o uso de medicamentos hipotensores.[4] Diante da suspeita de intoxicação por monóxido de carbono, dosar o nível sérico de carboxiemoglobina (a afinidade da hemoglobina pelo monóxido é 250 vezes maior que pelo oxigênio) e, se > 10%, instituir ventilação imediata com O_2 a 100%;[5] quando > 25%, é indicada a terapia com câmara hiperbárica (2 a 3 atmosferas de pressão, por 45 a 60 minutos). É importante mencionar que os valores na oximetria de pulso em quadros de intoxicação por monóxido de carbono podem estar falsamente normais.[2,4] A inalação de cianeto ocorre em incêndios com material como madeira, papel, plástico, acrílico e polímeros sintéticos, e ele é transportado pelas hemácias para o interior das células, ligando-se à enzima citocromo oxidase e bloqueando o ciclo respiratório e a formação de ATP, levando a acidose láctica grave, com risco de morte em poucos minutos. Quando não é possível dosar cianeto, a concentração de lactato no plasma é útil. O tratamento consiste em oxigenoterapia (ventilação com FiO_2 100% com máscara não reinalante 8 a 15 L/min e entubação orotraqueal nos casos moderados ou graves) e hidroxicobalamina injetável como antídoto. A administração deve ser imediata, na dose de 5 g em adultos, e nas crianças a dose é 70 mg/kg, por infusão endovenosa durante 15 minutos; em casos graves, uma segunda dose poderá ser infundida durante 15 minutos a 2 horas. Lembrar que o edema dos tecidos supraglóticos pode levar a obstrução de vias aéreas e os sintomas podem levar 12 horas para surgir.[2] O tratamento deve ser feito sem diagnóstico laboratorial, imediatamente após suspeita clínica, pela presença das seguintes manifestações: hiperventilação, cefaleia, náuseas, vômitos e taquicardia, que pode evoluir para convulsões, bradicardia, hipotensão e, por fim, parada cardiorrespiratória e choque.[2]

A exposição elétrica pode ocasionar lesões multiorgânicas graves, e o emergencista deve estar capacitado para identificar e tratar essas lesões. Pacientes vítimas de queimadura elétrica com alta voltagem (> 1.000 V) podem apresentar, como complicações, arritmias cardíacas, fraturas, síndrome compartimental, mioglobinúria.[4] Em caso de choque ≥ 220 V, deve-se preconizar monitoração cardíaca nas primeiras 72 horas e avaliar necessidade de cardioversão ou desfibrilação.[4]

Sendo possível, o médico da emergência deve sempre ir explicando à criança/ ao adolescente e a seus pais os procedimentos que serão realizados. Medicar com analgésico o quanto antes, para alívio da dor, e priorizar o bem-estar do paciente.

Cuidados locais

- Deve-se resfriar a SCQ o mais rápido possível, idealmente ainda no local do acidente,[7] deixando-a sob a água corrente fria (e não gelada) por vários minutos, não tocando na área lesada. Não colocar nenhuma substância ou produto na área queimada, como manteiga, óleo de cozinha, pó de café, pasta de dente, gelo etc., tampouco estourar/romper as bolhas que se formem, pois elas têm a função de ser um curativo natural.
- Retirar qualquer objeto que esteja em contato e/ou que possa comprimir a região em caso de edema, como joias, bijuterias, roupas e órteses.
- Nas queimaduras faciais, realizar avaliação da córnea o mais rápido possível.
- Não usar antibióticos profiláticos sistêmicos. Prescrever antibióticos sistêmicos em caso de infecção clinicamente aparente. Lembrar que sepse é a principal causa de óbito em crianças queimadas.[2]
- Utilizar curativos tópicos para o cuidado local da ferida,[3,13] com aplicação de agente tópico com o objetivo de controle da colonização e prevenção de infecção. O mais amplamente utilizado é a sulfadiazina de prata 1%,[1] mas também comumente é aplicado nitrato de cério 0,4% associado à sulfadiazina (Dermacerium®).[2] Os curativos devem ser abertos na face, pescoço e área genital e oclusivo nas outras áreas.[1]

Analgesia

Para quadros leves, prescrever analgésicos simples para uso via oral, como dipirona e paracetamol, podendo também ser utilizados tramadol, meperidina e até medicamentos opioides mais potentes, como morfina e fentanila, em alguns casos.[1,2] Benzodiazepínicos também podem ser administrados, especialmente para ansiedade e antes de procedimentos (curativos e debridamentos). O mais utilizado é o midazolam.[1,2]

A presença de agitação nem sempre se deve à dor e pode ser manifestação de hipóxia, choque, intoxicação e traumatismo cranioencefálico.[4]

Ressuscitação volêmica

A expansão volêmica é realizada com base na porcentagem de SCQ e indicada na maioria dos casos de SCQ > 10%.[3] Escolher acessos vasculares preferencialmente em sítios não queimados.[4]

Várias fórmulas propostas para a reposição fluídica orientam o volume a ser infundido nas primeiras 24 horas após a queimadura. As mais indicadas pela *American Burn Association*[14] são as fórmulas de Parkland (4 mL/kg/SCQ em 24 horas) e Brooke modificada (2 mL/kg/SCQ em 24 horas), com a administração de 50% do volume nas primeiras 8 horas da queimadura e a outra metade nas 16 horas subsequentes.[1,2,14] A solução de Ringer lactato é a mais utilizada nas primeiras 24 horas, mas soro fisiológico pode ser prescrito. A partir do 2º dia utiliza-se o soro de manutenção, com glicose, baseado na "fórmula 4:2:1".[2]

É importante ressaltar que as fórmulas servem como ponto de partida para as quantidades necessárias de expansão volêmica, mas é preciso ter bom senso,[1] e devem ser feitas reavaliações constantes, pois outros parâmetros também devem ser considerados, como a frequência cardíaca, a pressão arterial, a perfusão periférica, a diurese, o balanço hídrico e o estado mental.

Monitorar o débito urinário, um dos parâmetros clínicos essenciais na avaliação da administração de fluidos.[13] Em crianças de até 30 kg, a diurese deve ser mantida em 1 a 2 mL/kg/hora nas primeiras 24 horas pós-trauma. Acima de 30 kg, o alvo é de 0,5 a 1 mL/kg/hora. Em caso de hematúria ou mioglobinúria, deve-se manter o dobro dessa diurese.

Somente em caso de choque, infundir rapidamente *bolus* de 20 mL/kg de Ringer lactato ou soro fisiológico.[2]

Nutrição

Deve ser dada atenção ao suporte nutricional para sustentar a massa magra e promover a cicatrização de feridas.[11] Iniciar a dieta o mais breve possível após a estabilização da criança. A introdução precoce de alimentação enteral reduz o risco de sepse, hemorragia gastrointestinal e translocação bacteriana.[2] Os grandes queimados apresentam necessidades proteicas e calóricas aumentadas.[1] Estimam-se as necessidades calóricas diárias para crianças em: 1.800 kcal/m^2 SC/dia (2.100 em lactentes) (manutenção) + 1.300 kcal/m^2 área queimada/dia (1.000 em lactentes).[2]

Outros cuidados gerais[1,2,4]

- A avaliação laboratorial inicial deve incluir hemograma completo, tipagem sanguínea, ureia, creatinina, eletrólitos, gasometria arterial, lactato, glicemia, carboxiemoglobina e creatinofosfoquinase (CPK), além de elementos anormais e sedimento (EAS) e dosagem de mioglobina urinária.
- Profilaxia antitetânica.

- Manter o paciente em ambiente limpo, aquecido, usando lençóis e cobertores estéreis se possível.
- Elevar a extremidade afetada para auxiliar na melhora do edema.
- Profilaxia da hemorragia digestiva e do tromboembolismo.
- Programação cirúrgica precoce das queimaduras graves, após estabilização do paciente, com o objetivo de debridar os tecidos necróticos e cobrir a área lesada. Pode ser feito o fechamento primário da lesão ou podem ser necessários enxertos ou retalhos cirúrgicos. Em queimaduras de 2º e 3º graus circulares, existe risco de evolução para síndrome compartimental e pode ser necessária a indicação de escarotomias.
- Recomendam-se curativos oclusivos com antibiótico tópico, pois auxiliam na hemostasia da área debridada e no controle infeccioso da ferida.

Reabilitação

A reabilitação se inicia na fase aguda do tratamento com o objetivo de prevenir contraturas e deformidades articulares e, dependendo da gravidade da queimadura pode durar anos, com necessidade de terapias específicas.[1,2]

Indicações de hospitalização[1,2,4,7]

- Lesões de 2º grau > 10% de SCQ.
- Lesões de 3º grau > 5% de SCQ.
- Crianças com queimaduras de 2º ou 3º grau em mão, pé, face, pescoço, períneo e órgãos genitais.
- Queimadura circunferencial.
- Queimaduras químicas.
- Queimaduras elétricas.
- Lesão por inalação de fumaça.
- Presença de doenças preexistentes.
- Presença de trauma concomitante.
- Suspeita de lesão não acidental.
- Falta de condições de tratamento domiciliar.

DESAFIOS ATUAIS

Devido à pandemia da Covid-19, a Agência Nacional de Vigilância Sanitária (ANVISA) revogou, em março de 2020, a Resolução que restringia o acesso ao álcool etílico líquido a 70%, liberando a livre comercialização em nosso país, que estava proibida desde 2002 em vista do número elevado de queimaduras em crianças. O álcool 70%, tanto em gel quanto na apresentação líquida, é um produto altamente inflamável, com risco seríssimo de queimaduras e incêndios. Recomenda-se não ter álcool líquido 70% em domicílio e ter cuidado redobrado com a presença do álcool 70% em gel, que só deve ser usado por crianças quando não há a possibilidade de lavagem das mãos e sempre sob a supervisão de um adulto. Também é necessário cuidado em instituições e estabelecimentos comerciais que se utilizem do totem de álcool gel – dependendo da altura da criança, o jato de álcool pode esguichar diretamente no rosto e nos olhos quando o pedal é acionado. Há muitos relatos de acidentes causados pelo contato direto do álcool em gel com os olhos, que pode produzir de irritação a lesões mais extensas na córnea.[7]

Outro desafio importante é a abordagem pré-hospitalar das queimaduras, fundamental para minimizar a gravidade da lesão e suas consequências negativas, sendo desejável um manejo adequado no local do acidente.[7] A capacitação da população é valiosíssima para conduzir a assistência imediata de forma correta.

Por fim, cabe ressaltar que é fundamental o emergencista avaliar a possibilidade de a queimadura ter ocorrido de forma intencional, portanto cabe mencionar algumas dicas importantes que funcionam como sinais de alarme para violência contra criança e adolescentes, como história do acidente inconsistente, lesões com líquido escaldante e imersão – com a presença de limites bem definidos, queimaduras por cigarro, pelo contato com ferro de passar roupa, lesões no períneo.[2]

ORIENTAÇÕES AOS PAIS

- Uma queimadura grave pode ser uma condição devastadora, não só fisicamente, mas especialmente no campo psicológico. Os cuidadores devem se manter atentos à saúde psíquica da criança/adolescente e fornecer todo o amparo necessário.
- Todos os procedimentos, tratamentos indicados e prognóstico devem ser explicados detalhadamente aos pais.
- Reforçar as ações para prevenção de acidentes na infância e adolescência.

✓ CONCLUSÃO

As queimaduras são responsáveis por uma quantidade assustadora de internações e óbitos de crianças e adolescentes em nosso país. O tratamento é sempre doloroso e pode deixar cicatrizes na pele e na esfera psíquica, além de sequelas funcionais, portanto todos os esforços devem estar voltados para a conscientização dos cuidadores e sua prevenção primária, a forma mais eficaz de impedir as consequências negativas de uma queimadura.[7]

No entanto, diante de uma criança ou adolescente vitimado, os cuidados imediatos devem ser direcionados para a estabilização do paciente, gerenciamento dos fluidos e controle da dor. Atenção adicional inclui todas as formas de minimizar os efeitos da lesão na barreira protetora da pele e melhorar a cicatrização, mantendo vigilância para a necessidade de outras medidas, inclusive hospitalização.

Os emergencistas devem ainda se manter alertas para a possibilidade de a queimadura ser consequência de violência doméstica contra a criança. Nesse caso, outros cuidados e condutas, descritos no Capítulo 60 deste livro, deverão ser acrescentados.

REFERÊNCIAS BIBLIOGRÁFICAS

1. Lucchetti MR. Queimaduras. In: Vasconcelos MM, editor. Guia Prático em Saúde – Pediatria. Rio de Janeiro: Guanabara Koogan; 2018. p. 237-41.
2. Guimarães FMF, Abramovici S. Queimaduras. In: Sociedade Brasileira de Pediatria. Tratado de Pediatria. 5.ed. Santana de Parnaíba: Manole; 2022. p. 145-50.
3. Lima MSS, Costa LF. Queimaduras. In: Silva LR, Costa LF. Condutas pediátricas no pronto atendimento e na terapia intensiva. 2.ed. Barueri: Manole; 2020. p. 892-904.
4. Nanbu DY, Rodrigues KR, Forte RSG, Ferreira AVS. Acidentes: queimadura/por submersão/por corrente elétrica. In: Schvartsman C, Reis AG, Farhat SCL, coordenadores. Pronto-socorro (Coleção Pediatria do Instituto da Criança do Hospital das Clínicas). 3.ed. Barueri: Manole; 2018. p. 283-97.
5. Strecker-McGraw M, McGee K, McGraw IT. Lesão térmica e inalação de fumaça. In: Stone CK, Humphries RL, Drigalla D, Stephan M. CURRENT emergências pediátricas: diagnóstico e tratamento. Porto Alegre: AMGH; 2016. p. 981-94.
6. Sheridan RL. Burn care for children. Pediatr Rev. 2018;39(6):273-86.
7. Brito AR. Queimaduras. In: Sociedade Brasileira de Pediatria. Tratado de Pediatria. 5.ed. Santana de Parnaíba: Manole; 2022. p. 358-62.
8. Brasil. Ministério da Saúde. Sistema de informações sobre mortalidade. Estatísticas vitais – Óbitos por causas externas. Disponível em: http://tabnet.datasus.gov.br/cgi/tabcgi.exe?sim/cnv/ext10uf.def. Acesso em: 06 fev. 2023.
9. Brasil. Ministério da Saúde. Morbidade hospitalar do SUS – Internação por causas externas. Disponível em: https://datasus.saude.gov.br/acesso-a-informacao/morbidade-hospitalar-do-sus-sih-sus/. Acesso em: 06 fev. 2023.
10. Nguyen ATM, Chamberlain K, Holland AJA. Paediatric chemical burns: a clinical review. Eur J Pediatr. 2021;180(5):1359-69.
11. Mathias E, Srinivas Murthy M. Pediatric Thermal Burns and Treatment: A Review of Progress and Future Prospects. Medicines (Basel). 2017;4(4):91.
12. Fairbrother H, Long M, Haines E. Optimizing emergency management to reduce morbidity and mortality in pediatric burn patients. Pediatr Emerg Med Pract. 2020;17(Suppl 6-2):1-51.
13. Gupta N, Nusbaum J. Points & Pearls: Emergency department management of patients with thermal burns. Emerg Med Pract. 2018;20(2):e1-e2.
14. American Burn Association. Advanced Burn Life Support Course. Provider Manual 2018 Update. Disponível em: https://ameriburn.org/wp-content/uploads/2019/08/2018-abls-providermanual.pdf. Acesso em: 06 fev. 2023.

56

AFOGAMENTO

Adriana Rocha Brito

OBJETIVOS

- ✓ Apresentar a definição e a terminologia adequada e atual sobre o tema.
- ✓ Descrever o passo a passo para o manejo da criança ou adolescente afogado no setor de emergência pediátrica.

INTRODUÇÃO

Afogamento é uma das principais causas de morbimortalidade em todo o mundo e é definido como o processo de vivenciar um comprometimento respiratório devido à submersão ou imersão em um líquido. Esse conceito foi desenvolvido no Congresso Mundial sobre Afogamento em 2002, com o objetivo de uniformizar as definições, e adotado pela Organização Mundial da Saúde (OMS) e pelo *Centers for Disease Control and Prevention* (CDC), sendo utilizados os termos "fatal", "não fatal" e "afogamento com comorbidade" na descrição do seu desfecho.[1-4]

É importante mencionar que algumas expressões estão obsoletas e não devem ser mais usadas, como "quase afogamento", além de modificadores como "úmido" ou "seco", "ativo" ou "passivo", "próximo", "secundário", entre outros.[1,3] Um consenso de especialistas também chama a atenção para o equívoco de se referir à pessoa afogada como vítima, termo que pressupõe um acontecimento ao acaso ao invés de um evento perfeitamente prevenível, o que é o caso na maioria das vezes.[1,2]

A submersão (quando as vias aéreas superiores estão abaixo da superfície da água) ou a imersão (quando as vias aéreas superiores estão acima da superfície líquida) sem evidências de comprometimento respiratório devem ser consideradas um resgate na água, e não um afogamento.[1] Considera-se a criança ou o adolescente afogado aquele que passou por um estresse aquático ou evento de angústia com aspiração de líquido, independentemente do seu resultado,[1] e as ações na emergência pediátrica têm o objetivo de minorar o impacto da injúria, embora a ação ideal seja sempre no campo da prevenção.

ASPECTOS EPIDEMIOLÓGICOS

As estimativas indicam 230 mil mortes/ano por afogamento em todo o mundo, mas supõe-se que essas taxas estejam subestimadas, pois a maioria dos casos não é notificada.[1,5,6] Em nosso país ocorreram 1.397 óbitos por afogamento e submersão acidentais em 2020 e, até agosto de 2021, segundo dados preliminares, 1.234 óbitos na faixa etária entre 0 e 19 anos, sendo o principal responsável por vidas perdidas entre 1 e 4 anos, além da terceira causa de morte nas idades entre 10 e 19 anos, logo atrás da violência e dos acidentes de transporte.[7] Apresenta ainda um alto potencial de morbidade, com cerca de 5% a 10% de casos de afogamento resultando em sequelas neurológicas.[6]

Os principais fatores de risco são pouca idade (< 4 anos), falta de supervisão adequada, acesso indevido a áreas de risco como banheiro, lavanderia, piscina etc., acesso a baldes e outros utensílios de armazenamento de água, falta de grades ou barreiras ao redor das piscinas, nadar sem supervisão, não utilização de colete salva-vidas, comportamento de risco na água, uso de álcool e outras drogas, presença de diagnósticos médicos como epilepsia, transtorno do espectro autista, depressão, arritmias etc., e nadar em locais não habituais com dificuldade de acesso a um pronto-socorro.[6]

FISIOPATOLOGIA[2-4,6]

No processo de afogamento, quando a criança ou o adolescente não consegue mais manter a via aérea para fora da água, inicialmente a água que entra na cavidade oral é cuspida ou engolida, mas, em alguns segundos ou minutos, não conseguindo mais desobstruir a via aérea, a água é aspirada, gerando tosse reflexa, podendo haver espasmo de laringe. Se a criança não for retirada da água, ela prende a respiração voluntariamente; porém, com o consequente aumento da concentração de CO_2 e diminuição de O_2, ocorrerão inspirações involuntárias com mais aspiração de água, processo seguido de hipóxia, que leva à perda de consciência e apneia, evoluindo para parada cardíaca. Vale lembrar que o coração e o cérebro são órgãos nobres e vulneráveis à falta de oxigenação, sendo a lesão cerebral por hipóxia a principal causa de morbimortalidade nesses pacientes.

Se ocorrer socorro rápido, as manifestações serão determinadas pela quantidade de água ingerida e/ou aspirada e pela reatividade da via aérea. A ingestão de líquido pode favorecer o vômito e aumentar o risco de broncoaspiração.

Embora haja diferenças de osmolaridade entre a água doce e a salgada, a aspiração tanto de uma quanto de outra causa graus semelhantes de alteração pulmonar – destruição e lavagem do surfactante, dano à membrana alveolocapilar, resultando em aumento da permeabilidade e extravasamento de fluidos para os alvéolos e espaços intersticiais e gerando edema pulmonar. Essa combinação de alterações pode levar à diminuição da complacência pulmonar, ao aumento do *shunt* direito-esquerdo, a atelectasias e à alveolite, além disso a redução da zona de troca gasosa dificulta a chegada do oxigênio aos capilares durante a ventilação, mantendo a hipóxia tecidual. O pulmão é o órgão-alvo de maior comprometimento consequente ao mecanismo de lesão associado ao afogamento, e, dependendo do que foi aspirado (vômito, água clorada de piscina, lodo, esgoto, areia, água com produto de limpeza etc.), pode haver processo inflamatório, broncoespasmo, pneumonia, pneumonite química etc.

A parada cardíaca hipoxêmica ocorre após um período inicial de taquicardia, seguido por bradicardia e atividade elétrica sem pulso, com o agravamento do quadro, e evoluindo para parada cardiorrespiratória (PCR) por assistolia. Alguns pacientes podem apresentar arritmias, em geral como consequência de alterações cardíacas preexistentes ou por conflito autonômico, que decorre da estimulação simultânea das divisões parassimpática e simpática do sistema nervoso autônomo.

TRATAMENTO[2-4,6,8]

O ideal é que as manobras de ressuscitação, quando necessárias, sejam iniciadas de forma imediata em nível pré-hospitalar.

Na chegada à emergência pediátrica, a prioridade é reverter a hipoxemia. Nas crianças e nos adolescentes que não necessitam de intubação de imediato, deve ser fornecido oxigênio suplementar para manter a saturação de oxigênio acima de 90%. Nos casos com necessidade de ventilação com pressão positiva não invasiva, monitora-se a presença de hipotensão. As indicações para intubação incluem: parada respiratória, deterioração neurológica e PaO_2 abaixo de 60 mmHg ou saturação < 90% apesar do fornecimento de O_2 ou ventilação não invasiva.[6] Passar sonda nasogástrica em pacientes intubados ou com alteração da consciência.

Pode haver hipotensão grave devido a vários fatores já descritos, com indicação de reposição volêmica com cristaloides, em *bolus* de 20 mL/kg. A acidose em geral melhora com a correção da hipoxemia e da volemia. Em caso de disfunção cardíaca com necessidade do uso de inotrópicos, a dobutamina é o medicamento inicial de escolha.

Em caso de PCR, em que geralmente a causa é hipoxemia sistêmica,[8] devem-se adotar as recomendações das diretrizes da *American Heart Association*, que deve seguir a sequência tradicional via aérea-respiração-circulação (ABC).[8]

Devem-se remover as roupas úmidas e procurar por lesões traumáticas, especialmente diante de história sugestiva e/ou pacientes com feridas ou escoriações (considerar alto risco para lesão de coluna cervical, particularmente as crianças com feridas na região de cabeça e pescoço, e proceder a estabilização cervical – considerar radiografia de coluna cervical). Além disso, monitorar a temperatura corporal – pacientes hipotérmicos devem ser reaquecidos com segurança. Solicitar exames para pacientes sintomáticos: gasometria arterial, eletrólitos, exames para avaliar função renal e hepática, hemograma, considerar eletrocardiograma, ecocardiograma e radiografia de tórax, de acordo com a avaliação clínica. Antibioticoterapia profilática não está indicada.

Qualquer paciente que sofreu aspiração líquida deve ficar em observação por pelo menos 4 a 8 horas, mesmo com poucos sintomas ou nenhum. Alta para casa com segurança pode ser dada após esse período, diante da presença de sinais vitais normais, ausência de dispneia e escala de Glasgow normal.[6]

Devem ser internados os pacientes com história de submersão maior que 1 minuto, ou que necessitaram de ressuscitação cardiopulmonar, ou que apresentaram cianose ou apneia, ou que permanecem sintomáticos ou continuam precisando de O_2 após o período de observação.

PROGNÓSTICO

O tempo de hipóxia e o sucesso das medidas iniciais de socorro no local são os fatores mais importantes a determinar o prognóstico da criança ou adolescente afogado. Se o paciente em apneia não for ventilado rapidamente, poderá evoluir para parada cardíaca. O coração e o cérebro são órgãos nobres e sensíveis à hipóxia, o que pode levar a lesões e sequelas irreversíveis. A causa mais comum de morbimortalidade em afogados é a encefalopatia por isquemia cerebral anóxica.[6]

A cadeia de sobrevivência do afogamento representa uma série de medidas para a redução da mortalidade associada ao afogamento e inclui desde medidas de prevenção e educação da população até internação no setor de emergência pediátrica. Os cinco elos que compõem a cadeia são: evitar o afogamento – prevenção; reconhecer o afogado; fornecer flutuação; remover da água; fornecer cuidados conforme necessário.[2,3,8]

DESAFIOS ATUAIS

O afogamento é uma das causas evitáveis de morbimortalidade na faixa etária pediátrica e um evento trágico justamente porque se dá, na grande maioria das vezes, durante atividades recreativas, em momento dedicado à diversão. O pediatra deve aproveitar todas as consultas para esclarecer aos pais/responsáveis e às crianças a partir da idade escolar sobre as providências necessárias para a sua prevenção.

A OMS recomenda as seguintes medidas, baseadas em evidências:[5] instalação de barreiras que controlem/impeçam o acesso à água; treinamento de espectadores em resgate e reanimação seguros; ensino de habilidades básicas de natação e segurança na água para crianças em idade escolar; lugares seguros e supervisão adequada de crianças em idade pré-escolar ou menores; estabelecimento e cumprimento dos regulamentos para a navegação segura; melhora do gerenciamento de riscos em inundação.

Uma situação desafiadora é que a sobrevivência e o prognóstico do afogado são determinados pela prontidão com que a pessoa é retirada da água e são iniciadas as manobras de ressuscitação, quando indicadas. O resgate seguro e a reanimação adequada, realizados por uma testemunha/um espectador, é um fator decisivo, portanto o treinamento da comunidade pode fazer a diferença, inclusive para evitar que o próprio socorrista se afogue durante o socorro ao afogado.[5] Importante mencionar que a manobra de Heimlich não é recomendada e aumenta o risco de broncoaspiração.

Outro ponto sensível, mas de fundamental importância e que precisa ser avaliado, é se o afogamento foi um fato incidental ou se há a probabilidade de fazer parte de um contexto de violência interpessoal ou mesmo autoinfligida. O emergencista precisa estar atento a essa possibilidade, pois neste caso a conduta envolve outros aspectos, abordados nos Capítulos 60 e 61 deste livro.

ORIENTAÇÕES AOS PAIS

Durante todo o período de observação na emergência, os responsáveis devem receber informações atualizadas e esclarecimentos sobre as condutas necessárias, que poderão ser tomadas gradativamente.

Por fim, cabe lembrar que as orientações mais importantes estão ligadas à prevenção do afogamento, e o pediatra tem um papel importantíssimo no esclarecimento das medidas necessárias para a segurança aquática de crianças e adolescentes.

Os responsáveis por crianças e adolescentes resgatados devem ser avisados de que, embora seja raro, caso desenvolvam tosse, falta de ar ou qualquer outro sintoma preocupante dentro de 8 horas após estarem em ambiente aquático, devem buscar atendimento médico imediatamente.[2]

CONCLUSÃO

O afogamento é uma das principais causas evitáveis de morbimortalidades em crianças e adolescentes. É uma verdadeira tragédia, especialmente quando ocorre em momento de lazer, de alegria.

Em geral, o primeiro socorro é realizado por leigos, e o ideal é que as manobras de ressuscitação, quando necessárias, sejam iniciadas de forma imediata e em nível pré-hospitalar, portanto o treinamento da comunidade em suporte básico de vida pode fazer toda a diferença.

Na chegada à emergência pediátrica, a prioridade é reverter a hipoxemia e evitar a evolução para PCR e complicações neurológicas.

As ações no setor de emergência pediátrica têm o objetivo de minimizar o impacto da injúria, mas a ação ideal deve ocorrer sempre no contexto de prevenção do acidente.

REFERÊNCIAS BIBLIOGRÁFICAS

1. Szpilman D, Palacios Aguilar J, Barcala-Furelos R, Baker S, Dunne C, Peden AE, et al. Drowning and aquatic injuries dictionary. Resusc Plus. 2021;5:100072.
2. Szpilman D, Sempsrott J, Webber J, Hawkins SC, Barcala-Furelos R, Schmidt A, et al. 'Dry drowning' and other myths. Cleve Clin J Med. 2018;85(7):529-35.
3. Abelairas-Gómez C, Tipton MJ, González-Salvado V, Bierens JJLM. Drowning: epidemiology, prevention, pathophysiology, resuscitation, and hospital treatment. Emergencias. 2019;31(4):270-80.
4. Szpilman D. Diretriz de ressuscitação 2017. Disponível em: http://www.szpilman.com/new_szpilman/szpilman/ARTIGOS/afogamento_szpilman_diretriz_17.pdf. Acesso em: 06 fev. 2023.
5. World Health Organization. Preventing drowning. 2022. Disponível em: https://www.who.int/publications/i/item/9789240046726. Acesso em: 06 fev. 2023.
6. Zamataro TMR. Acidentes por submersão. In: Sociedade Brasileira de Pediatria. Tratado de Pediatria. 5.ed. Santana de Parnaíba: Manole; 2022. p. 151-6.
7. Brasil. Ministério da Saúde. Sistema de informações sobre mortalidade. Óbitos por causas externas. Disponível em: http://tabnet.datasus.gov.br/cgi/tabcgi.exe?sim/cnv/ext10uf.def. Acesso em: 06 fev. 2023.
8. Schmidt A, Szpilman D, Berg I, Sempsrott J, Morgan P. A call for the proper action on drowning resuscitation. Resuscitation. 2016;105:e9-e10.

57

CORPO ESTRANHO: ASPIROU OU INGERIU?

Adriana Rocha Brito

OBJETIVOS

- ✓ Orientar como abordar caso suspeito ou testemunhado de aspiração ou ingestão de corpo estranho.
- ✓ Auxiliar no reconhecimento dos sinais e sintomas relacionados à ingestão ou à aspiração de corpo estranho.
- ✓ Ressaltar a importância do diagnóstico precoce e da necessidade de remoção de emergência do objeto em determinadas situações.
- ✓ Esclarecer as indicações de exames complementares e/ou a intervenção por especialistas.

INTRODUÇÃO

Crianças são seres curiosos, especialmente os lactentes e pré-escolares com a conquista gradual de habilidades motoras, que permite explorar o ambiente ao mesmo tempo que desbrava e conhece o próprio corpo;[1,2] são mais propensas a colocar objetos no nariz, no ouvido ou levá-los à boca.[2-4]

A maioria dos acidentes com corpos estranhos (CE) envolve aqueles presentes no universo habitual das crianças, como alimentos, pequenas partes de objetos e até brinquedos. Nesse sentido, a supervisão adequada das crianças, assim como a verificação da segurança no ambiente onde ela está, é imperiosa para garantir seu crescimento e desenvolvimento sem maiores riscos.

Acidentes com CE são uma causa frequente de visitas às emergências pediátricas, e é importante destacar que alguns casos são muito graves, com risco de morte.[1,3,5] O ideal é que o acidente não aconteça, e para isso é necessário que sejam tomadas providências antes de os fatos ocorrerem. A orientação das medidas necessárias para a prevenção de acidentes na infância e na adolescência e a conscientização dos responsáveis constituem importantes tarefas do pediatra.

ASPECTOS EPIDEMIOLÓGICOS

Em 2020, foram notificados 193 óbitos na faixa etária pediátrica no Brasil devido à inalação e ingestão de alimentos ou outros objetos causando obstrução do trato respiratório, sendo 128 em bebês menores de 1 ano, 38 entre 1 e 4 anos, 7 nas idades entre 5 e 9 anos e 20 adolescentes. Dados preliminares, até agosto de 2021, mostram um número ainda maior já atingindo 237 óbitos, sendo 164 em menores de 1 ano, 46 entre 1 e 4 anos de idade, 15 dos 5 aos 9 anos e 12 adolescentes.[6]

Conforme observado, a maior parte dos acidentes com CE ocasionando obstrução de vias aéreas e levando a óbito acontece abaixo dos 4 anos de idade, com 86% dos casos em 2020 e 88% em 2021, conforme dados disponíveis, mas especialmente abaixo de 1 ano de idade (66% dos casos em 2020 e 69% em 2021).[6] A inalação de conteúdo gástrico é a principal causa de óbito na faixa etária menor de 1 ano, seguida pela inalação e ingestão de alimentos causando obstrução do trato respiratório, quando se analisam apenas causas externas; e sufocação é a terceira causa de óbitos nessa faixa etária, considerando todas as demais causas.[6]

Essa elevada incidência em crianças pequenas está relacionada à dentição incompleta (próximo aos 3 anos completa o surgimento dos dentes decíduos), à imaturidade dos reflexos laríngeos e à fase oral, um estágio do desenvolvimento infantil que abarca geralmente os 2 primeiros anos de vida e no qual o bebê leva tudo à boca.[1,3,7]

CORPO ESTRANHO EM VIAS AÉREAS

Os principais CE encontrados nas vias aéreas são:[1-4,7]

- Alimentos: amendoins, castanhas, nozes, leguminosas, pipoca, alimentos com caroços ou sementes etc.
- Objetos usuais da casa ou partes deles, como: pilhas, baterias, ímãs, peças afiadas ou pontiagudas, componente de um eletrodoméstico, fragmento de um móvel, um pequeno pedaço de utensílio doméstico etc.
- Objetos de uso pessoal, como: bijuterias ou partes delas, botões, moedas, tampas de caneta, lata de talco etc.

- Brinquedos (pequenos) ou pequenas partes deles, balões e bexigas de látex ou pedaços deles, bolinhas de gude.

A destruição do tecido pelo contato de pilhas e baterias com mucosas pode levar a danos irreversíveis em menos de 24 horas, assim como os acidentes com ímãs e suas potenciais complicações, sendo considerada uma verdadeira emergência médica, a qual exige suspeita e diagnóstico precoces e remoção de emergência.[1,2]

Manifestações clínicas

As crianças que introduziram CE no nariz geralmente apresentam queixa de dor local, epistaxe, rinorreia ou obstrução nasal unilateral.[1] Suspeita-se de CE nasal alojado há mais tempo diante da queixa de rinorreia unilateral, fétida, purulenta ou sanguinolenta. É importante lembrar que grãos e leguminosas podem absorver água e aumentar de tamanho, dificultando a retirada.

A inspeção das fossas nasais na maior parte dos casos elucida o diagnóstico, com rara necessidade de endoscopia nasal.[1] Algumas vezes o médico se depara com o achado casual de rinolitos, que são formações calcárias pétreas compostas de material depositado progressivamente em torno de um CE não diagnosticado e de longa data, localizados no interior das fossas nasais.[2]

CEs nos ouvidos podem gerar dor, sensação de prurido, otorreia, otorragia e até perda auditiva, mas é comum serem assintomáticos e achados ocasionalmente durante o exame físico. São mais comuns na orelha direita.[2]

Quando ocorre aspiração, o CE pode impactar em diferentes locais das vias aéreas, e o brônquio principal do pulmão direito é o local mais comum, enquanto objetos localizados na laringe e na traqueia estão associados a um maior risco fatal.[3,4,7]

A história clínica clássica é de engasgo com o surgimento subsequente súbito de manifestações como tosse, dispneia ou cianose, porém os sinais e sintomas são variáveis, dependendo do tipo de objeto aspirado e do local onde o CE esteja alojado.[2-4,7] Ao exame físico podem estar presentes tosse, estridor e rouquidão para CE laringotraqueais, sibilos e redução do murmúrio vesicular para CE nos brônquios, sinais de esforço respiratório, cianose e até parada respiratória.[3,4,7] A obstrução completa das vias pelo CE é gravíssima, com alto risco de óbito, e se manifesta em pacientes conscientes pelos sinais de insuficiência respiratória aguda e incapacidade de falar ou tossir.[3,4]

Algumas crianças podem se manter assintomáticas inicialmente, o que, sem o testemunho do acidente, leva a atraso diagnóstico e possibilidade de evoluir para complicações como infecções, atelectasias, sequelas neurológicas e pulmonares.[2-4,7]

Exames complementares

Em caso de história de acidente ou suspeita de presença de pilhas, baterias e ímãs, deve ser solicitada radiografia para identificação e localização, além de remoção de emergência.

Pacientes estáveis após aspiração de CE devem ser submetidos à radiografia. No caso de objetos radiolucentes, podem ser observados sinais indiretos, como hiperinsuflação, atelectasia, consolidação etc.[3,4]

Realiza-se broncoscopia para diagnóstico diante da alta suspeita de aspiração de CE, mesmo se não houver alteração na radiografia. Nesse caso, o exame se configura simultaneamente em método diagnóstico e terapêutico.[2-4,7]

Conduta

A maioria dos CEs localizados no nariz é retirada pelo pediatra sob visualização direta, com poucos casos necessitando do otorrinolaringologista ou de remoção em centro cirúrgico. O principal risco durante o procedimento é de aspiração do objeto, que em geral é raro.[1,2]

Perfuração de septo nasal é uma potencial complicação da introdução de pilhas e baterias no nariz, decorrente de lesão cáustica, mas também pode ser consequência da inserção de ímãs, pois, se houver outro ímã ou objeto metálico (lembrar-se de partes de bijuterias, que muitas vezes têm base metálica) na outra fossa nasal, a força de atração entre eles também pode levar a perfuração de septo, sendo considerados uma emergência legítima, que requer remoção imediata.[1,2]

Para os CE animados no ouvido – no caso de insetos vivos, por exemplo –, devem-se cobri-los com óleo mineral ou álcool para matar o animal e fazer a retirada com segurança.[2] A maior parte dos CEs localizados no ouvido pode ser removida com a lavagem auricular, com água em temperatura próxima da corporal, o jato direcionado para a região superior do meato, o que provoca um fluxo para a saída do objeto; porém, é fundamental, antes do procedimento, avaliar a presença de perfuração da membrana timpânica, prévia ou gerada pelo próprio CE, pois nesses casos deve-se evitar a lavagem.[2]

Solicita-se avaliação otorrinolaringológica em caso de otorreia, otorragia, miíase, objetos pontiagudos, baterias e objetos muito próximos à membrana timpânica.

CE no ouvido e no nariz devem ser retirados com a criança no colo do responsável após ser esclarecido a eles como será feito o procedimento.[2] A colaboração de todos é importantíssima e aumenta o sucesso da remoção. Em caso de necessidade de contenção da criança em uma maca, lembrar-se do risco de maior aspiração nessa posição.[1]

Nas crianças com transtornos do desenvolvimento, ou que não colaboram, ou ainda com tentativa prévia sem sucesso, pode ser necessária a remoção em centro cirúrgico, lembrando que a retirada de CE em vias aéreas distais sempre deverá ser realizada sob anestesia geral.[1]

É indispensável exame otorrinolaringológico completo após remoção de CE em orifício facial, pelo risco da presença de vários CE, principalmente em pacientes com suspeita ou diagnóstico de transtornos do desenvolvimento.[1] Em caso de aspiração de CE ou suspeita, o emergencista deve fazer avaliação cardiopulmonar e, se estável, encaminhar a criança para a remoção do CE por broncoscopia.[3,7]

Nos pacientes conscientes com sinais de obstrução, proceder às manobras para desobstrução de vias aéreas de acordo com a idade:

- Em menores de 1 ano, segurar o bebê de bruços apoiado no seu antebraço e com a cabeça mais baixa que o tronco, com o cuidado de manter a boca do bebê meio aberta, e aplicar cinco golpes firmes com a palma da mão nas costas do bebê, na região entre as escápulas. Virar a criança de barriga para cima, mantendo a inclinação, e fazer cinco compressões torácicas na linha entre os mamilos do bebê, usando os dedos indicador e o do meio. Fazer sequências alternadas até que o objeto seja expelido ou a criança desmaiar.
- Nas crianças ≥ 1 ano, fazer a manobra de Heimlich,[3,8-10] que consiste em se posicionar atrás da criança (se ela for pequena, se ajoelhe) e a abraçar por trás, apoiando-a contra o seu tronco. Colocar uma mão fechada acima do umbigo e abaixo da caixa torácica. Colocar a outra mão aberta por cima e fazer o movimento pressionando a barriga para dentro e para cima, que lembra a letra J. As compressões abdominais subdiafragmáticas levantam o diafragma e forçam o ar a sair dos pulmões, ajudando a criança a expelir o CE.

Nos pacientes inconscientes, iniciar a manobra de ressuscitação cardiopulmonar, descrita no Capítulo 3 deste livro.

CORPO ESTRANHO NO TRATO GASTROINTESTINAL

Em geral, as ingestões de CE na infância ocorrem com objetos que fazem parte do cotidiano das famílias. Os mais comuns são moedas (campeões nas emergências), baterias (presentes em aparelhos eletrônicos de fácil acesso por crianças), ímãs (o de neodínio é considerado uma das ligas magnéticas mais fortes), bijuterias, objetos pontiagudos (alfinete, prego, clipes, espinha de peixe, ossinho de frango etc.) e brinquedos ou partes deles.[2,7,11] Quanto maior o tamanho do CE ou a ingestão de objetos pontiagudos, maior a chance de impactação.[5]

Na maioria dos casos há progressão espontânea sem necessidade de intervenção ou dano a saúde,[1,5,7] porém em cerca de 10% a 20% há necessidade de endoscopia digestiva para identificação do objeto, sua remoção, também podendo informar sobre complicações. Menos de 1% dos casos segue para cirurgia para remoção do CE ou para abordagem de complicações.[1,2]

Manifestações clínicas

A criança pode apresentar queixa de dor, disfagia, sialorreia, vômitos, recusa alimentar, estridor, dificuldade respiratória, agitação, entre outros, dependendo da sua localização, da natureza do objeto e do tempo transcorrido desde a ingestão,[2,11] mas também pode chegar assintomática, apenas com a história da ingestão de CE.[5,11] Os achados relacionados a complicações (obstrução, lesão de mucosa ou perfuração) incluem dor abdominal, náuseas, vômitos, febre, hematoquezia e melena.[5]

Exames complementares

Devem ser solicitadas radiografias das regiões do pescoço, tórax e abdome (em duas incidências - anteroposterior e em perfil) para todos os pacientes com suspeita de ingestão de CE, úteis para identificar objetos radiopacos, a sua localização, e para avaliar potenciais complicações, como sinais de perfuração etc.[1,2,5,7,11]

Pode ser difícil, mas é fundamental a diferenciação entre bateria e moeda; a presença do sinal do duplo halo na incidência anteroposterior e de degrau no perfil, que representa o desnível entre os polos positivo e negativo da bateria, esclarece o diagnóstico. Em relação aos ímãs, é preciso ter cuidado nos casos de ingestão de múltiplos ímãs, pois podem estar bastante aderidos uns aos outros pelo alto poder de atração e parecer que se trata um só objeto.[1,2,5]

Quando a suspeita é de CE radiotransparente, pode ser realizada ultrassonografia ou tomografia computadorizada (TC).[11] Também deve ser considerada a avaliação endoscópica, que serve tanto para diagnóstico quanto para tratamento.[7]

Conduta

Remoção endoscópica de emergência para pacientes sintomáticos com moedas no esôfago; nessa localização, em geral os sintomas são mais intensos. Em crianças sem sintomas, moedas no esôfago devem ser retiradas por endoscopia digestiva em até 24 horas da ingestão, mas deve-se solicitar radiografia antes do procedimento para avaliar se ainda está no esôfago ou se houve progressão. Caso tenha passado para o estômago, a conduta é expectante, com observação regular das fezes e controle radiográfico a cada 1 ou 2 semanas, e, se não tiver sido eliminada até 4 semanas e ainda estiver no estômago, encaminhar para remoção por endoscopia. Se progrediu para intestino, manter observação; e realiza-se remoção cirúrgica, caso se torne sintomático.[1,11]

Baterias no esôfago exigem remoção endoscópica de emergência,[7,11,12] devido ao alto risco de lesão necrótica da mucosa e perfuração pelo seu conteúdo cáustico, além de esofagite e estenose de esôfago.[2,11,12] A *European Society for Paediatric Gastroenterology Hepatology and Nutrition* (ESPGHAN) propõe classificar o paciente com bateria no esôfago de acordo com o tempo de ingestão: se ocorreu há mais de 12 horas, considerar a realização de TC e avaliação por equipe cirúrgica antes da remoção endoscópica. Se a ingestão foi há 12 horas ou menos, está indicada a remoção endoscópica imediata, preferencialmente em menos de 2 horas. Em crianças com mais de 1 ano de idade, estável e capaz de engolir, a ESPGHAN recomenda a administração oral de mel 10 mL, a cada 10 minutos, até 6 doses, ou sucralfato 10 mL a cada 10 minutos, até 3 doses, com o objetivo de neutralizar o pH e reduzir a gravidade da lesão, enquanto se aguarda a remoção endoscópica (o uso de mel ou sucralfato não deve jamais ser motivo para atrasar a remoção da bateria, que é o procedimento mais importante). Pacientes com sangramento devem ser internados e acompanhados por um cirurgião. Se a bateria já estiver no estômago ou adiante, a ESPGHAN recomenda: se ingestão < 12 horas em paciente sintomático ou que tenha coingerido um ímã, deve-se proceder a remoção endoscópica imediata se estiver em localização gástrica, ou consultar cirurgião em caso de bateria no intestino delgado ou no cólon. Se ingestão inferior a 12 horas e paciente assintomático, repetir radiografia em 7 a 14 dias (ou antes, se desenvolver sintomas) e remover endoscopicamente se permanecer. Em caso superior a 12 horas da ingestão, considerar endoscopia para excluir lesão esofágica e TC para avaliação de potencial dano vascular. Se estiver no estômago, remover durante endoscopia, e, se localizada do delgado ou cólon, em caso de paciente sintomático ou que tenha coingerido um ímã, deve-se consultar cirurgião. No paciente assintomático, repetir radiografia em 7 a 14 dias (ou antes, se desenvolver sintomas) e consultar cirurgião se permanecer.[12] Todos os pacientes com lesão da mucosa após a remoção da bateria devem ser hospitalizados e monitorados, devido ao risco do desenvolvimento de complicações.[12]

A ingestão de ímã único deve ser acompanhada em ambulatório por radiografias seriadas até a sua eliminação, mas acidentes com objetos magnéticos são um desafio. Não está indicada a remoção de um único ímã, mas pode não ser possível determinar por exames se há apenas um ou se são dois ou mais ímãs aderidos. A ingestão de múltiplos ímãs requer remoção urgente por endoscopia ou por colonoscopia – o que for viável, ainda que a criança esteja assintomática. O risco de complicações se amplia com a ingestão de vários ímãs; as alças intestinais podem ficar comprimidas entre eles, devido à força de atração, e levar a formação de fístula enteroentérica, perfuração, isquemia, peritonite, obstrução etc.[1,11]

Os objetos pontiagudos podem levar a perfuração intestinal e até penetrar em outros órgãos, sendo potencialmente perigosos. Se estiverem na orofaringe, podem ser usadas pinças Magill para remoção, podendo ser necessária laringoscopia para localizações mais baixas. Quando localizados no esôfago, constituem-se uma verdadeira emergência, podendo haver necessidade de avaliação cirúrgica. Se o objeto estiver no estômago ou duodeno proximal, também deve ser removido imediatamente. Alguns casos com objetos em localização mais baixa e assintomáticos podem ficar internados em observação, embora se deva ter muita cautela na avaliação de riscos e benefícios dessa decisão.[1,11]

DESAFIOS ATUAIS

Algumas vezes, o atraso no diagnóstico aumenta o risco de complicação, portanto um dos principais desafios está na suspeita, pelos responsáveis, de ingestão ou aspiração de CE e na busca por atendimento médico em tempo oportuno, embora a atuação ideal ainda esteja no âmbito da prevenção.[2,4,11]

É relevante mencionar que muitos acidentes acontecem na presença do responsável, e os sinais de asfixia representam um dos cenários mais assustadores que alguém pode testemunhar. Cabe destacar aqui que, em tempos modernos, o aparelho celular, com suas inúmeras possibilidades atrativas, constitui um dos maiores fatores de distração. Quem está supervisionando crianças deve manter atenção rigorosa no que está fazendo.

ORIENTAÇÕES AOS PAIS

O pediatra deve aproveitar o atendimento para reforçar as orientações com relação às medidas para prevenção de acidentes, como: oferecer alimentos adequados de acordo com a idade, supervisionar crianças pequenas se alimentando e ensinar a mastigar bem a comida, não falar, correr ou brincar enquanto comem, manter atenção para que crianças mais velhas não coloquem nada na boca dos menores, manter objetos pequenos ou perigosos fora do alcance, só ter em casa brinquedos compatíveis com a faixa etária da criança e com certificação do INMETRO etc.[2-4] Alertar, ainda, sobre o elevado risco de acidente fatal com bexigas e balões ou partes deles.[1,11]

É importante também os pais saberem que abaixo dos 5 anos as crianças não têm capacidade para se responsabilizar pela própria segurança, pois ainda não há o desenvolvimento da capacidade de julgamento crítico, portanto há necessidade de vigilância rigorosa e proteção.

O conhecimento dos pais sobre a manobra de Heimlich[8-10] pode salvar vidas e reduzir o risco de morte. O ideal é que pais e cuidadores sejam treinados em suporte básico de vida.[3]

✓ CONCLUSÃO

A suspeita ou história da ingestão de CE é frequente nos setores de emergência pediátrica, embora alguns casos cheguem para atendimento tardiamente. Determinados acidentes com CE exigem abordagem de emergência, e o atraso no tratamento pode resultar em complicações graves, inclusive óbito.[7]

Crianças na faixa etária abaixo de 4 anos, com o comportamento de levar objetos à boca, ausência de molares para auxiliar na mastigação de alimentos sólidos, imaturidade do mecanismo de coordenação da deglutição, são as que apresentam maiores riscos de aspiração ou ingestão de CE.[3,7] A supervisão inadequada pelos responsáveis e o acesso indevido a alguns objetos são os principais fatores de risco.

É fundamental enfatizar a importância do acompanhamento pediátrico regular e as orientações em relação aos acidentes na infância – os riscos, as medidas de prevenção, as consequências, a recomendação para busca por atendimento médico imediato diante da suspeita ou do testemunho da introdução de CE em um orifício corporal, da sua ingestão ou aspiração e a orientação sobre como fazer a manobra de Heimlich para os casos de CE obstruindo vias aéreas.[2-4,7]

REFERÊNCIAS BIBLIOGRÁFICAS

1. Lubianca Neto JF, Drummond RL, Silva CS, Ferreira CT. Acidentes com corpo estranho: via aérea e trato gastrointestinal. In: Sociedade Brasileira de Pediatria. Tratado de Pediatria. 5.ed. Santana de Parnaíba: Manole; 2022. p. 133-44.
2. Magalhães EJC, Caetani G. Corpos estranhos em orelha, vias aéreas e esôfago. In: Magalhães EJC (Org.) Otorrinolaringologia pediátrica – Série Pediatria SOPERJ. 2023. No Prelo.
3. Yatuhara CR, Carvalho VEL. Corpo estranho em vias aéreas e trato digestivo. In: Schvartsman C, Reis AG, Farhat SCL (coords.) Pronto-socorro – Coleção Pediatria do Instituto da Criança do HCFMUSP. Barueri: Manole; 2018. p. 270-6.
4. Ruiz FE. Airway foreign bodies in children. UpToDate. Última atualização em 27 de junho de 2022.
5. Yatuhara CR, Carvalho VEL. Corpo estranho em trato gastrointestinal. In: Schvartsman C, Reis AG, Farhat SCL (coords.). Pronto-socorro – Coleção Pediatria do Instituto da Criança do HCFMUSP. Barueri: Manole; 2018. p. 277-82.
6. Brasil. Ministério da Saúde. Sistema de informações sobre mortalidade. Estatísticas vitais – Óbitos por causas externas. Disponível em: http://tabnet.datasus.gov.br/cgi/tabcgi.exe?sim/cnv/ext10uf.def. Acesso em: 06 fev. 2023.

7. Sznajder AB, D'Elia C. Ingestão e aspiração de corpos estranhos. In: Barbosa AP, D'Elia C. Condutas de Urgência em Pediatria. São Paulo: Atheneu; 2006. p. 855-65.
8. Heimlich HJ. A life-saving maneuver to prevent food-choking. JAMA. 1975;234(4):398-401.
9. Heimlich HJ. The Heimlich Maneuver: prevention of death from choking on foreign bodies. J Occup Med. 1977;19(3):208-10.
10. Heimlich HJ. Update on the Heimlich Maneuver. Emerg Med Serv. 1977;6(1):11-3, 16-7, 19-20 passim.
11. Gilger MA, Jain AK. Foreign bodies of the esophagus and gastrointestinal tract in children. UpToDate. Última atualização em 15 de setembro de 2022.
12. Mubarak A, Benninga MA, Broekaert I, Dolinsek J, Homan M, Mas E, et al. Diagnosis, Management, and Prevention of Button Battery Ingestion in Childhood: A European Society for Paediatric Gastroenterology Hepatology and Nutrition Position Paper. J Pediatr Gastroenterol Nutr. 2021;73(1):129-36.

58

MORDEDURAS E ACIDENTES COM ANIMAIS PEÇONHENTOS

Júlia Vicente Rente
Mayara dos Santos Raposo Vasti
Patricia Almeida Watson Varandas

OBJETIVOS

- ✓ Mostrar a importância do diagnóstico clínico e da intervenção precoce.
- ✓ Alertar para a importância da notificação desses tipos de agravo, considerados problemas de saúde pública.
- ✓ Guiar o pediatra geral no reconhecimento e atendimento inicial de emergência dos principais animais peçonhentos ou mordeduras por animais de importância clínica no Brasil.

ACIDENTES COM ANIMAIS PEÇONHENTOS

Crianças estão sujeitas a acidentes com animais peçonhentos conforme brincam e exploram o ambiente, e esse evento pode ser assustador tanto para a criança quanto para seu cuidador. Embora a maioria cause apenas dor local e não necessite de atendimento médico especializado, existem espécies de animais peçonhentos potencialmente nocivos.

É importante esclarecer que a peçonha é a substância produzida nas glândulas de animais peçonhentos e que é injetada por mordedura ou picada. Já veneno refere-se aos efeitos nocivos de tocar em uma planta, animal ou inseto.[1]

O acidente é um evento de notificação compulsória no Sistema de Informação de Agravos de Notificação (SINAN).[2] No Brasil, observa-se que esses acidentes são subnotificados. Por isso é importante levar informação à população e aos profissionais de saúde.[3]

Aspectos epidemiológicos

No Brasil, segundo dados do Sistema Nacional de Informações Tóxico-Farmacológicas (SINITOX), os animais peçonhentos são a segunda maior causa de intoxicação humana, ficando atrás apenas de medicamentos.[4] Norte e Centro-Oeste são as regiões de maior incidência, principalmente nas áreas rurais. No entanto, o número de acidentes vem crescendo nas grandes capitais do país, devido ao crescimento urbano desordenado e ao desequilíbrio ecológico causado pelo desmatamento e por alterações climáticas.[4] Os meses quentes e chuvosos propiciam maior frequência. São mais frequentes no sexo masculino, na população rural e economicamente ativa.[5]

Os acidentes ofídicos mais comuns são os causados pelo gênero *Bothrops* (botrópico), seguido pelo *Crotalus* (crotálico).[5,6] Os acidentes escorpiônicos, por sua vez, são importantes em virtude da grande frequência e potencial gravidade.

ACIDENTES OFÍDICOS

Cerca de 46% das vítimas de mordeduras por cobra procuram a unidade de emergência por acidentes causados por espécies não peçonhentas.[7] Dentre as espécies peçonhentas, o gênero *Bothrops* é o mais comum, seguido pelo gênero *Crotalus*. Acidentes pelos gêneros *Lachesis* e *Micrurus* são raros.[2]

Em 50% das mordidas de serpentes peçonhentas, ocorre a chamada "mordida seca". Nessa entidade, a peçonha não é injetada por falha no mecanismo de inoculação ou por esgotamento da peçonha.[1] Em resposta ao medo da mordida, o paciente pode apresentar náusea, vômitos, diarreia, pele fria/pegajosa e síncope, independentemente de ter sido inoculado.

Acidente botrópico

É causado por cobras do gênero *Bothrops*, como a jararaca e o jararacuçu. No Brasil, são as responsáveis por 90% dos envenenamentos.[5,6] O prognóstico é bom, com mortalidade abaixo de 1% e possibilidade de sequelas locais.[1] O veneno possui ação proteolítica, coagulante e hemorrágica.[5,6]

Acidente crotálico

O gênero *Crotalus*, representado pela cascavel, predomina nas regiões Sul, Sudeste, Centro-Oeste e Nordeste. O veneno tem ação neurotóxica, miotóxica e coagulante.

Acidente laquético

Provocado pela surucucu. É raro na infância, pelo fato de essas serpentes habitarem locais de florestas e de baixa densidade populacional. No Brasil, há relatos de casos na região amazônica.[3] A manifestação clínica é semelhante à dos acidentes botrópicos, porém se observam sintomas vagais (náuseas, vômitos, dor abdominal, diarreia, hipotensão, choque).[3,5,6]

Acidente elapídico

O gênero *Micrurus*, representado pela coral-verdadeira, é o principal no Brasil. Seu veneno é muito neurotóxico, gerando um efeito curarizante com pouco dano local.[3]

Propedêutica

O diagnóstico é eminentemente clínico-epidemiológico, não sendo empregado exame laboratorial de rotina para identificação do tipo de veneno. Exames para avaliação da coagulação podem ser necessários para confirmação diagnóstica e avaliação de eficácia da soroterapia.[5] Sempre que possível, caso a serpente seja morta, levá-la ao local de atendimento médico junto do paciente, pois a identificação da espécie auxilia no tratamento.

O Quadro 1 apresenta as características clínicas, complicações e achados laboratoriais de cada tipo de acidente ofídico.

Tratamento

Realizado com soro antipeçonha específico para cada tipo de acidente, conforme a gravidade. As doses são iguais às praticadas nos adultos, via intravenosa e sem diluição, como esquematizado no Quadro 2.[5,6] O paciente deve ser monitorizado em decorrência de se tratar de um soro heterólogo, capaz de induzir anafilaxia. Deve-se garantir acesso venoso em membro não afetado, iniciar hidratação venosa e seguir com medicamentos para prevenção de reações de hipersensibilidade como anti-histamínicos e corticosteroides.[7] Além disso, é necessário verificar a imunização para tétano. Bolhas intactas servem de curativo natural, atuando na prevenção de infecção.[1] Bolhas rompidas e áreas de necrose devem ser cuidadosamente debridadas. Antibióticos profiláticos não são necessários, a não ser que haja sucção com a boca inadvertidamente durante o socorro por pessoa leiga, ou sinais de infecção secundária.[1]

Quadro 1 Características clínicas e laboratoriais de acordo com o tipo de acidente ofídico

	Manifestações locais	Manifestações sistêmicas	Complicações	Achados laboratoriais
Botrópico (jararaca)	• Dor. • Edema. • Equimose. • Bolhas. • Sangramento. • Infarto ganglionar. • Necrose.	• Epistaxe. • Hematêmese. • Hemorragia. • Hematúria. • Sudorese. • Vômitos. • Hipotensão. • Insuficiência renal. • Choque.	• Síndrome compartimental. • Abscesso. • Necrose. • Choque. • Insuficiência renal.	• Leucocitose neutrofílica com desvio. • Plaquetopenia. • Hematúria. • Proteinúria. • Leucocitúria. • Aumento do TAP e do TTPa.
Crotálico (cascavel)	Usualmente discretas: • Dor. • Edema. • Eritema. • Parestesia.	• Fácies miastênica: ptose palpebral, oftalmoplegia, miose/midríase. • Diplopia. • Paralisia do véu palatino. • Diminuição do reflexo do vômito. • Paladar e olfato alterados. • Alteração neuroparalítica de progressão craniocaudal. • Mialgia. • Urina “coca-cola” ou “chá-preto”.	Insuficiência renal	• Leucocitose. • Hemoglobinúria. • Hematúria. • Proteinúria. • Aumento: CPK, LDH, transaminases, aldolase. • Oligúria e insuficiência renal. • Podem aumentar: escórias renais, ácido úrico, cálcio, potássio.

Laquético (surucucu)	• Dor e edema no membro, vesículas e bolhas.
	• Hemorragias locais.
		• Semelhante aos acidentes botrópicos.
		• Sintomas vagais:
		  • Náuseas.
		  • Vômitos.
		  • Dor abdominal.
		  • Diarreia.
		  • Hipotensão.
		  • Choque.
			Insuficiência respiratória	• Aumento do TAP e do TTPa.
				• Leucocitose.
				• Plaquetopenia.
				• Função renal alterada.

Elapídico (coral verdadeira)	• Sem alterações locais importantes. • Pode atrasar o início do tratamento.	• Paralisia de nervos cranianos: ptose palpebral. • Disartria • Disfagia.	Insuficiência respiratória aguda	

CPK: creatinofosfoquinase; LDH: desidrogenase lática; TAP: tempo de atividade de protrombina; TTPa: tempo de tromboplastina parcial ativada.
Fonte: adaptado de Ministério da Saúde, 2001;[5] Ministério da Saúde, 2021.[6]

Dentre as particularidades do tratamento, no acidente crotálico a alcalinização da urina, à custa de bicarbonato de sódio, é usada para evitar precipitação intratubular da mioglobina. A diálise peritoneal pode ser necessária nos casos de insuficiência renal, o que piora o prognóstico.

Quadro 2 Tratamento indicado de acordo com tipo e gravidade do acidente ofídico

Acidente	Leve	Moderado	Grave
Botrópico	• Quadro local discreto; sangramento discreto de pele ou mucosa; apenas distúrbio da coagulação. • 2-4 ampolas de SAB/ SABL/SABC.	• Edema e equimose evidentes, sangramento sem comprometimento; pode haver distúrbio da coagulação. • 4-8 ampolas de SAB/ SABL/SABC.	• Acometimento local intenso, hemorragia grave, hipotensão/ choque, insuficiência renal, anúria; pode haver distúrbio da coagulação. • 12 ampolas de SAB/ SABL/SABC.
Crotálico	• Alterações neuroparalíticas discretas; sem mialgia, escurecimento da urina ou oligúria. • 5 ampolas de SAC ou SABC.	• Alterações neuroparalíticas evidentes; mialgia, mioglobinúria discreta. • 10 ampolas de SAC ou SABC.	• Alterações neuroparalíticas evidentes; mialgia e mioglobinúria intensas; oligúria. • 20 ampolas de SAC ou SABC.
Laquético	• Nunca é considerado leve.	• Manifestações locais; pode haver sangramentos; ausência de sintomas vagais. • 10 ampolas de SABL.	• Manifestações locais intensas; hemorragias; • Sintomas vagais. • 20 ampolas de SABL.
Elapídico	• Todos são considerados graves pelo potencial de causar insuficiência respiratória. • 5-10 ampolas de SAEla.		

SAB: soro antibotrópico; SABL: soro antibotrópico e antilaquético; SABC: soro antibotrópico e anticrotálico; SAC: soro anticrotálico; SAEla: soro antielapídico.
Fonte: adaptado de Ministério da Saúde, 2001;[5] Ministério da Saúde, 2021.[6]

ACIDENTES ESCORPIÔNICOS

Predominam nas regiões Nordeste e Sudeste, notadamente na zona urbana. Nas crianças com menos de dez anos os casos costumam ser mais graves, principalmente quando causados pelo *Tityus serrulatus* (escorpião-amarelo).[3,5,6] Outros escorpiões de importância médica no Brasil são *Tityus bahiensis* (escorpião-marrom), *Tityus stigmurus* (escorpião-amarelo do Nordeste) e *Tityus obscurus* (escorpião-preto da Amazônia).

A peçonha dos escorpiões contém neurotoxinas que causam disautonomia por liberação de catecolaminas e acetilcolina. Em decorrência disso, podem ser confundidas com intoxicação por organofosforado ou intoxicação por metanfetamina.[1]

Propedêutica

Não é necessário exame laboratorial de rotina para o diagnóstico, sendo este clínico-epidemiológico. Em vigência de manifestações sistêmicas, alguns exames complementares são úteis.

As picadas podem ser classificadas de leve a grave. A dor é o principal sintoma. De instalação quase imediata, pode irradiar ou associar-se a parestesia, eritema e sudorese local. Além disso, movimentos oculares erráticos, alteração de pares cranianos, opistótono, convulsões, crise hipertensiva e choque também podem acontecer.[1,5] Em crianças, destacam-se sudorese profusa, agitação psicomotora, tremores, náuseas, vômitos, sialorreia, hipertensão ou hipotensão arterial, arritmia cardíaca, insuficiência cardíaca congestiva, edema pulmonar agudo e choque.[5]

Tratamento

O tempo entre o acidente e o início de manifestações sistêmicas graves é relativamente mais curto do que nos acidentes ofídicos, aparecendo dentro de 1 a 2 horas após a picada. Desse modo, em especial nas crianças, diagnóstico e tratamento oportunos são cruciais.

O tratamento específico consiste na administração do soro antiescorpiônico (SAEsc) ou soro antiaracnídico (SAA) aos pacientes considerados com quadro moderado ou grave. Em acidentes escorpiônicos, deve-se utilizar prioritariamente o SAEsc. O SAA é indicado em casos de impossibilidade de diferenciação entre os acidentes com aranhas do gênero *Phoneutria* e escorpiões do gênero *Tityus*, ou em situação de falta do SAEsc.[5,8]

O Quadro 3 indica o tratamento de acordo com a gravidade do acidente.

Quadro 3 Tratamento de acordo com a gravidade do acidente escorpiônico

Leve	Dor e parestesia: • Manter observação por 6-12 horas após a picada. • Sintomáticos/analgesia.
Moderado	Dor intensa + um dos seguintes: Náuseas, vômitos, sudorese, sialorreia, agitação, taquipneia ou taquicardia. • Manter observação por 24-48 horas após a picada. • 2-3 ampolas de SAEsc ou SAA em crianças com menos de 7 anos – pelo potencial de maior gravidade.

(continua)

Quadro 3 Tratamento de acordo com a gravidade do acidente escorpiônico (*continuação*)

Grave	Manifestações moderadas + um dos seguintes: Vômitos profusos, sudorese profusa, sialorreia intensa, prostração, convulsão, coma, bradicardia, insuficiência cardíaca, edema pulmonar agudo ou choque. • . Internação e monitorização contínua. • 4-6 ampolas de SAEsc ou SAA.

SAEsc: soro antiescorpiônico; SAA: soro antiaracnídico.
Fonte: adaptado de Oliveira et al., 2018[3]; Azevedo-Marques et al., 2003.[7]

ACIDENTES POR ARANHAS

A maioria das aranhas não possui peçonha tão potente ou dentes longos o suficiente para penetrar a pele humana.[1] Das espécies com importância clínica, destacam-se dois grupos: as neurotóxicas e as necrosantes. A aranha-caranguejeira, muito temida, tem pouca importância clínica.

Quando nenhuma aranha foi vista pelo paciente, o diagnóstico diferencial deve incluir infecções cutâneas por *Staphylococcus aureus*, picadas por outros artrópodes, pioderma gangrenoso ou ectima gangrenoso.[6]

Neurotóxicas

Representadas pelas viúvas-negras (*Latrodectus spp.*) e aranha-armadeira (*Phoneutria spp.*), suas peçonhas atuam nas sinapses neurais, junções neuromusculares e sistema nervoso autônomo. O Quadro 4 traz os achados clínicos, laboratoriais e orientação sobre o tratamento para os acidentes por aranha-armadeira; o Quadro 5, para os acidentes por viúvas-negras.

Quadro 4 Diagnóstico e manejo dos acidentes por aranha-armadeira

Neurotóxicas	Leve	Moderado	Grave
Aranha-armadeira (*Phoneutria spp.*)	• 91% dos casos. • Picadas muito dolorosas. • Taquicardia e agitação secundárias à dor.	Manifestação local intensa + sintomas sistêmicos: hipertensão, taquicardia, bradicardia, sudorese discreta e espasmos musculares difusos.	Raros; Sintomas de quadro moderado + um dos seguintes: sudorese profusa, sialorreia, vômitos, diarreia, priapismo, hipertonia, hipotensão, choque.
Achados laboratoriais	Leucocitose, neutrofilia, hiperglicemia, acidose metabólica.		
Tratamento	• Lactentes e pré-escolares devem ficar em observação por pelo menos 6 horas nos casos leves. • Sintomático/analgesia.		

(*continua*)

Quadro 4 Diagnóstico e manejo dos acidentes por aranha-armadeira (*continuação*)

Neurotóxicas	Leve	Moderado	Grave
Tratamento	• Infiltração anestésica local ou troncular com lidocaína 2% sem vasoconstritor (1-2 mL em crianças). • Soroterapia em todos os casos de crianças com sintomas sistêmicos ou em todos os acidentes graves sob vigilância em regime de internação hospitalar. • SAA: • acidente moderado: 2-4 ampolas IV. • acidente grave: 5-10 ampolas IV.		

SAA: soro antiaracnídico, IV: intravenoso.
Fonte: adaptado de Ministério da Saúde, 2021.[6]

Quadro 5 Diagnóstico e manejo dos acidentes por aranha viúva-negra

Neurotóxicas	Leve	Moderado	Grave
Viúvas-negras (*Latrodectus spp.*)	• Dor local em queimação. • Edema local discreto. • Sudorese. • Dor em membros inferiores. • Parestesia em membros. • Tremores e contraturas.	• Manifestações leves e dor abdominal. • Sudorese generalizada. • Ansiedade/agitação. • Mialgia. • Dificuldade para deambular. • Cefaleia. • Hipertermia.	• Taqui/bradicardia. • Hipertensão arterial. • Taquidispneia. • Náusea e vômitos. • Priapismo. • Retenção urinária.
Achados laboratoriais	Inespecíficos em todos os graus.		
Tratamento	Sintomático e analgésico.	• Sintomáticos, analgésicos e sedativos. • SALatr – 1 ampola via intramuscular.	

SALatr: soro antilatrodético;
Fontes: adaptado de Oliveira et al., 2018;[3] Ministério da Saúde, 2021.[6]

Necrosantes

A *Loxosceles spp.*, representada especialmente pela aranha-marrom, corresponde à forma de araneísmo mais grave no Brasil, principalmente na região Sul. Sua picada geralmente é indolor, podendo ser inicialmente despercebida.

Pode ser dividida em forma cutânea, que corresponde a 87 a 98% dos casos, e forma cutâneo-visceral.[5] A forma cutânea caracteriza-se por dor, edema e enduração local, que progridem de forma lenta nas 24 a 72 horas seguintes ao acidente. Evolução para necrose local pode ocorrer no período de 7 a 12 dias.

- Lesão incaracterística: bolha de conteúdo seroso, edema, calor e rubor.
- Lesão sugestiva: enduração, bolhas, equimose, dor em queimação.
- Lesão característica: dor em queimação, lesões hemorrágicas focais, com áreas de isquemia de permeio (pálidas) e necrose.

A forma cutâneo-visceral ou hemolítica é rara (1 a 13%).[5,6] Está acompanhada de manifestações decorrentes de hemólise intravascular, podendo cursar com anemia, icterícia, hemorragia e hemoglobinúria. Além disso, petéquias, equimoses e coagulação intravascular disseminada (CIVD), e insuficiência renal também são descritas.

O Quadro 6 apresenta as características clínicas, laboratoriais e o tratamento, de acordo com a gravidade.

Quadro 6 Diagnóstico e manejo dos acidentes por aranha-marrom

Necrosantes	Leve	Moderado	Grave
Aranha-marrom (*Loxosceles spp.*)	• Aranha identificada. • Lesão incaracterística. • Sem alterações clínicas. • Sem alterações laboratoriais.	• Aranha identificada OU não. • Lesão sugestiva OU característica. • Sintomas sistêmicos como *rash*, cefaleia e mal-estar.	Lesão característica e alterações clínico-laboratoriais de hemólise intravascular
Achados laboratoriais	Leucocitose, neutrofilia, anemia, plaquetopenia, reticulocitose, hiperbilirrubinemia indireta, aumento do potássio, creatinina e ureia.		

Tratamento	• Observação por 72 horas.
	• Analgesia e compressa fria no local.
		• Antibióticos, se houver sinais de infecção secundária.
		• Troca diária do curativo.
		• Sintomas sistêmicos:
		  • Internar.
		  • Colher hemograma, coagulograma e urina.
		  • Hidratação .
		  • Prednisona (1 mg/kg/dia por 5 dias).
		  • SAA 5 ampolas (moderado).
		  • SAA 10 ampolas (grave).	

SAA: soro antiaracnídico.
Fonte: adaptado de Oliveira et al., 2018.[3]

DESAFIOS ATUAIS

- Estimular a notificação de eventos.
- Atentar para acidentes com animais peçonhentos como diagnóstico diferencial na emergência.
- Facilitar o acesso aos soros antipeçonha nas unidades de saúde.

ORIENTAÇÕES AOS PAIS

Após o acidente:

- Tranquilizar a criança.
- Lavar a lesão copiosamente com água corrente ou soro fisiológico 0,9%.

- Roupas apertadas, relógios e joias devem ser retirados.
- Manter o segmento acometido elevado e estendido para facilitar a drenagem postural.
- Torniquetes, gelo, choque elétrico, incisão e sucção devem ser evitados, pois se mostraram prejudiciais.

MORDEDURAS

Aspectos epidemiológicos

Cachorros e gatos são os principais animais envolvidos, respondendo respectivamente por 80 a 90% e 5 a 15% dos casos de mordeduras registrados nos EUA.[1] A maioria dos acidentes ocorre nas proximidades das residências, com quase a totalidade dos ataques envolvendo animais conhecidos pelas crianças.

Há poucos dados referentes a mordeduras humanas em pacientes pediátricos, porém sabe-se que pré-escolares e escolares são mais suscetíveis, principalmente no ambiente escolar.

Propedêutica

Anamnese

As informações relacionadas à mordedura devem ser coletadas com o acompanhante. Atentar para as circunstâncias do acidente, como espécie do animal envolvido, sua procedência (doméstico ou selvagem) e se o ataque foi provocado ou não. Também é importante se inteirar sobre o *status* da criança em relação à vacina antitetânica, e do animal em relação à vacina antirrábica.

Exame físico

É importante realizar uma avaliação detalhada da ferida, observando número, tamanho e tipo de ferimentos sofridos, além das regiões acometidas e de sua integridade. Buscar a presença de algum corpo estranho no local e evidências precoces de infecção.

Atentar sempre para a presença de sintomas neurológicos agudos, principalmente relacionados à encefalite, na possibilidade de transmissão do vírus da raiva humana.

Tratamento

A ferida deve, primeiramente, ser limpa. Uma vez realizada anestesia local, irriga-se o ferimento com grandes quantidades de salina estéril, sempre sob baixa pressão. Retiram-se tecidos desvitalizados, e todas as regiões edemaciadas devem ser drenadas.

As feridas infectadas e/ou que se deram há mais de 24 horas não devem ser suturadas, porém não há consenso sobre o fechamento de ferimentos sem infecção ou ocorridos há menos de 8 horas. Também há poucas evidências sobre o benefício de ser realizada profilaxia antibiótica para essas lesões.[1]

A maioria das infecções resultantes de mordeduras é polimicrobiana. A cobertura antibiótica deve levar em consideração as bactérias que colonizam a cavidade oral do animal agressor e, em menor grau, a pele da vítima. Amoxicilina + clavulanato de potássio é atualmente o esquema de escolha tanto para ferimentos provocados por mordeduras animais como humanas. Sua via de administração, oral ou parenteral, deve levar em consideração o *status* clínico do paciente e a gravidade do acidente. Para pacientes alérgicos, sugere-se a substituição por clindamicina associada a sulfametoxazol + trimetoprima.

Considerando o *status* vacinal da vítima, avalia-se a indicação de atualização da vacinação antitetânica e a aplicação de soro antitetânico, devido ao risco (ainda que pequeno) de transmissão de tétano via mordeduras.

É importante atentar para a necessidade da profilaxia da raiva humana, não havendo contraindicação específica, em virtude da gravidade e letalidade da doença. Atualmente, sua indicação depende apenas do animal agressor.[9] Cães e gatos sem sinais sugestivos de raiva e passíveis de observação por 10 dias são considerados de baixo risco; ao contrário, todos os animais silvestres são classificados como alto risco. Não há indicação de profilaxia em caso de acidentes com roedores.

A profilaxia pós-exposição é feita por meio de vacinas e soro antirrábico (Quadro 7), disponibilizados gratuitamente em unidades básicas de saúde específicas e centros de referência, respectivamente.

Quadro 7 Profilaxia de raiva pós-exposição

	Profilaxia pós-exposição de raiva humana		
	Animal agressor		
Tipo de exposição	Gato ou cão observável e sem sinais/sintomas de raiva	Gato ou cão não observável ou com sinais/sintomas de raiva	Animais silvestres (inclusive domesticados)
Contato indireto Lambedura ou contato com secreções em pele íntegra.	• Lavar com água e sabão. • Não está indicada profilaxia.		

(continua)

Quadro 7 Profilaxia de raiva pós-exposição (*continuação*)

<table>
<tr><th colspan="4">Profilaxia pós-exposição de raiva humana</th></tr>
<tr><th rowspan="2">Tipo de exposição</th><th colspan="3">Animal agressor</th></tr>
<tr><th>Gato ou cão observável e sem sinais/sintomas de raiva</th><th>Gato ou cão não observável ou com sinais/sintomas de raiva</th><th>Animais silvestres (inclusive domesticados)</th></tr>
<tr><td>Leve
Ferimento superficial em tronco ou membros (exceto mãos e pés) e lambedura de lesões superficiais.</td><td>• Lavar com água e sabão.
• Não indicada profilaxia.
• Se o animal desaparecer, morrer ou apresentar sinais de raiva: profilaxia com vacina nos dias 0, 3, 7 e 14.</td><td>• Lavar com água e sabão.
• Profilaxia: vacina nos dias 0, 3, 7 e 14.</td><td rowspan="2">• Lavar com água e sabão.
• Profilaxia: vacina nos dias 0, 3, 7 e 14 e soro.</td></tr>
<tr><td>Grave
Ferimento em mucosas, cabeça, mãos e/ou pés; ferimentos múltiplos ou extensos; ferimentos profundos; lambeduras em lesões em mucosas ou puntiformes; qualquer ferimento por animal silvestre.</td><td>• Lavar com água e sabão.
• Não indicada profilaxia.
• Se o animal desaparecer, morrer ou apresentar sinais de raiva, indicada profilaxia com vacina nos dias 0, 3, 7 e 14 e soro.</td><td>• Lavar com água e sabão.
• Indicada profilaxia com vacina nos dias 0, 3, 7 e 14 e soro.</td></tr>
</table>

Fonte: adaptado de Ministério da Saúde, 2022.[9]

DESAFIOS ATUAIS

- Estimular a notificação de eventos.
- Difundir o protocolo de mordedura para ciência dos profissionais de saúde.
- Orientar a população em situações de emergência pós-mordedura.

ORIENTAÇÕES AOS PAIS

A prevenção é o pilar mais importante na abordagem de feridas por mordeduras.

Em relação a acidentes provocados por humanos, a principal medida diz respeito à boa supervisão das crianças em creches e escolas. No caso de acidentes com animais, o aconselhamento dos pais sobre medidas preventivas deve fazer parte das consultas de rotina da criança. A aquisição de um animal doméstico tem que ser bem planejada, avaliando as condições de cuidado com o animal e comportamentos característicos de cada raça. Animais exóticos não devem ser adquiridos como de estimação. Crianças precisam ser sempre supervisionadas e ensinadas sobre o respeito ao animal, evitando comportamentos de risco, como se aproximar de animais desconhecidos ou realizar brincadeiras agressivas com animais de estimação.

Em caso de acidentes, procurar rapidamente atendimento em unidade de saúde para que as condutas necessárias sejam adotadas.

✓ CONCLUSÃO

Acidentes por animais peçonhentos e mordeduras são eventos de grande importância clínica, pois podem levar à morbidade e mortalidade de suas vítimas se não forem devidamente reconhecidos e tratados. Em se tratando de acidentes preveníveis, torna-se ainda mais importante instituir medidas de prevenção, reduzindo também suas consequências. Nesse sentido, é imprescindível o esforço conjunto da sociedade, família e equipe de saúde, não somente pela notificação dos casos como pela precaução e atuação imediata nos casos identificados.

REFERÊNCIAS BIBLIOGRÁFICAS

1. Kliegman RM, Stanton BF, St Geme III JW, Schor NF, Behrman RE. Nelson: Tratado de pediatria. 20.ed. v.2. Rio de Janeiro: Elsevier; 2017.
2. Sociedade de Pediatria de São Paulo. Departamento Científico de Urgência e Emergência da SPSP. Fraga AMA, Belluomini F, Peixoto AO (relatores). Conduta em acidentes com animais peçonhentos. Documento Científico. 9 de novembro de 2020.
3. Oliveira ATAL, Sousa AFPB, Alcantara ICL, Miranda ITN, Marques RB. Acidentes com animais peçonhentos no Brasil: revisão de literatura. Rev. 2018;11(3). Disponível: http://autores.revistarevinter.com.br/index.php?journal=toxicologia&page=article&op=view&path[]=389. Acesso em: 06 fev. 2023.
4. Machado C. Um panorama dos acidentes por animais peçonhentos no Brasil. J Health NPEPS. 2016;1(1):1-3.
5. Brasil. Ministério da Saúde. Fundação Nacional de Saúde. Manual de diagnóstico e tratamento de acidentes por animais peçonhentos. 2.ed. 2001.
6. Ministério da Saúde. Guia de vigilância em saúde. 5.ed. Brasília: Departamento de Articulação Estratégica de Vigilância em Saúde; 2021.
7. Azevedo-Marques MM, Cupo P, Hering SE. Acidentes por animais peçonhentos: serpentes peçonhentas. Medicina (Ribeirão Preto). 2003 Dec 30;36(2/4):480-9.
8. Cupo P, Azevedo-Marques MM, Hering SE. Acidentes por animais peçonhentos: escorpiões e aranhas. Medicina (Ribeirão Preto). 2003 Dec 30;36(2/4):490-7.
9. Brasil. Ministério da Saúde. Secretaria de Vigilância em Saúde. Departamento de Imunizações e Doenças Transmissíveis. Nota Técnica n. 8/2022-CGZV/DEIDT/SVS/MS. 10 de março de 2022.

INTOXICAÇÕES EXÓGENAS

Lucas Garcia Marcelino
Cássia Freire Vaz

OBJETIVOS

- ✓ Entender a prevalência e a importância das intoxicações exógenas na emergência pediátrica.
- ✓ Identificar as principais síndromes tóxicas e suas etiologias.
- ✓ Orientar o pediatra em relação ao tratamento de suporte e específico.

INTRODUÇÃO

As intoxicações exógenas são agravos de notificação compulsória e constituem causa importante de morbimortalidade pediátrica, participando do cenário comum de serviços de emergência. São definidas como os processos patológicos oriundos da exposição a determinadas substâncias encontradas de forma isolada (medicamentos, domissanitários etc.) ou no próprio meio ambiente (ar, água, animais peçonhentos etc.).

ASPECTOS EPIDEMIOLÓGICOS

A partir de dados de 2017, em sua última atualização, o Sistema Nacional de Informações Tóxico-Farmacológicas (SINITOX) contabilizou 76.115 casos de Intoxicação Humana, em que a população pediátrica participava com 25.426 registros, aproximadamente 33% dos casos notificados. Em termos de comparação, nos EUA a intoxicação em crianças chega a 58% dos casos.[1,2]

Infelizmente as intoxicações nessa faixa etária parecem ocorrer principalmente em ambiente domiciliar, e o aumento das intoxicações por drogas de abuso ocorre aos 15 anos, o que torna essencial na puericultura a abordagem sobre segurança em casa e sobre drogas. A pandemia da Covid-19 deu nova dimensão a esse agravo, dado o aumento dos atendimentos durante o período de isolamento, o que mostra a necessidade de investir em uma casa segura.[1,3]

Nos últimos anos atenta-se ao fato de esses eventos de agravo estarem cada vez mais subnotificados devido à baixa participação dos Centros de Informação e Assistência Toxicológica (CIAT) nesses levantamentos, podendo o número real estar subestimado.

PROPEDÊUTICA

A anamnese é fundamental para a investigação diagnóstica. Os responsáveis devem ser questionados sobre a possibilidade de acesso a substâncias tóxicas pela criança, o uso de medicamentos contínuos pelo paciente e/ou familiares, o modo de armazenamento destes e a possibilidade de troca em relação à caixa e/ou frasco originais. Em situações nas quais a intoxicação é conhecida, informações como a forma e a intensidade da exposição ao agente tóxico, o intervalo de tempo entre o evento e o atendimento inicial no serviço de emergência e as intervenções porventura realizadas por outras pessoas antes desse momento são essenciais para a condução do caso.[4,5]

A anamnese geralmente é dificultada pela condição da criança e a situação emocional de seu acompanhante. Outro ponto importante são as situações de culpabilização entre os familiares ou da equipe de saúde em relação aos pais. Mesmo que a negligência seja identificada e seja necessária a notificação ao Conselho Tutelar, na abordagem inicial do paciente esse assunto não deve ser comentado, pois pode dificultar a relação com a família e a obtenção de respostas que ajudarão na intervenção inicial do paciente.

O primeiro passo da abordagem de pacientes com história ou com alta suspeição de intoxicação é identificar de imediato se há risco de morte iminente e quais são as intervenções necessárias. As principais alterações clínicas primeiramente notadas em geral se reservam às alterações do sistema respiratório, circulatório e neurológicas, variando de acordo com o evento tóxico.[4] O exame físico cuidadoso e detalhado é essencial para a identificação de agentes tóxicos (AT) não relatados e das síndromes tóxicas.

A suspeição de intoxicação exógena aumenta com alguns fatores de risco: sexo masculino, estado mental alterado, idade inferior a 5 anos, início súbito, quadro clínico estranho e complexo, famílias com baixo nível de instrução e baixa renda, dentre outros.[4]

DIAGNÓSTICO

As síndromes tóxicas ou toxíndromes são um conjunto de sinais e sintomas decorrentes da exposição a um grupo de substâncias químicas em doses tóxicas. O reconhecimento precoce dessas síndromes auxilia na identificação do agente causador, possibilitando terapia específica. Estão demonstradas no Quadro 1 as síndromes tóxicas e suas manifestações clínicas, assim como os principais agentes relacionados a cada uma.

Exames laboratoriais para identificação do AT são pouco relevantes no cenário da emergência, considerando a escassez de métodos disponíveis para detecção do agente e os resultados demorados, que não devem ser esperados para postergar o tratamento inicial, salvo exceções, como na ingestão de paracetamol, salicilatos, etanol, ferro e lítio, quando essa informação pode ser benéfica para avaliação posterior do paciente.

A evolução clínica deve indicar a realização de exames complementares (eletrocardiograma, glicemia, gasometria e eletrólitos, hepatograma, função renal e coagulograma).[6]

Quadro 1 Manifestações clínicas das síndromes tóxicas e principais agentes tóxicos envolvidos

Síndrome	Quadro clínico	Principais agentes
Anticolinérgica	Boca seca, desorientação, hipertermia, íleo paralítico, midríase, rubor facial, taquicardia.	Anti-histamínicos, antidepressivos tricíclicos, antiespasmódicos, antiparkinsonianos, atropina, midriáticos.
Anticolinesterásica	Bradicardia, fibrilações e miofasciculações, lacrimejamento, sialorreia, sudorese, miose.	Inseticidas carbamatos, organofosforados, fisostigmina.
Depressiva	Cianose, coma, torpor, sonolência, depressão respiratória, hiporreflexia, hipotensão.	Barbitúricos, benzodiazepínicos, etanol.
Extrapiramidal	Distonia orofacial, distúrbios do equilíbrio e do movimento, hipertonia, mioclonias, opistótono, parkinsonismo, trismo.	Butirofenonas, fenciclidina, fenotiazínicos, lítio.
Metemoglobinêmica	Cianose, confusão mental, depressão neurológica.	Acetanilida, azul de metileno, dapsona, doxorrubicina, fenazopiridina, nitritos, nitrofurantoína, piridina, sulfametoxazol, sulfonas.
Narcótica	Bradicardia, depressão respiratória, depressão neurológica, hipotensão, hiporreflexia, miose	Derivados opiáceos, loperamida, difenoxilato.
Simpatomimética	Distúrbios psíquicos, hiper-reflexia, hipertensão, hipertermia, midríase, sudorese.	Anfetaminas, cocaína, cafeína, descongestionantes nasais, teofilina.

Fonte: adaptado de Schvartsman, 2018.[7]

TRATAMENTO

O manejo da vítima de intoxicação exógena consiste na estabilização inicial e em intervenções para descontaminação e eliminação do AT, além de terapêutica específica com antídotos ou antagonistas, se indicado.

Estabilização

As intervenções visam prioritariamente à manutenção da permeabilidade das vias aéreas (A) e à respiração (B), garantindo a correção de distúrbios como acidose, hipoxemia e prevenção de eventos como a broncoaspiração. O paciente deve ter oximetria de pulso e, se necessário, oxigênio suplementar.

Verificar a circulação (C) com monitorização cardíaca, pressão arterial e perfusão capilar, independentemente de o paciente apresentar sinais de instabilidade hemodinâmica, potencial risco de deterioração ou não. Esses dados são essenciais para uma avaliação precisa. Sempre que possível, realizar um eletrocardiograma. Deve ser garantido um acesso venoso sempre, mesmo que no momento inicial da intervenção o paciente apresente estabilidade hemodinâmica.

Prosseguir com avaliação neurológica sucinta (D) e exposição da pele (E), avaliando o aspecto e possíveis achados que possam nortear o manejo clínico, não esquecendo de descrever em prontuário esses dados com frequência.[5,8]

Descontaminação

Conjunto de medidas que visa à remoção do AT, diminuindo sua absorção. As principais vias de exposição aguda humana são digestiva, cutânea, percutânea e respiratória, e a descontaminação é direcionada de acordo com essas vias.[5] Na população pediátrica a via digestiva é mais frequente, e a descontaminação gastrointestinal é atualmente um procedimento restrito, apesar de extensamente utilizada por décadas.[4]

A lavagem gástrica (LG) não está indicada rotineiramente, reservando-se às vítimas admitidas na emergência até 1 hora após a ingestão de substâncias extremamente tóxicas e/ou medicamentos não adsorvidos pelo carvão ativado (CA), como o lítio e o ferro. É contraindicada em pacientes com rebaixamento da consciência, na ingestão de substâncias corrosivas (cáusticos), hidrocarbonetos.

A LG consiste na infusão de soro fisiológico (SF) por sonda nasogástrica ou orogástrica, seguida de aspiração. Recomenda-se o uso de sondas de maior calibre (crianças: 10 a 14), mantendo o paciente em decúbito lateral esquerdo. O volume recomendado a ser infundido por vez em crianças é de 10 mL de SF por quilograma de peso, e, em adolescentes, 250 mL de SF. O volume total varia de acordo com a faixa etária:

- 0,5 L em recém-nascidos.
- 2 a 3 L em lactentes.
- 4 a 5 L em escolares.
- 6 a 8 L em adolescentes.

A LG é finalizada quando a infusão alcança o volume total preconizado para a idade ou se o retorno tem aspecto límpido.[9]

O CA tem alto poder adsorvente, prevenindo a absorção do AT. O CA não se liga a metais pesados (mercúrio, ferro, zinco), eletrólitos, lítio, álcalis e álcool, não sendo indicado nesses AT. A dose de CA é de 1 g/kg, em suspensão com água potável ou SF na proporção de 4 a 8 mL/g. O CA está contraindicado na ingestão de corrosivos, álcool, hidrocarbonetos e na suspeita de obstrução e/ou perfuração intestinal. Seu uso ótimo é dentro de 1 hora da ingestão.[6,9]

O uso de laxantes após intoxicação não é recomendado. A irrigação intestinal com polietilenoglicol (PEG) deve ser considerada em doses potencialmente tóxicas de medicamentos com revestimento entérico ou mal adsorvidos pelo CA. Na população pediátrica, utiliza-se o volume de 25 mL/kg/hora até 500 mL/hora e, em adolescentes, até 1.000 mL/hora.[7]

A "descontaminação respiratória" é indicada em intoxicações por aspiração ou inalação. Consiste, depois de estabelecida a segurança do socorrista, em remover a vítima do ambiente da exposição e, na maioria dos casos, em remover suas roupas. Nas intoxicações por via mucosa ou cutânea é indicada a lavagem exaustiva com água corrente e busca ativa por sítios de depósito (cabelos, orelhas, região periungueal, axilar, umbilical e genital) do AT.[6]

Eliminação

Está indicada na falência de órgãos ou instabilidade hemodinâmica, a despeito das medidas de suporte realizadas. Consiste na excreção do tóxico, já absorvido pelo organismo, de forma mais rápida e/ou intensa.

A alcalinização urinária dificulta a passagem de AT ácidos através de membranas biológicas, aumentando sua excreção. Realizada com administração de bicarbonato de sódio (1 a 2 mEq/kg – intravenoso [IV], em 3 a 4 horas) com controle horário do pH urinário (meta: $\geq$ 7,5). Indicada na intoxicação por fenobarbital, salicilatos e antidepressivos tricíclicos. A diurese forçada realizada com hiperidratação (20 a 30% acima da necessidade hídrica diária), seguida do diurético, como a furosemida (1 a 3 mg/kg via oral [VO], ou 0,5 a 1 mg/kg, IV), objetiva maior excreção de AT de eliminação renal, por meio do aumento do débito urinário. Em ambas as medidas, deve-se atentar para o acompanhamento do nível sérico dos eletrólitos, especialmente do potássio.[7]

Hemodiálise, diálise peritoneal, infiltração e oxigenação por membrana extracorpórea (ECMO, do inglês *Extracorporeal Membrane Oxygenation*) visam à eliminação do AT através de membranas dialisadoras. Indicadas em situações de exposição a altas doses de AT com risco de morte ou falha das outras medidas de descontaminação e eliminação.[6]

Antídotos/antagonistas

Agem neutralizando ou concorrendo com ações e ligações dos AT. Preferencialmente, o médico deve consultar o CIAT antes de aplicar um antídoto. Os principais antídotos/antagonistas estão contemplados no Quadro 2.

Quadro 2 Antídotos/antagonistas e indicações de uso

Antídotos/ antagonistas	Indicação	Dose
Atropina	Organofosforados e carbamatos (chumbinho)	IV: 0,01-0,05 mg/kg, repetida em intervalos entre 20-30 minutos até a resolução do quadro ou sinais de intoxicação atropínica.
Azul de metileno	Metemoglobinemia > 30%; anilina, anestésicos locais, clorados, naftalina, nitritos, nitratos, metoclopramida, quinolonas	• IV: 1-2 mg/kg (0,1-0,2 mL/kg) de uma solução a 1% em 5 minutos. • Repetir a cada 6-8 horas, se necessário.
Bicarbonato de sódio	Antidepressivos tricíclicos, cocaína, salicilatos	• IV: 1-2 mEq/kg em bolus. • Repetir até a melhora do intervalo QRS < 100 ms e/ou sem evidências de taquiarritmia, titulando doses necessárias, objetivando pH sérico máximo de 7,55
Biperideno	Sintomas extrapiramidais por neurolépticos (fenotiazinas, haloperidol), metoclopramida e bromoprida	IV: 0,06-0,1 mg/kg/dose 6/6 horas, lento
Deferoxamina	Sais de ferro	IV: 5-15 mg/kg/hora, máximo 6 g.
Etanol 10%	Metanol e etilenoglicol	IV ou VO: ataque 10 mg/kg; manutenção 1-2 mL/kg/hora.
Flumazenil	Benzodiazepínicos	IV: 0,01-0,02 mg/kg, máximo 0,2-0,3 mg, em 15 segundos. A seguir, 0,01 mg/kg, máximo 0,1 mg a cada 1 minuto, até a dose máxima acumulada de 0,05 mg/kg ou 1 mg.

(continua)

Quadro 2 Antídotos/antagonistas e indicações de uso (*continuação*)

Antídotos/ antagonistas	Indicação	Dose
Glucagon	Betabloqueador	IV: 0,15 mg/kg em bolus seguido por 0,1 mg/kg/hora, titulando.
Gluconato de cálcio e cloreto de cálcio 10%	Bloqueador do canal de cálcio	• IV: gluconato de cálcio 10% 100-200 mg/kg. • Cloreto de cálcio a 10% – 20 a 30 mg/kg. • Repetir, se necessário.
Naloxona	Opioides	• IV: para RN e crianças até 20 kg: 0,1 mg/kg (máximo 2 mg). • Crianças com peso > 20 kg: mínimo 2 mg. • Pode ser administrado IM, SC ou via cânula de intubação.
N-acetilcisteína	Acetaminofeno	• VO: ataque – 140 mg/kg. • Manutenção – 70 mg/kg por 3 dias, de 4/4 horas. • IV: 150 mg/kg em 15 minutos, seguido de 50 mg/kg em 4 horas e 100 mg/kg em 16 horas.
Pralidoxima (Contrathion®)	Inseticidas organofosforados	• IV: 20-50 mg/kg para crianças (máximo 2.000 mg), seguida de infusão contínua de 10-20 mg/kg/hora, ou repetir ataque após 1 hora e a cada 10 a 12 horas. • Em adultos ou adolescentes: 1.000-2.000 mg, podendo ser repetida após 1 hora e a cada 10 a 12 horas após essa dose ou 8 mg/kg/hora em infusão contínua. • IM: 15 mg/kg, podendo ser repetida mais 2 vezes. • Deve ser usado em conjunto com a atropina.
Vitamina K1	Anticoagulantes (somente se houver alteração do TP ou sangramento ativo)	• IV: 0,03 mg/kg/dose OU • SC: 2-5 mg quando alteração do TP, e 5 mg em pacientes com sangramento ativo.

IM: intramuscular; IV: intravenoso; RN: recém-nascido; SC: subcutâneo; TP: tempo de protrombina; VO: via oral.
Fonte: adaptado de Schvartsman, 2018;[7] Hernandez e Torres, 2017.[9]

ORIENTAÇÕES AOS PAIS

É impreterível ao pediatra lembrar aos pais e responsáveis, sempre que oportuno, sobre rotinas de segurança e armazenamento de produtos tóxicos. Igualmente importante é estar atento para a possibilidade de intoxicação intencional e maus-tratos, devendo ser iniciados processos para assegurar a proteção da criança e as devidas providências legais.

O uso e abuso de substâncias na adolescência são comuns, e a hipótese de autoextermínio deve ser sempre questionada nessa idade, sendo a internação com atendimento multiprofissional e avaliação psiquiátrica imprescindíveis para a segurança do paciente. Nesse caso, a retirada da criança e/ou do adolescente da unidade de saúde deve ser notificada às autoridades cabíveis.

A possibilidade de eventos secundários à intoxicação requer atenção da equipe assistencial, principalmente em pacientes com rebaixamento do nível de consciência, quando pode haver broncoaspiração, traumatismo por possíveis quedas, violência sexual etc.

✓ CONCLUSÃO

As intoxicações exógenas devem estar na prioridade de hipóteses diagnósticas da criança que chega à emergência com quadro súbito inexplicável, alterações do nível de consciência, dos sistemas hemodinâmicos, respiratórios e/ou metabólicos. É mandatório o treinamento da equipe emergencista em realizar o suporte avançado à vida pediátrica, bem como que esteja apta a realizar no serviço uma descontaminação veloz e segura, necessária para impedir o avanço dramático da exposição ao agente tóxico.

REFERÊNCIAS BIBLIOGRÁFICAS

1. Fundação Oswaldo Cruz. Sistema Nacional de Informações Tóxico-Farmacológicas. Dados de intoxicação 2022.
2. Ross JA, Eldridge DL. Pediatric toxicology. Emerg Med Clin North Am. 2022;40(2):237-50.
3. Fernández-Lázaro JC, Moya-Gómez I, Trenchs-Sainz de la Maza V, Castany-Capdevila E, Luaces-Cubells C, Martínez-Sánchez L. Impact of lockdown on pediatric poisonings. Emergencias. 2022;34(1):75-7.
4. Schvartsman C, Schvartsman S. Intoxicações exógenas agudas. Jornal de Pediatria. 1999;75:244-50.
5. Frithsen IL, Simpson WM Jr. Recognition and management of acute medication poisoning. Am Fam Physician. 2010;81(3):316-23.
6. Paulis M. Intoxicações exógenas agudas. In: Sociedade Brasileira de Pediatria. Tratado de pediatria. 5.ed. v.1. Santana de Parnaíba: Manole; 2022. p.509-16.
7. Schvartsman C. Intoxicações exógenas. In: Schvartsman BGS, Maluf Jr PT, Carneiro-Sampaio M (eds.). Pronto-socorro (Coleção Pediatria do Instituto da Criança do HCFMUSP). 3.ed. São Paulo: Manole; 2018. p.237-47.
8. Topjian AA, Raymond TT, Atkins D, Chan M, Duff JP, Joyner BL, et al. Part 4: Pediatric basic and advanced life support: 2020 American Heart Association guidelines for cardiopulmonary resuscitation and emergency cardiovascular care. Circulation. 2020;142(16_Suppl_2).
9. Hernandez EMM, Rodrigues RMR, Torres TM. Manual de toxicologia clínica: orientações para assistência e vigilância das intoxicações agudas. São Paulo: Secretaria Municipal da Saúde; 2017.

60

VIOLÊNCIA CONTRA CRIANÇAS E ADOLESCENTES – ATENDIMENTO NAS SALAS DE EMERGÊNCIA

Anna Tereza Miranda Soares de Moura
Clarisse Pereira Dias Drumond Fortes
Katia Telles Nogueira

OBJETIVOS

✓ Revisar o conceito de violência.
✓ Discutir os principais tipos de violência que acometem a criança e o adolescente.
✓ Orientar o pediatra na abordagem e na condução clínica dos casos de violência nas salas de emergência.
✓ Identificar a rede de apoio e orientar a notificação.
✓ Promover a reflexão sobre o papel do pediatra na abordagem ampliada dos casos de violência contra crianças e adolescentes.

INTRODUÇÃO

O Brasil é signatário de documentos internacionais que protegem os direitos de crianças e adolescentes, e é possível observar amplo desenvolvimento de políticas públicas e até mesmo leis que visam garantir a proteção, bem como seu pleno desenvolvimento.

Os membros da Organização das Nações Unidas (ONU), mais uma vez incluindo o Brasil, adotaram em 2015 um plano de ação global direcionado aos principais problemas sociais, identificados como os Objetivos de Desenvolvimento Sustentável (ODS). Metas relacionadas à proteção da criança e do adolescente, à educação infantil e à redução das desigualdades estão contempladas, cabendo aqui ressaltar o ODS 16, que aponta para a promoção de sociedades pacíficas e inclusivas. Os dois primeiros itens desse tópico versam sobre a redução de todas as formas de violência, além de acabar com a exploração, o tráfico e a tortura contra crianças até 2030.

Os avanços foram muitos, mas as diferentes formas de exploração e violência contra a criança e o adolescente permanecem como um grave problema de saúde pública mundial.[1] No âmbito nacional, especial atenção merece ser dada ao Estatuto da Criança e do Adolescente (ECA), leitura fundamental para todos os profissionais que lidam com essas faixas etárias.[2]

A violência permanece com papel de destaque na origem dos agravos que mais acometem a população mundial. No ambiente urbano, familiar ou doméstico, a violência e os acidentes atualmente compreendem a principal causa de óbito entre a parcela mais jovem da população.

Ainda existe grande dificuldade em dimensionar a magnitude dos desfechos desfavoráveis relacionados à morbidade da violência, uma vez que é difícil quantificar traumas emocionais, rupturas familiares, além de sentimentos como o medo e a vergonha vivenciados pelas vítimas.

A violência é considerada um fenômeno complexo e multicausal, decorrente da interação entre fatores de vulnerabilidade e de proteção presentes nos indivíduos envolvidos (vítimas e autores), nas relações mais próximas que estabelecem entre si, nas comunidades onde vivem e na sociedade na qual estão inseridos (com sua cultura, seus valores e suas leis).

A Organização Mundial da Saúde (OMS) publicou há mais de 20 anos um importante relatório em que sugere uma abordagem explicativa multidimensional para a ocorrência dos casos. Conhecido como modelo ecológico (Figura 1), permanece até hoje sendo amplamente utilizado para sua melhor compreensão. Em cada uma das dimensões ilustradas seria possível identificar os fatores que podem contribuir para a violência e aqueles que podem minimizar sua ocorrên-

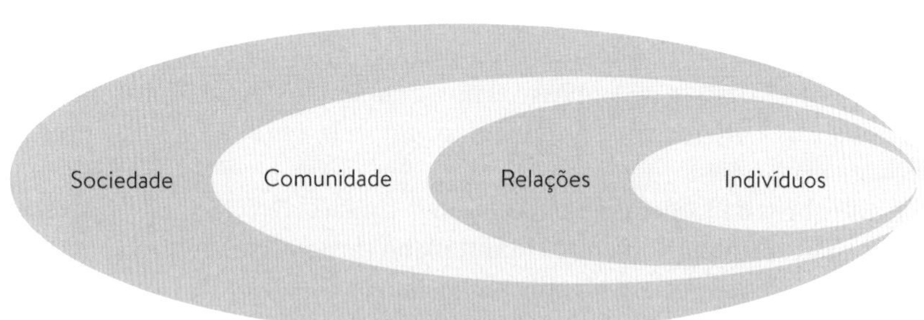

Figura 1 Modelo ecológico. Organização Mundial da Saúde.
Fonte: Krug et al., 2002.[3]

cia. No caso daquela que acomete crianças e adolescentes, caberia ao pediatra a identificação desses elementos, atuando para prevenir a ocorrência de seus desfechos e para promover a cultura de bons tratos.[3]

É sabido que a criança é vítima preferencial da violência que ocorre dentro de casa, perpetrada na maioria das vezes por familiares e cuidadores bem próximos. Para os adolescentes, a dinâmica é bastante distinta, com situações vivenciadas fora de casa e envolvendo estranhos, ou incluindo seus pares. Vale ressaltar que, independentemente do local de sua ocorrência, os casos chegam aos ambulatórios, policlínicas, serviços de urgência e emergência, enfim, aos diferentes níveis da rede de atenção à saúde. O ideal seria atuar na identificação das condições que ampliam a vulnerabilidade nessas faixas etárias, evitando que a violência ocorra ou impedindo sua perpetuação e o aparecimento de consequências como doenças físicas e mentais crônicas, dependência de drogas, situação econômica desfavorável, exclusão social e vitimização adicional.[4]

Durante a anamnese surgem oportunidades para discorrer sobre os métodos de disciplina utilizados pelos pais ou cuidadores, o uso de castigo corporal ou outras práticas de disciplina violenta, a presença de estresse decorrente de questões de ordem socioeconômica, o número elevado de filhos e a violência entre outros membros da família.

A ocorrência de situações de violência envolve ainda o uso de álcool (eventual, leve e moderado) e a violência entre o casal, também chamada de violência íntima. Ao assistir à violência que ocorre entre seus pais ou principais cuidadores, crianças e adolescentes vivenciam sentimentos negativos que se assemelham aos experimentados quando são as vítimas diretas.

A revelação dos casos durante os atendimentos se mostra desafiante, pois, além das questões de intimidade e hierarquia social, existem as dificuldades de comunicação próprias dessa faixa etária, e a violência contra a criança costuma estar envolta em um muro de silêncio. Nos casos cujas vítimas são adolescentes, a dificuldade também é grande em especial pela ausência regular dessa faixa etária nos ambulatórios e consultas de rotina.[5]

ASPECTOS EPIDEMIOLÓGICOS

Documento publicado pelo UNICEF em outubro de 2021 afirma que entre 2016 e 2020 foram identificadas 34.918 mortes violentas intencionais de crianças e adolescentes brasileiros, sendo a grande maioria (91%) desse grupo entre a faixa etária de 15 a 19 anos.[6] São dados relacionados somente aos casos de violência seguidos de morte, expressando a realidade daqueles mais graves. Se pensarmos nos casos de negligência, violência psicológica e nos casos de violências física e sexual não seguidas de morte, esse número deve aumentar assustadoramente.

Um tópico importante que também costuma ser negligenciado pela equipe de saúde se refere à necessidade de notificação dos casos – suspeitos ou confirmados. Essa ação permite a ampliação dos setores envolvidos, o que na maioria das vezes envolve necessidades que vão além daquelas oferecidas no âmbito da saúde. Mesmo se a família não quiser ou não aceitar a notificação, o profissional de saúde deverá informá-la de que irá notificar o caso aos órgãos competentes.

Em casos de suspeita ou confirmação de violência contra crianças e adolescentes, a notificação é obrigatória e deve ser feita em três vias (uma para o Conselho Tutelar, outra encaminhada à Secretaria de Saúde e a terceira para a própria instituição), sem prejuízo de outras providências legais.[2]

Mesmo assim, os médicos e pediatras relutam em notificar por causa do medo de estarem errados, da falta de confiança de que a notificação traria reais benefícios à vítima e a suas famílias e do possível confronto com os pais. Durante os atendimentos nas salas de emergência, as proporções estimadas de casos perdidos são ainda maiores por conta da dinâmica própria desses serviços, e podem variar de 10% até cerca de 60%.[7]

TIPOLOGIA DA VIOLÊNCIA CONTRA CRIANÇAS E ADOLESCENTES

A OMS divide a violência em três grandes grupos.[3]

1. Violência autoinfligida: o indivíduo é quem inflige dano a si mesmo, seja por meio de comportamento suicida (levando ou não ao óbito), seja por autoagressão ou automutilação.
2. Violência interpessoal: dividida em violência doméstica, quando o(s) autor(es) é(são) familiar(es) ou cuidador(es) e a violência se dá dentro de casa; e violência na comunidade, quando as pessoas relacionadas ao evento não mantêm relação pessoal entre si.
3. Violência coletiva: envolve as esferas social, política e econômica, sendo realizada por grandes grupos ou países. A violência sofrida em um ato de guerra é um exemplo dessa categoria tipológica.

Este capítulo discorre essencialmente sobre a violência interpessoal, tipologia que afeta crianças e adolescentes e é responsável por desfechos de curto, médio e longo prazo. Entretanto, qualquer tipo de violência tem grande potencial de dano à integridade física e mental nessas faixas etárias, merecendo plenos esforços por parte de toda a comunidade e do governo para sua erradicação. Vale aqui ressaltar que os serviços de saúde permanecem como locais propícios para a detecção e a abordagem dos casos e suas consequências.

Atos violentos podem ser classificados em grupos:[3,8]

1. **Físicos:** infligidos com o uso da força ou por omissão intencional, objetivando ferir ou causar dor ou dano. Exemplos: chutar, bater, empurrar, queimar, mutilar. Inclui atos relacionados ao castigo corporal.
2. **Sexuais:** envolver a criança ou adolescente em ato ou jogo sexual, com ou sem penetração, com o objetivo de obtenção de prazer ao agressor, que necessariamente é psicoemocionalmente mais maduro que a vítima. Exemplos: *voyeurismo*, estupro, exibicionismo.
3. **Psicológicos:** ações que ameaçam a autoestima e a segurança psicológica da criança ou do adolescente. Exemplos: depreciação, falta de reciprocidade emocional (ignorar), isolamento, alienação parental.
4. **Relacionados ao abandono e à privação (negligência):** faltar com as necessidades básicas e de direito da criança e adolescente intencionalmente. Exemplos: falta de cuidados pessoais, ausência de atenção médica (vacinação incompleta, obesidade, desnutrição), evasão escolar.

ABORDAGEM E CONDUÇÃO CLÍNICA NAS SALAS DE EMERGÊNCIA

Tanto as consequências diretas das lesões físicas decorrentes da violência quanto os efeitos adversos de médio e longo prazos no desenvolvimento, saúde mental e envolvimento posterior em comportamentos violentos ou criminosos justificam o diagnóstico adequado nas emergências hospitalares. No entanto, a violência permanece subnotificada pelos profissionais, principalmente devido a seu não reconhecimento. As múltiplas apresentações clínicas podem chegar a qualquer serviço da rede, mas as salas de emergência merecem especial atenção, consideradas um local propício à suspeição, detecção e primeira abordagem das vítimas.

Durante os atendimentos podem surgir oportunidades privilegiadas para observação de lesões corporais agudas, sem motivos plausíveis que as justifiquem. Ao oferecer assistência em plantões de 24 horas, as equipes podem observar situações de estresse e conflito familiar. Vale ressaltar que esses atendimentos podem representar o único contato das vítimas com o setor de saúde, mesmo quando a violência não é a queixa principal relatada por ocasião da consulta de emergência.[9]

Durante a anamnese direcionada ao entendimento da ocorrência, é comum observar relatos contraditórios entre os familiares envolvidos. O relativo anonimato durante o atendimento, considerando que a família não conhece a equipe de saúde e vice-versa, pode criar um ambiente propício para a revelação de situações de conflito.

As lesões causadas por maus-tratos atendidas nas salas de emergência representam os casos mais graves de violência, colocando as vítimas em maior risco de lesões subsequentes ou morte. Do ponto de vista da saúde pública, a identificação precoce permite que crianças, adolescentes e suas famílias recebam intervenção para prevenir novos episódios, reduzindo os custos não apenas para o indivíduo, mas para a família e a sociedade.[10]

Internacionalmente, vários instrumentos de diagnóstico ou estratégias para detecção de violência são utilizados nas salas de emergência, como listas de verificação, protocolos e sistemas de pontuação, englobando características como idade, tipo de lesão, frequência repetida ou histórico médico inconsistente com o quadro apresentado.[11] Apesar de muito utilizados em outros países, ainda não são realidade nos serviços de emergência nacionais. O Núcleo Estadual de Saúde para Prevenção e Atenção às Violências (Nespav) da Secretaria de Saúde do Estado do Rio de Janeiro elaborou um Protocolo com o objetivo de consolidar um espaço de discussão entre as equipes dos equipamentos de saúde da rede estadual. O documento aponta que, para a melhoria do cuidado e da atenção prestada às pessoas em situação de violência acolhidas nos serviços, é preciso orientar e auxiliar não apenas os profissionais técnicos, mas os gestores e diretores das unidades, organizando o fluxo e as responsabilidades de cada categoria.[12] A seguir estão dispostas algumas orientações a serem realizadas pelas equipes.

- Priorizar o atendimento pela **classificação de risco**.
- Disponibilizar o fornecimento de medicamentos para **profilaxia de infecções sexualmente transmissíveis (IST)/vírus da imunodeficiência humana (HIV)** e contracepção de emergência, sempre que necessário.
- Orientar sobre o direito ao **aborto legal**, considerando a possibilidade de que a violência resulte em gravidez não desejada, e encaminhar para os serviços especializados (conforme o fluxo de atendimento para aborto legal).
- Preencher a **Ficha de Notificação Individual de Violência Interpessoal/ Autoprovocada do Sistema de Informação de Agravos de Notificação do Ministério da Saúde (Sinan/MS)**, de forma conjunta (membros da equipe multiprofissional), em caso de suspeita ou confirmação de violência.

O pediatra precisa estar alerta durante os atendimentos e diante da suspeita de ato violento e, sempre que possível, realizar a anamnese e o exame físico na presença de outros colegas e familiares ou responsáveis. É importante examinar a criança ou o adolescente cuidadosamente e despido, prestando atenção e registrando em prontuário quaisquer lesões, equimoses ou hematomas, além de identificar pontos dolorosos. No lactente, choro incoercível ao toque, principalmente se associado a alteração de mobilidade da região examinada, deve levantar a hipótese de fratura. O formato de lesões e marcas pode revelar a natureza do instrumento usado para o ato violento e deve ser anotado em prontuário. Também cabe ressaltar a observação do relacionamento da criança com seu responsável, se ela demonstra segurança, inquietude ou até mesmo medo durante os relatos.

As lesões físicas decorrentes de violência costumam se apresentar como trauma cranioencefálico (TCE) e trauma craniomaxilofacial.[12] Pela natureza violenta do evento, tomografia computadorizada (TC) de crânio deve ser fortemente considerada, principalmente se em lactentes ou na presença de alteração do estado de consciência / presença de sinais neurológicos, escore da Escala de Coma de Glasgow (ECG) menor que 14 ou fratura craniana palpável. No caso de TCE grave (com ECG < 9), a vítima deve ser encaminhada para exame de imagem e para atenção em unidade de tratamento intensivo pediátrico. O documento da Sociedade Brasileira de Pediatria (SBP) orienta o manejo clínico nesses casos. Recomendamos sua leitura na íntegra.[13]

Algumas situações podem ser especialmente desafiadoras para o pediatra em sala de emergência. A síndrome do bebê sacudido é uma delas. Acontece normalmente em lactentes jovens que, após serem vigorosa e violentamente sacudidos, sofrem lesão axional difusa, apresentando clinicamente tríade de hematoma intracraniano, hematomas retinianos e sinais de encefalopatia aguda (rebaixamento do estado de consciência, crises epilépticas de difícil controle). Trata-se de situação gravíssima, não raramente evoluindo para o óbito. Por se tratar de lesão por aceleração e desaceleração, não são esperadas marcas físicas externas, e frequentemente a história dos cuidadores é controversa.[14] Essa síndrome descrita na década de 1960 foi responsável pela primeira associação entre lesões físicas e a ocorrência de maus-tratos contra a criança, sendo referida como um marco importante na abordagem de casos.

Outra situação desafiadora é o transtorno factício imposto a outro (síndrome de Münchausen por procuração), quando há a presença de vários sinais e sintomas de difícil explicação, que na verdade foram provocados ou simulados por um cuidador (frequentemente a mãe). Dados na história que levam à suspeita da síndrome são: muitos sinais e sintomas dificilmente explicáveis, variados exames e procedimentos (muitas vezes invasivos) com resultados normais, insistência pelo cuidador na realização de extensa investigação, troca frequente de serviços médicos, com muita insatisfação do responsável em relação aos cuidados recebidos.[8] É considerada uma apresentação rara de violência física e requer abordagem especializada da mãe, que com frequência tem questões relacionadas à saúde mental.

A violência psicológica é provavelmente a mais comum e ao mesmo tempo a menos identificada e notificada. Ela coexiste com as violências de outras naturezas, como a negligência, a sexual e a física, e muitas vezes é a única infligida ao menor. Punições como não falar com a criança ou isolá-la são justificadas pelos pais como ações educativas, e são muitas vezes socialmente aceitas. Em crianças e adolescentes que apresentem enurese, distúrbios do sono, comportamento autoagressivo, incluindo o *cutting*, transtornos alimentares, ansiedade e depressão, a violência psicológica deve ser considerada na investigação dos casos que chegam aos serviços de emergência.

Importante ressaltar que diante da suspeita (e não somente da confirmação) de violência de qualquer natureza é dever do pediatra notificar as esferas competentes para acompanhamento e investigação.[2] Também, importante lembrar do nosso dever de proteger a criança ou adolescente, indicando internação hospitalar em situações de risco observadas nos atendimentos de urgência, mesmo que a queixa ou lesão por si sós não justifiquem a manutenção de seu paciente em ambiente hospitalar.

Por outro lado, é importante pensarmos em diagnósticos diferenciais na suspeita de violência. Por exemplo, devemos questionar a situação socioeconômica da família diante de situação que consideramos negligência. Infelizmente, desnutrição, evasão escolar e falta de cuidados médicos são frequentemente fruto de extrema miséria e não de falta de intenção da família em atender às necessidades de seus filhos. O Quadro 1 mostra importantes diagnósticos diferenciais de sinais dermatológicos nas lesões suspeitas de violência física e sexual.[15]

Quadro 1 Diagnósticos diferenciais dermatológicos de lesões suspeitas de violência na infância e na adolescência

Diagnósticos diferenciais das equimoses produzidas por violência
Mancha mongólica
Coagulopatia
Vasculite
Eritema pérnio
Colagenopatias
Fitofotodermatoses
Hemangiomas
Meningococcemia
Incontinência pigmentar
Neuroblastoma
Eritema multiforme
Parapsoríase multiforme
Pioderma gangrenoso
Eritema *marginatum*
Diagnósticos diferenciais de queimaduras produzidas por violência
Fitofotodermatose
Infecção bacteriana
Incontinência pigmentar
Doenças bolhosas
Linfangioma circunscrito

(continua)

Quadro 1 Diagnósticos diferenciais dermatológicos de lesões suspeitas de violência na infância e na adolescência (*continuação*)

Eritema pigmentar fixo
Ingestão de laxativos
Dermatite de contato/dermatite de fraldas
Diagnósticos diferenciais de violência sexual
Líquen escleroso
Vulvovaginites inespecíficas
Dermatite seborreica
Dermatite de contato
Dermatite atópica
Escabiose
Dermatite estreptocócica perianal
Anormalidades congênitas
Doenças bolhosas
Doença de Behçet
Prolapso uretral
Vulvite circunscrita plasmocitária
Doença de Crohn e neoplasias
Nevo epidérmico verrucoso inflamatório linear (nevil)
Doença de Kawasaki
Líquen plano
Psoríase invertida
Líquen simples crônico

Fonte: adaptado de Gondim et al., 2011.[15]

Entre as injúrias impetradas por adolescentes/jovens, destacam-se casos de autoagressão, tentativas de suicídio *e bullying* presencial ou virtual. Abordaremos aqui, de forma breve, o *cutting* e o suicídio.

O *cutting* é o ato de se autoferir ou provocar lesões de automutilação, em geral praticado solitariamente (80%), por sofrimento psíquico; pode ser um sintoma de alguns transtornos depressivos. Mais comum a partir dos 13 anos, tende a diminuir após os 20 anos, mas pode continuar ao longo da vida, se o indivíduo não for tratado. As lesões podem ser repetitivas, superficiais ou leves, sendo comum serem cortes, feridas puntiformes realizadas com objetos cortantes, perfurantes, em partes do corpo escondidas sob a roupa, mas também em qualquer região, como braços, pulsos e pernas.

Adolescentes costumam usar mangas longas para esconder as lesões, por isso devemos sempre examinar todo o corpo do adolescente ao chegar à emergência. As lesões podem ser moderadas ou graves, com extirpação de órgãos, podem acontecer em transtorno psicótico, obsessivo-compulsivo em intensa fase crítica; quando de forma estereotipada, repetitiva, costuma acontecer em pessoas com transtorno do espectro do autismo ou na síndrome de Tourette. Após o atendimento é mandatório o encaminhamento da família para acompanhamento pelo setor de saúde mental.[16]

Em relação ao suicídio, de acordo com a OMS, é um ato intencional de um indivíduo de qualquer idade para extinguir a própria vida. É uma questão muito importante na saúde pública no mundo. As regiões Sul e Centro-Oeste do Brasil apresentam as maiores taxas de suicídios registradas, sendo a ideação suicida a mais prevalente (17,1%), seguida da estruturação de planos (4,8%) e das tentativas de suicídio (2,8%). As tentativas de suicídio são mais significativas entre mulheres e jovens, e a intoxicação por medicamentos o método mais utilizado. A casa é o cenário mais frequente de suicídios (51%), seguido por hospitais (26%). Os principais meios utilizados por homens são enforcamento (58%), arma de fogo (17%) e envenenamento por pesticidas (5%). Entre as mulheres, são observados enforcamento (49%), seguido de fumaça/fogo (9%), precipitação de altura (6%), arma de fogo (6%) e envenenamento por pesticidas (5%).[17]

Destaque para o alerta de que tentativas de suicídio não são uma maneira de chamar a atenção, devendo ser acompanhadas durante a internação pela equipe interdisciplinar que inclua o profissional de saúde mental.[16,17]

DESAFIOS ATUAIS

Os pediatras que atuam nas salas de urgência e emergência exercem um papel fundamental na suspeita e conduta dos casos de violência, considerando a importância do acolhimento das vítimas e suas famílias, além de colaborar efetivamente para o estabelecimento das necessárias medidas de proteção. Apesar do ambiente agitado próprio desses serviços, existem singularidades ao longo dos atendimentos que facilitam sobremaneira a condução dos casos, que precisa contar com toda a equipe interdisciplinar envolvida.

Uma das principais adversidades vivenciadas se refere à abordagem na presença do perpetrador, que pode manipular os dados da história, dificultando a confirmação do caso. Cabe ressaltar que, mesmo em situações de suspeita da ocorrência da violência, a conduta permanece direcionada à organização de linha de cuidado ampliada, acionando a rede de proteção.[18]

Ao pediatra cabe estar atento às condições de maior vulnerabilidade, alertando e envolvendo seus companheiros de equipe. Apesar das orientações já dispostas no ECA,[2] a notificação de casos continua insatisfatória, levando ao menor dimensionamento da real ocorrência de casos. Essa seria mais uma ação importante, compartilhada entre os profissionais envolvidos e a gestão da unidade.

ORIENTAÇÕES AOS PAIS

A criança vítima de violência muitas vezes sente medo, vergonha e culpa pelo que aconteceu, sentindo-se merecedora de seu sofrimento. É necessário um olhar atento para poder identificar mudanças de comportamento, assim como incentivar um ambiente acolhedor e que promova a comunicação aberta entre toda a família.

A parentalidade positiva é um caminho promissor para criar ambientes acolhedores que possam privilegiar o desenvolvimento socioemocional de crianças e adolescentes, especialmente importante para aquelas com maior vulnerabilidade para a ocorrência de violência.[19]

✓ CONCLUSÃO

A abordagem do tema sobre a violência voltada à criança e ao adolescente necessita de esforço e conhecimento sobre o assunto e não pode ser baseada no bom senso ou em julgamentos morais acerca das condições familiares. É fundamental que todos os profissionais estejam aptos para a identificação dos casos e saibam dar seguimento a eles.

O assunto é delicado e muitas vezes negligenciado, sendo comum que as vítimas frequentem os serviços de saúde em várias consultas e com diferentes queixas sem que a violência seja detectada pela equipe envolvida com seu acompanhamento.

No seguimento da suspeita de violência por equipe multidisciplinar, a participação do assistente social e do psicólogo é recomendável.

Como profissional que cuida e protege, com base em sua visão ampliada da saúde de crianças e adolescentes, o pediatra permanece desempenhando papel de destaque na organização de linhas de cuidado para os casos de violência, bem como na luta pela promoção de direitos.

REFERÊNCIAS BIBLIOGRÁFICAS

1. Brasil Paralelo S/A (org.). Conheça a Agenda 2030 da ONU – Os Objetivos de Desenvolvimento Sustentável no Brasil e no Mundo. 2022. Disponível em: https://www.brasilparalelo.com.br/artigos/agenda-2030-da-onu. Acesso em: 29 jan. 2023.
2. Brasil. Estatuto da criança e do adolescente: Lei n. 8.069, de julho de 1990. Imprenta: São Paulo, Saraiva, 2017.
3. Krug EG, Dahlberg LL, Mercy JA, Zwi AB, Lozano R. Relatório mundial sobre violência e saúde. Genebra: Organização Mundial da Saúde; 2002.
4. Singhal S, Orr S, Singh H, Shanmuganantha M, Manson H. Domestic violence and abuse related emergency room visits in Ontario, Canada. BMC Public Health. 2021;21(1):461.
5. Moura ATMS, Reichenheim ME. Estamos realmente detectando violência familiar contra a criança em serviços de saúde? A experiência de um serviço público do Rio de Janeiro, Brasil. Cad Saúde Pública. 2005;21(4):1124-33.
6. Unicef. Panorama da violência letal e sexual contra crianças e adolescentes no Brasil. Outubro de 2021. Disponível em: https://www.unicef.org/brazil/media/16421/file/panorama-violencia-letal-sexual-contra-criancas-adolescentes-no-brasil.pdf. Acesso em: 29 jan. 2023.

7. Sittig JS, Uiterwaal CS, Moons KG, Russel IM, Nievelstein RA, Nieuwenhuis EE, et al. Value of systematic detection of physical child abuse at emergency rooms: a cross-sectional diagnostic accuracy study. BMJ Open. 2016;6(3):e010788.
8. Ferreira AL, Gaspar PR, Almeida VRM. Violência contra a criança e adolescente. In: Schettino CE (org.). Bases da pediatria. Rio de Janeiro: Rubio; 2013. p.57-63.
9. Deslandes SF. O atendimento às vítimas de violência na emergência: "prevenção numa hora dessas?". Ciênc Saúde Coletiva. 1999;4(1):81-94.
10. Kellogg ND. Evaluation of suspected child physical abuse. Pediatrics. 2007;119(6):1232-41.
11. Sittig JS, Uiterwaal SPM, Moons GM, Nieuwenhuis ES, Putte EM. Child abuse inventory at emergency rooms: Chain-ER rationale and design. BMC Pediatrics. 2011;11:91.
12. SES/RJ – Secretaria Estadual de Saúde do Rio de Janeiro. Protocolo de atendimento aos usuários em situação de violência nas portas de entrada de urgência e emergência das unidades de saúde da SES/RJ. 2019.
13. Sociedade Brasileira de Pediatria (SBP). Departamento Científico de Terapia Intensiva. Trauma cranioencefálico grave: guia 2019 para o tratamento de crianças e adolescentes em unidade de terapia intensiva pediátrica. N. 8, 8 de junho de 2021.
14. Oliveira IF, Fortes CPDD, Mol VS, Rezende R, Costa LR, Machado T. Síndrome do bebê sacudido: um relato de caso. Rev Ped Soperj. 2019;19(2):46-9.
15. Gondim RMF, Muñoz DR, Petri V. Violência contra a criança: indicadores dermatológicos e diagnósticos diferenciais. An Bras Dermatol. 2011;86(3):527-36.
16. Sociedade Brasileira de Pediatria (SBP). Departamento Científico de Adolescência. Violência e saúde de adolescentes e jovens: como o pediatra deve proceder? Guia prático n. 8, junho de 2018.
17. Almeida RS, Lima RC, Crenzel G, Abranhes CD. A criança, o adolescente e a violência. In: Almeida RS, Lima RC, Crenzel G, Abranhes CD. Saúde mental da criança e do adolescente. Série Pediatria Soperj. 2.ed. Barueri: Manole; 2019. p.163-72.
18. Brasil. Ministério da Saúde. Secretaria de Atenção à Saúde. Departamento de Ações Programáticas Estratégicas. Linha de cuidado para a atenção integral à saúde de crianças, adolescentes e suas famílias em situação de violências: orientação para gestores e profissionais de saúde. 2010.
19. American Academy of Pediatrics; Bauer NS, Childers Jr. DO; Curtin M. Principles of positive parenting can be shared during pediatric visits. 2016. Disponível em: https://publications.aap.org/aapnews/news/13135?autologincheck=redirected. Acesso em: 29 jan. 2023.

61

TENTATIVA DE SUICÍDIO

Roberto Santoro Almeida
Adriana Rocha Brito

OBJETIVOS

- ✓ Conceituar os vários comportamentos que fazem parte do *continuum* da violência autoprovocada.
- ✓ Destacar a importância do acolhimento empático, da avaliação dos aspectos subjetivos envolvidos e do reconhecimento dos fatores de risco e de proteção.
- ✓ Orientar o pediatra emergencista na abordagem das tentativas de suicídio de crianças e adolescentes.

INTRODUÇÃO

O suicídio é um fenômeno humano complexo, multifatorial e universal, que atinge todas as idades, classes sociais, etnias e culturas.[1-3] Foi a terceira causa de óbito de jovens entre 15 e 19 anos no Brasil em 2020, ficando atrás apenas da violência interpessoal e dos acidentes de transporte.[4]

As taxas de suicídio têm aumentado ao longo do tempo.[2,4,5] Evidências apontam que muitos pacientes que se suicidaram estiveram nos 2 meses anteriores com um profissional de saúde, o que significa que houve uma oportunidade de atuação no campo da prevenção.[5] Com a pandemia de Covid-19, registrou-se um aumento da prevalência geral de transtornos mentais em crianças e adolescentes, com destaque para os transtornos depressivos e de ansiedade,[6] fatores de risco para as tentativas de suicídio. O número de tentativas de suicídio em jovens cresceu em todo o mundo.

A emergência pediátrica muitas vezes é a porta de entrada para os primeiros cuidados após uma tentativa de suicídio. É fundamental, portanto, que os pediatras estejam capacitados para lidar com o problema, reconhecendo o enorme sofrimento psíquico vivenciado e fornecendo, com sensibilidade, o apoio necessário às crianças e aos adolescentes e suas famílias.[7-9]

ASPECTOS EPIDEMIOLÓGICOS

A Organização Mundial da Saúde (OMS) destaca que o suicídio é a quarta principal causa de morte entre os jovens de 15 a 19 anos, correspondendo a mais de 700 mil mortes por suicídio todos os anos no mundo, e recomenda alta prioridade na sua prevenção.[9]

No Brasil as estatísticas mostram um aumento substancial tanto das taxas de suicídio quanto dos casos de violência autoprovocada entre os jovens nos últimos anos.[4,10] Foram notificados 1.172 óbitos por lesões autoprovocadas intencionalmente em crianças e adolescentes no ano de 2020, sendo 4 na faixa etária entre 5 e 9 anos, 164 entre os 10 e 14 anos e 1.004 nos adolescentes de 15 a 19 anos.[4] Dados preliminares do DATASUS até o mês de junho de 2021 já superaram os números do ano anterior, mostrando 5 óbitos entre 5 e 9 anos, 195 entre 10 e 14 anos e 1.019 entre 15 e 19 anos.[4] Dados referentes à notificação de violência autoprovocada em 2021 apontam 341 casos entre 5 e 9 anos, 5.394 entre 10 e 14 anos e 13.200 entre 15 e 19 anos, com repetição da autolesão em 44,5%.[10]

O *Centers for Disease Control and Prevention* (CDC) publicou os dados do Programa Nacional de Vigilância dos Estados Unidos referentes ao período entre 01.01.2019 e 15.05.2021, emitindo uma versão antecipada do Relatório de Morbidade e Mortalidade. Embora as informações não estejam completas, provavelmente subrepresentando o número real de casos, registrou-se o crescimento significativo da tendência de visitas a pronto-socorro devido a suspeitas de tentativas de suicídio entre jovens de 12 a 17 anos de idade. No início de maio de 2020, o número desses atendimentos começou a se elevar, especialmente entre as meninas. De 26 de julho a 22 de agosto de 2020, houve um aumento de 26,2% no número médio semanal de visitas em relação ao mesmo período do ano anterior; de 21 de fevereiro a 20 de março de 2021, as contagens médias semanais foram 50,6% maiores entre as adolescentes de 12 a 17 anos, em comparação com o mesmo período de 2019; já entre os meninos de mesma faixa etária, as visitas por suspeita de tentativa de suicídio cresceram 3,7%.[11]

Fatores de risco[2,3,5,7,11,12]

Há uma multiplicidade de fatores de risco para a tentativa de suicídio em crianças e adolescentes. Os principais são:

- Tentativas prévias de suicídio.
- Presença de comportamento autolesivo.
- Exposição a experiências adversas e eventos traumáticos, como violência.
- História de transtorno mental (com destaque para a depressão).
- *Bullying*.
- Baixa autoestima.
- Sentimento de desesperança.
- Impulsividade.
- Uso de álcool e outras drogas psicoativas.
- Vulnerabilidade social, especialmente no próprio lar.
- Histórico de suicídio na família.
- Morte de alguém próximo por suicídio ou exibição de conduta suicida na mídia.

PROPEDÊUTICA

A violência autoprovocada inclui a ideação suicida, a autoagressão, a tentativa de suicídio e o suicídio concretizado, definidos no Quadro 1.[3]

Quadro 1 Definições das formas de violência autoprovocada

Ideação suicida	Pensamento de se matar, como saída para uma situação de sofrimento. Pode variar de uma simples consideração até o planejamento do suicídio.
Autoagressão	Comportamento propositado de autolesão, sem intenção de morte.
Tentativa de suicídio	Ato de autoagressão com a intenção de tirar a própria vida, utilizando um meio que acredite ser letal, porém sem êxito.
Suicídio	Ato deliberado de acabar com a própria vida, resultando em óbito.

Fonte: baseado em Comitê Estadual de Promoção da Vida e Prevenção do Suicídio do Estado do Rio Grande do Sul/Comissão da Criança e do/a Adolescente, 2019;[3] Almeida RS; Silva Filho OC, 2017.[7]

O comportamento suicida abrange 1) pensamentos de morte, sem ideação suicida; 2) ideação suicida, sem método ou plano; 3) ideação suicida com método, mas sem intenção ou plano; 4) ideação suicida com método e intenção, sem plano; 5) ideação suicida com método, intenção e plano; 6) tentativa de suicídio; 7) suicídio, num *continuum* de gravidade.[7] É frequente a associação com o humor deprimido, principalmente se há baixa autoestima e desesperança.[1] São também comuns as tentativas de suicídio impulsivas, após alguma situação de frustração.

Os fatores desencadeadores são geralmente experiências negativas do dia a dia: rompimento de relações amorosas, exposição social a situações de rejeição ou vergonha, provocações de colegas, derrota em competições esportivas, notas baixas, conflitos familiares etc.

A autoagressão pode ser definida como a produção de lesões no próprio corpo de forma intencional. Não está necessariamente associada à intenção suicida.[2,7,12,13] Algumas crianças e adolescentes relatam que se autoagridem para aliviar a angústia, porque a dor física diminuiria a dor psíquica.[7] Outros relatam que se ferem para se sentirem vivos.[14] Quando é repetitivo, o comportamento de autolesão deve ser considerado fator de risco para a tentativa de suicídio.[13]

Desenvolvimento infantil e a compreensão da morte

Para que uma criança pense em suicídio, é preciso que antes ela compreenda o conceito de morte, o que é determinado pelo seu nível de desenvolvimento cognitivo e emocional.[8]

Crianças pequenas acreditam que nem todos morrem e que os mortos podem voltar a viver. Entre os 5 e 10 anos, a criança começa a substituir o pensamento mágico pelo raciocínio lógico concreto e passa a compreender a morte como um processo irreversível e universal, com a interrupção completa das funções vitais.[8]

Algumas situações, como a perda de entes queridos, a presença de doenças que requerem internação prolongada e a exposição a tragédias, podem acelerar o amadurecimento das ideias sobre a morte.[8]

ABORDAGEM NA EMERGÊNCIA

Todas as tentativas ou ameaças de suicídio devem ser levadas a sério,[7] mesmo quando parecem manipulativas. A abordagem adequada pode garantir a interrupção de um comportamento suicida.

O emergencista deve estar aberto para ouvir com atenção e sensibilidade, acolhendo as manifestações de sofrimento psíquico sem julgamentos. É necessário estabelecer um vínculo de confiança com o paciente e seus cuidadores, por meio do oferecimento de apoio emocional.[8]

É crucial escolher um local reservado e agradável para uma conversa com a devida privacidade, a fim de realizar com tranquilidade a anamnese, o exame físico e as condutas emergenciais necessárias.

A melhor forma de saber o que o paciente está sentindo e pensando é fazer perguntas diretas, demonstrando cuidado, preocupação e disponibilidade para a escuta empática e respeitosa. É essencial saber se foi um ato isolado ou se há repetição das autoagressões.[7] Por meio da investigação detalhada da história pessoal, considerando a dinâmica familiar e as relações sociais e afetivas, é possível detectar fatores de risco e de proteção e abrir espaço para a elaboração mental, a partir do diálogo cuidadosamente construído com o paciente. O principal fator de risco para o suicídio é a tentativa de suicídio anterior.[9]

O Quadro 2 sugere perguntas para avaliação de tentativa de suicídio, organizadas em nível crescente de complexidade. Todo o atendimento deve ser documentado detalhadamente, utilizando-se de preferência a fala do paciente, evitando-se interpretações pessoais.

Quadro 2 Roteiro de perguntas direcionadas para a avaliação de tentativas de suicídio

O que aconteceu? Você pode me contar? (detalhar os meios e as circunstâncias da tentativa)
O que levou você a se agredir?
O que você estava sentindo quando se machucou? Como você se sente agora?
Você ainda pensa em se matar?
Quem são as pessoas com quem você pode contar? (dependendo da resposta, perguntar quem são as pessoas da família com quem ele se sente à vontade e quem são os amigos próximos)
Aconteceu alguma mudança na sua vida recentemente? Como você está lidando com ela?
Você tem dificuldade para se levantar da cama de manhã, como se não tivesse energia?
Como é seu sono? (dependendo da resposta, perguntar se tem dificuldades para dormir)
O que você gosta de comer? Como anda seu apetite?
Como está indo na escola?
Como estão as atividades de rotina?
Você perdeu o interesse em alguma atividade de que gostava muito?
Você se sente ansioso em relação ao futuro?
Quais são seus planos para o futuro?
Você está pensando em se machucar novamente? (para aqueles com transtornos mentais ou doenças crônicas, perguntar se pensa em não tomar os remédios prescritos ou não se tratar)
O que você acha da vida? Quais são os motivos que fazem a vida valer a pena?
Você se machuca com frequência?
Você já pensou sobre a morte?
Alguma vez já sentiu vontade de morrer? (Está pensando nisso hoje? Agora?) Como você tem lidado com esses pensamentos? (avaliar se há algum plano)
Você já se sentiu tão triste que desejou morrer? O que te aborreceu?
Como é sua relação com a sua família?
Você já vivenciou ou vive alguma situação que envolve desrespeito, violência (você pode citar *bullying*, violência sexual etc.) ou exigência de perfeccionismo?
Alguém que você conhece tentou se matar?
Alguma vez você fez algo que sabia ser perigoso o bastante para você se machucar ou até mesmo morrer?
Você usa bebida alcoólica ou alguma droga?

Fonte: baseado em Shain B, 2016;[2] Almeida RS; Silva Filho OC, 2017;[7] Michaud PA et al., 2022.[13]

O pediatra deve se manter atento às manifestações dos pais e cuidadores, buscando apoiá-los para que possam amparar afetivamente o paciente. Em alguns casos, podem-se identificar relações conflitivas, negligência ou violência intrafamiliar.[7,8] É fundamental avaliar se a família tem condições de cuidar e proteger a criança ou o/a adolescente que tentou o suicídio. Quando a família não tem condições de garantir a segurança, ou configura um ambiente patológico que facilita novas tentativas de suicídio, indica-se a hospitalização do paciente em risco.

Diante de quadros de tentativa de suicídio, deve ser solicitado o parecer de um psiquiatra, que avaliará o risco e instituirá as ações imediatas de proteção, que podem incluir a internação.[1,7,13] São fundamentais a identificação e a abordagem dos diversos fatores de vulnerabilidade.[11,13] O entendimento das razões que fizeram o jovem optar pelo suicídio como solução para os seus problemas permite a construção colaborativa de outros caminhos para lidar com o sofrimento.

Notificação obrigatória

Em 2011, a Portaria do Ministério da Saúde nº 104, de 25 de janeiro, tornou compulsória para todos os profissionais de saúde em serviços públicos e privados do Brasil a notificação da violência doméstica, sexual ou outras violências.[15] A Portaria nº 1.271, de 6 de junho de 2014, estabeleceu que os casos de tentativa de suicídio devem ser notificados imediatamente (em até 24 horas) à Secretaria Municipal de Saúde.[16] Os casos envolvendo crianças e adolescentes também devem ser comunicados às autoridades competentes, segundo exigência do Estatuto da Criança e do Adolescente.[3]

DESCONSTRUINDO ALGUMAS CRENÇAS – MITOS E VERDADES

Jovens que tentam o suicídio estão vivenciando intensa dor psíquica, que pode alterar sua maneira de perceber a realidade e interferir no seu discernimento.[3]

Embora a presença de um transtorno mental seja fator de risco para as tentativas de suicídio, nem todos os jovens que pensam em se matar ou se autolesionam apresentam condições psiquiátricas. A presença de violência autoinfligida significa a existência de sofrimento e não necessariamente de transtorno mental.[3] Muitas pessoas com diagnóstico de transtorno mental não apresentam comportamento suicida. No entanto, a presença de transtorno mental em pacientes que tentaram o suicídio é frequente, com destaque para quadros depressivos. As tentativas também podem ocorrer em transtornos de ansiedade, transtorno bipolar de humor, esquizofrenia e outros quadros psicóticos, transtornos do espectro autista, transtornos associados a traumas, e outros. Registre-se também que o uso de drogas psicoativas, lícitas ou ilícitas, é um importante fator de risco para o suicídio.

O Quadro 3 apresenta algumas crenças equivocadas sobre o suicídio e recomendações para lidar com a situação.

Quadro 3 Mitos e verdades sobre suicídio

Mitos	Verdades	Recomendações
Crianças e adolescentes que ameaçam não se matam, só querem chamar atenção.	A maioria dos indivíduos que comete suicídio dá sinais claros da sua intenção antes de realizar o ato.	Os avisos não devem ser ignorados!
Quem tenta o suicídio quer morrer.	Muitas vezes o que se deseja não é a morte, mas uma solução para o sofrimento – o indivíduo tem sentimentos ambivalentes!	O acesso ao apoio emocional de qualidade no momento oportuno pode prevenir o suicídio!
Sinais de melhora ou sobrevivência a uma tentativa de suicídio significam que o risco de suicídio cessou.	Muitos suicídios ocorrem em período de melhora. O principal fator de risco para o suicídio é a tentativa prévia.	O período pós-tentativa é crítico. O paciente deve ser acompanhado com muita atenção e cuidado!
Não se deve falar sobre suicídio para não aumentar o risco ou estimular sua realização.	Falar sobre a situação não aumenta o risco nem o desejo de cometer suicídio, podendo amenizar a tensão que esses pensamentos provocam.	É fundamental manter os canais de comunicação abertos, a fim de construir outras saídas para o sofrimento psíquico!

Fonte: baseado em Comitê Estadual de Promoção da Vida e Prevenção do Suicídio do Estado do Rio Grande do Sul/Comissão da Criança e do/a Adolescente, 2019.[3]

DESAFIOS ATUAIS

O suicídio é um sério problema de saúde pública no mundo, agravado pela piora geral da saúde mental de crianças e adolescentes em decorrência da pandemia de Covid-19. Suicídios são evitáveis,[5,9] por isso a OMS recomenda estratégias preventivas: estimular o desenvolvimento de habilidades socioemocionais nos adolescentes; identificar, avaliar e acompanhar pessoas com comportamentos suicidas; limitar o acesso a meios letais; adotar estratégias responsáveis para informar sobre o tema na mídia. Reforça também a necessidade de colaboração e ações integradas de vários setores da sociedade (saúde, educação, justiça, política, mídia etc.), com a sensibilização e a capacitação de profissionais para o enfrentamento do problema.[9]

A promoção de saúde mental é parte essencial da prevenção das tentativas de suicídio e de outras formas de violência autoprovocada e deve se iniciar na mais tenra idade, por meio de orientações aos cuidadores e conscientização de que a convivência com responsáveis sensatos e atentos às necessidades das crianças e adolescentes é um fator importantíssimo de proteção contra os agravos à saúde mental.[1] O acompanhamento dos aspectos psicoafetivos e emocionais deve ser priorizado em todas as consultas pediátricas, com a busca ativa de sinais de alerta ou fatores de risco, principalmente se há exposição do paciente a formas de violência, em especial as intrafamiliares, muitas vezes veladas.[5,13]

Os profissionais devem estar atentos para as situações em que o paciente ou a família tentam ocultar autoagressões, tentativas de suicídio, ou mesmo lesões físicas ocasionadas por violência doméstica, alegando que são resultados de acidentes.

O reconhecimento precoce de sinais de violência autoprovocada, assim como de outros fatores de risco, é fundamental para o encaminhamento cuidadoso ao especialista em saúde mental e a prevenção das tentativas de suicídio na infância e adolescência.[3]

Mídias sociais – os desafios de um hábito da vida contemporânea

Não há dúvida de que a internet foi um instrumento valiosíssimo durante o isolamento social imposto pela pandemia de Covid-19. A comunicação *on-line* permitiu a interação remota com parentes e amigos, a continuidade das atividades escolares e o apoio psicológico *on-line* para indivíduos que sofreram perturbações em sua saúde mental. O Centro de Valorização da Vida (CVV), uma instituição que utiliza a comunicação virtual para o acolhimento de pessoas com comportamento suicida, é um exemplo. No entanto, cabe lembrar que crianças e adolescentes são seres em desenvolvimento, com aspectos cognitivos, formação de autoimagem e autoestima e controle emocional e de impulsos em constante evolução, processos que os tornam mais vulneráveis aos aspectos negativos das mídias digitais.

O uso seguro de telas por crianças e adolescentes inclui a supervisão adequada pelos pais. É imprescindível que os cuidadores se interessem e conversem sobre as experiências digitais de seus filhos. A internet é um espaço de possibilidades quase ilimitadas. Muitas são positivas, mas há também enormes perigos, como o acesso a conteúdo impróprio, conversas com pessoas mal-intencionadas, disseminação de falsas notícias, *cyberbullying*, convites para desafios que podem culminar no suicídio etc.

A utilização maciça das redes sociais pela juventude pode ocasionar diversos problemas – exposição indevida, frustração relacionada ao número de seguidores ou *likes*, perseguição por *haters* ou *stalkers*, uso compulsivo, entre outros, podendo gerar abalos na autoestima, tristeza, sentimentos de desamparo, solidão, ou quadros de ansiedade e depressão.[6,14,17]

Mais do que nunca se faz urgente a conscientização da importância da presença na vida de crianças e adolescentes de adultos estáveis, confiáveis e afetivos, que possam oferecer amparo e estabelecer diálogos saudáveis com os jovens, favorecendo a aquisição de competências para lidar construtivamente com os desafios e adversidades da vida, e os perigos das redes sociais.[7,8,18]

ORIENTAÇÕES AOS PAIS

- Mudanças no comportamento dos filhos podem indicar a presença de dificuldades psicológicas, constituindo sinais de alerta para o risco do desenvolvimento de transtornos mentais ou a presença de sofrimento psíquico. As mais frequentes são: redução no autocuidado, isolamento dos amigos e da família, alterações no humor, no apetite ou nos hábitos de sono, perda de interesse em atividades que antes geravam prazer, impulsividade, uso de drogas ilícitas e álcool, queda no rendimento escolar, marcas corporais de autoagressão, expressão de desesperança ou pensamentos suicidas.[3]
- É fundamental restringir o acesso a meios letais (armazenar de forma segura medicamentos, venenos como pesticidas, armas de fogo, facas, cordas), como estratégia efetiva de prevenção.[5,9,11,13]
- Crianças ou adolescentes com história de violência autoprovocada devem ser avaliados e acompanhados por profissionais de saúde mental, com a participação intensiva dos pais nesta rede de cuidados.[13]
- Os pais devem ser convocados a participar da adoção de medidas para a promoção de hábitos saudáveis de vida e da construção (ou reconstrução) de formas harmônicas de se relacionar com os filhos, por meio da escuta atenta, diálogos abertos e francos e bons exemplos.[1,8,13]
- Os pais devem participar da promoção da cultura da paz, um dos caminhos mais valiosos na prevenção da violência em todos os seus níveis e formas.[1]
- Divulgação para os adolescentes do programa Pode Falar (www.podefalar.org.br), um canal anônimo de escuta, lançado pelo Fundo das Nações Unidas para a Infância (UNICEF, do inglês *United Nations Children's Fund*) em parceria com outras instituições brasileiras (CVV, inclusive), e destinado a jovens entre 13 e 24 anos, com o objetivo de reduzir a violência infantojuvenil, autolesões, tentativas e finalizações de suicídios.

✓ CONCLUSÃO

O suicídio de uma criança ou um adolescente é uma verdadeira tragédia, que na maioria das vezes poderia ser evitada. É fundamental que a sociedade se empenhe na prevenção do suicídio. Cabe ao pediatra avaliar os aspectos psicoafetivos e familiares dos pacientes em todas as consultas pediátricas, pesquisando ativamente a presença de sinais de alerta ou fatores de risco para agravos à saúde mental e para as tentativas de suicídio, e encaminhando o paciente e a família para o especialista competente, quando necessário. Os pais, professores e a sociedade de forma geral também podem contribuir, por meio de diversas ações: a detecção e o cuidado de crianças e adolescentes em sofrimento psíquico, a restrição dos meios que permitem aos indivíduos em risco perpetrar o ato suicida, a criação de uma rede de apoio na família, na escola e na comunidade.

Nos casos de tentativa de suicídio que chegam aos setores de emergência, os pediatras devem fornecer amparo imediato às crianças ou aos adolescentes e suas famílias, demonstrando disponibilidade para ouvi-los sem julgamentos, e garantindo as condutas emergenciais indispensáveis para o bem-estar e a segurança do paciente. O psiquiatra deve ser acionado, para a avaliação do risco e das medidas de proteção necessárias.

REFERÊNCIAS BIBLIOGRÁFICAS

1. Almeida RS, Lima RC, Crenzel G, Abranches CD. Saúde mental da criança e do adolescente. 2.ed. Barueri: Manole; 2019.
2. Shain B; Committee on Adolescence. Suicide and Suicide Attempts in Adolescents. Pediatrics. 2016; 138(1):e20161420.
3. Comitê Estadual de Promoção da Vida e Prevenção do Suicídio do Estado do Rio Grande do Sul/Comissão da Criança e do/a Adolescente. Guia intersetorial de prevenção do comportamento suicida em crianças e adolescentes. 2019. Disponível em: 26173730-guia-intersetorial-de-prevencao-do-comportamento-suicida-em-criancas-e-adolescentes-2019.pdf (saude.rs.gov.br). Acesso em: 05 fev. 2023.
4. Brasil. Ministério da Saúde. Sistema de informações sobre mortalidade. Óbitos por causas externas. 2020. Disponível em: http://tabnet.datasus.gov.br/cgi/tabcgi.exe?sim/cnv/ext10uf.def. Acesso em: 06 fev. 2023.
5. Breslin K, Balaban J, Shubkin CD. Adolescent suicide: what can pediatricians do? Curr Opin Pediatr. 2020;32(4):595-600.
6. Racine N, McArthur BA, Cooke JE, Eirich R, Zhu J, Madigan S. Global Prevalence of Depressive and Anxiety Symptoms in Children and Adolescents During COVID-19: A Meta-analysis. JAMA Pediatr. 2021;175(11):1142-50.
7. Almeida RS, Silva Filho OC. Tentativas de suicídio em crianças e adolescentes: abordagem do pediatra. Rev Ped SOPERJ. 2017;17(Supl. 1):4-11.
8. Almeida RS, Brito AR. Aspectos psicológicos do adoecer: a doença pela perspectiva da criança, do adolescente e da família. In: Silva LR, Solé D, coordenadores. Diagnóstico em Pediatria. 2.ed. Santana de Parnaíba: Manole; 2022. p. 52-60.
9. World Health Organization. Suicide. Publicado em 17 de junho de 2021. Disponível em: https://www.who.int/news-room/fact-sheets/detail/suicide. Acesso em: 06 fev. 2023.
10. Brasil. Ministério da Saúde. Doenças e agravos de notificação. Frequência de lesões autoprovocadas por faixa etária. 2021. Disponível em: http://tabnet.datasus.gov.br/cgi/tabcgi.exe?sinannet/cnv/violebr.def. Acesso em: 06 fev. 2023.

11. Centers for Disease Control and Prevention; Yard E, Radhakrishnan L, Ballesteros MF, Sheppard M, Gates A, Stein Z, et al. Emergency Department Visits for Suspected Suicide Attempts Among Persons Aged 12-15 Years Before and During the COVID-19 Pandemic – United States, January 2019-May 2021. MMWR Morb Mortal Wkly Rep 2021;70:888-94. Disponível em: https://www.cdc.gov/mmwr/volumes/70/wr/mm7024e1.htm. Acesso em: 06 fev. 2023.
12. Sociedade de Pediatria de São Paulo, Sociedade Brasileira de Pediatria; Waksman RD, Hirschheimer MR, Pfeiffer L, organizadores. Manual de atendimento às crianças e adolescentes vítimas de violência. 2.ed. Brasília, DF: Conselho Federal de Medicina; 2018.
13. Michaud PA, Michaud L, Mazur A, Hadjipanayis A, Kapp C, Ambresin AE. The Impact of COVID on Adolescent Mental Health, Self-Harm and Suicide: How Can Primary Care Provider Respond? A Position Paper of the European Academy of Pediatrics. Front Pediatr. 2022;10:800000.
14. Pfeiffer L. Autoagressão: dos danos velados ao suicídio. In: Sociedade Brasileira de Pediatria. Tratado de Pediatria. 5.ed. Santana de Parnaíba: Manole; 2022. p. 427-35.
15. Brasil. Ministério da Saúde. Portaria nº 104, de 25 de janeiro de 2011. Define as terminologias adotadas em legislação nacional, conforme o disposto no Regulamento Sanitário Internacional 2005 (RSI 2005), a relação de doenças, agravos e eventos em saúde pública de notificação compulsória em todo o território nacional e estabelece fluxo, critérios, responsabilidades e atribuições aos profissionais e serviços de saúde. Brasília, DF: Ministério da Saúde; 2011.
16. Brasil. Ministério da Saúde. Portaria nº 1.271, de 24 de junho de 2014. Define a Lista Nacional de Notificação Compulsória de doenças, agravos e eventos de saúde pública nos serviços de saúde públicos e privados em todo o território nacional, nos termos do anexo, e dá outras providências. Brasília, DF: Ministério da Saúde; 2014.
17. Sedgwick R, Epstein S, Dutta R, Ougrin D. Social media, internet use and suicide attempts in adolescents. Curr Opin Psychiatry. 2019;32(6):534-41.
18. Brito AR, Alves ASM, Almeida RS, Lima RC, Barros VFR. Promoção de saúde mental na infância e na adolescência. In: Sociedade Brasileira de Pediatria. Tratado de Pediatria. 5.ed. Santana de Parnaíba: Manole; 2022. p. 1094-97.

ÍNDICE REMISSIVO

A

B

C

D

E

F

G

H

I

L

M

N

O

P

Q

R

S

T

U

V

Z

SÉRIE PEDIATRIA SOPERJ

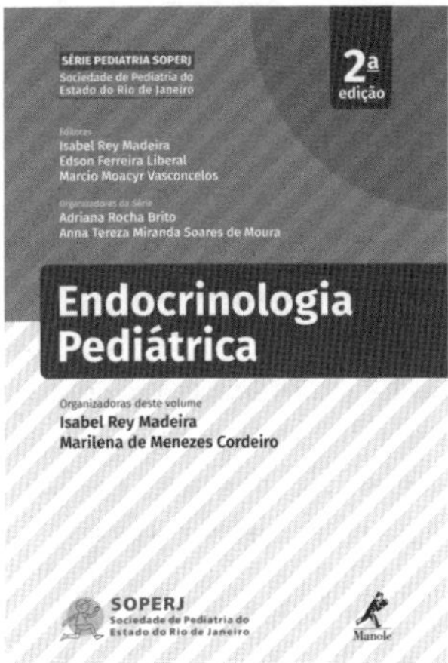

Neste livro, estão reunidos os principais temas endocrinológicos que motivam consultas médicas rotineiras, a exemplo de baixa e alta estatura, atraso puberal, distúrbios do desenvolvimento sexual, diabetes e obesidade. Trata-se, portanto, de fonte de informação completa tanto para o especialista quanto para o pediatra geral no atendimento de crianças e adolescentes com queixas dessa natureza.

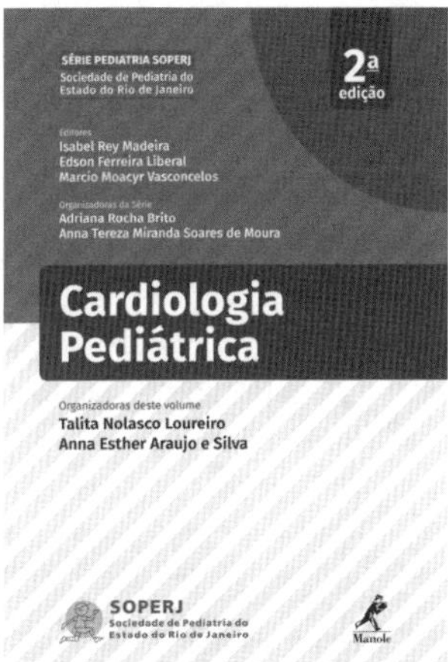

A Cardiologia Pediátrica requer uma equipe multiprofissional para o atendimento a seus pacientes e o pediatra desempenha papel fundamental nesse contexto. Assim, este livro tem como objetivo abordar as principais doenças cardíacas congênitas e adquiridas que acometem crianças e adolescentes, apresentando conteúdo atualizado para atender às necessidades cotidianas de especialistas e não especialistas.

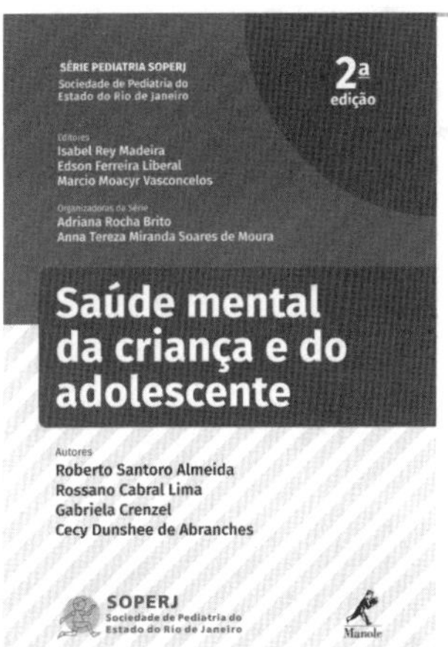

O profissional de saúde que cuida de crianças e adolescentes ocupa um lugar privilegiado para a detecção de indivíduos em situação de risco para problemas de saúde mental. A identificação e a pronta intervenção podem mudar positivamente o destino de uma pessoa, com ampla repercussão nos meios familiar e social. Este livro tem por objetivo capacitar o pediatra a incluir a dimensão mental na sua prática clínica. É apresentado um panorama completo e atualizado do campo da saúde mental da infância e da adolescência, de maneira clara e sucinta, em linguagem simples e desprovida de jargão técnico.

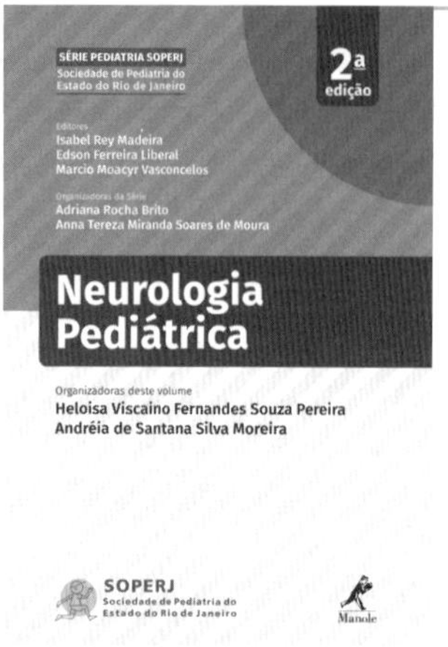

O livro traz aspectos importantes da avaliação neurológica, proporcionando maior segurança, tanto para o especialista quanto para o pediatra geral, no cuidado a crianças e adolescentes que apresentem queixas referentes à neurologia. São abordadas queixas comuns no consultório geral, como atraso do desenvolvimento, agitação, problemas do sono, de atenção e do aprendizado, assim como temas prevalentes e preocupantes no panorama atual, como o transtorno do espectro autista, o transtorno do déficit de atenção/hiperatividade, as infecções congênitas e o diagnóstico diferencial e manejo dos eventos paroxísticos.

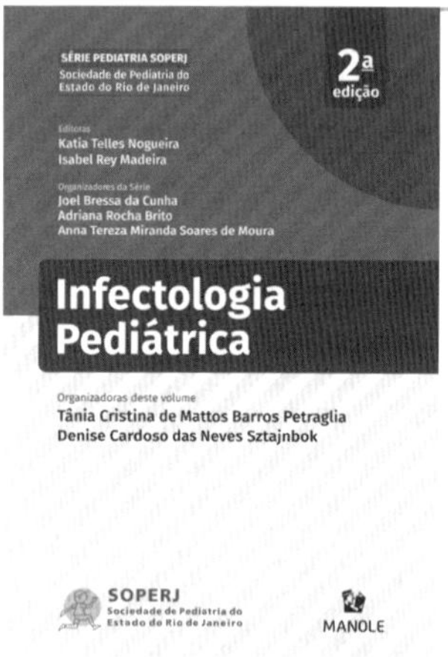

Este volume traz aspectos importantes do paciente com quadro infeccioso, proporcionando maior segurança tanto para o especialista quanto para o pediatra geral no cuidado a crianças e adolescentes que apresentem manifestações referentes à infectologia. São abordadas queixas comuns no consultório geral, como infecções de vias aéreas superiores, parasitoses intestinais e doenças exantemáticas, assim como temas prevalentes e preocupantes no panorama atual, como as infecções pelos vírus da dengue, zika, chikungunya e febre amarela.

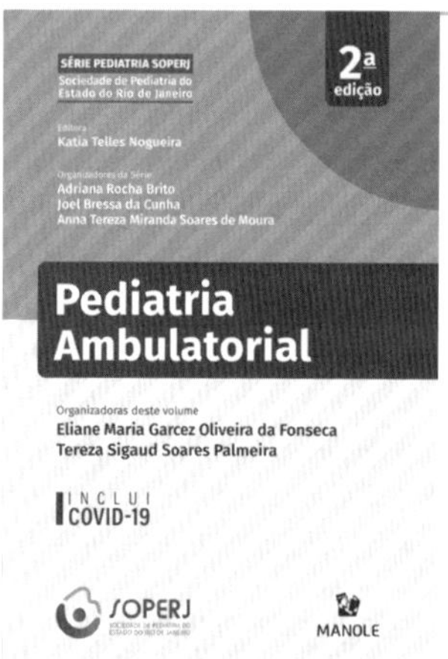

Pediatria ambulatorial traz a prevenção, a avaliação, o diagnóstico e o tratamento das doenças mais prevalentes do consultório pediátrico. A avaliação da criança e do adolescente no contexto ambulatorial requer do profissional atualização constante. Portanto, este livro proporciona maior segurança para o pediatra geral no atendimento de queixas frequentes do consultório, assim como para o atendimento de puericultura.